现代实用纵隔外科学

张志庸　主　编

参加编写人员

张志庸　郭　峰　陈　刚　张　瑛　崔玉尚
徐晓辉　王　鹏　曾繁祥　金征宇　陆菁菁
王振杰　庞鸿垠　杨爱民　苗　齐　黄　亮
谭　明　范　彧

中国协和医科大学出版社

图书在版编目（CIP）数据

现代实用纵隔外科学 / 张志庸主编. —北京：中国协和医科大学出版社，2008.5
ISBN 978-7-81136-009-7

Ⅰ. 现… Ⅱ. 张… Ⅲ. 纵隔疾病-胸腔外科学 Ⅳ. R655.5

中国版本图书馆 CIP 数据核字（2008）第 016157 号

现代实用纵隔外科学

主　　编： 张志庸
责任编辑： 左　谦　刘永春

出版发行： 中国协和医科大学出版社
（北京东单三条九号　邮编 100730　电话 65260378）
网　　址： www.pumcp.com
经　　销： 新华书店总店北京发行所
印　　刷： 北京丽源印刷厂

开　　本： 889×1194 毫米　1/16 开
印　　张： 40.75
字　　数： 1190 千字
版　　次： 2008 年 9 月第一版　2008 年 9 月第一次印刷
印　　数： 1—3000
定　　价： 120.00 元

ISBN 978-7-81136-009-7/R·009

序

纵隔是位于两侧胸膜腔之间的器官和组织的总称，包含有心脏大血管、气管、食管、胸导管等重要器官，解剖结构和组织类型非常复杂。临床上纵隔疾病并非少见，其临床病理类型繁多，多数需要外科处理，不少难治性纵隔疾病已成为对胸外科医师的严峻挑战。

目前，国内对于肺外科及食管外科探讨较多，全面系统阐述纵隔疾病及纵隔外科的专著甚少，尤其是着眼于"大纵隔"概念、全面论述纵隔外科的专著尚未见到。由张志庸教授主编的《临床实用纵隔外科学》填补了这方面的空白。

我与张志庸教授相识已数载，他作风严谨，刻苦钻研，长期工作在临床第一线，善于总结，对胸外科疾病的诊断、手术治疗和术后处理有着丰富的临床经验，纵隔外科方面也有不少文章发表。几年前他曾有出书之意，当时事务繁多，计划一度搁置。这次他组织编写此书，是临床及科研工作之外的又一贡献。

本书共36章120万字，图文并茂，资料丰富，叙述具体，分析深入。前一部分（第1～5章）介绍了纵隔外科有关的临床基础知识；后一部分（第6～36章）阐述了纵隔外科各种疾病的生理、病理、诊断及治疗。既着重介绍常见疾病，又编写不少易于忽略的少见疾病；既阐述了现代理论知识，又详细介绍了各种临床实用的常规和技术。本书有以下特点，值得我们学习和推荐：

1．先进性　本书体现了现代纵隔外科的新理念，有很高的理论水平，介绍了各种纵隔疾病最新分型，最新基础理论和诊断治疗的最新进展，最新的外科治疗原则和技术。近20年现代医学模式逐渐由经验医学向循证医学转变，书中引用的文献也在这方面有所注重。

2．实用性　本书从基础到临床，全面阐述了纵隔疾病的诊断和外科治疗，在诊疗规范的框架内，特别注重临床应用，具有很强的实践性和可操作性。北京协和医院在纵隔疾病的诊治方面有着丰富的经验，全国第一例胸腺瘤切除治疗重症肌无力即在该院完成。书中结合具体病例进行介绍，可以使读者充分分享作者的经验。张志庸教授在北京协和医院胸外科专门从事纵隔外科的临床实践和研究数十年，积累了丰富的经验，在书中得以传授和介绍。

3．自主性　本书临床资料的来源多为综合国内文献报告和北京协和医院的临床实践，体现了国人的特点，这和某些专著只是对国外资料的介绍有很大区别，反映了我国临床纵隔外科的新进展和高水平。本书阐述的观点和技术更适合我国国情，其中较成熟的经验值得进一步推广。

4．全面性　本书包罗了纵隔外科的所有方面，应有尽有，体现了"大纵隔"的概念，还特别介绍了气管肿瘤、大血管疾病，学术范围不局限于普胸外科专业，这样就扩大了普胸外科医师的眼界，增强了全局意识和鉴别诊断能力，提高了跨专科处理纵隔疾病的能力。

此外，该书对于部分重点内容如胸腺外科介绍较为详细、深入，从分子生物及免疫方面阐述了胸腺相关发病机制，读者藉此可以了解相关基础知识，理解病理机制。该书也注重现代技术的密切结合，如对胸腔镜、纵隔镜在纵隔外科应用的介绍，一定程度上反映了现代医学的发展趋势。

综上所述，《临床实用纵隔外科学》是一本难得的、优秀的、全面论述纵隔外科疾病的专著，是医学生、研究生、临床医师尤其是胸外科医师必备的参考书，认真阅读该书，并用以指导临床实践，对提高有关纵隔疾病的理论水平和实践水平将有很大帮助。临床工作之余查阅该书，对于扩宽思路也有裨益。本书的出版将对我国胸外科医师的培训、纵隔外科的发展起到巨大促进作用。值此出版之际，欣然写序，亦有推荐之意。也祝愿我国胸外科人才兴旺，蓬勃发展。

王天佑

2008 年 5 月 26 日

前　言

纵隔是胸腔内的重要组成部分，其内包含有许多对人体至关重要的脏器和组织。纵隔疾病的诊断和治疗是临床胸外科医师和呼吸科医师面临的严峻挑战和考验。随着科学的进步，医学技术的迅速发展，作为胸外科重要内容之一的纵隔病变，越来越受到人们的重视和关注。纵隔病例的增多，手术适应证的扩大，病理诊断水平的细化，不断对临床医师提出更高的要求。医务人员迫切需要有关纵隔疾病的专著，深入地探讨纵隔疾病的病因、发病机制等理论问题，全面掌握纵隔疾病的临床表现、诊断方法和治疗原则等实践技能，从而成功地处理纵隔疾病，解决临床实际工作中遇到的疑难问题。

纵观数十年来医学论著，与其他专科比较，有关胸部外科学的书籍不多，专门研究纵隔外科学的论著更少，更多的是包括在胸部外科的一小部分内容。据作者检索，至今国内出版的纵隔疾病的专著仅有三部，有的是专门讨论纵隔肿瘤。作者初衷是想编写一本比较全面介绍纵隔疾病知识的专业书籍，以帮助工作在临床第一线的胸外科医师、呼吸科医师、研究生以及对纵隔疾病有兴趣的人们，作为随手可得的案头书籍，尽快解决临床实际问题。为此，本书邀请了具有丰富临床经验的胸外科医师参加编写，部分有关实验室和理论研究的内容邀请研究生或科研人员负责完成。要求除了系统阐述各种疾病的定义，病因，发病机制，临床表现，诊断和鉴别诊断，治疗原则和方法外，并结合本单位实际处理病例的结果，进行分析，总结出成功的经验或失败的教训，提出自己的观点，以引起读者的思考。部分临床少见的疾病，病例太少，惟查阅参考国内外文献，尽量介绍更丰富的知识，以使读者对该病有更全面了解。当然，对于某些纵隔疾病的目前研究水平和治疗进展，也在文中进行必要的介绍和评价。

纵隔疾病中，急性化脓性纵隔炎和慢性纵隔炎，诊断不及时，处理不适当，将造成严重后果，此病又是临床第一线医师偶尔遇到的处理难题，本书对此作了较为详细的论述。此外，谈到纵隔肿瘤不能不提及胸腺瘤和重症肌无力，为此本书花费很大篇幅系统全面地介绍胸腺肿瘤和重症肌无力的理论和实验室研究内容，以及目前治疗的进展。随着外科技巧的提高，细胞生物学、免疫学深入发展，病理诊断水平的进步，对于过去罕见或易混淆的病变，如胸部原始神经外胚层肿瘤、胸部嗜铬细胞瘤、纵隔非精原细胞性生殖细胞肿瘤、神经节母细胞瘤、胸腺类癌和胸腺癌，本书也单列章节进行更为详细的介绍和讨论。

作者在北京协和医院胸外科学习工作30余年，在导师黄家驷教授的教育下，在老师徐乐天教授、孙承孚教授和其他上级医师的亲自指导和帮助下，逐步成长为一名胸外科医师，一切成绩当属于前辈和老师之功劳，是他们循循善诱、谆谆教诲的结果。因此，本书的出版也是对老师、前辈几十年临床工作经验的总结，作者只不过尽了一点动笔之劳。

张志庸

2008年5月

目 录

第一章　纵隔应用解剖和胚胎学

纵隔位于胸膜腔之间，包括了除肺之外所有其他胸内脏器。其界限是两侧壁为纵隔胸膜，前方为胸骨柄、胸骨体及剑突，后方为第1至第12胸椎及脊柱旁沟，顶面为胸廓上口，底面为横膈。纵隔内容纳许多重要脏器。纵隔作为身体内一个独立的腔隙，之所以引起众多医师浓厚的兴趣是因为：①它包含了许多重要脏器，这些脏器的多种疾病与性命攸关；②纵隔病变可以是纵隔本身局限性疾病，也可以是全身疾病在纵隔内表现的一个部分；③大多数纵隔疾病的临床症状缺乏特异性，体格检查常无阳性发现；④纵隔内不容易进行各种客观检查；⑤临床上多数是解剖部位决定病变的性质，病变的性质决定处理方法。

所以，纵隔腔隙虽然很小，但是纵隔疾病的诊断及处理对临床医师是一种严峻的挑战。

第一节　纵隔解剖分区

放射学医师和手术医师从各自观点出发，采取各不相同的方法描述纵隔解剖。大多数临床医师简单地将纵隔分为前、中、后三区，无上下之分（图1－1－1）。

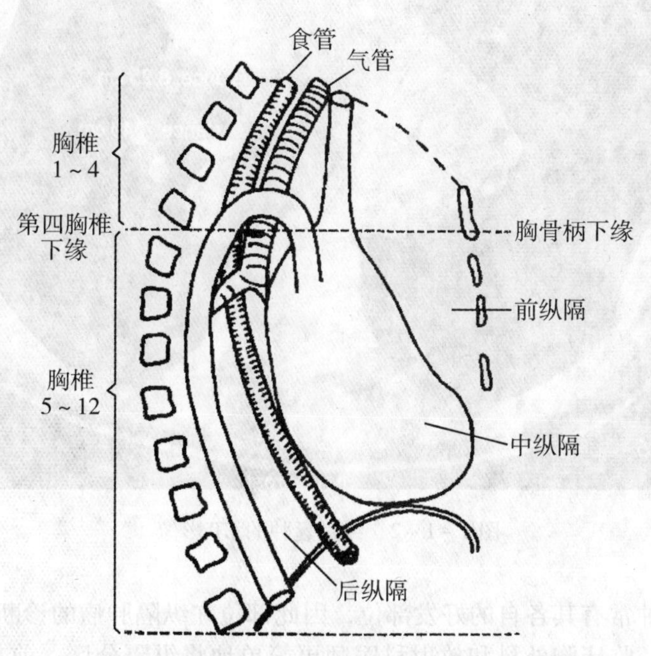

图1－1－1　纵隔的划分

前纵隔包括心影前方和上方的所有器官，其边界为胸骨、第1肋及从横膈至胸廓上口沿心前缘头臂血管的假想曲线，前纵隔内包括胸腺及淋巴组织等（表1－1－1）。

前纵隔后方为中纵隔，它从胸骨下缘沿膈向后，再沿心后缘及气管后缘向头侧延伸，中纵隔内有心脏、心包、气管以及主动脉弓和大血管分支，肺动脉、无名静脉、肺门和几组淋巴结。另外，膈神经及迷走神经的上部分也走行在中纵隔。

后纵隔位于心脏后方、气管后缘与后肋、脊柱旁沟之间，它从膈向头侧延伸至第1肋。后纵隔内包含食管、降主动脉、奇静脉、半奇静脉、脊柱旁淋巴结及胸导管，迷走神经下半部分及交感链也位于后纵隔内。

以上纵隔三区分界法与纵隔的胚胎发育一致，而且与临床上纵隔疾病特殊性的分布也相符。

现在还存在其他分界方法，部分作者将前纵隔的最上部分单独分为一个第4区，称为上纵隔。Heitzman将纵隔分为7个区：胸上口区、前纵隔区、主动脉上区、主动脉下区、奇静脉上区、奇静脉下区和肺门区。此种分类方法有利于放射学家对病变定位，更确切地进行鉴别诊断，但对于临床医师来说，分区似乎不必如此复杂。另有一种类似的复杂分区方法，它依据外科解剖标志对支气管肺癌的纵隔淋巴结进行分区分组。

将纵隔结构分为前、中、后三部分，在逻辑上与胸部的X线片表现相符合。由于几乎所有的纵隔病变的检查都是从胸部平片开始的，这种纵隔分区可能一直会是最基本的解剖分区。如图1-1-2所示，CT显示图像最有助于评价纵隔脏器及组织平面的解剖关系。

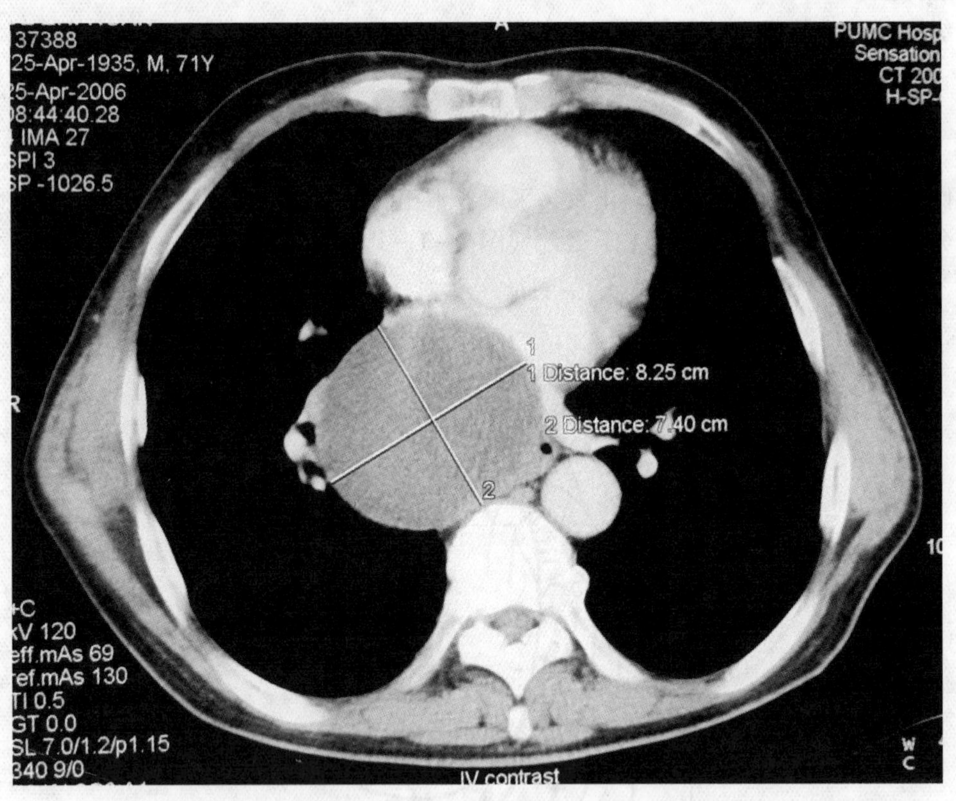

图1-1-2 纵隔囊肿的CT影像

各种纵隔肿瘤和囊肿常有其各自的好发部位，因此部位在纵隔肿瘤的诊断上有着重要的意义。为了便于判定病变的部位，临床胸外科和放射科医师更简单地将纵隔分区：前从胸骨角向后达第4~5胸椎间隙作一条虚线，其上称上纵隔，其下称下纵隔。侧面定位时，上纵隔又以气管前缘为界，前为前上纵隔，其后至气管后缘为中纵隔，后方为后上纵隔。下纵隔较上纵隔宽大，又以心包为界，将下纵隔分为前下纵隔和后下纵隔。自上而下前纵隔常见的病变有：胸内甲状腺肿，甲状旁腺腺瘤和囊肿，胸腺瘤，畸胎瘤，生殖细胞肿瘤，心包囊肿。中纵隔常见的病变有：支气管囊肿，肠源性囊肿，淋巴源性肿瘤。位于后纵隔的病变大多数是神经源性肿瘤。各种肿瘤再分为良性肿瘤和恶性肿瘤（表1-1-2）。

表 1－1－1　正常纵隔结构

正常纵隔结构
前纵隔
胸腺
胸内甲状腺和甲状旁腺
淋巴管和淋巴结
结缔组织
中纵隔
心脏
心包
主动脉弓和大血管
无名静脉、下腔静脉、上腔静脉
气管和主支气管
肺门
淋巴结
膈神经和迷走神经（上半部分）
结缔组织
后纵隔
食管
降主动脉
奇静脉和半奇静脉
胸导管
淋巴结
迷走神经（下半部分）
交感神经链
结缔组织

表 1－1－2　纵隔内常见的肿块性病变

部　位	病　变
前纵隔	
	胸内甲状腺肿
	结节性甲状腺肿
	甲状腺腺瘤
	甲状腺囊肿
	胸内甲状旁腺
	甲状旁腺囊肿
	甲状旁腺腺瘤
	胸腺瘤
	非侵袭性胸腺瘤

续 表

部 位	病 变
	侵袭性胸腺瘤
	胸腺癌
	胸腺畸胎瘤
	胸腺类癌
	胸腺淋巴瘤
	胸腺脂肪瘤
	巨大胸腺增生
	生殖细胞肿瘤
	畸胎类肿瘤
	畸胎囊肿
	畸胎瘤
	精原细胞瘤
	非精原细胞性生殖细胞肿瘤
	畸胎癌
	胚胎性癌
	内胚窦瘤（卵黄囊瘤）
	混合性癌
	绒癌
	间质来源肿瘤
	脂肪瘤
	纤维瘤
	淋巴管瘤
	血管瘤
	间皮瘤
	其他
	膈疝（胸骨旁疝）
	纵隔原发癌
	纵隔巨大淋巴结增生
中纵隔	
	纵隔囊肿
	支气管囊肿
	肠源性囊肿
	心包囊肿
	淋巴源性肿瘤
	霍奇金淋巴瘤
	非霍奇金淋巴瘤
	血管性肿瘤

续表

部　位	病　变
	淋巴管源性肿瘤
	淋巴结肿大
	纵隔淋巴结结核
	纵隔巨大淋巴结增生（Castleman's disease）
	转移性淋巴结
	血管增大畸形
	膈疝（裂孔疝）
后纵隔	
	神经源性肿瘤
	神经鞘肿瘤
	神经鞘瘤
	神经纤维瘤
	交感神经肿瘤
	神经节细胞瘤
	神经母细胞瘤
	神经节母细胞瘤
	副神经节细胞瘤
	嗜铬细胞瘤
	化学感受器瘤
	胸导管囊肿
	硬脊膜膨出
	食管病变
	食管癌
	食管憩室
	膈疝（胸腹膜疝）
	其他

第二节　纵隔胚胎学

一、心包

人胚发育的第3周，当第1对体节开始出现时，侧板中胚层内发生许多孤立的小裂隙，随体节数目不断增多，侧板中胚层的裂隙从胚体头端向尾端逐渐增多，小裂隙逐渐扩大并纵向融合连通，形成左右对称的管状体腔，称胸膜管。胸膜管将侧板中胚层分离为背外侧的体壁中胚层和腹内侧的脏壁中胚层。体壁中胚层与外胚层相贴构成体壁，脏壁中胚层与内胚层相贴构成脏壁以及后来的系膜。在侧板中胚层形成胸膜管的同时，胚盘头端索前板前方生心区的中胚层内也出现许多小裂隙，并逐渐扩大相互融合，形成围心腔，以后发育成心包腔。在第7周时，围心腔与胚胎内体腔之间被新形成的胸心包隔膜分开，于是围心腔成为独立的心包腔。

在胚胎时期形成心包的间充质异常发育，则形成心包囊肿。囊肿腔与心包腔相通者，称为心包憩室。囊肿与心包不相通者称为心包囊肿。

二、胸腺

人胚胸腺由双侧第3对咽囊发生，第4对咽囊也有小部分参与。5周时，第3对咽囊向尾侧发出细长的管状突出，并有与内胚层咽囊相对的第3鳃沟底部的外胚层和神经嵴的成分参与。两侧胸腺原基在甲状腺和甲状旁腺的尾部向中线靠拢、愈合，沿胸骨下面降入纵隔，接触心包膜壁层。6周时，其远侧末端的上皮细胞增殖，将管闭塞，形成球状。8周时，与咽相连的中间部消失，留下末端增殖中的球状部分，游离在纵隔内。胸腺原基愈合程度不同或有分支，可产生不同的分叶和外形，据统计，两叶者占80%，外形多为锥体形。足月胎儿出生时的胸腺大而功能活跃，但它的生长发育尚未完全，围生期的胸腺可通过胸廓上口向上伸展至颈根部。胸腺的重量和体积随胎龄长大而增加，10个月时胸腺重可达11g，大小约为11.17cm×5.64cm。

管状胸腺原基长入周围间充质，上皮表面有纤毛。第6周时上皮细胞增殖，将管腔堵塞变为实心索后，发出旁支，每一旁支变为一个胸腺小体的核心。上皮索的细胞散开，但相互保持联系，形成上皮网。上皮索间的间充质形成不完整的小隔。6~8周胸腺表面被一层连续的基膜包裹。第9周时，造血干细胞迁入胸腺，位于上皮细胞间隙内，并迅速分裂分化为淋巴细胞，大量增生，使胸腺成为淋巴器官。11~12周时，胸腺的小叶状结构和皮、髓质分界已明显。胸腺周边细胞密集，形成早期皮质。靠基膜处上皮细胞为单层立方状，其余呈上皮性网状细胞。胸腺中央染色较浅为髓质，含较多的上皮性网状细胞和少量淋巴细胞。皮质外层色浅，为淋巴细胞繁殖区。20周时，胎儿胸腺结构大致发育成熟。胸腺被膜为纤维性疏松结缔组织。

在胎龄12~13周，胸腺髓质内出现散在胸腺小体。小体呈圆形，由2~3个扁平上皮性网状细胞围成同心圆，细胞结构完整，胞质弱嗜酸，含少量嗜碱性透明角质颗粒。17~20周小体数量增多，体积大小不等，有的小体相互融合，小体内含细胞碎片、巨噬细胞及粒细胞等。小体最外层的细胞除含有较多角蛋白外，细胞器不发达。中层细胞有丰富的细胞器，张力丝少。近中心部的细胞张力丝增多，小体中心的细胞出现透明变性，细胞核及细胞界限消失。小体的网状细胞还含有较多的酸性粘液和唾液酸粘蛋白，故胸腺小体不仅是清除网状细胞及胸腺细胞的场所，且是部分具有分泌功能的网状细胞存在的特殊形式。

先天性无胸腺者常无甲状旁腺，见于DiGeorge综合征，主要是T细胞病，婴儿生下来无胸腺和无甲状旁腺，特点是甲状旁腺功能低下。此病可能在第4~6周当鳃弓正在向成体结构演变时由致畸因子引起。另一种变异是异位胸腺，多见于颈部，常与甲状旁腺相连。胸腺有时发生形态变异，可表现为细长条索，或伸长至颈的两侧、气管前外侧，可由纤维索连于下甲状旁腺。

三、呼吸道

下呼吸道包括喉、气管、支气管，直到肺泡上皮，均来源于原始咽底壁的内胚层，下呼吸道的平滑肌、软骨、结缔组织、血管和淋巴管等源于脏壁中胚层。

胚胎第4周时，原始咽尾端的底部正中部位出现一纵行浅沟，称喉气管沟，此沟在咽的腹面形成相应的嵴，为呼吸系统的最早指征。喉气管沟逐渐变深，向外嵴伸展，从外表面看，如从原始咽分出一腹侧芽，称喉气管憩室或呼吸憩室，它是形成喉、气管、支气管和肺的原基。最初憩室与前肠间开口宽大，憩室向尾侧生长时，两侧间充质形成气管食管隔，遂将原始咽分隔为腹侧的喉气管和背侧的食管。喉气管通向咽的部分发育成喉，喉以下部分发育成气管。4~6周时，气管末端膨大，并分成左右两个肺芽。气管是从喉气管中段发育而来的细长管道，气管纵向生长迅速，末端分左右支气管，分叉处在发育早期位于颈部，以后下降，出生时位于第4~5胸椎水平。左支气管短，水平分出，右支气管初出现时就比左支气管粗而直，且分出角度较大。胚胎第5周时，左右肺芽的主干形成左右支气管，右支气管分出3支二级支气管芽，左支气管仅分出2支二级支气管芽，因之成体右肺分3叶，左肺只有2叶。7周时，二级支气管发生三级分支，右肺10支，左肺8支，其外周的间充质也随之分开，形成肺段。到胎儿24周时，共计17级分支，且出现终末细支气管、呼吸性细支气管和原始肺泡。出生后肺还继续发出7级分支，并形成肺泡管、肺泡囊和肺泡。

由于部分支气管发育停顿，可出现狭窄或闭锁，远端支气管分泌的粘液不能排出，积聚膨胀而形成支气管囊肿。若囊肿发生在较早期、较大的支气管则出现纵隔支气管囊肿，若发生较晚、终末支气管，则形成肺内支气管囊肿。

四、食管

消化系统的主要器官由胚胎的内胚层演化而来。人胚第3~4周时，胚盘向腹侧卷折，形成一个圆柱状胚体，卵黄囊背侧的内胚层形成头尾方向的纵行管道，称原始消化管。原始消化管的头端起自口咽膜，尾端止于泄殖腔隙，并分为3段：前肠、中肠和后肠。中肠与卵黄囊通连，随着胚胎的生长，中肠增长迅速，卵黄囊反而缩小，最后与中肠相连处变窄成一细管，称卵黄管或卵黄蒂，此管于5周时封闭。口咽膜和泄殖腔膜分别在胚4周和8周时，相继破裂，原始消化管才与胚外相通。以后前肠演化为部分口腔底部、舌、咽、食管、胃、十二指肠、颌下腺与舌下腺、肝、胆囊与胆管、胰腺、喉以下呼吸器以及胸腺、甲状腺和甲状旁腺等。中肠演化为十二指肠（总胆管开口以下）、空肠、回肠、盲肠和阑尾、升结肠、横结肠的由2/3部分。后肠演变为横结肠左1/3部分、降结肠、乙状结肠、直肠、肛管上段、膀胱和尿道大部。上消化管和喉以下的呼吸道的上皮组织，以及腺体的实质部分，皆由原始消化管的内胚层分化而成，各器官内的结缔组织、肌肉和软骨等成分，则源于脏壁中胚层。

在胚胎第5周时，食管是咽与胃之间很短的管道，随着胚胎颈部的伸长和心肺的下降，食管迅速增长，约在第7周时，食管已达到最终的相对长度。卵黄管的两端封闭成纤维索，中段因分泌物聚集而形成一个囊泡，则形成卵黄囊囊肿。卵黄囊囊肿因其所衬内皮不同，可以是鳞状上皮、柱状上皮或肠上皮而产生食管囊肿、胃囊肿或肠囊肿，统称为卵黄囊囊肿。

五、周围神经

人类神经系统起源于早期胚胎背侧中轴的外胚层，由这一区域凹陷形成一管状结构，即神经管，由此分化成中枢神经系统。位于神经管两侧的外胚层细胞索为神经嵴，由此形成周围神经系统。

最初在胚盘出现两侧褶时，覆盖在脊索上方的外胚层增厚，称为神经板。神经板纵轴处细胞的背侧端变窄，从而使板中央形成一纵构，称为神经沟。沟的两侧与外胚层连续处相对隆起，称神经褶。神经板的柱状细胞在褶处与外胚层细胞连续，两者相互移行处的细胞索称为神经嵴。神经沟形成时，板内细胞连续分裂增生，沟不断加深，两侧的神经褶在背中线逐渐靠拢并相互融合，神经沟闭合成管状，即为神经管。当神经褶在第4~6体节平面处融合成神经管时，神经褶的头端在脊索前方发育成较宽的两叶状态，此即未来的前脑，以后发育出中脑和后脑。神经管尾段保持较细的直管状，即脊髓。在脊髓发育的同时，神经细胞也在不同时期先后成熟。成神经细胞向成熟神经元分化最显著的表现是长出胞突，最后是神经元之间形成突触。成神经细胞未消失的胞突生长成为轴突，使之成为多极成神经细胞。周围神经出现后，部分神经嵴细胞也随同轴突一起向外迁移，并包裹在每条轴突的外面，分化成施万（Schwann）细胞，施万细胞以轴突为中心包卷多层，形成髓鞘。围绕神经管的间充质来自骨节，它们在管壁四周密集成一层膜，成为原始脑（脊）膜，此脑（脊）膜又分为两层，内层为内脑膜，将分化成软脑膜和蛛网膜，外层为外脑膜，将分化成硬脑膜。脊髓周围的外脊膜浅层出现一硬膜上间隙。如果脊椎背侧缺损使椎管敞开，称脊柱裂，若脊柱缺损累及2个以上椎骨，则脊膜可通过缺损处突出，呈囊状，称囊状脊柱裂。有时囊很大，内含脊液和脑脊液，脊髓和神经仍在原位，称脊膜膨出。

副神经是第11对颅神经，分迷走部和脊髓部，迷走部的纤维来自疑核，它们随同迷走神经一起分布到尾端的鳃弓，支配喉肌（特殊内脏传出）。脊髓部的纤维从前5个脊髓颈节的前角发出，从脊髓两侧穿出后沿脊髓上升，穿过枕骨大孔入颅，再与迷走部汇合成副神经干，然后离开主干下降，成为副神经的外侧支，支配胸锁乳突肌和斜方肌。

有3组嵴细胞从神经嵴向腹侧迁移，形成了植物性神经节，它们的轴突构成节后纤维，分别到达内脏与血管的平滑肌以及腺体。有些神经嵴细胞迁往脊柱腹外侧，呈分节状排列，但节与节之间有纵行纤维连接，形成链状交感节或椎旁交感节。脊髓侧角神经元的轴突长入节内，称节前纤维，和交感节细胞形成突触。节细胞的轴突称节后纤维，它们形成灰交通支再返回脊神经中，分布到躯干与四肢的血管、竖毛肌和汗腺。另一些神经嵴细胞走得更远，到达背主动脉三个主干附近，形成侧节或腹腔交感节。上述脊髓侧角细胞发出的节前纤维、链状交感节、侧节和两节的节后纤维共同构成自主性神经系统的交感部分。其中链状交感节位于脊髓所有平面。从神经嵴迁移最远的是第3组嵴细胞位于1～7体节平面，称神经嵴的迷走区，它们到达胸腔与腹腔脏器的壁内，形成副交感内脏丛，通过迷走神经到达这些丛的节前纤维在丛内换元，节后纤维支配内脏平滑肌和心脏心肌。

六、甲状腺

甲状腺起源于内胚层，是胚胎内分泌腺中出现最早的腺体。胚胎第4周初，在原始咽底正中处，相当于第1咽囊平面的奇结节尾侧，内胚层细胞增生，是为甲状腺原基。它向尾侧生长，在第1、2咽囊平面处分为两个芽突，至第4周末，芽突继续向颈下方生长，其根部仅借细长的甲状舌管与原始咽底壁相连。这一细管以后萎缩退化遗留一盲孔。随原基进一步分化发育，左右芽突的末端细胞增生，形成左右两个细胞团，以后演变为甲状腺两个侧叶，中间为峡部。

在甲状腺的早期发育中，要经过向尾侧下降的过程，如果在下降过程中滞留，则形成异位甲状腺，常见于舌盲孔处的粘膜下、舌肌内、舌骨附近和胸部。如果只有部分甲状腺组织在迁移过程中停止于异常部位，就会形成异位甲状组织，可出现在喉、气管、心包等处。

七、甲状旁腺

甲状旁腺位于甲状腺左右两侧叶的后面，为扁椭圆形，一般为上下两对。每个表面包有薄层结缔组织被膜。腺细胞呈团、索状排列，其间有少量结缔组织和丰富的毛细血管，并有脂肪细胞存在。腺细胞分为主细胞和嗜酸细胞两种。上下两对甲状旁腺原基出现在胚胎第5周，第3对咽囊的背侧壁细胞增生，形成细胞团，最初与胸腺原基相接，于第7周脱离咽壁随其腹侧胸腺下移而下降至甲状腺下端背面，是为下甲状旁腺。与此同时，第4咽囊背壁的细胞增生，并随甲状腺下移，附着在甲状腺的上端背面，是为上甲状旁腺，其移动距离较下甲状旁腺短。原来这两对原基起始部位的上下关系，经迁移后发生了颠倒，其发育分化过程基本相同。胚胎前3个月，甲状旁腺发育缓慢，3个月以后则迅速发育。

由于甲状旁腺在发生时有一个迁移过程，因此可产生甲状旁腺的位置异常。一般而言，上甲状旁腺位置较为恒定，而下甲状旁腺的位置变化甚大，它可定位在下降路途中的任何部位，约有10%出现异位。下甲状旁腺可附着在胸腺组织表面，甚至包裹在胸腺内，也可埋在甲状腺内，还有的位于胸骨后，或气管食管沟内，或食管后面。

八、淋巴管

淋巴管是由发育中的静脉管内皮向外突出形成的囊状突起，或是由静脉周围的间充质形成一些内皮性裂隙汇合而成。人胚第5~8周，先后在颈部、髂部与腹部出现膨大的盲囊，称为原始淋巴囊，囊中有血细胞。当原始淋巴囊与静脉再次接通后，血细胞便加入血循环。由原始淋巴囊转变的淋巴管系也就建立。原始淋巴囊共有6个，一对颈淋巴囊；一对髂淋巴囊；一个腹膜后淋巴囊和一个乳糜池，乳糜池发生于腹膜后淋巴囊的背侧。在这6个淋巴囊的基础上，沿着体内主要静脉进一步延伸和分支形成全身的淋巴管。胎儿第9周，颈部淋巴囊向下延伸和乳糜池连接形成一对原始胸导管。不久，左右原始胸导管之间产生了新的吻合支，部分淋巴管转变为淋巴导管。左侧原始胸导管的头段、吻合支以及右侧原始胸导管的尾段共同组成了胸导管。右侧原始胸导管的头段演变形成右淋巴导管。胸导管和右淋巴导管在颈内静脉与锁骨下静脉之间的夹角处汇入左右头臂静脉。成体乳糜池是由胚胎性乳糜池的上部演变而来，在发育中还接受肠系膜淋巴囊和髂淋巴囊的分支，导入胸导管。在胎儿3个月时，所有淋巴囊都成为淋巴管。至胎儿5个月时，淋巴管大部分均已出现具有功能性的瓣膜。

由于身体一部分或一个肢体弥散性水肿，或者身体大部分淋巴管呈囊性扩张，称为先天性淋巴水肿。由于颈淋巴囊部分脱离产生异常转变或由于未能与大的淋巴管相连通的淋巴间隙，临床上颈下部1/3处出现水囊状淋巴管瘤，它由单个或多个充满液体的薄壁囊组成。

（张志庸）

参 考 文 献

1. Heitzman ER. The mediastinum: Radiologic Correlations with anatomy and pathology (2nd). New York: Verlag, 1988.
2. Naidich DP, Zerhouni EA, Siegelman SS. Computed Tomography and Magnetic Resonance of the Thorax (2nd ed). New York: Raven Press, 1991.
3. Proto AV. The chest radiograph: Anatomic consideration. Clin Chest Med, 1984, 5:213~246.
4. Foster ED, Munro DD, Dobell ARC. Mediastinoscopy: A review of anatomical relationships and complications. Ann Thorac Surg, 1972, 13:273~286.
5. Mast WR, Jafek BW. Mediastinal anatomy for the mediastinoscopist. Arch Otolaryngol, 1975, 101:596~599.
6. Beszniak I, Szende B, Lapis K. Mediastinal tumors and pseudotumors. Basel: S Karger, 1984.
7. Fraser R, Pare J, Fraser R, et al. The normal chest. In: Fraser R, Pare J, Fraser R, et al (eds). Synopsis of Diseases of the chest (2nd ed). Philadelphia: WB Saunders, 1994, 1~116.
8. Marchevsky AM, Kaneko M. Surgical pathology of the mediastinum. New York: Raven Press, 1984, 1~3.
9. Clinical Staging of primary lung cancer. American Thoracic Society node mapping scheme. Am Rev Respir Dis, 1983, 127:659~669.
10. Maunder RJ, Pierson DJ, Hudson LD. Subcutaneous and mediasinal emphysema: pathophysiology, diagnosis, and management. Arch Intern Med, 1984, 144:1447~1453.

第二章 纵隔病变的检查方法

第一节 胸部X线平片

一、胸部X线平片原理

X线成像的基本原理是放射源（X线球管）被放置在体外一定距离处，在给球管加上一定高压电流的瞬间产生一束高度准直的X线，穿透人体的靶器官，使放置在另一侧的X线片感光。由于人体靶器官的各个组织密度不同，对透过的X线能量吸收亦不相同，在X线片上产生不同程度的感光效应而显示出靶器官的二维平面影像。

X线之所以能使人体在荧屏上或胶片上形成影像，一方面是基于X线本身的特性，即穿透性、荧光效应和摄影效应；另一方面基于人体组织的密度和厚度存在差别。由于存在这种差别，当X线透过人体各种不同组织结构时，它被吸收的程度不同，到达荧屏或胶片上的X线量即有差异。这样，在荧屏或X线上就形成黑白对比不同的影像。

从以上所述，X线影像的形成，应具备以下三个基本条件：首先，X线应具有一定的穿透力，这样才能穿透照射的组织结构；第二，被穿透的组织结构，必须存在着密度和厚度的差异，这样，在穿透过程中被吸收后剩余下来的X线量，才会是有差别的；第三，这个有差别的剩余X线，仍是不可见的，还必须经过显像这一过程，例如经X线片、荧屏或电视屏显示才能获得具有黑白对比、层次差异的X线影像。

人体组织结构，由不同元素组成，依各种组织单位体积内各元素量总和的大小而呈现有不同的密度。人体组织结构的密度可归纳为3类：属于高密度的有骨组织和钙化灶等；中等密度的有软骨、肌肉、神经、实质器官、结缔组织以及体内液体等；低密度的有脂肪组织以及存在于呼吸道、胃肠道、鼻窦和乳突内的气体等。当强度均匀的X线穿透厚度相等的不同密度组织结构时，X线穿透低密度组织时，被吸收少，剩余X线多，使X线胶片感光多，经光化学反应还原的金属银也多，故在X线胶片上呈黑影；使荧光屏所产生的荧光多，故荧光屏上也就明亮。高密度组织结构的结果则完全相反。总之，由于吸收程度不同，在X线片上或荧屏上，显示出具有黑白（或明暗）对比、层次差异的X线影像。

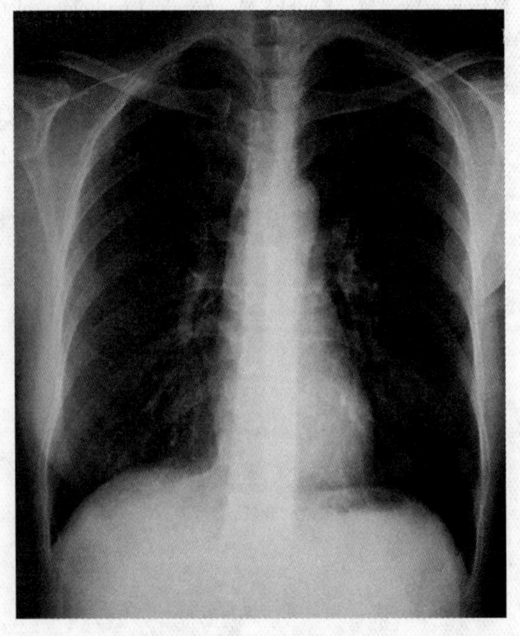

图2-1-1 正位胸片

在人体结构中，胸部的肋骨密度高，对X线吸收多，照片上呈白影；肺部含气体密度低，X线吸收少，照片上呈黑影（图2-1-1）。

病理变化也可使人体组织密度发生改变。例如，肺结核病变可在原属低密度的肺组织内产生中等密度的纤维性改变和高密度的钙化灶。在胸片上，于肺影的背景上出现代表病变的白影。因此，除了正常组织的不同密度外，组织密度的病理变化也可产生相应的病理X线影像。

由此可见，密度和厚度的差别是产生影像对比的基础，是X线成像的基本条件。应当指出，密度与厚度在成像中所起的作用要看哪一个占优势。例如，在胸部，肋骨密度高但厚度小，而心脏大血管密度虽低，但厚度大，因而心脏大血管的影像反而比肋骨影像更白一些。同样，胸腔大量积液的密度为中等，但因厚度大，所以其影像也比肋骨影像为白。需要指出，人体组织结构的密度与X线片上的影像密度是两个不同的概念。前者是指人体组织中单位体积内物质的质量，而后者则指X线片上所显示影像的黑白。但是物质密度与其本身的比重成正比，物质的密度高，比重大，吸收的X线量多，在照片上影像呈白影。反之，物质的密度低，比重小，吸收的X线量少，在照片上影像呈黑影。因此，照片上的白影与黑影，虽然与物体的厚度有关，但却可反映物质密度的高低。在术语中，通常用密度的高与低表达影像的白与黑。例如用高密度、中等密度和低密度分别表达白影、灰影和黑影，并表示物质密度。人体组织密度发生改变时，则用密度增高或密度减低来表达影像的白影与黑影。

二、纵隔检查常用X线检查技术

纵隔病变X线检查常应用身体的自然对比进行透视或照相，此方法简单易行，应用最广，也是X线诊断的基本方法。

（一）透视（fluoroscopy）

使X线透过人体被检查部位并在荧光屏上形成影像称为透视。透视一般在暗室内进行，检查前必须做好暗适应，戴深色眼镜并在暗室内适应一段时间再进行检查。

透视的优点是经济，操作简便，能看到心脏、膈及胃肠等活动情况，同时还可转动患者体位，作多方面观察，以显示病变及其特征，便于分析病变的性质，多用于胸部及胃肠道有运动功能的动态观察。缺点是荧光影像较暗，细微病变（如粟粒型肺结核等）和密度、厚度较大的部位（如头颅、脊椎等）不容易清楚显示。此外，透视仅为放射学家当时观察结果和书写记录，对以后随诊复查不易做出精确的比较。

（二）照相（radiography）

亦称摄影。X线透过人体被检查的部位在胶片上形成的影像，称为X线照相。胶片曝光后须经显影、定影、水洗及晾干（或烤干）等步骤，操作复杂，费用较贵。20世纪70年代，开始对数字X线摄影（digital radiography，DR）的研究，随即首先开发出计算机数字摄影（computed radiography，CR），它不以X线胶片作为载体，而是使用可记录并由激光读出X线影像信息的成像板作为载体，经X线曝光及信息读出后，形成数字化图像。近年来，出现了直接数字X线摄影（direct digital radiography，DDR），即使用把X线直接转换为数字信号的非晶态硒平板探测器，经闪烁发光转换成数字化信号，直接由计算机处理成为真正意义上的数字X线摄影。

照片上所见的影像比透视清楚，适用于头颅、脊椎及腹部等部位检查。照片还可留作永久记录，便于随诊分析对比、集体讨论和复查比较。但照片不能显示脏器活动状态。一张照片只反映一个体位（体位即照相位置）的X线征象，根据病情和部位，有时需要选定多个投照体位和多次检查。

照相体位：X线检查时，患者位于胶片（或荧光板、影像增强器，下同）与球管之间，身体位置与胶片、球管的关系称为体位。通常按两种方法命名体位：

1. 以X线进行的方向命名　X线球管位于检查部位的后方，胶片位于其前方，X线由后向前投照，故称为后前位。反之，X线由前向后投照，则称为前后位。

2. 以接近胶片的部位命名　某些部位检查时（例如心脏、脊椎等），须行斜位检查。以胸部为例，使旋转成右肩前方贴近胶片，则称为右前斜位；反之，如左肩前方贴近胶片，则称为左前斜位。侧位投照亦然，依被检部位的某一侧贴近胶片命名，例如左侧位和右侧位等。

三、纵隔解剖

纵隔（mediastinum）位于胸骨之后、胸椎之前，界于两肺之间，前界为胸骨，后界为脊柱胸段，两侧为纵隔胸膜，向上达胸廓上口，下方至膈。成人纵隔位置略偏左侧，其内有心脏、大血管、气管、食管、主支气管、淋巴组织、胸腺、神经及脂肪等器官和组织。除气管及主支气管可以分辨外，其余结构之间无明显对比，只能观察其与肺部邻接的轮廓。

纵隔分区在判断纵隔肿块的来源和性质上有着重要意义。纵隔分区方法很多，简单实用的是侧位胸片上的三分区法（图2－1－2）。前纵隔是心脏大血管前缘至胸骨的狭长三角区，内含胸腺和少数淋巴组织；中纵隔包括气管、心脏大血管及肺门所占据的区域，此区含有非常丰富的淋巴组织；后纵隔系气管后壁的连线以后的区域，内含食管、降主动脉、神经和少数淋巴组织。

于卧位及呼气时，正常纵隔呈宽而短，立位及吸气时呈窄而长，此种征象在小儿尤为显著。婴幼儿的胸腺可致纵隔向一侧或两侧增宽，呈帆形影。

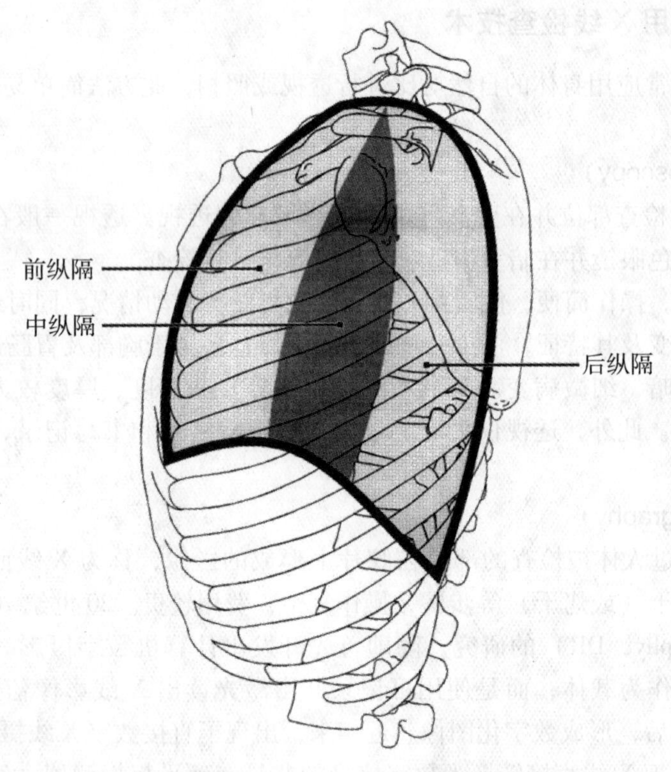

图2－1－2　纵隔分区

四、纵隔基本病变平片表现

（一）形态的改变

纵隔形态改变主要是纵隔增宽，可分为局限性突出和弥漫性增大两类，原因可以分为炎症性、出血性、肿瘤性、淋巴性和血管性，其中以纵隔肿瘤造成的纵隔增宽临床最为常见。

（二）密度的改变

绝大多数纵隔增宽、形状改变的病变，在X线平片上均表现为高密度影，以软组织肿瘤产生的高密度影最为多见，畸胎瘤内所含牙齿，动脉瘤壁钙化，淋巴结结核钙化则表现为纵隔内更高密度影。但是，纵隔气肿则表现为纵隔内低密度气带影。

（三）位置的改变

胸腔内、肺内及纵隔内的病变均可使纵隔移位。肺不张、肺实变以及广泛胸膜增厚等能引起肺容积缩小性病变，可以牵拉纵隔向患侧移位。一侧严重的肺气肿可出现纵隔疝，一侧张力性气胸或大量胸腔积液可以将纵隔推向健侧。一侧主支气管异物造成支气管不完全阻塞时，或者开放性气胸，透视下可发现纵隔摆动。

五、原发性纵隔肿瘤的普通 X 线诊断

原发性纵隔肿瘤（primary mediastinal tumor）种类繁多。各种肿瘤的发病率，在各国、各地和各医疗中心均不完全相同，而不同学科统计的结果也不相同，如胸外科多基于其手术切除肿瘤的结果，病理科则统计所有送检标本，包括了切除和穿刺活检病例。根据国内报道发病率居前 6 位的纵隔肿瘤分别为：①神经源性肿瘤；②恶性淋巴瘤；③胸腺瘤；④畸胎瘤；⑤胸内甲状腺肿；⑥支气管囊肿。

（一）原发性纵隔肿瘤普通 X 线诊断要点

1. 肿瘤的部位　起源于纵隔某种组织的肿瘤，有其特殊的好发部位（图 2－1－3，表 2－1－1）。临床医师以及放射科医师常常根据肿瘤的部位推测肿瘤的类型，如发生在前纵隔，依次从上向下有胸内甲状腺肿，胸腺瘤和畸胎瘤；恶性淋巴瘤和支气管囊肿多发生在中纵隔；神经源性肿瘤多发生在后纵隔。

2. 肿瘤的形态与密度　肿瘤呈分叶状以及边缘不规则，常属恶性肿瘤的表现，例如恶性淋巴瘤多呈分叶状且向纵隔两侧突出。支气管囊肿则为边缘十分锐利、光滑、密度均匀的圆形成椭圆形块影。畸胎性肿瘤的密度可不均匀，边缘可有钙化，内部常含液体、骨骼或牙齿。

3. 肿瘤的活动性　起源于甲状腺的肿瘤可随吞咽动作而上下移动；支气管囊肿可随呼吸运动与气管活动一致。心包囊肿贴近心脏可随心脏搏动呈现传导性搏动，当囊肿与心包相通时，透视下则可见囊肿形态大小随心脏搏动可发生改变。

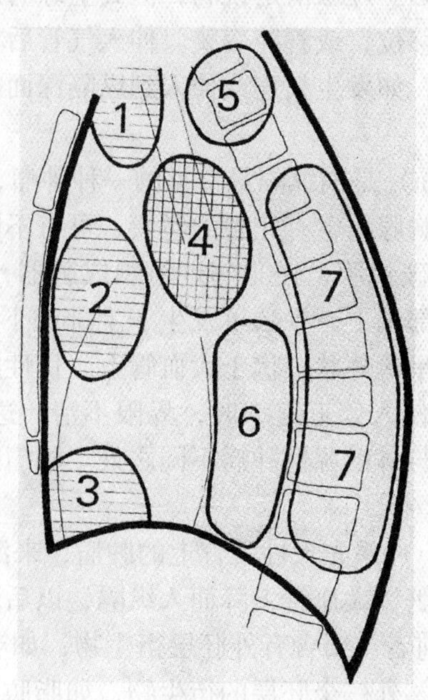

图 2－1－3　纵隔肿物的解剖位置

表 2-1-1 纵隔肿物的解剖位置

纵隔位置	常见病变	罕见病变
前部	迂曲的无名动脉，增大的淋巴结，胸内甲状腺肿，脂肪沉积	起源于无名动脉的动脉瘤，甲状旁腺腺瘤，淋巴管瘤
	淋巴结肿大，升主动脉瘤，胸腺瘤，畸胎类肿瘤	胸骨肿瘤，脂肪瘤，血管瘤
	心包脂肪垫，膈膨升，心包囊肿	Morgagni 疝
中部	淋巴结肿大，主动脉弓动脉瘤，肺动脉增宽，上腔静脉增宽，支气管囊肿	气管病变，心脏肿瘤
后部	神经源性肿瘤，椎旁肿物	Bochdalek 疝
	神经源性肿瘤，咽食管囊肿	神经管前肠囊肿，假性胰性囊肿，隔离肺
	裂孔疝，降主动脉瘤，食管扩张，奇静脉扩张	

（二）纵隔各区肿瘤特点

1. 前纵隔肿瘤　自上向下依次有胸内甲状腺肿、胸腺瘤和畸胎瘤。

（1）胸内甲状腺肿：胸内甲状腺肿（intrathoracic goiter），又称胸骨后甲状腺肿（substeranl goiter），包括先天性异位甲状腺肿和胸骨后甲状腺肿。前者少见，它完全位于胸腔内。胸骨后甲状腺肿为颈部甲状腺沿胸骨后延伸进入上纵隔，多位于气管旁及其前方，偶尔也可伸入气管后方，多与颈部甲状腺相连。肿块可以是甲状腺肿、囊肿或腺瘤，恶性者少见。普通 X 线表现是肿块位于前纵隔上部，多数连向颈部，为卵圆形或梭形。外缘清楚锐利，但其上缘与颈部甲状腺相连边缘常不清楚。气管受肿块推挤，多向对侧和向后方移位，或管腔变狭。伸入气管后方之甲状腺肿块可使气管前移。透视下偶可见到肿块随吞咽上下移动，如发生粘连或伸入到纵隔深面也可能见不到移动。肿块内可有斑片状或点状钙化灶。

（2）胸腺瘤：胸腺瘤（thymoma）是前纵隔最常见的一种肿瘤，分为非侵袭性胸腺瘤和侵袭性胸腺瘤。非侵袭性胸腺瘤，俗称良性胸腺瘤，有完整的包膜，可有不同程度的囊性变；侵袭性胸腺瘤俗称恶性胸腺瘤，在生长过程中可突破包膜，侵犯邻近组织或脏器，并可发生胸内转移。胸腺瘤的 X 线表现是，肿瘤多位于前纵隔的中部偏上，少数可发生于上部或下部，发生于下部的胸腺瘤多较大。肿瘤呈圆形、椭圆形或梭形，有时呈薄片状，伏于大血管上。良性肿瘤边界清晰，边缘光滑锐利；恶性胸腺瘤多呈分叶状，当穿破包膜侵入邻近组织时，界限不清，边缘可毛糙不整，并可产生胸膜反应。肿瘤常向一侧肺野突出，这是与淋巴源性肿瘤不同之处。肿瘤的密度高而均匀，有时可有斑片状钙化，囊性变时可有蛋壳样钙化。

（3）畸胎瘤：畸胎瘤（teratoma）系先天性发育上的肿瘤，来源于原始胚胎组织的残留物。在胚胎发育过程中，原始胚胎组织随心脏、大血管下降而入纵隔，以后逐渐演变而成畸胎瘤。可分为囊性（皮样囊肿）和实质性肿瘤两种。前者主要含有外胚层衍生物，如毛发及皮脂物，伴少量中胚层衍生物，多为良性。后者则含有内、中、外三个胚层的衍生物，如脂肪、毛发、牙、骨骼、腺体、呼吸道及胃肠道的组织等。畸胎瘤可为良性或恶性。X 线表现是肿瘤多位于前纵隔中部、心脏与主动脉连接区，个别可发生于后纵隔。由于含有多种组织，故影像学上肿瘤密度不均，有时可见其中的透明间隙，液体，以及牙齿及骨骼影。皮样囊肿壁可发生蛋壳样钙化。良性畸胎瘤多为单侧突出的圆形或卵圆形肿块，边缘光滑，发生粘连，则边缘不规则。恶性畸胎瘤多呈分叶状实性肿物，周围界限不清楚，并向邻近脏器浸润。

2．中纵隔肿瘤　以恶性淋巴瘤及支气管囊肿最常见。

（1）恶性淋巴瘤：恶性淋巴瘤（malignant lymphoma）是发生在淋巴结的全身性恶性肿瘤。病理上包括非霍奇金恶性淋巴瘤和霍奇金淋巴瘤。纵隔内淋巴瘤多与颈部或全身性淋巴结病变同时发生，也可先在纵隔发生，而后发展至其他淋巴结。恶性淋巴瘤对放射治疗敏感，经小剂量照射（20～30Gy）即可有明显缩小，但不能完全治愈，彻底治疗还需要进行全身化疗。恶性淋巴瘤多同时累及纵隔内多个淋巴结，故肿块影常呈分叶状，由纵隔向两侧胸腔突出，有时一侧突出更为明显，临床鲜有单侧纵隔淋巴瘤者。后前位胸片上，肿块影多在上、中纵隔，侧位像在中纵隔气管与肺门附近，因此处聚集的淋巴结最多。肿瘤生长较大时可由中纵隔侵及前纵隔，甚至累及后纵隔，此时气管可受压变窄移位。恶性淋巴瘤可经肺门沿肺间质向肺内浸润，也可侵及胸膜及心包从而产生胸腔积液和心包积液。

（2）支气管囊肿：支气管囊肿（bronchogenic cyst）是胚胎期原始前肠气管芽突脱落的胚胎组织演变而成。多位于气管旁或气管分叉附近，支气管囊肿壁薄，其中含有液体，内壁与支气管粘膜相似。一般与支气管不通，属良性病变，病程发展缓慢，症状多不明显。胸部X线平片显示囊肿多位于纵隔上部，侧位像囊肿在中纵隔气管周围，可以位于气管之前方或后方，但是多与气管或支气管相连。囊肿多呈卵圆形，边缘锐利、光滑，无分叶现象。囊肿密度均匀，无钙化。由于囊肿较柔软，深呼吸时其形态可以改变。附于气管上的囊肿，呼吸时可随气管活动。

3．后纵隔肿瘤　神经源性肿瘤是最常见的后纵隔肿瘤。绝大多数神经源性肿瘤是良性肿瘤，包括有神经纤维瘤（neurofibroma）、神经鞘瘤（neurilemmoma）、神经节细胞瘤（ganglioneuroma）。恶性神经源性肿瘤有神经纤维肉瘤（neurofibrosarcoma）及神经母细胞瘤（neuroblastoma）。神经源性肿瘤主要位于后纵隔脊柱旁沟内，更多见于后上纵隔，偶可发现位于前、中纵隔的神经源性肿瘤。有时神经源性肿瘤发生于椎间孔内，呈哑铃状，一端在椎管内，另一端在纵隔内，此时患者可以出现神经压迫症状。肿瘤X线表现为向一侧突出的肿块影，侧位上与脊柱重叠。肿块多为圆形或椭圆形，边缘清楚锐利。发生于椎间孔内者，可压迫椎间孔使之扩大，并可压迫肋骨头及脊椎，产生边缘光滑的压迹。恶性神经源性肿瘤可呈分叶状，侵袭邻近脏器，最多见骨骼破坏。神经母细胞瘤内可发生钙化。神经节细胞瘤多发生在儿童，肿瘤形状多不规则，常呈三角形。

（三）纵隔肿瘤X线鉴别诊断

纵隔肿瘤的共性X线特点是纵隔肿块引起的纵隔增宽，在确定诊断时应注意掌握每种肿瘤的特点，同时需要作好鉴别诊断。

在纵隔肿瘤诊断中，应注意以下几种病变的鉴别：

1．纵隔肿瘤与靠近纵隔的肺部肿瘤鉴别　位于肺野内带与纵隔相邻的肺部肿瘤，有时可被误诊为纵隔肿瘤。诊断时应注意结合病史、转动透视及体层摄影进行鉴别。其鉴别要点如下：

（1）肺内肿块，一般可随呼吸而上下移动，纵隔肿瘤一般则无上下移动。

（2）肺内肿块当旋转至某一位置时，有时可见肿块与纵隔边界之间有密度减低的间隔带，或见密度较高的线条影，提示肺部肿块与纵隔胸膜互相重叠的边界线。

（3）肺内肿瘤贴近纵隔的基底部，长度常小于肿块的最大径，且肿块边缘与纵隔边缘间的夹角为锐角。但当纵隔肿瘤生长巨大时也可出现这一征象。

（4）气管及食管移位显著时，肿块位于纵隔内的可能性更大。

2．纵隔肿瘤与非肿瘤性纵隔增宽的鉴别

（1）胸椎结核形成的椎旁脓肿，自脊椎旁向两侧突出可误为纵隔肿瘤。注意两侧较对称的梭形肿胀及在侧位片上见到相应部位脊椎的骨质破坏，则不难鉴别。

（2）贲门失弛缓症，食管明显扩张，可向一侧突出，可能被误诊为纵隔肿瘤。在增宽的食管影中有时可见到食管内的液面，结合病史，行食管钡剂透视则可确诊。

3．纵隔肿瘤与纵隔淋巴结结核的鉴别　纵隔内增大的淋巴结，特别是淋巴结有液化时，可误为中纵隔肿瘤或囊肿。纵隔淋巴结结核多发生在右上纵隔气管旁，80%为单侧，其外缘锐利，有时呈分叶状，多为儿童或青年。鉴别困难时作1∶10000结核菌素试验，结核为强阳性。

4．纵隔肿瘤与主动脉瘤的鉴别　主动脉瘤在各个位置透视或照片上均表现为肿块与主动脉壁不能分开，且有一连续性弧线。主动脉瘤透视可见主动性、膨胀性搏动。但有时因血管内血栓形成，搏动也可不明显。当纵隔肿块贴近主动脉壁时，透视下常难以区分其搏动为主动性或传导性。主动脉瘤患者年龄多较大，一般在45岁以上，可有梅毒、高血压、外伤病史，临床症状中最重要的是有突然胸痛。体检可发现高血压或主动脉瓣区杂音。梅毒性主动脉瘤患者梅毒血清反应阳性。主动脉瘤有时并发左心室增大。发生于降主动脉的动脉瘤，长期搏动作用于邻近椎体前缘，可产成弧形压迹。当鉴别有困难时，可行主动脉造影予以确诊。

六、胸部平片对纵隔病变的诊断价值和局限性

传统X线检查是最常用的影像检查方法，可以显示较为明显的异常，如纵隔阴影的增宽和变形，明确肿块的定位诊断，并可提出初步的定性诊断和进一步影像检查的意见。但纵隔的解剖结构复杂，均系软组织，密度差别小，平片上多有重叠，因此在接受平片检查后，出于诊断和定性需要，一般还需接受其他影像检查，如CT。

（陆菁菁　金征宇）

第二节　胸部CT

一、CT基本原理

尽管CT（computer tomograph）技术较X线平片复杂，基本原理是一样的，即高密度的物质阻挡X射线的穿透。X射线围绕着人体扫描，在穿过人体之后，X线投射在随X线球管一起运动或静止不动的一系列探测器上，对扫描的体积断面所采集X线信息，通过先进的计算技术（Fourier转换，反投射法）转换成二维的图像。

X线CT是将高度准直的X线束围绕靶器官作断层扫描，记录下的大量信息经电子计算机处理，计算出靶器官内不同部位和深度的各个点的X线吸收系数值，用不同的灰阶表示，形成靶器官的横断层解剖结构图像。其分辨力和灵敏度比普通X线片又有很大的提高。通过增强扫描还可提高某些病变组织的对比度。因此X线CT不仅能显示病变的部位、大小和性质，也能清楚地显示病灶与周围组织的关系，为诊断和治疗提供重要的信息。

CT图像是由一定数目由黑到白不同灰度的象素按矩阵排列所构成。这些像素反映的是相应体素的X线吸收系数。不同CT装置所得图像的像素大小及数目不同。大小可以是1.0mm×1.0mm，0.5mm×0.5mm不等；数目可以是256×256，即65536个，或512×512，即262144个不等。显然，像素越小，数目越多，构成图像越细致，即空间分辨力越高。CT图像的空间分辨力不如X线图像高。CT图像是以不同的灰度来表示，反映器官和组织对X线的吸收程度。因此，与X线图像所示的黑白影像一样，黑影表示低吸收区，即低密度区，如肺部；白影表示高吸收区，即高密度区，如骨骼。但是CT与X线图像相比，CT的密度分辨力高，即有较高的密度分辨力。因此，人体软组织的密度差别虽小，吸收系数虽多接近于水，也能形成对比而成像。这是CT的突出优点。所以，CT可以更好地显示由软组织构成的器官，如脑、脊髓、纵隔、肺、肝、胆、胰以及盆部器官等，并在良好的解剖图像背景上显示出病变的影像。X线图像可反映正常与病变组织的密度，如高密度和低密度，但没有量的概念。CT图像不仅以不同灰度显示其密度的高低，还可用组织对X线的吸收系数说明其密度高低的程度，具有一个量的概念。实际工作中，不用吸收系数，而换算成CT值，用CT值说明

密度。单位为 Hu（hounsfield unit）。水的吸收系数为 10，CT 值定为 0 Hu，人体中密度最高的骨皮质吸收系数最高，CT 值定为 +1000 Hu，而空气密度最低，定为 -1000 Hu。人体中密度不同，各种组织的 CT 值则居于 -1000 Hu 到 +1000 Hu 的 2000 个分度之间（图 2-2-1）。

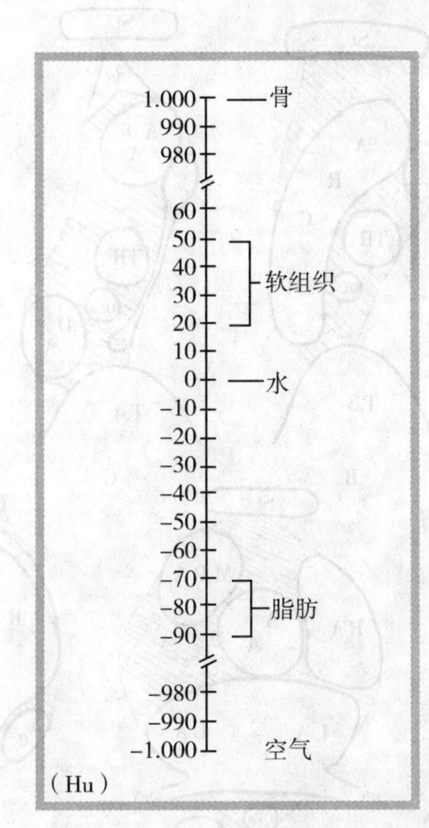

图 2-2-1 人体组织 CT 值（Hu）

由图 2-2-1 可见人体软组织的 CT 值多与水相近，但由于 CT 有较高的密度分辨力，所以密度差别虽小，也可形成对比而显影。在描述某一组织影像的密度时，使用 CT 值不仅可用高密度或低密度形容，且可用它们的 CT 值平均值说明密度高低的程度。CT 图像是层面图像，常用的是横断面。为了显示整个器官，需要多个连续的层面图像。通过使用 CT 设备上图像重建程序，还可重建冠状面和矢状面的层面图像。

二、胸部 CT 扫描

胸部 CT 扫描通常应用两组不同的肺窗和纵隔窗来观察，以分别记录肺和纵隔组织的病变。检查目的若是观看骨骼病变，还可使用骨窗。

常规采取仰卧位，先做定位扫描以决定扫描的范围；层厚一般为 10～20mm，对于病变区应行薄层加扫；对于弥漫性间质性肺病变应采取 1～2mm 薄层高分辨率 CT 扫描技术；观察心脏大血管宜采取快速注射造影剂或动态扫描的方法。增强 CT 扫描可应用于纵隔和肺部肿块定性，了解心腔情况，区别肿大淋巴结和血管断面。

胸部 CT 适用范围：适于观察气道、纵隔、肺、胸膜和胸壁、膈肌、心脏与心包、主动脉疾病等，CT 对于早期支气管肺癌的诊断和分期，肺结节病变、纵隔肿瘤、心包和主动脉疾病诊断和鉴别诊断都具有十分重要的作用。

三、CT 下正常纵隔解剖结构

见图 2－2－2。

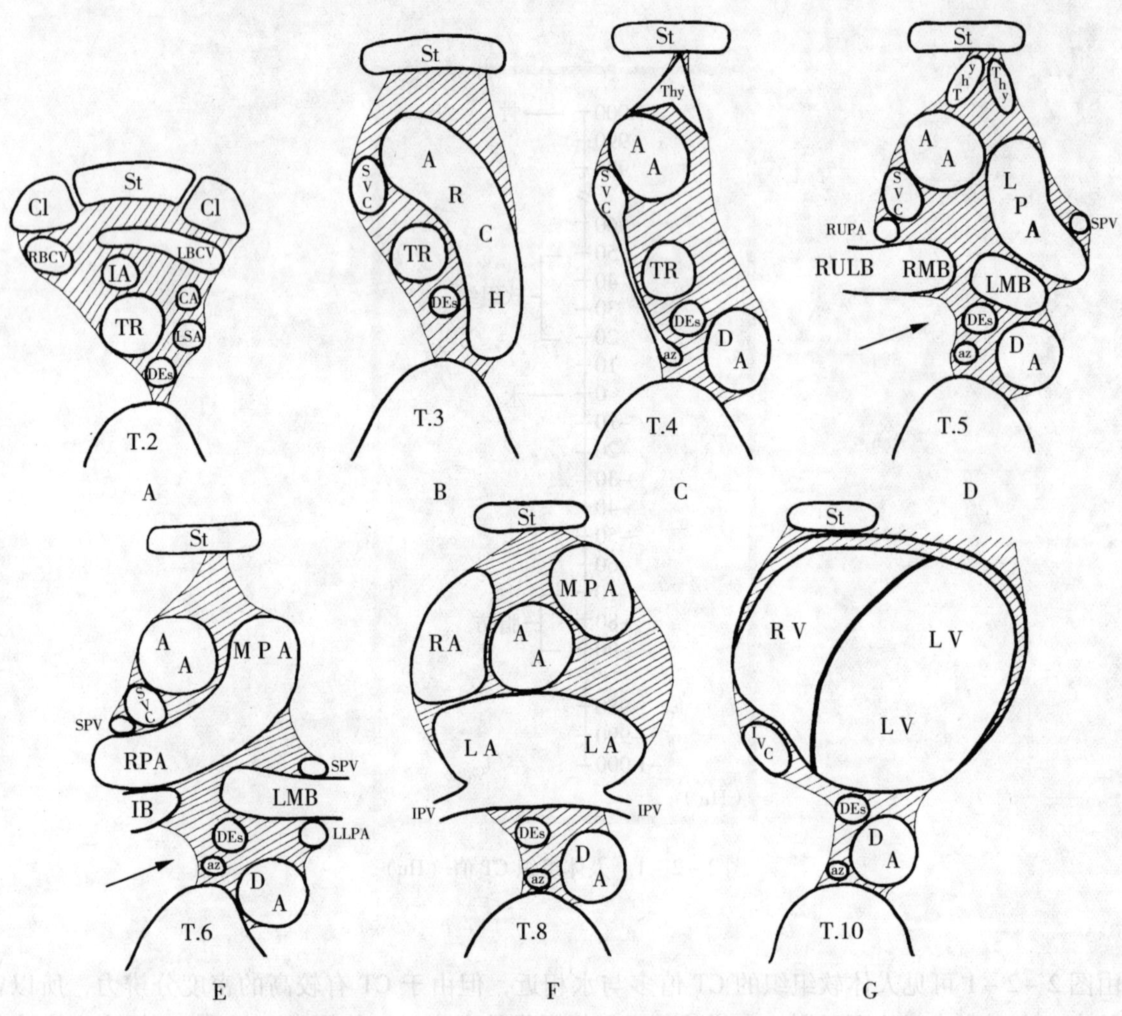

图 2－2－2　CT 显示不同层面纵隔正常结构示意图

A. 经过胸锁关节的主动脉弓上层面；B. 主动脉弓层面；C. 经过主－肺动脉窗的主动脉弓下层面；D. 左肺动脉层面；E. 肺动脉干和右肺动脉层面；F. 左心房和右心房；G. 左心室和右心室。

Arch：主动脉弓，AA：升主动脉，DA：降主动脉，IA：无名动脉，CA：左颈总动脉，LSA：左锁骨下动脉，MPA：肺动脉主干，RPA：右肺动脉，LPA：左肺动脉，RUPA：右上叶肺动脉，LLPA：左下叶肺动脉，SPV：上肺静脉，IPV：下肺静脉，SVC：上腔静脉，IVC：下腔静脉，az：奇静脉，RBCV 和 LBCV：右和左头臂静脉，TR：气管，RMB：右主支气管，LMB：左主支气管，IB：中间段支气管，RULB：右上叶支气管，LV：左心室，RV：右心室，LA：左心房，RA：右心房，Es：食管，St：胸骨，Cl：锁骨，Thy：胸腺，→：奇静脉食管隐窝

四、常见纵隔病变的 CT 表现

（一）CT 分析与诊断

在观察及分析时，首先应了解扫描的技术条件，明确是平扫还是增强扫描，再对每帧 CT 图像进行认真观察。结合一系列多帧图像的观察结果，可立体地了解器官大小、形状和器官间的解剖关系。病变在良好的解剖背景上显影是 CT 的特点，也是诊断的主要根据，如果病变足够大，并与邻近组织有明显的密度差，即可显影。根据病变密度高于、低于或等于所在器官的密度而分为高密度、低密度

或等密度病变。如果密度不均，有高有低，则为混杂性密度病变。发现病变要分析病变的位置、大小、形状、数目和边缘，还可测定 CT 值以了解其密度的高低。如行造影增强扫描，则应分析病变有无密度上的变化，即有无强化。如病变密度不增高，则为不强化；密度增高，则为强化。强化程度不同，形式亦异，可以是均匀强化，或不均匀强化，或只有病变周边强化，即环状强化。对强化区行 CT 值测量，并与平扫的 CT 值比较，可了解强化的程度。此外，还需观察邻近器官和组织的受压、移位和浸润、破坏等。综合分析器官大小、形状的变化，病变的表现以及邻近器官受累情况，就有可能对病变的位置、大小与数目、范围以及病理性质做出初步判断。和其他成像技术一样，诊断时还需要结合临床资料，并与其他影像学诊断综合分析。

（二）胸内甲状腺肿

胸内甲状腺肿 CT 诊断要点：

1. 前上纵隔肿块可与颈部甲状腺相连。

2. 肿块密度较高，可不均匀。

3. 钙化多见，可呈针尖状、颗粒状或弧形或环状影。

4. 气管受压、变形和移位。

5. 增强扫描肿块强化明显，且强化快而持久。

6. 肿块边缘光滑清楚，周围可见脂肪组织。

（三）胸腺肿瘤

胸腺瘤分为良性（非侵袭性）胸腺瘤、恶性（侵袭性）胸腺瘤及胸腺癌。良性胸腺瘤有完整的包膜，大体及镜下肿瘤不浸润包膜及周围结构，切除后极少复发。恶性胸腺瘤大体和镜下可见包膜浸润，也可侵犯心包、胸膜、纵隔大血管，以及发生远处转移，术后容易复发和胸腔内转移。胸腺癌也称胸腺上皮细胞癌，临床较为罕见，是高度恶性的肿瘤，常见侵袭性生长，以及经血行和淋巴远处转移。病理上分为鳞癌、淋巴上皮样癌、肉瘤样癌、透明细胞癌、基底细胞样癌、粘液表皮样癌和小细胞癌等。临床上胸腺癌患者早期无症状，不伴有重症肌无力，但病程发展迅速，很快出现恶病质。在影像上胸腺癌很难与侵袭性胸腺瘤相鉴别，确诊主要依靠病理组织学检查，但胸腺癌更容易发生淋巴结转移，如纵隔淋巴结、锁骨上淋巴结转移，以及血行转移，如骨、肺和脑转移。早期发现有远处转移者应考虑胸腺癌的可能。

1. 非侵袭性胸腺瘤和侵袭性胸腺瘤　CT 诊断要点：

（1）发生于胸骨后血管前间隙的卵圆形肿块，直径为 1～10cm，边缘较光滑，可有分叶。

（2）肿块多为软组织密度，多较均匀，可有囊性变，亦可有钙化，很少有脂肪样低密度。

（3）增强扫描示均匀或不均匀强化。

（4）肿瘤周围的纵隔脂肪消失，肿瘤包绕大血管、气管等，甚或侵入肺实质内表明为侵袭性，如肿瘤周边脂肪层存在，则为非侵袭性。

（5）肿瘤体积小或有钙化，并不一定提示为良性肿瘤。

2. 胸腺癌　诊断要点：

（1）胸腺癌 X 线胸片均表现为前上中纵隔肿块阴影，向一侧或双侧胸腔凸出，肿块边缘形态不规则或呈分叶状。

（2）CT 检查所见为前上中纵隔不规则肿块，部分边缘呈结节状，密度不均匀，有大小不等低密度区。肿块与纵隔分界不清，肿瘤与周围血管之间的脂肪间隙消失，部分纵隔结构移位，常伴纵隔淋巴结、肺和胸膜转移。

3. 胸腺类癌　诊断要点：

（1）X 线胸片上，小的类癌常无何异常表现，较大的类癌表现为前纵隔肿块影，部分边界清晰，部分则与周围组织融合侵犯，一般直径约 6～8cm；肿瘤内偶见钙化。侵犯右侧纵隔者常可见上腔静脉阻塞综合征。骨转移者常表现为溶骨性和成骨性骨质破坏。

（2）CT 主要表现为前纵隔实性肿块，呈结节状或分叶状，部分肿瘤边缘光滑锐利，与周围组织存在脂肪间隙；多数肿瘤边缘不光滑，与周围组织结构分界不清；与手术所见对照，肿瘤边缘不光滑者，肿瘤均呈浸润性生长，肿瘤与周围组织如大血管、心包、胸膜之间的脂肪消失，该组织结构均受侵犯。增强扫描可进一步观察血管受累情况。肿瘤密度一般较均匀，一些肿瘤内也可见低密度坏死灶，25%肿瘤内有斑点状钙化，增强扫描肿瘤呈轻度强化。

胸腺类癌容易发生远处转移，多见于锁骨上淋巴结、骨骼、肺、肾上腺及肝脏，CT 上可出现相应表现。骨转移多为溶骨与成骨混合性表现。合并异位 ACTH 综合征的患者常见双侧肾上腺增生。

（四）皮样囊肿和畸胎瘤

皮样囊肿又称囊性畸胎瘤，主要成分是外胚层发育而来的上皮组织，含皮脂样液体和皮肤附属器官成分；实质性畸胎瘤即一般所称的畸胎瘤，组织学上包括了三个胚层的各种组织，较囊性畸胎瘤更易产生恶变。

诊断要点：

CT 表现：皮样囊肿和畸胎瘤发生于前纵隔，较多见于前纵隔中部心脏和主动脉交接处。囊性或囊实性肿块，一般向一侧生长，大小不一，巨大肿瘤可占满整个纵隔甚至一侧胸腔。肿瘤常呈圆形、椭圆形，或分叶状、不规则形等。肿瘤一般边缘清楚、光滑，但有继发感染后边缘也可不清。病变内部含有脂肪成分或骨化影，囊壁可以发生钙化，但并不常见。

（五）脂肪瘤

纵隔脂肪瘤罕见，常为单侧性，好发于前纵隔及心膈角区，可向胸外延伸，临床多无症状。

诊断要点：

1. CT 扫描肿瘤密度低，CT 值在 -40Hu 以下，通常密度均匀，有时肿瘤内可见条状略高密度影。
2. 病变边缘清楚，常有薄层包膜。
3. 肿瘤较小者呈圆形或椭圆形，但大多数肿瘤巨大，可从前上纵隔向下延伸到心膈角区，上窄下宽，呈沙钟样改变，邻近结构不被推移。
4. 当肿瘤密度高于正常脂肪，并位于后纵隔、邻近结构受压被推移时，应考虑为脂肪肉瘤。

（六）心包囊肿

心包囊肿是一种少见的先天性病变，多呈圆形或类圆形，大多数含清亮液体，以宽基底或狭蒂附于心包，常位于右左侧心膈角处。此外，在心包的任何反折处均可发生囊肿。

诊断要点：

1. 心肋膈角处单房性囊性肿块，CT 值为 0 ~ 10Hu。
2. 肿物的形态与大小有关，较小者为圆形、类圆形或梭形，较大者可沿心影塑形成为新月形。
3. 囊壁菲薄或呈线状，CT 不易显示，偶有钙化。

（七）生殖细胞肿瘤

除畸胎瘤外，原发性纵隔生殖细胞肿瘤主要有精原细胞瘤和非精原细胞性生殖细胞肿瘤，包括畸胎癌，胚胎细胞癌，原发绒癌及卵黄囊瘤等，这些仅占纵隔肿瘤的 1%。纵隔生殖细胞肿瘤的发病年龄多在 20 ~ 40 岁，男性多发。

胸部 X 线片及 CT 示前上纵隔内有实质性类圆形肿块阴影突向左侧或右侧，直径约 6 ~ 12cm 不等，边缘稍不规则，密度均匀，有时有分叶征，肿瘤与邻近结构间的脂肪层消失。有时可见钙化。精原细胞瘤同恶性胸腺瘤、非精原细胞性生殖细胞肿瘤，以及融合型伴液化坏死的淋巴瘤，在 CT 上的鉴别很困难。肿块大小并不是恶性的唯一征象，而肿块边缘不规则、周围脂肪消失并侵犯邻近结构对帮助鉴别诊断更为可靠。

（八）纵隔支气管囊肿

纵隔支气管囊肿来源于胚胎发生期发育异常的气管胚芽，其囊壁内层为柱状粘膜上皮，其分泌液因蛋白含量不同，为清亮浆液性物质到乳白色或棕黄色粘液性物质，囊肿不与支气管相通。视气管胚芽细胞脱落的早或晚，支气管囊肿可发生在纵隔和肺的任何部位。发生在纵隔的支气管囊肿，90%位于中纵隔。Maier 将纵隔支气管囊肿分为五型：即气管旁型、隆突下型、肺门型、食管旁型及其他部位型。

CT 诊断要点：

1. 囊肿密度均匀，半数呈水样密度，半数近似软组织密度，甚至为更高密度，CT 值为 0～100Hu，密度高低与内含液的性质有关。

2. 病变呈圆形或类圆形，边缘光滑、锐利。

3. 囊壁薄，内缘光滑整齐。若囊肿为软组织密度，则不能显示囊壁。

4. 增强扫描囊壁及内含液不强化。

（九）食管囊肿

食管囊肿为少见先天性疾病，与食管其他良性肿瘤区别仍有一定困难。食管囊肿的病理结构类似食管和上消化道，内膜为鳞状或柱状上皮，除了粘膜类似食管粘膜外，有的类似肠粘膜，有的类似胃粘膜，故有人依粘膜结构分别称为食管囊肿、胃囊肿或肠囊肿，通称为卵黄囊囊肿。粘膜较厚，除结缔组织外有较厚的平滑肌层，无软骨成分。囊壁常与食管联系，但不交通，囊内含颜色较深的粘稠液。有的食管囊肿体积较大，多见于儿童，临床可出现明显的食管或呼吸道受压症状。体积较小者，一般无明显临床症状，常规 X 线平片，仅能显示后纵隔肿瘤，而缺乏特异性。

CT 诊断要点：

1. 肿物常呈水样密度或略高于水密度，平均 CT 值为 -10～20Hu，增强扫描前后 CT 值无明显变化。

2. 心脏后缘与食管夹角处圆形或类圆形肿块，边缘光滑，与食管壁关系密切，与心脏边缘呈锐角。

3. 口服造影剂后，肿块内无造影剂充盈，由此可与食管憩室鉴别。

（十）淋巴源性肿瘤

恶性淋巴瘤在病理上可分为霍奇金淋巴瘤（HL）和非霍奇金淋巴瘤（NHL）两大类，两类之下又有众多亚型。恶性淋巴瘤是引起中纵隔增宽的最重要原因，特别是 HL，约 60%～80% 侵犯纵隔淋巴结。HL 病变较多侵犯血管前淋巴结和气管前间隙内的淋巴结，而膈脚后方淋巴结肿大常见于 NHL。

CT 诊断要点：

1. 淋巴结肿大可为单发结节状肿块，多位于气管旁或血管前间隙。

2. 结节融合成无结构的软组织肿块，以中纵隔及前纵隔为常见，通常凸向纵隔两侧。

3. 平扫时肿块的密度常稍低于软组织，增强扫描仅轻度强化，密度可不均匀，罕见明显的囊性变和坏死。钙化也极罕见，如有钙化，通常发生在放疗后。

4. 邻近血管被包绕或推移，脂肪间隙消失。

5. 巨大肿块通常直接蔓延而侵犯肺、胸膜、胸壁及心包。

（十一）淋巴管囊肿/囊性淋巴管瘤

淋巴管瘤起因尚不明确，一般认为是先天性发育异常，胚胎时期间胚叶组织遗留在纵隔，或间胚叶组织的生发中心自颈部移行到纵隔，由于某些原因，部分淋巴管未与静脉相通，自行闭锁而增生，其内淋巴液潴留，逐渐扩张形成淋巴管瘤。依照胚胎发育和病变所在部位分为颈部纵隔及纵隔两型，此两型均来源于颈淋巴管原基，临床均为少见，约占全部纵隔肿瘤的 0.7%～4.5%，女性多于男性患者。由于颈纵隔型体征较为明显，多数在 2 岁以内发现，纵隔型常因无临床症状隐匿多年，故多见于成人。

一般淋巴管瘤体积较大，多为卵圆形、圆形，也可呈分叶状。肉眼观察肿物呈蜂窝状改变，囊壁较薄，镜下可见囊壁内衬以扁平内皮细胞，囊壁由平滑肌、血管、脂肪及淋巴样基质构成。囊肿最大直径为3.5～15cm不等，北京协和医院报告8例纵隔淋巴管瘤，其中2例呈不规则形，余6例呈圆形或卵圆形。

胸部平片、CT表现对诊断该病有重要价值，胸部平片是发现淋巴管瘤的首要检查方法，其X线表现为圆形、椭圆形或不规则肿块影，边缘光滑，密度均匀，位于前纵隔上中部较多。但近年报告，该病可发生于纵隔各个部位或浸润纵隔多个区域，因此仅从胸部平片表现及肿块发生位置诊断淋巴管瘤有一定局限性，尤其是纵隔型淋巴管瘤。

胸部CT为评价淋巴管瘤提供了丰富的影像学信息，其CT表现为纵隔内圆形或类圆形光滑肿块，边缘锐利，密度均匀一致，几近水样密度，极少数显示囊肿内有分隔。肿块钙化极少见。部分患者的病变可包绕邻近结构生长或压迫邻近结构致其移位。颈纵隔型淋巴管瘤CT扫描可明确显示纵隔包块与颈部包块相贯通，密度形态相同，增强扫描仅有囊壁及其分隔略有强化，其囊性病变部位均无强化。淋巴管瘤囊壁的显示与否主要取决于囊内容物与囊外组织的密度对比，增强扫描可以提高肿块囊壁及分隔的显示率。少数淋巴管瘤可致邻近结构（气管、食管、血管）移位，病灶或包绕周围结构引起纵隔内血管间分离，较少数导致纵隔向健侧的明显移位。

鉴别诊断上，淋巴管瘤主要与好发于纵隔的囊性病变相鉴别，主要有：

1. 神经管肠源性囊肿及食管囊肿　神经管肠源性囊肿罕见，主要位于椎旁常伴有脊椎先天性畸形，并可有一开放性管道与消化道相通，囊内常有气体。

2. 支气管囊肿　支气管囊肿好发于前、中纵隔气管两旁，偶见于后纵隔者，两者均为囊性病变，临床鉴别有一定困难。

3. 脊膜膨出　胸部脊膜膨出是脊膜通过椎间孔向一侧或两侧疝出，故常有椎间孔扩大，但是骨缺损少见。

4. 异位甲状腺合并囊性变　位于后纵隔的异位甲状腺囊性变，囊壁菲薄，类似于囊肿样病变，CT增强显示囊壁近似血管样强化，有助于鉴别。

5. 心包囊肿　心包囊肿多发生在心膈角处，通常直径为3～6cm，呈单房性囊肿。淋巴管瘤通常较大，为多房性囊肿，增强扫描可使之鉴别。

综上所述，CT对诊断淋巴管瘤提供更丰富的形态学信息，淋巴管瘤好发于前纵隔及中上纵隔，少数位于后下纵隔。胸部影像学表现为囊性圆形、类圆形或不规则形肿块，很少有钙化。部分病灶包绕邻近结构但极少产生纵隔移位，囊肿无恶性浸润。颈纵隔型淋巴管瘤具有典型的体征及胸部影学像表现，例如颈部囊性肿块与纵隔或胸腔肿块相贯通。纵隔型淋巴管瘤的定性诊断困难，需与以上纵隔囊性病变相鉴别，单纯依据影像表现不容易确诊。

（十二）神经源性肿瘤

神经源性肿瘤是纵隔内最常见的肿瘤，约占所有纵隔肿瘤的20%～40%。纵隔神经源性肿瘤可来自周围神经、交感神经节和副交感神经节，如肋间神经、迷走神经和交感神经。一般可分为4类：神经鞘瘤；神经纤维瘤；神经节细胞瘤、神经母细胞瘤、神经节母细胞瘤；副交感神经节细胞瘤。

多数（75%）纵隔神经源性肿瘤属良性肿瘤，主要是来自于周围神经，如神经鞘瘤和神经纤维瘤或两者混合，恶性神经源性肿瘤约占3%～19%，包括神经母细胞瘤、恶性神经鞘来源的肿瘤，儿童患者恶性者较多，某些良性神经源性肿瘤在其发展过程中可发生恶性变。

神经源性肿瘤多数位于后纵隔，少数发生在前纵隔，发生在前纵隔者更多为恶性。

1. 神经鞘瘤和神经纤维瘤　神经鞘瘤来自于神经鞘的施万（Schwann）细胞，生长缓慢、包膜完整，肿瘤与神经根相连。多数神经鞘瘤系良性，由成熟的分化良好的施万细胞组成，占纵隔神经源性肿瘤的1/2。恶性神经鞘瘤较少。神经鞘瘤多见于30～40岁成人，大多数肿瘤来自于肋间神经，并可以经过椎间孔侵入椎管内，形成哑铃形的肿瘤。大多数神经鞘瘤为单发，在弥漫性神经纤维瘤病时，可以多发。

神经纤维瘤是由神经细胞和神经鞘两种成分组成，其生长部位、临床表现和影像所见与神经鞘瘤大致相同。

诊断要点：

（1）X线胸片可发现位于后纵隔圆形或卵圆形、密度均匀、边缘锐利的团块影，少数出现于前纵隔。

（2）部分肿瘤影内可见局灶性钙化和囊性变，有时侵蚀肋骨或椎骨。

（3）胸部CT能显示肿瘤大小、部位以及胸壁、纵隔受侵的程度，也可显示其通过肋间隙或椎间隙呈哑铃形的形态。

（4）胸部CT可见瘤体密度均匀或不均匀，绝大多数瘤体密度稍低于胸壁肌肉组织，增强CT多显示瘤体密度不均，这与瘤体内含有脂类、细胞成分较少、部分退变、出血的区域有关。10%瘤体内有点状钙化。

2. 神经节细胞瘤、神经母细胞瘤、神经节母细胞瘤　神经节细胞瘤来自于后纵隔交感神经链节细胞，有良性和恶性两种肿瘤。胚胎发育过程中，神经嵴细胞不断分化成神经母细胞，后者再进一步分化成熟成为神经节细胞。神经节细胞瘤为分化好的良性肿瘤，主要由成熟的节细胞和施万细胞组成。神经母细胞瘤是分化极差、高度恶性的肿瘤，由相似于胎儿肾上腺髓质的原始母细胞组成，70%的神经母细胞瘤患者初诊时都伴不同程度的转移。神经节母细胞瘤为恶性肿瘤，除了神经母细胞瘤成分外，也存在成熟的神经节细胞。

神经节细胞瘤的X线表现特点是肿瘤大，边缘光滑清晰，常有条纹状钙化区，它很少侵犯椎管内，但是可以有轻度肋骨侵蚀和破坏。

神经母细胞瘤的X线表现特点是肿块巨大、边缘不甚清楚，肿瘤内部常有条纹状钙化，多有肋骨侵蚀和破坏，且可侵入椎管内呈哑铃状。如有转移，出现转移部位的相应临床和影像学表现。

神经节母细胞瘤的X线表现介于神经节细胞瘤和神经母细胞瘤之间。

3. 纵隔副神经节细胞瘤　纵隔副神经节细胞瘤包括嗜铬细胞瘤和化学感受器瘤。嗜铬细胞瘤是来源于神经外胚层有分泌功能的嗜铬细胞肿瘤，可以发生在交感－肾上腺系统的任何部位，此肿瘤能产生大量儿茶酚胺而引起相应临床症状，其发病率约为0.01%～0.001%。肾上腺外的嗜铬细胞瘤为异位嗜铬细胞瘤，亦称副神经节瘤。位于胸部的异位嗜铬细胞瘤仅占全部嗜铬细胞瘤的1%～2%，大部分肿瘤位于后纵隔，少数位于中纵隔，位于中纵隔的嗜铬细胞瘤常围绕心脏附近，又称心脏嗜铬细胞瘤。心脏嗜铬细胞瘤临床极为罕见。

心脏嗜铬细胞瘤一般直径3～8cm，可有包膜，但与周围结构分界多不清。心脏嗜铬细胞瘤沿心脏副神经节分布发生，大多数位于左心房顶部或后壁的心外膜表面，其他部位包括房间隔、心房腔内，极少见于心室。组织病理学见成巢排列的大多角细胞（副节细胞）被间质细胞包绕，血供非常丰富，这一特点与其他部位的嗜铬细胞瘤相同。

CT平扫显示为位于后纵隔或心脏的等密度或低密度肿物，增强CT显示病变边界清晰，内部不均匀增强，边缘增强显著，半数肿瘤可见肿瘤中心有变性坏死灶。

（十三）Castleman病/巨大淋巴结增生症

Castleman病属于罕见的纵隔肿瘤。1956年Castleman等首次报道此病，描述为类似胸腺瘤的局限性纵隔淋巴结增生性病变。此后文献报道较多，分别命名为巨大淋巴结增生症、血管淋巴滤泡性增生症、血管瘤样淋巴结增生症和淋巴样错构瘤等。本病病因不明，可能与慢性炎性反应、服用药物或免疫功能异常等因素有关。巨大淋巴结增生可以发生在身体许多部位，但是临床上发生在胸部的最为常见，约占全部巨大淋巴结增生的60%～70%。巨大淋巴结增生可分为两类，一是透明血管型，其次是浆细胞型。胸部巨大淋巴结增生病例80%～90%为局限性透明血管型，病变可发生于有淋巴结的任何部位，以纵隔内最为常见，多沿胸内淋巴结链分布，呈缓慢生长的孤立淋巴结肿大。临床症状隐匿，缺乏有特征性的表现，常于切除后病理检查始明确诊断。该型手术切除预后良好。弥漫性浆细胞型临床少见，此型淋巴结增生常累及肺实质，且有明显的全身症状，如外周淋巴结肿大、发热、消瘦、血沉增快、贫血和免疫球蛋白增高等。

巨大淋巴结增生症的影像学表现与瘤灶发生的部位、临床类型和病理学特征密切相关。局限型Castleman病可发生在胸腔任何部位，最常见于中纵隔和肺门，其次为前纵隔和后纵隔，少数位于叶间裂内。胸片表现为分叶状肿块，一般多发生在近肺门的气管和支气管淋巴结。CT扫描对定位及显示病变数目较平片更为准确。CT平扫表现为纵隔内边缘不规则之肿块，密度均匀，常伴小点状钙化。增强扫描后肿块有明显均匀强化，CT值多增加40Hu以上。反映此类肿瘤有极为丰富的血液供应。病灶呈局限性增长，其余部位纵隔淋巴结无增大。

根据上述征象，确立诊断不难，但尚需与下列疾病鉴别：

1. 淋巴瘤　淋巴瘤是中纵隔最常见的肿瘤，因对化疗敏感常不需要手术完全切除。淋巴瘤常为多个淋巴结肿大，聚集成团块。巨大淋巴结增生症常为单发或某一个特大淋巴结，周围伴形态相同的卫星结节，病灶局限，其余纵隔部位淋巴结和表浅淋巴结均无肿大。

2. 结核性淋巴结炎　结核性淋巴结炎造成淋巴结肿大，即纵隔淋巴结结核，也为纵隔内常见疾病。CT扫描纵隔淋巴结结核为环状、不均匀增强。巨大淋巴结增生症为肿块明显均匀增强。

3. 纵隔型肺癌　肺癌系起自支气管粘膜上皮的原发恶性肿瘤，CT扫描见支气管壁增厚或软组织密度肿块，气管腔不规则狭窄，常继发阻塞性肺病变。位于周边巨块型肺癌有时与纵隔巨大淋巴结增生症也不容易区分。淋巴结增生性肿块可压迫邻近支气管，但是不直接侵犯支气管，有时需支气管镜活检或经皮穿刺活检来帮助鉴别。

4. 神经源性肿瘤　神经源性肿瘤常在椎管内外成哑铃状，椎管外的部分经椎间孔伸入后纵膈，肿瘤压迫椎间孔造成椎间孔扩大。虽淋巴结增生症亦可发生于后纵隔，但它不侵犯邻近椎体及椎间孔。而且两者在增强CT后的表现完全不同。

5. 其他病变　增强扫描肿瘤具有明显强化时，须与类癌、副神经节瘤、甲状腺肿物、结节病、结核、血供丰富的淋巴结转移瘤等进行鉴别。结合有无原发肿瘤病史，纵隔淋巴结增生症可与纵隔转移瘤进行鉴别。此外，还需与间叶组织肿瘤如平滑肌瘤鉴别。结合病变的发病部位，肿物内及周边显示有丰富供血血管，有助于淋巴结增生症的确诊。必须强调的是注射造影剂的方式以及适当的扫描时间是显示典型征象的关键，如果扫描时间过长、过迟，造影剂已排出则会丢失很多重要诊断信息。

（十四）大血管病变

1. 主动脉瘤　动脉某部分出现病理性扩张称为动脉瘤。当胸主动脉直径大于4cm，或大于邻近管腔1/3者即为动脉瘤。动脉瘤的形成是动脉壁局部薄弱并在血流冲击下，逐步向外膨出从而形成动脉瘤，这与老年性主动脉的扩张扭曲不同。动脉瘤分为囊状动脉瘤和梭状动脉瘤两种形式。动脉瘤的瘤壁由动脉血管的3层组织（内膜、中膜和外膜）构成，故名真性动脉瘤，并区别于假性动脉瘤，后者瘤壁由纤维组织构成，动脉瘤产生的常见原因为动脉粥样硬化，外伤和感染则是少见的发生病因。

CT扫描可以很好地显示动脉瘤瘤体的大小、形态、部位及与周围结构的关系，同时CT扫描对瘤壁钙化、附壁血栓和动脉瘤渗漏状况有较好显示。

CT血管造影（CT angiography，CTA）是诊断动脉瘤的有效方法。经周围静脉快速注入水溶性碘对比剂，在靶血管对比剂充盈的高峰期，用螺旋CT对其进行快速容积数据采集，由此获得的图像再经计算机后处理技术，重建成三维血管影像。实际上CTA是一种创伤小的血管造影术，它能清楚地显示较大动脉的主干和分支，显示动脉与肿瘤的关系，从不同角度观察血管狭窄、闭塞或动脉瘤等情况。它的优点在于基本是一种无创性检查，获得的信息丰富，在很多情况下取代传统的数字减影血管造影，目前已经普遍应用到大血管病变的诊断和鉴别诊断。

2. 主动脉夹层　因各种原因造成主动脉壁的中膜发生血肿或出血，形成“双腔”的主动脉，则为主动脉夹层。本病对患者造成严重危害，甚至危及生命，临床并非少见。

主动脉夹层的CT扫描，可以显示内膜片、双腔主动脉及假腔内的血栓，并能清楚地显示内膜钙化内移、夹层外渗、纵隔（包括心包）和胸腔的积血。

3．心包炎和心包积液 心包炎是临床上最常见的心包病变，可因多种因素引起。心包积液（指心包腔内液体超过50ml）是心包病变一种表现。

心包积液可以是漏出液或渗出液，乳糜液或血液。积液量多寡不一，积液量少则分布在心脏的最下垂部位，或偏于心脏一侧，出现粘连时可局限性分布在心包腔某一部分，随积液量的增多，液体向心底部逐渐伸展。

心包炎时CT扫描表现为沿心脏轮廓分布的环行低密度带，依部位不同，低密度带的宽度有所变化，越低的部分密度带的宽度越大。此外，病变的密度随积液的性质而异，从水样密度到血液的高密度，但是不论密度如何，增强前后无变化，增强后显示积液更为清楚，并可与壁层心包分开。

五、CT对纵隔病变诊断的评价

目前CT扫描是用来诊断纵隔病变最具有价值的成像手段，它也可用来检查临床怀疑纵隔疾病而胸片正常的患者。CT产生断层图像，提供了比平片的叠加图像更多的信息和细节显示。并且，CT具有更高的软组织分辨力，可以将正常的解剖结构和邻近的纵隔肿物区分开来。在纵隔内脂肪较多的患者，毋须静脉用造影剂就可以清楚地区分。在纵隔脂肪较少或怀疑血管病变时，造影剂增强就更有其特殊价值。

CT扫描提供的主要是形态方面信息，确切的诊断还需要依赖病理组织学检查确定。但是，CT通过显示纵隔肿物的相对密度、范围以及与周围结构的关系，可以大大缩小鉴别诊断的范围，指导进一步有创检查的选择和实施。在部分病例，CT也可提供较特异的诊断，如纵隔脂肪增多症，或除外纵隔肿物的诊断。

（陆菁菁 金征宇）

第三节 磁共振成像（MRI）

一、磁共振成像原理

磁共振成像（magnetic resonance imaging，MRI），是20世纪80年代初才应用于临床的医学影像诊断新技术。它具有无电离辐射性（放射线）损害；无骨性伪影；能多方向（横断、冠状、矢状切面等）和多参数成像；高度的软组织分辨能力；无需使用对比剂即可显示血管结构等独特的优点，因而被誉为医学影像领域中继X线和CT后的又一重大发展。磁共振成像的图像与CT图像非常相似，二者都是“数字图像”，并以不同灰度显示不同结构的解剖和病理的断面图像。但X射线原理都是利用光子流作为射线源，射线穿透人体形成影像；而磁共振成像则利用人体内原子核固有的自旋特性，在外界射频场的作用下产生磁共振。由于所用的射线源为射频场，所以又称为射频成像，这种成像对人体无损伤、无放射性。与CT一样，磁共振成像也几乎适用于全身各个系统的不同疾病，例如肿瘤、炎症、创伤、退行性病变，以及各种先天性疾病等的检查。

磁共振成像无骨性伪影，可随意作直接的多方向（横断、冠状、矢状或任何角度）切层，尤其对颅脑、脊柱和脊髓等的解剖和病变的显示，MRI优于CT。磁共振成像借其“流空效应”，可以不用血管造影剂来显示血管结构，故它“无损伤”地显示血管（微小血管除外），以及对肿块、淋巴结和血管结构之间的相互鉴别具有独到之处。在软组织分辨能力方面，磁共振成像高于CT数倍，它能敏感地检出组织成分中水含量的变化，故常比CT更有效和更早地发现病变。

近年来，磁共振血流成像技术的研究，使得在活体上测定血流量和血流速度成为可能；心电门控的使用，使磁共振成像能清楚地、全面地显示心脏、心肌、心包以及心内的其他细小结构，为无创地检查和诊断各种获得性或先天性心脏疾患（包括冠心病等），以及心脏功能的检查，提供了可靠的方法。随着各种不同的快速扫描序列和三维扫描技术的研究和成功地应用于临床，磁共振血管造影和电影摄影新技术已步入临床，且日臻完善。最近又实现了磁共振成像和局部频谱学的结合，以及除氢质子以外的其他原子核，如氟、钠、磷等的磁共振成像，这些成就将能更有效地提高磁共振成像诊断的特异性，也开阔了它未来的临床用途。

MRI 的主要不足，在于它扫描所需的时间较长，因而对一些不配合的患者检查常感困难。对运动性器官，例如胃肠道，常常显示不满意；对于肺部，由于呼吸运动以及肺泡内氢质子密度很低等原因，成像效果也不佳。对钙化灶和骨骼病灶的显示，MRI 不如 CT 准确和敏感。MRI 的空间分辨力也有待进一步提高。此外，病变部位存在金属物质将影响 MRI 的显示结果。

二、纵隔 MRI 检查方法

（一）检查前准备

1. 患者进入检查室以前，必须取出身上的一切金属物品，如手表、钥匙、钢笔、硬币、眼镜以及各种磁卡等。

2. 对幼儿、烦躁不安和忧郁恐惧症患者给与适量镇静剂。

3. 腹部检查最好空腹，可服胃肠道造影剂，也可不用。可用腹带裹扎腹部以减少呼吸运动引起的伪影。

（二）不宜行 MRI 检查的患者

1. 带有心脏起搏器者。

2. 做过动脉瘤手术体内有动脉夹者。

3. 眼球有金属异物者。

4. 危重患者带有各种抢救设备者。

5. 体内有各种金属植入物的患者检查时要谨慎。

三、纵隔基本病变的 MRI 表现

纵隔结构复杂，病种较多，鉴别诊断比较困难。目前影像学检查仍然是纵隔占位性病变诊断和鉴别诊断的主要手段。常规胸片的诊断价值有限，CT 的诊断价值较高，特别是在纵隔内大量脂肪的衬托下能很好地显示出纵隔的解剖结构和占位性病变的形态特征，但由于只能横断面成像，在平扫 CT 图像上病变密度与血管结构相似，肿块与心脏大血管接触面（mass－cardiovascular interface，简称 M－CI）分辨不清等原因，使其诊断价值也受到了一定的限制。MRI 有着良好的软组织分辨率和对比分辨率，在流空血管的衬托下可清晰地显示纵隔的解剖结构和 M－CI 的边缘情况及类型，心电门控技术的应用使动态的纵隔结构作为静态器官来研究已成为现实。MRI 的三维成像能力可以立体地显示病变的形态学特征及其与周围毗邻关系，根据不同时间回波图像上信号强度的变化特点可对病变的囊、实性做出鉴别。由此可见 MRI 对纵隔占位性病变的诊断和鉴别诊断具有明显的优越性。

成像技术

1. 成像序列的选择　胸部 MRI 成像序列较多，但应用最成熟、最广泛的仍为自旋回波（SE）序列，成像参数以短 TR 为主，T2WI 主要用于观察病变组织的信号变化特征。有些作者根据心电门控成像的 TR 是由心动周期（R－R 间期）决定的，认为此序列不能得到完全的 T2WI 像。其实，只要间隔 1 个或几个 R－R 间期采集数据，同样可得到想要的 T2WI 像。此时 TR 为 R－R 间期的整数倍。TE 的数值及回波数亦可任意选择，但应满足以下条件：①T2WI 之 TR 应为 T1WI 的整数倍；②T1WI 和 T2WI 之中心位置不变，层面相互对应。

2. 门控技术　纵隔的大部分空间被心脏及大血管所占据，纵隔内病变明显地受其搏动影响。尽管心电门控技术将延长 15%～20% 的成像时间，减少心脏大血管搏动所造成的伪影，提高图像信噪比，使

MRI 图像质量明显改善。因此，纵隔内占位性病变的 MRI 成像应尽量在心电门控状态下进行，使 RF 射频的触发时间控制在 QRS 波的某一固定时相上。胸部 MRI 成像层面的选择，从下向上的顺序比从上向下门控效果好。一般不使用呼吸门控技术，因其大大延长成像时间而不明显提高图像质量。

3. 检查方法　扫描时使用体线圈，患者仰卧，臀部抬高 15°~20°，进行横断面无间隔 10mm T1WI、T2WI 成像和冠状面、矢状面 T1WI 成像。成像中心常规定在胸骨切迹以下 5cm，也可以病变为中心。15°~20°额倾位冠状面成像用于观察纵隔内解剖结构及其受累情况，对显示主-肺动脉窗内淋巴结、隆突及两侧主支气管形态、纵隔肿块与气管支气管的关系很有价值，对肺门及纵隔肿块的诊断和鉴别诊断皆优于 CT 和 X 线体层摄影。

一般情况下，MRI 检查主要作为胸部平片、体层摄影及 CT 检查的补充。当 CT 诊断存在疑问及特殊的解剖部位在 CT 图像上显示不清时，可通过 MRI 检查得以解决。MRI 可提供良好的软组织图像，同时由于 T1 弛豫时间的差异而使肿块与纵隔脂肪间对比良好，另外由于血液流空效应的结果使肿块与血管间对比明显，这些是 MRI 在纵隔病变诊断中的优势所在。

以下情况时可作为 MRI 的适应证：

（1）决定病变是否累及血管。

（2）CT 扫描难以决定是否为囊性病变。

（3）术前需决定病变与椎管的关系。

（4）纵隔淋巴瘤治疗后残存病灶或复发瘤灶与放射后纤维化的鉴别。

（5）患者对碘过敏而无法进行 CT 增强扫描者。

（6）可疑纵隔肿块为血管性者。

（7）纤维性纵隔炎与纵隔肿块的鉴别。

四、MRI 在纵隔病变中的临床应用

（一）胸内甲状腺

胸内甲状腺肿约占纵隔肿块的 10%，包括先天性胸内迷走甲状腺及颈部甲状坠入胸骨后，临床以后者多见。绝大部分胸内甲状腺肿是颈部肿大甲状腺或甲状腺肿块沿胸骨后间隙向下生长进入上纵隔所致。约 80% 病例自颈部经锁骨下血管的前方，20% 经头臂血管后方向下伸展，但它们均与颈部甲状腺相连。甲状腺内含水量较高，因而在 SE 序列 T1WI 上呈中等信号强度，T2WI 上呈高信号，因其内常出现囊性变、钙化、出血而使其信号强度不均匀。甲状腺内出血灶的信号强度和形式随出血的速度和时间不同而不同，甲状腺瘤内一般无脂肪，由此可与畸胎瘤做出鉴别。甲状腺腺瘤在 T1WI 上多呈中等信号，T2WI 信号升高，但当腺瘤完全囊性变以后则在 T1WI、T2WI 上均呈高信号，为甲状腺囊腺瘤的特征性表现。MRI 冠状面成像可显示出胸内甲状腺的全貌及颈部甲状腺相延续的关系，以及进入纵隔内的范围，对胸内甲状腺的诊断及手术选择有很大指导价值。肿块的 M-CI 多为凸出型，M-CI 边缘清楚与否对良恶性病变的鉴别有一定价值。

（二）胸腺瘤

胸腺瘤起源于胸腺上皮，约占纵隔肿瘤的 20%，大约 10% 胸腺瘤为侵袭性，侵袭包膜、邻近纵隔脂肪组织、胸膜、心包和肺组织。临床上常伴随出现重症肌无力症状，少见的症状有低丙种球蛋白血症及纯红细胞再生障碍。临床发现约 35% 的胸腺瘤患者出现重症肌无力症状，而 15% 的重症肌无力患者有胸腺瘤。在 T1WI 图像上，典型的胸腺瘤表现为均匀的、与肌肉等信号或中等偏低信号的肿块，T2WI 图像上显示为略低于脂肪的高信号，其中若有囊性变区则表现为长 T1、长 T2 信号。约 20% 的良性胸腺瘤在 T1WI 上可显示出包膜影，表现为肿块与周围脂肪间的线状低信号影。恶性胸腺瘤在 MRI 上表现为 T1WI，显示肿块侵入纵隔脂肪使周围脂肪层消失，长入血管间隙而形成灌铸型 M-CI，肿瘤沿淋巴转移时可见到纵隔肿大的淋巴结。儿童的胸腺肥大常形成假性肿瘤的表现，但儿童胸腺瘤患者较少见。

（三）淋巴结病变

纵隔内淋巴结肿大的常见原因为肿瘤转移、恶性淋巴瘤、结节病和炎性淋巴结肿大。CT 和 MRI 均能较早地发现肿大的淋巴结，MRI 比 CT 更为敏感，但准确性不如 CT，因为 MRI 的空间分辨率较低，易将一群正常淋巴结显示为一个肿大淋巴结。目前 MRI 和 CT 均不能很好地判定肿大淋巴结的良、恶性。国外有学者报道，Gd－DTPA 增强可区分出肿大淋巴结的良、恶性，即转移性肿大淋巴结明显强化而炎性者强化不明显，但因例数较少还有待于进一步研究。T1、T2 弛豫时间的测量不能对肿大淋巴结的性质做出判断。对肿大淋巴结内的钙化灶，MRI 多不能显示，而这一点对鉴别肿大淋巴结的良、恶性有重要意义。绝大多数的肿大淋巴结在 T1WI 上呈中等灰色信号，T2WI 上信号持续升高。在高信号脂肪和无信号流空血管的衬托下，MRI 显示肿大淋巴结及其与血管间的关系更清楚。MRI 的冠状面成像容易显示肺门、隆突下和主肺动脉窗内肿大的淋巴结。

如前所述，纵隔恶性淋巴瘤分为 HL 和 NHL，HL 有 30 岁和 70 岁两个高发年龄，而 NHL 则发生在各年龄组，且在免疫系统异常的患者中多发。近年来艾滋病患者患 HL 和 NHL 者亦不少见。纵隔恶性淋巴瘤主要表现为纵隔内及肺门区淋巴结肿大。肿大淋巴结常融合成团充塞于血管间隙内而形成灌铸型 M－CI。M－CI 的边缘常不清楚，表现为肿瘤对血管的侵犯。上腔静脉因恶性淋巴瘤受累常变细、阻塞，甚至血管腔内瘤栓形成。由于 MRI 显示血管呈流空信号，因而这种血管改变很容易显示。在不同时间回波图像上，血管内瘤栓的信号变化与血管外肿瘤组织一致。此外，MRI 还是观察恶性淋巴瘤治疗效果的有效手段，治疗后的纤维化因水含量少而胶原纤维增多，其信号特征为短 T2，在 T1WI、T2WI 上均呈低信号，而残留或复发的肿瘤组织具有较高含水量，T2 延长，T2WI 上呈高信号。将治疗前后恶性淋巴瘤的标准化值（肿瘤 *vs* 肌肉、肿瘤 *vs* 脂肪）比较相差显著，治疗后肿块的信号强度明显降低。这是由于瘤体内纤维组织增多的结果。治疗有效的标志是 T2WI 图像上，由开始时的信号不均匀逐渐过渡到低信号，提示瘢痕组织形成，此改变约出现在治疗后 8～12 周。肿瘤复发时在 T2WI 上表现为高信号，如与纵隔脂肪鉴别有困难时，可应用抑制脂肪的 STIR 序列，若为脂肪则高信号消失。放疗后纵隔炎与肿瘤复发较难鉴别，因为炎性水肿在 T2WI 上也表现为高信号。因而 MRI 复查时间应放在放疗结束 6 月后再进行。

（四）胸内嗜铬细胞瘤

MRI 平扫即可显示嗜铬细胞瘤病变，邻近的心血管结构因流空效应可显示为无信号，从而可清楚勾勒出肿瘤范围。心脏嗜铬细胞瘤在 MRI 上显示为与肌肉相比略短 T1、长 T2 信号，即在 T1 加权像上为略低信号、T2 加权像上信号明亮。这种信号表现与发生在腹部的嗜铬细胞瘤相似。此外，肿瘤中心出现长 T1、等 T2 信号改变与 CT 图像上的肿瘤中心变性坏死相对应。

增强 CT 和 MRI 在嗜铬细胞瘤的诊断和协助术前计划上价值相近。但 MRI 无电离辐射、勿需打药即可显示肿瘤与周围心血管结构的关系，因此更具优越性。

MRI 诊断嗜铬细胞瘤的敏感性和特异性要比 CT 高，据文献报道其诊断阳性率为 100%。由于在嗜铬细胞瘤 T1 加权像，瘤体大部分呈低信号，少数为等信号。T2 加权像信号强度显著增加，整个瘤体信号强度接近 CSF 信号，呈高信号，这是该肿瘤在 MRI 表现的重要特点。多数嗜铬细胞瘤信号强度较均匀，少数因坏死或出血致信号不均匀。当瘤体较大，外形不规则及周围淋巴结肿大时则提示肿瘤为恶性。

（五）纵隔囊性病变

多数纵隔内囊肿为发育上的异常所致。支气管肺前肠畸形包括支气管囊肿、食管囊肿和神经管肠源性囊肿。囊肿分类的基础决定于囊壁所覆盖的上皮细胞。支气管囊肿最常见，囊壁覆以呼吸道上皮细胞，并有平滑肌、软骨、粘液腺等，最常位于与大气道接近的部位（中纵隔），特别是隆突下区或右侧气管壁处，囊肿与气道不交通。肠源性囊肿常较支气管囊肿为大，位于中或后纵隔，右侧多见，若含有胃上皮细胞则因分泌胃酸及胃蛋白酶而使囊肿破裂到气管、支气管内，从而引起咯血和肺实质病变。神经管肠源性囊肿常合并脊柱畸形，对生命有威胁性，应尽早切除。心包囊肿的典型好发部位为右侧心膈角区，囊肿多呈椭圆形或水滴状外形，边缘光滑，与心脏大血管常形成凹陷形 M－CI，少数心包囊肿的 M－CI 基底宽而凹陷深且呈“新月形”。任何纵隔囊肿的信号强度受囊内液体成分的影响，当囊内含有纯浆液性液体时，在 T1WI 上显示为低信号，T2WI 为持续性高信号，这些为典型囊性病变的信号特点。当囊内含有高蛋白、粘液性或合并有慢性出血时，则 T1WI、T2WI 均表现为高信号，在这种情况下，MRI 比 CT 优越，因在 CT 图像上病变表现为实性肿块密度而易误诊为实质性病变。

（六）神经源性肿瘤

后纵隔中最常见的是神经源性肿瘤，其中约 30% 为恶性。肿瘤可起自周围神经（神经鞘瘤、神经纤维瘤），交感神经节（节细胞瘤、神经节母细胞瘤及神经母细胞瘤）和副神经节（嗜铬细胞瘤）。肿瘤多位于脊柱两侧椎旁沟内，以宽基底与脊柱相贴。在 SE 序列的 T1WI 上呈中等信号，T2WI 信号升高，良性者边缘光整，有时可显示出包膜影。Gd－DTPA 增强有助于确定肿瘤侵入脊膜腔内的范围。某些神经源性肿瘤可以位于硬膜腔外、腔内或骑跨于两者之间，可破坏椎弓根或椎体，使椎间孔扩大。在显示椎管内外哑铃状神经源性肿瘤方面，MRI 较 CT 扫描更为优越。MRI 冠状面成像可清晰地显示出肿块与脊柱的关系。

五、MRI 对纵隔病变诊断的评价

MRI 和 CT 检查在大多数纵隔病变的诊断上价值相近。MRI 的主要用于当 CT 检查结论不肯定，病变与血管的关系不明确，尤其是不能使用造影剂进行增强 CT 检查时，MRI 可能会提供解决这一问题的方案。MRI 在可疑主动脉疾病的诊断方面起着越来越重要的作用，并且在复杂的纵隔囊肿和神经源性肿瘤的范围界定上也有一定价值。

但在大多数情况下，在区分纵隔病变的良恶性方面，MRI 并不比 CT 更高一筹。MRI 还有一个局限就是不能显示钙化，而钙化在很多情况下恰是提示病变良性的依据。另外，MRI 检查时间较长，空间分辨力略低，普及率低以及对重症患者不易实施等，这些也限制了 MRI 在临床的应用。

六、MRI 的发展与未来

过去 MRI 的空间分辨率较低，对小的淋巴结群分辨不清，对小的钙化不敏感，所有这些都限制了 MRI 在纵隔占位性病变诊断中的应用。随着 MR 设备的发展，以上问题正在逐渐地得到改善。能准确显示小钙化点的高分辨矩阵即将得以应用，快速成像技术可通过限制移动性伪影来提高空间的对比分辨率，改善现有的心电门控技术设备也可提高整个图像的质量，胸部专用线圈的应用也会极大地提高图像的空间分辨率。一旦具有了较高的空间分辨率，再加上对比分辨率高、多平面成像等优点，MRI 在纵隔占位性病变诊断中的应用将更进一步得到推广，从而为临床提供更多、更可靠的诊断信息。

（陆菁菁　金征宇）

第四节　核素扫描检查

一、核素扫描作用机制

目前医学界已经研究证明，恶性肿瘤无论在物质代谢、能量利用、基因表达和调控诸方面，都与正常组织存在明显的不同。而且代谢方面的异常不仅在于糖、脂肪、氨基酸等供能物质，也表现在核酸、糖蛋白等细胞结构成分的物质。代谢异常改变的结果使细胞核及细胞器的功能和结构失常，也产生了细胞膜结构和功能明显异常。细胞结构异常改变诱导了机体免疫功能改变，例如肿瘤细胞的抗原生成。另一方面，随着肿瘤组织细胞改变也伴随着血管增生及血流异常变化。

在肿瘤分子生物学及病理生理学改变的基础上建立了肿瘤核素显像检查，从而帮助临床诊断或判断预后。例如肿瘤细胞代谢旺盛，细胞功能增强及血流供应增加，使许多放射性核素及标记物能进入肿瘤组织细胞内，从而达到非特异性肿瘤亲和显像目的。此外，利用肿瘤细胞的免疫反应，肿瘤组织产生的一系列相关抗原，用核素标记的抗体进行放射性免疫显像检查。再次，根据肿瘤组织具有高度利用葡萄糖的特性，以标记的^{18}FDG 正电子代谢显像检查显示病变细胞的糖代谢率，从而判断病变的良恶性。最后，利用肿瘤组织细胞受体结构异常用核素标记配体进行受体显像等等。

二、甲状腺核素显像

甲状腺核素显像用于确定颈部肿物是否为有甲状腺功能的病变。尽管许多颈部肿物通过单独触诊即可以临床确定是否源于甲状腺，但有时仍有一定困难。临床医师扪及的颈部包块，或 CT 与 MRI 显示的结节，进行核素^{131}I 或$^{99m}TcO_4^-$显像，表现肿物有摄取显像剂的功能，提示病变是有功能的甲状腺肿物。在鉴别胸内甲状腺肿是否系颈部甲状腺伸延至纵隔所致，放射性核素^{123}I 或^{131}I 显像较$^{99m}TcO_4^-$有更大的优点，主要因为$^{99m}TcO_4^-$与血清蛋白结合以后，在图像上难以区分胸内甲状腺肿与胸部大血管影像，因此前者准确性较高。在判断核素扫描结果时，尚需做出胸骨柄和锁骨的解剖标志，同时认真阅读胸部 X 线平片、CT 图像的结果，综合分析做出准确的诊断。

甲状腺异常可以表现位置异常、大小及形态异常，以及放射性分布异常。位置异常为在正常的甲状腺部位无放射性核素分布，而在舌根、喉头或胸骨后出现放射性核素浓集灶，可诊断为异位甲状腺组织。当然在诊断异位甲状腺时，需要排除有功能的甲状腺转移癌。甲状腺大小及形态异常表现在核素显像时，常常显示甲状腺较正常明显增大，腺体的形态可以正常或异常。甲状腺放射性核素分布异常是甲状腺病变的主要表现，根据甲状腺组织摄取^{131}I 或$^{99m}TcO_4^-$能力的不同，将甲状腺组织内出现的结节分成四类：

1．“热”结节　甲状腺病变结节聚集放射性核素的能力高于正常甲状腺组织，显像呈现核素浓聚，而周围正常甲状腺组织的功能受到抑制影像较淡。有时只显示出病变结节的浓集影，看不见周围正常甲状腺组织的影像。“热”结节多见于有甲状腺功能的甲状腺腺瘤，或结节性甲状腺肿内有功能的结节。此外，有几种病变可以表现出类似的图像，例如先天性一叶甲状腺缺如同时伴有对侧甲状腺不同程度的增生；气管前方未分叶的甲状腺；或者甲状腺两叶大小及厚度相差悬殊但属于正常的甲状腺组织，以及重叠在腺体上的甲状腺温结节等。

因此，对甲状腺“热”结节需进行鉴别诊断。最简单的方法是作甲状腺素抑制试验，热结节不受 TSH 的影响，亦不能被体外的甲状腺素所抑制。正常甲状腺组织可以被甲状腺素抑制而不显影，因此在第一次显像后，每天口服 T_4 180mg，2 周后重复显像，若第二次显像不被抑制则为有功能的甲状腺腺瘤，若结节摄取显像剂的功能受到抑制，表现为显像变淡，则为增生性结节或单纯性增生。

另一种方法是 TSH 兴奋试验，方法是在第一次显像后，肌注 TSH，每天 10U，连续 3～5 天后，进行第二次显像。此时，如果是有功能的甲状腺腺瘤，除了显示为热结节外，同侧及对侧被抑制的甲状腺组织也被刺激而显影。如果仍呈“热”结节则为先天性一叶甲状腺缺如。一般来说，TSH 试验不能作为常规应用，因为过量的 TSH 有时可能产生一过性甲状腺功能亢进的表现，而且有时可致甲状腺疼痛，急性肿大，需要给予激素治疗。

2．“温”结节　甲状腺病变结节聚集显像剂的能力与周围正常甲状腺组织相似，结节与周围正常甲状腺组织的影像无明显差别。这种“温”结节常见于无功能的甲状腺实性腺瘤、结节性甲状腺肿、甲状腺炎以及重叠于甲状腺表面的“冷”结节。

3．“冷”结节　病变结节无聚集显像剂的能力，图像上表现为结节部位放射性缺损区。此类“冷结节”多见于甲状腺囊肿、甲状腺瘤囊性变、甲状腺癌以及慢性淋巴细胞性甲状腺炎。

4．“凉”结节　病变结节摄取显像剂的能力低于正常甲状腺组织，但较背景的放射性高。其临床意义与“冷”结节相同。

临床上，有时同一患者的甲状腺核素显像可以同时存在以上多种结节的表现，例如结节性甲状腺肿。

核素甲状腺血管造影可以进一步显示甲状腺结节的血流状态，在甲状腺显像的图像上，通过肉眼或计算机计算出甲状腺组织、颈动静脉血管和甲状腺结节的放射性摄取强度。如果甲状腺结节的放射性摄取强度高于颈动脉或静脉，提示甲状腺病变结节的血流灌注增加。如果结节放射性摄取强度低于颈动脉静脉，或强度与之相似或不能肯定时，应考虑结节的血流灌注无明显增加或不增加。

三、甲状旁腺核素扫描

给予示踪剂量的^{201}TI或^{99m}Tc－MIBI后，核素能够浓集在功能亢进的甲状旁腺组织，从而有助于临床判断是否为有功能的甲状旁腺病变。其作用机制可能与病变的局部血流增加有关。注射核素^{201}TI后，由于甲状腺血管丰富可以显影，用伽玛相机作颈部扫描可显示甲状腺和甲状旁腺组织。给予核素$^{99m}TcO_4{}_-$时，甲状腺组织可以摄取，但不被甲状旁腺所摄取。通过2次显像的电子匹配技术，将^{201}TI显像减去$^{99m}TcO_4{}_-$显像，即可获得甲状旁腺的影像，从而将两者区分开。最近研究表明，^{99m}Tc－MIBI能同时被甲状旁腺功能亢进的组织和甲状腺所摄取，但是由于甲状腺组织对^{99m}Tc－MIBI清除较快，而甲状旁腺功能亢进的组织清除较慢，因此单独应用^{99m}Tc－MIBI进行早期及延迟显像即可获得甲状旁腺的影像。

据统计人群中约有10%存在异位甲状旁腺，临床医师对其诊断有一定的困难。应用核素扫描检查可以帮助确定是否为异位甲状旁腺。异位甲状旁腺多位于纵隔，核素扫描甲状腺部位未能发现甲状旁腺影像，而在纵隔内或他处出现局部放射性核素浓集区，提示异位甲状旁腺可能。由于目前所用的显像剂可被多种恶性肿瘤或其转移灶所摄取，在分析结果时，应当排除纵隔疾患或其他恶性病变的可能。近来也有报道应用^{99m}Tc－sestaMIBI做SPECT显像寻找异位甲状旁腺瘤，效果更好。

四、嗜铬细胞瘤核素显像

嗜铬细胞瘤是临床上少见的肿瘤，它能造成患者血压升高，内分泌紊乱，长期血压增高终将产生循环衰竭，威胁患者生命。临床医生在症状和体征检查的基础上，怀疑存在嗜铬细胞瘤，但是确定肿瘤的存在和位置，并非易事。近年来，核医学的迅速发展，在临床疑难疾病的诊断方面，核素扫描检查发挥了重要作用。

CT和MRI对直径2cm以上的嗜铬细胞瘤的敏感性为93%左右。而^{131}I－MIBG显像发现嗜铬细胞瘤的敏感性和特异性分别为88%和99%。MIBG显像在肾上腺外嗜铬细胞瘤的探测上有一定优势，而且能够进行全身扫描，有助于寻找转移瘤及早期发现复发的肿瘤。

五、核素扫描对交感神经节细胞瘤和交感神经母细胞瘤诊断

目前，除了嗜铬细胞瘤应用^{131}I－MIBG显像以外，还有神经母细胞瘤。MIBG显像对神经母细胞瘤也具有极高的敏感性和特异性，分别为90%和100%，同时它也可以用于神经母细胞瘤的分期。此外，无功能的副神经节细胞瘤、类癌、甲状腺髓样癌和胰岛细胞瘤等，均可摄取^{131}I－MIBG，临床上也用^{131}I－MIBG显像诊断以上这些肿瘤。

正常人体的垂体、甲状腺、脾、肝、肾、膀胱和胃肠道常可摄取MIBG，其他脏器无摄取，因此，远离上述这些器官的病灶很容易用MIBG来识别。假阳性显像结果可能来自手术部位的复发、肺部的X线治疗和博莱霉素（bleomycin）诱导的肺部改变等。此外，在季节性感冒或流行性感冒的病例中也可见到鼻部和肺门暂时性摄取。异常图像除上述正常部位所见的放射性浓集外，其他局部异常的放射性浓集区均应考虑为阳性病变。

除奥曲肽显像外，还有喷曲肽显像，它对副神经节细胞瘤阳性率为94％，约在1/3的患者中探测到其他部位的病灶。在神经母细胞瘤和嗜铬细胞瘤中，阳性率约87％，但由于正常肾脏分泌显像剂，故可能导致邻近肿瘤的漏诊。其他如小细胞肺癌、类癌及甲状腺髓样癌等疾病，喷曲肽显像也具有很高的敏感性，分别达100%、96%和71%，但甲状腺和肝脏正常时也可摄取显像剂，故影响了甲

状腺髓样癌和肝脏转移癌的探测。

总之，随着核医学技术在临床诊断和生命科学研究中的广泛应用，以及基因组学、蛋白质组学和疾病基因组学的迅速发展，疾病的诊断正在从传统的疾病表征观察、常规的生化实验室检测，过渡到多种基因和分子水平的客观检测方法，其中从人体全身显像分析基因、蛋白质表达水平来认识疾病的病因，无疑是清醒、整体、无创、连续而且是微观分析无法取代的特异检测方法。它将有助于提供全新的预防、诊断和治疗手段。

（徐晓辉）

参考文献

1. Kusic Z, Bedeer DV, Saenger EL, et al. Comparison of technetium - 99m and iodine - 123 imaging of thyroid nodules: correlation with pathologic findings. J Nucl Med, 1990, 31:393 ~ 399.
2. Wilson MA. TL - 201/$^{99m}TcO_4^-$ substraction scintigraphy is still the gold standard in parathyroid localization. J Nucl Med, 1994, 35 (suppl): 164.
3. Goris ML, Basso LN, Keeling C, et al. Parathyroid imaging. J Nucl Med, 1991, 32:887 ~ 889.
4. Gimlette TM, Brownless SM, Taylor WH, et al. limits to parathyroid imaging with thallium - 201 confirmed by tissue uptake and phantom studies. J Nucl Med, 1986, 27:1262 ~ 1265.
5. Harris B, Bailey D, Roach P, et al. Use of fusion imaging to localize an ectopic thoracic parathyroid adenoma. Ann Thorac Surg, 2006, 82:719 ~ 721.
6. Mozley PD, Kim CK, Mohsin J, et al. The efficacy of I - 123 - MIBG as screening test for pheochromocytoma. J Nucl Med, 1994, 35:1138 ~ 1144.
7. Sisson JC, Frager MS, Valk TW, et al. Scintigraphic localization of pheochromocytomas. N Engl J Med, 1981, 305:12 ~ 17.

第五节 超声波检查

过去很多学者认为纵隔前有胸骨，后有胸椎，四周有 12 对肋骨构成的骨性胸廓，加之双侧巨大的含气肺组织，超声波或被吸收衰减，或被反射回来难以穿透，可以透过超声波束的窗口很小，与影像学检查相比较，适宜超声波检查的纵隔疾病并不多，临床上多采用 X 线或 CT 扫描检查。近年来，超声波仪器不断更新改进，效果较前有明显提高，有关纵隔疾病超声波检查的报道陆续见诸医学文献，如采用凸阵弧形探头，或扇形探头，或经食管或食管超声内镜探头来尽可能获得较全面、完整和更为满意的图像，或在超声内镜指引下，进行纵隔肿物穿刺活检，帮助临床明确诊断。由于纵隔解剖结构的特点，纵隔疾病的特殊位置，临床应用超声波检查纵隔疾病的适应证不多，除了确定纵隔肿物是囊性还是实性以外，近年来在超声内镜指引下对纵隔实性肿物或纵隔肿大淋巴结进行细针穿刺活检，或切针穿刺活检，应用的报告越来越多，对某些疾病或病变的诊断价值越来越大。

一、正常纵隔声像图

正常纵隔除了胸骨和肺组织显示强回声以外，常常可以显示大血管和心脏的图像。经右胸上部沿胸骨缘斜向内侧探测时，可以显示部分上腔静脉和无名静脉的声像图；经左胸上部可显示主动脉弓的声像图。

胸腺由左右两叶组成，呈扁平锥体形，表面有纤维被膜，位于前纵隔上部，胸骨之后，气管及大血管的前方。胸腺在青春期后逐渐萎缩，所以正常成人的胸腺体积很小，完全为胸骨所遮挡，超声波检查难以显示。在婴儿期，偶亦在儿童期，可有一叶或两叶胸腺增大，在胸骨两侧显示境界清楚、有包膜回声的均匀的低回声区。

二、常见纵隔囊肿的诊断

1. 胸内甲状腺囊肿　胸内甲状腺囊肿位于前上纵隔入口处，常由颈部甲状腺延伸至胸骨后方。声像图表现类似于颈部甲状腺囊肿，呈圆形或类圆形无回声区，胸内甲状腺囊肿一般体积较小，位置较为固定。

2. 胸腺囊肿　胸腺囊肿位于前上纵隔下部胸腺区内。声像图显示肿物呈圆形或椭圆形，轮廓清晰，边缘光滑整齐，境界清楚，包膜线不甚明显。肿物内部呈单房无回声区，有时呈多房性，可有侧壁声影，远侧回声明显增强。根据肿物的位置和超声波检查显示的特点，胸腺囊肿诊断不难，但是有时不容易与纵隔内淋巴管囊肿相区别。

3. 囊性淋巴管瘤　亦称纵隔淋巴管囊肿，发生在颈部者也称为囊状水瘤。囊状淋巴管瘤为良性囊肿，临床上并不多见，多发生于儿童期，偶尔见于年轻患者。囊肿内容物为乳白色淋巴液或淡黄色液体。超声波探测时，常在前纵隔的上、中部发现肿物，少数可位于前纵隔下部或中纵隔。声像图表现为单房性，多数呈圆形或椭圆形无回声区，囊肿轮廓线清晰，界限明显，边缘光滑而整齐，可有侧壁声影，远侧回声增强明显。若囊状淋巴管瘤呈多房性者，其轮廓多呈分叶状，内部回声呈多房性无回声区，各房之间间隔较规则。囊肿呈海绵状者其形态不规则，境界模糊，内部回声多杂乱无章，可有线条状增高回声与形状不一的无回声小区，类似蜂巢状结构，有的类似海绵状血管瘤的声像表现。纵隔囊性淋巴管瘤常常需要与胸内甲状腺囊肿进行鉴别。甲状腺囊肿多位于前上纵隔近胸腔入口处，常与颈部甲状腺相连。淋巴管囊肿位置较低，在前上纵隔的中部或下部。单纯依靠超声波检查诊断纵隔淋巴管瘤多有困难。

4. 纵隔内动脉瘤　纵隔内动脉瘤一般发生于胸主动脉及无名动脉，超声波检查可在右前纵隔处发现瘤样肿物。声像图表现为境界清楚，轮廓整齐的无回声区。动脉瘤壁清晰且回声较高，前后壁规则整齐，呈半弧形向外凸起，肿物远近两端则与正常动脉相连接交通，特点为囊肿有规律性搏动，与心脏搏动一致。彩色多普勒超声波检查可以发现囊肿呈一搏动的彩色图像，有涡流，并可听到和记录到动脉频谱。超声波检查对胸内大动脉瘤诊断有较高的价值。

5. 心包囊肿、纵隔支气管囊肿和食管囊肿　心包囊肿为附着于心包的薄壁囊肿，随心脏搏动而同步移动。绝大多数心包囊肿为单房性囊肿，特点是常位于心膈角，与心包密切相关。

纵隔支气管囊肿常位于中纵隔的上中部，在大气道附近，特别是气管旁、隆突下多见。支气管囊肿多为单房性，它是在胚胎发育过程早期，单一肺芽细胞离开支气管树，滞留在纵隔内，最后形成纵隔支气管囊肿。单一细胞脱离支气管树可以滞留在纵隔任何部位，所以，支气管囊肿可以出现在纵隔多处部位，但是特点是支气管囊肿常与气管支气管树相邻。

食管囊肿，一般见于中纵隔，或上方或下方，囊肿多与食管相连，或嵌在食管壁内，但是它与食管管腔不相通。

心包囊肿、纵隔支气管囊肿或食管囊肿，一般超声波声像图表现均呈圆形或椭圆形无回声区，轮廓清晰，内壁光滑整齐。仅仅根据超声波声像图的表现很难鉴别出是心包囊肿，抑或支气管囊肿，或者是食管囊肿，确定是哪一种囊肿多需要根据肿物的位置，与气管支气管树，或与食管的比邻关系，予以鉴别。

三、前纵隔常见实性肿瘤的诊断

前纵隔常见的肿瘤和囊肿自上而下有胸骨后甲状腺肿和甲状旁腺腺瘤，甲状腺囊肿和甲状旁腺囊肿，胸腺肿瘤（胸腺瘤、胸腺囊肿、胸腺癌、胸腺类癌、胸腺畸胎瘤、胸腺脂肪瘤），生殖细胞肿瘤（畸胎瘤、精原细胞瘤、非精原细胞性生殖细胞肿瘤）和心包囊肿。在中纵隔常见的肿物有淋巴源性肿瘤（霍奇金淋巴瘤、非霍奇金淋巴瘤），前肠性囊肿（支气管囊肿、卵黄囊囊肿等）。后纵隔肿物主要是神经源性肿瘤（包括神经纤维瘤、神经鞘瘤、神经节细胞瘤、神经母细胞瘤、嗜铬细胞瘤、化学感受器瘤、恶性神经鞘瘤等）。此外，迷走的或者异位的甲状腺和甲状旁腺可以出现在纵隔内任何部位。来自中胚层的脂肪瘤、血管瘤、淋巴管瘤，以及恶性的脂肪肉瘤、横纹肌肉瘤也可出现在纵隔内。纵隔肿瘤中以良性者居多约占3/4，恶性者约占1/4。成年人发生的纵隔肿瘤中，前上纵隔肿瘤约占54%，中纵隔约占20%，后纵隔约占26%。根据肿瘤的类型，依发生率前三位为神经源性肿瘤，胸腺肿瘤，畸胎类肿瘤，但是，各个医学中心报告的纵隔肿瘤发生率并不一致，依据其收治的患者不同，如儿童医院神经源性肿瘤占纵隔肿瘤第一位，开展重症肌无力治疗的单位胸腺瘤发生率较高。有关纵隔囊肿的超声波声像图前面已经叙述，以下讨论纵隔实性肿瘤的超声波声像图。

1. 胸内甲状腺肿声像图　胸内甲状腺肿除极少数来自迷走甲状腺以外，均为肿大的颈部甲状腺肿或甲状腺瘤坠入纵隔而致，故可以通过超声波检查进行诊断。

常见的胸内甲状腺肿瘤有甲状腺肿、甲状腺囊肿、甲状腺腺瘤和甲状腺癌。其超声图像表现与颈部甲状腺肿瘤相似。在声像图上，甲状腺肿表现为胸内甲状腺体积呈均匀性或稍不均匀性增大，肿大的甲状腺图像延续于颈部甲状腺。甲状腺囊肿则呈现边界清楚，有包膜围绕的无回声区，远侧回声可有增强现象。甲状腺腺瘤在切面声像图上略呈圆形，有时为分叶状，向纵隔一侧突出，肿块边缘尚清楚，内部呈低回声，远侧回声无明显增强现象。甲状腺恶性肿瘤的形态常不规则，境界模糊不清，与周围组织或脏器常无明显界限，内部回声强弱不一，分布也不均匀。

彩色多普勒检查，可见甲状腺肿大，有一定程度血流改变。甲状腺腺瘤内部血流呈①点状血流，分布稀少；②粗大点状或短线状血流，分布亦稀少；③点状或短线状血流增多，分布散在、不均匀；④周边处常有血流包绕，呈环状或半环状，以静脉为主，并有小分支进入病变内。

甲状腺恶性肿瘤可见病变周边无明显包膜，境界不甚清晰，彩色多普勒检查肿瘤内部血流丰富，血流的分布、走向均不规则，常可探及收缩期高速动脉性频谱及湍流频谱，流速明显增高，常高于70cm/s，但阻力指数可较低亦可增高，常>6.5。此外，常可探及颈部（一侧或双侧）、气管旁淋巴结增大，内部呈弱-低回声，有时可见部分无回声区。怀疑恶性病变时，应注意检查气管旁淋巴结，如有气管旁肿大淋巴结，其声像图表现类似颈部转移淋巴结，有助于恶性甲状腺肿瘤的诊断和鉴别诊断。

2. 胸腺肿瘤声像图　胸腺位于前上纵隔心包膜近血管部的上方，呈“H”形，分左右两叶，中间连接处为峡部，两顶端上极与颈部甲状腺相连。胸腺外观呈淡红色或淡黄色脂肪样组织。

（1）胸腺增生声像图：胸腺增生的诊断不是根据腺体的体积和重量，因不同年龄的胸腺重量不一致，须根据组织学检查确定。胸腺增生多见于重症肌无力、甲状腺功能亢进、Addison病等。声像图表现为在胸骨一侧或两侧有境界清楚、均匀弱回声区，分布均匀，不受呼吸影响而改变。

（2）胸腺瘤声像图：胸腺上皮来源的肿瘤是成年人最常见的纵隔肿瘤，约占原发性纵隔肿瘤的1/4~1/5，男女发病率相等，可发生于任何年龄，主要在成年人发病。胸腺良性肿瘤约占30%。临床上胸腺肿瘤患者，特别是恶性胸腺肿瘤，常有胸痛、咳嗽、胸闷、气短等症状，部分患者可合并重症肌无力。某些胸腺肿瘤系在常规胸部X线检查时被偶然发现。

声像图上良性胸腺肿瘤多表现为圆形、椭圆形肿物，有时呈分叶状，轮廓整齐，境界较清晰，常可见明显的包膜回声。内部回声偏低，多呈弱回声或低回声，分布较均匀；有时可见小片液化无回声区，偶见粗大钙化强回声，伴声影，远侧回声多无明显改变。

恶性胸腺肿瘤约占胸腺肿瘤的30%，其余40%为潜在或低度恶性，声像图则表现为不规则形，包膜回声消失或呈断续现象，边缘不规则、不整齐，境界尚清楚。内部回声强弱不一，分布不均匀。远侧回声可略减弱。有时可探及胸腔积液的相应无回声区。

彩色多普勒超声检查常可见胸腺肿瘤血流增多，有的很丰富，良性肿瘤以静脉血流为主，恶性肿瘤血流分布走向紊乱，高速搏动性动脉血流显示较多，这有助于良恶性肿瘤的鉴别诊断。

3. 畸胎类肿瘤声像图　畸胎类肿瘤可分为两类：囊性畸胎瘤和实质性畸胎瘤。畸胎瘤是较为常见的纵隔肿瘤，仅次于神经组织来源的肿瘤和胸腺肿瘤。畸胎类肿瘤大多位于前下纵隔近心包底部，偶见于后纵隔。该肿瘤生长缓慢，患者多为20～40岁成年人。常见的症状有胸闷、胸痛、咳嗽、气促等。囊性畸胎瘤（包括皮样囊肿）含外胚层及中胚层来源的组织，囊壁为纤维性组织，常可有钙化。囊内容物为黄褐色液体，混有皮脂、胆固醇结晶及毛发、平滑肌，软骨和骨等。

声像图上肿瘤切面略呈圆形、椭圆形，偶亦见分叶状，边缘清楚、光滑整齐，包膜完整，向纵隔一侧突出。内部呈无回声区、微弱低回声，或成堆较强回声。通常呈单房性，亦可为双房或多房性。远侧回声常增强，部分可有侧壁声影，并呈蝌蚪尾征。当囊壁有钙化或有骨组织时，则呈强回声伴明显声影。有人总结出成熟性畸胎瘤的三种表现：不均匀复合性纵隔肿块；强回声实性肿块和囊性包块内有漂浮的球体。

实质性畸胎瘤来自3种胚层的各种组织，内部除含有皮脂样液体外，可有汗腺、毛囊、毛发、横纹肌、平滑肌、骨、软骨、牙齿、淋巴样组织等。实质性肿瘤恶性变的倾向性较大。声像图上肿瘤区间以大小不等的低回声区、不规则团块状较强回声以及伴有声影的强回声区。如有形态尚较规则的低至中回声区，常提示有肌肉及脂肪组织可能。有时也可见多个大小不一的无回声区。

4. 精原细胞瘤声像图　纵隔精原细胞瘤多见于中青年男性。原发性精原细胞瘤多发生于胸腺区，易误认为胸腺瘤。精原细胞瘤常呈实质性无包膜肿瘤，内部可有出血，囊性变少见。声像图表现呈低－中回声，境界清楚。内部回声分布均匀或欠均匀，有时可见出血或囊性变引起的小片弱回声区或无回声区。彩色多普勒检查血流明显增多。继发性精原细胞瘤则为原发于睾丸精原细胞瘤的纵隔转移，当存在罹患本病的病史时，除探测纵隔病变外，应在腹部沿腰椎两侧探测有无呈弱－中回声的肿大淋巴结，同时也应检查未手术侧的睾丸及阴囊。

5. 脂肪瘤声像图　纵隔脂肪瘤少见，多发生于前纵隔。声像图表现为病变呈低回声，内有细线状回声及小片状中回声，分布均匀。病变大者可呈分叶状，有纤细包膜回声。

四、中纵隔常见肿瘤的诊断

1. 恶性淋巴瘤声像图　原发于纵隔的恶性淋巴瘤少见，常是恶性淋巴瘤全身性病变在纵隔内的表现，以非霍奇金淋巴瘤为主。肿瘤生长迅速，质地较软，常融合成块。非霍奇金淋巴瘤主要发生在前纵隔和中纵隔，后纵隔很少见。原发于纵隔的霍奇金淋巴瘤多见于儿童和青年女性，多为结节硬化型。霍奇金淋巴瘤亦可累及胸腺，或局限于胸腺而不累及纵隔（为胸腺霍奇金淋巴瘤）。病变内有纤维组织分隔肿瘤结节。恶性淋巴瘤的临床症状主要有发热、消瘦、盗汗、浅部淋巴结肿大或伴有肝脾肿大。纵隔肿块迅速增大压迫周围组织时，可引起胸闷、气急、呼吸困难等气管受压症状及上腔静脉压迫综合征，有时亦可伴有胸腔积液或心包积液。

无论霍奇金淋巴瘤或非霍奇金淋巴瘤在声像图上的表现基本相似，均以弱回声为主，有时亦可呈无回声或低回声，这与病期密切相关。早期淋巴结较小时，因其位于肺门、气管或支气管周围，受肺组织气体的影响，超声波难以穿透而无法显示。随着病程进展，肿块增大，上纵隔增宽时，常在气管两侧可探及病变的部分图像。当淋巴结肿大明显或融合成团块时，图像显示清晰且典型。在纵横切面图上，肿块呈圆形、椭圆形、分叶状或不规则形，轮廓清楚，可呈波浪状。内部为分布较均匀的微弱回声或无回声区，少数可呈低回声区，多无侧壁声影，远侧回声可稍有增强。如并发胸腔积液或心包积液时，可于相应部位探测到积液的无回声区。若在声像图上发现病变内部回声较强或分布不均匀时，常提示网状细胞肉瘤的可能性大。

彩色多普勒超声检查，在病变周边处及病变内部血流较丰富，并可测及搏动性高速动脉血流。

2. 纵隔淋巴结结核声像图　纵隔淋巴结结核一般多见于儿童和青年期，常伴有肺结核病史。声像图特征为病变区呈圆形、椭圆形或结节形，轮廓尚清楚、整齐，大多位于右上纵隔气管旁及上腔静脉旁。纵隔淋巴结结核内部回声较低，越接近中间部分回声越弱，远侧回声可稍有增强。如发现有较强回声，并伴有声影，常提示有钙化灶存在，超声波检查发现有钙化灶时，对淋巴结结核的诊断较为肯定，这有助于与恶性淋巴瘤鉴别。

3．纵隔巨大淋巴结增生声像图　又称血管滤泡性错构瘤，或血管性淋巴样错构瘤，或通常称Castleman病。此肿瘤好发于纵隔淋巴结，也可发生在无淋巴结部位，如颈部、腋窝、肩部软组织、腹部等处。发生于纵隔者，受累淋巴结常沿气管、支气管分布，以隆突下淋巴结及肺门淋巴结最多见。病变可为良性或恶性，疾病原因不明，可能与机体免疫功能低下有关，患者常无临床症状。声像图表现常呈单个圆形病变，包膜完整清楚，内部回声呈均匀分布弱－低回声，如为多个病变融合而成巨块，轮廓可呈不规则分叶状，内部以低－弱回声为主，其间有低－中回声不完整间隔。超声波多普勒检查主要特点为肿块内有丰富的血流。从声像图上，单发者不易与恶性纤维组织细胞瘤鉴别，融合成巨大团块者难与恶性淋巴瘤鉴别，如内部见有钙化的点状强回声或高回声并伴声影时，需注意与淋巴结结核鉴别。

4．纵隔淋巴结转移癌声像图　转移到纵隔的恶性肿瘤，无论在临床上和X线表现方面都与原发性纵隔恶性肿瘤相像。身体其他部位的恶性肿瘤，如支气管肺癌、乳腺癌以及来自甲状腺、鼻咽、肾、前列腺、睾丸等恶性肿瘤均可转移到纵隔淋巴结。食管、气管、胸膜等恶性肿瘤可直接浸润至纵隔。较小、较深的纵隔内淋巴结转移灶，常难以通过超声波检查显示。较大的淋巴结转移灶呈类圆形或不规则形，轮廓常较模糊、边缘不规整。视不同的原发病灶其内部回声有一定差异，可呈无回声、弱回声、低回声、强弱不一回声，分布不均匀，远侧回声多不增强。对明确诊断有原发性恶性肿瘤患者，超声检查发现纵隔有上述声像图表现时，纵隔淋巴结转移的诊断并不困难。如果再辅以内镜超声引导下细针穿刺活检，其特异性将得到更大提高。

5．纵隔支气管囊肿声像图　支气管囊肿是肺内常见的良性肿瘤之一，发生在纵隔内的支气管囊肿为先天性发育异常，是早期一个肺芽细胞遗留在纵隔所致。囊肿内含黏液，囊壁衬有由假复层柱状纤毛上皮细胞。声像图上常能显示纵隔内相应部位的无回声区，周围为一圈规则整齐的包膜回声，远侧回声有增强现象。囊肿与支气管沟通时，在肿块区呈现液平线，线上方为强烈的气体反射，下方则为黏液的无回声区。

五、后纵隔常见肿瘤的诊断

在后纵隔肿瘤中神经源性肿瘤最为常见，其发生率占纵隔肿瘤近30%。主要来自外周神经系统的神经鞘肿瘤和交感神经系统的肿瘤，绝大多数神经源性肿瘤发生在后纵隔脊柱旁沟的神经组织。有时纵隔神经源性肿瘤可伴有其他部位的神经纤维瘤，称为弥漫性多发性神经纤维瘤病。神经源性肿瘤的发病年龄常与肿瘤类型有关，幼儿好发神经母细胞瘤，儿童和少年好发神经节细胞瘤，神经鞘肿瘤多发生在成年人。

1．神经母细胞瘤声像图　来自交感神经系统。儿童多见，恶性程度高。肿瘤常较巨大，质地实性而偏软，常无包膜，呈浸润性生长，切面呈黄色或黄褐色，常有明显的坏死、出血及钙盐沉着。

声像图表现肿瘤常较大，可在胸骨两侧探测到。形状常不规则，边缘不平整，境界尚清楚，无包膜回声。内部呈低－中回声，分布欠均匀，常可见小片形态不规则低－弱回声，偶见无回声区，亦可见有钙化的粗大强回声，伴声影。彩色多普勒超声检查可见肿瘤内血流较少，但较粗短，且可探及动脉型血流。

2．神经节细胞瘤　为交感神经系统肿瘤中最常见的良性肿瘤，位于后纵隔。肿瘤包膜完整光滑，切面呈灰白色或灰黄色，纤维呈交织状结构，间有囊性变及脂肪变，坏死少见。

声像图表现病变区呈低－中回声，分布欠均匀，有完整包膜回声，境界清楚。内部有时可见小片状弱回声区。彩色多普勒超声检查可见病变内外血流稀少。

3．神经纤维瘤声像图　神经纤维瘤来自外周神经的外膜、束膜和神经束小隔等结缔组织，肿瘤有的可长得很大。切面呈漩涡状，色白而发亮，囊性变较少。可单发，也可为弥漫性神经纤维瘤病的一部分。

声像图表现肿瘤多呈圆形、椭圆形或分叶状，巨大者亦可呈不规则形。肿瘤边缘清楚，轮廓光滑整齐，无完整的包膜回声。内部呈低－中回声，分布较均匀。后壁及远侧回声可略有增强。彩色多普勒检查有散在而稀少的血流，主要为静脉型血流。超声显像诊断本病并不困难。

4. 神经鞘瘤声像图　本病为神经源性肿瘤中最多见的一种，起源于外周神经的施万细胞。肿瘤大小不一，切面呈灰白色漩涡状，间有不规则黄色坏死区，可有出血及囊性变，少数可大部分或完全囊性变，内含水样液体或胶冻样物。

声像图表现病变常为一侧性，呈圆形、椭圆形、哑铃状或分叶状，有球体感。轮廓光滑、整齐，境界清楚，有明显而较厚的包膜回声。病变内部呈稍不均匀的低－中回声，间有短线样回声及不规则片状无回声小区。有时可见有境界清楚、间隔整齐，但大小、形态不一的单个或多个无回声区。远侧回声增强不明显。

5. 恶性神经鞘瘤声像图　临床少见，可以是新发生的，也可由神经纤维瘤恶变而来。肿瘤境界清楚，沿神经出现多个大小不等的肿块。切面呈明显漩涡状，灰色，有出血和坏死。

声像图表现肿瘤形态不规则，境界尚清楚，无包膜回声。内部呈低－中回声，分布不均匀，常可见间隔不规则形态的小片无回声区。彩色多普勒检查病变内外血流均稀少。

六、临床应用意义和现代应用

临床应用实时超声探测纵隔疾病，目前主要用于前上纵隔肿块的诊断和鉴别诊断。前上纵隔肿块常见的有胸腺区肿瘤、畸胎类肿瘤、生殖细胞肿瘤和恶性淋巴瘤（霍奇金淋巴瘤和非霍奇金淋巴瘤）等。X线对其定性诊断尚有一定困难，而超声检查却能较迅速地提供诊断依据，特别是较X线检查更易于鉴别肿块为液性或实质性，也可提供淋巴结结核和恶性淋巴瘤鉴别的可能依据。后上纵隔肿块绝大多数为神经源性肿瘤，X线较超声诊断更具有特征性。但超声检查常由于其前方肺组织气体的干扰，有时不易清晰地显示此类肿瘤而导致漏诊。对体积稍大的一些肿瘤，超声仍能获得良好的图像，帮助诊断和鉴别诊断。肺门旁的淋巴结增大不明显时，超声检查往往难以显示，远不如X线诊断准确。总之，胸部X线像与超声波检查两者结合起来更容易对纵隔病变进行鉴别诊断，提高临床诊断的准确率。

临床上应用超声诊断时，尚有几点注意之处。胸内甲状腺肿通过胸骨上窝进行探测，能明确提示其与颈部甲状腺的关系。后纵隔下部较大的肿瘤，有时还可通过剑突下区进行斜切探测，以获得较完整和清晰的声像图。超声探测婴幼儿常有纵隔增宽，其常见的原因有淋巴管囊肿、胸腺瘤，也可以是正常的胸腺发育。超声实时成像检查较容易显示儿童后纵隔肿瘤，了解肿块的物理特性，对婴幼儿又无损伤，因而较其他检查方法有明显的优越性。

总之，应用超声实时成像法检查纵隔疾病，对诊断和鉴别诊断具有较大的实用价值，可以作为可疑纵隔肿瘤的一种诊断方法，也是对纵隔增宽或纵隔阴影进行鉴别诊断的方法。

超声波实时成像检查对纵隔疾病的诊断作用和价值已如上述，近数十年来，超声波应用于纵隔病变诊断更多的是通过超声内镜，包括超声食管镜、超声支气管镜对纵隔疾病进行诊断和鉴别诊断。在超声引导下进行穿刺活检已成为目前肿瘤细胞学和肿瘤组织学检查的重要手段。

当胸部CT怀疑纵隔病变或纵隔淋巴结肿大，在超声引导下对其进行穿刺活检是一种安全、敏感、低创伤的操作。文献上有众多的报告，超声内镜不仅能够确定病变的部位、范围和大小，而且对于直径小于25mm的病变也能获得96%的敏感性和100%的特异性，总的诊断准确率达98%。应用超声内镜检查对食管癌、胃癌、胰腺、胆道系统疾病的诊断分期，经超声内镜对隆突下淋巴结进行针吸活检，从而对支气管肺癌进行确切分期，判断外科手术切除的可能性。有报告食管癌患者，经超声食管镜穿刺纵隔淋巴结，了解肿瘤有无转移，报告的敏感性为83.3%，特异性为88.2%，总的诊断准确性为87.7%。对于触诊不肯定的胸壁肿物，也可以在超声指引下进行肿物穿刺活检，确定有无胸骨或肋骨骨折。70%的胸膜病变可经超声诊断估计到，正常胸膜可以发现其壁胸膜增厚，脏胸膜多被含气的肺组织所遮挡，不容易看清。胸腔内积液或胸腔内血肿可以在超声波检查时估计，胸腔内积存有5ml液体超声波即可观察到，这较胸部X线像更为灵敏。同时还可以确定有无包裹、分隔。超声检查呈胸膜低回声结节状或息肉样可以有助于判断胸膜转移瘤或胸膜间皮瘤。此外，超声波检查还可以确定横膈的功能状态。二维彩色多普勒超声检查可用于纵隔肿瘤或肺周边型病变的定位并穿刺检查，特别是确定病变内的血流和血管结构，有效地进行纵隔肿物的鉴别诊断。

（徐晓辉）

参考文献

1. Plat G, Pierard P, Haller A, et al. Endobronchial ultrasound and positron emission tomograghy positive mediastinal lymph nodes. Eur Respir J, 2006, 27:276~281.
2. Thala NC, Thala D, Eltoum I, et al. Endoscopic ultrasound - guided fine - needle aspiration biopsy: a powerful tool to obtain samples from small lesions. Cancer, 2004, 102:203~206.
3. Yusuf A, Khalid SR, Ahmed Q, et al. Endoscopic ultrasound guided biopsy of a mediastinal mass. J Syub Med Coll Abbottabad, 2004, 16:72~73.
4. Sakamoto F, Natsugoe S, Yoshinaka H, et al. Endosonographic detection of mediastinal lymph node metastases in superficial carcinoma of the esophagus: assessment by type classification and histogram. J Gastroenterol, 2004, 39:90~91.
5. Gorguner M, Misirlioglu F, Polat P, et al. Color Doppler sonographically guided transthoracic needle aspiration of lung and mediastinal masses. J Ultrasound Med, 2003, 22:703~708.

第六节　正电子发射断层显像（PET）

一、简介

PET的中文全称为“正电子发射断层显像”（positron emission tomography, PET），是核医学显像的一种尖端技术，它利用示踪原理显示活体生物活动的医学影像学技术，它具有核医学显像功能的各种优点，又有发射正电子核素（^{11}C、^{13}N、^{15}O、^{18}F等），这些组成人体固有元素的特性，它不是从解剖形态学而是从人体生化代谢方面来显示病变的特点，反映人体正常或病理状况下的过程，达到诊断疾病和判断预后的目的。

因此，自从PET一问世就引起医学界的广泛关注，由于它要求的设备技术复杂，示踪剂、显像剂耗费昂贵，20世纪70~80年代主要用于实验研究，直至90年代以后逐渐现代化，成熟地步入临床应用。PET在心血管系统、中枢神经系统疾病以及肿瘤的早期诊断、疗效评价和肿瘤监测等方面成绩优异，很快为临床医师肯定和接受，尤其对癌症的诊断，PET的应用得到了迅猛的发展，在最近二三年中，更出现了世界性PET热。我国1998~1999年建立了7个PET中心，到2002年已有13家医院建立了PET中心，有的还建立CT/PET中心。

二、基本原理

PET利用进入人体并参与体内生物活动的示踪剂发射出的射线进行成像。示踪剂为能够发射正电子的核素，它衰变时一个质子转变为中子同时发射出正电子。正电子属于反物质，射出后很快与自由电子结合湮灭，转换为一对光子，PET探测到光子即可确定正电子湮灭（发射）的位置，再通过计算机断层方式显示成像。

与正常组织相比，肿瘤生长率较快，对DNA合成的前驱物质消耗量增多，肿瘤组织的蛋白质合成速度增加。因之，肿瘤组织中普遍存在着细胞快速增生、细胞膜葡萄糖载体增多和细胞内磷酸化酶的活性增高等生物学特征，这使得肿瘤细胞内的糖酵解代谢率明显增加。肿瘤病灶比周围正常组织能够摄取更多的葡萄糖，这是恶性肿瘤细胞与正常细胞代谢方面主要区别之处。将葡萄糖标记上示踪剂注射入人体内，肿瘤细胞与正常细胞对于代谢示踪剂的摄取率存在着一定差别，PET 将这种摄取率的差异转变为图像的差异，从而能够早期诊断出恶性肿瘤。

PET 成像最常应用 18F 标记的脱氧葡萄糖（^{18}F－2－flur－D－deoxy－glucose ^{18}F－FDG）。^{18}F－FDG 是一种广谱肿瘤示踪剂，它在细胞内的浓聚程度与细胞内葡萄糖代谢水平的高低呈正相关。^{18}F－FDG 生物行为类似葡萄糖，可为肿瘤细胞所摄取、磷酸化，但是它滞留在肿瘤细胞内而不参与进一步的代谢，并随时间堆积起来。肿瘤恶性程度越高，FDG 摄取越明显。利用肿瘤细胞捕获 FDG 的能力增高的特点，不仅可以早期发现肿瘤，确定恶性肿瘤的原发灶的部位、大小、代谢异常的程度，还可以准确测定肿瘤有无淋巴结转移或远处转移。

PET 显像依据测量肿瘤摄取示踪剂的浓度进行判断，临床上使用半定量方法来定量测定示踪剂的积累情况，最广泛采用标准摄取值（standardized uptake value，SUV）作为量化指标。SUV 值越高，恶性肿瘤的可能性越大。一般良性病变的 SUV 值低于 2.5，若 SUV 值超过 2.5 多考虑为恶性病变。通过 PET 装置探测组织中 FDG 放射活性浓度的分布，便能形成相应的组织生物学图像。SUV 是组织中放射性活性浓度与体重的比值。当示踪剂平均分布时，SUV 应是 1。由于人体肌肉组织比脂肪组织对 FDG 的摄入量更高，结果造成 FDG 本身在体内分布的不均一，这可采用 SUV 方法予以校正，以显示示踪剂分布的不均一性，从而进行半定量分析。

将 CT 影像的解剖形态学与 PET 代谢显像结合起来进行综合分析，有助于临床医师准确地估计病变的性质、部位和大小，进行肿瘤的定性诊断和分期诊断，这就是常说的 CT/PET。

三、FDG 在体内的代谢和肿瘤细胞摄取 FDG 的机制

1. FDG 在体内的代谢　葡萄糖的代谢过程实际上是葡萄糖经其转运蛋白（Glutl－5，7）介导，穿过细胞膜进入细胞后，在多种酶的作用下，经数次糖酵解反应（磷酸化），最后转换成丙酮酸的过程。在有氧条件下，丙酮酸最终生成二氧化碳和水，乏氧状态下则转变成乳酸。

2. ^{18}F－FDG 是葡萄糖的类似物（葡萄糖分子 2 位上一个羟基被^{18}F 所替代），它和葡萄糖一样能通过毛细血管壁和细胞膜进入胞质，受已糖激酶催化磷酸化过程，生成 FDG－6－PO_4，但它和葡萄糖又不同，不能进一步代谢而停留在胞质中，FDG－6－PO_4 可以反向转运出细胞，但速度很慢，这就使我们有足够的时间进行体外显像并计算组织中的葡萄糖摄取率和代谢率。

2. 肿瘤细胞摄取 FDG 的机制　20 世纪 50 年代初 Woodward 首次提出，癌细胞内葡萄糖代谢速度高于正常细胞。之后，“各种肿瘤细胞都有过量葡萄糖摄取”现象在实验室被证实。1977 年 Sokoloff 首次利用 C－14 标记脱氧葡萄糖（^{14}C－FDG）以及自显影技术观察葡萄糖在小鼠体内代谢的实际情形。一年以后 Reivich 利用 F－18 标记脱氧葡萄糖（^{18}F－FDG），将其注射入人体，并利用 PET 显像技术探测人体葡萄糖代谢的情形。80 年代 Di Chiro 用 FDG 探测人体肿瘤病灶，在此同时，开展利用分子生物学技术研究 FDG 在肿瘤细胞内摄取的机制。

FDG 在肿瘤细胞的摄取，主要是经 K_1（葡萄糖转运体，glucose transporter），K_3（己糖激酶，hexokinase）活性的过度表达，以及 K_4（葡萄糖－6－磷酸酶，glucose－6－phosphatase atase）活性的低表达所致。相关研究报告指出，肺癌、恶性黑色素瘤、子宫颈癌、卵巢癌、前列腺癌、胃癌、胰腺癌、淋巴瘤、乳腺癌、头颈部肿瘤等，均有高度 FDG 摄取率。

对于肿瘤细胞而言，细胞缺氧状态决定局部治疗的结果，也是远处转移病灶是否被控制的关键。肿瘤细胞进行有氧呼吸，一个葡萄糖可以产生 38 个 ATP，无氧呼吸只能产生 2 个 ATP，因此，处于缺氧状态的肿瘤细胞将大量利用葡萄糖，保持生存甚至侵犯正常组织细胞。肿瘤细胞若是处于有氧状态，细胞内葡萄糖转运体的量只能维持在低浓度状态，不会产生葡萄糖过度利用的现象。所以，FDG 在肿瘤细胞积聚的多寡与肿瘤细胞缺氧的状态呈正相关。

四、PET 显像在肿瘤学的适应证

1. 肿瘤早期诊断与分期　早期发现肿瘤，及时鉴别肿瘤的良恶性，确定恶性肿瘤有无转移（分期），对于临床医师选择治疗方案、判断预后有着极其重要的作用。PET 显像可进行全身筛查，除了头颅，其他全身各脏器一次 PET 检查即可完成，可替代胸部、腹部、盆腔 CT，替代腹部超声波检查，以及核素全身骨骼扫描，而且灵敏度高，特异性极强。美国最早批准的医保支付项目就是肺内单个结节的良恶性鉴别和肺癌的分期，如今医疗条件好的地区已将 PET 全身显像列为肺癌术前常规检查。

PET 显像提供的信息，常常更改了原定的治疗计划，使患者得到合理的治疗，避免了不必要的手术，这不仅对于世界范围内肿瘤病死率最高的肺癌，对于其他肿瘤也有相同的作用，2001 年美国 UCLA 发表的一篇关于临床分期和处理恶性淋巴瘤患者的文章分析，他们一组患者根据^{18}FDG PET 显像，44% 改变了分期（21% 分期上升，23% 下降），62% 改变了治疗方案。对于淋巴瘤来讲，PET 的广泛应用正在逐步取代^{67}Ga - citrate 的核素扫描，这主要基于 PET 较高的敏感性和特异性。

2. 肿瘤治疗后鉴别残余病灶、瘢痕、坏死组织或有无复发　手术或放疗破坏了人体组织解剖结构，一般影像学诊断方法难以满足临床医师对上述鉴别的要求，PET 显像基于功能代谢的变化，可以鉴别出是代谢增高的肿瘤组织，还是低代谢的瘢痕组织或无代谢的坏死组织。此外，在肿瘤患者随访中，需要明确肿瘤有无复发，PET 全身显像可发现小于 1cm 的复发灶或转移病灶，甚至可以发现远离原发肿瘤部位的转移灶。

3. 疗效随访和监测　评估放疗治疗的效果，常规诊断影像学以肿瘤体积缩小、消失进行判断，这往往需要等待较长的时间才能获得结果。有时放疗引起的肿瘤水肿，使其体积增大，可能会误认为肿瘤在发展长大。确定化疗方案是否有效，需要在治疗早期评估肿瘤对治疗的反应，如果无效则及时更改化疗方案。PET 显像以肿瘤的代谢变化为基础，而且可以定量计算，若肿瘤对治疗反应良好，其代谢迅速下降，反之代谢则无改变。有些对化疗敏感的肿瘤，给药后数天（甚至数小时）就可以观察到肿瘤代谢明显下降，而 CT 等影像学发现肿瘤缩小需要等待数月之久。因此，肿瘤治疗前后及疗程中，定期用 PET 显像监测评估局部肿瘤的疗效，以及有无远处转移，是公认的 PET 显像适应证。

4. 寻找原发肿瘤　对于某些容易发生转移的肿瘤，临床医师常常是先发现一个肿大淋巴结或某个脏器中有一占位病变，活检病理报告是转移瘤，此时首先需要明确原发肿瘤在何处。此类肿瘤其原发灶一般很小，患者又无任何症状，临床不能提供可疑部位，应用常规方法需要很长时间、复杂的检查进行筛选，有时也难以发现。PET 显像的优点是全身显像，可以全身搜索筛选代谢异常增高的组织，找到原发灶。

5. 提供预后信息　PET 图像中肿瘤对 FDG 摄取越多，恶性程度越高，预后越差。PET 这种判断预后的作用应用在脑及头、颈部肿瘤早有报告，对其他肿瘤也有预测预后的价值。在治疗过程中或随诊中，若 PET 显像显示远处部位有代谢率增高区，或原发灶对治疗的反应不佳，均提示预后不良。

五、图像判读及其临床意义

分析 FDG PET 图像常用的方法是

1. 定性分析　这是临床最常用、最简便的方法，由于人体的所有器官和组织均可利用葡萄糖作为能源需要，但摄取的程度不同。图像上 FDG 的浓聚和分布，反映该组织的葡萄糖代谢率。FDG 的摄取受血糖影响，因此注射 FDG 前要求患者至少空腹 4 个小时，血糖控制在 120mg/dl（6.7mmol/L）以下。图像上在正常生理摄取以外出现异常 FDG 浓聚灶，应考虑病灶所在。阅读时必须注意识别各种影响摄取的生理因素，避免造成假阳性或假阴性结果。例如，运动可以使肢体肌肉摄取增强，肌肉摄取了过多的 FDG 使病灶的摄取减低，尤其是小病灶，导致假阴性的判断。说话使咽部小肌肉集聚 FDG 增多，影响头、颈部病灶的判断。创伤、手术伤口等使 FDG 摄取增加；化疗药物、皮质激素使肿瘤组织摄取减低。另外，放射治疗引起的放射性炎症使局部组织摄取 FDG 增加，但放疗后产生的抑制作用使脊柱中的骨髓摄取减低，这种影响可长达数月，甚至数年。

2. 定量分析　与其他影像诊断技术相比，PET 显像的另一优点是可以定量分析，以补充视觉分析的不足，常用的方法是 FDG 的标准摄取值（SUV）:

$$SUV = \frac{组织中放射量（Bq/g）}{注入放射量（Bq/体重 g）}$$

一般以 SUV 2.5 为病变良恶性的分界，即 SUV > 2.5，恶性可能性大。过去认为越高，恶性程度越高，这是基于恶性肿瘤细胞的代谢比正常组织更旺盛，但随着 PET 在临床中多年应用，很多学者积累了应用 PET 诊疗的一些经验。SUV 作为治疗反应的评估十分灵敏，如肿瘤细胞对某种化疗药物敏感，给药后数天甚至数小时即可观察到 SUV 下降（葡萄糖代谢受抑制），而 CT 或 MRI 只有观察到肿瘤缩小，才能肯定有效。

六、PET 显像检查的局限性

目前 PET 检查的主要缺点是显像剂，$^{18}F-FDG$ 不是肿瘤的特异性显像剂，炎症细胞和肉芽肿组织均可摄取 $^{18}F-FDG$，尤其是慢性增殖性病变，如活动性结核、肺结节病、炎性肉芽肿等，有时其 SUV 比很多恶性肿瘤还高。因此单纯依靠 PET 鉴别病变的良恶性可能会出现假阳性。国内外大量临床资料均提示，生长缓慢的恶性肿瘤和小病灶，其 SUV 可以 < 1.0，而部分良性病变的 SUV 可以高达 6.0 以上。

另一缺点源于其成像原理，虽然 PET 的分辨率和敏感性较一般的核医学方法高出很多，但是其本质仍是一种低数据量、低分辨率的显像方法。PET 的分辨率不足，对于病灶过小或无法显示，或受部分容积效应影响，显示 SUV 过低，可能造成假阴性结果。国内有报道比较胸部 CT、PET、纵隔镜对胸部疾病诊断的准确性，结果三者分别为 53%、75%、100%。

示踪剂在体内的分布存在着明显组织特异性，这是 PET 诊断疾病的基础，但是也导致 PET 对病灶周围的解剖结构显示不清，PET 图像缺乏显示病变解剖结构的特点。

七、PET 对胸部肿瘤的应用价值

（一）支气管肺癌

PET 能够提示肺内可疑病变的性质；估计原发病变的生物活性；发现肺癌的胸内转移，包括纵隔淋巴结转移；发现胸外转移病变；评价治疗反应及判断有无复发。

1. 早期肺癌　PET 显像对于孤立性肺内结节的良恶性鉴别诊断有一定价值，是 PET 应用于肺癌诊断的首条适应证，PET 诊断肺内恶性病变的敏感性、特异性和阴性预测值均超过 90%，是优秀的肺癌定性诊断方法。Lowe 统计多家报道 PET 对肺癌鉴别的灵敏度及特异性分别为 95% 及 81%。该作者又分析了 CT 不能鉴别的 89 例肺内孤立结节的 PET 结果，运用 SUV 判断的灵敏度及特异性分别达到 92% 及 90%。Ho Shon 总结了 35 篇英文文献 2079 例孤立性肺内结节 PET 显像结果，其灵敏度和特异性平均为 95.9%（83% ~ 100%）和 78.1%（52% ~ 100%），准确率为 91.3%。其中视觉分析 1395 例（恶性 1046 例，占 74.9%），灵敏度及特异性为 95.9% 及 76.7%。以 SUV ≥ 2.5 为界分析 697 例（恶性 456 例，占 65.1%），则灵敏度及特异性为 95.2% 及 79.9%。北京协和医院 PET 中心报告，PET 显像对 147 例肺内病变的良恶性鉴别诊断，灵敏度及特异性分别为 97.2% 及 89.7%，准确性为 94.6%。

一般认为肺内孤立性病灶越小，假阴性的概率增大。PET 假阴性常发生于结节太小（直径 < 0.6cm）；病灶位于肺基底部因呼吸运动影响结果判断。某些病理类型的肺癌，如细支气管肺泡癌、高分化腺癌及转移性透明细胞癌，其 FDG 的摄取率常常很低。PET 显像对肺内病变鉴别的假阳性则常见于炎症或感染，尤其是肉芽组织增生性病变，如活动性结核、肺结节病、炎性假瘤、真菌感染

等，有时这些病变的SUV值甚至高于肺癌。因此，寻找出一种能鉴别炎症/感染与肿瘤的PET显像剂成为当务之急。

2. 晚期肺癌 PET显像可用于估计肺癌的预后，如果PET显示病变SUV>7，则生存率要明显低于SUV<7的患者。此外，PET进行的是全身显像，往往可以发现胸部以外的远处转移，如肝、骨、肾上腺等处转移灶，这是CT所不及的。PET发现肺癌骨转移的正确性达96%，常规ECT骨扫描结果假阳性率较高，诊断正确率仅66%。对于肿瘤脑转移，PET显像不如头颅CT或MRI，原因是正常的脑组织和转移的肿瘤对示踪剂的摄取率几乎一样。文献报告FDG PET使24%~40%的患者改变了原来的治疗计划。

3. 肺癌纵隔淋巴结转移 纵隔淋巴结的PET显像有助于肺癌分期。非小细胞肺癌术前分期，确定有无局部淋巴结转移或远处转移，是决定采取何种治疗方式的重要因素。Ho Shon分析了2047例经病理证实的肺癌，其中1743例有淋巴结活检结果，PET对淋巴结诊断的灵敏度和特异性分别为83.3%及92.2%，同组的CT仅为65.0%及78.6%。上海华山医院报告82例FDG PET预测淋巴结转移的灵敏度为94.4%，特异性为100%；其中42例进行了手术处理，45.1%的患者改变了原来CT的分期，原因是CT扫描肿大淋巴结直径必须大于1cm才能判断为异常，PET显像则根据淋巴结的FDG摄取值予以评估。但北京协和医院肺癌中心的研究表明，PET和胸部CT对肺内病变诊断的敏感性、特异性、准确性上有明显差异（$P<0.05$），而对纵隔淋巴结是否转移的判定上没有明显差异。可能的原因是淋巴结过小或中心型肺癌旁的淋巴结转移，PET有时受分辨率的影响可能造成假阴性。炎症或感染性疾病，如老年患者常伴有慢性支气管炎病史，或有吸烟史者，纵隔及肺门淋巴结的SUV值可能增高而产生假阳性。

若淋巴结较小，确切判断是否癌肿转移也有一定困难。临床的一般作法是，如果PET检查纵隔淋巴结为阴性，可直接剖胸探查，无需作纵隔镜检查。如果PET检查纵隔淋巴结为阳性，应进一步行纵隔镜淋巴结活检。如上述PET检查的局限性，其敏感性或特异性不如纵隔镜活检病理诊断。因之，目前PET显像还不能取代CT扫描和纵隔镜检查。

4. 监测肺癌对治疗的反应、复发或转移 肺癌治疗后肿瘤有无残存或复发，是临床医师的难题。手术或化疗以后，病变局部解剖结构破坏，CT难以辨识。放疗后引起的组织纤维化或坏死，CT扫描难以从解剖形态学分辨其中有无肿瘤组织，FDG PET则不受这些因素的影响。但是放疗后1~3个月，有时长达6个月，出现的放射性肺炎会产生假阳性，需要注意与结节状肿瘤组织的摄取增高相鉴别，必要时应随访监测，炎症引起的摄取率增高随时间而逐渐下降。

用于监测肿瘤对治疗反应，FDG PET远优于CT扫描。若肿瘤对治疗有较好的反应，在化疗/放疗后短时间内肿瘤摄取FDG即可下降，不必等到CT扫描显示肿瘤体积缩小。

FDG PET与CT结合起来定位使放射治疗的照射范围更加准确，国外文献报告26.7%~35%的患者因此缩小了照射体积，减低了不必要的辐射损伤。有些患者因FDG PET发现了CT未发现的转移灶而扩大照射范围，减少病灶的遗漏。

（二）淋巴瘤

恶性淋巴瘤是常见的恶性淋巴源性肿瘤，不同年龄与性别均可发病，死亡率次于白血病。恶性淋巴瘤对放疗化疗均比较敏感，尤其是近年来放化疗的进步，淋巴瘤的存活率大大提高，有的病例甚至可达到完全治愈。

治疗前准确分期、评估疗效反应以及鉴别有无复发，对恶性淋巴瘤至关重要。恶性淋巴瘤分为霍奇金淋巴瘤（Hodgkin disease，HD）与非霍奇金淋巴瘤（non-Hodgkin lymphoma，NHL）两类，西方国家HD约占淋巴瘤的1/4，而我国仅占8%~10%。恶性淋巴瘤最常见的症状是局部无痛性淋巴结肿大，1/3患者有发热、盗汗、乏力。

大多数恶性淋巴瘤起源于淋巴结，但是也可能源于淋巴组织以外的器官。HD绝大多数原发于淋巴结，淋巴结外者罕见，发生于横膈上淋巴结的占54%，横膈以下的占6%，发生在横膈两侧的病例占40%。35%的HD患者肿瘤侵及脾，4%侵犯肝脏和骨髓。NHL常见于淋巴结外组织或器官，约有60%患者发生淋巴结外病灶，病变波及膈两侧者占该病的70%。

了解淋巴瘤侵犯的部位、范围，常用CT、MRI影像学方法，判断淋巴瘤病情的首选方法是CT，特别是薄层增强CT扫描。CT在检测淋巴瘤患者的肺门淋巴结、纵隔内淋巴结、主动脉旁淋巴结、腔静脉旁淋巴结、肠系膜淋巴结肿大方面，准确性较高，也能显示胸部X线片死角，如心膈角、后纵隔、椎旁淋巴结。腹部脾是HD的受累器官，CT可以判定脾的大小，但是>1/3的HD和NHL患者的脾大小正常，其实脾内已有隐蔽的淋巴瘤组织。文献报告在脏器已经增大情况下，CT发现淋巴瘤的敏感率和特异性分别为38%和61%。但是CT检查本身存在一定的局限性。首先，CT或MRI要求病变必须存在解剖结构的改变，或病变体积明显增大才能显示，对于体积较小或无明显增大的淋巴结，以及实质性脏器内的亚临床转移，基本不具备诊断能力。其次，CT不能显示淋巴结的内部结构，无法鉴别是增生或良性淋巴结还是恶性肿瘤造成的淋巴结肿大。解剖形态学的变化往往需要一定的时间，早期难以评判。最后，恶性淋巴瘤容易播散，有时还可能多中心发生，这些对于CT或MRI早期评估恶性淋巴瘤均存在一定的困难。如果要评价治疗后的变化，常规影像学方法的困难则更大。

早在20世纪70年代中期，^{67}Ga显像就被用于淋巴瘤的分期及治疗后的随访，认为其效果优于CT是因为CT常常低估了病变的范围。但^{67}Ga的缺点是半衰期长，注射后需24小时甚至48小时才能显像，此外，其分辨率较低，肠道生理性摄取干扰腹部病变的探测，加之感染及炎症病灶的高摄取使之不容易进行鉴别，这些原因均使^{67}Ga的临床应用受到限制。

^{18}F-FDG PET从开始应用就显示其优势，其阳性率高于^{67}Ga，对于早期发现恶性淋巴瘤病灶有较大的帮助。^{18}F-FDG组织摄取的多寡与病变的恶性程度相关，摄取多，恶性程度高，摄取低，则恶性程度低，而且与预后也有一定的关系。与CT相比^{18}FDG PET能发现更多的病灶，因而改变了分期及处理方案。早期PET显像的最大优势在于^{18}F-FDG的高摄取能将很小的淋巴结显现出来，从而对未经治疗的患者做出真实的判断。Shah比较29例（12例HD，17例NHL）CT和PET检查的结果，CT发现21例异常，PET显像7例（33%）与CT不一致，其中2例淋巴结病灶少于CT，5例CT显示淋巴结肿大，PET却未见代谢增高；另8例CT阴性的病例中，PET发现3例（37%）有病变，最后病理证实PET显像无假阴性结果，但有2例假阳性。

PET对于淋巴瘤的治疗监测、疗效评估及鉴别有无复发等也优于一般形态学诊断。很多报告^{18}F-FDG PET对于治疗反应的监测作用，不论是化疗早期（治疗开始1-6周）或化疗结束，PET均可反映肿瘤对药物的敏感性，而且还可预测预后。一般认为治疗前的PET检查可帮助准确分期，也可用于监测肿瘤对药物反应的基础图像。Romer报告化疗1周时，FDG摄取下降较多，6周时仍继续下降者，提示肿瘤对药物敏感，复发率低。Kostakoglu报告侵袭性HD及NHL患者，化疗1个疗程后FDG PET阳性者，90%有复发，无进展生存期（PFS）平均仅5个月，而FDG PET阴性者，随访至少18个月，仍处于完全缓解（CR）。

治疗后肿瘤是否完全缓解或有无残存肿瘤，FDG PET显像比CT更为准确。CT、超声波或MRI不能区分治疗后残存的活肿瘤组织、治疗后纤维化、瘢痕或坏死组织。与组织的代谢活性相比，治疗后局部组织的形态学改变相对滞后。CT检查发现治疗后约64%患者有残余肿块，实际上这些残存组织中只有18%隐藏有肿瘤细胞。治疗后残余肿块FDG PET显像阳性者100%有复发，故如果PET显像为阳性者，必须追加放疗或加强化疗剂量，FDG PET显像阴性者复发率为18%，原因为FDG PET阴性不能除外小的残存病灶存在。文献报告NHL经标准化疗后，7天即可见FDG摄取明显下降，随后摄取持续下降，治疗后42天的PET显像可以作为长期治疗结果的指标。FDG PET在区分存活的肿瘤与治疗后的改变方面，准确率可达90%。

（三）食管癌

食管癌对^{18}F-FDG常有很高的摄取率，一组报告109例食管癌，FDG PET显像的灵敏度及特异性分别为80%和95%，准确率为86%，远高于CT的73%的诊断正确率。FDG PET发现食管癌原发灶的灵敏度为96% ~99%，假阴性只发生在病灶 <0.5cm 的食管癌。更有价值的是 FDG PET 能够发现食管癌的淋巴结转移，这方面也优于 CT。Flanagan 报告 39 例食管癌 PET 显像结果，原发灶的 FDG 摄取都很高，其中 29 例施行了手术，FDG PET 诊断食管癌淋巴结转移的准确率为 76%，而 CT 只有 45% 的诊断正确率，另 7 例进行了内镜检查病理活检，其中 5 例 FDG PET 发现了转移，从而避免了不必要的手术。Yeung 报告 FDG PET 显像探测远处转移的阳性率比 CT 增高 20%。

北京协和医院 PET 中心统计了 1998 年 9 月 ~2002 年 9 月 PET 检查病例的分类，其中全身显像 81.3%，肿瘤占 72.3%，体检 9%，脑显像 18.4%，其中脑肿瘤占 2.5%（表2-6-1）。从肿瘤分布种类看，肺癌 43.5%，妇科肿瘤（卵巢癌、宫颈癌等）10.2%，消化道肿瘤（食管癌、胃癌、结直肠癌等）10%，肝癌 5.8%，乳腺癌 4.6%，头颈部肿瘤 3.8%，淋巴瘤 2.7%（表 2-6-2）。北京协和医院 PET 中心的患者大多数为外院及外地转诊患者，以上各种肿瘤所占比例在一定程度上反映出临床医师对不同肿瘤 PET 的需求情况。

表2-6-1 北京协和医院 PET 中心检查项目

全身显像	81.3%
头颅显像	18.4%

表2-6-2 北京协和医院 PET 显像全身肿瘤分布

支气管肺癌	43.5%
妇科肿瘤	10.2%
消化道肿瘤	10.0%
肝癌	5.8%
乳腺癌	4.6%
头颈部肿瘤	3.8%
淋巴瘤	2.7%

例1 男，38 岁，查体发现右上肺结节。CT 显示右上肺结节状密度增高影，边缘见毛刺。PET 示（图2-6-1）右上肺异常代谢增高结节，大小约 1.2cm×1.6cm，标准摄取值（SUV）约 3.5。行右上肺切除，病理诊断为中分化腺癌，淋巴结未见转移。

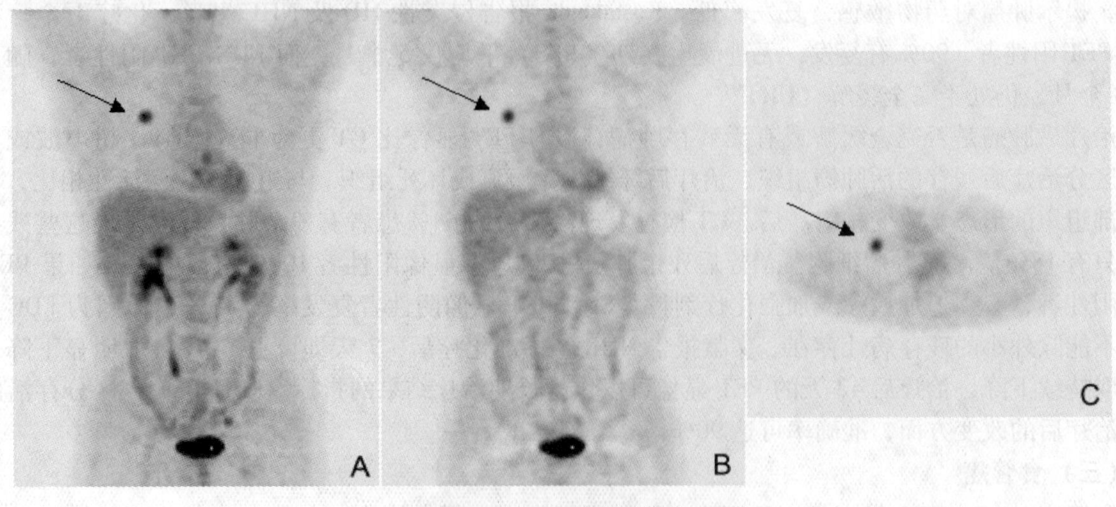

图2-6-1 单个肺结节

A：正位投影图；B：冠状面；C：横断面。

术后未行放化疗。1 年后复查 PET 示（图 2－6－2）纵隔内、左锁骨上淋巴结代谢增高。遂行化疗及放疗，后发现脑转移，又行 γ 刀治疗。再行 PET 检查（图 2－6－3）示纵隔内代谢增高淋巴结消失；颈中部一椎体及第 12 胸椎骨转移；颈椎及上段胸椎代谢减低为放疗后改变。

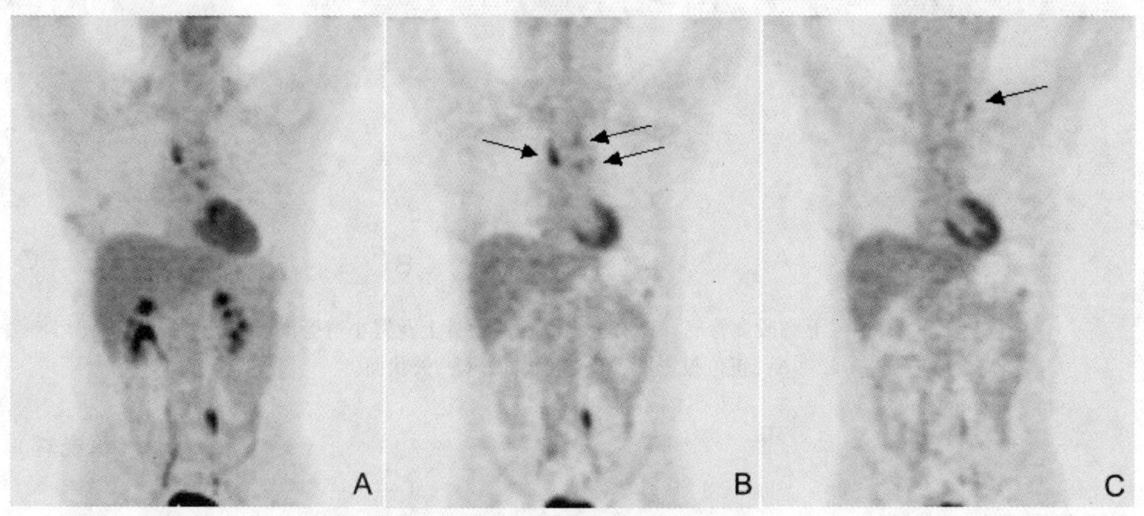

图 2－6－2　纵隔、左锁骨上淋巴结转移

A：正位投影图；B 和 C：冠状面。

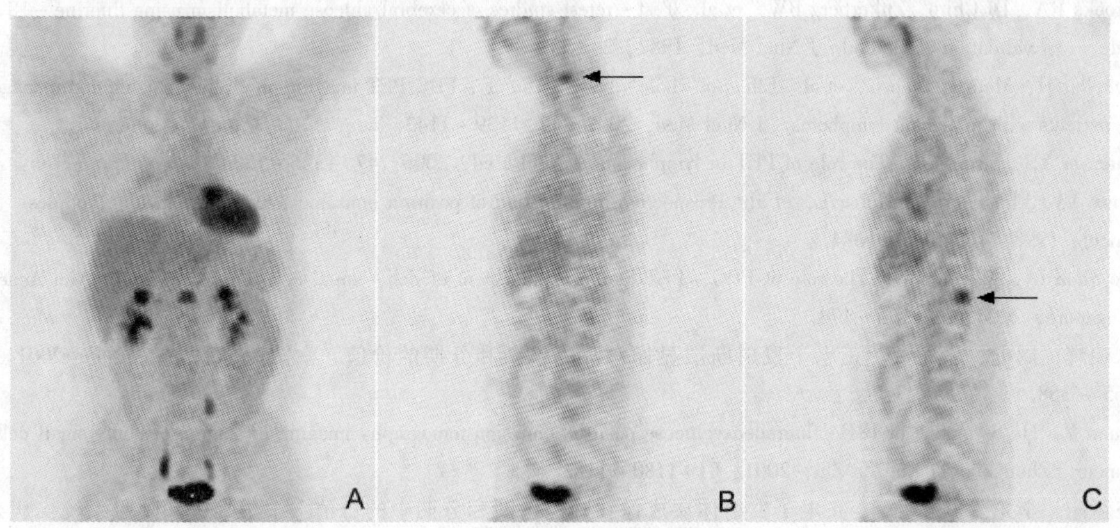

图 2－6－3　骨转移

A：正位投影图；B 和 C：矢状面。

例 2　男，51 岁，胸部不适、下咽困难 3 周。上消化道造影及 CT 提示胸段食管癌。B 超发现左颈、右上纵隔、上腹腔及腹膜后多处淋巴结增大。左锁骨上淋巴结活检病理诊断为高分化鳞癌。PET（图 2－6－4）示上胸段食管癌，伴右上纵隔、左锁骨上及胃小弯旁淋巴结转移。

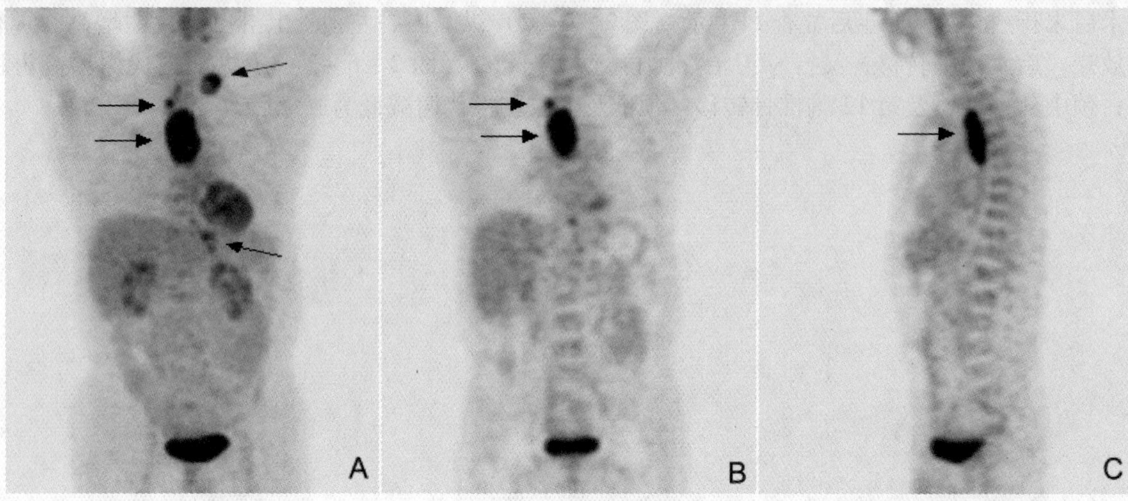

图2-6-4 上胸段食管癌，伴右上纵隔、左锁骨上及胃小弯旁淋巴结转移
A：正位投影图；B：冠状面；C：矢状面。

（徐晓辉）

参 考 文 献

1. Woodward GE, Hudson MT. The effect of 2 - desoxy - D - glucose on glycolysis and respiration of tumor and normal tissues. Cancer Research, 1954, 14:599 ~605.
2. Brooks RA, Di Chiro, Zukerberg BW, et al. Test - retest studies of cerebral glucose metabolism using fluorine - 18 deoxyglucose: validation of method. J Nucl Med, 1987, 28:53 ~59.
3. Schoder H, Meta J, Yap C, et al. Effect of whole - body (18) F - FDG PET imaging on clinical staging and management of patients with malignant lymphoma. J Nucl Med, 2001, 42:1139 ~1143.
4. Jhanwar YS, Straus DJ. The role of PET in lymphoma. J Nucl Med, 2006, 47:1326 ~1334.
5. Lowe VJ, Fletcher JW, Gobar L, et al. Prospective investigation of positron emission tomography in lung nodules. J Clin Oncol, 1998, 16:1075 ~1084.
6. Ho Shon IA, Maisey MN. The role of FDG - PET in the management of non - small cell lung carcinoma. Ann Acad Med Singapore, 2004, 33:166 ~174.
7. 朱朝辉，周前，李龙芸. 正电子发射断层显像对肺癌诊断和分期的价值. 中国医学科学院学报，2001，23：365 ~368.
8. Guan Y, He S. Value of 18F - fluorodeoxyglucose positron emission tomography imaging in staging of non - small cell lung cancer. Zhonghua Yi Xue Za Zhi, 2001, 81:1180 ~1183.
9. 王孟昭，李龙芸，朱朝辉. 正电子发射体层成像在肺癌诊断和分期中的价值. 中华结核和呼吸系统疾病杂志，2005，28:221 ~224.
10. Shah N, Hoskin P, Mcmillan A, et al. The impact of FDG positron emission tomography imaging on the management of lymphomas. Br J Radiol, 2000, 73: 482 ~487.
11. Romer W, Hanauske AR, Ziegler S, et al. Positron emission tomography in non - Hodgkin's lymphoma: assessment of chemotherapy with fluorodeoxyglucose. Blood, 1998, 91:4464 ~4471.
12. Kostakoglu L, Coleman M, Leonard JP, et al. PET predicts prognosis after 1 cycle of chemotherapy in aggressive lymphoma and Hodgkin's disease. J Nucl Med, 2002, 43:1018 ~1027.
13. Yeung HW, Macapinlac HA, Mazumdar M, et al. FDG - PET in Esophageal Cancer. Incremental Value over Computed Tomography. Clin Positron Imaging, 1999, 2:255 ~260.
14. Flanagan FL, Dehdashti F, Siegel BA, et al. Staging of esophageal cancer with 18F - fluorodeoxyglucose positron emis-

sion tomography. AJR Am J Roentgenol, 1997, 168:417~424.

15. Yeung HW, Macapinlac H, Karpeh M, et al. Accuracy of FDG-PET in Gastric Cancer. Preliminary Experience. Clin Positron Imaging, 1998, 1:213~221.

第七节　纵隔病变诊断的有创性检查

一、有创检查概述

纵隔肿物或大多数纵隔淋巴结肿大的诊断常常存在一定的困难。临床影像学检查仅能指出病变的存在，但不能确定病变的性质，因之多需要有创性检查诊断措施，获取病变的组织或细胞，以明确纵隔疾病的病理学诊断。

原发性纵隔肿瘤一般需要活检来确定肿瘤的性质，这些方法包括经皮穿刺活检、经支气管穿刺活检、前纵隔切开活检、开胸活检以及纵隔镜活检。

尽管大多数纵隔肿物无论何种原因都需要手术切除，但是临床医师还是强调在切除前通过适当的途径获得确诊，以便术前能做出合理的手术计划、制定周密的手术方案和完善的术后处理。此外，明确支气管肺癌有无纵隔淋巴结转移，对确定肺癌的术前分期，制定确切的治疗方案，对临床医师有着重要的意义。

因此，纵隔病变的有创性检查是一项有着重要价值的术前诊断方法。需要强调的是，并非所有的纵隔疾病都可以经有创检查明确诊断，有创检查对于纵隔病变的诊断仍存在着一定的局限性，因此在应用有创检查时应当明确其适应证及禁忌证。另外，纵隔病变有创性检查结果，除了检查操作的准确性外，病理科医师的诊断水平也起着决定性的作用。

目前，临床上应用于纵隔病变诊断的活检技术主要有以下几种：经皮针吸活检，经支气管针吸活检，前纵隔切开活检，开胸活检或纵隔镜活检。各种活检方法的诊断结果和危险性均不相同。总的说来，前纵隔切开活检和开胸活检，诊断结果最佳、危险性最小。缺点是需要全身麻醉和开胸手术，对于年迈或心肺代偿功能受损的患者，这种活检方法不无顾虑。经皮穿刺针吸活检，可以在局部麻醉和透视、CT或超声波指引下进行，对于前上纵隔局限性病变的诊断效果较好，但是对于中纵隔或较深在的纵隔病变诊断率很低。经支气管活检主要用于隆突前方、隆突下方肿大淋巴结以及气管旁肿大淋巴结的检查，其诊断结果较好，危险性较低，但是需要有较好的支气管解剖基础和一定的操作经验，才能获得确切的病理诊断。在经皮穿刺活检中，应用切针进行活检，其优点是获取的组织块较大，容易做出病理组织学诊断，但是对于组织的损伤也大，由此所带来的合并症亦较多，临床上应用受到一定的限制。至于纵隔镜活检，特别是目前电视纵隔镜活检技术将在后面专门介绍。

二、经皮穿刺针吸活检

穿刺细胞学已经有60余年历史了，早在1930年Martin就报告了穿刺细胞学的结果，从此，临床医学家们逐渐接受了穿刺细胞学作为疾病的一种诊断方法。我国从20世纪50年代开展穿刺细胞诊断学，最初应用在血液病的细胞学诊断，即骨髓穿刺涂片检查。以后又在乳腺、肝脏疾病的诊断上应用。80年代以后，穿刺细胞学诊断逐渐普及开展，除了淋巴结、甲状腺、乳腺、肝脏、前列腺、骨、软组织以外，肺和纵隔病变也在X线透视或CT定位下进行穿刺细胞学诊断。胰腺常在超声引导下穿刺，脑内病变则可作定向穿刺活检。

（一）经皮穿刺活检（percutaneous needle aspiration biopsy，PNAB）

经皮细针穿刺纵隔肿物活检已经零星地应用了几十年，而且近年来通过CT的引导得到了改进。有经验的临床医师操作时，这项技术的并发症率很低，结果可以和经皮穿刺肺活检的结果相匹敌。经支气管针吸活检（transbronchial needle aspiration，TBNA）很少发生严重出血，已经报道可以准确诊断一系列疾病。这些穿刺诊断的准确程度与操作者的技术和坚持程度有关，如果快速细胞学检查能够明确标本是否足够，准确性会得到更大的提高。

经皮穿刺纵隔肿物活检，是衍生于经皮穿刺肺活检的一种技术，是纵隔内病变的一种检查方法，它操作简单、迅速，有着较高的诊断价值。像经皮穿刺肺活检一样，这种操作也具有发生某些合并症的危险，也并非每个病例都能适用，因此必须严格掌握适应证。

了解经皮穿刺纵隔肿物活检之前，必须明了经皮穿刺肺活检。因为两者的适应证和禁忌证，以及操作方法、制备涂片基本相同，只是穿刺的对象不同，一个是充满气体的肺组织，另一个是实性的纵隔肿物罢了。

经皮穿刺肺活检用来诊断肺炎的报告出现于1883年，应用切针进行穿刺肺活检报告于1940年。由于细针或切针肺活检带来的出血、张力性气胸等严重合并症，使得这种诊断方法未能在较大范围内推行。20世纪60年代，随着正侧双向屏幕透视的出现；病理上细胞诊断学的进步；方便实用的穿刺针和切针的设计制作，经皮针吸或经皮切针穿刺肺活检的诊断率越来越高，合并症逐渐下降，成为局限性肺部病变安全有效的诊断方法。

细针穿刺抽吸肺活检是周围型肺内病变最有价值的诊断方法。目前使用针径极细的穿刺针获取很少组织或细胞，即能做出确切的细胞学诊断，而合并症大大地减少。经数十年的临床观察随诊已证明，肿瘤细胞在穿刺针道和胸膜腔内种植或播散的发生率微乎其微。在过去几年里，除了在双平面屏幕的透视下进行细针穿刺外，又发展了在B型超声和CT指导下确切定位，进行针吸肺活检，这样进一步提高了诊断结果，降低了并发症发生。

经皮针吸穿刺肺活检具有较高的诊断价值，但是它是一种有创伤性的诊断操作，有发生合并症的可能，个别情况下甚至对患者造成危险。故在选择此项操作时，必须严格掌握适应证和禁忌证。

1. 经皮针吸穿刺肺部病变的适应证

（1）怀疑周边型肺癌。

（2）怀疑肺转移性病变。

（3）双侧或不能切除的肺恶性病变需病理学诊断。

（4）怀疑上肺沟瘤早于或代替纤维支气管镜检查。

（5）长期不吸收的局限型肺内感染性病变。

（6）有严重内科疾病影响开胸术。

（7）在特殊化学药物使用前，获取肺标本鉴定细菌、真菌、寄生虫。

（8）获取活细胞做组织培养，研究免疫、放射、化学药物敏感性。

细针穿刺肺活检最常用的情况是鉴别位于肺周边部位的孤立小结节或肺内多发小结节。肺内孤立或多发小结节的鉴别诊断，对于治疗和预后判断有重要意义。肺内病变的病理分型诊断，特别是肿瘤的病理类型，可以有效地指导患者的化疗或放疗。少数情况下，局限性感染性病变进行经皮针吸活检，可以鉴定病原微生物是细菌、真菌或寄生虫，帮助临床医师选择特殊的化学药物。近年来有人报告应用针吸肺活检来代替开胸肺活检进行免疫学、放射学的研究，以及化学药物的敏感度研究等。

2. 经皮肺穿刺活检的主要禁忌证

（1）可以用其他方法做出诊断的肺部病变。

（2）病变附近存在有肺气肿、肺大疱。

（3）怀疑血管性病变，如血管瘤、肺动静脉瘘。

（4）怀疑肺囊性病变，如肺包虫囊肿、支气管囊肿。

（5）患者系出血素质有出血倾向，或存在凝血机制障碍，或正在进行抗凝治疗。

（6）对侧曾行全肺切除。

（7）透视下正侧位均不能清楚地显示病变。

（8）患者不合作，不能控制咳嗽，有严重心肺功能不全，如肺动脉高压、心肺储备能力差等。

（二）经皮细针抽吸方法

多用内径为0.6cm、长度分别为10cm、12cm或16cm带针芯的穿刺针。细针口径细，组织创伤小，并发气胸、出血、气栓机会少。但是细针采取的组织相对较少，对于较硬韧的病变常不易刺入，故诊断率受到一定的影响。

透视下细针抽吸操作的具体步骤如下：操作前3小时禁食，精神过于紧张者可口服地西泮（安定）2.5mg。操作时患者卧于操作台，可采取前入路、后入路、侧入路，以最方便和最捷近的径路进入。透视下用止血钳顶端确定胸壁针刺位置，皮肤消毒铺巾后，局部浸润麻醉直达胸膜层。借助定位器（holder）（即一短小中空小管，两端有圆形金属环以固定穿刺针），将带有针芯的穿刺针（一般用9号腰穿针内径为0.6mm）沿肋骨上缘刺入，方向与操作台垂直。当进入病变时，术者可感到阻力增加。穿刺针在透过胸膜腔时速度应快，以免针尖在呼吸时划破脏胸膜和肺组织造成气胸。

确定穿刺针已达病变后，嘱患者深呼吸屏住，迅速拔出针芯，用手指暂时堵住针尾，防止气体吸入，尽速接20ml注射器，将穿刺针回拉或深入并结合旋转等动作，在持续负压抽吸下，拔出穿刺针，针孔用棉球覆盖。针头内容物直接涂片固定于95%乙醇内，针管内容物推入盛有95%乙醇的小瓶内，做沉渣包蜡切片，苏木素伊红染色送病理检查。

操作毕，于直立位做后前位胸部透视或摄片，检查有无气胸或胸内出血。门诊患者可在院内观察3~4小时，然后再重复胸部X线检查，无特殊可返家。住院患者亦应严密观察，警惕合并症的发生。操作后口服抗生素预防感染。

切针采取组织的方法：切针有许多种，如Vim - Silverman针、Franklin - Silverman针、Jack针、Ahrans针，Nordenstrom设计了改良切针。切针由3部分组成：套管、切割针头和针芯。针芯和切割针头较套管长出约1~1.5cm。使用时，将3个部分同时刺入肺内病变边缘，确切定位后，将切割针头和针芯再推入1cm，拔出针芯，回拉或旋转切割针以切取部分病变组织，再与套管针一齐拔出。为了更有效地获取组织，切割针头设计有各种尖端，如螺旋状、匙状、钩状。切针不用注射器回抽，将切割针头内的组织推出送检。切针口径较粗，获取的组织较多，容易做出病理组织学诊断，但是它的合并症多，对受检者带来的危险也较大。

（三）经皮穿刺肺活检诊断率、并发症和病死率

1. 诊断率　复习数十年22位作者的结果总结于表2-7-1。从表2-7-1可以看出，肺穿刺活检诊断率一般于50%~90%，平均为84%。比较好的结果如Sagel等发表的一组，1153例直径小于2cm的肺内结节，经皮细针穿刺的诊断率达96%。Sinner报告的另一组302例细针穿刺肺内球形病灶，诊断率亦为96%，其他人如Dahlgren和Nordenstrom报告其诊断率为93%。

各地报告的诊断率高低相差很大，其原因是多方面的。从病变本身而言，病变越大，诊断率越高；病变位于周边近胸壁、位于肺尖，诊断率较高。从病变性质看，良性病变诊断率低，恶性病变诊断率高，恶性程度越高，诊断率亦越高。重复穿刺可提高诊断率，如一次穿刺诊断率为87%，二次穿刺可达96%。此外手术操作者的技术熟练程度及经验，放射科医生的配合以及病理科医师的细胞学诊断水平等因素，都在很大程度上影响着诊断率。经皮肺穿刺不仅在区分病变的良恶性达到较高水平，而且较其他细胞学检查，如痰脱落细胞学、支气管毛刷细胞学检查等方法有更高的鉴别病理类型的优点。有作者报告，对恶性病变的病理类型诊断率，经皮肺穿刺可达87%。针刺肺活检亦有一部分假性结果，假阴性、假阳性均有报告。如Lauby报告一组523例中有1例假阳性；Magnus报告一组假阴性占7%；Sinner报告一组假性结果（假阴性和假阳性）为2.5%；Zelch等报告一组假阴性为18%；Lalli报告一组假阴性为11%。发生假性结果的原因可能与获取的标本不典型、标本处理不恰当，肿瘤本身分化程度低、病理工作者的诊断水平有关。

表2-7-1 5464例经皮穿刺肺活检结果和并发症

作者	年代	病例数	针型	病变	诊断率%	气胸%	出血%	死亡
Manfredi	1963	16	细针	弥漫型	59	13	25	0
Aronovich	1963	48	切针	局限型	61	13	0	0
Smith	1964	61	切针	混合型	64	41	8	1
Lauby	1965	523	细针	混合型	50.4	6	2.7	2
Krumholz	1966	112	细针	弥漫型	66	17	30	0
Adamson	1967	62	细针	混合型	63	20	5	1
King	1967	64	细针	局限型	87.5	5	2	0
Magnus	1967	144	细针	混合型	72			
Youmans	1968	151	细针	弥漫型	84	30	19	1
Sanders	1971	164	细针	混合型	84	32	5	0
Zavala	1972	40	切针	混合型	80	23	21	0
Zelch	1973	208	细针	局限型	89.3	14	3	0
Sinner	1973	302	细针	局限型	96	5	4	0
Boylen	1973	75	环钻	弥漫型	72	43	7	1
Sargent	1974	350	细针	局限型	81	26.6	1.7	2
Morawetz	1974	362	细针	混合型	92	4.5	0	0
Rosemary	1974	59	细针	局限型	80	20	0	0
Dick	1974	227	细针	混合型	73	19	3	0
Borgeskov	1974	40	细针	局限型	62.5	25	0	0
Silviu	1975	80	细针	局限型	89	25	0	0
Sagel	1978	1153	细针	局限型	96	24	6	0
Lalli	1978	1223	细针	混合型	86.4	24.2	0	1
合计		5464			84.7	20.1	4	9（0.18%）

2. 并发症

（1）气胸：最常见，许多作者报告气胸是经皮穿刺肺活检第一并发症，发生率不等，从5%～43%（表2-7-1），一般在24%以下。分析发生气胸多系使用粗口径的切针；病变部位较深；肺内弥漫性病变；伴有肺气肿的老年患者；多次操作等。位于周边的病变气胸发生率较位于中心者低一倍，分别是9%和18%。使用细针抽吸，气胸发生率较低，有的可在5%以下。气胸发生与病变大小及病变所在肺叶部位无明显关系。经皮肺穿刺引起的气胸多为无明显症状的轻度气胸，不需处理可自行吸收。发生气胸的病例中约有7.7%需行胸腔插管闭式引流。故操作过程中和术后应严密观察患者，警惕气胸的发生。文献报告早年曾有经皮肺穿刺病例发生张力性气胸未及时处理致死。

（2）局部出血和咯血：此种并发症发生率不高，一般为6%～10%（表2-7-1）。局部出血常为术后几口痰中带血，或在X线胸片上可见穿刺部位周围有浓密影。轻度出血不需特殊治疗，大量较严重的咯血，多发生于肺动脉高压患者，因操作困难刺破大血管所致，对此应高度警惕。文献报告使用粗针肺穿刺活检发生大咯血而死亡者有5例之多。

（3）感染：自开始施行经皮肺穿刺活检以来，很少有报告发生胸内感染，Nordenstrom曾提到过早期1例穿刺后发生脓胸。自从加强无菌术，操作技术的提高，抗生素的应用，目前很少出现因操作而引起的感染。

（4）空气栓塞：Lauby于1965年总结其经皮肺穿刺活检21年经验时，描述早期3例患者立位进行操作时发生惊厥，怀疑空气栓子所致，以后全部改为卧位，无一例惊厥发生。复习文献经皮肺穿刺活检5000余例，因气体栓子致死的共有2例，Westcott报告1例，Woolf报告1例。目前各地操作均采取卧位，嘱患者呼气后屏住拔出针芯，立即用手堵住针尾，以防空气栓塞发生。

（5）针道种植和转移：这是许多人担忧的问题，历来对此争论较多。一直有作者报告，或沿针道继发肿瘤，或穿刺后出现胸腔积液，并在胸水中发现瘤细胞。另一部分人从大量文献报告和自身的实践提出，针道种植虽有可能，但发生率很低，分析万余例经皮肺穿刺发生种植者仅5例，多在使用粗口径的穿刺针和切针或晚期肿瘤患者。有的作者强调行肿瘤切除时，将穿刺针道的组织切除以及拔出穿刺针持续保持负压抽吸，有人推荐在穿刺针外再置一塑料管套管，使穿刺针与针道组织不直接接触。针刺是否引起血源性转移，在恶性肿瘤患者本身就有血源性转移的可能，是否系针刺活检引起，难以肯定。

3. 病死率　复习自1965～1978年22位作者报告（表2－7－1）的5464例经皮穿刺肺活检，死亡9例，病死率为0.18%。另一作者复习9000例经皮穿刺肺活检，死亡6例，现将两组死亡病例综合列表2－7－2分析（两组中有交叉，实际死亡12例）。在肺穿刺死亡的病例，有些与操作有关，有些尚未查清原因。经皮肺穿刺活检致死病例，多发生于开展操作的初始阶段；操作者经验不多；病例选择不适当；使用口径较粗的穿刺针；患者一般情况不佳；对合并症警惕性不够。目前的设备、技术、经验，严格的评定适应证和禁忌证，使这种检查基本上做到无死亡，如Sagel一组进行肺穿刺操作1153例，无1例死亡。

表2－7－2　经皮肺穿刺活检死亡率

作　者	年　代	死亡数	原　因	疾　病
Woolf	1954	1	气体栓塞	严重肺功能不全
Smith	1964	1	咯血	肺动脉高压
Lauby	1965	1	张力性气胸	双侧大泡性肺气肿
Lauby	1965	1	原因不清	巨大间皮瘤纵隔移位肺不张
Adamson	1967	1	咯血	肺动脉高压
Youmans	1968	1	原因不清	
Meyer	1970	1	咯血	过量镇静剂抑制咳嗽窒息
Boylen	1973	1	咯血	弥漫性病变，环钻肺活检
Westcott	1973	1	气体栓塞	
Sargent	1974	1	气胸	突然心跳骤停
Sargent	1974	1	出血	大量肺内出血
Lalli	1978	1	原因不清	
合计		12		

（四）经皮穿刺纵隔肿物活检

1. 经皮针吸纵隔肿物活检的适应证

（1）性质不明的纵隔肿物。

（2）恶性纵隔肿瘤，无手术指征，获取病变病理诊断用以指导化疗或放疗。

（3）年轻患者高度怀疑纵隔非精原细胞性生殖细胞肿瘤，获得病理诊断后，进行化疗。

（4）已确诊为肺癌，合并有纵隔淋巴结肿大，确定肿大淋巴结是否为转移性，以帮助术前确切分期，选择治疗方式。

2. 经皮穿刺纵隔肿物活检的禁忌证　禁忌证与经皮穿刺肺活检基本相同，特别强调的禁忌证包括：

（1）年迈高龄并严重心肺代偿功能低下。

（2）怀疑病变为血管性疾病，如动脉瘤、肺动脉高压、上腔静脉综合征、主动脉夹层。

（3）凝血机制障碍、出血素质或正在行抗凝治疗。

近20年来，经皮穿刺针吸纵隔病变的报告虽然数量有增加，结果有进步，但是与穿刺针吸肺内病变比较，均显得缓慢和不足。Westcott报告使用20号穿刺针对肺门淋巴结和纵隔病变进行针吸活检，取得较好结果，从而避免了更为复杂及创伤较大的诊断操作。近年来在CT指导下经皮穿刺纵隔疾病活检获得更为优良的结果，在一篇报告30例患者经皮胸骨上入路针吸活检，83%获取了适当的标本并得到正确诊断。Akamatsu报告，在CT指导下，局麻下经脊柱旁后入路穿刺隆突下淋巴结、下气管旁淋巴结，经胸骨上前入路穿刺第6组淋巴结，其诊断的敏感性、特异性和诊断正确率分别为88%、100%和98%。在一组52例经皮穿刺针吸活检的报告内，50例针吸结果获得手术、尸检或其他方法证实。其中尚有20例应用切针获取组织学标本，没有发生重大合并症。在更大的一组包括有116例纵隔病变的报告中，纵隔病变的细胞学诊断正确率达90.3%，仅有1例较大合并症发生，同时经皮针吸活检对于胸腺瘤的诊断率为82.4%，淋巴瘤的诊断率为66.7%，对良性病变的诊断率也获得较好的结果。

三、经支气管穿刺活检（transbronchial needle aspiration，TBNA）

经支气管穿刺活检是纤维支气管镜在临床上广泛应用以后发展而来的一种活检方法，近年来也应用于纵隔病变，特别是隆突下肿大淋巴结、气管旁淋巴结的诊断。经支气管穿刺活检是经支气管镜肺活检（Transbronchial lung biopsy TBLB）的一个部分，讨论经支气管穿刺活检之前，须先对经支气管镜肺活检的原则、适应证、禁忌证等有清楚的认识。

早在1974年Levin报告了33例应用纤维支气管镜进行肺活检的结果，其中26例病理诊断结果与临床一致，这33例中包括22例弥漫性病变和11例局限性病变。以后这33例中有23例做了开胸肺活检或尸检，16例与经纤维支气管镜肺活检结果相同，诊断率为70%。近年来随着细胞学、放射学、免疫组化、细菌学和电镜技术的进步和发展，经纤维支气管镜肺活检在临床上的应用越来越普遍，成为肺内病变的一种较常用的诊断方法。

肺部孤立性局限性病变和弥漫性病变，特别是在纤维支气管镜检查时不能窥及和痰细胞学检查呈阴性的肺内病变，临床诊断十分困难。目前在X线指导下TBLB使诊断水平大为提高，国内国外报告的诊断率大约为70%～80%。TBLB对于弥漫性肺部病变诊断率相对较高，其中以结节病和弥漫性肺间质纤维化的阳性率最高。在局限性病变中，周围型肺癌较其他良性病变诊断率为高。

在纵隔外科方面，经支气管穿刺活检主要是针对支气管肺癌患者，确定纵隔肿大淋巴结是否系转移性淋巴结，以帮助肺癌分期，决定采取治疗的方式。另外，对于纵隔内，特别是位于隆突下和气管旁不明原因的肿块，在其他检查方法无法确定诊断时，采用经支气管穿刺活检以期获得病变性质的诊断。

确定支气管肺癌患者有无纵隔淋巴结转移，在纤维支气管镜下经支气管细针穿刺（TBNA）是一项可行的措施，穿刺病变组织送病理检查，可以获得纵隔肿大淋巴结恶性转移的确切证据，而且其操作的风险和检查的花费都比纵隔镜检查要小。支气管肺癌患者施行TBNA主要针对隆突下淋巴结和右侧气管旁淋巴结，这两组淋巴结是支气管肺癌常见的纵隔转移部位，而且纵隔镜检查这些部位常出现假阴性结果。

与支气管镜检查发展过程相同，最早采用的是硬质支气管镜，随着纤维支气管镜的出现，后来改为经纤维支气管镜进行穿刺针吸检查。而且，由于医疗器械的改进，又出现了较粗的穿刺针以便获取组织学检查足够的标本，而不单是针吸取得的细胞学标本。这样TBNA检查为临床提供了较有价值的资料。尽管常规穿刺的取材部位邻近大血管和肺实质，但是TBNA是一项很安全的检查手段，在报告的超过1500例次的检查中，仅有两次明显的合并症（气胸和纵隔出血）。

经支气管穿刺针吸活检的操作方法与经支气管镜肺活检基本相同。经纤维支气管镜肺活检常采用活检钳、刮匙、毛刷和针吸（TBNA）等方法，可以借助于X线指引或不需X线帮助进行。

一般作法是患者取仰卧位，使用Olympus BF－B3型纤支镜，由鼻孔进镜，通过声门后注入2%利多卡因作气管麻醉。常规检查各支气管分枝，然后重点观察病变区域。对于局限性病变，如肿块直径<3cm，又较接近于肺的周边部位时，则在X线透视下作检查，将毛刷和活检钳准确送入病灶，先刷检后钳取（取组织3～5块）。对于直径>3cm、接近中央肺门附近的病变，则无需X线透视进行刷检和咬检。对于弥漫性肺病变，如在X线透视下检查时，主要选择病变最密集的相应的支气管开口远端，作刷检和咬检，如无X线透视下检查，一般选择右下外（B_8）、后（B_{10}）基底段开口之远端取材。

经支气管穿刺针吸时，除上述检查步骤（体位、麻醉、送入纤维支气管镜）外，选择适当活检部位，经纤维支气管镜将可回缩的支气管穿刺活检针（Wang transbronchial aspiration retractable biopsy needle，W－222－13），送入拟活检部位，以垂直方向刺入病变处，深达1.2cm，拔出针芯，将针尾连接于50ml注射器，负压抽吸3～5次，然后拔出穿刺针。将吸取物轻轻涂于洁净载玻片上。

近年来TBNA对于肺癌诊断的临床应用非常广泛，包括探查纵隔、肺门淋巴结或其他部位恶性肿瘤的纵隔转移。特别是中心型小细胞肺癌，原发灶很小而淋巴结转移灶很明显，支气管镜检查常发现支气管受压变狭窄，却不能发现肿瘤，咬检或刷片结果多为阴性。故对于肺门或支气管外压性包块，进行TBNA细胞学检查可成倍提高诊断率。对拟诊肺癌的患者进行隆突下结节常规TBNA，可以为手术治疗提供依据。它的优点是当肿瘤压迫致支气管狭窄，活检钳不能达到时，TBNA可以深入到此部分肺内采取细胞，从而使诊断率至少提高到70%～80%。国内外资料表明，经支气管镜针吸肺活检可以弥补经支气管镜活检、毛刷和冲洗的不足，诊断阳性率可近70%。

TBLB尽管在临床上获得了广泛应用，但是应当指出它是一种有创的检查，有可能发生某些合并症。TBLB须穿过或截断个别小支气管壁，因之常常不可避免地损伤其相邻的细小支气管动脉，引起出血。TBLB常见的合并症是短暂性痰血或咯血，但是超过50ml的出血较少见。活检时发生少量出血，可将支气管镜头端楔入相应的段支气管，使出血局限，数分钟后自行凝固，或经支气管镜注入1∶20000肾上腺素5ml，亦能控制出血。出血不能控制时，应迅速撤出支气管镜，取患侧向下的侧卧位，以免血液流向健侧。若持续出血，应使用硬质支气管镜或支气管内插管填塞止血，或请外科帮助处理。TBLB操作发生气胸的情况较少，约为5.5%。在弥漫性肺病变发生率略高，约为10%。气胸多可以自行吸收，很少需要胸腔插管引流，张力性气胸更为少见。另外有个别报告TBNA操作后发生纵隔积血和菌血症。支气管镜类似气道内的占位性病变，操作时可影响通气功能，一般可使动脉血氧分压下降约10mmHg，在撤出支气管镜后渐见恢复。当检查时间过长，严重气道阻塞者可产生动脉血氧分压急剧下降，甚至心跳呼吸停止。在严重肺功能代偿不全患者，可于操作中经鼻导管给氧，此外，检查时间不宜过长，并应有紧急抢救设备。

在考虑进行TBNA确定诊断用以指导治疗时，须采取慎重态度，严格掌握操作的适应证和禁忌证。心肺代偿功能低下、出血素质、急性呼吸道疾病、肺动脉高压、肺动静脉畸形、肺大疱和情绪过度紧张者均应视为此项检查的禁忌证。

有关TBNA评估支气管肺癌纵隔淋巴结转移的报告经验，绝大多数是获得阳性结果的报告，没有对所有TBNA检查取得的阳性结果或阴性结果进行外科手术证实的权威性结论。一项严格的前瞻性研究发现，确诊为支气管肺癌的患者中，仅有15%是经过TBNA获得纵隔淋巴结转移的阳性结果，其中69%的TBNA标本是作为手术前纵隔淋巴结转移的唯一证据。所以，TBNA检查的实际敏感性为14%～50%，特异性为96%～100%。因此，TBNA的阴性结果还需要确切的手术证实，但是TBNA假阳性结果的风险似乎很低。文献报道过4例假阳性结果，其中两例抽吸到邻近大气道的原发性肿瘤，另两例是采集到气管支气管分泌物中的肿瘤细胞所致。无论如何，建议任何支气管内病变在探查或活检之前最好进行TBNA检查。

为了在临床实际工作中获得可以比较的结果，需要对施行 TBNA 操作的人员进行培训和实践，同时还需要对拟行 TBNA 的病例进行筛选。支气管内见到病变或隆突增宽、有红斑的患者，TBNA 的阳性结果较高。胸部平片上纵隔淋巴结肿大以及胸部 CT 显示隆突下淋巴结肿大都有很高的 TBNA 检查阳性率。在 CT 引导下穿刺针吸活检更可提高该项技术敏感性。

最后，TBNA 也可以应用在其他的胸部疾病，例如各种原发性纵隔肿物和囊肿的诊断，胸部以外恶性肿瘤的纵隔转移，以及各类纵隔良性病变，另外，TBNA 检查也可对免疫缺陷病毒感染引起的纵隔淋巴结肿大进行评估。

超声内镜引导针刺活检是一项相对较新的技术，依赖于内镜超声探头的应用来放置穿刺针，超声探头经胃镜检查通道操作。纵隔镜一般无法达到纵隔内邻近食管的区域，如隆突下淋巴结，因此该技术更有应用前景。初步的研究显示该技术精确度高，耐受性好。在选择性病例，超声内镜引导下活检可以明确纵隔转移的存在而不需要手术来进行分期。

四、前纵隔切开活检

前纵隔切开术最早由 Mcneill 和 Chamberlain 在 1966 年介绍到胸外科临床，当时主要的应用是替代纵隔镜，检查一侧气管旁淋巴结的方法，当然现在早已不用在这方面了，假若没有以前所进行的纵隔探查手术，大多数外科医师宁愿胸中线颈部纵隔镜检查，来评估气管任何一侧的淋巴结以及隆突淋巴结。纵隔内病变，如结节病、癌性淋巴转移、原发性肿瘤、淋巴结核及纵隔肿瘤，如需求得确诊，可考虑此法。在胸骨左缘第 4 肋软骨处，手术切除一段软骨进入纵隔，推开左侧胸膜摘取纵隔组织进行活检。方法虽尚安全，但可供探查的范围及取到的标本部位有限，故适应的对象较少。

目前来说，前纵隔切开术也是一种简单的外科技术，用以获取位于纵隔、肺门和邻近肺实质的病理学诊断，其切口较小，操作安全。借助小的纤维可弯曲的头灯，适当的牵开，切除一段肋软骨，均是良好显露的重要保证。现在前纵隔切开术逐渐成为颈部纵隔镜评估左上肺叶肿瘤的有效辅助检查，也是前纵隔肿瘤安全的活检方法。

前纵隔切开术通常在全身麻醉下进行，于左或右侧前胸第 2 肋软骨表面作一 5～7cm 横切口，像最初描述的将一段第 2 肋软骨切除。现在常经第 2 肋间隙作切口而不切除第 2 肋软骨，如此前胸皮肤不遗留切除肋骨后造成的凹陷畸形。仔细辨识胸廓内动脉并避免损伤。向内侧钝性解剖直到纵隔胸膜。解剖时很容易撕破纵隔胸膜，尤其是右侧胸膜，胸膜破了也好处理，闭合切口前临时用一细导管排空气体即可。

右侧前纵隔切开可允许探查右肺门前区和上腔静脉和奇静脉附近部位。左侧前纵隔切开可以探查左前纵隔和主动脉及主动脉窗部位。插入纵隔镜后可以进行活检，但有一定危险性，右侧上腔静脉可能受压失去其正常的解剖形态和位置。左侧探查时发现淋巴结可能紧贴主动脉，解剖这些位置的淋巴结容易损伤主动脉，或迷走神经或喉返神经。

当进行前纵隔肿瘤活检时，根据胸片肿瘤突向的一侧作切口。在这种情况下，显露良好可允许在直视下进行深部活检，即使对于血管性肿瘤也可以确切止血。对于左上叶肺癌，因为主动脉弓存在使淋巴结引流偏斜到前纵隔淋巴结。

前纵隔淋巴结有转移或肿瘤侵犯主动脉及主动脉下淋巴结，通过颈部纵隔镜检查无法进行评估。Bowen 等人已表明，纵隔镜检查似乎完全正常的左上肺叶肿瘤，经前纵隔切开检查后，约有 1/3 病例因肿瘤侵犯或淋巴结转移而不适宜开胸手术。对于拟行手术切除的肺癌，他推荐的常规处理是：肿瘤位于左下叶或右肺用纵隔镜评估；肿瘤位于左上肺叶或主支气管进行前纵隔切开术。通过这种途径评估纵隔时，探查主动脉和主肺动脉窗下淋巴结，仅限于用手指。如果经此探查不能确定淋巴结是正常淋巴结或肯定有异常，就不要再进一步探查。大约有 1/4 病例检查的结果模棱两可，然后，需再做颈部纵隔镜检查。这样可以排除广泛的淋巴结受累，也允许双手指检查主肺动脉窗下淋巴结。经颈部切口伸入右手食指，经前侧切口伸入左手食指，术者可以抬高主动脉，很容易地触诊主肺动脉窗下淋巴结。除非肿瘤已侵犯主动脉弓以外，位于此部位孤立的转移淋巴结能够摘除时，意味着手术可以切除肿瘤。这种估计需要相当的经验，由于主动脉弓内存在广泛的粥样硬化，临床医师可能出现假阳性或假阴性的结果。当病变超出前纵隔切开术所达到的部位，应用合适的细针穿刺抽吸活检，可获得有价值的细胞学诊断材料。特别是病变紧邻大血管并与之粘连，用常规的活检方法太危险，改用针吸更为安全。

Gaensler 和 Carrington 极力推荐应用前纵隔切开术于肺组织活检。而 Best 和 Munichor 却认为前纵隔切开术对肺组织活检并没有更多的优点，他们宁愿开胸更为安全有效。若同时需要纵隔淋巴结和肺组织活检，他们则推荐应用前纵隔切开术。他们用前纵隔切开术诊断纵隔肿块的特异性为 84.5%，对肺癌分期的敏感性为 62.9%。但是前纵隔切开术比纵隔镜检查的时间更长，术后疼痛更重，对患者造成的损伤更大些。

前纵隔切开术的合并症较少见，McNeill 和 Chamberlain 报告的 44 例前纵隔切开术中，仅有 1 例气胸和 2 例切口感染。在 Goldstraw 报告的 200 多例前纵隔切开术中，有 1 例摘除主肺动脉窗下淋巴结时造成左喉返神经损伤，1 例切口感染。当不切除肋软骨后，切口感染这种合并症基本消失，因为切除部分肋软骨将遗留潜在的死腔，容易积血产生血肿。Best 的报告中有 2 例大出血，1 例纵隔旁巨大肿物术中发生心跳呼吸骤停死亡。

（张志庸）

参 考 文 献

1. 张志庸，孙成孚，徐乐天，等. 经皮穿刺活检诊断胸内及纵隔内病变. 胸心血管外科杂志，1985，1:227~229.
2. Sagel SS，Ferguson TB，Forrest JV，et al. Percutaneous transthoracic aspiration needle biopsy. Ann Thorac Surg，1978，26:399~405.
3. Sinner WN. Transthoracic needle biopsy of small peripheral malignant lung lesions. Invest Radiol，1973，8:305~314.
4. Dahlgren S，Nordenstrom F. Transthoracic needle biopsy. Chicago Year Book Medical publisher，1967.
5. Lanuby VW，et al. Value and risk of biopsy of pulmonary lesions by needle aspiration：twenty - one years experience. J Thorac Cardiovasc Surg，1965，49:159.
6. Magnus N，et al. Acta Cytology. 1967，11:114.
7. Zelch JV，Lalli AF，McCormack LJ，et al. Aspiration biopsy in diagnosis of pulmonary nodule. Chest，1973，63:149~152.
8. Lalli AF，McCormack LJ，Zelch M，et al. Aspiration biopsies of chest lesions. Radiology，1978，127:35~40.
9. Nordenstrom B，Effat H，Wojtowicz J. The use of elevated intrabronchial pressure for the demonstration of anomalous pulmonary veins and atrial defects. Br J Radiol，1965，38:762~765.
10. Westcott JL. Air embolism complication for percutaneous needle biopsy of the lung. Chest，1973，63:108~110.
11. Woolf CR，et al. Dis Chest. 1954，25：286.
12. Dick R，Heard BE，Hinson KF，et al. Aspiration needle biopsy of thoracic lesions：an assessment of 227 biopsies. Br J Dis Chest，1974，68:86~94.
13. 张志庸，孙成孚. 经皮肺穿刺活检在临床上的应用. 国外医学外科学分册，1983，6:347~351.
14. Westcott JL. Needle aspiration biopsy of pulmonary，hilar，and mediastinal masses. Clin Chest Med，1984，5:365~377.
15. Belfiore G，Camera L，Moggio G，et al. Middle mediastinum lesion：preliminary experience with CT guided fine - needle aspiration biopsy with a suprasternal approach. Radiology，1997，202:870~873.
16. Akamatsu H，Terashima M，Koike T，et al. Staging of primary lung cancer by computed tomography - guided percutaneous needle cytology of mediastinal lymph nodes. Ann Thorac Surg，1996，62:352~355.
17. Moinuddin SM，Lee LH，Montgomery JH. Mediastinal needle biopsy. AJR Am Roentgenol，1984，143:531~532.
18. Weisbrod GL，Lyons DJ，Tao LC，et al. Percutaneous fine - needle aspiration biopsy of mediastinal lesions. AJR Am J Roentgenol，1984，143:525~529.

19. Shure D, Fedullo PF. Transbronchial needle aspiration of peripheral masses. Am Rev Respir Dis, 1983, 128: 1090 ~1092.

20. 陈文彬，戢朝明，朱辉等. 经支气管针吸术对支气管腔外肺癌的诊断价值. 中华结核和呼吸系统杂志，1992，15：144 ~145.

21. Shure D, Fedullo PF. The role of transbronchial needle aspiration in the staging of bronchogenic carcinoma. Chest, 1984, 86:693 ~696.

22. Schenk DA, Bower JH, Bryan CL, et al. Transbronchial needle aspiration staging of bronchogenic carcinoma. Am Rev Respir Dis, 1986, 134:146 ~148.

23. Ratto GB, Mereu C, Motta G. The prognostic significance of preoperative assessment of mediastinal lymph nodes in patients with lung cancer. Chest, 1988, 93:807 ~813.

24. Cropp AJ, DiMarco AF, Lankerani M. False - positive transbronchial needle aspiration in bronchogenic carcinoma. Chest, 1984, 85:696 ~697.

25. Carlin BW, Harrell JH, Fedullo PF. False - positive transcarinal needle aspiration in the evaluation of bronchogenic carcinoma. Am Rev Respir Dis, 1989, 140:1800 ~1802.

26. Rong F, Cui B. CT scan directed transbronchial needle aspiration biopsy for mediastinal nodes. Chest, 1998, 114:36 ~ 39.

27. Harkin TJ, Ciotoli C, Addrizzo - Harris DJ, et al. Transbronchial needle aspiration (TBNA) in patients infected with HIV. AM J Respir Crit Care Med, 1998, 157:1913 ~1918.

28. Pedersen BH, Vilmann P, Folke K, et al. Endoscopic ultrasonography and real - time guided fine - needle aspiration biopsy of solid lesions of the mediastinum suspected of malignancy. Chest, 1996, 110:539 ~544.

29. Silvestri GA, Hoffman BJ, Bhutani MS, et al. Endoscopic ultrasound with fine - needle aspiration in the diagnosis and staging of lung cancer. Ann Thorac Surg, 1996, 61:1441 ~1445.

30. Gress FG, Savides TJ, Sandler A, et al. Endoscopic ultrasonography, fine - needle aspiration biopsy guided by endoscopic ultrasonography, and computed tomography in the preoperative staging of non - small - cell lung cancer: A comparison study. Ann Intern Med, 1997, 127:604 ~612.

31. McNeil TM, Chamberlain JM. Diagnostic anterior mediastinotomy. Ann Thorac Surg, 1966, 2:532 ~539.

32. Bowen TE, Zajtchuk R, Green DC, et al. Value of anterior mediastinotomy in bronchogenic carcinoma of the left upper lobe. J thorac Cardiovasc Surg, 1978, 76:269 ~271.

33. Gaensler EA, Carrington CB. Open biopsy for chronic diffuse infiltrative disease: clinical, roentgenographic, and physiological correlation in 502 patients. Ann Thorac Surg, 1980, 30:411.

34. Best LA, Munichor M, Ben - Shakhar M, et al. The contribution of anterior mediastinotomy in the diagnosis and evaluation of diseases of the mediastinum and lung. Ann Thorac Surg, 1987, 43:78 ~81.

35. Goldstraw P. Mediastinal exploration by mediastinoscopy and mediastinotomy. Br J Dis Chest, 1988, 82:111 ~120.

第八节 纵 隔 镜

一、普通纵隔镜

纵隔病变、纵隔包块和不明原因的肺门阴影，临床诊断有时比较困难。支气管肺癌患者确定纵隔淋巴结有无转移，对于肿瘤分期、是否需要手术探查、估计手术切除的可能性，有着极大的作用。目前临床上应用 X 线胸部平片、断层像以及 CT 扫描和放射性核素等检查方法，能够提供纵隔病变存在和部位，但是区别病变的良恶性尚缺乏特异性。因之，临床呼吸科和胸外科医生需要一种对纵隔病变有效的组织学检查方法，帮助诊断，指导治疗。纵隔镜可以获得较多的组织标本进行组织学检查，包括完整的淋巴结。相对之下经皮穿刺针吸活检细胞学，仅能获得少量细胞学标本，在这一方面，纵隔镜显示有一定的优越性。开胸直接采取病变标本可获得病变的组织学诊断，但是开胸活检手术创伤大，给患者带来一定的危险，而且某些合并有心肺功能严重疾病的患者，不能耐受开胸探查，对疾病的诊断造成一定困难。临床医生希望不开胸即可获得病变组织，以减少不必要的开胸手术，也可减少晚期疾病患者诊断性检查的危险。

（一）简介

最早人们作前斜角肌活检来确定支气管肺癌有无转移，判断能否进行手术切除。前斜角肌活检的阳性率较低，在前斜角肌触及结节或未触及结节时，其总的诊断阳性率为36%。未触及结节时前斜角肌活检对肺癌转移的诊断率仅为10%。有人在动物实验发现肺部病变侵及气管旁和肺门淋巴结比侵及前斜角肌淋巴结要早且阳性率高。1959 年 Carlens 应用一种特殊设计的纵隔镜，直接观察气管前、气管旁、肺门部的淋巴结，并在直视下进行淋巴结活检。它的最初 100 例检查无严重并发症或死亡，阳性率比前斜角肌活检明显提高。他们应用纵隔镜对所有肺癌患者的手术治疗做一筛选，使切除率从 60% 提高到 90% 以上。纵隔镜检查方法简单、安全、阳性率高，患者易耐受，因此获得了临床上广泛应用。

（二）应用解剖

纵隔上界为第 1 胸椎上缘、第 1 肋骨和胸骨上切迹，两侧为纵隔胸膜，前方为胸骨，后方为胸椎，横膈为底。临床将纵隔划分为上下纵隔，下纵隔又分为前、中、后纵隔。纵隔镜所能检查的病变主要为前上纵隔和中下纵隔，尤其在右侧部分，在这些部位的病变可以在纵隔镜下观及。肺癌发生纵隔淋巴结转移的解剖基础，是因为胸内淋巴引流是从肺的周边向中心气管旁淋巴结汇流的。肺的淋巴引流起自肺泡→段支气管淋巴结→叶支气管淋巴结（肺门淋巴结）→纵隔淋巴结（气管分叉淋巴结和气管旁淋巴结）。

（三）检查方法

一般采用全身麻醉，也可在局部麻醉下施行。在胸骨切迹上 2cm 做一横形或纵形切口，长约 3cm ~ 4cm，在中线分开颈阔肌、颈前肌，切开气管前筋膜，在气管前间隙解剖出一个平面，然后用手指钝性分离气管前、侧面的组织，形成一隧道，此隧道可以一直达到隆突。在气管左侧缘可扪及主动脉弓，横过气管前缘可扪及左无名静脉，气管后方可达食管和胸椎椎体。注意不要用手指盲目解剖、摘除淋巴结或肿瘤组织。如遇阻力，则应在直视下放入纵隔镜借助棉拭子、纱布、钝头吸引器，沿着气管左右侧以及后面的气管旁区，扩大分离解剖区域。特别应注意鉴别隆突周围和右支气管旁含有淋巴结的脂肪组织。在右支气管水平可见奇静脉，从这些地方解剖淋巴结应特别小心，因为它们通常与静脉粘连，牵拉、推移淋巴结有可能撕裂静脉。在左支气管解剖时容易损伤喉返神经，同时也应注意勿损伤肺动脉。

在大多数病例，肉眼鉴别淋巴结并不困难，小心解剖摘取淋巴结，很少出血。当淋巴结粘连甚紧或肿瘤广泛浸润时，需借助活检钳获取组织。单纯为了诊断，不必摘除整个淋巴结，仅咬取部分组织供诊断即可。在用活检钳咬取组织前，必须用长针头（20 号腰穿针）抽吸，除外邻近或其下的血管结构，以防损伤。所有硬的肿块活检前也应抽吸。当然对于囊性肿物，抽吸既是诊断也是治疗。活检处的少量渗血，经填塞压迫数分钟即可，不致造成严重后果。活跃出血可用电灼、金属钉或止血海绵压迫可获得止血。伤口干净无出血可抽出纵隔镜，颈部切口分层缝合，不放引流。除非怀疑有感染可能，不需要常规给予抗生素。麻醉清醒后，允许患者正常饮食，下床活动。术毕，常有胸骨后酸胀不适，予对症处理。手术次日可出院回家。

（四）适应证和结果

1．结节病的诊断　纵隔镜对结节病有特殊的诊断价值。94% 结节病患者肺部和纵隔淋巴结受累，当怀疑肺结节病而前斜角肌未能扪及结节时，首选的检查方法是纵隔镜。表 2－8－1 显示 15 个组纵隔镜检查结节病的诊断结果。整个诊断正确率为 98%，与之比较，前斜角肌淋巴结活检对结节病的诊断率为 72%，当前斜角肌未扪及淋巴结时，其诊断率为 32%。

表 2－8－1 结节病纵隔镜淋巴结活检的阳性率

作　者	病例数	活检阳性例数	活检阳性率 %
Breson	6	6	100
Preciado	85	83	97.6
Carlens	123	118	96.0
Friedel	30	30	100
Johansen	16	16	100
Kirsch	23	23	100
Koch	27	27	100
Lofgren	35	32	91
Maassen	126	126	100
Matus	90	88	98
Maurer	6	6	100
Palva	28	27	96
Patiala	25	25	100
Saez	4	4	100
UCMC	4	4	100
	543	532	98

2. 纵隔内病变的诊断　某些感染性疾病侵犯纵隔淋巴结时，纵隔镜检查可帮助诊断。纵隔淋巴结结核是最常见经纵隔镜诊断的疾病之一，此外，组织胞质菌病，硅沉着病（矽肺）侵犯纵隔淋巴结时，纵隔镜对诊断也有一定的作用。纵隔镜还可以用来评估免疫缺陷病毒感染并发症。

3. 纵隔内肿瘤的诊断　纵隔内良性肿瘤，如胸内甲状腺肿、胸腺瘤、胸腺囊肿等，在纵隔镜检查下可明确诊断。有人报告用纵隔镜检查气管、支气管先天性畸形，也有报告用纵隔镜检查后纵隔肿瘤，如神经源性肿瘤等，纵隔镜检查对良性肿瘤的诊断率为 63% ~73%。纵隔镜检查诊断的恶性病变包括霍奇金淋巴瘤、非霍奇金恶性淋巴瘤、网织细胞肉瘤和非肺癌的纵隔转移瘤。也有人报告用纵隔镜检查中下段食管癌确定纵隔淋巴结有无受累。

4. 支气管肺癌分期　文献报告肺癌患者开胸探查时只有 60% 肿瘤可以切除，其余 40% 患者为无效开胸手术，其中 80% 存活不足 1 年。支气管肺癌患者开胸病死率为 10%。所以术前确定肺癌的分期，估计手术切除的可能性至为重要。纵隔淋巴结转移是确定肺癌分期、计划治疗的重要资料。评估纵隔淋巴结有无或判断其良恶性，可以用无创性的 X 线胸部平片、纵隔断层像和 CT 扫描，这些方法可以探及纵隔淋巴结有无肿大，但是不能鉴别肿大淋巴结的良恶性，假阳性为 15% ~30%，假阴性约占 10%。超声波检查也无更大优越性。核素 ^{67}镓扫描可用于检查纵隔淋巴结，但是此种方法仅在原发性肿瘤能吸收 ^{67}镓时才有鉴别作用，而且对于炎症性或肿瘤性淋巴结的鉴别也缺乏一定的敏感性，另外，肿瘤较小 ^{67}镓扫描也难以查出。

纵隔镜检查能直接窥见纵隔淋巴结，并能在直视下进行淋巴结活检，因而是确定肺癌纵隔淋巴结是否转移的最有效方法。有人分析几组报告共 2817 例肺癌患者纵隔镜检查的结果，当 X 线发现肺门或纵隔淋巴结肿大时，纵隔镜检查的阳性率为 75% ~83%。另一作者复习 602 例肺癌患者的纵隔镜检查结果，中心型肺癌的阳性率为 41%，周围型为 29%，分化不良性肺癌纵隔镜检查的阳性率为 60%，分化较好的肺癌阳性率为 31%。所以，纵隔镜检查发现纵隔淋巴结有转移时，可以避免不必要的开胸探查，纵隔镜检查结果为阴性时，也为手术治疗提供了可靠的基础。许多组报告，纵隔镜检查前，肿瘤切除率约为50%～75%，纵隔镜检查纵隔淋巴结结果阴性时，肿瘤切除率为85%～95%。有人提出在开胸手术前，对所有支气管肺癌患者都应当进行纵隔镜检查，如此可使手术切除率从60%提高到90%。

对于是开胸时进行纵隔镜检查，还是等到获得病理诊断后再开胸手术，外科医师尚存在争议。前一种方案的缺点是延长了麻醉时间，必须依赖初步诊断来决定是否可以切除。而后一种方案则需要分期进行，患者经历两次麻醉和术后恢复过程。近来的一些证据支持冷冻切片或印记细胞学方法可以提供快速准确的结果，从而便于根治性切除做出迅速决断。

但是纵隔镜毕竟是一种有创性检查方法，它所带来的合并症不容忽视，没有必要对每一例支气管肺癌患者开胸手术前均进行纵隔镜检查，为了提高纵隔镜检查的阳性率，有目的、有选择地进行检查是大多数胸外科医师的观点。针对肺癌患者进行纵隔镜检查的明确适应证尚存在争议，对所有肺癌患者进行该检查似乎过分，但不管是CT还是MRI又都不能确切地除外纵隔淋巴结转移，有时转移仅仅经纵隔镜检查病理证实才能确定。因此存在肿大淋巴结是进行纵隔镜检查的一个重要适应证，以免将那些可以手术切除达到根治的患者错误地怀疑纵隔淋巴结转移从而放弃手术治疗。在一项试图减少不必要纵隔镜检查的研究，一些学者认为如果CT像上淋巴结小于1.0cm或1.5cm就不必进行纵隔镜检查，除非是原发性肿瘤很小或者是肿瘤位于下叶。除去这些原则，对肺癌患者进行分期，是进行纵隔镜检查还是前纵隔切开，需依赖病变的局部条件、操作者的经验，患者的意愿和本单位施行纵隔镜检查的结果。

选择支气管肺癌患者进行纵隔镜检查的标准，一般来说有以下几点：①胸部X线检查发现纵隔或肺门影增宽；②肿瘤位于肺门中心部位；③患者喉返神经受累。

从临床和病理结果分析，肺癌的病理类型影响纵隔镜检查的结果，小细胞肺癌、未分化肺癌和支气管腺癌最容易发生纵隔淋巴结转移，肺鳞癌的纵隔淋巴结转移率较低。此外纵隔镜检查并不能检查到所有的纵隔淋巴结。可以检查的淋巴结包括气管分叉水平右侧气管旁淋巴结和主动脉弓水平左侧气管旁淋巴结。绝大多数隆突下和主动脉弓淋巴结经颈部人路无法达到，但可以经左侧第2肋间切口进行纵隔镜检查或者纵隔切开来获得。纵隔镜检查右侧气管旁淋巴结的阳性率较高，但不容易发现左侧主动脉窗淋巴结，因此阳性率较低。有人提出当证实或怀疑支气管肺癌患者，应用纵隔镜检查的程序如图2-8-1。

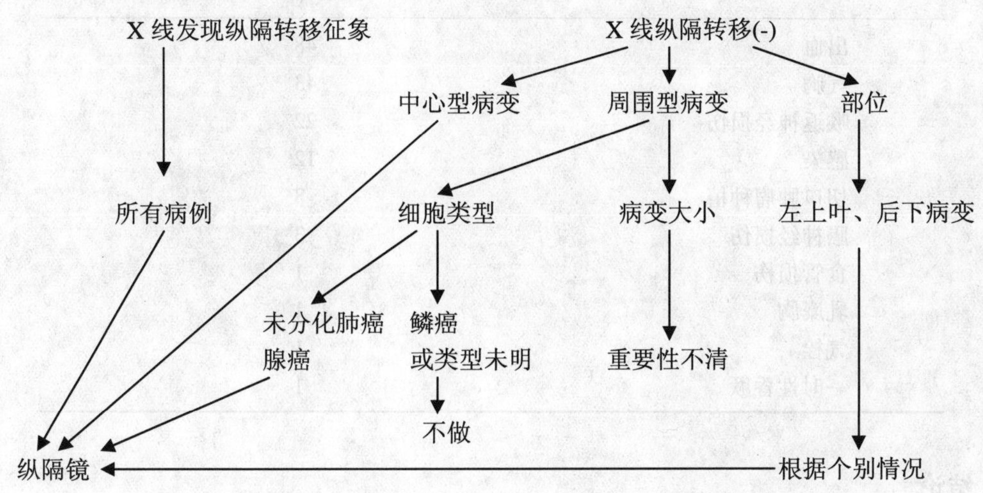

图2-8-1　支气管肺癌患者应用纵隔镜检查的选择

（五）禁忌证

纵隔镜检查的禁忌证包括：

1. 以前曾进行过纵隔镜检查，因前次手术瘢痕粘连使解剖层次变窄，分离困难，易发生严重损伤。

2. 气管移位，解剖位置改变，难以放入纵隔镜。

3. 血管性病变或血管异常，如主动脉瘤、上腔静脉梗阻，最好选择血管造影检查。

4. 凝血机制障碍。

（六）合并症

一般来说，纵隔镜检查比较安全，但是若处理不当、操作不慎，也会产生某些合并症。避免出现合并症的关键是严格选择适应证、熟悉纵隔解剖、小心处理纵隔内各种结构。除了能取样的淋巴结组有限，敏感性不太高，需要全身麻醉等缺点之外，纵隔镜检查还存在一些合并症。最近有人认为，上腔静脉梗阻也是纵隔镜检查相对禁忌证。

收集57位作者9993例纵隔镜检查结果，与纵隔镜检查或麻醉直接有关的死亡9例，病死率为0.09%，合并症发生率为1.5%。在一项600例的研究中，严重合并症（死亡、大出血、喉返神经永久性损伤）出现的比例是1.2%。其他的合并症包括气胸、少量出血、暂时性喉返神经麻痹、一侧膈肌抬高等，出现几率都在1%左右。气管、食管穿孔，胸导管裂伤、气栓以及纵隔炎也曾有报道。这一结果与开胸探查比较，无论发生率或严重性都低。在一组62例前纵隔切开术病例中，合并症的发生率和病死率分别是16.1%和1.6%。

表2－8－2显示36位作者6490例患者进行纵隔镜检查发生的合并症。最常见的合并症是出血，严重程度不定，需要开胸止血的有11例，大量出血主要为大血管撕裂，或大血管被活检，如肺动脉、无名动脉、上腔静脉或奇静脉等造成急性大出血。气胸是第二个常见的合并症，大多数气胸不需要置管引流。喉返神经损伤最多见于左侧，常常是在解剖左主支气管时被损伤，大约一半喉返神经损伤是永久性的。感染发生率较低，出现在12例，其他合并症包括膈神经损伤，食管损伤，气栓，切口肿瘤种植，乳糜胸，皮下气肿，以及偶尔发生无名动脉受压所致一时性昏厥。

表2－8－2　6490例纵隔镜检查合并症

合并症	例　数
出血	48
气胸	43
喉返神经损伤	22
感染	12
切口肿瘤种植	8
膈神经损伤	3
食管损伤	1
乳糜胸	1
气栓	1
一时性昏厥	1

（七）结论

纵隔镜是胸内病变的检查方法之一，它对于纵隔内病变、来源未定的纵隔肿块以及肺癌的分期确定治疗方案，均有一定的临床价值。因为它能在直视下进行活检，故能准确地获得病变的组织学诊断，为临床诊断和治疗提供极大的帮助，减少了不必要的开胸探查，而且对于某些患者还可能是治疗方法之一。

但是纵隔镜是一有创性的检查方法，操作不慎可能产生某些合并症，甚至造成急性大出血，威胁患者生命。另外纵隔镜不能检查所有的纵隔结构，纵隔镜尚不能活检某些部位的淋巴结，也即是纵隔检查仍有一定的限制。因此，必须强调严格选择适应证，熟悉纵隔内脏器的解剖关系，耐心细心操作，并且应在常用的简单、无创性检查之后，仍有疑问的患者，方考虑进行纵隔镜检查。

二、扩大颈部纵隔镜

Gensberg 和他的同事在加拿大多伦多试验，施行扩大颈部纵隔镜检查替代普通纵隔镜和左侧前纵隔切开术，从而评估左上肺叶肺癌。如同普通纵隔镜操作一样进行近侧解剖，此时外科医师可以切破气管前筋膜，在左颈总动脉与无名动脉之间解剖出一个层面，进入前纵隔，再插入纵隔镜，探及主动脉弓旁和主肺动脉窗。这种入路有某些要求，要求切口数目有所限制，在穿行头臂血管和紧靠无名静脉时，操作本身存在固有的危险，因此，对这种检查需要进一步深入评估。

术前评估左上肺叶肿瘤是否能手术切除，可应用颈部纵隔镜进行探查，辅以左前纵隔切开，这样做的本身并非无缺点，前面已经论述了其危险以及解释上的困难。用这种方法进行纵隔探查的诊断正确率列于表 2-8-3。在确定纵隔淋巴结有无转移，这种入路的总的敏感率为 71%，对上叶肺癌的敏感性可提高到 78%，而对下叶肺癌的敏感性却降低到 60%。如上所述，假阴性病例将进行开胸手术，患者可从手术切除获益。对于外科医师来说，总期望纵隔探查有 100% 的特异性，因为没有一位外科医师轻易放弃外科手术机会。

对于纵隔淋巴结是否受累，目前所进行的纵隔探查结果远不能令人满意，总的探查的敏感率仅为 46%，上肺叶可以达到 71%，下叶肺癌却降低到 17%，后者这组的结果已经成了外科医师的问题，大多数剖胸开关术处理的是下叶肺癌。面对这种矛盾，当肺癌是在下叶，你也可能将注意力大大地集中在胸部 CT 上有无纵隔淋巴结转移的证据。而实际上在这种情况下约半数病例是可切除的，尽管 CT 报告的结果很悲观。就目前已有的外科纵隔评估方法，下叶肺癌仍可有 65% 的切除率。

在有经验的操作者手上，经颈部或前纵隔入路进行纵隔探查是一种安全的检查方法，合并症少而无死亡率。这种检查方法值得广泛地应用，如此外科医师可以给予内科及肿瘤科医师极大的帮助。对于支气管肺癌患者来说，没有人能比外科医师知道开关胸术给患者带来多么大的影响。外科医师应当学会自己阅片，认真地评估纵隔淋巴结，不要因影像学含糊不清的报告或盲目的不能手术切除的建议，而推迟开胸手术，外科医师应当确保患者不因这种不适当地解释而否定外科治疗的作用。

表 2-8-3　术前肺癌病例纵隔探查的准确率*

	病例数		阳性结果敏感性	阴性病例特异性
纵隔淋巴结转移	总数	40	10/14（71%）	26/26（100%）
	上叶	23	7/9（78%）	14/14（100%）
	下叶	17	3/5（60%）	12/12（100%）
纵隔受侵	总数	38	6/13（46%）	25/25（100%）
	上叶	21	5/7（71%）	14/14（100%）
	下叶	17	1/6（17%）	11/11（100%）

* Goldstraw 等

三、电视辅助纵隔镜

虽然标准纵隔镜有以上众多优点，在临床上获得广泛应用，但是纵隔镜检查仍存在某些缺点。首先，只有操作者自己能通过镜孔看到术野，其他人无法看到病变和操作全过程。其次，某些情况下为了能看清病变和进行活检，术者不得不采取很不舒适的姿势。最后，标准纵隔镜需要术者自己一手扶镜只能另一手进行操作。

随着影像技术和光学技术的进步，出现了各种电视辅助腔镜，其中电视辅助纵隔镜克服了标准纵隔镜的缺点，在临床上获得更加广泛的应用。电视辅助纵隔镜与标准纵隔镜的区别只是在原镜的基础上增加了远程纤维光学系统和电视屏幕，这样可使所有的人员都能看到病变和操作全过程。最初在喉镜广泛应用的基础上，偶然耳鼻喉科大夫报告了用喉镜代替纵隔镜进行检查，1992 年，在喉镜装置基础上，Linder 和 Dahan 与德国 Wolf Company 合作设计出双手操作的电视辅助纵隔镜，双手操作的电视纵隔镜极大地扩大了外科医师选择余地。自 1999 年以来，在获得某些经验的基础上，Hurtgen 和 Friedel 将纵隔镜淋巴结活检技术发展到电视辅助纵隔镜系统进行淋巴结切除。

电视辅助纵隔镜需要全身麻醉，单腔气管内插管。操作的监测包括袖带式血压测量、心电监测、指端血氧饱和度和二氧化碳测定，静脉通路给予预防性抗生素。患者平仰卧位，肩部垫高使头过伸。手术野包括整个前胸部，以便紧急情况下纵劈胸骨，铺巾要盖过头部以便在头侧方向进行操作。荧光屏放在患者足侧，麻醉师站在患者左方。术者站在患者头侧，助手在患者右方。

将纵隔镜插入之前，所有操作与标准纵隔镜操作基本相同。简单来说，胸骨切迹上方 1cm 作一 3cm 长皮肤横切口，经正中线解剖至气管，需要的话用牵开器向侧方牵开肌肉，向头侧方牵开甲状腺，剪开气管前筋膜，沿气管前筋膜用手指钝性解剖和手指探查纵隔。然后放入纵隔镜，其下瓣于张开位置锁住，此后的解剖都在直视下进行。助手扶纵隔镜，术者可双手进行操作，一般，金属钝头吸引电凝器和内镜 swanb 或持物钳同时应用来解剖纵隔结构。在电视屏幕下可以很清楚地辨识气管、上腔静脉、奇静脉、右肺动脉主干，以及左侧喉返神经。在右肺动脉主干后方解剖可以探查两侧主支气管和隆突。纵隔第 2、4 和 7 组淋巴结容易解剖出来并活检。手中有两个器械（一个用于把持或牵引，另一用于解剖或电凝）可使术者在各种情况下完全摘除淋巴结。若怀疑肿瘤侵犯气管或主支气管外表面，应行活检。若怀疑可能为血管性结构，活检之前应先行穿刺抽吸。鉴于所研究患者的特点，所有患者均有淋巴结肿大，除了活检这些增大的淋巴结外，所有可及的整个纵隔淋巴结系统均要活检。

手术中小量出血可用电凝或纱布压迫止血。有时可以用银夹控制小的出血或小的淋巴管。渗血较多可放 3mm 细引流管，常规一般不放引流。

与上个 10 年相比较，肺癌治疗的结果已经有所改进，文献上越来越多的资料表明，从存活率角度来看，根据确切的分期来制定治疗方针（单纯外科手术，或化疗后再手术）是一个重要原因，而纵隔淋巴结是否受累又是极为关键的一环。一般认为标准纵隔镜检查是评估纵隔血管后层面淋巴结最好的工具。对于纵隔镜检查的适应证仍存在着争论。有些人对所有的肺癌患者常规进行纵隔镜检查，这样系统淋巴结切除可能检出 CT 未发现的转移的纵隔淋巴结，但是检查的敏感性却降低了。有些人则根据 CT 表现决定是否行纵隔镜检查，则可能漏掉了已转移的纵隔淋巴结。

标准纵隔镜检查相对比较安全，病死率低于 0.5%，出现合并症约 2.5%。损伤大血管致严重出血需要紧急胸骨劈开，神经损伤（喉返神经，膈神经）虽然一般不致命，却是术后主要的严重合并症。其他报告的合并症有气胸、气管支气管损伤和食管穿孔。这些合并症一般多因解剖和摘除淋巴结或是对嵌入血管内的肿瘤组织进行活检所造成。

与标准纵隔镜比较，电视辅助纵隔镜在展现手术视野方面提供了无可争议的优点，术者可在更加舒适的位置进行操作，这些技术上的优点增加了手术的准确性和安全性。Hurtgen 一组，没有发现假阴性结果，而经后来开胸手术证实的标准纵隔镜检查约有半数出现假阴性结果。在临床分期 I 期的非小细胞肺癌，无淋巴结肿大，标准纵隔镜检查的敏感率降到 27.3%。经电视辅助纵隔镜摘除右侧气管旁和隆突淋巴结数目，与右侧开胸手术摘取的淋巴结比较，统计学上有显著差异。检索英语医学文献报告，应用电视辅助纵隔镜发生合并症的病例很少。Venissac 报告一组 20 例电视辅助纵隔镜检查用于肺癌分期，没有发生与手术有关的死亡和术后严重合并症。Hurtgen 一组 46 例行电视辅助纵隔镜检查，40 例行气管旁淋巴结以及隆突淋巴结彻底摘除，并有开胸手术证实，其余 6 例因为严重钙化或肥厚的脂肪组织而遗留有淋巴结，此组仅有 1 例合并左喉返神经损伤的合并症。标准纵隔镜检查喉返神经损伤的发生率，文献报告为 0.15% ~6%，开胸手术摘除主动脉弓下淋巴结左侧喉返神经损伤的发生率约为 5%。国内一组比较标准纵隔镜与电视辅助纵隔镜临床应用的报告表明，电视纵隔镜组在手术时间、手术并发症及住院天数均优于标准纵隔镜，但是两组在纵隔疑难疾病的诊断和肺癌治疗前分期准确性方面，统计学上无明显差别。

电视辅助纵隔镜淋巴结摘除特别适合于肿瘤小、N2 非小细胞肺癌患者，以确定其是否适宜新辅助化疗。对于高危患者或电视辅助胸腔镜行肺叶切除之前，电视辅助纵隔镜可以很敏感地排除淋巴结转移，使得胸腔镜操作更加容易。

综上所述，电视辅助纵隔镜较传统的纵隔镜有着更多的优点和更大的进步，除了可以达到标准纵隔镜不能及的纵隔淋巴结以外，还可在直视下辨识病变并取活检，因此活检的成功率极高，而手术合并症和危险性很低。电视辅助纵隔镜已经被众多的临床医师所接受，并广泛用于临床工作。

胸腔镜，通常作为评估胸膜和肺部异常的工具，对于纵隔疾病也有用处。纵隔淋巴结突出纵隔胸膜后，胸腔镜可以进行活检，便于对恶性疾病如食管癌进行分期，并可以对原发性纵隔囊肿和肿瘤的切除治疗。

（张志庸）

参 考 文 献

1. Bansmer G, Lawrence H, Hill LD. The scalene lymph node biopsy. J thorac Surg, 1959, 37:305 ~313.
2. Johner CH, Conner GH, Procknow JJ, et al. A comparison of mediastinoscopy and scalence node biopsy. Ann Otol, 1967, 76:935 ~940.
3. Carlence E. Mediastinoscopy: A method for inspection and tissue biopsy in the superior mediastinum. Dis Chest, 1959, 36:343 ~352.
4. Carlence E. mediastinoscopy in bronchogenic carcinoma. Bronches, 1965, 15:486 ~491.
5. Luke WP, Pearson FG, Todd TRJ, et al. Prospective evaluation of mediastinoscopy for assessment of carcinoma of the lung. J Thorac Cardiovasc Surg, 1986, 91:53 ~56.
6. Lofgren S, Snellman B. Principles and procedure for obtaining biopsies in sarcoidosis. Acta Med Scand, 1964, 425 (Suppl):225 ~227.
7. Mouroux J, Riquet M, Padovani B, et al. Surgical management of thoracic manifestations in human immunodeficiency virus - positive patients: indications and results. Br J Surg, 1995, 82:39 ~43.
8. Thermann M, Poser H, Muller - Hermelink KH, et al. Evaluation of tomography and mediastinoscopy for the detection of mediastinal lymph node metastasis. Ann Thorac Surg, 1984, 37:443 ~447.
9. David GA. Mediastinoscopy. Arch Surg, 1970, 100:568 ~573.
10. Spiro SG, Goldstraw P. The stage of lung cancer. Thorax, 1984, 39:401 ~407.
11. Mentzer SJ, Swanson SJ, DeCamp MM, et al. Mediastinoscopy, thoracoscopy, and video - assisted thoracic surgery in the diagnosis and staging of lung cancer. Chest, 1997, 112:239S ~241S.
12. goldstraw P. Mediastinal exploration by mediastinoscopy and mediastinotomy. Br J Dis Chest, 1988, 82:111 ~120.
13. Mineo TC, Ambrogi V, Nofroni I, et al. Mediastinoscopy in superior vena cava obstruction: Analysis of 80 consecutive patients. Ann Thorac Surg, 1999, 68:223 ~226.
14. Kliems G, Savic B. Complications of mediastinoscopy. Endoscopy, 1979, 1:9 ~12.
15. Best LA, Munichor M, Ben - Shakhar M, et al. The contribution of anterior mediastinotomy in the diseases of the medias-

tinum and lung. Ann Thorac Surg, 1987, 43:78 ~ 81.

16. Ginsberg RJ, Rice TW, Goldberg M, et al. Extended cervical mediastinoscopy: a single staging procedure for bronchogenic carcinoma of the left upper lobe. J Thorac Cardiovasc Surg, 1987, 94:673 ~ 678.
17. Goldstraw P, Kurzer M, Edwards D. Preoperative staging of lung cancer: accuracy of computed tomography versus mediastionscopy. Thorax, 1983, 38:10 ~ 15.
18. Hurtgen M, Friedel G, Toomes H, et al. Radical video - assisted mediastinoscopic lymphadenectomy (VAMLA) - technique and first results. Europ J Cardio - thorac Surg, 2002, 21:348 ~ 351.
19. Albertucci M, Demeester TR, Golomb HM, et al. Use and prognostic value of staging mediastinoscopy in non - small cell lung cancer. Surgery, 1987, 102:652 ~ 659.
20. Venissac N, Alifano M, Karimdjee B, et al. Video - mediastinoscopy in management of patients with lung cancer : a preliminary study. Surg Laparro Endos Percut Techni, 2000, 10:71 ~ 75.
21. Bollen EC, Van Duin CJ, Theunissen PH, et al. Mediastinal lymph node dissection in resected lung cancer: morbidity and accuracy of staging. Ann Thorac Surg, 1993, 55:961 ~ 966.
22. 赵辉，王俊，刘军，等. 电视纵隔镜与传统纵隔镜在临床应用中的比较. 中华胸心血管外科杂志，2003，19：145 ~ 147.
23. Roviaro G, Rebuffat C, Varoli F, et al. Videothoracoscopic excision of mediastinal masses: Indications and technique. Ann Thorac Surg, 1994, 58:1679 ~ 1683.

第三章　纵隔病变术前准备和术后处理

纵隔病变是胸外科临床工作中的常见疾病，依纵隔病变的位置，患者不同年龄，纵隔病变的临床症状均不尽相同，有的甚至无明显症状。纵隔疾病治疗后对机体的呼吸系统和循环系统均产生一定影响，生理上亦会出现不同的改变。因此，细致的手术前准备和术后完善处理，最大限度地减轻手术对机体的影响，使患者尽快恢复至为重要。

第一节　纵隔病变手术前准备

一、详细询问病史及全面体格检查

（一）详细询问病史

不同年龄的患者常常罹患不同种类的纵隔肿瘤，各种纵隔肿瘤的发生率在不同年龄变化较大。因此术前进行准备时，详细询问病史及家属中有关纵隔疾病的情况，对于正确诊断和处理有着特殊的价值。

例如儿童胸腺肿瘤较为少见，儿童恶性胸腺肿瘤更为罕见，儿童胸腺区肿瘤大多数为胸腺囊肿或单纯胸腺增生肥大，均属良性疾病。儿童期最常见的纵隔肿瘤是神经源性肿瘤、淋巴瘤和生殖细胞性肿瘤。特别是后纵隔神经节细胞瘤或神经母细胞瘤，恶性神经源性肿瘤发生率很高。相反，发生在成人的纵隔肿瘤，按照肿瘤组织学特点出现在不同的部位，例如前纵隔肿瘤依次为胸内甲状腺肿、胸腺肿瘤、畸胎瘤和心包囊肿。发生在后纵隔的肿瘤多为神经源性肿瘤，出现在中纵隔的多为肠源性囊肿和淋巴源性肿瘤（霍奇金淋巴瘤、非霍奇金病淋巴瘤）。成人前纵隔肿瘤以胸腺瘤多见，相当一部分为侵袭性胸腺瘤，并往往伴有重症肌无力。纵隔神经纤维瘤合并全身神经纤维瘤，称为弥漫性神经纤维瘤病，此类患者常有家族病史。

某些特殊肿瘤组织可以分泌激素，出现不同的内分泌症状，如胸腺瘤可合并重症肌无力、纯红细胞障碍性贫血和低γ球蛋白血症。胸腺类癌可有库欣综合征，胸内甲状腺肿可合并甲状腺功能亢进，甲状旁腺腺瘤可合并甲状旁腺功能亢进。某些特殊症状常提示某种肿瘤，如患者咳出毛发或油脂样液体，可能患有良性畸胎类肿瘤。病史中有发作性高血压，应想到纵隔嗜铬细胞瘤存在可能。由于纵隔内有限的空间，无论纵隔肿瘤是良性或恶性，或何种何处纵隔肿瘤，也无论患者年龄大小，均可因肿瘤逐渐长大压迫周围脏器和组织，出现胸闷，憋气，胸痛、心悸、气短、咳嗽等非特异性症状，有时出现较少见的症状，例如，吞咽困难、声音嘶哑、上腔静脉综合征、循环系统障碍和脊髓受压的症状和体征。

（二）全面体格检查

纵隔病变患者在体格检查时，除了详细检查胸部以外，还应注意全身检查，以发现某些阳性体征。包括扪诊颈部、锁骨上区以及周身浅表淋巴结有无肿大。淋巴结肿大对于恶性肿瘤诊断，特别是霍奇金淋巴瘤或非霍奇金病淋巴瘤的诊断有极大的帮助。颈静脉怒张，上肢静脉充盈或肿胀，腹部检查肝脾肿大等均提示腔静脉梗阻。只有在详细掌握以上病史和全面体检之后，依据患者的症状、体征，判断肿瘤可能存在的位置，选择相应的辅助检查和必要的化验检查，进一步做出确切诊断

二、辅助检查

（一）实验室检查

近数十年来，随着医疗技术改进，检查手段不断完善，纵隔病变的诊断准确率明显提高，为外科手术治疗提供了重要的信息，使得治疗水平相应提高。

1. 纵隔病变手术前常规化验检查 纵隔病变手术前应常规进行下列化验检查：血常规、血小板计数、出凝血时间测定、凝血酶原时间测定、尿及粪便的常规检查，肝功能测定、血浆总蛋白量、尿素氮、非蛋白氮、钾、钠、氯、二氧化碳结合力，以及血糖、尿糖测定。

2. 血清学特殊检查 纵隔肿瘤患者除常规手术要求进行血清学、血液学方面的检查之外，还需根据纵隔肿瘤的特点及临床症状进行相应的检查，以便在术前作好呼吸、循环、内分泌代谢方面的必要准备。例如，查体时发现患者有高血压，应详细进行胸部影像学检查，确定纵隔内有无肿瘤及块影，同时术前需要检查血、尿中儿茶酚胺水平及尿中香草扁桃酸（VMA）水平是否增高，以排除纵隔嗜铬细胞瘤的存在。怀疑纵隔存在非精原细胞性生殖细胞性肿瘤，应进行血清学检查，确定血清绒毛膜促性腺激素（HCG）和甲胎蛋白（AFP）的水平。

（二）影像学检查

1. 胸部X线像 临床资料表明，绝大多数的原发性纵隔肿瘤与囊肿是在常规胸部X线正侧位胸片检查中发现的。胸部平片可以显示肿瘤的存在、部位、大小及有无钙化等征象。在胸部X线透视下可以观察到肿物形态的改变、有无搏动及与周围结构的关系，肿物是否随患者呼吸运动而变化或随吞咽而上下移动，如果病变侵及膈神经，透视下可以看到患侧膈肌出现矛盾运动。

采取不同的拍摄位置和方法可以清楚地显示纵隔肿物帮助诊断。临床上胸部X线拍摄方法包括后前位相、侧位相、斜位相及体层摄影等，分别用于不同的诊断目的。用过度曝光的滤光摄片可以使病灶轮廓显示得更为清晰。荧光透视主要用于确定肿块与胸壁、纵隔和血管组织的关系。消化道吞钡造影对食管附近病灶的检查至为重要，食管移位程度有助于确定肺部和纵隔肿块及肿大淋巴结病变范围。病变位于肺尖附近容易被锁骨和上部肋骨遮盖，通常普通胸部正侧位相不能清楚显示，此时可以采取前弓位摄片。病灶体层摄片对检查病变内的钙化点、空洞和病灶的确切位置有重要价值。位于心脏及胸内大血管附近的纵隔肿瘤，需要与主动脉瘤进行鉴别，可行心血管造影检查。此外，X线胸片上显示的不同征象对纵隔肿物的鉴别诊断有一定的参考价值。

（1）原发性纵隔良性肿瘤和囊肿，X线胸片多表现自纵隔向一侧胸腔突出的肿物影，纵隔恶性肿瘤常表现为纵隔向两侧增宽，此征象在巨大恶性胸腺瘤病例最为多见，患者多伴有上腔静脉综合征，此征象对制定手术方案有指导意义。

（2）原发性纵隔良性肿瘤和囊肿常表现为单发的圆形或椭圆形肿块，边界清晰而光滑，生长缓慢。原发性恶性纵隔肿瘤在X线胸片上表现为边缘不清晰或有分叶征象，或形态不规则的肿块阴影，与周围脏器或组织界限不甚清楚。患者往往有胸痛、刺激性咳嗽及气短等呼吸道症状，以及低热、乏力等全身症状。

（3）在X线胸片上纵隔囊性肿瘤，其密度较淡且均匀，而实体瘤一般密度较高，有的可见瘤体内存在钙化，纵隔畸胎类肿瘤有时可以看到瘤体内有牙齿、钙化或骨化阴影。

（4）阅读原发性纵隔肿瘤或囊肿患者胸部X线平片时，还应注意观察肋骨和脊柱的骨质有无压迫和破坏，侧位片上要注意肿瘤所在的部位脊柱的椎间孔有无受压与扩大征象，特别是后纵隔神经源性肿瘤，如果胸部X线检查怀疑肿瘤累及椎管内，应做CT扫描或MRI检查，必要时应行脊髓造影检查。

2. 胸部CT扫描 目前，临床医师在胸部X线检查发现纵隔肿瘤和囊肿后，均进行胸部CT扫描检查。在临床工作中，胸部CT扫描已经成为纵隔外科疾病的常规检查手段，胸部CT是普通X线检查的重要补充。

胸部CT扫描可以清楚地显示纵隔肿瘤的部位、大小、密度以及与周围器官或组织的关系，它从横断面的不同层面显示肿物，因而较普通胸部平片有更大的优越性。静脉注入造影剂后进行增强CT扫描，可以确切鉴别是纵隔肿瘤还是血管病变，纵隔肿瘤与周围结构的分界是否清楚，肿瘤有无造影剂增强提示肿瘤的血运状况。胸部CT扫描对于显示肿物与心脏大血管的关系，与呼吸道、食管的关系，以及确定纵隔内有无淋巴结转移，均有极大的帮助。它为确定手术切除的范围提供更为详细的辅助检查资料。

除了上述作用外，胸部CT检查对某些纵隔病变的诊断或处理有着特殊的价值。对临床上有内分泌症状怀疑纵隔存在内分泌肿瘤疾病，例如患者有甲亢症状，而颈部检查未能发现甲状腺异常，CT则有可能发现纵隔异位甲状腺组织。患者表现有无法解释的阵发性高血压，应行胸部CT检查，仔细辨识纵隔内是否存在嗜铬细胞瘤。若患者出现甲状旁腺功能亢进症状，CT检查可对纵隔内有内分泌功能的甲状旁腺腺瘤做出定位诊断。同样，库欣综合征患者排除了中轴系统的病变外，CT薄层扫描有助于发现纵隔内异位ACTH分泌的肿瘤，如胸腺类癌。

CT检查对纵隔内囊性病变的诊断有较大帮助，根据CT上肿物的CT值呈液体的密度，首先确定为囊性病变。其次，依囊肿影像学表现和囊肿的位置，可以初步确定囊肿的来源，位于支气管旁区和隆突下的囊性病变多为支气管囊肿，其边缘锐利而清晰。心包囊肿常发生于左侧或右侧心膈角，与心包相连。最后，若CT扫描显示纵隔实体性肿瘤内部存在液体密度，则提示肿瘤内部有出血、液化或囊性变。

某些原发性纵隔肿瘤或囊肿，具有典型的或特征性的CT表现，可以避免不必要的活检或其他检查，有的病例只要无手术禁忌，可以直接开胸手术。经CT扫描发现某些纵隔病变，如纵隔脂肪增多症、心包外脂肪垫，无明显临床症状，可以随诊观察，必要时方施行手术治疗。

CT扫描另一重要作用可显示纵隔内有无肿大淋巴结以及肿大淋巴结的分布，并且可以在CT定位引导下行淋巴结穿刺活检，另外也可用于术前纵隔镜检查的筛选指征。

3. 磁共振成像检查（MRI） 对于纵隔病变手术前进行MRI检查的作用有

（1）获得胸内大血管血流方面的信息，对胸部外科疾病的定性诊断有一定参考价值。

（2）确定纵隔肿物与大血管的关系，对计划和指导手术有重要的意义。

（3）MRI可以从横轴、冠状位和矢状位三维立体角度对纵隔肿瘤的形态做出全面正确判断。

所以MRI可以对纵隔肿瘤手术方法的选择提供极为重要的参考依据。

纵隔病变有以下情况时优先行MRI检查

（1）纵隔肿物比邻大血管，确定肿物与大血管的关系。

（2）确定囊性肿瘤或实性肿物合并囊内出血需用静脉造影来鉴别肿瘤与血流关系。

（3）确定肿瘤与椎管神经孔、臂丛神经的关系。

在鉴别纵隔恶性病变与炎性疾病方面，它不如CT扫描准确性高，此时需要MRI检查与CT扫描综合分析，有助于确切诊断和术前准备。此外在显示纵隔淋巴结大小和密度方面，CT较MRI有更多的优点。

4. 血管造影检查 血管造影是一种有创性检查，此种检查本身可能给患者带来某些合并症和一定危险。在CT和MRI应用于临床之前，血管造影检查较为盛行，特别是在鉴别纵隔肿物是否为血管源性或肿物与大血管的关系方面，血管造影检查有较高的诊断价值。目前在纵隔原发性肿瘤和囊肿的诊断过程中，无论是动脉血管造影检查或静脉血管造影检查，一般均采用增强CT扫描和MRI检查来替代。增强CT或MRI检查均属于无创伤性检查手段，可以确定其是否为血管源性病变，并提供纵隔肿瘤及囊肿与毗邻结构的关系。只有在需要更为确切地了解血管受累程度以及侧支循环情况下，才选择血管造影检查。

（三）超声波检查 为了确定纵隔内病变的性质，有时进行纵隔病变的超声波检查，以分辨是囊性病变或实质性病变。但由于胸部肺组织传导性差，超声结果仅作为参考，特别是位于纵隔较深的部位病变。超声波检查在前纵隔或后纵隔病变的诊断较有帮助。此外某些术前需作诊断性穿刺的纵隔疾病，可在超声引导下定位，有助穿刺活检成功。近年来超声内镜检查逐渐应用于胸外科临床，有关此项检查对胸外科的诊断作用积累的经验尚不多。

（四）放射性核素检查

放射性核素扫描对某些纵隔病变的诊断有一定价值。用放射性锝或碘进行扫描，有助于确定肿物是否为胸内甲状腺肿以及肿物的大小、范围。有些纵隔肿瘤，包括纵隔淋巴瘤及纵隔非精原细胞性生殖细胞肿瘤，对放射性镓有特殊的亲和力，利用放射性镓扫描进行肿瘤的分期与术后随诊确定有无复发，具有一定的效果。此外，放射性核素扫描检查对肾上腺以外的嗜铬细胞瘤的定位诊断具有特异性和灵敏性。

三、纵隔手术前的特殊检查

（一）肺功能检查

纵隔肿块增大将对胸内脏器产生压迫症状，影响患者肺功能。需要开胸手术的纵隔疾病，术前应进行肺功能测定，以了解患者的呼吸功能是否正常，分析患者耐受开胸手术能力。临床上较常用的是肺通气功能测定。根据用力肺活量测定结果判断有无限制性通气障碍，用残气量测定结果判断有无肺气肿，用时间肺活量测定结果判断有无阻塞性通气障碍等。有时还需进行动脉血气分析。某些患者有小气道功能障碍时，还需测定肺的弥散功能。

（二）心电图检查

原则上纵隔疾病手术前均应进行心电图检查，以明确有无合并心脏疾患。曾有心脏病史或怀疑合并心脏疾病时，可以进一步做超声心动图检查，确定心脏病变的性质和程度，以及对纵隔手术的耐受性。

（三）肾功能检查

纵隔疾病，尤其有内分泌功能的肿瘤，分泌的激素或代谢产物可影响患者肾功能，出现肾功能低下或不同程度的肾功能损害。某些麻醉药或围手术期用药经肾解毒或排泄，这些药物可能使已有损害的肾功能下降或加重。根据术前肾功能测定结果，选择适宜的麻醉用药及术后用药，以免加重肾功能损害。同时，对术前已有肾功能低下的患者，术后应密切监测其肾功能，充分做好保护或抢救肾功能的准备工作。

（四）内镜检查

一般来讲，纵隔病变与内脏器官多不相通，如与消化道、呼吸道不连通，一旦相通临床上则出现内瘘的症状，如咳出大量油脂样粘液，或呕出粘液样液体。因此，除了纵隔镜外，纵隔病变很少需要内镜检查，若进行内镜检查多用于排除呼吸道肿瘤或消化道内病变。

1．纤维支气管镜　对可疑支气管囊肿，纤维支气管镜检查可以确定肿物是否有内口，以及与支气管的关系。

2．纤维胃镜　中后纵隔肿物压迫食管造成梗阻的患者，胃镜检查可鉴别肿物的来源，除外食管原发病变。

3．纵隔镜　纵隔镜检查可以在直视下进行肿物活组织病理检查；明确气管旁、隆突下、肺门部淋巴结的转移、粘连情况，用以估计手术切除可能性。约有1%患者行纵隔镜检查时可能并发大出血、气胸、声音嘶哑、心跳骤停，故施行时需严格掌握指征。

四、心理准备

纵隔手术可以解除患者的病痛、恢复健康，同时，纵隔手术本身是一种创伤，也会给患者带来身体和心理方面的痛苦和压力。术前医护人员与家属要怀着去除病痛的目标，共同做好患者思想工作，进行充分的心理上准备，增强患者战胜疾病的信心，取得患者的信任和配合，以乐观的态度对待手术治疗。

（一）精心制定手术方案，建立相互信赖的医患关系。医务人员在患者入院之后，根据患者的症状、病变部位及相应的体征，对病情做一整体的估计，确定适当的手术方案，这种手术方案需要医护人员以高度负责、治病救人的高尚心理素质，去接待患者，贴近患者；以科学的态度，健康、普及的方法，向患者及家属交待病情；耐心解释患者对疾病和手术的疑虑，消除患者对手术恐惧不安、焦虑的情绪，让患者了解手术治疗全过程，认识到开胸术后咳嗽、排痰的必要性，顺利度过围手术期，早日康复。

（二）以诚相待取得患者及家属的密切配合。纵隔病变不论是良恶性，对患者来说，手术本身都是一种严重的身体损害。假如是良性病变，估计手术效果很好，可以诚恳、坦率、详细的将病情告诉患者及家属，使他们满怀信心的配合治疗。假如是恶性肿瘤，或较复杂的良性病变，要向家属或本人说明疾病的严重性和手术难度，手术切除的各种可能性，术后需进一步辅助治疗的原因，以及需要与医护人员密切配合的重要作用。通过周密的术前思想准备，使患者和家属解除顾虑，对医护人员充分信任，服从医师的安排，从而医患密切配合，顺利完成手术。

五、输血与麻醉的准备

纵隔疾病，因其位于纵隔内的特殊位置，相邻众多的重要内脏，手术复杂，风险较大。粘连较重纵隔肿瘤，解剖时出血较多，如果肿瘤侵及心脏、大血管，手术难度更大，术中失血更多。术前对这些要有充分估计，备足血量。手术前建立良好的输血、输液通道。麻醉师术前应详细复习病历并检查患者，与手术医师共同研究，选择合适的麻醉方法。对需要作单侧肺通气患者，选择双腔气管内插管。与气管相通的纵隔病变，切除时术者与麻醉师应作好密切配合。

第二节　纵隔病变手术后处理

任何纵隔手术对患者机体均是一种创伤，对机体的呼吸、循环以及全身各系统功能都会产生一定影响，依手术的简单或复杂，手术时间的长短，对机体影响的程度可能不尽相同。医护人员对术后机体各系统发生的变化需严密观察，严重的功能紊乱应及时有效的矫正，预防术后并发症的发生，保证手术后经过平稳，患者获得良好的康复。

一、一般情况观察

与开胸手术一样，纵隔病变手术后最初24小时内，应有专人看护，密切观察血压、脉搏、呼吸、体温等生命体征的变化。神志未完全清醒之前，给予平卧位，头转向一侧，以防患者不清醒时呕吐、误吸造成窒息或其后的呼吸道感染。神志完全清醒后，改为床头抬高半卧位，以利胸腔及纵隔引流。

二、呼吸道管理

纵隔手术后，因胸部切口疼痛，患者不敢用力咳嗽，老年患者体弱术后无力咳嗽，甚至有的患者不会卧床咳嗽，这些均可能造成呼吸道内分泌物潴留，阻塞呼吸道，引起以后肺不张或肺部感染。此外，对于胸腺瘤合并重症肌无力患者，术后呼吸管理尤为重要。

（一）术后吸氧

纵隔病变手术采用全身麻醉，术后需要常规吸氧。一般用鼻导管法或鼻塞法吸氧，吸氧时间可持续24～48小时，流量为2～4 L/min。小儿全麻术后为达到高浓度给氧，可用面罩吸氧，吸氧浓度以35%～40%为宜。术后避免长时间吸入纯氧，以免导致氧中毒。在吸氧装置上，加用湿化瓶，可防止咽喉部干燥，同时在湿化瓶中加入少量95%的乙醇，可以防治肺水肿。

（二）术后辅助呼吸与人工呼吸器的应用

全身型重症肌无力，纵隔病变部位广泛、手术复杂，或切除纵隔巨大肿物，或术前呼吸功能已有明显损害，术后容易并发肌无力危象或急性呼吸功能不全，可能需要人工呼吸机辅助通气。术后呼吸功能不全表现为呼吸费力，胸闷、气急、发绀、心悸、脉速，动脉血气分析显示动脉血氧分压下降，二氧化碳分压增高，血氧饱和度降低等低氧血症和呼吸性酸中毒。辅助呼吸通常使用气管内插管，连接人工呼吸器进行。如需长时间使用人工呼吸机辅助时，需改行气管切开，置入带有气囊的气管导管，连接呼吸器，保证长时间人工辅助呼吸。

开始进行机械辅助呼吸时，应间断地作动脉血气分析，了解所设置的呼吸器参数是否合适及通气功能改善情况。使用辅助呼吸后0.5～1小时应进行血气分析，依据所测 PaO_2 和 $PaCO_2$ 数值随时调节吸入氧的浓度和呼吸器的各参数。随患者呼吸功能恢复，逐渐降低呼吸机条件，待呼吸功能有效恢复、咳嗽有力、自主呼吸良好，及时停止辅助呼吸。

（三）预防肺不张

全麻插管后呼吸道分泌物增多，加之术后切口疼痛，患者惧怕或不能用力咳嗽，常发生呼吸道内痰液潴留，严重时可造成肺不张。防止术后呼吸道梗阻，重要的是加强肺部护理，有效咳嗽排痰，具体方法如下：

1. 术后麻醉清醒拔除气管插管之前，彻底吸净气管、支气管内分泌物。术后鼓励患者用力咳嗽，护士可用双手置于患者胸部两侧，保护伤口，协助患者做有效的排痰动作。定时做胸部呼吸物理治疗，包括翻身拍背，雾化吸入，对痰液粘稠不易咳出的患者，可加用祛痰剂和雾化吸入，以稀释痰液有利痰液排出。

2. 鼻导管吸痰　对痰液粘稠不易咳出、或年迈体弱无力咳嗽、或不会有效咳嗽的患者，可采用鼻导管吸痰。患者取半卧位头稍向后仰，用14～18号橡皮导管，自鼻孔插入，经鼻咽腔达声门上方，嘱患者深吸气，使声门开放，迅速将导管插入，导管插入气管刺激患者可产生剧烈咳嗽，有助于排痰，同时将导管连接吸引器，不断捻动导管上下来回抽动，吸出气道内痰液，每次吸痰时，以不超过20秒钟为宜，亦可在鼻导管吸痰时监测血氧饱和度，以防缺氧。

3. 纤维支气管镜吸痰　当患者自主咳痰无效，鼻导管吸痰失败，术后仍出现急性肺不张，可采用纤维支气管镜吸痰，促使肺复张。诊断肺不张需要胸部X线像确定。纤维支气管镜吸痰可在床旁进行，患者体位随术后要求，取半卧、平卧位均可，咽喉部局部喷雾麻醉后，将纤维支气管镜自鼻孔进入，吸净咽腔、声门、气管内痰液，再进入主支气管，判明气道内分泌物阻塞的部位，吸出痰液，当痰液粘稠不易吸出时，可经气管镜快速注入生理盐水，使痰液稀释，有利痰液吸出。此种方法，吸痰效果显著，立竿见影，肺即刻复张。但是对术后患者刺激性较大，易造成呼吸道痉挛，故操作时应提高吸氧浓度，以免因缺氧造成心脑血管并发症的发生。在呼吸机辅助呼吸的患者，可以经气管插管进行支气管镜吸痰，更为简单易行。

三、术后止痛

纵隔手术后，尤其是经典剖胸切口手术，切口疼痛是造成胸部并发症的重要原因之一。伤口疼痛除了影响呼吸功能，造成痰液排出不畅产生肺不张以外，伤口疼痛也使胸廓运动幅度减小，呼吸深度降低，气体交换量减少，最后产生低氧血症，心律紊乱，以及继发性缺血性心脏病发作。因此，术后有效止痛尤为重要。

（一）药物止痛

术后止痛药物有多种，常用的有吗啡、哌替啶、芬太尼等，根据每位患者对疼痛的耐受程度酌情选用。同时为减少止痛药物及药量带来的副作用，常将止痛药与镇静药合用，效果更佳。

（二）给药的方法

1. 肌内注射：术后所有的止痛药物均可采用肌内注射，此种给药方法止痛效果维持时间长，一次注射 10mg 吗啡 15 分钟后，可使痛阈降低 50%，但对术后因疼痛而烦躁不安的患者存在起效慢的问题，可按病情每 4～6 小时一次给药，对术后存在循环不稳定或休克的患者不宜使用。此外吗啡存在抑制呼吸的副作用，对呼吸功能不全的患者应慎用。

2. 静脉给药：术后通过静脉给止痛药，优点是用药量小、起效快。近年来用于临床的自控静脉注射止痛泵（PCA），患者可根据自己对疼痛的忍耐程度，按时按量自行调节，取得很好的止痛效果，静脉给药的品种也由原来的单纯强镇痛药改为芬太尼等麻醉药品。值得注意的是，这些药品都存在抑制呼吸的副作用，在用药总量上应予以控制。

3. 神经阻断和神经冷冻：纵隔手术经剖胸切口时，在关胸之前将长效局麻药作切口上下肋间神经阻断，可取得术后止痛效果。此外，目前肋间神经冷冻止痛方法也应用于临床，其具体作法是在手术结束关胸之前，在切口肋间神经以及上下各一肋间神经进行冷冻，温度为 -60℃，时间为 90 秒，冷冻后可以达到术后完全止痛效果，冷冻作用为可逆性的，一个月后冷冻的神经功能完全恢复，不遗留任何后遗症。缺点是某些患者止痛效果不佳，或肋间神经损伤，感觉丧失。

四、胸部各种引流管的管理

纵隔手术后的引流可分为胸骨后的纵隔引流、胸腔内闭式引流以及纵隔伤口下方的胶管引流。这些引流可以分为开放引流和闭式引流，依手术切口对引流的要求，可以接负压吸引，或水封瓶引流，促进引流液排出。

（一）胸腔闭式引流　是纵隔手术经胸切口使用最多的一种，其作用是保持和恢复胸膜腔内的负压，引流手术后胸膜腔内的渗液，重建胸膜腔内负压，促使肺尽快复张。术后对胸腔闭式引流的处理，需注意以下几点：

1. 保持引流系统密闭通畅　胸腔闭式引流瓶保持在胸部水平以下 80～100cm 处，引流管的各接口保持密闭，并用粘膏牢靠固定。整个引流系统无打折、扭曲或嵌闭，引流管内液面随呼吸上下波动。在更换引流瓶液体时，保持无菌操作，近侧管口夹闭以防空气及管内液体回吸入胸膜腔内造成气胸及胸膜腔内污染。

2. 置放引流管后随时挤压引流管，防止凝血块在管腔及引流口端阻塞，记录胸腔闭式引流的引流量，一般每 24 小时计算一次。若术后短时间内胸腔内引流液量很多，每小时超过 150ml，连续 2～3 小时，且引流液色鲜红，提示胸内有活跃性出血，需及时开胸探查止血。胸腔引流管置放已 2～3 日，引流量 <100ml/24h；水封瓶内引流管中的液面波动很小或不动，听诊呼吸音正常，胸部 X 线检查肺完全复张，提示胸膜腔内无液体或残腔时，即可拔除引流管，伤口用凡士林敷盖加压包扎。

（二）纵隔引流

经胸骨正中切口纵隔手术，如经胸正中切口胸腺瘤摘除术、纵隔肿瘤切除等，术毕常在胸骨后置入长而有多个侧孔的前纵隔引流管，管外端由剑突下上腹壁另戳口引出体外，接水封瓶。术中如有一侧胸膜破裂，若裂口较小可在术中修补胸膜裂口，裂口较大不能缝合时，应在该侧置一常规胸腔闭式引流管。此外，对食管、气管、支气管损伤出现明显纵隔气肿累及颈面部者，应行上纵隔减压引流。纵隔引流的观察与护理与胸腔闭式引流相同。进行气管切开时，应远离胸骨正中切口，注意气管切开周围组织的保护。拔除引流管的时间视引流量多少而定，如无特殊，一般术后 24～48 小时后拔除。

第三节　术后并发症的处理

一、手术后出血

术后出血是严重并发症，造成术后出血的原因很多，但是根本的原因是术中止血不彻底，麻痹大意。因此，可以说术后出血是完全可以防止的并发症。纵隔术后出血常见的原因有以下几种：

1．纵隔巨大肿瘤广泛粘连浸润，累及胸内众多脏器和大血管，术中剥离面广泛渗血。常见于生殖细胞肿瘤切除，尤其畸胎类肿瘤，胸腺瘤放疗后手术等。

2．纵隔肿瘤解剖剥离创面电凝暂时止血，以后血凝痂脱落，或术时结扎不牢固。

3．神经源性肿瘤，切除术后使用血管活性药及控制性低血压，术后血压恢复，压力升高造成创面渗血。

4．切口出血，胸骨正中劈开骨面或剖胸切口的肋骨端、肋间血管出血。

5．患者本身有出血性疾病或凝血机制障碍。

纵隔手术以后出血的临床表现不尽相同，小量出血可无明显症状，多表现为引流管引流量增多。出血量大时，患者可出现血容量不足症状，表现为血压下降或不升，脉细数、烦渴、冷汗，尿量减少，严重的有胸痛、憋气，甚至休克。纵隔后及胸腔引流管有多量血液持续流出，挤压引流管可见有血凝块等，若胸腔引流量每小时超过150ml，连续2～3小时，提示胸内有进行性出血，应立即急诊开胸探查。或者脉搏逐渐加快，超过130次/分钟，也提示出血造成循环系统功能不全，需紧急处理。纵隔内创面出血量多，因纵隔容积限制，可产生纵隔压迫症状及纵隔移位，对此应有足够的警惕性。对胸腔引流管引流不多但血压不稳定的患者，应间断检查血红蛋白及红细胞计数，对比观察其变化，必要时检查凝血机制的变化。结合胸部X线平片、胸部CT、B超等检查，确定有无胸内大出血存在。

纵隔术后出血的处理在于果断、及时，而更重要的是预防。预防纵隔术后出血并发症主要在于关胸之前采取必要的措施，手术完毕用温盐水冲洗创面，全面彻底检查所有解剖创面出血点和结扎处；术中控制血压者在关胸之前将血压恢复到正常，观察无活动性出血后再关闭胸腔。劈开胸骨的创面及切除肋骨的断端用骨蜡涂塞、电凝止血，闭合胸骨的针孔止血需牢靠缝合。术中出血量大应及时补充全血，必要时成分输血，增加血小板，适当补充钙剂、维生素K等止血药物。手术后密切观察胸腔闭式引流量，术后最初2～4小时内引流量每小时<150ml。当引流液血红蛋白≥6g/L，同时有血压下降、脉搏细弱等循环功能不全表现；或引流量每小时150ml，持续2～3小时，经用药物止血后，仍无减少，伴有全身休克表现，挤压胸管引流为血凝块；或胸腔闭式引流量不多，行胸部CT和B超检查时，显示胸内积存有凝血块，应予及时开胸止血。

二、神经损伤

纵隔手术常见的神经损伤为喉返神经和膈神经损伤，切除后纵隔神经源性肿瘤时可能并发交感神经链损伤、椎管内神经节损伤及脊髓损伤。神经损伤后可出现声音嘶哑、一侧横膈麻痹、霍纳综合征、肢体感觉或运动障碍等。纵隔手术一旦造成神经损伤，损伤多是不可逆的，恢复常常很困难，因之关键在于预防。

1．胸内甲状腺肿摘除时应避免损伤喉返神经，关键是术中应紧贴肿瘤分离，手指钝性解剖肿瘤更为可取，采用粗丝线缝合牵引将纵隔内甲状腺肿提出到颈部，处理甲状下动静脉时应紧贴肿瘤辨清后再切断。

2．侵袭性胸腺瘤有时向一侧胸腔粘连侵犯，在解剖时需辨清其附近的膈神经。钳夹前必须辨清是纤维条索还是膈神经，或者从心包处分离出膈神经套带牵引。

3．切除后纵隔神经源性肿瘤时，术中应充分显露，注意保护交感神经，特别是交感神经链的星状神经节，儿童后纵隔神经源性肿瘤多为神经节细胞瘤，它从交感神经链发出，解剖肿瘤时需辨清星状神经节勿损伤，否则术后将出现霍纳征。对于哑铃状神经鞘肿瘤，需要胸外科与神经外科医师共同协作，胸外科医师切除肿瘤的纵隔部分瘤体，神经外科医师切除肿瘤的椎管内部分。对于根部在椎管内的神经源性肿瘤，过分牵拉切除可能损伤神经根和脊髓。术中若损伤硬脊膜有脑脊液流出，需神经外科医师术中及时修补，以防术后出现脑脊液漏。

三、气道梗阻

纵隔术后气道梗阻常见原因有四种：①术毕全麻后患者自主呼吸未完全恢复，即拔出气管内插管，致舌后坠造成窒息；②术后因切口疼痛、咳嗽无力造成气管内痰液积聚；③纵隔肿物，特别是胸内甲状腺肿，长期压迫致气管变形、扭曲、狭窄或软化；④合并重症肌无力的胸腺瘤切除，术后因肌无力危象、呼吸肌麻痹造成气道梗阻。

针对气道梗阻的原因，予以相应处理。

1. 术毕患者彻底清醒，自主呼吸完全恢复后，再拔出气管内插管，特别注意那些身材不高、颈部较短者，其舌根容易后坠。在运送患者途中随时注意患者呼吸情况，取头侧位。

2. 全麻插管的患者，术毕拔出气管插管之前应彻底吸痰。术后采取正确的体位，有效镇痛，并鼓励患者自主咳嗽排痰，必要时行鼻导管吸痰或纤维支气管镜吸痰。

3. 术中发现因肿物压迫气管，有气管变形、扭曲或软化者，应及时将其缝合固定在颈前肌群上，对于气管软化者可在管腔外安放环形支架给予支撑，术后酌情延长气管内插管时间，术后床旁准备气管切开包，必要时紧急行气管切开。此外，术中应彻底止血，防止创面血肿压迫气管。

4. 胸腺瘤合并重症肌无力患者，警惕术后肌无力危象发生，根据患者呼吸状态，确定是否需要机械通气辅助呼吸。

四、伤口感染及哆开

（一）切口感染

大部分纵隔手术为闭合性伤口，在愈合的过程中，胶原的合成、沉积和交联是伤口愈合的关键。各种原因引起的伤口不能紧密对合，容易造成伤口感染。常见感染的原因有手术切口闭合不良，多因缝合不严密，存在血肿，形成死腔，以及缝扎过紧造成组织血供不良，影响伤口的愈合。其次伤口内存留异物是切口发生感染的另一原因，如线结过长，过多的骨蜡涂塞，闭合胸骨的钢丝留存过长、尾部翘起，均影响组织愈合。术中切除囊肿时发生囊肿破裂，囊液外溢污染切口，以及患者合并其他全身疾病，如贫血、低蛋白血症、免疫功能低下等，均可能影响伤口的闭合。最后，术后用力咳嗽，使切口肌层裂开积血，这些也可导致切口感染。

伤口感染的表现为伤口局部肿胀、疼痛、体温高等反应，切口引流后，可发现胸壁肌层积存脓液，形成脓腔并有纤维组织坏死，脓液培养有细菌生长。对这类伤口除全身应用抗生素外，局部应做切开引流，彻底清创，去除坏死组织及缝线异物，待伤口分泌物减少，肉芽组织健康，再行延期缝合。胸骨正中劈开切口的感染可分为浅层感染和深层感染两类，浅层感染仅限于胸骨以上皮下感染，经引流多可自行愈合，无严重后果。深层感染位于胸骨以下。有时，此种感染可延及胸骨造成胸骨骨髓炎，甚至菌血症，危及患者生命。处理胸骨切口深层感染需慎重、积极，除了彻底伤口清创外，有时需要去除固定胸骨的钢丝，将胸部伤口完全敞开，用胸大肌肌肉瓣填塞达到伤口的二期愈合。

（二）脂肪液化

是伤口愈合不良的常见原因。多见于肥胖患者，皮下脂肪过多，电灼皮下组织不当，造成术后皮下脂肪液化，影响切口愈合。脂肪液化的表现为伤口肿胀，皮下积存或渗出黄色液体，无脓液，培养无细菌生长。处理这种伤口液化可拆除切口缝线，行局部引流，经交换敷料数日后伤口很快愈合。此外，尚应注意胸部伤口的保护，可用多头带包扎胸部，松紧合适，以利切口愈合。

（三）伤口哆开

胸部切口不似腹部切口，骨性胸廓本身的固定作用，钢丝闭合胸骨劈开切缘，跨过肋间牢固闭合剖胸切口，因此，胸部切口发生哆开的几率很低。切口哆开多发生在切口拆线之后，因剧烈咳嗽，用力、或因缝合胸骨的钢丝断裂造成。一旦发生切口哆开，应及时有效处理。首先认真检查伤口哆开的原因，在麻醉和无菌条件下，彻底清创、去除原来所有缝线，冲洗后重新牢固缝合伤口。术后给予胸带保护，同时加强营养，抗生素预防感染，以保证伤口二期愈合。

五、心血管系统并发症

（一）心律失常

纵隔疾病手术后可因年迈、原有心脏疾患、术中控制血压、大量失血，以及术后呼吸功能不全，造成患者术后低血压状态和低氧血症，患者出现心律紊乱。此外，也可因手术刺激，使自主神经平衡失调，术后出现室性期前收缩、心动过速等心律失常，临床上最常见的是房颤。心律紊乱可以是一过性或阵发性，患者表现为心慌、气急、不安等，术后若发生以上情况，可及时做心电图检查协助诊断，并根据心律失常类型分别给予相应处理。严重持续发作的心律失常，应请心内科医师会诊协助处理。除了针对心律紊乱的药物治疗外，还要寻求产生心律紊乱的原因并予以处理，如纠正低氧血症，稳定血压在正常水平，保持水电介质平衡，同时使用抗焦虑药，如肌肉注射地西泮（安定）或静脉给药，保持患者安静。室上性心律失常或房颤患者，应静脉注射毛花苷（西地兰），β受体阻断剂，如出现室性期前收缩，可使用利多卡因，严重室性心律失常，可考虑使用电击转复心律。在发现室性心律紊乱时，应及时测定血钾水平，低钾时容易发生室性期前收缩。

（二）心脏压塞

纵隔病变手术若切开心包，如摘除侵袭性胸腺瘤合并部分心包切除时，术后出血也可能造成心脏压塞。此外，心包囊肿切除、纵隔肿瘤累及大血管分离纵隔胸膜及心包，术后可因创面出血，纵隔引流不畅或心包缝合过紧，导致心脏压塞。急性心脏压塞的主要表现为气急、脉速、休克、发绀、心界扩大，心音遥远，出现奇脉、收缩压下降，脉压减小，静脉压增高。X线检查显示心影明显扩大，呈烧瓶状，搏动减弱。“B”型超声检查可确定诊断。急性心脏压塞一旦确诊后，应立即行心包穿刺减压或紧急心包切开，暂时解除心脏压迫，挽救生命，一般情况稳定后，需开胸探查止血。纵隔病变手术若不切开心包，则不会发生心脏压塞。对于心脏压塞这一合并症，重要的是预防，如认真止血，特别是心包切开缘的止血，单纯电灼常发生凝血块脱落，需结扎或缝合止血。若心包缺损较大，则敞开心包腔不缝合，以免发生心脏压塞。

（曾繁祥　张志庸）

第四章　纵隔手术的麻醉

随着胸外科手术的进展，胸科手术对麻醉技术的要求在逐步提高，相应地麻醉学的进展也为胸外科手术的进步创造了更为有利条件，保证了高、难、深的纵隔手术操作顺利完成。

第一节　麻醉概论

纵隔外科属于胸外科的范畴，所以纵隔手术的麻醉与胸外科手术的麻醉基本相同。纵隔手术的麻醉多采用全身麻醉，依据纵隔病变手术的不同特点，其麻醉也有不同的要求。

一、静脉吸入复合全身麻醉基本方法

胸外科手术的麻醉方法以气管内插管全身麻醉为主。麻醉诱导可根据患者病情选择吸入诱导、静脉诱导与复合诱导的方法。以静脉快速诱导、静脉吸入复合维持的麻醉方法较常用。

麻醉前一般先进行心电图、血氧饱和度、血压等各项指标的监测。然后建立静脉输液通道。先经静脉给予镇静药、短效阿片类药物、干燥剂。继之给予丙泊酚诱导，并予肌肉松弛药。待肌肉松弛满意后，行气管内插管（单腔或双腔插管）机械通气，通常采用容量控制模式控制患者通气，设定潮气量约5～10ml/kg体重，吸呼比为1∶2。呼吸频率10～15次/分钟。麻醉维持以静脉吸入复合麻醉方法最常用，即用非去极化肌松药（静脉麻醉）及氧化亚氮（笑气）、挥发性麻醉药（异氟醚、恩氟醚、七氟醚）（吸入麻醉），进行间歇正压通气。同时间断地使用阿片类镇痛药及肌松药，以使手术操作过程中肌肉完全松弛，达到手术野良好显露。估计手术时间短，可选用中短效的肌肉松弛药，如阿曲库铵与维库溴铵，来保证有效的肌肉松弛，完成手术操作。

麻醉要有足够的深度。浅麻醉下手术操作容易刺激患者，产生肢体活动或呛咳。临床上多以静脉麻醉维持保证稳定的麻醉深度。

理想的麻醉状态，首先应确保患者术中无意识，对术中刺激无记忆，术后无知晓。其次是适度抑制因伤害性刺激引起的应激反应，保持生命体征稳定。同时要求肌肉完全松弛，满足手术操作需要。

手术中麻醉医师应与外科医师密切沟通。必要时外科医师可协助麻醉医师调整气管导管位置，特别是双腔插管麻醉，平仰卧位时气管插管的位置很好，当摆成侧卧体位时，气管内插管有可能滑动，移开了正确位置。有时，在手术的重要步骤，麻醉医师可暂停呼吸以保证手术顺利进行。此外，在整个手术过程中麻醉师需要用吸引管反复清理呼吸道分泌物与血液，以保证呼吸道通畅和避免术后发生肺不张。

密切监测术中呼吸功能状态。强调脉搏血氧饱和度（SpO_2）与呼吸末二氧化碳分压（$P_{ET}CO_2$）指标的监测。与麻醉诱导期相比，苏醒期的过程较长，患者容易出现躁动、苏醒延迟等情况。

胸腔完全关闭以后，需要给予肌松药的拮抗剂，并持续机械通气，直至呼气末麻醉气体浓度<0.2%，同时观察监测仪上呼气末二氧化碳浓度波形，有无自主呼吸引起的切迹或不规则波形，如有则表明自主呼吸恢复。此时可停止机械通气，观察自主呼吸次数、幅度、潮气量、吸气后SpO_2变化，$P_{ET}CO_2$波形。待患者清醒，显示呼吸功能良好，包括呼吸频率<20次/分，潮气量>6ml/kg，吸空气下SpO_2>95%。$P_{ET}CO_2$波形规则，有正常的肺泡平台，咳嗽反射良好。患者一般状态稳定后，即可拔除气管内导管。

麻醉插管拔除后，应在麻醉恢复室观察一段时间，常规监测患者呼吸、血压、脉搏和神志，待患

者彻底清醒，生命体征稳定，方返回胸外科病房。

对于颈部短粗的患者，为了防止拔管后发生舌后坠，可放入口咽通气道、喉罩等预防措施。必要时可再行气管内插管机械通气。此外，还应注意麻醉状态下，患者血管通常处于开放状态，末梢循环良好，与清醒状态下比较，麻醉状态下循环容积更大。因此，手术结束前应根据患者尿量，平衡患者液体进入量和排出量，必要时适当给予利尿药，排出多余的液体，以适应术后循环状态。

对术前肺功能减退，肥胖，合并冠心病，高龄，术中有较多出血，术后吸入纯氧时动脉血氧分压低于60mmHg或脉搏氧饱和度低于90%的患者，应考虑延长呼吸支持时间，不要过早地拔除气管插管，可以直接从手术室送到重症监护病房，继续机械通气辅助并观察治疗。

术后镇痛是术后管理的重要部分。术后镇痛可改善患者的呼吸功能，增加通气量，有利于咳嗽排痰，减少术后肺部并发症。因此，应采用各种有效的镇痛手段促进患者呼吸功能的恢复。静脉自控止痛（PCA），胸部硬膜外镇痛，肋间神经阻断镇痛都可能发挥良好的镇痛效果，应根据各单位条件和临床经验选择使用。从我们的临床经验看，下胸段硬膜外阻断与全身麻醉配合，不仅可以减少手术中麻醉药用量，术后还可用于有效镇痛，更加有利于患者术后康复。

二、麻醉术前准备

充分的术前准备有利于手术过程中麻醉的管理，减少术后并发症。与其他部位手术比较，胸外科手术范围大，影响多个重要脏器功能，术后并发症的发生率相对较高。因此，良好充分的术前准备尤其重要。术前准备包括两方面内容，患者器官功能的评估与麻醉前的准备。

（一）术前全面评估

术前评估的目的在于确定患者耐受手术麻醉的能力，以患者病史、体格检查发现、实验室检查与特殊检查的结果为基础，对患者各脏器功能进行全面了解与评估。评估的重点在呼吸系统与心血管系统。麻醉师在术前访视时应询问患者有无义齿，义齿可否摘下，有无活动的坏牙及切牙是否偏长。注意观察患者张口程度，下颌发育情况、舌体是否肥大，喉头是否较高，以及颈椎能否后仰。

开胸手术的患者，术前多有咳嗽、咳痰、咯血及呼吸困难等呼吸系统症状。咳嗽是呼吸道激惹的表现，多在肺部存在感染、气道内有肿物刺激或压迫情况下发生。咳嗽伴咳痰提示呼吸道粘膜存在炎症反应和分泌物增多，而肿物压迫与异物刺激多引起干性咳嗽。术前评估应了解咳嗽的性质与咳痰的数量。术前咳痰量多时应使用双腔气管内导管，以防止在诱导和手术中患侧肺部痰液流向健肺。咯血是呼吸道粘膜破溃、出血的结果，大咯血的严重性在于一旦处理不当或不及时，容易造成急性呼吸道窒息产生严重后果。因此咯血患者的麻醉也应采用双腔气管内导管麻醉。肺部炎症、水肿、支气管痉挛等均可造成呼吸困难，呼吸困难的程度直接反映出呼吸系统疾病的严重程度和肺功能的储备能力。

体格检查是麻醉师术前评估的重要内容。还原血红蛋白在50g/L以上时临床可出现发绀，但是贫血患者不易显示，所以发绀不是低氧血症的可靠征象。恶病质或营养不良患者因全身消耗使呼吸驱动力减弱，这类患者麻醉后容易出现呼吸抑制，麻醉过程中需要特别注意。慢性阻塞性肺疾病患者体查时可听到肺内喘鸣音，气道梗阻患者以吸气性呼吸困难为主，上气道梗阻时可听到喉鸣音，而慢阻肺患者以呼气性呼吸困难为主。胸内甲状腺肿患者其颈部可能未能扪及甲状腺，气管可能受压移位。纵隔非霍奇金淋巴瘤患者，有可能扪及周身浅表淋巴结肿大。

特殊检查包括胸部X线检查，胸部X线平片可显示气胸、大泡性肺气肿和肺囊肿，对此类患者不宜使用氧化亚氮。胸部平片还可显示气管狭窄或移位，气管狭窄或移位均可影响气管、支气管插管的成功率。胸膜腔有渗出、肺纤维化和肋骨骨折可限制患者的通气功能。胸片显示有肺实变、肺不张或气胸的患者，其通气与灌注比（V/Q）不匹配并有低氧血症。

心电图检查如显示P波高而尖耸、右室肥厚或右束支传导阻滞，提示患者有肺动脉高压及肺源性心脏病。

术前纤维支气管镜检查与支气管造影检查可以明确呼吸道内病变的性质与范围，或者排除气管、支气管或肺内病变。肺功能检查用于判断患者呼吸通气功能受损的程度和弥散功能状态，这些检查为麻醉方式的选择和手术方案的制定提供最为可靠的依据。

肺功能评价首先评价全肺功能。其指标包括动脉血气分析、肺活量与肺容量。如果患者有高碳酸血症，第1秒时间肺活量低于肺活量的49%或低于2L，最大通气量低于预计值的49%，残气量超过肺总量的49%，弥散功能降低49%等情况，提示全肺功能明显受损，手术风险增加，应继续评价单侧肺功能。单侧肺功能测定主要利用放射性核素扫描测定单侧肺血流和单侧肺通气。预计手术后第1秒时间肺活量低于0.85L，或切除的肺组织血流占肺总血流70%以上，提示肺切除手术安全性明显降低。

（二）麻醉前治疗

麻醉前呼吸治疗可明显降低术后肺部并发症的发生率。常用的麻醉前呼吸治疗包括以下几方面：

1. 有吸烟史的患者，麻醉前24~48小时必须戒烟，术前戒烟4周以上还可改善纤毛功能、减少气道分泌物及刺激性。

2. 控制呼吸道内急性细菌感染，根据痰细菌培养结果选择合理抗生素。近期有病毒性呼吸道感染患者，特别在儿童麻醉时，易激惹支气管痉挛或喉痉挛。

3. 麻醉前胸部物理治疗，包括加强自主深呼吸锻炼，叩胸拍背，胸部震动加体位引流，及吸入雾化湿化气体，均有助于分泌物排出并增加肺容量。

4. 解除支气管痉挛的药物治疗

（1）通常选用选择性 β_2 受体激动最强的沙丁胺醇吸入。

（2）抗胆碱药可直接扩张支气管，当慢阻肺患者吸入该类药时可提高FEV1，常用异丙托溴胺雾化吸入0.5mg，也可用格隆溴胺。

麻醉前准备还包括改善营养不良、纠正水及电解质平衡紊乱。

三、麻醉期间的呼吸管理

麻醉期间的呼吸管理至关重要。麻醉期间易发生上气道梗阻、中枢性呼吸驱动减弱及呼吸肌功能受抑制导致通气泵衰竭，也可能因支气管痉挛、肺水肿和肺萎陷造成严重的低氧血症，如不能在5~10分钟内处理并矫正，往往造成不可逆性中枢性神经损伤，甚至危及患者生命。麻醉过程中通气功能障碍和急性呼吸功能衰竭是麻醉意外的主要部分。

纵隔疾病患者合并肺部疾病，需要开胸手术时，增加了麻醉呼吸管理的难度，而且呼吸意外的发生率显著增高。所以对此类患者应进行充分的术前评估，术前给予适当药物治疗及胸部物理治疗，均有助于麻醉过程中的呼吸管理。

（一）麻醉前评估

1. 慢性阻塞性肺疾病患者，多因长期肺气肿或慢性支气管炎造成了通气功能障碍，麻醉前呈低氧血症、高碳酸血症，这些患者需供氧治疗。

2. 支气管哮喘患者，临床上表现为无规律的哮喘发作，支气管哮喘患者体内的肥大细胞，爆发性释放组胺、白三烯、前列腺素等化学介质激发哮喘，哮喘发作还可能与自主神经系统交互作用使气道功能调整异常有关，另外，兴奋毒蕈样受体也可促使肥大细胞释放介质导致持久性炎症及支气管痉挛。气道内存在慢性炎症也是哮喘发作的一种激发因素，酯类局麻药及苄异喹啉类肌松药常促使哮喘发作。

3. 胸壁畸形、胸膜纤维化或渗出、膈肌受压均使肺通气量减小，肺通气功能受损，肺顺应性降低，当麻醉过程中行控制性呼吸时，气道阻力增加。

4. 心源性肺水肿或非心源性原因的肺水肿，或肺间质性纤维化或炎症引起的肺动脉高压，以及肺源性心脏病均影响气体交换，导致低氧血症。

（二）麻醉前用药

1．呼吸功能不全、呼吸道部分梗阻、呼吸抑制的病例　应禁用镇静催眠和麻醉性镇痛药。对呼吸道受压而出现强迫性体位或有憋醒病史的患者，绝对禁止使用中枢抑制性药物，因为这样极易导致窒息意外。

2．呼吸道炎症，痰多和咯血患者　病情未控制时，禁用抗胆碱药。防止痰液粘稠，梗阻下呼吸道。

3．高血压及冠心病患者　麻醉前应改用东莨菪碱，不用阿托品，避免心脏做功增加，加重心肌缺血，并防止心率、血压进一步升高。

4．甲亢患者　若术前未能控制基础代谢率，心率快，需要用较大量的镇静药，但避免用阿托品，改用东莨菪碱。

5．库欣综合征（Cushing's Syndrome）患者　常过度肥胖，容易出现肺通气功能低下和舌后坠。所以，慎用吗啡类药物，防止呼吸抑制。

（三）麻醉期间呼吸功能的观察和常用监测

肺通气衰竭常见于上气道梗阻、中枢抑制和呼吸肌麻痹。肺换气功能障碍常见于肺水肿、肺不张（肺萎陷）或支气管痉挛。最后表现为低氧血症。

胸部手术常见并存肺部疾病，如气道梗阻或限制性肺疾病。均为肺泡通气/血流灌注（V/Q）不匹配。麻醉期间呼吸功能变化常很急骤，除了利用监测仪器辅助外，临床观察和体征也不容忽视，往往可及时发现并挽救患者生命。

1．呼吸功能的临床观察

（1）呼吸运动的观察　全麻中广泛应用肌松药及气管插管，因此机械呼吸下需不断观察气道压力变化及气体分析。

（2）呼吸音监听　诱导及气管插管后听呼吸音确认插管位置是否恰当，麻醉维持中监听呼吸音，有否痰鸣音，后者显示分泌物过多，应及时吸痰。一旦出现粉红色泡沫痰，提示可能心力衰竭、肺水肿。

（3）口唇、指甲颜色变化　在无贫血患者一旦出现发绀，显示有缺氧和二氧化碳蓄积。

2．常用呼吸功能的监测

（1）一般呼吸功能的监测　多利用麻醉机的呼吸功能测定装置可监测潮气量、气道压、呼吸频率、吸呼比等。

（2）脉搏氧饱和度（（SpO_2）测定　主要应用荧光光度计测量不同血红蛋白光的吸收。可以提示氧的输送已达测定部位，但不能提示输送的氧量。$SpO_2$91%相当$PaO_2$60mmHg，所以应作为临界值。正常SpO_2应为92%～96%，相当$PaO_2$64～82mmHg，SpO_2低于90%，根据氧离曲线图，氧分压急剧下降，相反PaO_2升至100～400mmHg，SpO_2也只能升至100%封顶。由于SpO_2属于无创检查，应用非常方便。麻醉患者均应监测此项目。

（3）呼气末二氧化碳分压（$P_{ET}CO_2$）　监测也是无创性监测，麻醉中气管插管如误入食管，$P_{ET}CO_2$迅速降至0，所以$P_{ET}CO_2$降至零是判断气管插管误入食管最确切的方法，$P_{ET}CO_2$水平是呼吸管理中重要的指南。反映通气量是否充分。

（4）麻醉气体分析监测　可连续测定吸气、呼气时氧、二氧化碳浓度及吸入麻醉药（恩氟醚、异氟醚、七氟醚）气体浓度（分数）。根据结果我们可以调节吸入醚的浓度和潮气量以及吸入氧浓度，从而调控麻醉深度及通气。

（5）血气分析　可测定血氧和二氧化碳分压、血氧饱和度和酸、碱代谢的变化，还可以测定钾、钠离子及乳酸量，更有利于呼吸及循环调控。常用于复杂或危重患者的手术。

四、气道管理

麻醉期间最易发生急性气道阻塞，特别在完全性气道阻塞，出现三凹征，即吸气时胸骨上凹、锁骨上凹及肋间隙凹陷，而口鼻不出气体，如不即刻解除阻塞，常可危及生命。同样部分阻塞出现鼾声或严重喘鸣，长时间不解除终可导致呼吸衰竭，所以气道管理应引起重视。

（一）舌后坠

肥胖患者（如库欣综合征患者），重度镇静、昏迷患者或全麻后咬肌及下颌关节松弛的患者，平卧时舌根后坠，舌紧贴咽后壁使气道完全梗阻或部分阻塞，部分梗阻时出现鼾声。舌后坠时应即托起下颌，解除梗阻。若患者麻醉程度较深，也可置入口咽通气管或喉罩通气管解除梗阻。浅麻下，切忌置入通气管防止喉痉挛。

（二）误吸

全麻状态气道反射被抑制，胃内容物反流或患者呕吐时，容易误吸入气管，导致支气管痉挛或淹溺、缺氧、肺不张、呼吸增快、心动过速、低血压，严重时可导致窒息死亡。所以术前应充分禁食，取下义齿，并使用阿托品等干燥剂。急诊患者应下胃管抽吸胃内容物。大咯血患者必须用双腔管隔离两肺。

（三）喉痉挛

是上气道的一种保护性防御反射。缺氧和二氧化碳蓄积容易促成喉痉挛。静脉麻醉患者及病儿应警惕其发生。治疗以给氧为主。出现气道完全梗阻，发绀和三凹征时，应立即给予琥珀酰胆碱及面罩给氧或气管插管。

（四）支气管痉挛

支气管痉挛不同于喉痉挛，是下气道的一种保护性反射，呈现可逆性呼气梗阻及喘鸣，人工呼吸挤压呼吸囊阻力很大，甚至不能进气呈现下呼吸道阻塞，也可并发大量粘稠痰液。

急性支气管痉挛的预防与处理：防止气管插管触及隆突，应用扩张支气管的药物。当通气严重障碍时，可静脉注入氯胺酮、儿茶酚胺扩张支气管，同时静脉输入氢化可的松 2～4mg/kg，也可用甲基泼尼松龙 60～160mg 静脉注入，6 小时 1 次。上述治疗效果不显著时用扩张支气管药物，多用 β_2 受体激动药，气雾吸入沙丁胺醇，也可应用小剂量肾上腺素或异丙肾上腺素，但多出现心动过速副作用。

五、麻醉中呼吸管理

全身麻醉抑制呼吸中枢，降低肺容量，促进肺 V/Q 失衡，许多麻醉药还减弱患者对高二氧化碳和低氧的通气反应，另外手术的机械刺激均使麻醉及术中出现呼吸变化。

近年来已普遍应用脉搏氧饱和度（SpO_2）及呼吸末二氧化碳分压（$P_{ET}CO_2$）监测，及时纠正通气不足及交换障碍。麻醉过程中出现严重通气不足及交换障碍的患者除连续监测 SpO_2、$P_{ET}CO_2$ 以外，还应间断监测动脉血气分析及血酸碱代谢水平，如此才能有效管理呼吸。

（一）麻醉中维持通气功能

麻醉期间出现通气不足最终将导致缺氧与二氧化碳蓄积，前者可采用提高吸入氧浓度来弥补，后者应加强通气管理，有效地排出二氧化碳，维持足够的通气量。一般常予的吸氧浓度为 40%～50%，在提高吸入氧浓度的同时，应避免长时间持续吸入纯氧，以预防产生氧中毒及术后肺不张。

开胸手术应用气管内插管麻醉时，目前多采用麻醉机上安装呼吸机的机械控制呼吸，但是有时也需用手法辅助呼吸或控制呼吸。手法辅助呼吸通常用于诱导前及拔管脱机后，偶尔术中为了操作需要也采用暂时手助膨肺。采用手助间歇正压通气（IPPV）时，以每分钟 12～18 次的频率有规律地挤压贮气囊。一般需 8～20cmH_2O 正压，每次挤压气体容量相当于患者潮气量（吸气），挤压后（即吸气末）即应迅速放松贮气囊，使肺内气体充分排出（呼气）。

机械控制呼吸的应用日益普遍，致使麻醉机上的呼吸机调控愈来愈精密，它可准确地调控通气量、气道压、呼吸频率、吸呼比，配合气体分析仪及呼吸功能监测，可以准确地调控通气各种参数。通常呼吸频率调节到每分钟10～16次，婴儿30～40次。潮气量调节为8～10ml/kg，吸气压随患者肺－胸顺应性而异，通常为7～15cmH_2O。

实行控制呼吸，首先消除患者自主呼吸。静脉注射麻醉镇痛药如芬太尼后，再吸入麻醉气体如醚类恩氟烷，患者自主呼吸即被完全抑制。常采用肌肉松弛剂消除呼吸并提高肺及胸腔顺应性，减少麻醉药用量，从而减轻对循环系统的抑制作用，防止血压过低，心动过缓。施行控制呼吸时应密切注意几个方面：

1. SpO_2、$P_{ET}CO_2$及血液气体分析等监测参数，随时调整通气参数。注意风箱升降是否完全，胸廓是否起伏；$P_{ET}CO_2$应维持在35～45mmHg。

2. 注意气道压力应控制在15cmH_2O左右，不宜超过30cmH_2O，否则应查找气道梗阻的原因，是否存在支气管痉挛或者机械梗阻。若有，需立即解除。警惕吸入醚的浓度过高将加深麻醉，抑制循环功能。

3. 及时清除气道内分泌物和痰液，以免被吹入细支气管内，导致术后肺部感染。

4. 术中患者自主呼吸恢复时，其潮气量和呼吸频率均与设置的参数不尽相同，将与呼吸机对抗，出现气道压骤然上升、氧饱和度下降，应及时追加肌松药，待其机械通气逐渐恢复正常。

（二）维持换气功能

全麻患者机械通气时气道压突然增加到30mmHg以上，SpO_2降至90%以下，应怀疑肺水肿。一旦呼吸道内出现粉红色泡沫样痰，说明发生了急性肺水肿，必须立即采取措施，处理首先提高吸入氧浓度，纠正低氧血症，减少静脉血回流，降低左室充盈压。可以采用施行呼气末正压通气（PEEP）。呼气终末正压通气法，即在通气环路上安装一个阻力装置，使呼气终末仍保持5～8cmH_2O的气道压力，从而阻止肺泡完全萎陷，增加功能残气量，减少肺内分流，减轻肺充血和间质水肿。但此方法不宜长久应用，更不宜用于有肺气肿、支气管喘息及心源性休克或低血容量休克患者。除了提高吸入氧浓度、呼气末正压通气外，尚需予呋塞米（速尿）等利尿剂，扩张周围血管，如静脉滴注硝酸甘油或硝普钠。血压低时则需予多巴胺或肾上腺素等提升血压，保持循环系统稳定。

六、麻醉期间循环管理

麻醉和手术过程中，由于各种麻醉药物的影响和手术操作的不良刺激，均会造成循环系统功能不稳定，导致各类并发症，严重时甚至危及患者的生命。麻醉医生应当在麻醉期间采取各种措施尽可能将循环系统功能维持于稳定状态。

麻醉诱导常用的药物是丙泊酚、芬太尼、咪唑安定（咪哒唑仑）。丙泊酚可抑制交感神经，减慢心率、降低血压，尤其多见于术前血容量不足、老年及体质虚弱患者。咪哒唑仑用于麻醉诱导可以保持血压、心率平稳。注入芬太尼1～2μg/kg可以减轻因气管插管引起的心血管反应。吸入性麻醉药可减弱心肌收缩力，但能兴奋交感神经，它对循环系统的影响复杂，但总的说来是抑制循环系统功能的药物。

气管插管的应激反应，包括置入喉镜和气管插管过程中容易发生血压急骤升高、心率加快或心动过缓等循环系统反应。这种应激反应对循环功能正常者无明显危害。但是对于患有高血压、心脏病、动脉瘤或脑血管病者，可能构成一定危险。另外，麻醉完毕脱机拔管以及吸痰操作均可以诱发高血压。此时充分镇痛及加深麻醉可以消除这种不良反应。

麻醉机械通气时，若潮气量过大或呼吸频率过快，增高了胸内压力，减少了回心血量，将降低心输出量。另外，二氧化碳分压过低，也可减少心输出量和心肌供血。同样，PEEP值过高，可减少回心血量，降低血压，减少冠状动脉供血，导致心肌缺血、心功能不全。

麻醉期间维持有效循环血容量至关重要，容量负荷过多可增加心脏负担，甚至诱发心衰、急性麻醉期肺水肿。而血容量不足又可减少回心血量和心排血量，血压下降，甚至休克、循环衰竭。考虑到血容量的补充受到术前循环状况（如脱水），术中出血量以及肾、心、肺等脏器功能的多方面影响，因而有必要建立生理学监测指标。如果条件允许应测定中心静脉压（CVP）、肺毛细血管楔压（PCWP）和左房压（LAP），以这些指标作为参考，并观察患者循环系统的动态反应，指导输入液体的类型、数量和速度，进行有效的治疗。如此就能合理地补充麻醉患者的容量。

（一）麻醉中的循环监测

1．心率和心律

2．血压　麻醉期间若血压升高，超过麻醉前血压的20%，或血压超过140/90mmHg称为高血压；如血压下降，超过麻醉前血压的20%，或收缩压降低到80mmHg以下称为低血压。脉压减小则提示心排血量减少。临床上，监测动脉血压的常用方法分为有创监测和无创监测两种。无创动脉血压监测的缺点是不能测出严重低血压（收缩压小于60mmHg）。有创动脉监测能准确测定血压，但是需要做动脉穿刺置管。常用的穿刺部位包括桡动脉、股动脉、肱动脉、足背动脉或腋动脉等。

3．中心静脉压　麻醉期间测定中心静脉压是一种简单易行而又有价值的方法。中心静脉压并不能直接反映患者的血容量，它所反映的是心脏对回心血量的泵出能力，并提示静脉回心血量是否充足。CVP $<$ 2.5cmH_2O表示心脏充盈不足或血容量不足，即使动脉压正常，仍需输入液体。CVP $>$ 15～20cmH_2O提示右心功能不全，应控制输液量和速度。测定中心静脉压的缺点是不能反映左心功能。测定CVP时应注意调整零点与右心房在同一水平（相当于胸壁厚度的中点）。

中心静脉穿刺插管测压常用于脱水、失血、血容量不足、各类重症休克、心力衰竭和低心排综合征，此外，体外循环心脏大血管心内直视手术和其他危重患者常规进行中心静脉置管测压。穿刺途径多经颈内静脉、锁骨下静脉或股静脉进行，临床外科手术患者常用颈内静脉途径。必须指出，从安全角度考虑，手术过程中中心静脉压对循环系统功能变化的反应可能太慢。当经静脉输液有效地使中心静脉压从6cmH_2O升到10cmH_2O时，说明此时已有足够的回心血量被泵入肺动脉。但是，如果此时肺血管处于收缩状态，右心泵出的血液即可导致肺动脉高压，甚至可引起肺水肿。事实上只有当右心室功能不足以克服肺动脉压力时，中心静脉压才开始上升。因此，在某些情况下，中心静脉压升高之前肺水肿可能已经形成，甚至已经处于危险状态。因此通过肺动脉插管测定肺动脉压，可为终止输液或减慢输液速度提供早期预警。在临床实际工作中，如果未行肺动脉测压，在中心静脉压升高到7～10cmH_2O（1cmH_2O = 98Pa）后即应减慢输液速度，以便有充裕的时间对输入多量液体可能发生的问题进行评估，从而降低肺水肿的发生率。

联合中心静脉压、动脉压和尿量的测量结果，进行综合分析及动态观察，注意这些参数对治疗的反应，可以作为维持麻醉期间循环稳定与否的重要指标，有助于判定血容量和心脏的功能状态。

4．肺动脉漂浮导管（Swan－Ganz导管）　可用于持续监测肺动脉压，也可间断测定肺动脉楔压（PAWP）或肺毛细血管楔压（PCWP），从而测定心排出量。漂浮导管测压的结果可以反映由于缺氧、肺水肿、肺栓塞和肺动脉功能不全等引起的肺血管阻力变化，早期发现心肌或瓣膜功能不全、心律失常和肺动脉高压。适于监测心脏病患者、多器官衰竭患者及体外循环心脏术后患者，用以监测心脏功能显著生理变化。

由于心脏右侧压力不能很好地反映左室充盈情况，而肺动脉漂浮导管在漂浮导管气囊充气后嵌顿肺动脉分支时就将右心及其瓣膜的影响排除在外。舒张末期，向前血流停止，在漂浮导管的顶端与左室之间形成一流体液柱，理论上，左室舒张末压、左房压（LAP）、肺动脉舒张末压（PAEDP）和肺动脉楔压一致。肺动脉压的正常值为：收缩压15～30mmHg，舒张压5～15mmHg，平均压10～20mmHg。

总之，血流动力学参数中，临床应用最广的是心电图、无创动脉压监测，价值最大的当属直接动脉压，其次为中心静脉压，但对危重患者而言，心排血量和肺动脉压监测则有更大的意义。

（二）维持循环系统稳定

1．麻醉诱导期　术前应快速补充液体，30分钟内输入平衡液500～800ml。

2．维持期　建立生理学监测指标，如CVP。同时避免因麻醉过深抑制循环或麻醉过浅镇痛不全导致应激反应，扰乱循环功能。临床麻醉状态主要是在意识消失的基础上抑制交感神经-内分泌系统反应，而反映循环系统的各项指标，也就是反映交感神经-内分泌系统的基本指标。因此，维持麻醉期间循环系统稳定的根本方法就是达到并维持稳定的理想麻醉状态。

对手术刺激引发血压升高，可以给予芬太尼或增加吸入性麻醉剂的浓度。对低血压者，可以补充晶体液或胶体液。输入晶体液主要用于补充细胞外液，过多补充晶体液应于手术后期适度利尿，以排出过多的细胞外液。输入胶体液则主要用于扩充血容量，维持有效的循环血量。另外，对于低血压者，可考虑使用血管活性药物，以收缩血管提升血压。

3．苏醒期　可考虑在深度麻醉下拔管，保持循环系统稳定。但通常是在患者清醒后拔管，这样能保证拔管安全性。

麻醉期间循环系统功能不稳定的原因很多，但大体上仍可分为三类主要原因：即患者自身基础状况，手术操作的不良刺激和术中出血，麻醉药物对循环系统功能的抑制和麻醉操作所造成的干扰。

麻醉和手术前，患者自身的基础状况，特别是与术中循环系统功能稳定密切相关的重要脏器和系统（如脑、心、肺、肝、肾、内分泌腺等）的功能状况，有无严重器质性病变，正在接受哪些治疗和应用的药物等，均直接影响到麻醉期间循环功能的稳定性。

一般来说，年龄不超过60岁，既往身体健康，无重要脏器病变者，多可耐受各类麻醉药物对循环系统功能的抑制以及各种麻醉方式和手术操作所带来的不良刺激，并可通过其自主调节功能加以代偿。

第二节　纵隔疾病手术的麻醉

一、纵隔疾病的麻醉概述

在施行纵隔肿瘤手术麻醉时，应注意以下问题：

1．患者呼吸道评估十分重要，注意有无呼吸道受压，呼吸困难。如果估计气道梗阻较严重，应用面罩加压给氧困难，那么就不要采取快速静脉诱导、应用肌松药行气管插管，而应当改变为在患者清醒状态下进行气管内插管。

2．根据肿瘤的性质（是否需要将双肺隔离开辅助通气）选用气管内插管或支气管内插管。

3．纵隔肿瘤位置特殊，手术操作邻近心脏、大血管，有可能导致血流动力学异常。术中应加强血流动力学指标的监测。

4．术中注意监测呼吸参数，如气道压、潮气量。气管受压狭窄时，气管内插管的深度应超过气管受压狭窄处。

5．其余处理同一般胸腔手术。

二、单肺通气

（一）定义和适应证

后外侧开胸手术和前侧开胸手术治疗纵隔疾病，常常需要行一侧肺的单肺通气，使一侧肺完全塌陷，有利于充分显露纵隔，因此需要施行肺隔离技术（lung isolation）。以双腔气管内插管为主要内容的肺隔离技术是胸外科手术麻醉常用的方法，具有重要的临床价值。最初这项技术主要应用在大咯血或支气管内存有大量痰液或分泌物的患者，防止患侧分泌物或血液逸入健侧支气管或肺内，造成窒息或术后呼吸道内感染。目前，肺隔离技术普遍地应用在胸外科手术麻醉上，它为胸外科手术操作提供了理想的手术野，大大地方便了手术操作，同时还可以保护健侧肺不受到污染。现在，不仅肺手术操作需要肺隔离通气，胸内其他器官，包括纵隔病变的侧开胸手术也需要肺隔离通气。

有些情况不宜使用肺隔离技术。如主动脉瘤患者插入双腔管可能压迫动脉瘤，前纵隔肿物手术麻醉时插入双腔管可能压迫肺动脉。此时应当慎重。饱胃患者插入双腔气管内管时更容易产生误吸，麻醉师对此应当谨慎。

（二）单肺通气的生理改变

1. 肺萎陷，开胸一侧肺不通气，未经氧合的肺血流回到左心房，降低总的动脉血氧分压和氧饱和度。

2. 通气一侧肺，受重力影响，侧卧位时，下侧肺（通气一侧肺）血流增加，但肺组织受纵隔和心脏重力压迫，以及膈肌上升压迫肺，使下侧肺通气不足，可能发生肺不张，导致肺血流氧合不充分。降低总的血氧饱合度。

3. 侧开胸手术后，纵隔随呼吸的变化在两侧胸腔之间交替移动，称为纵隔摆动。开胸后纵隔摆动可引起大血管扭曲，上下腔静脉扭曲造成回心血量减少，心排血量降低。动脉扭曲可造成血压下降。所以开胸后易出现低血压、低心排血量。

4. 血压下降造成心肌灌注减少，加上开胸后对呼吸的不良影响，可能出现缺氧或二氧化碳蓄积，容易引起心律失常。手术对纵隔结构的刺激也是心律失常的常见原因。手术中应实施严密的心电监护，保证足够的有效血容量，维持循环系统功能稳定。

（三）单肺通气方法

临床上使用的单肺通气方法很多，包括双腔管、支气管堵塞、Univent 管和单腔支气管插管等。这些技术各有优缺点，可应用于不同的患者。

1. 双腔管　插管方法与气管内插管方法基本相同。首先检查套囊完好后，将导管充分润滑。喉镜暴露声门后，将双腔管的支气管斜口朝上插入声门。支气管套囊经过声门后，左侧双腔管逆时针旋转 90°，右侧双腔管顺时针旋转 90°，推进导管直至预计深度，插管即初步成功。一般身高 170cm 的成人患者，导管尖端距切牙约 29cm，身高每增减 10cm，插管深度相应增减 1cm。插管初步成功后，即应确定导管位置是否正确。

确定双腔管位置最常用的方法是听诊与支气管镜检查。听诊一般分为三步，第一步，双肺通气时将主气管内套囊适当充气，听诊双肺呼吸音。若双肺呼吸音不一致，气道阻力大，表明双腔管插入过深，应退出 2～3cm。第二步，夹闭主气管腔，将支气管套囊充气，听诊确认支气管腔（手术对侧肺）单肺通气。第三步，钳夹支气管腔，听诊确认主气管腔一侧肺（即手术野一侧肺）单肺通气良好。注意患者体位改变后，特别是从平仰卧位转变为侧卧位后，应重复上述步骤重新核对双腔管位置。听诊法的缺点是不能确切发现肺叶支气管堵塞的情况，因而确定双腔管位置最可靠的方法是支气管镜检查。

临床上发现右侧双腔管插管容易插入，而左侧双腔管插管容易错误进入右侧支气管。此时可先将套囊放气，导管后退至距切牙 20cm 处，将患者头右转 90°，同时将左双腔管逆时针旋转 90°再向下推送导管即可。另一种方法是夹闭主气管，采用支气管腔通气并后退导管，见到双侧胸廓起伏后将患者头向右侧旋转，同时导管逆时针旋转并推进，从而使左侧支气管腔进入左支气管。上述方法不能奏效时，可使用支气管镜引导插管。

常见的左侧双腔管有 Rusch、Mallinckrodt、Sheridan 3 种，套囊内容量 2～3 ml 即可完成隔离，套囊内容量超过 3 ml 才能完成隔离时应调整双腔管位置。左侧双腔管可能进入左肺上叶或下叶的叶支气管，通过支气管镜检查可排除这种可能。

常见的右侧双腔管也有 Rusch、Mallinckrodt、Sheridan 三种，共同特点是支气管套囊后导管侧壁有一侧孔，用于右上肺通气。右侧双腔管插入过深容易导致右上肺叶不张。

与其他肺隔离技术相比，双腔管的优点是有利于对双侧肺进行吸引、通气，容易进行支气管镜检查，此外双腔管可以达到完全有效的肺隔离。双腔管的缺陷在于当患者解剖存在变异时，固定的导管设计不能适应解剖变异，隔离效果不理想。

2. Univent 管　Univent 管系一单腔导管，导管前有一侧孔，其间通过一直径 2mm 的支气管堵塞器，支气管堵塞器可在导管腔内前后移动。暴露声门后，将导管送入声门，导管尖端过声门后再将支气管堵塞器继续送入支气管，左侧支气管堵塞时将导管逆时针旋转 90°，右侧支气管堵塞时将导管顺时针旋转 90°，导管插入深度与普通气管导管相同。确认双肺呼吸音后插入支气管镜，在支气管镜辅助下将支气管堵塞器送入相应的支气管内，套囊充气后再行听诊，确定肺隔离效果。支气管堵塞器套囊不充气时即可施行双肺通气。

Univent 管的优点在于术后可方便地保留导管，双肺、单肺通气转换方便，特别适宜于小儿患者。但该管的支气管堵塞器套囊属高容量高压套囊。堵塞器导管较硬，操作不慎有可能穿破支气管壁。当不需要肺隔离时，意外将堵塞器套囊充气可造成急性气道梗阻。与双腔管相比，Univent 管隔离肺的效果不稳定。

3. 支气管堵塞　支气管堵塞法系将支气管堵塞囊通过单腔气管导管送入一侧支气管内，实现肺隔离的一种技术。适于术中手术方案改变，需要肺隔离但插入双腔管困难的情况。支气管堵塞法主要缺陷在于对非通气肺不能进行正压通气和吸引。

4. 支气管内插管　将单腔气管导管通过一定手法送入一侧支气管达到肺隔离的目的。这种肺隔离技术对非通气肺的控制有限。由于使用的是普通的单腔气管导管，费用低是该技术的突出优点。

上述四种单肺通气方法均能使手术一侧肺萎陷，方便手术操作，但是单肺通气的缺点是容易因氧合不良造成低氧血症。

（四）单肺通气时低氧血症

单侧肺通气时容易发生低氧血症，其原因包括双侧肺通气血流比例失调，这是单肺通气引起低氧血症的最主要原因。造成通气血流比例失调的主要因素包括体位、开胸手术以及缺氧性肺血管收缩。

麻醉后侧卧位开胸手术，手术一侧肺，即非通气肺（上部肺，non - dependent lung）萎陷，通气明显减少，但肺血流并未相应明显减低，造成肺内动静脉血液分流。另一方面，通气的非手术一侧肺，即通气肺（下部肺，dependent lung）受腹腔内容物、纵隔、重力的影响，也出现通气不足。同时，下部肺受重力影响血流灌注相对较多，因此下部肺也存在肺内动静脉血液分流。肺内分流造成动脉血氧分压下降，临床上出现低氧血症。

缺氧性肺血管收缩，表现为缺氧区域肺动脉阻力升高，血流减少，血液更多地流向通气良好的区域，这是一种保护性反应。缺氧性肺血管收缩能改善通气血流比，减少肺内分流，改善氧合。单肺通气时，缺氧性肺血管收缩能够减少萎陷肺的血液供应。但是疾病及药物均能够影响肺血管收缩，充血性心力衰竭、二尖瓣病变、急慢性肺损伤，均使缺氧性肺血管收缩这一保护性反应减弱。应用钙离子通道阻断剂、硝酸酯类、硝普钠等药物后，缺氧性肺血管收缩被抑制，低氧血症加剧。

当双腔管或支气管插管位置不良，肺隔离不理想，可影响通气，或者气道被血液、分泌物或组织碎屑堵塞而影响通气，发现后可以调整插管位置与吸引气道以纠正通气不良。

通气一侧肺存在慢性疾病时，单肺通气会加重气体分布不均衡，使小气道过早闭合也可导致通气不良。

从上可见，单肺通气时为了减少发生低氧血症，可以采用以下措施：

1. 在纤维支气管镜直视下重新确定气管插管的位置。

2. 持续保证下部肺的气管导管管腔和气道的通畅，及时清除呼吸道内分泌物、血液与组织碎屑。

3. 提高吸入气的氧浓度，甚至吸入纯氧，这样能够提高下部肺（dependent lung）肺动脉的血氧分压，促使下部肺血管扩张，增加下部肺的血流，从而改善通气血流比例。同时使通气肺能够接受因非通气肺（non－dependent lung）缺氧性肺血管收缩从上部肺转移到下部肺的血流。

4. 避免使用对缺氧性肺血管收缩有影响的血管活性药物。如果低氧血症持续存在，可要求手术医师压迫或钳闭手术一侧肺动脉或其分支。

5. 单肺通气应维持足够的潮气量和较快的呼吸频率。为保证通气肺的完全膨胀，减少通气血流比例失调，单肺通气时潮气量应接近双肺通气时的潮气量，呼吸频率与双肺通气时的频率相同。可尝试对通气肺行呼气末正压通气（PEEP）。充分的肌肉松弛可使通气肺（下部肺）与胸壁的顺应性增大，防止下部肺的肺内压、气道压过高从而减少下部肺的血流。另外，也可以采用较高频率（11～20次/分）、较小潮气量（5～8ml/kg）进行通气。

6. 对上述方法不能奏效的低氧血症，采用短暂纯氧双肺通气可迅速纠正低氧血症。对萎陷肺（上部肺）采用间断膨胀，高频通气或维持气道低压的方法，可增加上部肺功能残气量，增加动脉氧合。有些患者需要定期充气，甚至整个手术过程中需双肺手法通气。

7. 手术完毕，单肺通气结束，关闭胸壁之前应对萎陷肺进行充分膨胀，检查吻合口有无漏隙。关胸时为避免肺被缝合针损伤，可使肺暂时再次萎陷，待关胸后再膨肺。

第三节 纵隔镜操作的麻醉

一、纵隔镜检查概述

纵隔镜（mediastinoscopy）最早用于为了肺癌分级而行纵隔淋巴结活检，以确定手术切除的可能性。以后逐渐用于上部纵隔淋巴结活检、纵隔肿物活检等诊断性操作，随着操作技术的提高和成熟，纵隔镜也用于后纵隔肿瘤和小的前纵隔肿瘤（如胸腺瘤），摘除手术。虽然计算机断层扫描（CT）与磁共振成像（MRl）能发现纵隔内异常的肿物与淋巴结，但诊断的敏感性与特异性均不及纵隔镜。大多数纵隔镜检查是通过颈部切口，将纵隔镜插入胸骨柄后方，沿气管前壁和侧壁钝性分离，进入主动脉弓后方，到达气管隆突，直视下进行纵隔淋巴结或纵隔肿物活检或摘除手术。临床医师常将纵隔镜检查与支气管镜检查结合起来，用于确定肺癌的分期，计划治疗方案。

既往有纵隔镜检查和纵隔炎病史者为绝对禁忌，气管明显移位、上腔静脉综合征、大血管动脉瘤不宜行纵隔镜手术。由于CT和MRI诊断技术的发展，纵隔镜在临床诊断方面的使用已逐步减少，但是对于纵隔肿物、纵隔淋巴结肿大的确切病理学诊断，纵隔镜检查有着独特的价值。

二、纵隔镜检查方法和术前访视

胸骨上切迹切口入路的纵隔镜手术又称颈部纵隔镜手术，主要用于上纵隔病变的诊断和治疗。胸骨左缘第2肋间切口与胸骨旁纵切口入路的纵隔镜手术又称前纵隔镜手术，主要用于前纵隔、肺门、上腔静脉区域病变的诊断及治疗。

纵隔病变的患者可有不同的临床表现，术前访视应全面了解掌握。有的患者无症状，仅于常规胸部X线检查时发现纵隔内肿块。有的患者因纵隔肿瘤出现呼吸困难，并逐渐加重，甚至出现平卧困难。当肿瘤侵犯上腔静脉发生阻塞时，可产生面部肿胀，口唇发绀。干咳及喘鸣提示病变可能累及气管；出现重症肌无力症状提示可能合并胸腺瘤。对于纵隔镜手术操作的术前麻醉用药无特殊要求。

三、纵隔镜检查的麻醉操作和注意事项

纵隔镜手术可采用的麻醉方法包括局部麻醉与全身麻醉。麻醉方法的选择应考虑手术医师的习惯、患者的意愿以及患者的病情。纵隔镜检查可以在镇静及局麻下进行，但为了安全起见，一般多选用全身麻醉控制呼吸。全身麻醉既能抑制喉与气管的反射，防止身体活动和呛咳，当意外损伤静脉时，也可减少发生气栓的可能性。同时全身麻醉有利于及时处理严重并发症，如意外大出血等。

纵隔镜检查常压迫大血管，特别是从右侧颈部进入纵隔者多见，可导致静脉回流障碍和动脉血管受压，颈总动脉及锁骨下动脉血流降低，其中以右侧头臂干受压最多见，采用右上肢测量血压和血氧饱和度可及时了解动脉受压情况，但此时右上肢的血压变化或脉搏波改变不能完全反映全身情况，所以麻醉师多主张同时测量左侧肢体血压，以监测全身情况。纵隔镜检查有可能发生意外大出血等合并症，此时需要紧急剖胸止血及快速输血，因此术前宜有两条大静脉通路。由于上腔静脉有可能受到肿瘤压迫，或纵隔镜操作压迫致回流受阻，开放的静脉通路应有一条在下肢静脉。

纵隔镜检查有可能压迫气管，术中宜持续监测气道压力，及时了解气道是否受压，同时要以较低的压力达到满意的氧合及正常二氧化碳排出，降低胸内压力也有利于静脉回流。

无气道受压或血管受压症状的患者，开始先给氧，继而静脉注射丙泊酚进行诱导，气管内喷洒利多卡因作表面麻醉，或静脉注射利多卡因减轻应激反应。给予短效肌松药后行气管内插管。操作中行控制呼吸，也可应用短效阿片类药物。

当上腔静脉系统受压存在静脉充血者，宜将通气压降至最低限度，以免进一步降低静脉回流。头高位有利于降低上腔静脉充盈，但气栓危险性增大。如已存在呼吸道阻塞或重症肌无力综合征，首选在局麻下清醒插管，必要时可在声门进行表面麻醉后，吸入麻醉诱导剂，在深度麻醉下插入气管导管。

一般用非去极化肌松药及氧化亚氮、挥发性麻醉药维持麻醉，进行间歇正压通气。因为手术操作靠近大血管、气管等重要解剖部位，麻醉中应保持体位平稳。由于纵隔镜手术操作时间短，应选用中、短效的肌肉松弛药，如阿曲库铵与维库溴铵。对于重症肌无力患者，应减少非去极化肌松药的剂量，并监测肌肉松弛程度。可考虑选用起效快、恢复也快的七氟烷。手术操作可能刺激上纵隔与气管等部位，因此麻醉要有足够的深度以防止呛咳。术后应拮抗肌松药的残余作用，给纯氧吸入，适时拔除气管导管，继续常规监测。

纵隔镜手术的麻醉并无特殊要求，但应强调纵隔肿物可能对大动脉、大静脉及气管可能造成某种程度的压迫。气管受压可能产生气管狭窄或移位，麻醉诱导前应充分估计控制气道与气管插管的难度，必要时可采用清醒插管。纵隔肿物对大血管的压迫可能导致麻醉诱导与正压通气时循环功能的恶化，可考虑采用自主呼吸，或改变患者体位的方法防止低血压。

四、纵隔镜检查的合并症及处理

成熟的纵隔镜操作手术，并发症并不多见，主要并发症包括出血、气胸、喉返神经损伤、食管损伤、气体栓塞。术中纵隔镜压迫血管可产生即刻症状，主动脉受压出现反射性心动过速，右锁骨下动脉受压后右侧桡动脉搏动消失，长时间压迫右颈总动脉可能引起偏瘫，此外还可能有术后纵隔感染和肿瘤扩散等合并症。术中麻醉师一旦发现气道受压或血管受压，必须立即通知手术者，退出纵隔镜或改变、调整纵隔镜的位置。主动脉长时间受压后容易发生心动过缓，可静脉给予阿托品治疗。纵隔镜活检不慎损伤大血管可导致危及生命的严重出血。静脉出血可采用直接压迫与填塞压迫的方法暂时止血，以后视损伤严重程度决定是否开胸止血。动脉出血则需紧急开胸手术止血。为预防术中紧急需要，输血、输液最好经下肢大静脉径路。纵隔镜操作过程中应重视气栓发生的可能，一旦发生气体栓塞，首先将患者置于头低左侧卧位，再根据栓塞的部位、严重程度予以相应的处理。

纵隔镜术后，仍然存在出血的危险，因之术后还应持续监测生命体征，纵隔内大血肿可能压迫动脉、静脉、气管乃至心脏，出现相应的临床表现，明确诊断后需及时处理。胸膜创伤可导致气胸，发现气胸后应行胸腔闭式引流。操作中还可能损伤喉返神经与膈神经，出现声音嘶哑和胸闷、气短等症状，严重的神经损伤恢复困难，重要的是要求术者操作谨慎，避免神经损伤。

第四节 特殊纵隔疾病手术的麻醉管理

一、巨大胸内囊肿手术的麻醉

（一）巨大胸内囊肿的病理生理

巨大胸内囊肿主要病理生理改变是胸腔内存在巨大囊性肿物，对心脏、肺脏、大血管等脏器产生的压迫作用。对此类患者术前访视应了解有无活动后呼吸困难或平卧入睡困难；有无上腔静脉阻塞、面部肿胀发绀；患者心率、心律和血压有无异常。患者有干咳及喘鸣提示病变累及气管。巨大胸内囊肿压迫气管可能造成气管移位，麻醉诱导前应充分估计气道的位置与气管插管的难度，必要时可采用清醒状态下插管。

巨大胸内囊肿常压迫大血管，导致静脉回流障碍，动脉受压。术前最好建立两条静脉通路。有利于处理术中大出血。若上腔静脉受压，下肢应建立一条静脉通路。术中应监测气道压力，及时了解气道是否受压，保证满意的氧合及有效的二氧化碳排出，同时尽量降低气道压力，降低胸内压力有利于静脉回流，防止循环系统进一步受累。

（二）巨大胸内囊肿麻醉的特点

巨大胸内囊肿麻醉时困难的问题是患者的体位。巨大的胸内囊肿压迫心脏和肺脏常致患者不能平卧，仅能坐位或者半卧位。因此常被迫在半卧位给患者施行全身麻醉。有时因患者不能耐受半卧位麻醉，手术者只能在局部麻醉下，先行经皮胸腔穿刺插管，将囊肿内液体大部分引流出体外，从而减轻囊肿对心、肺的压迫。再按胸科手术的常规进行气管内插管麻醉，完成胸外科纵隔肿物的摘除手术。

（三）巨大胸内囊肿的麻醉过程

首先充分吸氧，应用短效阿片类药和镇静药。继而静注丙泊酚或依托咪酯诱导，给予短效肌松药，气管内插管，行机械控制呼吸。麻醉维持中尽量降低通气压，以便减少胸内压力，有利于静脉血液回流。头高位有利于降低上腔静脉充盈，但气栓危险性增大。

若患者术前合并呼吸道阻塞或肌无力，应在局麻下清醒插管，必要时可在声门表面麻醉后，吸入麻醉诱导，在深麻醉下插入加固的气管导管。

静脉吸入复合维持麻醉。一般用氧化亚氮、挥发性麻醉药，进行间歇正压通气。间断给予非去极化肌松药及麻醉镇痛药。由于手术操作接近大血管、气管等重要解剖部位，麻醉中应保证肌肉松弛，防止躁动。手术可能带来上纵隔与气管等部位的刺激，因此要有足够的麻醉深度防止呛咳。

术毕拮抗肌松药残余作用，完全排出吸入的醚，适时拔去气管导管，继续常规监测。若患者术毕呼吸、循环系统尚不稳定，则继续给予肌松药及镇静药，带气管插管回加强监护病房。

纵隔巨大囊肿手术的麻醉并无特殊，应强调纵隔肿物可能压迫动脉、静脉与气管。纵隔肿物压迫大血管严重者，麻醉诱导与正压通气时循环功能可能急剧恶化，血压剧降，心跳骤停。须作好急救准备。预防措施如前述采用清醒插管，或诱导时改变患者体位的方法，防止低血压或心脏骤停。

二、重症肌无力手术的麻醉

（一）重症肌无力发病机制和分型

重症肌无力属于自身免疫性疾病。病因是由于患者产生自身抗体，作用于神经肌肉接合部突触后膜的乙酰胆碱受体而发病。85%～90%重症肌无力患者体内发现有抗胆碱酯酶受体抗体。主要发病机制是以功能性乙酰胆碱受体减少为特征的神经肌肉接合部突触后膜的功能紊乱。电镜亦发现受损肌肉的神经肌肉接合部突触后膜明显稀疏变浅。重症患者可出现全身四肢无力、吞咽困难、呼吸困难，合并呼吸系统感染后可致呼吸衰竭而死亡。临床分为成年型、儿童型和药物引起的肌无力3型。成人型中又分4级，Ⅰ级单纯眼肌型，Ⅱa全身轻型，Ⅱb全身中度型，Ⅲ型急性进展型，Ⅳ型晚期严重型。

二、术后呼吸管理必要性的预测

重症肌无力患者术后最严重的死因是呼吸功能不全与肺部感染等合并症。术前评估的重点，强调以前曾否发生过重症肌无力危象，有无呼吸系统疾病，如肺炎、慢性阻塞性肺疾病等，有无球麻痹症状，有无合并全身其他系统疾病，如甲状腺功能亢进、糖尿病或自身免疫性疾病等。

三、麻醉前准备

单纯重症肌无力或合并胸腺瘤的患者，施行外科手术切除时，麻醉诱导、插管方式和麻醉用药等要求较高，处理复杂、难度较大。

1. 术前检查　术前访视应了解重症肌无力的类型、肌无力的严重程度及对药物治疗的反应。完善术前各种特殊检查，并对各种检查结果有充分的认识，如通过X线、CT、超声波等检查结果对纵隔内情况有所了解，胸腺的大小，有无合并胸腺肿瘤，肿瘤的位置与大小等。测定免疫球蛋白IgA、IgG、IgM确定抗体蛋白类型，测定血清抗胆碱酯酶受体抗体的滴度。需要强调的是一定要进行肺功能检查。若术前检查结果肺功能明显低下，有明显的咳嗽、咳痰或吞咽困难等症状的患者，宜推迟手术，待药物及呼吸物理治疗症状改善后再择期手术。

2. 胆碱酯酶抑制剂的应用　一般来讲，重症肌无力患者术前均服用胆碱酯酶抑制剂，剂量逐渐减少，直到肌无力症状得到有效控制，症状稳定后择期手术。术前应以最小的抗胆碱酯酶剂量能维持足够的通气量和有效的咳嗽、吞咽能力为标准。对手术日晨是否继续用药有不同的认识。根据多数临床经验证明，术日晨给足量的胆碱酯酶抑制剂，可以保持良好的呼吸功能，无缺氧、无二氧化碳蓄积，均有利于麻醉诱导和维持，保障手术的顺利进行。

3. 麻醉前用药　原则是小剂量、能镇静并且不抑制呼吸。症状较轻者可选用地西泮等药物，症状较重者，不用或少用镇静药。抗胆碱酯酶药物的副作用可增加呼吸道分泌物，对此可用阿托品或东莨菪碱控制。

4. 免疫抑制治疗　对平日持续接受免疫抑制治疗的患者，手术日晨仍应继续用药，可予静滴氢化可的松300mg，或予去泼尼松龙或地塞米松10mg。

（四）麻醉选择和麻醉维持

1. 麻醉选择的原则　选择麻醉方式和用药应尽量不影响神经肌肉传导。胸腺切除或胸腺瘤切除手术多采用胸骨正中切口，故选用气管内插管全身麻醉为宜，同时使用丙泊酚加小剂量镇痛镇静药辅助。麻醉诱导多采取快速诱导，在利多卡因充分表面麻醉下，经口腔或鼻腔行气管内插管。如果估计术后需行长时间人工呼吸机辅助通气，最好行经鼻腔插管，便于术后患者耐受与呼吸道管理。麻醉插管时尽量不用肌松剂，如必须用时，可给去极化肌松剂琥珀酰胆碱1.0~1.5mg/kg。

2. 麻醉维持　选用氧化亚氮：氧=1:1吸入麻醉剂，同时吸入少量的含氟的吸入麻醉剂。在切开皮肤与劈开胸骨手术操作刺激强度较大时，可给小剂量芬太尼、氯胺酮等。术中为保持肌肉足够松弛可选用非去极化类肌肉松弛剂，但是用量不能过大，因为重症肌无力患者对这类肌肉松弛剂的敏感性很高。临床经验表明分别用泮库溴铵（潘龙）、维库溴铵（万可松）、阿曲库铵（卡肌宁）通常用量的1/4、1/5即可。

阿曲库铵是一种具有独特化学结构的中效非去极化肌肉松弛剂，其作用时间短、对循环系统抑制作用轻微。特点是在正常体温（37.0℃）与血pH（7.4）的条件下，可自动水解并在体内通过所谓Hoffman效应而消除，而不需要通过肝、肾代谢来排除。阿曲库铵起效作用快，静注0.6mg/kg后1.5~2.0分钟即可行气管内插管，一次用药可维持20~40分钟。阿曲库铵的用量超过肌肉松弛量数倍对自主神经亦不产生任何副作用。

麻醉期间评定神经肌肉传导功能最可靠的方法，是用周围神经刺激器刺激运动神经、测定其引起肌肉收缩机械效应或肌电效应。通常从麻醉开始之前即可用麻醉与脑功能监测仪（anesthesia and brain activity monitor ABM）。以单次刺激与4个成串刺激的频率观察神经肌肉传导（neuro-muscular transmission NMT）。术中进行连续监测以掌握神经肌肉接头功能，帮助术中管理。患者对琥珀酰胆碱耐药或有早期Ⅱ相阻滞，应降低吸入醚的浓度并减少麻醉性镇痛药物的剂量。

氨基糖苷类抗生素，如链霉素、卡那霉素、庆大霉素等，还有多粘菌素B、四环素、林可霉素（洁霉素）、克林霉素（氯洁霉素）等，有减少神经肌肉接头乙酰胆碱含量作用而不宜用。抗心律失常药，如普鲁卡因胺，利尿药，如呋塞米，均有加重肌无力的作用而不宜使用。

术中应保持呼吸道通畅，充足供氧，防止二氧化碳蓄积。由于患者术前服用大量抗胆碱酯酶药，术中分泌物增多，应随时吸引。经胸骨上窝、锁骨上窝入路的手术与体位有较大的关系，容易压迫气管导管或使导管扭曲，引致呼吸道不畅、阻力增高甚至造成呼吸道梗阻。对此应有足够的警惕，一旦发现应及时查明原因，进行妥善处理。为了保证患者术中不发生缺氧，应进行辅助呼吸或控制呼吸，维持潮气量10ml/kg，呼吸道压1.5~1.96kPa（15~20cmH_2O）。术中应用一次性吸引管吸引气道内分泌物，以防止污染避免肺部感染等并发症。

术毕应在肌松监测下给予新斯的明和阿托品来拮抗肌松的残余作用。当自主呼吸频率及潮气量恢复正常，神志完全清醒，咳嗽及吞咽反射活跃，即可拔除气管内插管。但是若重症肌无力累及延髓支配肌和呼吸肌，只有在确认咽下功能恢复，抬头时间超过5秒，自主呼吸吸气力超过2.94kPa（30cmH_2O）时，方可作为术后拔管的指征。由于术后仍要使用抗胆碱酯酶药，呼吸道分泌物可能较多，因此，对于病史较长、术前有呼吸功能不全及服用大剂量抗胆碱酯酶药物的患者，最好保留气管内导管，以便随时清理呼吸道分泌物，充分供氧，方便呼吸肌辅助通气。

术后合并症主要是呼吸功能不全，其他与手术有关的合并症为出血和气胸。强调术后护理的重点在于咳嗽、排痰及呼吸支持，定时测定动脉血气分析。警惕术后肌无力危象和胆碱能危象的发生。术后肌无力症状恶化的患者，需进行人工辅助呼吸及呼吸道管理，防止发生呼吸系统感染及呼吸功能不全，同时需积极进行药物治疗、免疫抑制剂治疗，甚至血浆置换。

（五）危象的鉴别与治疗

重症肌无力的危象是指，伴随着重症肌无力症状急骤恶化而出现的呼吸肌严重麻痹，造成呼吸困难和呼吸衰竭状态。危象又分为肌无力危象、胆碱能危象和反拗性危象三种。

肌无力危象是乙酰胆碱分泌过少，或抗胆碱酯酶药物用量不足所引起，给予抗胆碱酯酶药新斯的明0.5~1.0mg，或依酚氯铵（腾喜龙，tensilon）2~10mg，可使肌张力恢复、呼吸功能改善。

胆碱能危象因胆碱酯酶量不足，乙酰胆碱的作用过度而引起，临床上患者出现瞳孔缩小、呼吸道分泌物增多、肌肉跳动明显、肠鸣音亢进、出汗等毒蕈碱样反应，给予抗胆碱酯酶药物则使症状加重。

若临床医师一时不能确定为何种危象时，可试验给予腾喜龙2mg，如肌张力恢复、呼吸改善，则为肌无力危象。如果给予腾喜龙以后，患者上述症状加重，并伴有肌束震颤者，则为胆碱能危象。如果给药后症状无明显变化，则为反拗性危象。

出现肌无力危象，给予新斯的明1mg肌内注射。若症状不能控制，可加用短期大剂量激素治疗，以后逐渐减量。出现胆碱能危象，给予阿托品1~2mg静脉注射，每30分钟1次，直至出现轻度阿托品中毒样改变，同时可以静脉点滴解磷定恢复胆碱酯酶活性，从而减少体内胆碱的含量。对反拗性危象，主要是对症治疗，重点是纠正通气不足产生的各种症状。

需要强调的是，术后无论出现哪一种危象，或出现一定程度的呼吸性酸中毒，均需再次气管内插管行辅助呼吸支持治疗。

三、嗜铬细胞瘤手术的麻醉

（一）嗜铬细胞瘤的病因和发病机制

交感神经系统的节前纤维止于肾上腺髓质，髓质接受其刺激而释放儿茶酚胺（去甲肾上腺素占20%，肾上腺素占80%）。儿茶酚胺对心脏具有变时性和变力性作用，可以改变血管的张力，增加肝脏糖原分解，并抑制胰岛素释放。儿茶酚胺经过肝脏、肾脏生物转化后，变为3－0－甲基肾腺素和3－甲氧4－羟扁桃酸。

嗜铬细胞瘤是发生于肾上腺髓质的肿瘤，它亦可发生于身体的其他部位，但通常在交感神经节内（副神经瘤）。嗜铬细胞瘤是产生高血压的罕见原因（0.01%）。大多数成年人嗜铬细胞瘤为单发性肿瘤，但10%为双侧性嗜铬细胞瘤，10%为恶性肿瘤转移所致。此外，10%的嗜铬细胞瘤为家族性肿瘤，它也可以是Ⅱ型和Ⅲ型多发性内分泌肿瘤综合征的一部分，且可伴有弥漫性神经纤维瘤病。大多数嗜铬细胞瘤既分泌肾上腺素，也分泌去甲肾上腺素，而且其释放内分泌激素的作用不受神经系统控制。

（二）临床特征

大多数临床症状和体征系因儿茶酚胺释放过量所致。典型的症状群为阵发性高血压，心悸、头痛和出汗，约10%患者可无高血压。其他的症状有面部潮红、焦虑、震颤、血糖高，以及低血容量所致的直立性低血压、红细胞增多和体重减轻。嗜铬细胞瘤患者通常有脱水和血液浓缩。长期血中儿茶酚胺浓度增高，可导致心肌病。24小时尿中儿茶酚胺含量及其代谢物含量的测定是临床常规初筛检查项目，为了确诊是否患有嗜铬细胞瘤，有时需要做多次血标本检查。确诊为嗜铬细胞瘤后需行手术治疗。

（三）围手术期注意事项

1. 高血压危象　嗜铬细胞瘤患者出现高血压危象，治疗可选用拉贝洛尔、硝普钠输注或酚妥拉明（单次静注1～5mg，或将10mg酚妥拉明放入生理盐水中持续输注），根据血压降低的程度和速度调整输注剂量，同时给予生理盐水扩充容量。血压控制满意后，可给予β受体阻断药治疗心动过速。

2. 术前准备　开始时口服α受体阻断剂，酚苄明，该药为长效α_1和α_2受体阻断药，初始服用20～30mg/d，逐渐增加剂量至60～250mg/d，直至血压控制稳定满意而止。获得满意的α受体阻断可能需要10～14天，α受体阻断满意的特征是直立性低血压、鼻塞和出汗减少。

哌唑嗪（prazosin）是另一个可供选择的药物，该药为短效选择性α_1受体阻断药，对α_2受体无阻断作用。临床上选择性α_1受体阻断药更为适用，它可避免因抑制α_2受体而引起交感神经活性增强。哌唑嗪作用时间短，有利于嗜铬细胞瘤切除后迅速逆转α_1受体效应。当补充足够的容量后，可见血细胞比容下降。只有在足够的α受体阻断药起效而心动过速得不到控制时，方可考虑应用β受体阻断药。术前应用α甲基－L－酪氨酸可以减少儿茶酚胺的储存。

（四）麻醉期注意事项

麻醉期处理的总的目标是，防止因麻醉诱导和手术刺激引起交感神经过度兴奋，以及肿瘤切除后出现的低血压。根据病情和对术前各项药物准备的反应，决定是否需要进行有创监测（直接动脉压、中心静脉压测定或置入肺动脉导管）。安放监测装置时应给予患者充分的镇静，或者在麻醉诱导以后再置放监测导管。

气管插管、切皮和解剖肿瘤时，可能发生心律失常和急骤严重的血压升高，对此需采用硝普钠、β受体阻断药或利多卡因（50～100mg）等药物治疗。当肿瘤完全游离并结扎其静脉后，可能出现急剧的血压下降，需要快速大量补液，同时给予直接作用的血管收缩药（如去甲肾上腺素）。术前将液体容量调至正常水平，是防止肿瘤切除后出现低血压的基本条件。在成功地切除肿瘤后数天内，内源性的儿茶酚胺水平可恢复正常。目前，经过完善充分准备的患者，手术成功率很高，死亡率低于3%。

四、甲状腺功能亢进手术的麻醉

（一）甲状腺功能亢进的病因和发病机制

甲状腺激素是细胞代谢活动的重要调节物质。在腺垂体（垂体前叶）分泌的促甲状腺激素（TSH）的控制下，甲状腺摄取碘并与甲状腺球蛋白中的酪氨酸结合，形成三碘甲状腺原氨酸（T_3）和L甲状腺素（T_4），并储存于甲状腺内。外周组织可将L甲状腺素T_4转化为三碘甲状腺原氨酸T_3，T_3的效价为T_4的10倍，而且半衰期较短。两种形式的甲状腺激素均与血浆蛋白高度结合（>99%），但是，只有游离的（未结合的）甲状腺激素才具有生物活性。

目前测定血清中促甲状腺激素TSH是确定甲状腺功能最好的初筛检查。TSH水平可因饥饿、糖皮质激素、应激反应、多巴胺或发热而降低。此时，测定游离的T_4更有助于诊断。

引起甲状腺功能亢进的疾病很多，根据发生的频率依次为突眼性甲状腺肿（Graves病）、毒性结节性甲状腺肿、亚急性甲状腺炎（急性期）、毒性甲状腺腺瘤、妊娠、有分泌甲状腺激素功能的卵巢肿瘤（卵巢腺病）。偶尔也见于垂体肿瘤或胎盘肿瘤所致的TSH过高，以及对抗甲状腺激素等情况。

（二）临床表现

甲状腺功能亢进时，患者处于高代谢状态，多数患者因为神经质、燥热、肌肉无力、震颤和体重减轻而就诊。心血管系统表现出心律失常（如窦性心动过速、心房颤动）、收缩期杂音和心排血量增高或缺血引起的充血性心力衰竭（CHF）。化验检查可发现患者白细胞和血小板减少。血凝血酶原浓度下降表明肝脏已存在甲状腺素毒性损害，但是，患者对抗凝药华法林敏感。

（三）治疗选择

慢性甲状腺激素水平过高可行甲状腺部分切除术，或碘放射治疗，或应用抗甲状腺药物（如丙基硫氧嘧啶和甲巯咪唑）。经2~6周药物治疗后甲状腺激素可能会降至正常水平，注意抗甲状腺药物最严重的副作用是药物性肝炎和血中粒细胞减少症。

手术的应激反应可能会激发出现甲状腺危象，通常见于术后6~18小时。患者表现为腹泻、呕吐、高热而导致的血容量减少，神经精神方面有易激惹，谵妄或昏迷。甲状腺危象酷似恶性高热、神经安定药的恶性综合征、脓毒血症、出血和输液反应或药物反应。甲状腺危象的治疗包括积极降温，补液，给予β受体阻断药，对肾上腺功能相对不足的患者给予甾体类激素，静脉输注碘制剂以阻滞甲状腺激素的合成和释放，以及口服丙基硫氧嘧啶等类药物。

（四）麻醉注意事项

术前访视应详细询问病史和体格检查，此外，还应能明确是否存在甲状腺肿造成的气道受压和移位。

毒性甲状腺患者可以行急诊手术治疗。术前给予充分镇静，避免疼痛致交感神经兴奋，避免使用氯胺酮、泮库溴铵及含肾上腺素的局麻药，也应避免药物兴奋交感神经。毒性甲状腺患者宜选用区域麻醉，此种麻醉可以阻断交感神经反射。患者出现低血压时宜选用直接作用的升压药物治疗。

对于突眼性甲状腺肿患者，患者的眼睛不应暴露，且要妥善保护。此类患者的药物代谢率以及对麻醉药的需要量均显著增加，但对抗凝药的需要量却减少。某些突眼性甲状腺肿患者可合并重症肌无力（发生率增加30倍），所以肌松药的剂量应根据患者的反应斟酌确定。

五、甲状旁腺功能亢进手术的麻醉

（一）甲状旁腺功能亢进的病因和发病机制

甲状旁腺激素和维生素D共同维持细胞外钙浓度在一个很小的生理范围内波动。甲状旁腺激素（PTH）增加肠道对钙的吸收，降低肾脏对钙的清除，并促进肾脏对1，25－羟维生素D的形成。甲状腺的“C”细胞所分泌的降钙素（calcitonin）可以降低血中钙、磷的浓度，具有拮抗PTH的作用，但降钙素的生理作用有限。

在神经肌肉兴奋性、凝血、肌肉收缩、神经冲动传递、激素的分泌和发挥效应诸方面，钙是必不可少的。血浆中的钙以两种形式存在，一种为离子状态，另一种与蛋白质或有机阴离子形成复合物。甲状旁腺激素 PTH 正常时，磷酸、枸橼酸以及其他阴离子约与总钙量的6%形成复合物，剩余部分的钙等分为蛋白结合钙（主要与白蛋白结合）和非结合钙（游离钙或称离子化钙）。离子化钙具有重要的生理作用，其浓度可在全血中直接测得。

（二）临床表现和治疗

甲状旁腺功能亢进的特征是高钙血症和低磷血症，甲状旁腺激素（PTH）水平升高。高钙血症的临床特征包括食欲不振、恶心、呕吐、脱水、便秘、消化道溃疡、记忆力减退、萎靡不振、抑郁、嗜睡、肾结石、多尿、高血压和心电图改变（如 PR 间期延长，QR 间期缩短）等。

甲状旁腺功能亢进通常因甲状旁腺腺瘤所致，少数原因为甲状旁腺增生。

甲状旁腺腺瘤或腺癌的治疗方法是摘除异常的腺体，并活检其余腺体以排除增生性改变。治疗甲状旁腺增生需摘除 3.5 ~4 个腺体，将其选择性冷冻储存或再移植到前臂。

另外 10% 的甲状旁腺功能亢进原因在于甲状旁腺增生。甲状旁腺增生可伴有髓样甲状腺癌和Ⅰ型多发性内分泌肿瘤的嗜铬细胞瘤。甲状旁腺癌罕见。

（三）甲状旁腺功能亢进手术麻醉注意事项

1. 术前纠正高钙血症　当患者血钙水平超过 3.75mmol/L 时，应视为急症，需要采取积极治疗。治疗措施包括限制经口摄入钙，静脉输注生理盐水（每天 6 ~10L），给予呋塞米或依他尼酸利尿剂。同时，密切观察病情，防止液体摄入过量，避免发生低钾血症和低镁血症。口服磷酸盐（1 ~2g/d）可以限制肠道对钙的吸收，并增加骨骼对钙的再摄取。帕米膦酸盐（帕米磷酸二钠）、普卡霉素（光辉霉素）和降钙素可以降低骨的再吸收，用于危及生命的高钙血症患者。

对于严重的高钙血症，另一可供选择的方法是肠道外给予帕米膦酸盐（帕米磷酸二钠）。当血清钙水平超过 3.375mmol/L 时，将 90mg 帕米膦酸盐（帕米磷酸二钠）溶于盐水内，经 4 小时缓慢静脉输注。当血清钙水平低于 3.375mmol/L 时，给予 60mg 帕米膦酸盐（帕米磷酸二钠）在 4 ~24 小时内静脉输注。4 ~7 天后血钙水平降至最低，药物作用约持续 2 周。该药的副作用是发热，患者有肾功能衰竭时，药物应减量。鲑降钙素（4 ~8 U/kg，1次/12h）亦可用于高钙血症。

2. 调节血管内容量至正常水平，纠正其他的电解质失衡。

3. 高钙血症对神经肌肉阻滞具有难以预测的作用，所以肌松药的剂量依患者情况斟酌确定。甲状旁腺功能亢进患者可能存在骨质疏松症，手术摆放体位时应小心，勿造成损伤。此外，高钙血症患者容易发生洋地黄中毒。

4. 甲状腺或甲状旁腺手术后的患者，可能出现一过性或持久性低钙血症，需要适时补充钙剂。

六、库欣综合征手术的麻醉

（一）库欣综合征的病因和发病机制

库欣综合征即肾上腺皮质功能亢进征。病因大多数为促肾上腺皮质激素（ACTH）分泌过量。常见于垂体腺瘤、肾脏、胸腺、肺等部位的类癌，或者是异位有分泌 ACTH 功能的肿瘤，肿瘤分泌 ACTH，刺激肾上腺增生，产生库欣综合征。另外库欣综合征还可见于肾上腺腺瘤，肾上腺结节性增生等。

（二）临床表现

库欣综合征的临床表现主要为向心性肥胖，如水牛背、满月脸。此外，有血压高，皮肤紫纹，肌肉萎缩无力，骨质疏松，精神状态改变及情绪不稳。辅助检查可见患者血容量增多，血生化检查发现高血糖、高钠血症、低血钾症，高凝状态伴血栓栓塞。还可以伴发消化性溃疡、无菌性骨坏死，胰腺炎、颅内高压、青光眼等。患者易于感染，一旦感染伤口愈合不良。

（三）麻醉需注意的问题

1. 由于患者骨质疏松，摆放体位需小心，勿造成骨骼损伤。

2. 肥胖患者气管插管可能稍困难，应充分准备各种型号喉镜。

3. 麻醉诱导时为了维持气道畅通，防止误吸，应有人协助压迫环状软骨，挤压呼吸囊，方便麻醉者双手托起下颌，紧扣面罩。

4. 对于肥胖患者，纯氧去氮后，停止通气，其氧饱和度 SpO_2 较正常人下降更快些，所以应尽快插入气管导管。由于胸壁厚，气管导管容易误入食管。应采取二氧化碳监测 $PETCO_2$，能及早准确发现误入食管。

5. 术中监测血糖水平，术中可以利尿减少过多的血容量，但需注意补钾。

6. 因手术摘除了有分泌 ACTH 功能的肿瘤，术后患者血中皮质激素下降，因之，所有患者术后均需补充类固醇激素。若出现急性肾上腺功能不全（Addison 危象），患者表现有明显低血压、心动过速，对输液无反应等症状。治疗包括输液（5% 糖盐水）、补充氢化可的松 200mg 或静注地塞米松 6mg，以后静脉输注氢化可的松 100mg，每 8 小时一次。同时有效地纠正电解质紊乱。

七、上腔静脉系统切除人工血管旁路移植手术的麻醉

（一）上腔静脉综合征的病因和发病机制

上腔静脉部分或完全阻塞，引起的头、颈、上肢和胸部静脉回流受阻、静脉压升高及侧支循环形成称为上腔静脉阻塞综合征。多由胸内恶性肿瘤，如胸腺肿瘤、支气管肺癌、恶性淋巴瘤等引起。少数由良性病变，如硬化性纵隔炎、纵隔淋巴结结核等引起。

（二）临床表现

发病急骤的患者，因侧支循环尚未完全建立，临床上可出现严重的头痛、头晕、头胀、憋气。平卧或弯腰时上述症状加剧。患者可能存在平卧困难；上腔静脉阻塞可致面部肿胀、发绀；干咳及喘鸣提示病变可能累及气管。体检可见头、颈、上肢静脉明显怒张，组织肿胀甚至脑水肿。CT 检查时发现纵隔内肿块。根据阻塞部位分为：①奇静脉入口以上梗阻；②奇静脉和上腔静脉均梗阻；③奇静脉入口以下梗阻。上腔静脉造影可以清晰显示阻塞部位、程度和侧支循环的情况。

（三）麻醉术前处理

1. 麻醉前用药可减少或不用，以免加重呼吸困难。

2. 一般选用全身麻醉控制呼吸。全麻能抑制喉与气管的反射，防止身体活动和呛咳，避免静脉损伤后气栓的可能性，并有利于及时处理意外并发症，如大出血等。

3. 麻醉监测可考虑采用有创动脉测压，上肢采用桡动脉、下肢采用股动脉或足背动脉穿刺置入测压管。肿物常压迫大血管，导致上腔静脉回流障碍和动脉受压，术中大量出血时，需要快速输血，所以术前宜有两条大静脉通路，其中一条在下肢。

4. 肿物可能压迫气管，术中宜持续监测气道压力，及时了解气道是否受压，并术中注意静脉回流。

（四）麻醉过程和需要注意的问题

初始充分给氧，继而静脉注射咪哒唑仑、芬太尼、丙泊酚等药物进行麻醉诱导。气管内喷洒利多卡因作表面麻醉，或静脉注射利多卡因以减轻患者的应激反应。给予短效肌松药，即行气管内插管，呼吸机控制呼吸，也可应用短效阿片类药物。

存在明显静脉充血者，宜将通气压降至最低限，以进一步降低静脉回流。头高位有利于降低上腔静脉充盈，但气栓危险性增大。

存在呼吸道阻塞或肌无力综合征时，首选在局麻下清醒插管，必要时可在声门表面麻醉后，吸入麻醉诱导，在深麻醉下插入气管内导管。

麻醉维持一般用非去极化肌松药及氧化亚氮、挥发性麻醉药，进行间歇正压通气。手术操作靠近

大血管、气管等重要解剖部位，麻醉中应保持肌肉完全松弛。纵隔部位的手术操作可能对上纵隔脏器与气管等部位产生刺激，因此要有足够的麻醉深度以防止呛咳。

阻断无名静脉前可给予肝素 100U/kg，人工血管吻合完毕，除去心耳钳后，静脉注射鱼精蛋白中和肝素。拔除胸管后可用肝素抗凝。根据术中失血量的多少及时补充胶体液提升血容量。若手术时间长，输入过多冷血或冷液体，要注意保持体温。

术中注意保护重要脏器。避免血流动力学急剧变化。防止急性心功能不全、脑缺氧、脑水肿、心律失常等合并症。为了保证足够的脑供血，阻断一侧颈内静脉的回流时间不宜太久。一般限于 30 分钟以内。

术中应预防气体栓塞，由于血管破裂后即与大气相通，无血流时，大气压可使空气进入血管，所以应注意血管破口处让液体充满。

术后应拮抗肌松药残余作用，继续给纯氧吸入，适时拔去气管导管，继续常规监测，或带气管内插管送入 ICU 病房。

麻醉应强调纵隔肿物对动脉、静脉与气管可能造成的压迫。对气管的压迫可能造成气管移位，麻醉诱导前应确定气管的位置，充分估计气管插管的难度，必要时可采取清醒插管。麻醉诱导及正压通气可能导致循环功能急剧恶化，可考虑采用自主呼吸或改变患者体位的方法，如采取坐位进行气管插管和维持麻醉，防止发生骤然低血压。

（五）手术并发症

包括出血、气胸、喉返神经损伤、食管损伤、气体栓塞、主动脉受压反射性心动过速、压迫右颈总动脉引起偏瘫、右锁骨下动脉受压后桡动脉搏动消失、感染、肿瘤扩散等。长时间主动脉受压后容易发生心动过缓，可予静脉注射阿托品治疗。大血管创伤可导致危及生命的严重出血，静脉出血可采用直接压迫与填塞压迫的方法止血，而动脉出血则需紧急手术止血。因之输血、输液最好经下肢的大静脉输给。应重视可能发生的气栓，一旦发生气体栓塞，应置患者头低左侧卧位，并根据栓塞的部位、严重程度等加以处理。

术后应持续监测生命体征。术中损伤胸膜可即时予以修补，术后才发现胸膜损伤，出现气胸应行胸腔引流。手术操作有可能损伤喉返神经与膈神经，术后可能出现相应的症状，暂时性损伤，数日后神经功能可以逐渐自动恢复。永久性神经损伤，若系一侧神经损伤，数月后对侧可代偿，若为双侧神经损伤，后果严重。

第五节　纵隔疾病手术后镇痛

肌体损伤，包括创伤、手术等对人体均可产生急性疼痛。一般，随创伤的消除、伤口的愈合，疼痛的程度逐渐减弱以至完全消失。伴随着疼痛人体常有自主神经过度反应，精神及情绪也有较大影响，医务人员应遵循系统检查方法去评估患者，采取有效的方法解除疼痛，使患者免受疼痛折磨。

一、急性疼痛的药物治疗

1. 非阿片类镇痛药　如阿司匹林，对乙酰氨基酚。
2. 甾体类抗炎药（NSAIDs）　如布洛芬、萘普生、酮咯酸。
3. 阿片类镇痛药　如可待因、氧可酮、吗啡、芬太尼、哌替啶（度冷丁）。
4. 局麻药　如利多卡因、布比卡因
5. 辅助镇痛药　如苯二氮䓬（地西泮、咪唑西泮）、苯妥因钠、卡马西平、吩噻嗪类、咖啡因。
6. 阿片受体激动 - 拮抗药　如喷他佐辛等，很少用。

阿司匹林、对乙酰氨基酚和 NSAIDs 都可用于疼痛处理。这类药物明显不同于阿片类镇痛药，有封顶效应，无耐受性和躯体依赖性，且有退热效果。阿司匹林和 NSAIDs 均通过抑制环氧化酶，阻止了各种前列腺素的合成，前列腺素能够引发疼痛。目前对乙酰氨基酚的镇痛机制尚不明了。

即使患者疼痛剧烈需要使用阿片类镇痛药，若同时给予非阿片类镇痛药，合并用药也会改善镇痛效果。

二、镇痛药的副作用

1. 阿司匹林　常见的副作用为胃炎和功能性血小板减少。不满 12 岁的儿童患病毒感染，禁用阿司匹林。另外，阿司匹林可引起过敏反应，患者可能出现鼻炎、哮喘和鼻息肉。也可能发生荨麻疹、血管神经性水肿、甚至出现休克。对阿司匹林过敏者也可能对 NSAIDs 过敏。

2. 对乙酰氨基酚　无抗血小板效应，抗炎作用很弱，对胃粘膜刺激较弱。患有肝病患者禁止使用此药，因为通常剂量的药物也能导致严重的肝功能衰竭。

3. NSAIDs　这类药物对绝大多数急性疼痛均有治疗效果。镇痛作用与阿司匹林等效。由于不同患者对这些药物反应不同，当第一次用药效果不好时，应更换其他药物。NSAIDs 能可逆性抑制血小板聚集，但是当血药浓度下降至不能止痛时，抑制血小板的作用消失。口服抗凝药的患者服用 NSAIDs 后，凝血酶原时间会延长。此外，NSAIDs 可导致消化不良、胃炎和十二指肠炎，因此，服用 NSAIDs 时应避免饮酒。服用 NSAIDs 还可能引发肾功能不全，其机制可能是抑制了前列腺素合成，而前列腺素能扩张肾血管，因此，使用 NSAIDs 后肾血流减少。另外肾素分泌减少，肾小管对钠、水的重吸收作用增强，也是导致肾功能不全发生原因之一。

三、全身应用阿片类药物镇痛

1. 阿片类镇痛药应用的原则　阿片类药物一直被用于治疗术后急性疼痛，但给药途径、剂量和方案应因人而异，即个体化用药。口服给药对慢性疼痛者是最佳途径。一定要根据患者的病情、以前使用阿片类药物及最近使用（术前）的情况，决定是否给予口服阿片类药物。急性疼痛发作的患者可能不合适，因为口服阿片类药在 30～60 分钟才达到峰值。肌肉注射时，阿片类药肌注可引起疼痛，皮下或肌肉纤维化以及可能产生无菌性脓肿。手术后患者很少有必要肌注给药，经静脉注射起效最快，静脉给药包括连续输注和患者自控镇痛（PCA）。芬太尼的起效时间为 1～5 分钟。吗啡为 10～15 分钟。

2. 自控镇痛（PCA）　患者自控镇痛 PCA 最常使用吗啡，它是 μ 受体激动剂。只有极少数人不能耐受其不良反应。通常使用 1mg/ml 的剂量。一次需要量为 1ml，锁定时间为 6 分钟，睡眠时用药应加以调整。氢吗啡酮是第二个 PCA 可选的药物，对吗啡有不良反应的患者一般可以耐受该药。常规剂量为：0.5mg/ml，每次给予 0.5～1ml，锁定时间为 10 分钟，睡眠时基础速度为 0～1ml/h。

哌替啶（杜冷丁）仍广泛用于疼痛治疗。但代谢产物去甲哌替啶会蓄积，导致癫痫发作。对肾功能不良和服用单胺氧化酶抑制剂的患者尤其增加危险。阿片类药物的实际不良反应为呼吸抑制，胸外科患者应用时尤其应当谨慎，术后应监测呼吸频率，若发现严重呼吸抑制可给予纳洛酮 0.4mg。

曲马多主要用于术后中度至重度疼痛，可达到与吗啡相似的镇痛效果，而无抑制呼吸作用，尤其适合老年人、心肺功能较差的患者。口服给药与胃肠道外给药效果相等。常用口服剂量为 50mg，必要时予 100mg，每日 2～3 次。不良反应如恶心、呕吐、便秘发生较少。

临床工作中常担心患者使用阿片类药物可能成瘾，因此镇痛不足。虽然服用阿片类药物一个月后患者会出现一定程度的耐受及躯体依赖，但是急性疼痛的治疗通常是安全的。

芬太尼贴剂（多瑞吉）可获得稳定的血药浓度，每 3 天换一次，方便易用。首次给药后需要 24～72小时才能达到最大效应。该药起效较慢，因此急性疼痛不常使用。

如果没有办法给患者口服或者静脉给予阿片类药物，可以经直肠给予阿片类药物，如吗啡控释片。经直肠给药同样可以快速吸收药物。

阿片类药物静脉给药时，通常需要口服剂量的1/3。另外，吗啡10mg相当于75mg哌替啶或1.5mg氢吗啡酮。持续输注时，吗啡1mg/h相当于芬太尼50μg/h。

3. 阿片类药物停药和合并症　阿片类药物停药方法为每天减少1/3用量。需要快速停药时，可减少到前一天剂量的10%～20%。若出现戒断症状，可以给予可乐定。

阿片类药物的戒断（withdrawal）是指停药后出现交感神经过度兴奋，伴随高热、腹泻、痛觉过敏。药物耐受（tolerance）是指给同样剂量药物后药效减弱。而药物依赖（dependence）是指为了避免戒断症状需要连续使用药物。药物成瘾（addiction）是指尽管有不良药物后果，仍强迫使用药物的行为。

四、硬膜外镇痛

硬膜外镇痛同样可用于胸部手术后的患者。术后硬膜外镇痛可输注0.1%布比卡因和芬太尼10μg/ml的混合液。芬太尼脂溶性高，起效快（数分钟），作用时间居中（1.5～3小时），可以和脊髓受体结合，不会向脑部扩散，也就不会产生危险。但是对于老年患者和处于临界呼吸状态的患者以及小儿，建议减少芬太尼浓度，改用0.1%布比卡因和3μg/ml的芬太尼。婴儿不能使用硬膜外芬太尼镇痛。硬膜外使用的阿片类药物还可以采用吗啡、氢吗啡酮或者α_2受体激动剂可乐定。注意必须使用无防腐剂的药物。

硬膜外镇痛的条件在于首先保证硬膜外腔内至少有3cm长的硬膜外导管，以便经此导管给药。为了判断硬膜外导管的位置是否合理，可以在手术室或ICU监测下，单次给予硬膜外镇痛局麻药5～10ml，观察10～20分钟。如果没有效果，应当重新放置硬膜外导管。也可以给予高浓度局麻药，观察相应节段平面感觉和运动的变化，判断导管是否到位。一般镇痛4～7天后拔除导管。术后如果患者可以经口进食，则可将硬膜外镇痛改为口服药镇痛。

硬膜外镇痛的不良反应包括瘙痒、尿潴留、恶心。此时可静脉给予纳洛酮0.04mg～0.1mg。如果出现深度镇静和呼吸抑制，应给予纳洛酮0.1～0.4mg。硬膜外镇痛采用吗啡时，呼吸抑制的危险性高于其他阿片类药物，但发生率不到1%。如果同时使用了静脉或皮下给予的阿片类药，将增加迟发性呼吸抑制的发生率。同时给予其他抑制中枢神经系统的药物如地西泮或巴比妥，也会增加迟发性呼吸抑制的危险。

五、肋间神经镇痛

肋间神经麻醉可阻断传到脊髓的传入性痛觉冲动，因此能缓解疼痛。从理论上讲，在此部位阻断痛觉通路较硬膜外或全身阿片类镇痛有优越性，肋间镇痛避免了硬膜外镇痛可能发生的运动阻滞和低血压，而且对阿片类药物的需求量减少，也减少了胃肠外使用阿片类药物的全身作用。开胸手术患者使用肋间镇痛可以减少近50%的吗啡用量。

由于肋间神经的支配区域相互交错，切口水平及其以上、以下1～2根肋间神经都应阻滞，胸腔引流管处的肋间神经也要阻滞。通常，每一个节段水平需要注射3～5ml的局麻药。在局麻药中，布比卡因由于其长效止痛作用（6～12小时），使用最为普遍。在局麻药液内加入1∶200 000的肾上腺素，能够减少血管对局麻药的吸收，可延长阻滞的持续时间。肋间镇痛的一个限制就是镇痛时间相对较短，需要多次注射。为了延长肋间阻滞的持续时见，可在肋间置管，以便容易反复给药。

六、冷冻止痛

冷冻止痛是一种神经破坏技术，是对肋间神经的节段冷冻，冷冻过程引起神经纤维的急性破坏及随后远端神经的沃勒变性。然而神经鞘没有破坏，为以后神经再生恢复正常功能提供架构。冷冻镇痛后 2 ~ 3 周神经轴突开始再生，3 个月内恢复正常功能。

在技术上，冷冻神经分解针置于要阻滞的肋间神经的后部，通常要阻滞切口水平及其上、下各 2 根肋间神经。为充分冷冻，冷冻针必须与神经直接接触。因此操作仅在开胸手术时进行。仪器本身使用一氧化氮，气体的膨胀使探针的金属尖受冷至接近零下 60℃。冷冻镇痛的主要并发症是慢性神经痛，出现在少数患者中。已经证实，为了便于冷冻镇痛而扩大肋间神经的解剖，以及不当的冷动探针操作，有可能造成永久性神经损伤。因此，开胸手术患者不推荐常规使用这一镇痛方法。

（黄　亮）

第五章　纵隔疾病的手术切口

纵隔病变手术切口的要求基本上与胸外科和心外科一致，因为纵隔疾病的部位在胸腔内。首先要求切口便于显露，容易处理病变，另外切口距离病变应该最近，从而对周围组织损伤最少。纵隔手术切口选择，需要根据病变位置，病变大小，病变性质，与周围器官的关系，将要切除的范围等因素，选择不同的切口入路。纵隔手术切口有经典的后外侧切口入路，前外侧切口入路，胸骨正中切口，颈部切口，颈胸联合切口，横断胸骨双侧开胸切口，后侧胸膜外切口以及前侧胸膜外切口入路。

第一节　后外侧剖胸切口

一、适应证

1. 后纵隔肿瘤。
2. 突向一侧胸腔的前中纵隔肿瘤。
3. 巨大纵隔肿瘤，特别是肿瘤与肺门有较重粘连。
4. 纵隔损伤，膈破裂，食管穿孔，支气管断裂。
5. 降主动脉损伤或降主动脉瘤。
6. 膈裂孔疝，滑动性食管裂孔疝，食管旁疝。

二、手术方法

1. 体位　患者侧卧位，健侧在下，双臂前伸，下侧上臂伸展于托手板，上侧上臂垫软垫并可活动。下侧下肢弯曲约90°，上侧下肢伸直位。腋下、两膝之间及骨突部垫软垫或棉垫，预防长时间手术局部受压损伤。骨盆及小腿中部用束缚带固定，防止术中体位移动，要求术中体位保持侧卧90°位置。

2. 步骤　用划痕笔在皮肤上画出拟行切口。手术野皮肤常规消毒铺无菌巾，贴护皮膜。切口自腋前线向后侧沿肋间平面绕过肩胛骨下角2cm，止于肩胛骨内侧缘与脊中线之间中点。根据肿瘤部位，切口线可沿第5或第6肋间行进，止点可向头侧延伸，但是女性切口起点则应于乳腺下缘。一般情况，临床胸外科医师常采用以下方法：腋前线起点、肩胛骨下角2cm和肩胛骨内侧缘与脊中线之间中点做3个标记点，然后将这3点连线即为切口画线。

切开皮肤、皮下组织后，于听神经三角处切开第Ⅰ层肌肉：后方为斜方肌，前方为背阔肌，第Ⅱ层肌肉为前锯肌和菱形肌。肩胛骨拉钩向上提起肩胛骨，手伸入其下方数肋骨。一般来说，能触到的为第2肋骨，但是有时第1肋骨也能触到。年轻医师缺乏经验，偶尔将第1肋误认为第2肋。另一确定肋骨的方法是自然位置的肩胛骨下角处为第5肋间隙。

（1）肋骨床进胸：以前，后外侧剖胸切口手术多切除肋骨经肋骨床进胸。确定拟切除的肋骨后，电刀切开肋骨骨膜，骨膜剥离器剥离骨膜，自前向后剥离肋骨骨膜下缘，自后向前剥离骨膜上缘，肋骨剪截断肋骨前后端，破入胸膜腔后，放入胸腔牵开器。撑开胸腔后再用方头咬骨钳咬平肋骨后断端。骨蜡涂塞肋骨断端以止血。

（2）肋间隙进胸：近年来，大多数胸外科医师不行肋骨床进胸而采取肋间隙进胸。肋间隙进胸的作法开始部分与肋骨床进胸相同，只是不切除肋骨。在确定拟经的肋间后，用电刀沿肋骨上缘切开肋间外肌和肋间内肌，可见完整的壁胸膜及下面随呼吸胀缩的肺组织，用钳或电刀戳破一小孔，使肺萎陷，再扩大胸膜切口，放入胸腔牵开器。有时为了使胸腔切口能够扩得足够大，可用肋骨剪截断肋骨后端，去除一小段肋骨，再放入胸腔牵开器，方头咬骨钳修平肋骨断端，骨蜡涂塞。

3. 胸腔闭式引流管　胸内手术操作结束，需放置胸腔引流管。临床上多采用硅胶胸腔引流管，其管径较粗且有一定弹性，不容易受压阻塞，也不致引起术后切口明显疼痛。胸管放置的位置多在切口下方两个肋间的腋中线，放置胸管的皮肤戳口大小应合适，勿过松或过紧，并将其下缘肌肉层向上牵拉，以利缝合肌层时对合严密。胸管应剪有两个侧孔，侧孔距其尖端约1cm。要求侧孔大小应合适，太小容易堵塞致引流不畅，过大在拔除时容易折断，造成头端遗留在胸腔内。胸管在胸内深度以最后侧孔距内胸壁2cm为宜。胸管太深，常因胸管刺激致术后疼痛不适，同时引流不畅。胸管位置太浅侧孔容易滑到皮下造成术后皮下气肿，也影响引流效果。胸管安放完毕，戳孔处应用缝线关闭，并牢靠固定胸管以免滑脱。胸管应连接到深入到水平面下的接头，接错将会发生开放性气胸。

4. 关胸　关闭胸腔应分层缝合。若经肋骨床进胸，可应用7号线缝合肋间肌，借助肋骨闭合器一次同时打结。若经肋间隙进胸，首先缝合肋骨，我们习惯用4根双7号（或单根10号）线贯穿上下肋骨，借助肋骨闭合器同时结扎，然后再间断缝合肋间肌数针。肌肉则分层间断对合严密缝合，皮下和皮肤再分层缝合。有人用粗编织缝合线作分层肌肉连续缝合，优点是缝合较为严密，缺点是一旦感染则会蔓延全部肌肉层。

三、注意事项

1. 皮肤切口应根据术前影像学显示的病变部位，做经第4或第5或第6肋间切口进胸，术前需详细阅读研究影像学资料，确定病变位置，选择合适切口。

2. 肩胛骨拉钩上提肩胛骨用手数肋骨时，动作应轻柔，顺着解剖层次确定肋间。

3. 经肋间隙进胸有时容易损伤肋间血管，造成肋间动脉损伤出血。偶而损伤当时出血停止，或电灼后血止，关闭胸腔后发生胸内活跃性出血，需要二次开胸止血。关键是肋间隙进胸时电刀紧贴肋骨上缘切开肋间肌，特别剪开切口后端时容易损伤。另外，术中一旦发生肋间血管损伤，或怀疑可能损伤时，应牢固结扎或缝合止血。关闭胸腔前详细检查有无可疑出血处，并妥善处理。

4. 放入胸腔牵开器后，应轻柔分步逐渐牵开胸腔，暴力牵开将造成肋骨骨折。

5. 有时因为胸膜腔内有粘连，戳破壁层胸膜并不容易。此时透过胸膜看不见肺组织的舒缩活动，可选择较为疏松部分胸膜戳破小孔，再细心分离解剖胸膜腔内粘连，从容易处逐渐过渡到困难处，将整个胸膜腔完全游离。

6. 切口绕过肩胛骨下角时，至少离开1～2cm，以免术后影响肩胛骨活动。

第二节　前外侧剖胸切口

一、适应证

1. 突向一侧较小的前纵隔肿瘤。

2. 左侧中纵隔淋巴结肿大。

3. 心包囊肿。

二、手术方法

1. 体位　患者平仰卧位，术侧肩下垫高30°～45°，术侧肘部抬高，前臂悬于额上手术台支架上。常规皮肤消毒铺无菌巾。

2. 步骤 切口起自胸骨缘旁沿第4或第5肋间呈弧形切开止于腋中线。切开皮肤、皮下后，女性患者需将乳腺向上推移，显露胸大肌或胸小肌并切断，辨清确切肋间隙，沿肋骨上缘切断肋间肌，进入胸腔。若此切口显露不满意时，可将第4肋软骨切断或切除。

3. 置放胸腔引流管 基本同后外侧剖胸切口，也是另戳孔置放引流管。

4. 关闭切口 前外侧切口关闭步骤与后外侧剖胸经肋间切口相同，但是前外切口的肋间隙较宽，关闭常常不容易关严，可用尼龙编织线或钢丝绕过上下肋骨，借助肋骨闭合器将两肋骨并拢后，一并结扎。丝线缝合肋间肌和肋骨骨膜。若对合不严可用胸大肌覆盖。

三、注意事项

1. 纵隔病变采用经典的前外侧剖胸切口手术适应证较少，治疗纵隔病变多采用经典的前外剖胸切口的变异切口。

2. 女性患者行前外切口时，需要绕过乳腺下缘，勿损伤乳腺。缝合皮肤时亦应注意乳腺的位置，缝缘应隐藏于乳腺皱褶内。

3. 肋软骨须在不得已情况下方可切断，单纯纵隔探查或不能切除病变时，勿切断肋软骨。切断肋软骨时有可能损伤胸廓内血管，若损伤则应牢固缝合两断端，以免术后胸内出血。

4. 前侧肋间隙较大，肋间对合不严是此切口常见的问题，有时需用肌肉覆盖。

5. 用肌肉覆盖前外侧肋间切口，术后需保持胸腔引流管通畅，特别在有肺漏气时，容易因引流不畅，出现皮下气肿。

第三节 颈部领形切口

一、适应证

1. 胸内甲状腺肿。
2. 胸腺切除。

二、手术方法

1. 体位 患者平仰卧位，肩下垫高，颈部后方垫软枕，以使颈部呈过伸位。常规皮肤消毒铺无菌巾，范围包括下颌、颈前部、上胸部。

2. 步骤 在胸骨切迹上方2cm作一弧形切口，切开皮肤、皮下组织、颈阔肌，向上牵引颈阔肌上缘，在此层次平面解剖，直到完全显露颈前带状肌。同理，向下牵引颈阔肌下缘，在同一层面解剖分离，至此颈前带状肌已完全显露。向下用手指钝性解剖可至前上纵隔。

3. 引流 颈部切口摘除胸内甲状腺肿后，因肿瘤较大，术后纵隔内常遗有空腔，容易积存血液或渗液导致切口感染，一般多置放橡皮引流片。

4. 关闭切口 颈部手术完毕，分层缝合颈阔肌，皮下组织和皮肤。目前颈部皮肤切口多采用可吸收缝线，连续缝合，术后不需要拆线，愈合后颈部皮肤皱褶将遮盖缝缘。

三、注意事项

1. 经颈部切口行纵隔病变手术，其操作过程与基本外科颈部切口大致相同，特殊的问题是如何将胸骨后甲状腺肿从纵隔内提出到颈部，这是胸外科医师与基本外科医师手术的区别。

2. 纵隔病变经颈部切口进行手术时，常规准备胸骨正中切口或前外侧剖胸切口，若纵隔肿瘤较大，不能从颈部切口摘除，需要辅助前外侧切口或改行胸骨正中劈开切口，或颈部切口并部分胸骨正中切口。

3. 部分医师治疗重症肌无力偏好经颈部切口摘除胸腺，经颈部切口摘除胸腺难以在直视下操作，此时需注意前纵隔解剖，特别是钝性解剖，需要逐步牵引胸腺上极及严密止血。

第四节　胸骨正中切口

经胸骨正中切开入路，手术操作不进入胸膜腔，不干扰呼吸，术后能保持良好的肺功能，术后发生肺不张几率明显降低，患者恢复快，住院日缩短。目前胸骨正中切口普遍应用是由于手术进入迅速，术程缩短，术野较浅，操作容易，对心脏、大血管及前纵隔所有区域显露良好。手术过程中患者平仰卧位，单腔气管插管，肺的通气和灌注改变较侧开胸切口小得多，侧开胸时主要依靠位于下方的一侧肺提供气体交换，特别是应用双腔插管单侧通气时。双腔气管内插管则有利于显露胸膜腔和肺的所有区域。

一、适应证

1. 前纵隔肿瘤。
2. 胸腺肿瘤。
3. 巨大或复发性胸内甲状腺肿。
4. 胸内甲状腺未分化癌。
5. 心包部分切除。
6. 胸腺切除。
7. 各种体外循环下心脏外科手术。
8. 同时进入双侧胸膜腔治疗复发性气胸、切除双侧肺转移灶、切除双侧大疱性肺病变。
9. 肺移植和双侧肺减容术。

二、方法

1. 体位　患者平仰卧位，肩部和背部垫高，颈部垫软垫。两臂可以外展90°或者放在患者身旁。麻醉师通常希望患者的上肢外展以控制静脉输液管线，手术医师觉得将上肢放在患者身旁会更舒服。颈下至脐平面以上、双侧达腋中线皮肤常规消毒，铺无菌巾。

2. 步骤　自胸骨上切迹至胸骨剑突下2cm作一胸骨正中纵行切口，逐层切开皮肤、皮下组织，电灼止血。切口深度一直到白线和胸骨表面。在剑突区及其下方，分离白线显露腹膜外脂肪，在腹白线上方分离剑突膈肌附着处的结缔组织，从中线切开或切除剑突。伸入手指钝性分离胸骨后方，在心包和胸骨背侧之间形成一个剥离面。在胸骨的上端，解剖颈前肌胸骨附着处，分离胸骨切迹处的胸筋膜和颈横静脉。手指伸入胸骨切迹后方，使胸骨柄后方完全松解，保证主动脉弓及其分支完全游离。辨清胸骨正中线，用电刀切开胸骨骨膜，电锯从剑突向上或从胸骨柄向下纵形劈开胸骨，同时切开胸骨切迹上方深处的胸锁间韧带。劈开胸骨时，麻醉师应停止通气以避免撕裂侧胸膜和肺组织。骨蜡涂塞胸骨骨髓腔，电灼胸骨断面骨膜上下创缘止血。切口两侧置纱布垫保护创缘，胸骨牵开器撑开胸骨，为避免胸骨骨折，需逐步撑开牵开器，至前纵隔显露满意为止。

3. 关胸和引流　术毕，关闭胸部切口。如果操作限于纵隔内未进入胸膜腔，胸膜无破溃，手术结束将一或两根多个侧孔的硅胶管置于胸骨后方行纵隔引流，引流管在切口下方皮肤另戳孔引出。如果已经进入胸膜腔，需通过剑突区域或肋间放置胸腔引流管。再次检查胸骨切缘，出血处一一电灼止血。劈开的胸骨可使用粗的不锈钢丝闭合，距胸骨切缘1cm穿入粗口径腰穿针，经此腰穿针穿入不锈钢丝，共计5～6针，通常两根钢丝固定胸骨柄部，3或4根钢丝固定胸骨体。有时第2针以下可经肋间隙穿过钢丝。最重要的是第2针应穿过胸骨角，此针钢丝固定胸骨最牢靠。全部钢丝穿毕，合拢胸骨依次拧紧钢丝，使两片胸骨尽量靠近胸骨断面准确对合。粗丝线间断缝合剑突切除处白线、腹直肌及腱鞘。丝线或编织线缝合胸骨骨膜，胸骨切迹上方应用粗线严密闭合。最后分层缝合皮下组织和皮肤。

三、术后并发症

胸骨切开的术后并发症包括：

1. 切口表面感染。
2. 纵隔炎。
3. 胸骨不稳定。
4. 胸骨裂开。
5. 臂丛神经损伤。

胸骨正中切开常见的合并症是切口感染，其包括浅层感染和深层感染。切口表面感染仅限于胸骨以上的浅层组织，感染层面浅，影响程度轻，经清洁换药即可愈合。深层感染则较严重，它可能造成纵隔炎、胸骨骨髓炎、胸骨完全裂开。开始的表现有胸骨疼痛，皮肤红斑，伤口硬结或有少许分泌物。正位胸片上显示胸骨中线区出现射线透过的条带，提示系胸骨对合不良裂开形成。

纵隔炎，尤其是心脏手术后，是一种严重的、可能致命的并发症。治疗上强调感染区引流，根据细菌培养结果选择敏感有效抗生素。具体的纵隔炎治疗包括敞开伤口、受累组织包括胸骨在内的清创术、使用抗生素或稀释的有机碘液持续纵隔冲洗。清创术后伤口的感染区以带蒂的胸大肌或腹直肌肌皮瓣覆盖，并需严密护理。有作者建议使用大网膜转移填塞纵隔感染区，减小残腔促进愈合。

臂丛神经损伤临床少见，是由于胸骨一侧切缘过度牵拉或者前臂位置不当牵扯了臂丛神经。偶尔颈内静脉穿刺置入中心静脉管时造成神经损伤。有人提出不管上肢位置如何，臂丛损伤发生率无明显区别，可能与第一肋骨折有关。牵开器的叶片尽量向尾侧放置，胸骨逐步撑开并尽量小，可减少这种损伤。

四、注意事项

1. 分离胸骨上切迹或剑突时，常有出血，小的出血可电灼或钳夹结扎止血，较大的出血应在胸骨完全劈开后直视下止血。

2. 胸骨切迹上方深处的胸锁间韧带，应予完全松解，否则胸骨不能完全撑开，影响切口显露。

3. 胸骨骨膜容易出血，应将断面上下创缘骨膜严密电灼止血。骨蜡填塞骨髓腔应适当勿过多，以免术后发生胸骨感染。

4. 纵形劈开胸骨前应仔细辨清胸骨正中线，最好先用电刀划线标记，以免胸骨锯开偏斜，影响术野显露和以后的胸骨愈合。

5. 闭合胸骨前应严密仔细止血，出血多在胸骨骨膜，或钢丝穿过胸骨时刺破胸廓内血管所致。

6. 合拢胸骨前应检查纵隔引流管的位置，勿将纵隔引流管夹于钢丝内。同样，皮肤固定纵隔引流管时亦避免缝住引流管。

7. 胸骨劈开时有偏斜容易将胸膜划破，在手术进行中偶可撕破胸膜，小的裂口可在完全膨肺时予缝合关闭，较大的胸膜裂口，可将其扩大，置放胸腔引流管。

8. 缝合腹白线应严密牢靠，将腹直肌前鞘缝闭，以免术后发生白线疝。

9. 拧紧钢丝闭合胸骨时，用力应适当，过轻致胸骨固定疏松，胸骨断端移动及相互磨擦，增加疼痛，造成血肿及可能继发感染。钢丝拧得过紧可能会切割胸骨或折断钢丝。

第五节　横断胸骨双侧开胸（蛤壳状和半蛤壳状切口）

一、蛤壳状切口

横断胸骨双侧开胸术，又称蛤壳状开胸术，也称弩状切口。早年心脏手术常使用这一切口。由于胸骨正中切口省时、易于施行、肺部并发症发生率低、疼痛较轻等优点，已经成为标准的心脏手术入路，临床上蛤壳状开胸术逐渐被遗忘。然而由于它能提供显露双侧肺门区和胸膜腔（胸膜间隙经常是融合的）的良好入路，近期双侧肺移植手术重新恢复对这一切口的应用。但是横断胸骨双侧开胸创伤较大，对呼吸及循环功能影响严重，临床上只应用于选择性病例和特殊手术。

1. 适应证

（1）一期手术处理双侧肺部疾病。

（2）有或无胸壁侵犯和纵隔侵犯的广泛肺肿瘤。

（3）扩展到一侧或双侧胸腔的巨大纵隔肿瘤。

（4）广泛心包切除。

2. 方法

（1）体位：同胸骨正中切口。患者平仰卧于手术台，背部和肩部垫软垫。上肢外展90°并固定在托手板上，或者侧放在患者身旁。如果手术需向后方扩大进入一侧胸膜腔，则在该侧垫枕抬高。

（2）步骤：蛤壳状切口的皮肤切口通常从一侧腋前线开始，沿乳腺下缘褶痕向上曲线延展，横过胸骨，以相同的曲线向对侧延伸到相应肋间，最后达对侧腋前线（图5-5-1）。切开胸壁肌，一般经第3或第4肋间进入胸腔。切口还可以进一步向侧方和后方延长以便显露下肺叶或后纵隔肿瘤。进入双侧肋间后，结扎和切断胸廓内血管，然后使用线锯或振动电锯横断胸骨。电灼胸骨骨膜、骨蜡涂塞骨髓腔止血。放置两个牵开器（图5-5-2）或者内乳动脉牵开器显露纵隔和双侧胸膜腔。切开胸骨后区的胸膜返折可以充分显露纵隔，使用单肺通气及松解下肺韧带可以改善肺叶尤其是下叶肺的显露，实际上肺脏可被托到切口之外。

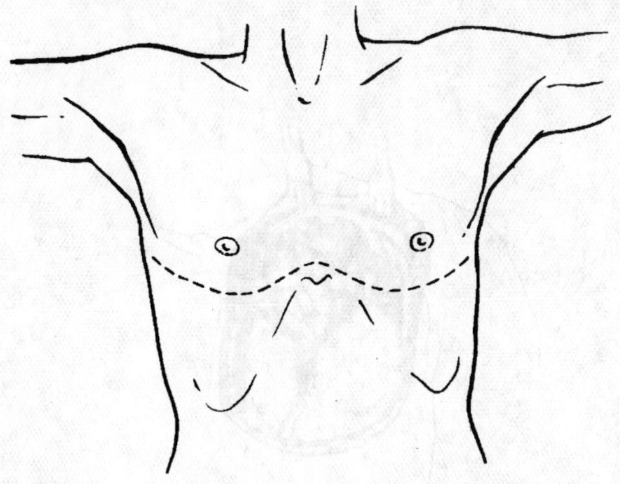

图5-5-1　蛤壳状切口

患者仰卧于手术台上，双臂伸展，双侧乳腺下缘切口跨越胸骨相连。

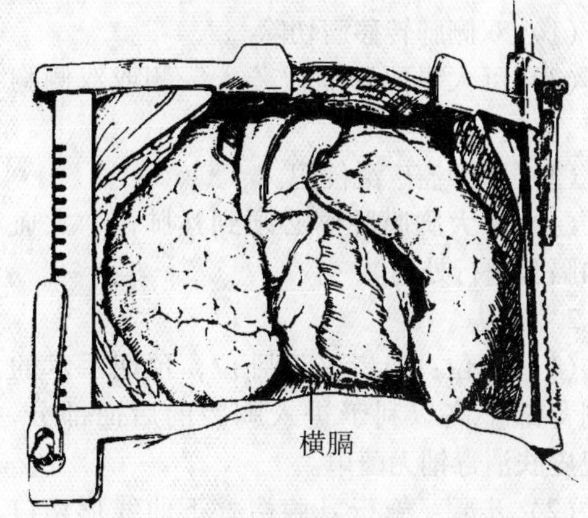

图5-5-2　蛤壳切口可以较好的显露双肺、心包、大血管以及膈肌

（3）关胸和置放引流：胸部手术操作完毕，放置双侧胸腔引流管。胸骨横断的断端钻孔，用2到3根不锈钢丝固定。也可在越过胸骨横断处的胸骨断端上下放置3或4cm长固定片以防止胸骨浮动交叠。缝合双侧肋间切口以及肋骨骨膜加固肋骨合拢。分层缝合胸壁各层组织。

3. 注意事项

（1）作切口之前，最好先行皮肤画线，确保在乳腺褶叠处作皮肤切开。

（2）横断胸骨之前，需解剖双侧胸廓内血管，并妥善结扎以防术后出血。

（3）细心行胸骨钻孔，钢丝穿过上下胸骨断端，牢固严密合拢胸骨。

二、半蛤壳切口

半蛤壳切口，是一种前外侧开胸和胸骨正中切开的联合切口。它可以延伸到颈部，显露锁骨下动脉、颈血管、臂丛干（图5-5-3）。

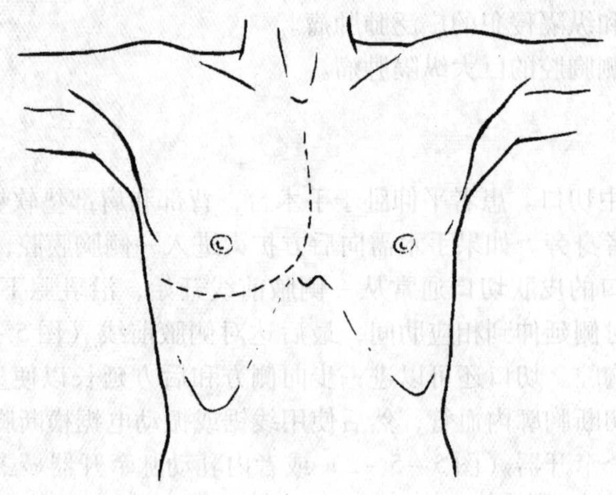

图5-5-3　半蛤壳状切口

一侧前开胸切口向中间及向上延伸并正中胸骨劈开。

1. 适应证

（1）双侧肺转移瘤切除。

（2）巨大纵隔肿瘤侵袭入一侧或双侧胸膜腔。

（3）肺肿瘤广泛侵犯。

（4）巨大胸膜肿瘤必须到达肺门、大血管和膈肌进行处理。

2. 方法

（1）体位：患者平仰卧位，预期手术的一侧背部垫高以利于进入胸腔的后面部分，常规皮肤消毒铺无菌巾。

（2）步骤：施行乳腺褶叠下曲线形切口至胸骨正中线，再向上作部分胸骨正中皮肤切开。通过预设的肋间进入胸膜腔，确定肿瘤能否切除（图5-5-4）。结扎和切断切口一侧的胸廓内血管。自胸骨上切迹向下作胸骨正中劈开，再向术侧横断半侧胸骨。再向

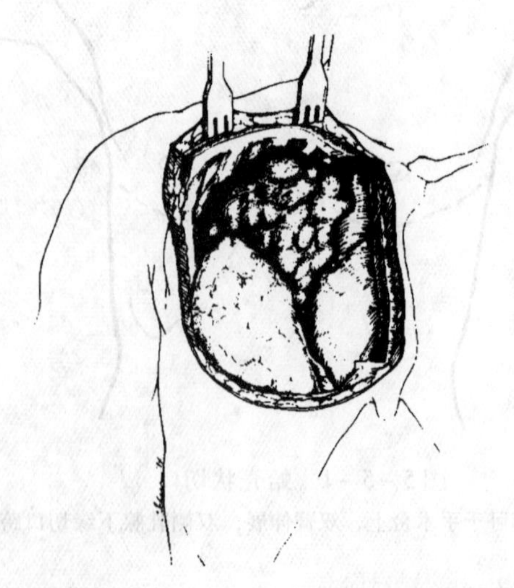

图5-5-4　右侧半蛤壳切口可以较好地显露右侧心包、上纵隔、右侧胸腔及肺

上沿胸锁乳突肌前缘将切口延长到颈部或者锁骨上窝，锁骨中段作骨膜下切除或者横断锁骨，从而改善术野显露。胸内操作完毕，放置胸腔引流，常规方式闭合切口，不锈钢丝固定胸骨，缝合骨膜，闭合肋间隙。

3. 合并症

（1）胸骨固定不当，胸骨断端闭合不严产生松脱浮动，闭合过度可致断端重叠，均可造成胸骨愈合不良。

（2）表浅切口感染容易处理，切口深部严重感染，需胸骨清创术、开放引流、静脉使用有效抗生素。

4. 注意事项

（1）胸骨正中劈开与胸骨半侧横断是一直角相遇，需小心处理，否则容易折断整个胸骨。

（2）对合纵形和横形胸骨切口应牢固，横形固定和纵形固定均需准确，勿遗留空隙或造成重叠。

（3）皮肤缝合也需考虑美容要求，尤其是转角处的皮缘缝合。

第六节 颈部和胸部正中联合切口

一、适应证

1. 巨大胸内甲状腺肿。
2. 胸内甲状腺未分化癌。
3. 巨大上纵隔肿瘤。
4. 扩大性胸腺切除。

二、方法

1. 体位 同颈部领形切口和胸骨正中切口。患者平仰卧位，肩部和背部垫软垫，使颈部屈曲及胸部抬高。常规皮肤消毒铺无菌巾。

2. 步骤 胸骨切迹上2cm作颈部弧形切口，游离颈阔肌皮瓣，显露颈前带状肌，自中线分开颈前带状肌，显露甲状腺和胸腺上极。与胸骨正中切口相同，作胸骨切迹至剑突下2cm纵形皮肤切口。离断胸骨切迹锁骨间韧带和胸筋膜，手指钝性分离胸骨柄后方，使之完全游离。继之在腹白线上方游离剑突，从中线切开或切除剑突。手指钝性分离胸骨后间隙，胸骨锯纵形劈开胸骨。骨蜡填塞骨髓腔及电灼骨膜止血。

术毕，分别关闭颈部切口和胸部正中切口。在颈部和纵隔分别置放皮片和引流管。术中发现胸膜破溃较大，需置放胸腔引流代替纵隔引流。

三、注意事项

与颈部领形切口及胸骨正中切口相同，唯操作更需耐心仔细，止血更需彻底，以避免发生术后出血和切口感染。

笔者曾采用此颈部和胸骨正中联合切口摘除巨大胸内甲状腺肿，此肿瘤于颈部和胸部各一大肿瘤，彼此之间有条索状纤维组织相连，胸部肿瘤伸延到主动脉弓处，惟颈胸联合切口方能摘除肿瘤。恶性胸腺瘤向周围侵犯达到甲状腺，也需此种切口完成手术。

第七节　胸壁小切口胸膜外肿物摘除

一、适应证

1. 前纵隔小的囊肿或肿瘤。

2. 后纵隔直径不超过3cm良性肿瘤。

3. 影像学能确切定位的肿物。

二、方法

1. 体位　根据病变所在部位，可以采取前仰卧位，侧卧位或俯卧位。

2. 步骤　若病变系后纵隔神经源性良性肿瘤，依据术前影像学所作的确切病变部位标记，作一纵形切口，切开皮肤、皮下组织，分离椎旁肌，达到肋骨，分离肋骨骨膜，切除一段肋骨，即可发现肿瘤恰在切口下面。采用钝性解剖，推开纵隔胸膜，将肿瘤从后纵隔摘除。胸膜完整无破溃，则置放皮下引流，分层缝合骨膜和肋间肌，最后缝合皮下组织和皮肤。

病变位于前纵隔，同样，根据术前影像学所作标记，在其表面作皮肤切口，分离皮下组织，电刀切开肋软骨骨膜，切除一段肋软骨，或不切除肋软骨经肋间隙，手指和用纱布钝性解剖推开纵隔胸膜，将肿瘤摘除。根据肿瘤摘除后遗留空腔大小，决定是否置放引流。分层缝合骨膜及肋间肌，最后缝合皮下组织和皮肤。

三、注意事项

1. 小切口胸膜外摘除纵隔肿物的关键是病变必须贴近胸壁，肿瘤体积小，直径不要超过3cm，并且为良性肿瘤。

2. 术前确切定位是保证手术成功的最重要因素，我们的作法是术前一日透视下在病变之上的皮肤表面做出切口标记，确保病变即在切口之下。

3. 切除肋骨后，需小心采取钝性解剖分离肿物，可用手指或纱布，将肿物之上的纵隔胸膜推移，勿盲目解剖，以致撕破纵隔胸膜。

4. 术时不慎将纵隔胸膜撕裂，需置放胸腔引流管。此类纵隔胸膜破溃修补多不成功，不推荐尽力局部修补胸膜。

北京协和医院曾应用胸壁小切口胸膜外摘除后纵隔神经源性肿瘤6例，胸膜外摘除前纵隔胸腺囊肿2例，其中2例术中不慎破入胸膜腔，经胸腔闭式引流后顺利恢复，无任何合并症。因此对于贴近胸壁、直径小于3cm的良性纵隔肿物，我们建议采用胸壁小切口胸膜外摘除手术，是一有效、简便的方法。

（张志庸　崔玉尚）

第六章　纵　隔　炎

纵隔炎是纵隔内急慢性炎症，以及与之相关的疾病过程和这些疾病造成的后果。绝大多数纵隔炎是感染性的，但是临床表现千差万别，主要因为纵隔炎症持续的时间长短，而不是某种特殊的病原体。因此，按照病程将纵隔炎分为“急性”或“慢性”纵隔炎，比按照特异性病原体分类更为合理。急性纵隔炎是一种确定的严重感染性疾病，因为纵隔解剖学特点，急性纵隔炎的危害极大，处理不及时、不适当将导致患者死亡。慢性纵隔炎包括了许多疾病，一般依据病变的放射学特点或组织学特点来定义、分类，包括从活动性肉芽肿性炎症到弥漫性纵隔纤维化等一系列病变。

纵隔炎除了以炎症持续的时间进行分类以外，有时还将纵隔炎按疾病的起源分类为原发性纵隔炎和继发性纵隔炎，原发性纵隔炎包括特异性纵隔炎和非特异性纵隔炎。继发性纵隔炎可因食管穿孔和破裂、气管支气管断裂，以及喉部手术后引起的纵隔炎。

第一节　急性纵隔炎

急性纵隔炎曾是一种少见而凶险的突发性疾病，历来剧烈呕吐后发生的自发性食管破裂或贯通性胸外伤引起的急性纵隔炎常常是致死性急症。然而从 20 世纪 50、60 年代开始，随着内镜技术的开展，尤其是 70 年代经胸骨正中切口施行心脏外科手术，急性纵隔炎的发生率，或多或少更为多见，临床表现也变得千差万别。因为纵隔炎发生的这些临床上变化，其中包括了相对不显性感染，因此有人提出化脓性纵隔炎这个名词比急性纵隔炎更为准确。不管是化脓性纵隔炎还是急性纵隔炎，它们与慢性肉芽肿性纵隔炎或纵隔纤维化，无论在病因、临床表现、诊断和治疗方法均有明显不同，因此需要划分清楚。

一、临床分类

纵隔内不同解剖部位的感染都有其特殊的感染来源，上纵隔感染最常见于颈部感染向下直接蔓延；前纵隔感染一般发生于前胸部贯通伤或胸骨正中切口手术后；后纵隔脓肿则是结核性感染或者脊柱化脓性感染的特征性部位。感染的途径和感染的环境极大地影响着急性纵隔炎的临床表现，因而根据感染途径和环境进行临床分类更为合理，表 6 - 1 - 1。

表 6 - 1 - 1　急性纵隔炎病因

急性纵隔炎病因
胸腔脏器穿孔
食管
剧烈呕吐后“自发性”破裂（Boerhaave 综合征）
穿透性创伤
吞入异物
硬质食管镜或扩张器损伤
肿瘤侵蚀，坏死性感染
气管或主支气管
穿透性损伤

续 表

气管镜，气管插管损伤
异物
肿瘤侵蚀
激光治疗
其他部位感染直接蔓延
胸内感染：肺、胸膜、心包、淋巴结、脊柱周围脓肿
胸外感染
上方：咽后间隙或口腔感染
下方：胰腺炎
“原发性”纵隔感染
吸入性炭疽热
胸骨切开术后纵隔炎

二、临床表现

典型的急性纵隔炎，其临床表现如自发性食管破裂一样，发病突然且病情危重。患者出现寒战、高热，烦躁不安，常取俯卧位。体查患者呼吸急促，心跳加快，有明显全身中毒症状，且有濒死感。绝大多数患者主诉胸骨后剧烈疼痛，深呼吸或者咳嗽使疼痛加重，甚至麻醉性镇痛药亦不能使之缓解。如果病变累及纵隔最上部，疼痛可放射到颈部和耳后。后纵隔或下纵隔受累，可出现神经根疼痛，并放射到整个胸部和两侧肩胛之间。

体格检查可以发现锁骨上区饱满，胸骨、胸锁关节处压痛，并可有皮下捻发音，其他纵隔气肿和皮下气肿的体征也可很明显。听诊 Hamman 征（前胸部闻及与心脏收缩期同步的压榨音）有特征性，但不常出现。此外，体查还可能发现气管移位、颈静脉怒张等纵隔结构受压的征象。

局限化的纵隔脓肿常出现肿物对周围脏器的压迫征象，其症状和体征包括声音嘶哑（喉返神经受累），膈肌收缩无力或麻痹（膈神经受累），霍纳综合征（交感神经星状神经节受累），迷走神经受累可出现心跳加快。

以上列举的临床症状和体征，在 Boerhaave 综合征（自发性食管破裂）临床表现最为典型，在其他原因引起的纵隔炎，其临床表现变异较大。目前，无明显诱因所谓的“自发性”急性纵隔炎已经极少见到，医源性损伤造成的急性纵隔炎日渐增多。随着内镜检查前充分的准备工作，外科治疗技术改进，以及有效抗生素的广泛使用，今天急性纵隔炎的临床表现也发生了很大的变化。以下重点讨论四种临床上常见的急性纵隔炎的临床特点和治疗原则。

三、内脏穿孔引起的纵隔炎

Boerhaave 综合征指的是在剧烈呕吐后发生的食管破裂，典型的特点是在过量进食或大量饮酒之后发生。现在临床上它已经不多见了，偶尔还可遇到，它也是人们最熟悉最典型的急性纵隔炎病例。除了上面所述临床表现之外，在真正的食管完全破裂之前，可能会有呕血或血性呕吐物，一旦食管完全破裂呕血减少或消失。食管自发性破裂后常产生一侧液气胸或者双侧液气胸，随之迅速发展成为脓胸。

自发性食管破裂的诊断历来是临床上的一个难题。此症发病急骤、进展迅速，特别当患者神志不清、意识有障碍，往往拖延了患者就医。即使在急诊室，医师难以获得详细的相关病史，可能会延误诊断与治疗。临床急诊医师最容易混淆的是将中下段食管自发性破裂误诊为急腹症，开腹探查后才想到食管破裂。

Rogers 等人认为食管破裂发生的机制是因为食管腔内的流体压力超过了正常食管壁的张力。呕吐、创伤、晕厥，或在其他用力情况下，胃内压短暂一过性升高，同时伴随食管下括约肌松弛，胃内容物从而得以反流至扩张的下段食管。如果此时食管上括约肌没有开放，食管内容物不能反流到口腔而积聚在食管内，致食管内静水压增高，此压力作用在食管壁最薄弱点即可造成食管破裂。临床发现食管破裂多在食管下段左后侧壁，此处纵形肌纤维束排列疏松，食管腔内气体最容易经此最薄弱处向外膨出，撕裂食管而进入纵隔，形成食管破裂。这一过程类似于气压型食管破裂，就像汽车轮胎的内胎被扎破或刺破，或者用嘴贴紧轮胎的气门芯时出现的奇特现象一样。

胸部贯通伤可以造成急性纵隔炎，尤其是伤口有明显污染或者内脏器官有损伤的时候，或者伤后就诊较晚。在这些情况下，如果患者同时合并有其他脏器的严重损伤，多不容易诊断出急性纵隔炎。严重的胸部钝性伤，如胸部挤压伤，偶尔也可造成食管破裂，患者可能仅仅表现有严重循环呼吸功能不全，而缺乏消化道的症状和体征，临床医师对此种病例应提高警惕，以免误诊和漏诊。笔者曾遇到一例男性，25 岁，在工地劳动时不慎从十余米高处坠下，恰恰落在两堵墙之间，当即被送往医院。在急诊室检查发现伤者呼吸急促，血压 80/40mmHg，神志淡漠，腹部检查肌紧张和压痛均为可疑，腹腔穿刺抽得“混浊腹腔内液体”。胸部平片未能显示明显异常，胸部 CT 未发现气胸或胸腔积液，但可见到后纵隔食管周围有异常气带影（图 6－1－1）。腹部外科医师因不能除外腹内脏器损伤，急诊行开腹探查。开腹后却未能发现腹内脏器有任何损伤，不能解释临床上患者的症状和体征，转而开胸探查胸腔。开胸后发现中段食管于主动脉弓下 2cm 向上有长约 4cm 的食管纵形裂伤，食管裂伤缘不规整，且位于主动脉弓后方，相邻的气管膜状部也被压迫坏死，食管周围纵隔内纤维组织已有水肿，颜色变淡白色，并见炎性渗出液，急性纵隔炎已经开始形成。开胸时间距外伤 8 小时。经行气管膜部缝合修补，食管部分切除吻合治疗，患者 3 周后痊愈出院。

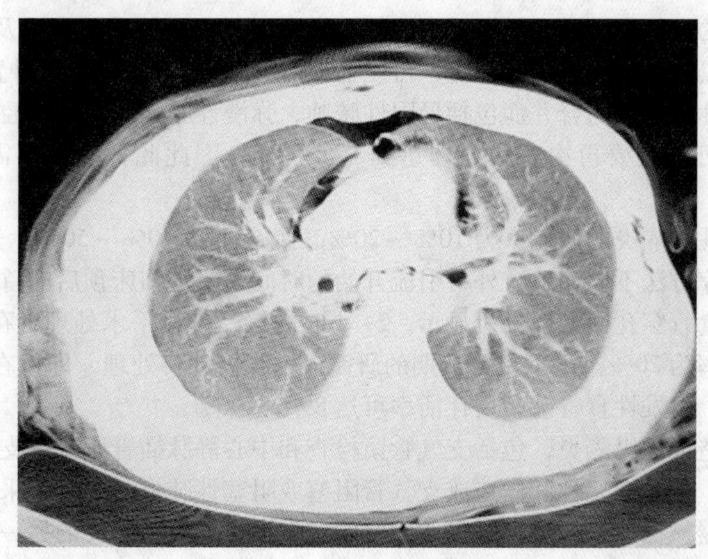

图 6－1－1　CT 显示纵隔内气肿

男性，25 岁，从高处跌落夹于两块楼板之间，胸部挤压伤。CT 检查发现纵隔内食管周围有气影，同时可见心包旁、前纵隔气影带，开胸手术证实为创伤性食管破裂。

在当今时代，急性纵隔炎最常见的原因是内镜诊断和治疗过程中发生的医源性食管穿孔。一项有关治疗食管穿孔 30 年经验回顾性分析显示，在纤维内镜广泛使用以前，77% 的食管穿孔系内镜（硬直管内镜）所致。现在纤维内镜（软管）广泛应用，器械检查引起的食管穿孔已经减少了，但是当食管本身存在病变时，食管穿孔仍然是器械检查或治疗的主要并发症。

Wesdorp 等人回顾性分析了因内镜或者其他器械引起的 54 例食管穿孔，35 例是在为食管癌患者置入食管支架时发生的穿孔，另外19例穿孔发生在食管良性疾病患者，其中6例发生在纤维内镜检查，13例在扩张食管狭窄时发生。94%患者在穿孔发生后2小时内即获得确诊。19例食管良性疾病穿孔中14例接受保守治疗，5例外科手术；全组无死亡。这个结果反映出空腹时发生的食管穿孔，对机体造成的影响较轻，早期发现和及时处理可获得良好结果。

在内镜下注射硬化剂治疗食管静脉曲张，部分患者出现明显纵隔并发症，特别是反复注射治疗的病例。较大的穿孔常发现有食管壁坏死，多数出现在注射硬化剂后2天至14天，文献报告此类食管穿孔的发生率约为6%。注射硬化剂治疗食管静脉曲张更为常见的合并症是胸膜腔积液，推测可能是合并亚临床化学性纵隔炎，但食管尚未穿孔，这种合并症发生率可高达14%。发生此种并发症的病例绝大多数可以自愈，保守治疗效果较好。

文献报告的其他食管创伤性穿孔，包括气管内插管的气囊压迫食管，吞入异物，特别是吞入的物体本身可能造成食管损伤，如义齿，金属性异物以及食管内支架。有报告6个犯人为获得假释，吞下了弯曲成“星”状的注射针头。不幸的是，上述的食管金属异物均需手术才能取出，一例因出现合并症而长期住院。与吞入异物相似的是，服入腐蚀性液体，如黄性钠或除草剂，严重者也可造成食管穿孔。

诊断食管穿孔在相当程度上取决于临床医生对它的警惕性。普通胸部平片上的特征是纵隔轮廓弥漫性增宽，纵隔以及其他部位出现软组织内积气，有的还可以发现纵隔内有液气平面、气胸或液气胸。胸部CT可以更清晰地显示这些异常表现（CT像显示食管环周存在气体提示食管穿孔）。但是如果普通胸片具有足够特征性，同时患者病情较重，则不一定必须进行CT检查。上消化道造影检查发现造影剂逸入食管周围间隙，或进入胸膜腔可确定诊断。有人曾推荐剑突下经皮纵隔穿刺进行早期诊断，但其操作的安全性和诊断的确切性尚存在一定的问题，而最终确诊通常还是在手术台上。

成功地治疗较大的食管穿孔需要早期手术修补，纵隔引流和胸腔引流，以及使用有效的抗生素。如果感染局限形成纵隔脓肿，临床情况稳定，可以在CT引导下行经皮纵隔脓肿置管抽吸引流。

食管穿孔所致急性纵隔炎的合并症包括局限性脓肿、弥漫性脓胸和食管胸腔皮肤瘘。病程较长患者病情反复很常见，可能需要再次开胸处理达到充分引流，因此此种病例多需要胃肠外静脉营养支持。

食管破裂所致急性纵隔炎的病死率为10%~20%，最高可达40%~50%。这种差异主要因治疗时间、病例选择和治疗方法不同而致。外科引流开始的时间是决定临床预后的首要因素，一项有关食管镜检查以后发生的食管穿孔回顾性分析显示，24小时内接受外科手术处理者存活率为70%，24小时后手术处理者存活率为20%。一项更为近期的研究显示积极外科处理，即使在出现症状超过24小时后才进行外科手术，自发性食管破裂后存活率可达89%~90%。

其他医源性原因造成的纵隔炎，包括支气管镜检查和中心静脉插管所致。支气管镜检查引起的纵隔炎比食管镜少得多，但是在恶性肿瘤造成支气管阻塞或阻塞性肺炎的患者，采用钕-钇铝石榴石激光治疗以及支气管内器械操作，增加了纵隔并发症的发生率。急性纵隔炎的另一个病因是中心静脉导管的尖端穿破血管壁至纵隔。如果静脉导管内输入的是高渗液体、vessicant或者血管活性药物时，产生的结果主要是化学性纵隔炎而非感染性纵隔炎。

四、其他部位感染直接蔓延的纵隔炎

今天抗生素广泛地应用于临床，从其他部位感染直接蔓延至纵隔已经很少见了。然而在20世纪早期这种类型的纵隔炎并非罕见。1938年曾有一组100例化脓性纵隔炎的报告，其中继发于口咽部感染的化脓性纵隔炎达21例，这些感染源于牙周组织、扁桃体周围感染，或咽部食管穿孔以后（图6-1-2）。这些感染通过椎体前间隙、内脏间隙或气管前间隙蔓延，或在颈动脉鞘内蔓延。临床上最常见的感染径路是通过咽后间隙蔓延到后纵隔，这种扩散方式形成的纵隔炎，被称作下行性坏死性纵隔炎，也是临床上最为凶险的纵隔炎。

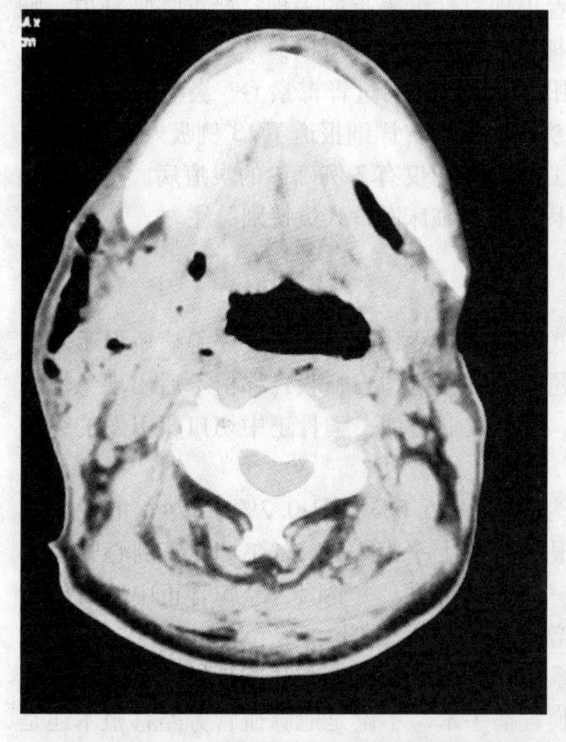

图 6-1-2A　下行致纵隔炎的咽部感染 CT 像

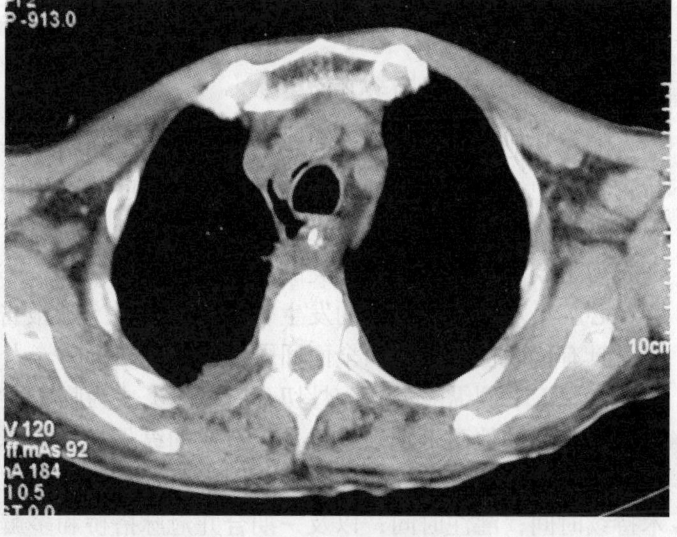

图 6-1-2B　同一例患者纵隔炎 CT 像

男性，68 岁，因右口咽部感染，纵隔感染半月入院。即往“脑栓塞”病史。CT 显示口咽部脓肿（图 6-1-2A）向下行致纵隔脓肿（图 6-1-2B），行颈部伤口清创引流 + 空肠造瘘术治疗而愈。

历来牙源性感染是下行性坏死性纵隔炎最常见的原因，绝大多数病例细菌培养是需氧菌和厌氧菌的混合性感染，而且常常合并化脓性胸膜炎和化脓性心包炎。

食管穿孔后急性纵隔炎除了前面所讨论的临床体征之外，颈部侧位 X 线片可以显示咽后间隙增宽，有或无液气平面，气管内气柱前移，正常颈椎侧弯消失。不能确切诊断的病例可以行颈部 CT 检查。尽管采取积极的外科引流，食管穿孔经颈部入路的总体病死率仍高达 23% ~42%。胸腔镜和经皮引流是食管穿孔的治疗方法之一，但是经典的治疗方法仍是积极的开放引流和灌洗。对于累及隆突以下和进展期病变，通常需要广泛的纵隔开放引流。采取经胸腔积极外科引流，12 例下行性坏死性纵隔炎的病死率已降到 16.5%。

他处感染直接侵犯胸部造成急性纵隔炎很少见，但肿瘤直接侵蚀则可以发生急性纵隔炎。已有报告药物注射成瘾者前胸壁和颈部的感染灶蔓延到纵隔，也有报告胸外心肺复苏后发生急性化脓性纵隔炎，但该例的发病机制尚不清楚。病程相对较慢的纵隔炎，可能是椎体结核或肋骨结核的合并症，这种类型的纵隔炎在当今发展中国家也不多见。

也有文献报道胰腺炎蔓延至纵隔，表现为急性纵隔增宽以及纵隔炎的临床征象。推测这种纵隔炎是通过主动脉裂孔或食管裂孔播散到纵隔，这也解释为什么假性胰腺囊肿出现在纵隔内。

五、“原发性纵隔炎”：吸入炭疽

炭疽是由炭疽杆菌感染引起，主要发生在牛、绵羊、山羊等动物身体的疾病，全世界以中东地区发病率最高。人类感染通常是由于与感染了炭疽动物的皮或毛发接触而引起。90% 的病例是皮肤型炭疽病，经直接接触而感染。吸入型炭疽病或称剪羊毛工人病，是由于吸入 B 型炭疽杆菌孢子造成，此型不常见。吸入的孢子沉积在远侧肺泡腔，以后被肺泡巨噬细胞吞噬，带至纵隔淋巴结。随之迅速发生出血性纵隔炎和菌血症，败血症导致死亡。

临床上，开始2～3天患者有类似感冒的症状，紧接着出现急性纵隔炎的表现，严重呼吸窘迫，胸痛，很快衰竭。胸片显示纵隔增宽。组织活检标本中找到棚车状革兰阳性菌可以诊断，直接荧光抗体皮试有助于确诊。尽管出现了耐青霉素菌株，治疗仍然采用静脉注射大剂量青霉素G。炭疽杆菌毒力极强，虽经及时适当治疗，吸入型炭疽病仍然是高度危险的疾病。美国曾详细报道了13例吸入型炭疽病，最终12例死亡。幸运的是本病非常少见，一篇文章称美国在25年间仅有2例确诊的炭疽病。基于吸入型炭疽病造成的严重后果以及有可能作为生物武器使用，因此值得临床医护人员特别关注。

六、心脏手术后纵隔炎

随着其他形式或原因引起急性纵隔炎发生率明显降低，冠脉搭桥、瓣膜置换或先心病矫形手术施行胸骨正中切口所致的细菌性纵隔炎成为目前的主要问题，心脏移植和心肺联合移植术后出现急性细菌性纵隔炎也有几例报告。正如内镜检查广泛开展以后，其并发症增加，胸骨正中切口所引发的纵隔炎成为当今医源性急性纵隔炎的主要特点。

心脏手术后纵隔感染的发生率差异较大，文献报告为0.4%～5.0%，但0.7%～1.4%的发生率相对具有代表性。在一项全面回顾性研究中，Sarr等人报告的发生率为1.3%，在11967例心脏手术中发生了151例纵隔炎。胸骨切开后纵隔炎成为临床上一个重要问题，主要因为经胸骨正中切口施行心脏手术和其他手术越来越普及，造成的纵隔炎发病率增高。

心脏手术后发生纵隔炎的影响因素包括有其他器官系统存在严重疾病；既往胸骨切开手术史；手术持续时间；灌注时间；以及一期合并冠脉搭桥和多瓣膜置换手术。不论是冠脉血管旁路移植术还是瓣膜置换，或是先心病矫形手术，经胸骨正中切口都有可能出现纵隔炎这种并发症。术后早期出现低心排综合征和术后出血也是加重发生纵隔炎的危险因素。一项研究显示53%病例术后失血量超过1250ml发生了纵隔炎。术后因活跃性出血再次手术，或者术后机械通气时间超过48小时，发生纵隔炎的几率明显增加。术前使用β肾上腺素药物与发生纵隔炎有关，原因可能是使用这种药物表明患者存在阻塞性肺部疾病，呼吸气流受阻和咳嗽均增加对胸骨切口的压力。更为近期的研究表明慢性阻塞性肺部疾病容易发生术后纵隔炎。其他研究显示术前心功能不全，纽约心脏协会（NYHA）心功能分级较高和肥胖是术后纵隔炎的易发因素，但也有人得出不同的结论。年龄和性别不影响纵隔炎的发生率；儿童和成人心脏术后发生纵隔炎的几率无明显差别。

引起术后纵隔炎的细菌学差异较大，与早期人工瓣膜置换后引起的心内膜炎相似。几个研究显示表皮葡萄球菌和金黄色葡萄球菌是最常见的细菌，多达40%的病例为混合性感染，革兰阳性菌和革兰阴性菌发生率大致相同。厌氧菌罕见，白色念珠菌和非典型分枝杆菌（龟分枝杆菌和机会性分枝杆菌）虽有相关报道，但是相对少见。白色念珠菌和非典型分枝杆菌感染的临床症状更为隐匿，常累及胸骨或肋软骨。

大多数病例感染都是在手术时纵隔直接受到污染引起，一个医疗中心流行病学研究结果提示，手术室内有效的预防感染措施和无菌技术仍然是最有效的预防方法。预防性应用抗生素的价值尚缺乏足够的证据，但是在心脏外科围手术期，大家仍在应用预防性抗生素。这种作法已经影响到细菌谱并改变了纵隔炎的临床表现，引起感染的细菌常对预防性抗生素产生了耐药性。

纵隔炎发生的时间可以早到术后3天，迟至术后6个月，大多数病例纵隔炎出现在术后2周内。术后一周内出现症状者多合并革兰阴性菌感染，而且常伴发菌血症。手术2周后出现纵隔炎症状者，致病菌更可能为葡萄球菌。

心脏术后急性纵隔炎比起前面讨论的其他类型急性纵隔炎的危害性要小，可能是由于局限时间相对较长，容易较早发现。Bor等人报告21例中只有4例有典型的纵隔炎表现。心脏术后急性纵隔炎的典型临床过程，包括第一天有发热和全身症状，第二天随之出现菌血症，第三天发现伤口局部有感染征象。大多数病例胸骨伤口有渗出液，或出现伤口感染的其他局部表现。

心脏手术后纵隔炎的诊断通常是再次探查胸骨切口时作出的，其他表现仅提示临床上要高度怀疑。有时鉴别是伤口表浅部位感染还是伤口深部感染可能会有一定困难，特别是感染的征象不太明显。许多组报告了采用各种诊断检测方法，包括放射性镓显像、超声波、CT 等检查。在确定和辨识软组织肿胀、积液、胸骨侵蚀或裂开方面，CT 具有特殊的价值。术后早期常见软组织肿胀和切口积液，当术后持续存在，或术后 14 天才出现的，则对诊断更有价值。对于发展迅速的胸骨切口感染所致的纵隔炎，上述的辅助检查可能有延误诊断的危险，因此某些学者对可疑病例进行剑突下或经胸骨切口细针穿刺进行诊断。胸骨切开术后有发热、血培养阳性和伤口异常，均需再次手术探查。

如同其他类型的急性纵隔炎一样，胸骨切开术后纵隔炎的治疗包括早期手术探查；清创和引流；长时间全身使用抗生素。过去对于切口是敞开引流还是闭合灌洗曾存在不同意见。目前大多数学者提倡早期闭合伤口，即使需要再次手术也要将伤口关闭。这一措施避免了胸部切口敞开对呼吸和循环功能的影响，虽然伤口敞开或伤口关闭病死率相同，但伤口敞开的患者住院时间更长。对于某些仔细选择的病例，单纯引流管引流也有一定疗效。

已报告的心脏术后纵隔炎病死率差异相当大，部分是因为伴发的疾病；治疗方法；预防性抗生素的应用和患者治疗年代不同。有的组报告的病例追溯到 50 年代。现在大多数心脏术后纵隔炎病例能够生存，病死率为 20% ~40%。生存者的住院时间因纵隔炎而延长，一个大组报告合并纵隔炎的平均住院时间为 46 天，无感染病例的住院日则为 23 天。

感染扩散至邻近的人造材料或人工瓣膜是极其危险的合并症，常导致死亡。偶尔感染可以扩散至毗邻的心包、肺和胸壁。胸骨骨髓炎或肋软骨炎曾一度出现在 1/3 心脏术后纵隔炎的病例，现在经早期积极治疗，已不多见了。

对一组术后平均存活 50 个月的患者进行的一项研究，强调了心脏术后发生进行性纵隔纤维化，以及造成其他长期致残后果的可能性，11 例中有 5 例胸片显示胸膜增厚，但患者无明显临床症状，也无生理上影响。

第二节 慢性肉芽肿性纵隔炎和纵隔纤维化

一、概述

肉芽肿性纵隔炎和纵隔纤维化是一类疾病的统称。如果成人慢性纵隔病变源于非恶性疾病，那么通常将它归类为肉芽肿性纵隔炎或纵隔纤维化这类疾病。

肉芽肿性纵隔炎和纵隔纤维化并不是两个完全独立的疾病过程。它是慢性炎症和纤维化疾病过程的两个极端。大多数文献均未描述这种病理生理学上的连续性，他们通常根据不同的标准收集几组病例，针对病程中的某一阶段来进行讨论。在较大样本病例分析中，有些作者根据病理检查有无肉芽肿或纤维化而选取病例，有些作者仅报道病因明确的那些病例，其中有的是胸片上发现纵隔肿物或纵隔增宽，有的是上腔静脉梗阻。由于病例选取缺乏统一的标准，因而妨碍了学者们从文献中收集广泛的大样本病例。另外，由于几乎所有已发表的研究都是回顾性的，所以这些研究结果对于慢性纵隔炎的临床描述既不全面也不准确。从活动性肉芽肿到纯粹的纵隔纤维化是一个连续的病理过程，在这一过程中，包括有纵隔淋巴结炎，纵隔肉芽肿，硬化性纵隔炎，纵隔胶原病和纤维性纵隔炎等名词。从理论上讲，所有上述名称描述的病变都是同一基本病理过程的不同变异，区别在于患者的自身反应性，以及各名称描述的某一阶段的自然病程。

二、病理生理学和病因学

应用组织胞质菌病或者结核病作实例说明，则很容易理解肉芽肿性纵隔炎和纵隔纤维化的发病过程以及与之相关的临床表现。

首先是肺内原发灶，继而原发灶引流的淋巴结受累，最后形成纵隔淋巴结炎。这一过程通常伴有一定程度的淋巴结周围炎，整个淋巴结被干酪样物质占据，并穿破淋巴结外膜形成不规则的包块，以后纤维组织增生形成包裹。有些包块内可出现致密的钙化。大多数情况下纵隔肿块的直径在 4 ~6cm 左右，有时直径可达 10cm。纤维包膜的厚度是临床表现的主要决定因素，约 75% 病例的包膜壁厚2 ~5mm，如此很少引起临床症状。约 25% 病例的包膜壁厚达 6 ~9mm，这将侵蚀邻近的组织和脏器。由于纵隔内各脏器相邻较近易受损伤，所以即使一个良性局限性病变也可能引起相当严重的病理生理改变。

此类纵隔病变的临床表现主要取决于究竟是哪组纵隔淋巴结受累。大多数受累的淋巴结在右侧肺门旁，这可能导致广泛的上腔静脉梗阻综合征。如果病变继续发展为弥漫性纤维化，那么整个上纵隔都将受累。

为什么对某些患者来说纵隔炎症和纤维化较为严重，而对于某些患者则无明显影响，Goodwin 研究小组认为受累淋巴结长期、缓慢地渗出可溶性抗原及其他物质可能导致纤维化，患组织胞质菌病患者的情况就是如此。下面两种现象支持这一理论：①有纵隔纤维化的患者，组织胞质菌素试验的反应性比其他病变的反应性高；②球霉菌病虽然也产生肉芽肿性纵隔淋巴结炎，但是它从来不会发展成纵隔纤维化。其他一些作者则持反对意见，他们认为导致纵隔纤维化的原因是多种刺激原引起胶原机化异常的结果。究竟以上哪种假说更为合理，答案尚不得而知，但是有一点较为明确，宿主对刺激的应答能力以及活力，在疾病发展过程中起着重要的作用。

有些患者同时患有纵隔纤维化和腹膜后纤维化，另一些人只有特发性纵隔纤维化，这使研究人员想到了自体免疫机制。一些学者还发现，纵隔纤维化和腹膜后纤维化以及其他部位形成的纤维化，可以出现在同一个家族的不同成员身上，称为“家族性多发性纤维性硬化”。与纵隔纤维化同时发生的其他纤维化病变包括腹膜后纤维化，里德尔甲状腺炎，硬化性胆管炎，眼部假瘤，硬化性子宫颈炎，硬化性盲肠周围炎，以及瘢痕体质。另有一些学者认为纵隔纤维化与腹膜后纤维化有区别，不同意上面提到的多种疾病的一元化学说。

从干酪性炎症向无细胞的纤维化演变过程中，原发性疾病的病因越来越难以确定。但是大多数肉芽肿性纵隔炎是由组织胞质菌病或结核引起的。在北美，主要以组织胞质菌病为主。一个研究小组回顾性分析了 180 个病例，认为肉芽肿性纵隔炎为 103 例，但最终确诊的只有 33 例，77 例被认为是纵隔纤维化，仅有 3 例最后确认符合诊断。组织胞质菌病和结核占确诊病例中的 83%。地域和种族因素可以影响纵隔感染的发生率。在北美，最常见的感染源是组织胞质菌，亚洲人结核病的发生率明显高于北欧后裔。

其他能够引起纵隔纤维化的感染性疾病还有放射菌病，梅毒，线虫类感染如斑氏丝虫病。此外还有报告化脓性疾病产生纵隔纤维化，但是多数人认为化脓性疾病经治疗后很少留有慢性后遗症。

常见的纵隔纤维化病因是组织胞质菌病，然而其他疾病也可以产生与组织胞质菌病类似或相同的组织学改变及临床表现，例如治疗重症血管性头痛的药物，麦角新碱就可以引起纤维化。一研究小组报道了 27 例应用麦角新碱患者出现了腹膜后纤维化，其中 3 例患者同时累及肺和纵隔。这种药物在体内可以被彻底清除，大多数患者在停药以后，麦角新碱引起的纤维化可以恢复，临床症状缓解。尽管没有正式的记载，曾有文章报道肼屈嗪（肼苯哒嗪）是另一种可以产生纵隔纤维化的药物。

在一份回顾性分析肉芽肿性纵隔炎病例中，11% 确定病因，指出结节病是纵隔纤维化的病因之一，结节病可造成上腔静脉综合征。纵隔纤维化的其他非感染性病因有硅沉着病（矽肺），石蜡油（结核填充物的迟发并发症），创伤性纵隔血肿。有时结节硬化型霍奇金淋巴瘤也可能被误认诊为纵隔纤维化，所以在评价纵隔肿物时应仔细研究活检标本确切诊断。曾有报道认为放射性照射纵隔可以导致上腔静脉综合征，鉴于纵隔放疗广泛应用，其他文献未见类似报道，所以放射线尚不构成纵隔纤维化的常见原因。

三、临床表现

从活动性肉芽肿性纵隔炎发展为完全的纵隔纤维化这一过程中，前者一般无临床症状，常常是在胸片上偶然发现纵隔增宽，而后者在多数情况下出现症状。最大一组病例分析表明，74%的肉芽肿性纵隔炎患者无症状，83%的纤维化患者有临床症状。Loyd 研究了 52 例纵隔纤维化并组织胞质菌感染的患者，41%的病例首发症状为咳嗽，32%有呼吸困难，31%有咯血，出现胸痛者占23%，产生临床症状的原因是在纤维化过程中纵隔结构受侵或受压，其次是钙化的包块腐蚀邻近组织。如果以下脏器出现临床症状，应考虑与上腔静脉受累有关，按发生率高低依次为食管、气管、主支气管、大的肺血管和纵隔内神经。有时临床症状和体征是多个脏器同时受累的共同结果。

1. 上腔静脉梗阻　肉芽肿性纵隔炎和纵隔纤维化最常见的并发症是上腔静脉梗阻。大多数情况下，上腔静脉梗阻的病因是恶性疾病。在大样本统计中，良性病变造成的上腔静脉梗阻占3% ~6%，而在这3% ~6%的病例中，肉芽肿性纵隔炎和纵隔纤维化占了绝大多数。研究发现，在肉芽肿和纤维化的任何阶段均可以发生上腔静脉梗阻，有症状的肉芽肿性纵隔炎，上腔静脉梗阻的发生率是77%，纵隔纤维化是52%。

肉芽肿性纵隔炎或纵隔纤维化引致的上腔静脉梗阻，其典型症状与上腔静脉综合征相同。由于梗阻发展缓慢，侧支循环有可能将大部分血液分流，因此临床症状也较预想的为轻，但是随时间症状有一定缓解。即使慢性上腔静脉梗阻也可能产生严重并发症，例如食管静脉曲张出血，反复上肢血栓性静脉炎和静脉炎后综合征。

下腔静脉和奇静脉很少受累，罕见累及胸导管，然而，一旦胸导管受累将出现乳糜胸及相应临床表现。

2. 食管受累　在肉芽肿性纵隔炎和纵隔纤维化患者，食管受累仅次于上腔静脉梗阻出现临床症状，表现有食管外压性改变，外牵性食管憩室，食管运动功能异常，食管出血等。食管受累时约有1/3病例主诉吞咽困难、胸痛或呃逆。

3. 气道受累　气管或主支气管受累产生的临床症状较为普遍，其发生率次于上腔静脉和食管位于第三位。一项研究表明29例纵隔纤维化中7例出现了气道并发症，出现气道合并症是需要外科治疗的适应证。纵隔纤维化可以累及任何一支叶支气管，最常见中叶支气管受累，常伴中叶综合征。气管食管瘘少见，但也有病例报告。气管食管瘘发生之前先出现咳痰或咯血。纵隔淋巴结炎出现症状多见于儿童，主要特征是咳嗽呈刺耳性金属音，系气管或支气管受压而致。原发综合征的纵隔淋巴结炎本身是自限性疾病，症状一般持续数周至几月而自行消失。

4. 肺血管受累　纵隔纤维化可能累及出入心脏的大血管。一旦大血管受累，其预后较上述脏器受累更为严重。一侧或双侧主肺动脉进行性梗阻将产生肺动脉高压、肺心病、难治性右心衰竭。纤维化性纵隔炎产生肺动脉高压时，临床症状和影像学表现与慢性肺动脉主干栓塞相同。近端肺静脉狭窄临床上类似二尖瓣狭窄，出现肺静脉压升高和反复发作咯血。单侧肺静脉受累可能出现一侧肺静脉高压，导致相应的单侧肺纤维化。

5. 纵隔神经受累　某些症状可能源于纵隔神经受累。一侧喉返神经受到牵拉或压迫，可以出现声音嘶哑。此外，一侧或双侧膈神经受累可出现膈肌麻痹。交感神经链或颈交感神经节受累可出现Hornor 综合征。迷走神经受累可有持续性心动过速。

四、诊断和治疗

如果患者出现上腔静脉综合征、局限性纵隔肿物或其他明显临床症状，多数情况下，需要外科手术探查，明确病变是良性或恶性。对于上腔静脉综合征的患者，当微创手段不能明确诊断，需要考虑纵隔镜检查。纵隔镜检查简单、有效、风险相对较小。某些病例经多年随诊，影像学异常无明显变化，或团块中有高密度钙化影，临床确诊为非恶性病变，这样的患者可以不采取手术探查来明确诊断。

大多数纵隔纤维化病例胸片有异常表现。普通胸片上，肉芽肿性纵隔炎表现有右侧气管旁局限性团块。到了纤维化阶段，上纵隔原有团块变为纵隔弥漫性增宽的影像，但这也并非绝对的。将肉芽肿性纵隔炎或纵隔纤维化所致的上腔静脉综合征与癌肿所致相对比，可发现前者的肿块有分叶，边缘更光滑。由于硬化性纵隔炎病例在 PET 检查时可出现阳性结果，所以判断纵隔内占位性病变的良恶性不能完全依赖 PET 检查。有时临床上已经出现明显的上腔静脉梗阻症状，但胸片却未能显示纵隔异常，此时需要进一步行胸部 CT 平扫或增强扫描检查（图 6-2-1 及图 6-2-2）。

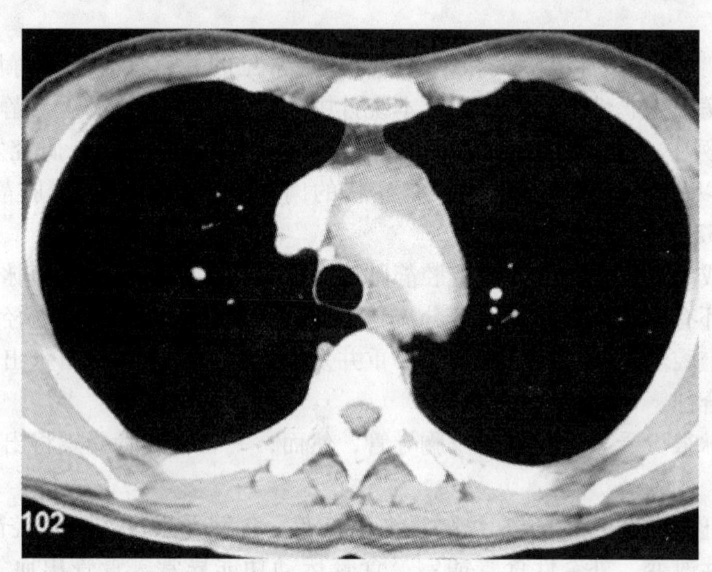

图 6-2-1　CT 主动脉弓平面显示慢性纵隔炎

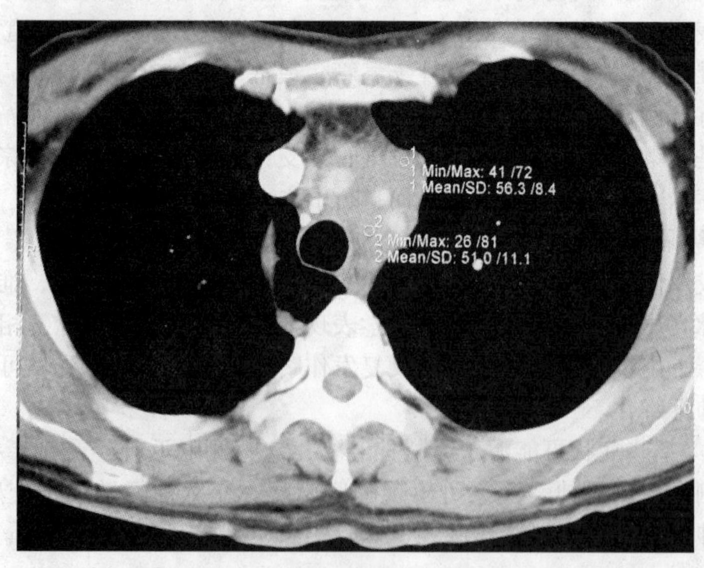

图 6-2-2　主动脉弓上层面显示慢性纵隔炎

男，47 岁，前胸部疼痛一年余，加重 3 个月，声嘶 10 个月入院。CT 示左前上纵隔占位，并包绕大血管。

胸骨正中切口，行纵隔肿物切除，血管松解，心包开窗术。术后病理诊断“慢性纵隔炎，纵隔纤维化。”

至今对于肉芽肿性纵隔炎和纵隔纤维化尚无特异性治疗。一些证据表明，抗真菌治疗对于那些与组织胞质菌病有关的活动性炎症有一定疗效。但是抗真菌治疗特异性指证仍不明确。对于结核菌引起的纵隔并发症，除非痰或组织活检分枝杆菌阳性，或有确切证据支持活动性结核存在，以保守治疗为主其余多需要外科处理。

肉芽肿性纵隔炎和纵隔纤维化的临床表现与感染本身有关，也与患者机体的反应性有关，据此理论于是出现了针对机体炎症反应的治疗方案。应用皮质激素治疗纵隔纤维化和腹膜后纤维化却得到了相反的结果。弥漫性纤维化病例对类固醇治疗反应更为明显。而迄今抗炎治疗对肉芽肿性纵隔炎和纵隔纤维化的作用尚无定论。

为了获得更确切的诊断，一些外科医生建议尽量切除炎症性或纤维化的组织，减小肿块体积，以免将来肿块增大粘连，压迫纵隔内邻近脏器或组织。尽管纵隔纤维化和纵隔肉芽肿的手术操作较为困难，但支气管成形术的效果较好。上腔静脉梗阻所致反复发作的食管静脉曲张出血和上肢静脉炎，理论上应该行手术治疗。上腔静脉搭桥技术上难度较大效果也不十分确切，而血管内置放支架则是治疗选择之一。大的肺血管梗阻提示预后不佳，目前治疗肺血管梗阻的方法有限，对于某些患者，血管内导管扩张或放置支架仍然不失为一种治疗的选择。

五、总结

急性纵隔炎是一种突发严重疾病，目前大多因内镜操作造成食管穿孔所致。剧烈呕吐造成的自发性食管破裂一直是急性纵隔炎重要原因，随着心脏外科手术的开展，胸骨正中切口感染引致的急性纵隔炎病例也在逐渐增多。各种原因引起的急性纵隔炎都可严重威胁患者生命，需要尽快诊断，并行外科引流和有效抗生素治疗。

相对于急性纵隔炎，慢性纵隔炎较为少见，常与纵隔肉芽肿感染有关，最后演变为纵隔纤维化。慢性纵隔炎的合并症包括上腔静脉综合征，食管功能紊乱，支气管梗阻和肺血管阻塞。治疗的目的是缓解其器质性合并症。抗炎症治疗和抗感染治疗的作用尚不完全清楚。

（张志庸　张　恒　黄　亮）

参考文献

1. Rogers LF，Puig AW，Dooley BN，et al. Diagnostic consideration in mediastinal emphysema：A pathophysiologic - roentgenologic approach to Boerhaave's syndrome and spontaneous pneumomediastinum. Am J Roentgenol，1972，115：495 ~511.
2. Berry BE，Ochsner JL. Perforation of the esophagus：A 30 - year rewiew. J Thorac Cardediovasc Surg，1973，65：1 ~7.
3. Wesdorp ICE，Bartelsman JFWM，Huibregtse K，et al. Treatment of instrument esophageal perforation. Gut，1984，25：398 ~404.
4. Edling JE，Bacon BR. Pleuropulmonary complications of endoscopic variceal sclerotherapy. Chest，1991，99：1252 ~1257.
5. Schuman BM，Beckman JFWM，Huibregtse K，et al. Treatment of endoscopic injection sclerotherapy：A review. Am J Gastroenterol，1987，82：823 ~830.
6. Baydur A，Korula J. Cardiorespiratory effects of endoscopic esophageal variceal sclerotherapy. Am J Med，1990，89：477 ~482.
7. Vassilev BN，Kazandziev PK，Losanoff JE，et al. Esophageal "stars"：a sinister foreign body ingestion. South Med J，1997，90：211 ~214.
8. Sarr MG，Gott VL，Townsend TR. Mediastinal infection after cardiac surgery. Ann Thorac Surg，1984，38：415 ~423.
9. Gobien RP，Stanley JG，Gobien BS，et al. Percutaneous catheter aspiration and drainage of suspected mediastinal abscess. Radiology，1984，151：69 ~71.

10. Craddock DR, Logan A, Mayell M. Traumatic rupture of the esophagus and stomach. Thorax, 1968, 23:657~662.
11. Ohri SK, Liakakos TA, Pathi V, et al. Primary repair of iatrogenic thoracic esophageal perforation and Boerhaave's syndrome. Ann Thorac Surg, 1993, 55:603~606.
12. Sakamoto Y, Tanaka N, Furuya T, et al. Surgical management of late esophageal perforation. Thorac Cardiovasc Surg, 1997, 45:269~272.
13. Pearse HEJ. Mediastinitis following cervical suppuration. Ann Surg, 1938, 108:588~604.
14. Estrera AS, Landay MJ, Grisham JM, et al. Descending necrotizing mediastinitis. Surg Gynecol Obstet, 1983, 157:545~552.
15. Wheatley MJ, Stirling MC, Kirsh MM, et al. Descending necrotizing mediastinitis: Transcervical drainage is not enough. Ann Thorac Surg, 1990, 49:780~784.
16. Kiernan PD, Hernandez A, Byrne WD, et al. Descending cervical mediastinitis. Ann Thorac Surg, 1998, 65:1483~1488.
17. Marty-Anae CH, Berthet JP, Alric P, et al. Management of descending necrotizing mediastinitis: An aggressive treatment for an aggressive disease. Ann Thorac Surg, 1999, 68:212~217.
18. Mensah GA, Gold JP, Schreiber T, et al. Acute purulent mediastinitis and sternal osteomyelitis after closed-chest cardiopulmonary resuscitation: A case report and review of the literature. Ann Thorac Surg, 1988, 46:353~355.
19. Poppel MH. Some migratory aspects of inflammatory collections of pancreatic origin. Radiology, 1959, 72:323~329.
20. LaForce FM. Bacillus anthracis (anthrax). In: Mandell GL, Douglas RGJ, Bennett JE (eds): Principles and practice of Infectious Diseases (3rd ed). New York: John Wiley, 1990, pp1593~1595.
21. Brachman PS. Inhalation anthrax. Ann NY Acad Sci, 1980, 353:83~93.
22. Newman LS, Szczukowski LC, Bain RP, et al. Suppurative mediastinitis after open heart surgery. Chest, 1988, 94:546~553.
23. Rutledge R, Applebaum RE, Kim BJ. Mediastinal infection after open heart surgery. Surgery, 1985, 97:88~92.
24. Culliford AT, Cunningham JJ, Zeff RH, et al. Sternal and costochondral infections following open-heart surgery: A review of 2594 cases. J Thorac Cardiovasc Surg, 1976, 72:714~725.
25. Baskett RJ, MacDougall CE, Ross DB. Is mediastinitis a preventable complication: A 10-year review. Ann Thorac Surg, 1999, 67:462~465.
26. Bor DH, Rose RM, Modlin JF, et al. Mediastinitis after cardiovascular surgery. Rev Infect Dis, 1983, 5:885~897.
27. El Oakley RM, Wright JE. Postoperative mediastinitis: Classification and management. Ann Thorac Surg, 1996, 61:1030~1036.
28. Grigas D, Bor DH, Kosinski E, et al. Cardiopulmonary function following postcardiac surgical mediastinitis. Chest, 1984, 85:729~732.
29. Goodwin RAJ. Disorders of the mediastinum. In Fishman AP (ed): Pulmonary Diseases and Disorders. New York: McGraw-Hill, 1980, pp1479~1486.
30. Goodwin RA, Nickell JA, Desprez RM. Mediastinal fibrosis complicating healed primary histoplasmosis and tuberculosis. Medicine, 1972, 51:227~246.
31. Rohwedder JJ. Neoplastic disease and mediastinal disorders. In: Guenter CA, Welch MH (eds): Pulmonary Medicine (2nd ed). Philadelphia: JB Lippincott, 1982, pp880~883.
32. Feigin DS, Eggleston JC, Siegelman SS. The multiple roentgen manifestations of sclerosing mediastinitis. John Hopkins Med J, 1979, 144:1~8.
33. Comings DE, Skubi K-B, Eyes JV, et al. Familial multifocal fibrosclerosis. Ann Intern Med, 1967, 66:884~892.
34. Schowengerdt CG, Suyemoto R, Main FB. Granulomatous and fibrous mediastinitis: A review and analysis of 180 cases. J Thorac Cardiovasc Surg, 1969, 57:365~379.
35. Graham JR, Suby HI, LeCompte PR, et al. Fibrotic disorders associated with methysergide therapy for headache. N Engl J Med, 1966, 274:359~368.
36. SmithAR, RichardsV. Superior vena cava obstruction. Am J Surg, 1958, 96:353~359.
37. Loyd JE, Tillman BF, AtKinson JB, et al. Mediastinal fibrosis complicating histoplasmosis. Medicine, 1988, 67:295~310.
38. Wychulis AR, Payne WS, Clagett OT, et al. Surgical treatment of mediastinal tumors: A 40-year experience. J Thorac

Cardiovasc Surg, 1971, 62 : 379 ~ 391.

39. Lokich JJ, Goodman R. Superior vena cava syndrome: Clinical management. JAMA, 1975, 231 : 58 ~ 61.

40. Urschel HC Jr, Razzuk MA, Netto GJ, et al. Sclerosing mediastinitis: improved management with histoplasmosis titer and ketoconazole. Ann Thorac Surg, 1990, 50 : 215 ~ 221.

41. Maholtz MS, Dauber JH, Yousem SA. Case report: Fluconazole therapy in histoplasma mediastinal granuloma. Am J Med Sci, 1994, 307 : 274 ~ 277.

42. Field C, Amoold W, Gloster ES, et al. Steroid therapy as treatment for idiopathic fibrosis of the retroperitoneum and mediastinum. Pediatrics, 1986, 78 : 936 ~ 938.

43. Gran JT. Chronic idiopathic mediastinal fibrosis presenting with malaise, pleuritis and thoracic back pain. BR J Rheumatol, 1993, 32 : 757 ~ 759.

第七章 胸内甲状腺肿

一、概述

19 世纪后半期欧洲文献即出现了描述颈部甲状腺向下扩展到胸腔的报告，此后有关胸内甲状腺肿的临床、放射学检查以及病理特点的研究报告陆续见诸于世。但是它的命名一直存在着争论。有人根据病变是颈部甲状腺增大延续到胸腔而致，称为部分性胸内甲状腺肿大，病变完全在胸内而颈部未触及甲状腺者，称为完全性胸内甲状腺肿或胸骨后甲状腺肿。亦有人泛称为纵隔内甲状腺肿或胸内甲状腺组织。另外一种胸内甲状腺肿为胸内异位甲状腺或迷走甲状腺，它是胚胎发育过程中的变异，来源于异位甲状腺的残余组织。异位甲状腺可分布于自舌尖到横膈之间的各个部位，在纵隔内它可出现在喉、支气管、食管、主动脉、心包和心肌等等不同的部位。文献上有报告罕见的气管内异位甲状腺病例。北京协和医院胸外科曾手术摘除一例气管内肿瘤，术前表现为呼吸道症状，切除后肿瘤的病理检查报告为气管内异位甲状腺。另一例纵隔内异位甲状腺为隆突下肿物，术前 CT 检查发现肿物明显强化血运丰富，拟诊为纵隔巨大淋巴结增生，术后病理报告为纵隔内异位甲状腺。临床上纵隔内异位甲状腺很少见，最常见的胸内甲状腺肿仍然是颈部甲状腺肿因机械性因素延伸到胸腔，据统计约 20% 的颈部甲状腺肿伴有胸内甲状腺肿大。

二、应用解剖和生理

正常甲状腺位于颈部，覆盖于喉和气管起始部两侧的表面。甲状腺分为左右两叶，中间由峡部相连，一般位于第 2 和第 3 气管软骨环之前方。甲状腺外有两层被膜包裹，内层是甲状腺固有膜，较薄，紧覆甲状腺体。外层较厚，又称为甲状腺外科被膜，它与内层的固有膜借疏松的结缔组织相连。两层被膜之间存在着极狭的间隙，在此间隙内布有丰富的动脉网和静脉网，同时在此间隙内还存在两对甲状旁腺，它们附在左右甲状腺两叶的背面。

甲状腺系内分泌腺，有着极为丰富的血液供应，主要血液来源于甲状腺上动脉和甲状腺下动脉。甲状腺上动脉来自颈外动脉，其沿喉侧下行，在达到甲状腺两叶上极，分成前后两支进入甲状腺体的前面。甲状腺下动脉起自锁骨下动脉呈弓形横过颈总动脉的后方，再分支进入甲状腺两叶的背面。偶有一对不对称的甲状腺最下动脉，起自头臂干或主动脉弓，在气管前方上行至甲状腺峡部或一叶的下极。甲状腺上动脉与甲状腺下动脉在同侧相互吻合，而且与对侧的分支也互相沟通。此外这些分支还与喉部、气管、咽部以及食管的动脉分支吻合，这对外科手术处理有一定意义。因为行甲状腺大部切除时，可以无顾虑地结扎双侧甲状腺上下动脉，因甲状腺体残留部分和甲状旁腺仍有足够的血液供应。甲状腺表面有丰富的静脉血管组成静脉网，汇成甲状腺上、中、下静脉干，上干伴甲状腺上动脉，回流到颈内静脉，中静脉常单独行进，横过颈总静脉前方，亦汇入颈内静脉。甲状腺下静脉数目较多，于气管前汇入头臂静脉。

在气管与食管之间两侧的沟内有喉返神经通过，喉返神经来自迷走神经上行支，在甲状腺下部两叶的背面与甲状腺下动脉交叉，因之处理甲状腺下动脉时需慎重，辨清其解剖关系，勿损伤喉返神经，否则将造成术后声带麻痹合并症。另一需要注意的应用解剖是喉上神经，喉上神经也起自迷走神经，分内、外两支，内支为感觉支，经甲状舌骨膜进入喉内，神经末梢分布在喉的粘膜上，外支为运动支，下行分布至环甲肌，贴近甲状腺上动脉。因此在解剖结扎甲状腺上动脉或分离较高的伸延向上的甲状腺上极时，应小心避免损伤甲状腺上动脉，特别是喉上神经的外分支。在甲状腺上下动脉周围，有来自颈中、颈下交感神经节的纤维形成交汇网，继而进入甲状腺体内。

甲状腺有丰富的淋巴网，其淋巴液汇合流入沿颈内静脉走行的颈深淋巴结，此外，气管前、甲状腺峡上方的淋巴结，以及气管旁、喉返神经周围的淋巴结也收集来自甲状腺的淋巴液。

在甲状腺左右两叶的背面内侧，有甲状旁腺，其数目常有变异，但一般为4个，甲状旁腺呈扁平状的圆形或椭圆形，大小为5~6mm×3~4mm×2mm，重40mg左右。腺体呈黄褐色，质地较软。两个上极甲状旁腺的位置较固定，常位于甲状腺两叶背面的上、中1/3的交界处，解剖上相当于环状软骨的下缘水平。两个下极甲状旁腺的位置多有变异，通常位于甲状腺两叶的背侧，在甲状腺下极的上方约一横指处。上下甲状旁腺均有其固有的血液供应，其动脉来自于甲状腺上、下动脉。

甲状腺的主要功能是将无机碘化物合成为有机结合碘，即甲状腺激素。由食物中摄取的无机碘化物经消化道吸收进入血液，迅速被甲状腺摄取并将之浓缩，以后借过氧化酶的作用由无机碘化物释出高活性游离碘，继之经碘化酶作用，又迅速与酪氨酸结合成一碘酪氨酸（T_1）和二碘酪氨酸（T_2）。一个分子的 T_1 和一个分子的 T_2 偶联成三碘甲状腺原氨酸（T_3），二个分子的 T_2 偶联成四碘甲状腺原氨酸（T_4）。T_3 和 T_4 都是甲状腺激素，并与甲状腺球蛋白密切结合，储存在甲状腺滤泡的胶体内。甲状腺球蛋白的分子较大，分子量约为680000，不能穿透毛细血管壁，必须再经蛋白水解酶作用，甲状腺激素与甲状腺球蛋白解离，才能释放入血液内。血液中的甲状腺激素99.5%以上与血清蛋白结合（TBG），其中90%为 T_4，10%为 T_3。T_3 的含量虽然较 T_4 为少，但是 T_3 与蛋白结合松散，易于分离，活性较强并迅速，故其生理作用较 T_4 高出4~5倍。

甲状腺激素对于能量代谢和物质代谢都有显著的影响，它能加速所有细胞的氧化率，全面增高人体的代谢，同时促进蛋白质、脂肪和糖的分解作用。给予人体甲状腺激素则尿氮排出量增高，肝内糖原降低，脂肪储备减少，同时氧耗量和热量排出量增加。此外严重影响体内水代谢，促使尿排出量增多。甲状腺功能减退时，可致机体代谢全面降低，体内水储集，临床上可出现粘液性水肿。

从甲状腺腺体的组织学检查，根据甲状腺滤泡壁细胞的形态和滤泡内胶体含量的多少，可以显示甲状腺激素合成及分泌的活动情况，甲状腺激素活动亢进时，滤泡壁细胞呈柱状，滤泡内胶体减少。活动减退时，滤泡壁细胞变扁平，滤泡内胶体增多。甲状腺激素的合成和分泌等过程受下丘脑通过垂体（垂体前叶）分泌的促甲状腺激素（TSH）控制和调节。促甲状腺激素不仅加速甲状腺激素的分泌（滤泡内胶体减少），而且能增进滤泡壁细胞摄取血液中的无机碘，促使摄取的无机碘转变为有机碘，增加甲状腺激素的生物合成（滤泡细胞呈柱状）。促甲状腺激素的分泌受血液中甲状腺激素浓度的影响，当甲状腺激素分泌过多，或给予大量甲状腺激素，则能抑制促甲状腺激素的分泌。反之，手术切除甲状腺以后，或甲状腺激素生物合成发生障碍时（如给予抗甲状腺药物），均能引起促甲状腺激素分泌增加。这种反馈作用维持着下丘脑-垂体前叶-甲状腺之间生理上的动态平衡。

三、病因、发病机制和发病率

正常甲状腺被软组织和肌肉包围，上极达喉和甲状软骨，其周围无坚硬结构，故当颈部甲状腺增大时容易向疏松的胸腔内移行。甲状腺增大后移行到纵隔受到几个因素的影响：甲状腺肿大、颈部较短、胸内负压和呼吸运动。甲状腺坠入纵隔后容易偏向右侧胸腔，原因是左侧存在主动脉弓和由其发出的大血管，它们阻挡坠入的甲状腺向左侧生长。95%的胸内甲状腺肿是颈部甲状腺增大后沿着筋膜向下坠入胸腔形成，有时胸内甲状腺肿有蒂、条索或韧带与颈部甲状腺相连，其血液供应仍来自甲状腺血管。北京协和医院一组64例胸内甲状腺肿，此种颈部甲状腺肿坠入胸腔者占95.3%。

与颈部甲状腺肿坠入纵隔的胸内甲状腺肿相比，胸内异位甲状腺少见的多，它是胚胎发育过程中甲状腺发生异常产生的。甲状腺起源于咽的内胚层，胚胎发育的第4周，在原始咽底壁正中线相当于第2、3对鳃弓的平面上，上皮细胞增生，形成一伸向尾侧的盲管，即甲状腺原基，称甲状舌管。此盲管沿颈部正中线下伸至未来的气管前方，末端向两侧膨大，形成左右两个甲状腺侧叶。甲状舌管的上段退化消失，其起始段的开口仍残留一浅凹，称盲孔。如果甲状舌管的上段退化不全，残留的部分可形成囊肿。胚胎第 11 周时，甲状腺原基中出现滤泡，第 13 周初甲状腺开始出现分泌活动。在甲状腺发育中出现异常，就可以在舌的基部，沿着甲状舌管的正常发育途径，即前纵隔、心包或心脏上出现有功能的甲状腺组织。

位于前纵隔的异位甲状腺通常位于甲状腺附近，与正常颈部甲状腺也可无明显关系。其血供可来自局部血管，也可来自颈部血管，在罕见情况下胸内异位甲状腺也可能是身体惟一有功能的甲状腺组织。北京协和医院一组胸内甲状腺肿中 3 例为异位甲状腺肿，此 3 例分别为气管内异位甲状腺；来自迷走甲状腺的左上纵隔结节性甲状腺肿和右上纵隔异位甲状腺腺瘤。文献上也有气管内异位甲状腺的个案报告。

胸内甲状腺肿并非罕见，文献报告的发生率变化较大，原因为各大组报道资料的诊断标准不同，另外胸外科和基本外科报告的发生率亦有较大差别，因相当部分的胸内甲状腺肿可经颈部切口摘除，需要胸外科医师处理的胸内甲状腺肿相对减少。

目前公认的发生率为胸内甲状腺肿约占纵隔肿瘤的 10%，约占全部甲状腺切除病例的 1% ~ 15%。综合 10 组胸外科报道的 2973 例纵隔肿瘤和囊肿病例，胸内甲状腺肿占纵隔肿瘤的 5.7%。北京协和医院胸外科近 40 年手术切除胸内甲状腺肿 64 例，占全院切除甲状腺病例的 2.8%，占同期切除纵隔肿瘤和囊肿的 10.1%，排在纵隔肿瘤的第 4 位。

胸内甲状腺肿可发生于各个年龄组，但是多见于年龄超过 40 岁患者，北京协和医院一组年龄在 30 ~ 74 岁之间，平均 52 岁，50 岁以上者占 65.2%。胸内甲状腺肿的发病性别分布也有明显偏向，女性患者多于男性，北京协和医院一组 64 例中，男女之比为 1:2.3。胸内甲状腺肿生长缓慢，病程较长常可达数年，有者甚至长达 30 余年。综合国内 7 个大组手术切除的 442 例胸内甲状腺肿，男性与女性分别为 148 例和 294 例，男女性别发病率约为 1:2。患者平均年龄为 51.8，国内 7 个大组外科治疗胸内甲状腺肿的基本资料见（表 7 - 1 - 1）。

表 7 - 1 - 1　国内大组报告胸内甲状腺肿

单　位	例　数	平均年龄	男:女	体查发现	异　位
上海胸科医院	57	58.3	25:32	13 例	4
医科院肿瘤医院	87	52	32:55	10	0
河北医大第四医院	34	41.5	9:25	4	0
黑龙江哈医大	75	47.5	17:58	13	1
河南省人民医院	60	57.5	23:37	19	3
上海中山医院	65	54	23:42	21	2
北京协和医院	64	52	19:45	9	3
总计	442	51.8	148:294	89（20%）	13（3%）

胸内甲状腺肿的部位也有明显特点，最常见于前上纵隔，但是也可出现于中纵隔或后纵隔，文献报告出现于中纵隔或后纵隔的胸内甲状腺肿约占全部胸内甲状腺肿的 20% ~ 50%，中国医学科学院肿瘤医院头颈外科报告的一组 87 例胸骨后甲状腺肿，肿物位于前纵隔、后纵隔和跨前后纵隔的比例分别为 35.6%、31% 和 33.3%。位于后纵隔的甲状腺肿瘤系通过气管、大血管后方向下发展，形成后纵隔甲状腺肿。北京协和医院即有一例分别从颈部和胸内两次手术摘除胸内前后纵隔各一结节性甲状腺肿。

四、临床表现

相当多的胸内甲状腺肿患者因肿物压迫周围脏器产生的各种症状就医，此种有症状的胸内甲状腺肿见于 86% 患者。另有少数患者是在常规体检胸部 X 线像上偶然发现纵隔内阴影，以后证实为胸内甲状腺肿，这部分约占全部患者的 20.1%（89/442）（表 7 - 1 - 1）。

胸内甲状腺肿产生的主要症状有胸闷、憋气、气促、咳嗽、声音嘶哑、胸背部痛或胸骨后疼痛，仰卧位时胸部有压迫感。症状常与体位改变有关。一般来说，胸内甲状腺肿患者的甲状腺功能正常，当合并有甲状腺功能亢进时可伴相应的症状。因胸内甲状腺肿压迫上腔静脉造成梗阻者少见，主诉吞咽困难者临床亦不多见。

体检有时可扪及颈部肿大的甲状腺并向胸腔内延伸，但是不能扪及肿块的下极。更多的情况是患侧甲状腺区呈空虚感，令患者屏气或仰卧位增加腹压时，可使胸内肿块上移，于胸骨切迹处可触及胸内甲状腺肿上极向颈部膨出。细心检查可发现气管向对侧移位。因胸内甲状腺肿体积多较大、固定并且大部分深在胸腔内，故肿块随吞咽上下移动的体征并不明显。

临床上患者叙述的病史描述了胸内甲状腺肿发展的过程。患者诉其颈部原有一存在数年的包块，后来不知什么原因肿块消失了。最近自觉胸闷、憋气，活动时甚至感觉呼吸困难。经影像学检查发现纵隔内肿块，此肿瘤系颈部肿块坠入纵隔所致。长期存在的胸内甲状腺肿既不排除肿瘤的恶性变，也不排除发生甲状腺功能亢进，更不除外因肿瘤内出血或其他原因引致肿瘤的急骤肿大。胸内甲状腺肿短时间内急性肿大可压迫气管对患者生命造成威胁。

五、诊断

单纯通过普通胸部 X 线平片和胸部 CT 即可诊断胸内甲状腺肿。常规胸部正位 X 线平片上可发现纵隔增宽或上纵隔内存在向外膨出的椭圆形略有分叶的致密影，外侧边缘光滑清晰，肿块中间可以有钙化或条索影。胸部 X 线检查胸内甲状腺肿特征性的表现是胸内甲状腺肿的部位总是位于锁骨上下，或以锁骨为中心向上下生长。肿块可突向一侧或两侧，有时可见肿块上缘延入颈部。另一特点是大多数病例在胸部平片上即可发现气管受压、变狭或气管向对侧移位（图 7－1－1）。偶尔情况下，透视下可见肿块随吞咽上下移动。

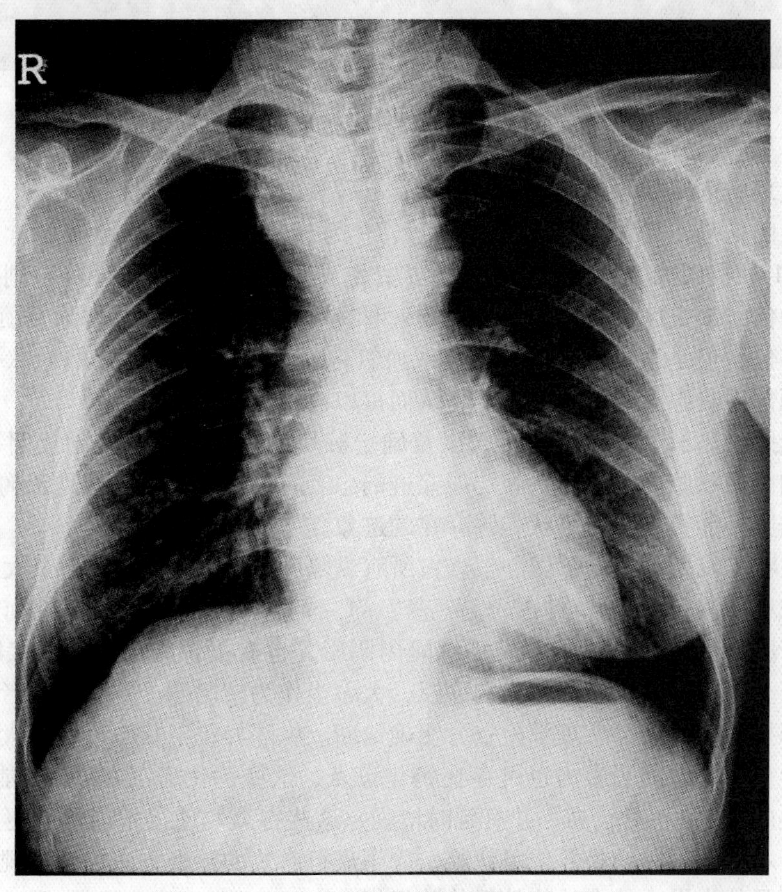

图 7－1－1　胸骨后甲状腺肿胸部 X 线正位像

胸部 CT 可以更清楚准确地显示胸内甲状腺肿的部位、大小，以及与颈部甲状腺相连续，并可明确肿物与血管、气管及周围脏器的关系（图 7－1－2）。CT 扫描可见胸内甲状腺肿位于前上纵隔，在连续扫描影像上可证明胸内甲状腺肿与颈部甲状腺相连，此外 CT 还可以明确显示气管受压、变窄或移位。甲状腺肿内含碘，故 CT 图像上胸内甲状腺肿密度较高，可有轻度增强或明显增强，并且可出现延时增强。有时可发现肿瘤内有钙化。

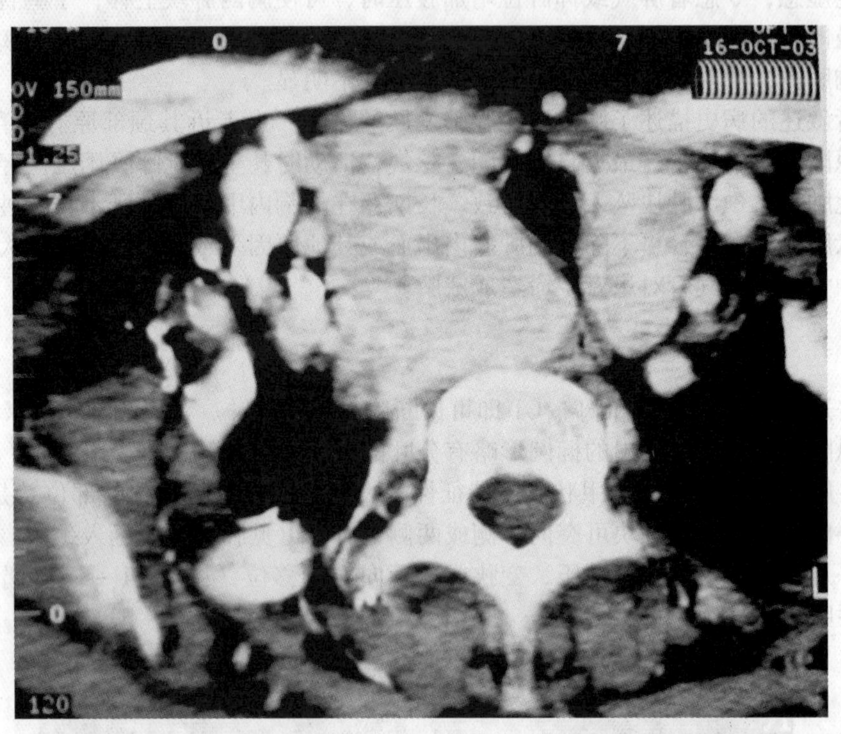

图 7－1－2 胸内甲状腺肿 CT 像

MRI 检查可发现胸内甲状腺肿较正常甲状腺具有较长的 T1 和 T2 时间，在 T1 加权图像上表现为略低于正常甲状腺的信号，T2 加权图像呈高信号，信号较均匀。胸内甲状腺肿常见液化囊性变和钙化，囊性变区在 T1 加权图像为更低信号区，边界清楚或不清楚。T2 加权图像上则呈边界清楚的高信号区。钙化表现为信号缺失区。胸内甲状腺肿较大时，可推挤气管、颈总动脉、锁骨下动脉、头臂静脉，使这些血管移位，但是很少引起血管狭窄或血管内血栓形成。在 MRI 的冠状位、矢状位扫描很容易发现肿瘤与颈部甲状腺下极或峡部相连，从而得以确诊。

放射性 ^{131} 碘扫描可显示甲状腺肿的轮廓以及确定肿块的性质。测定基础代谢率可判断甲状腺功能，这种检查对胸内甲状腺肿合并甲状腺功能亢进的患者有一定的价值。但是若胸内甲状腺肿无内分泌功能，核素扫描则不能提供胸内甲状腺肿存在的迹象。

纵隔内异位甲状腺发生率较低，国外报告占所有纵隔肿瘤的 1%，国内 7 个大组 442 例胸内甲状腺肿中，胸内异位甲状腺仅 13 例，约占 3%（表 7－1－1）。这些患者通常无任何临床症状，多在与其无关的原因进行胸部 X 线检查时偶然发现纵隔内阴影，也有报告胸内异位甲状腺产生甲状腺中毒症状。在过去，很少考虑纵隔异位甲状腺的诊断，大多当作为畸胎瘤、胸腺瘤或者来源未明的纵隔肿瘤进行开胸探查，摘除肿瘤后经病理学检查方明确诊断。纵隔异位甲状腺可以很大，偶尔甚至伸展到横膈顶部。纵隔异位甲状腺的阴影内也可存在钙化斑点，这些钙化斑点在 CT 上能清楚地显示出来，注入造影剂后肿块的 CT 值相对较高，并有延时增强，这些特点均使得术前诊断更多地支持纵隔异位甲状腺。此外，若术前怀疑肿物是异位甲状腺，应当进行有效的检查方法代替常规的 ^{131} 碘摄入，来确定纵隔内的肿瘤不是体内惟一的有功能的甲状腺组织。

六、治疗

胸内甲状腺肿一经诊断，即应手术切除，从而解除肿瘤对周围脏器的压迫症状。因为缺乏替代性治疗方法，如药物或放射，均不能消除长期存在的巨大甲状腺肿或使肿瘤缩小。对于毒性胸内甲状腺肿，^{131}碘可代替手术切除，但是也可能造成胸内甲状腺肿体积急剧增大，压迫纵隔威胁患者生命。一般手术前不需特殊准备，合并甲状腺功能亢进者，术前需进行药物准备。

摘除胸内甲状腺肿可经两种切口进行。肿瘤位置较高，体积不大，可经颈部领状切口摘除，此种方法简单，手术创伤小，恢复快。具体方法为颈根部弧形切口，游离切断甲状腺上极血管和甲状腺中静脉，用手指沿甲状腺包膜钝性剥离，推开周围组织的粘连，将胸内甲状腺肿块借助于缝线或巾钳逐渐提出纵隔而至颈部，而后再处理甲状腺下极血管，完成甲状腺大部切除或腺瘤切除。

少数胸内甲状腺肿有炎性粘连，侧支循环丰富，盲目钝性剥离往往可能损伤周围脏器和大出血，造成严重后果。因此当钝性剥离有困难时，可考虑在第二肋间作一前胸壁切口或劈开胸骨上部，如此有助于暴露胸内甲状腺下极。

胸内甲状腺肿较大、部位较深，可作胸骨正中切口，或胸骨上部正中切口，此种切口手术野暴露充分，容易完成手术，但劈开胸骨对于有气管软化术后可能需要行气管切开患者，有可能造成纵隔感染以及胸骨骨髓炎之虞。我们在临床上多采用颈部领形切口，因胸内甲状腺肿多为良性病变，其外膜较完整，质地亦软，容易将其从胸内提到颈部，达到完整摘除。

关于胸内甲状腺癌或伴有甲状腺功能亢进者，其处理原则与颈部病变基本相同，但是由于甲状腺癌，特别是甲状腺未分化癌，多呈浸润性生长，无明显包膜，解剖困难，术中出血多，单纯颈部领状切口多不能完成手术，我们的经验对于胸内甲状腺癌多需行胸骨正中劈开切口。偶尔胸内甲状腺肿呈多个肿瘤，结节性甲状腺肿多表现为此种类型，有时外科需行联合颈部和胸骨正中两个切口来完成全部胸内甲状腺肿摘除手术。

常有临床外科医师担心单纯从颈部摘除胸内甲状腺肿有困难，需要劈开胸骨来完成手术。我们的经验是需要劈开胸骨摘除胸内甲状腺肿者仅限于3种情况：胸骨后甲状腺未分化癌；胸骨后甲状腺肿巨大不能从颈部切口摘出；复发性胸骨后甲状腺肿再次手术时。

纵隔异位甲状腺的治疗原则与任何其他纵隔肿瘤的治疗一样，即手术切除。其原因为肿瘤长期存在，将逐渐增大对周围脏器产生压迫；其次为明确肿瘤的病理诊断，避免产生某些合并症，如恶性变等。从纵隔内将异位甲状腺摘除手术不存在任何困难，需要注意的是应根据肿瘤所在部位选择恰当的切口予以切除，由于胸内异位甲状腺发生率较低，术前多不容易获得确切诊断，常常是拟诊为纵隔内肿物而常规剖胸，切除肿瘤后病理诊断为异位甲状腺，所以多数是前外或后外剖胸切口摘除肿瘤，很少采用颈部切口完成手术。另外纵隔异位甲状腺属于内分泌腺体，血流丰富，血供来自纵隔，供应血管可能很粗，而且可能完全来自异常血管，如心包膈动脉，乳内动脉或者直接来自胸主动脉，偶尔其血供来自颈部血管。异位甲状腺深在纵隔胸膜内，在开胸手术时并不一定能确切辨识清楚异位甲状腺的血供来源，术中解剖出血较多。这些特点在手术切除时应慎重考虑，术时应注意细心解剖，彻底止血以免出现意外。异位甲状腺组织学上的特点是胶样甲状腺组织，切除了纵隔异位甲状腺组织后，不影响机体甲状腺功能。在已报告的所有纵隔异位甲状腺切除病例，经核素扫描检查颈部甲状腺组织均有不同程度的增长和补充。这是因为异位甲状腺内仅含有甲状腺组织，不含其他任何成分，不像卵巢肿瘤容易误诊为畸胎瘤。

临床上需要注意的是，罕见病例纵隔内异位甲状腺是机体惟有的有功能的甲状腺组织，切除了异位甲状腺将产生甲状腺功能低下，需要终生补充外源性甲状腺素。因此术前外科医师应确定正常部位的甲状腺是否存在，异位甲状腺是否具有正常甲状腺功能，否则需要重新考虑处理方针。

胸内甲状腺肿经颈部手术切除的主要合并症与颈部甲状腺摘除手术相同，综合国内大组报告的手术合并症发生率为31.9%（141/442），主要的合并症包括喉返神经损伤（11.7%）、术后出血

(1.8%)、气管切开（2.5%）、以及少见的气胸、甲状旁腺功能低下、甲状腺功能低下、切口感染等等（16%）。特别需要注意的是巨大甲状腺肿可以引起气管软化，术后可突然发生窒息，对此要作好气管切开准备，术后床旁准备气管切开包。有的单位为此推荐预防性气管切开。国内报告的手术死亡仅 2 例，一例为麻醉意外，另一例为甲状腺未分化癌，死于呼吸衰竭。

最常见的胸内甲状腺肿是结节性甲状腺肿，也可能是滤泡性甲状腺瘤，偶可见到甲状腺炎和甲状腺癌。分析国内 7 个大组报告，结节性甲状腺肿最多见，占 44.1%，甲状腺腺瘤占 38.5%（表 7－1－2）。虽然文献上曾有个案报告胸内甲状腺肿是甲状腺癌，但是临床上胸内甲状腺癌并不多见，国外报告甲状腺癌占胸内甲状腺肿的 2%～16%，国内报告占全部胸内甲状腺肿的 12%。故切除标本病理诊断为甲状腺癌时，应当判断它是原发性还是继发性的。北京协和医院胸外科曾手术治疗 64 例胸内甲状腺肿，其中 10 例为甲状腺癌，均为原发性癌，这 10 例分别是 3 例甲状腺未分化癌，4 例甲状腺乳头状癌，3 例结节性甲状腺肿灶性癌变。国内大组报告胸内甲状腺肿的病理分类见表 7－1－2。

表 7－1－2　442 例胸骨后甲状腺肿病理分类、切口及合并症

单位	病理分类				切口				合并症				
	结甲	腺瘤	甲状腺癌	其他	颈部	胸正中	颈胸联	其他*	出血	声嘶	气管切开	其他#	死亡
上海胸科医院	6	35	10	6	36	7	6	8	0	7	4	11	0
医科院肿瘤医院	64	13	10	0	61	14	0	12	2	18	0	14	2
河北医大四院	13	9	5	7	34	0	0	0	3	3	0	2	0
黑龙江哈医大	39	33	1	2	49	7	19	0	1	5	0	39	0
河南省人民医院	7	41	8	4	40	4	13	0	0	6	4	3	0
上海中山医院	30	24	9	2	41	4	11	9	2	5	0	0	0
北京协和医院	36	15	10	2	55	0	9	0	0	8	3	1	0
总计	195	170	53	24	316	36	58	29	8	52	11	70	2
%	44	38	12	5	71	8	1.3	6.5	1.8	11.7	2.5	16	0.4

其他* 　后外侧切口，前侧开胸切口等。

其他# 　延迟拔管，甲低，乳糜胸，感染，气胸，甲旁低，胸骨裂开等。

七、预后

胸内甲状腺肿手术切除后效果较好，甲状腺瘤切除后一般无复发，结节性甲状腺肿未能完全彻底摘除时，可有复发，对此应根据患者症状的轻重权衡再次手术的必要性。当然双侧结节性甲状腺肿，应当同时摘除。本院一例结节性甲状腺肿，右侧较大，左侧仅有一小结节，手术切除右侧甲状腺肿，3 年以后左侧结节性甲状腺肿增大，不得不再次手术切除左侧甲状腺肿。胸内甲状腺癌预后依其病理诊断而不同，甲状腺未分化癌预后最差，即使术后辅以化疗或放疗，亦无长期存活病例。

八、临床上几个有争议的问题

1. 胸内甲状腺肿是否都需要劈开胸骨才能摘除？　在综合医院胸外科医师会诊最多的是颈部甲状腺肿坠入纵隔是否需要劈开胸骨才能完全摘除肿瘤。据作者数十年临床经验，颈部领形切口可以完成绝大多数胸内甲状腺肿摘除手术，一般情况下不需要行胸骨劈开。国内大组的经验显示 71% 的胸内甲状腺肿可以经颈部切口摘除，1.3% 的病例可经颈胸联合切口摘除（表 7－1－2）。但是手术要点是应在包膜内钝性解剖分离；借助缝线或巾钳牵引；使肿瘤逐步移出胸腔；并妥善处理下极血管。在这方面，头颈肿瘤外科特别强调经颈部切口入路摘除胸内甲状腺肿。一般认为良性胸内甲状腺肿，下极在主动脉弓上缘水平，可以从颈部切口摘除，如果下极在此水平以下，则需要行胸骨劈开切口，或颈胸联合切口，以利于手术显露，防止术中或术后大出血。

需要劈开胸骨摘除肿瘤的情况包括：胸内甲状腺未分化癌，因其呈浸润性生长，特别是侵犯纵隔内重要脏器，单纯颈部领形切口难以摘除肿瘤。其次是胸内巨大甲状腺肿，主要是胸内巨大结节性甲状腺肿，我们有1例肿瘤大小为13cm×12cm×9cm，如此巨大体积的肿瘤不可能从颈部切口取出。最后是复发性胸内结节性甲状腺肿，因前次手术引致的粘连，结构改变，再次手术时解剖较为困难，出血较多，为顺利完成手术，有时需要劈开胸骨。此外，偶见纵劈胸骨的情况是，颈部领形切口摘除肿瘤时不慎撕破大血管，被迫纵劈胸骨以止血并摘除肿瘤。

2. 胸内结节性甲状腺肿切除的范围如何界定？　胸内结节性甲状腺肿的切除范围，目前临床医师的意见尚不统一，结节性甲状腺肿累及双侧甲状腺均存在甲状腺结节，或整个一侧甲状腺完全受累而对侧甲状腺有散在结节时，完全彻底切除有伤及喉返神经和甲状旁腺可能，术后可能出现甲状腺功能不足。切除不足则有复发的顾虑。另外结节性甲状腺肿的多发散在小结节是否需要全部切除干净，也存在争论，争论要点是切除不足，结节容易复发，切除过多可能损伤其他结构。这两种情况作者均曾遇到过。我们的意见是根据实际情况（患者年龄、肿瘤位置、结节数目、粘连程度）全面考虑斟酌处理，原则是既要争取彻底切除肿瘤，同时对机体又不产生较大的损害。结节性甲状腺肿复发时，如无手术禁忌，患者的全身条件能承受手术，应该再次手术摘除。本组曾有病例三次手术切除胸内结节性甲状腺肿。

3. 胸内结节性甲状腺肿局灶性癌变如何处理？　我院曾有3例胸内甲状腺肿经手术切除，切除后病理标本检查发现存在显微镜下微小癌细胞灶，称为甲状腺肿局灶性癌变。复习文献在基本外科行颈部甲状腺肿切除时也有类似的发现，这种情况主要出现在结节性甲状腺肿摘除手术的切除标本。

在基本外科，称为隐性癌，是指直径小于1cm的微小癌灶，通常是乳头状癌，并且多为硬化性癌。微小癌大多是在尸检时或是甲状腺完整切除标本每间隔1～2mm作切片，每张切片均进行研究，或是在切除巨大结节性甲状腺组织学检查时偶然发现微小癌灶。微小癌灶在美国成年人甲状腺的发生率为5.7%，年轻人发病率更低些，此肿瘤平均直径约为2mm，多数在5mm以下。某些甲状腺的细小的瘢痕部位也可有沙样瘤小体积聚，因而有人假设这样的病变有自行退化的可能。目前大家均接受的观点是，这种肿瘤在临床上辨认率很低，因而大多数微小癌并无生物学上的意义。实际上，在临床常规外科或尸检时，许多的微小癌被漏掉了。

产生微小癌的原因并不清楚，很可能是隐性硬化性癌的变异，硬化性癌通常较大并含有明显的硬化成分，容易发生转移。已有人提出，这种癌与甲状腺放疗后产生的癌相似，放疗后产生的癌只有很少的一部分被发现。有人报告与放疗有关的癌平均直径约为1.7cm，只有14%直径在0.5cm以下。是否这种微小癌会发展成临床上明显的癌肿，仍是一争论的问题。

因此，目前微小癌仅仅是病理学上而非临床上的问题。结节性甲状腺肿局灶性癌变与其他甲状腺癌不同，除了胸内甲状腺肿外缺乏特征性的症状和体征，只是在术后病理检查发现微小癌灶。此种甲状腺癌诊断后是否需要再次手术切除剩余甲状腺，争论较多。

从我们有限的病例和经验看，此类肿瘤较小，无临床症状和体征，在甲状腺切除后随诊十余年未发现局部有复发，因此我们的意见对于此种局灶性癌变患者，不必立即再次行手术切除，可以定期严密随诊，一经发现肿瘤增大或出现临床症状，可再次行甲状腺肿瘤彻底切除。

4. 胸内甲状腺癌处理原则　国内有关胸内甲状腺癌的报告并不多，文献报告胸内甲状腺癌约占胸内甲状腺肿的2%～16%，上海胸科医院报告69例胸内甲状腺肿，其中有4例甲状腺癌，白求恩医科大学第二临床医学院报告20例中有1例甲状腺癌。我们一组64例胸内甲状腺肿中有10例甲状腺癌。国内7大组报告的442例胸内甲状腺肿，甲状腺癌有53例，占胸内甲状腺肿的12%（53/

442）（表 7 -1 -2）。

根据北京协和医院一组甲状腺癌患者的临床资料，甲状腺乳头状癌和结节性甲状腺肿局灶性癌变的临床表现和影像学特点，与良性甲状腺肿大致相同。而胸内甲状腺未分化癌多表现为位于颈根部质硬不活动的肿块，无明显喘憋及呼吸困难，但可出现上腔静脉综合征、声音嘶哑、颈部淋巴结肿大。增强 CT 显示肿块界限不甚清楚，相邻脏器，特别是血管受压变形。对于胸内甲状腺未分化癌手术需要行颈部切口合并胸骨劈开联合切口，手术中发现这种肿瘤无完整的包膜，呈浸润性生长，并沿组织间隙向深部侵犯主动脉、上腔静脉和气管，肿瘤质脆易出血，不能完整切除干净。

因此，胸内甲状腺癌有以下特点：①发病年龄、性别、病程与良性甲状腺肿无明显区别；②临床症状多为肿瘤侵犯周围脏器所致，很少发现巨大肿瘤，因此对邻近脏器的压迫症状相对较轻；③胸部平片难以鉴别胸内甲状腺肿瘤的良恶性，需增强 CT 检查才能辨别肿瘤与周围脏器的界限；④确诊需要病理检查；⑤单纯颈部切口往往不能够摘除肿瘤，多需要附加胸骨劈开切口；⑥胸内甲状腺未分化癌完整切除多有困难，患者预后极差；⑦胸内甲状腺乳头状癌切除后可有复发，但是再次手术切除预后良好，存活期较长；⑧胸内结节性甲状腺肿局灶性癌变切除后极少复发，预后最佳。

5. 甲状腺癌侵及气管的手术处理　大多数甲状腺癌为分化较好的腺癌，约占 90%，因而，总的说来，甲状腺癌的预后较好，死亡率为 11% ~17%。但是甲状腺癌若侵犯了气管，可引致呼吸道合并症，甚至突然窒息，是甲状腺癌死亡的重要原因之一。有报道甲状腺癌侵犯呼吸道的发生率约为 0.9% ~22%，据一篇报告，2 489 例甲状腺癌，13 例有呼吸道窒息症状，其中气管严重阻塞有 8 例，5 例气道几乎完全堵塞，5 例有声带麻痹。根据甲状腺癌侵犯气管的深度可以分为 3 种，肿瘤仅侵犯气管外膜；肿瘤侵及气管软骨和肿瘤长入到气管腔内。

各种病理类型的甲状腺癌晚期均可侵犯气管，报告的有乳头状癌，髓样癌，未分化癌，但是以乳头状甲状腺癌最多见，而未分化癌侵犯最恶劣。气管受累可以因肿瘤直接侵犯，或经气管旁淋巴结转移累及气管。

甲状腺癌侵犯气管虽然临床少见，但对患者的危害却不可轻视，因为甲状腺癌侵犯气管常提示预后不良，特别是侵入到气管腔内，临床上出现喘鸣、咯血等呼吸道症状。对此种合并症的外科治疗方法仍存在争论。我国气管外科专家黄偶麟教授的意见是“甲状腺肿瘤侵犯气管者，原则上应一并切除，并行淋巴结清扫”。某些研究提出保守性地剜除气管壁上的肿瘤比较安全，手术并发症较低，存活期与完全切除的效果大致相似。气管切除对端吻合重建方法，其优点是手术切除彻底，可提供长期姑息，相当部分患者甚至达到治愈。但气管切除重建手术创伤较大，合并症多。限于各医疗单位的条件，手术医师技巧的熟练程度，术后管理的经验等方面，目前，采取的手术方式并不统一，关键的问题是手术切除是否彻底。一般认为，对大多数甲状腺癌侵犯气管壁的患者，应当考虑保守性切除手术，只有当肿瘤完全侵犯气管并造成咯血和喘鸣症状，临床表现有严重气道梗阻时，才进行根治性气管切除对端吻合重建。对于侵犯局部气管的甲状腺癌，气管切除可使患者恢复完全进食，术后 4 周，气管功能逐渐恢复，生活质量亦明显提高。

对于病理上诊断为甲状腺髓样癌侵犯气管患者，推荐积极手术治疗。甲状腺髓样癌是一种神经内分泌性肿瘤，有遗传史者占 25%，其余 75% 为个别零散发生。甲状腺髓样癌全部出现在多发性Ⅱ型内分泌肿瘤患者，并且常常因为肿瘤侵犯气管、大血管或侵及纵隔造成死亡。甲状腺髓样癌侵及气管常导致死亡，全身化疗无效，放疗作用不肯定，因而需努力争取手术切除。

（张志庸）

参 考 文 献

1. Byrd MC, Thompson LD, Weineke JA. Intratracheal ectopic thyroid tissue: a case report and literature rewiew. Ear Nose Throat J, 2003, 82:514 ~518.

2. 吴英剀，王一山，李平等．国际心胸外科实践．上海：上海科学技术出版社，1986，479.
3. 张志庸，崔玉尚，周易东等．胸骨后甲状腺肿的诊断和治疗．中华外科杂志，2001，39：291～293.
4. 杨异，张志红，陈文虎．胸内甲状腺肿的外科治疗．医师进修杂志，2003，26：29～30.
5. 张彬，屠规益．胸骨后甲状腺肿物的手术处理．中华耳鼻喉科杂志，1987，32：115～118.
6. 葛俊恒．胸骨后甲状腺肿瘤34例的外科治疗．中华普通外科杂志，2003，18：227～228.
7. 张临友，王淑云，王月成等．胸内甲状腺肿的外科治疗．中国地方病杂志，2000，19：136～138.
8. 陈重．胸内甲状腺肿的诊断及治疗．山东医药，2003，43：45～46.
9. 仇德惠，曾亮，徐正浪等．胸骨后甲状腺肿的诊断和治疗．上海医学，1996，19：70～72.
10. Silverman NA, Sabiston DCJ. Mediastinal masses. Surg Clin North Am, 1980, 60：757～777.
11. Leroux BT, Kallichurum S, Shama DM. Mediastinal cyst and tumors. Curr Probl Surg, 1984, 21：1～76.
12. Sakorafas GH, Vlachoa A, Tolumis G, et al. Ectopic intrathoracic thyroid：case report. Mt Sinai J Med, 2004, 71：131～133.
13. Fogelfeld L, Rubinstein V, Bar－On J, et al. Severe thyrotoxicosis caused by an ectopic intrathoracic goiter. Clin Nucl Med, 1986, 11：20～22.
14. Smith JR, Oates E. Radionuclide imaging of the thyroid gland, patterns, pearles, and pitfalls. Clin Nucl Med, 2004, 29：181～183.
15. Sanders LE, Rossi RL, Shaahian DM, et al. Mediastinal goiter. The need for an aggressive approach. Arch Surg, 1992, 127：609～613.
16. 田荣阁，赵守先．胸骨后甲状腺肿．白求恩医科大学学报，1980，6：83～85.
17. Katlic MR, Grillo HC, Wang CA. Substernal goiter. Ann Thorac Surg, 1985, 39：391～399.
18. Friedman M, Danveizadeh JA, Calderelli DD, et al. Treatment of patients with carcinoma of the thyroid invading the airway. Otolaryngol Head Neck Surg, 1994, 120：1377～1381.
19. Ahmed M, Saleem M, Al－Arifi A, et al. Obstructive endotracheal lesions of thyroid cancer. J Laryngol Otol, 2002, 116：613～621.
20. Kowalski LP, Fielho JG. Results of the treatment of locally invasive thyroid carcinoma. Head Neck, 2002, 24：340～344.
21. Hammoud ZT, Mathisen DJ. Surgical management of thyroid carcinoma invading the trachea. Chest Surg Clin N Am, 2003, 13：359～367.
22. He J. Surgical treatment for well－differentiated thyroid carcinoma invading the laryngo－trachea. Zhong hua zhong liu za zhi, 2002, 24：589～591.
23. Torres Relucio JJ, Cases Viedma E, Padoilla Alarion J, et al. Thyroid carcinoma with tracheal invasion：a series of five cases. Arch Bronconeumol, 2002, 38：542～544.
24. Sywak M, Pasieka JL, McFadden S, et al. Functional results and quality of life after tracheal resection for locally invasive thyroid cancer. Am J Surg, 2003, 185：462～467.
25. Moley JF. Medullary thyroid carcinoma. Curr Treat Options Oncol, 2003, 4：339～347.

第八章 纵隔甲状旁腺腺瘤与囊肿

第一节 纵隔甲状旁腺腺瘤

一、概述

讨论纵隔甲状旁腺、腺瘤或囊肿的重要性在于治疗原发性甲状旁腺功能亢进。经颈部切口探查未能发现甲状旁腺腺瘤，或者切除了部分甲状旁腺组织后，甲状旁腺功能亢进症状依然不减，或者症状暂时消失以后又复发，这样就要求临床医师继续追查产生甲状旁腺功能亢进的病灶。有功能的异位甲状旁腺组织的定位是临床上一大难题，寻求异位甲状旁腺可能需要 CT、超声波、MRI、血管造影或核素扫描等项检查的帮助。据统计 10% 的甲旁亢病例因纵隔内甲状旁腺引起，在外科难治性甲旁亢病例中，纵隔是异位甲状旁腺腺瘤最常见的部位。

二、发病原因和机制

甲状旁腺腺瘤是一种良性有内分泌功能的肿瘤，最常见于颈部。但是 10% 肿瘤是异位甲状旁腺腺瘤，主要表现在颈部甲状旁腺切除后甲状旁腺功能亢进的症状和体征仍然存在。约半数异位甲状旁腺腺瘤位于前纵隔。

纵隔甲状旁腺腺瘤多出现在前上纵隔，通常靠近胸腺，或嵌在胸腺上极内或紧邻胸腺上极。这种解剖关系原因是下甲状旁腺与胸腺均来自胚胎的第 3 鳃裂，上甲状旁腺和甲状腺侧叶衍生于胚胎的第 4 鳃裂，它们随同甲状腺侧叶一起移行到食管旁，如果朝着尾侧方向继续移行，甲状旁腺腺瘤则可以出现在后纵隔。甲状旁腺向尾侧方向移行的主要因素包括有胸腔的负压作用、腺瘤本身的重力，以及咽喉的不断吞咽活动。

纵隔甲状旁腺腺瘤与颈部甲状旁腺腺瘤在病理学特征上基本相同。其病变为圆形、有包膜肿瘤，一般肿瘤大小为 3cm。

三、临床表现和诊断

纵隔甲状旁腺腺瘤的临床表现与颈部甲状旁腺腺瘤的表现相似，主要是由于腺瘤的分泌作用，临床上出现甲状旁腺功能亢进症。因为纵隔内甲状旁腺腺瘤体积较小，很少因压迫周围脏器出现明显的脏器受压症状。

鉴于纵隔内甲状旁腺腺瘤很小，普通的胸部平片很难发现肿瘤存在。胸部 CT 平扫甲状旁腺腺瘤类似于淋巴结，经静脉注射造影剂后，仅 25% 腺瘤显示增强。甲状旁腺腺瘤在 MRI 的 T2 相和核素钆增强的 T1 相有增强信号。对于持续或复发的甲状旁腺功能亢进的患者，经 MRI 检查可发现约 50% ~ 75% 的异位甲状旁腺腺瘤。

甲状旁腺腺瘤吸纳核素铊和锝的能力很强，用于确定异位甲状旁腺腺瘤有很高的敏感性。^{99m}锝标记的 sestamibi 扫描能精确地查出异位甲状旁腺组织，已经有人提出，对于原发性甲状旁腺功能亢进病例常规进行这种检测，此方法经济有效，能缩短颈部探查时间，减少探查失败的可能。但另一项研究表明，不论术前是否作定位检查，都不影响围手术期合并症发生率和手术最终的疗效。但是，一般认为对于前次手术失败可能存在异位甲状旁腺腺瘤患者，应当作术前定位检查。

核素锝扫描显示纵隔甲状旁腺腺瘤的敏感性为88%～100%，而核素铊显示纵隔甲状旁腺腺瘤的敏感性为55%～100%。

一般来讲，应用CT、MRI、放射性铊/锝扫描和选择性动脉造影，80%的肿瘤术前可获得确切定位（图8－1－1）。选择合适造影剂行静脉造影可以确定肿瘤位于哪一侧，但是不能确定肿瘤的解剖部位。各单位采取肿瘤定位的方法各异，结果也不尽相同。据来自美国国家卫生健康研究所的报告，血管造影、CT和MRI定位纵隔甲状旁腺腺瘤的敏感率分别为84%、35%和19%，而超声波检查和铊/锝扫描对甲状旁腺腺瘤的检出不甚敏感。

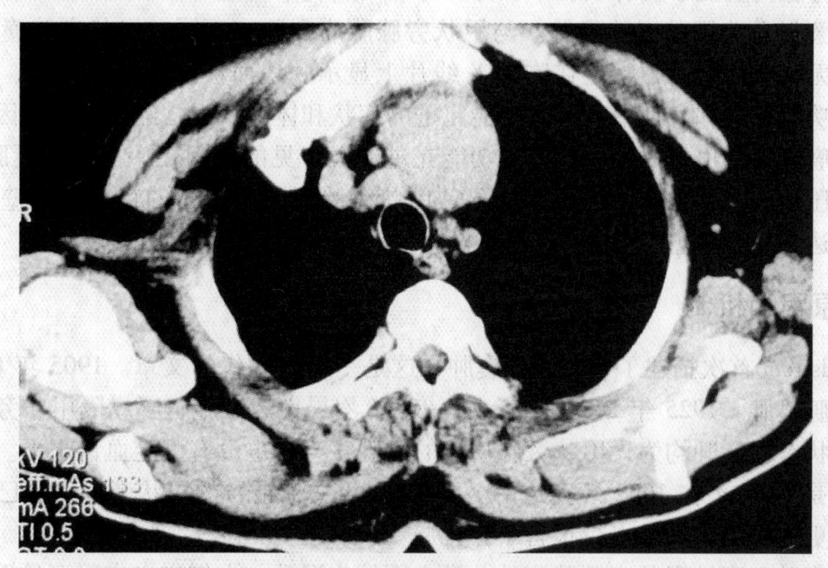

图8－1－1　纵隔内甲状旁腺腺瘤CT像

男性，63岁，进行性骨痛1年。血生化检查提示血钙增高，血磷下降，血PTH增高。99mTc－MIBI甲状旁腺扫描示甲状旁腺左叶下方和上纵隔内类圆形放射性浓聚区。胸部CT显示气管前主动脉旁结节影。颈胸联合切口探查，行甲状腺结节切除并纵隔结节切除术。术后病理证实为纵隔内甲状旁腺腺瘤。

四、治疗

纵隔甲状旁腺腺瘤彻底切除后，可达到完全治愈。目前越来越多地推荐经胸腔镜手术摘除。大多数纵隔甲状旁腺腺瘤可经颈部切口摘除，需要劈开胸骨摘除肿瘤者仅是合并有甲旁亢的腺瘤，它们约占全部甲状旁腺腺瘤的2.5%，占纵隔内甲状旁腺腺瘤的15%。尽管如此，开胸摘除腺瘤的病例并不少见，在一组纵隔甲状旁腺腺瘤的报告中，约1/3患者经历了开胸探查。

常见的情况在探查颈部结果为阴性后，通过颈部原有切口摘除了纵隔甲状旁腺腺瘤。一般纵隔甲状旁腺腺瘤的血供来自颈部动脉血管。

胸骨正中劈开切口适用在以下患者：临床上甲状旁腺功能亢进持续较久并已产生了严重的生化和代谢紊乱；颈部探查4个甲状旁腺存在而未能发现腺瘤。

术前进行肿瘤解剖定位很重要，术前有甲状旁腺功能的肿瘤部位未能确定，通常纵隔探查也不容易获得成功。80%的纵隔甲状旁腺位于前纵隔，余下20%出现在后纵隔。约75%的纵隔甲状旁腺位于胸腺内或在其附近。如果在系统的纵隔探查后未能发现肿瘤，需要将胸膜、心包、胸腺以及胸腺旁脂肪全部切除。

切断纵隔甲状旁腺血管在63%患者获得长期成功率。在某些有经验的医学中心，对于持续或复发的甲状旁腺功能亢进患者，初期手术时仅摘除了一个甲状旁腺，开始可选择甲状旁腺血管切断。如果初期手术已经摘除了2个以上的甲状旁腺，切断甲状旁腺血管常常会造成术后甲状旁腺功能低下，这些患者应进行手术探查，并且用冷冻方法保护已经切除过的甲状旁腺组织。

第二节 纵隔甲状旁腺囊肿

一、概述

在正常甲状旁腺内发现小囊肿或在甲状旁腺腺瘤内发现小囊泡均不常见。肉眼可见甲状旁腺内直径超过1cm的小囊肿称为甲状旁腺囊肿。与甲状旁腺腺瘤和腺癌不同，甲状旁腺囊肿无激素分泌作用，大多数患者无临床症状，常常是在胸部X线片上显示肿块而被发现。临床上，甲状旁腺囊肿合并慢性甲状旁腺功能亢进和急性甲状旁腺功能亢进的症状和体征，也已经有报告。因此，甲状旁腺囊肿和甲状旁腺腺瘤囊性变也可以是甲状旁腺功能亢进的极少见的原因之一。由于囊肿体积迅速增大，对周围脏器产生压迫的症状也较腺瘤更为明显。甲状旁腺囊肿组织学的特点是囊壁上有甲状旁腺细胞。手术切除可达到完全治愈。

二、发病原因和机制

1880年Sandstrom首次描述了甲状旁腺囊肿，这是一篇划时代的文章。1905年Goris成功地切除了第1例甲状旁腺囊肿。1925年Dequervain给一例55岁男性患者施行了纵隔甲状旁腺囊肿切除，以上2例摘除的甲状旁腺囊肿均为无甲状旁腺功能的囊肿，当时也没有测定血钙水平。真正切除有功能的甲状旁腺囊肿是Greene在1952年完成的。到1990年文献报告的甲状旁腺囊肿已超过230例。纵隔甲状旁腺囊肿更为少见，文献上仅报告了29例。

在甲状旁腺囊肿和囊性甲状旁腺腺瘤的分类方面较为混乱，人们定义肉眼可见甲状旁腺内有直径超过1cm的囊肿即为甲状旁腺囊肿。合并有高血钙时又分类为有功能的甲状旁腺囊肿，其余的为无功能的甲状旁腺囊肿。

甲状旁腺囊肿产生的原因有几种理论：

1. 源于甲状旁腺内胶体的潴留。
2. 甲状旁腺始基的囊泡管或腺管样原基在胚胎发育过程中融合而致。
3. 存在于正常甲状旁腺内的一个微囊泡扩大，或者是几个微囊泡相互融合而成。
4. 原始第3、4鳃裂的残余物。
5. 甲状旁腺腺瘤退化囊性变。

5种发生理论中，微囊泡扩大最为多数学者所接受。Black和Watts在100例尸检时发现84例甲状旁腺内存在微囊泡，他们并且显示从微囊泡发展到肉眼可见的整个囊肿的发育过程。Selye显示用维生素D和醋酸钙刺激小鼠甲状旁腺可产生甲状旁腺囊肿。合并有腺瘤的甲状旁腺囊肿支持最后一种理论。Rogers等人认为已经报告的有功能的甲状旁腺囊肿，大多数来自于甲状旁腺腺瘤的囊性变，另外你也不清楚在手术台上遇到的某些甲状旁腺腺瘤已经退变为囊肿，但是你没有把它们切除。

甲状旁腺囊肿产生在纵隔内取决于两个因素，首先，由于囊肿的重力以及胸腔的负压作用，囊肿可降到纵隔内。第二，纵隔内异位的甲状旁腺可能发生囊肿。这些囊肿通常源自下甲状旁腺，多数为孤立的囊肿，也有多个甲状旁腺发生囊性增生。

三、临床表现

大多数的甲状旁腺囊肿位于颈部，表现为无症状紧邻甲状腺下极的包块。多数是单个单房性囊肿，只有很少部分病例合并甲状旁腺功能亢进。有功能的甲状旁腺囊肿可以造成急性甲状旁腺功能危象。纵隔甲状旁腺囊肿极少合并原发性甲状旁腺功能亢进症。尽管极少，但是也有报告出现高血钙危象的病例。甲状旁腺囊肿多发生在女性，为男性的2.5倍，但是有功能的甲状旁腺囊肿在男性发生率更高，约为女性的1.6倍。

在文献已报告的29例纵隔甲状旁腺囊肿中，男性17例，女性12例，平均年龄56岁，21例年龄超过50岁。17例囊肿位于右侧，11例在左侧，1例双侧均有。在文献报告的这29例中，发现无症状包块6例，8例出现囊肿压迫周围脏器产生的症状，9例有原发性甲状旁腺功能亢进，其中2例出现甲状旁腺功能亢进危象，1例为继发性甲状旁腺功能亢进。3例在探查甲状腺时意外发现囊肿。囊肿大小变异较大，从1cm到10cm。7例源于左侧下方甲状旁腺，11例源于右侧下方甲状旁腺，1例源于右上甲状旁腺，余10例未描述囊肿源于何处。

文献报告的29例甲状旁腺囊肿，除了1例囊肿为多房性以外，余均为单房性囊肿。纵隔甲状旁腺囊肿通常为常规体检胸部X线像上发现无症状的纵隔肿块。当气管受挤压移位可致呼吸困难，食管受压产生吞咽不畅，喉返神经受累可出现暂时性声音嘶哑。少见纵隔甲状旁腺囊肿产生原发性甲状旁腺功能亢进以及高血钙危象。

四、诊断

甲状旁腺囊肿增大可以在胸部X线像上显示纵隔内肿块，并有周围脏器受压移位，同时临床上出现症状。若颈部扪及包块，超声波检查提示为囊性病变，有助于诊断，并指导针刺抽吸。若病变从颈部不易触及（图8-2-1~图8-2-4），下一步检查是胸部CT，CT能显示病变的确切部位和囊肿的性质，因为甲状旁腺囊肿内液体的高蛋白含量，所以其CT密度值较高，为1~41Hu。注射造影剂后CT扫描偶尔可显示囊肿周围有增强。有报告在CT指导下穿刺抽吸囊肿内液体。囊内液为清亮、无色、水样液体，提示甲状旁腺囊肿的诊断，抽出液内甲状旁腺激素含量增高和存在有甲状旁腺腺细胞均有诊断价值。

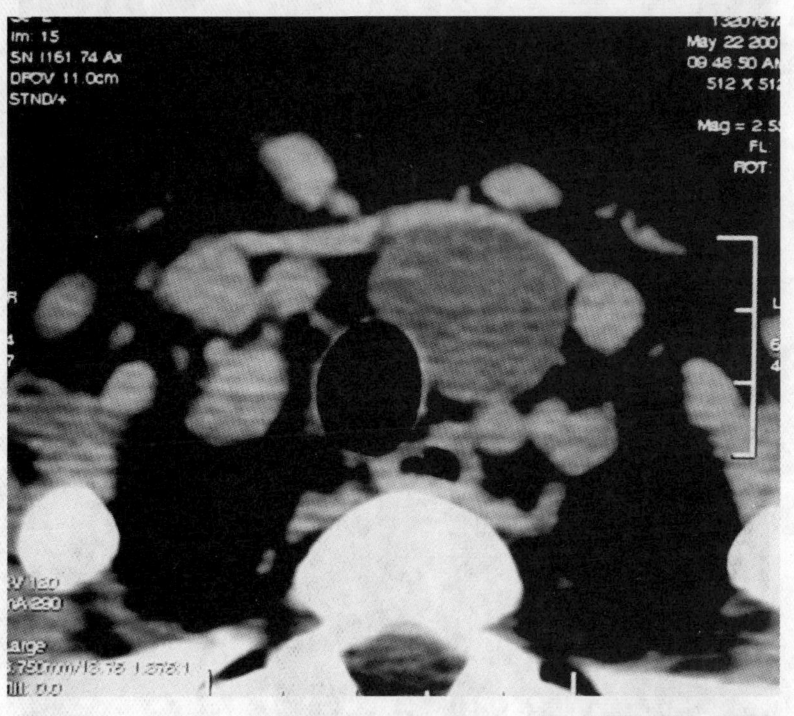

图8-2-1 CT显示纵隔内甲状旁腺囊肿

一篇综述描述93例甲状旁腺囊肿，其中39例（42%）表现有甲状旁腺功能亢进。另外，除非需要栓塞治疗外，核素显像已经代替了选择性血管造影和静脉采血测定甲状旁腺激素检查。

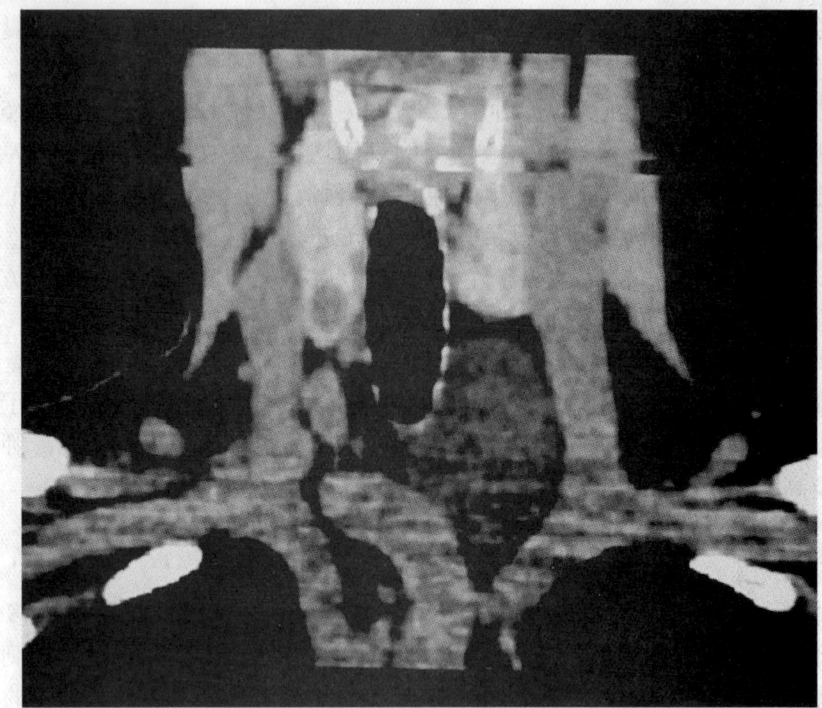

图 8-2-2 纵隔内甲状旁腺囊肿冠状位

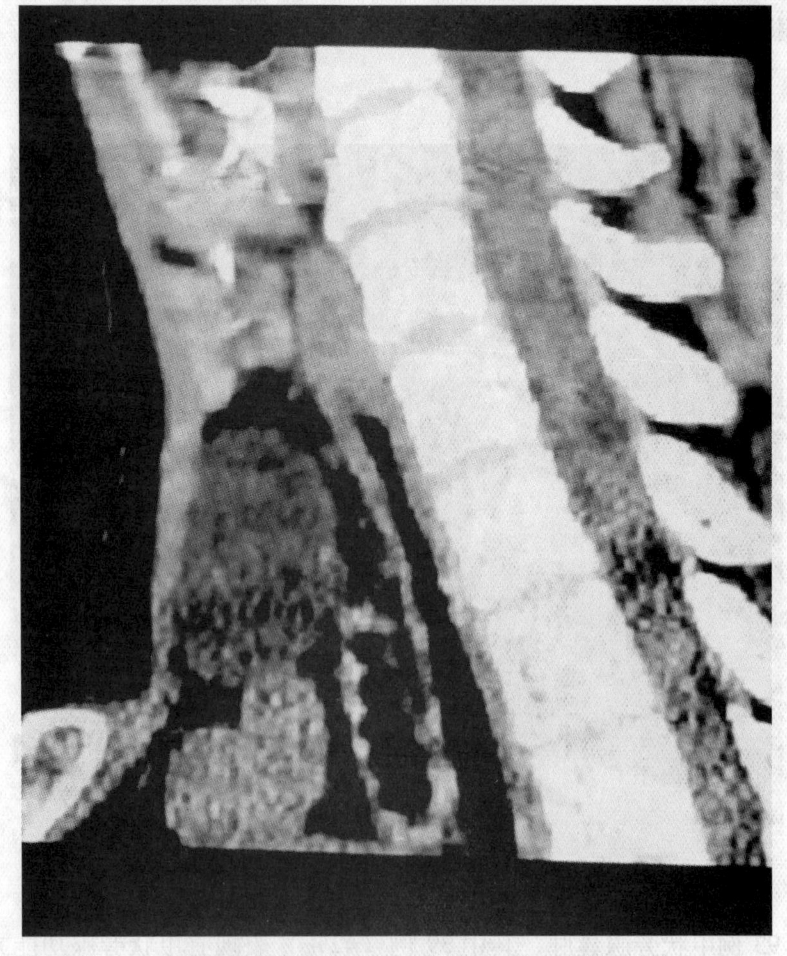

图 8-2-3 纵隔内甲状旁腺囊肿矢状位

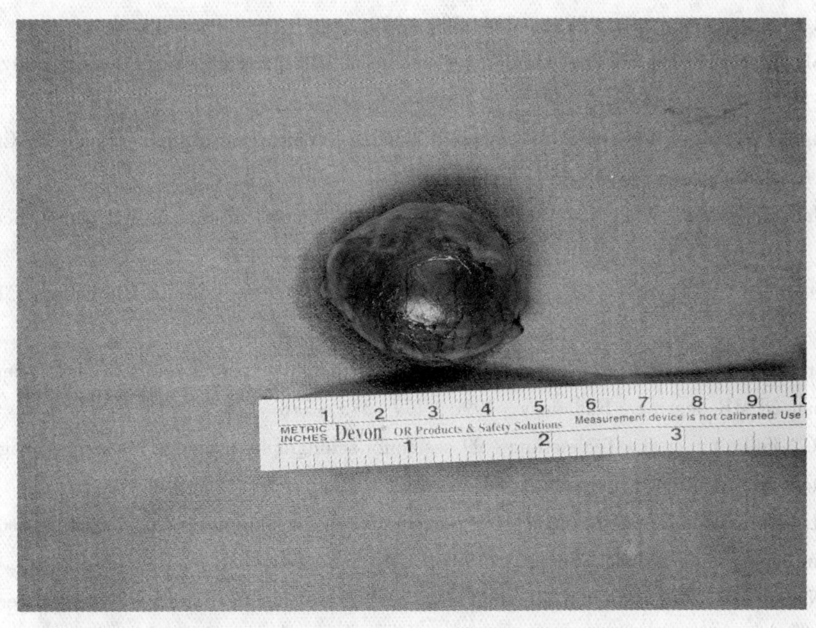

图 8－2－4　纵隔内甲状旁腺囊肿切除标本

图 8－2－1 至 8－2－4　女性，45 岁，查体发现颈部囊肿 1 个月入院。手术取颈部横切口：囊肿位于颈部甲状腺左叶下方，下缘达胸入口，4cm×3cm×3cm。包膜完整，界限清楚，完整切除肿物。术后病理诊断为甲状旁腺囊肿。

五、治疗

无激素活性的单房囊肿，抽吸囊内液即是诊断性的也是治疗性的。铊－锝衰减扫描偶尔帮助诊断，由于血管内也有核素活性存在，使得解释更为困难。

对于出现甲状旁腺功能亢进危象的患者，手术探查之前应进行病变的定位。即使定位后手术时也必须进行全面探查。如果患者血钙高于 3.49mmol/L，颈部探查未发现病变，初始探查时就应当探查纵隔，这是大家均已接受的观点。

纵隔甲状旁腺囊肿的治疗主要为外科切除，轻柔的手术操作可将囊肿从周围结构或组织中剥离完整摘除。囊肿的血管蒂常来自甲状腺下动脉，很少见来自颈内动脉。已有几例报告甲状旁腺囊肿合并甲状旁腺腺瘤，或从几个不同的甲状旁腺产生囊肿。需要强调的是要对所有的甲状旁腺都要进行探查，以免遗漏多发性甲状旁腺病变，致使术后甲旁亢症状复发。

手术时可发现囊肿外观有光泽，有纤维性包膜。囊内液清亮、无色、水样。若有出血则显示为血性囊内液体。甲状旁腺囊肿的组织学检查可见，囊内壁衬有单层立方上皮，有时在囊壁上可发现甲状旁腺细胞岛。囊壁上可有胸腺组织、淋巴组织、肌肉和骨组织。

甲状旁腺腺癌是有生物活性、有分泌功能的肿瘤，临床表现与腺瘤不同，甲状旁腺腺癌可产生不同程度的甲状旁腺功能亢进，患者的血钙更高，甲状旁腺功能亢进的症状更为严重。它们可产生局部侵犯并能全身转移。治疗原则是只要有可能就应进行彻底切除，积极外科手术可以达到治愈。

（张志庸）

参 考 文 献

1. Yousem DM, Scheff AM. Thyroid and parathyroid gland pathology. Role of image. Otolaryngol Clin North Am, 1995, 28:621～649.

2. Jaskowiak N, Norton JA, Alexander HR, et al. A prospective trial evaluating a standard approach to reoperatiion for missed parathyroid adenoma. Ann Surg, 1996, 224:308 ~ 320.
3. Shen W, Duren M, Morita E, et al. Reoperation for persistent or recurrent primary hyperparathyroidism. Arch Surg, 1996, 131:861 ~ 867.
4. Stark DD, Gooding GAW, Moss AA, et al. Parathyroid imaging: comparison of high - resolution Ctand high - resolution sonography. AJR Am J Roentgenol, 1983, 141:633 ~ 638.
5. Nathaniels EK, Nathaniels AM, Wang C. Mediastinal parathyroid tumors: a clinical and pathological study of 84 cases. Ann Surg, 1970, 171:165 ~ 170.
6. Hopikins CR, Reading CC. Thyroid and parathyroid imaging with Tc99m. Semin Ultrasound CT MR, 1995, 16: 279 ~ 295.
7. Seelos KC, Demarco R, Clark OH, et al. Persistent and recurrent hyperparathyroidism: assessment with gadopentetate dimeglumine - enhanced MR imaging. Radiology, 1990, 177:373 ~ 378.
8. Fayet P, Hoeffel C, Fulla Y, et al. Technetium - 99 sestamibi scinitgraphy magnetic resonance imaging and venous blood sampling in persistent and recurrent hyperparathyroidism. Br J Radiol, 1997, 70:459 ~ 464.
9. Caixas A, Berna L, Hernandez A, et al. Efficacy of preoperative diagnostic imaging localization of technetium 99m - sestamibi scintigraphy in hyperparathyroidism. Surgery, 1997, 121:535 ~ 541.
10. Sofferman RA, Nathan MH. The ectopic parathyroid adenoma: A cost justification for routine preoperative localization with technetium Tc 99m sestamibi scan. Arch Otolaryngol Head Neck Surg, 1998, 124:649 ~ 654.
11. Roe SM, Brown PW, Pate LM, et al. Initial cervical exploration for parathyroidectomy is not benefited by preoperative localization studies. Am Surg, 1998, 64:503 ~ 507.
12. Blanco I, Carril JM, Banzo I, et al. Double - phase Tc - 99m sestamibi scintigraphy in the preoperative location of lesions causing hyperthyroidism. Clin Nucl Med, 1998, 23:291 ~ 297.
13. Sarfati E, Billotey C, Halimi B, et al. Early localization and reoperation for persistent primary hyperparathyroidism. Br J Surg, 1997, 84:98 ~ 100.
14. Oates E. Improved parathyroid scintigraphy with Tc99m MIBI, a superior radiotracer. Appl Radiol, 1994, 23:37 ~ 40.
15. Deoherty GM, Doppman JL, Miller DL, et al. Results of a multidisciplinary strategy for management of mediastinal parathyroid adenoma as a cause of persistent primary hyperparathyroidism. Ann Surg, 1991, 215:101.
16. Smythe WR, Baviria JE, Hall RA, et al. Thoracoscopic removal of mediastinal parathyroid adenoma. Ann Thorac Surg, 1995, 59:236 ~ 238.
17. Clark OH. Mediastinal parathyroid tumors. Arch Surg, 1988, 123:1096 ~ 1100.
18. Wang C, Gaz RD, Moncure AC. Mediastinal parathyroid exploration: A clinical and pathologic study of 47 cases. World J Surg, 1986, 10:687.
19. Conn J M, Goncalves MA, Mansour KA, et al. The mediastinal parathyroid, 1991, 57:62.
20. Greene EI, Greene JM, Busch RC. Unusual manifestations after removal of parathyroid cyst. JAMA, 1952, 150:853 ~ 855.
21. Albertson DA, Marshall RB, Jarman WT. Hypercalcemic crisis secondary to a functioning parathyroid cyst. AM J Surg, 1981, 141:175 ~ 177.
22. Black BM, Watts CF. Cysts of parathyroid origin. Surgery, 1949, 25:941 ~ 949.
23. Selye H, Ortega MR, Tuchweber B. Experimental production of parathyroid cysts. Am j Pathol, 1964, 45:251 ~ 259.
24. Rogers LA, Fetter BF, Peete WPJ. Parathyroid cyst and cystic degeneration of a parathyroid adenoma. Arch Pathol, 1969, 88:476 ~ 479.
25. Page GW, Burke ML, Metzger WT. Parathyroid cysts. Am Surg, 1984, 50:29 ~ 32.
26. Linos DA, Schoretsanitis G, Curvinness E. Parathyroid cysts of the neck and mediastinum. Acta Chir Scand, 1989, 155:211 ~ 216.
27. Kuriyama K, Ikezoe J, Arisaura J, et al. Functioning parathyroid cyst extending from neck to anterior mediastinum. Diagn Imag Clin Med, 1986, 55:301 ~ 305.
28. Kamegaya K, Mori K. Parathyroid cyst and multicystic parathyroidadenoma. Acta Pathol Jpn, 1962, 12:99 ~ 103.

29. Krudy AG, Doppman JL, Shawker TH, et al. Hyperfunctioning cystic parathyroid glands: CT and sonographic findings. AJR, 1984, 142 : 175 ~ 178.

30. Shields TW, Immermann SC. Mediastinal parathyroid cysts revisited. Ann Thorac Surg, 1999, 67 : 581 ~ 590.

31. Moinuddin M, Whynott C. Ectopic parathyroid adenomas: Multi - imaging modalities and its management. Clin Nucl Med, 1996, 21 : 27 ~ 32.

32. Katz AD, Dunkelman D. Needle aspiration of nonfunctioning parathyroid cysts. Arch Surg, 1984, 119 : 307 ~ 308.

33. Obara T, Fujimoto Y, Tanaka R, et al. Mid - mediastinal parathyroid lesions: preoperative localization and surgical approach in two cases. Jpn J Surg, 1990, 20 : 481 ~ 486.

34. Doppman JL, Marx SM, Brennan MF, Et al. The blood supply of mediastinal parathyroid adenoma. Ann Surg, 1977, 185 : 488 ~ 490.

35. Guvendik L, Oo LRM, Roy S, Donaldson LA, et al. Management of a mediastinal cyst causing hyperthyroidism and tracheal obstruction. Ann Thorac Surg, 1993, 55 : 167 ~ 168.

36. Cordeiro AC, Montenegro FL, Kulcsar MA, et al. Parathyroid carcinoma. Am J Surg, 1998, 175 : 53 ~ 55.

37. V'Azquez Quintana E. Parathyroid carcinoma: Diagnosis and management. Am Surg, 1997, 63 : 954 ~ 957.

第九章 胸腺肿瘤

第一节 胸 腺 瘤

一、概论

在过去30余年，有关胸腺上皮性肿瘤的定义、诊断和治疗一直不断被细化，以前认为凡是来源于胸腺的肿瘤，统统归类于“胸腺瘤”。现在它被分成几个临床病理不同的肿瘤，如胸腺瘤，胸腺癌，胸腺类癌，胸腺畸胎瘤，胸腺脂肪瘤等等。真正胸腺瘤的形态学和生物学行为更为清楚，更加明确。临床医师迫切需要的是，深入讨论最常见的良性胸腺瘤和恶性胸腺瘤的病理特点和预后影响因素，特别是组织病理学与生物学之间的关系，胸腺瘤与其他肿瘤的鉴别诊断，显微镜下鉴别特点等。

二、临床特点

胸腺瘤通常表现为前上纵隔肿块，有的是在常规体格检查时被偶然发现，但是多数患者表现某些临床症状，如咳嗽，呼吸困难，心悸，胸痛以及肩胛间疼痛。某些肿瘤外综合征也提示胸腺瘤存在，包括重症肌无力，纯红细胞障碍性贫血，获得性低γ球蛋白血症等。

罕见的情况是胸腺瘤出现在异常部位，如出现后纵隔，肺实质内，以及颈根部。出现在异位的胸腺瘤与胸腺胚胎发育移动过程有关，在上述综合征中，后纵隔胸腺瘤可以产生胸痛，肺内胸腺瘤可以合并重症肌无力，颈根部胸腺瘤可毫无症状。

三、大体表现

肉眼检查，胸腺瘤有包膜，界限清楚，呈分叶状。典型胸腺瘤切面较硬，粉褐色，质地均匀，由致密的纤维结缔组织将肿瘤分隔成肉眼可见的小叶（图9－1－1）。包膜的特征为较厚、纤维性。约

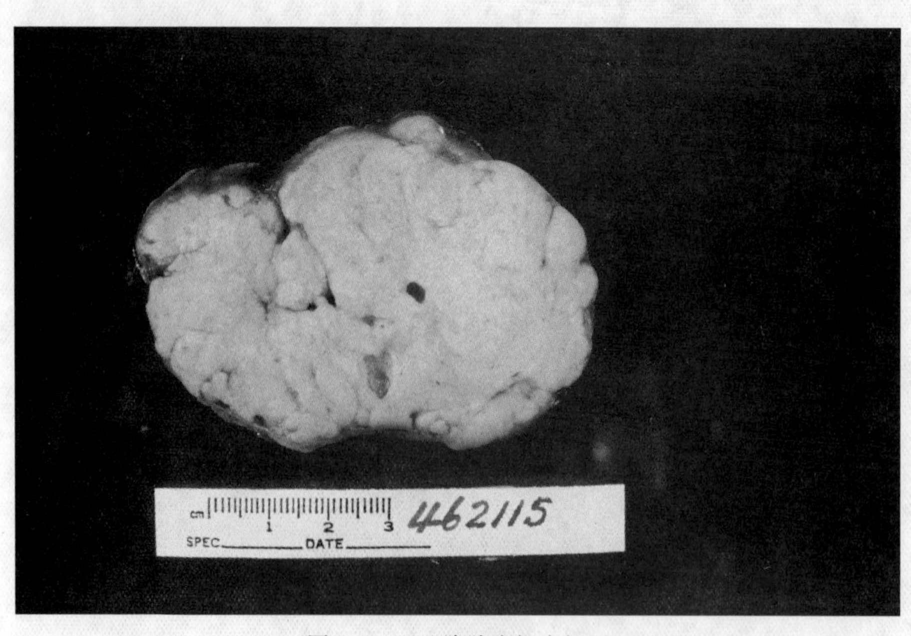

图9－1－1 胸腺瘤标本切面

50%的胸腺瘤可能含有肉眼可见的小囊，这些小囊内通常含有液体或凝结成块的细胞碎片。此外，还可发现局限性坏死灶，但是广泛性坏死改变，合并有或无出血，较为少见，若发现此种情况则需要考虑其他诊断。偶尔，胸腺瘤也可能出现肉眼可见局限性钙化灶，或者周边不完全钙化嵴，或甚至骨化。其他的胸腺瘤，特别是淋巴细胞上皮型胸腺瘤，有时缺乏明显纤维性包膜和瘤内纤维性分隔，表现为均匀一致鱼肉样粉褐色切面（图 9－1－2）。极少的情况是，在正常胸腺的某一小叶内，有一小结节状胸腺瘤，这是在为治疗重症肌无力而摘除胸腺时最常发现的情况。在胸腺囊肿囊壁上也可见到胸腺瘤样结节。

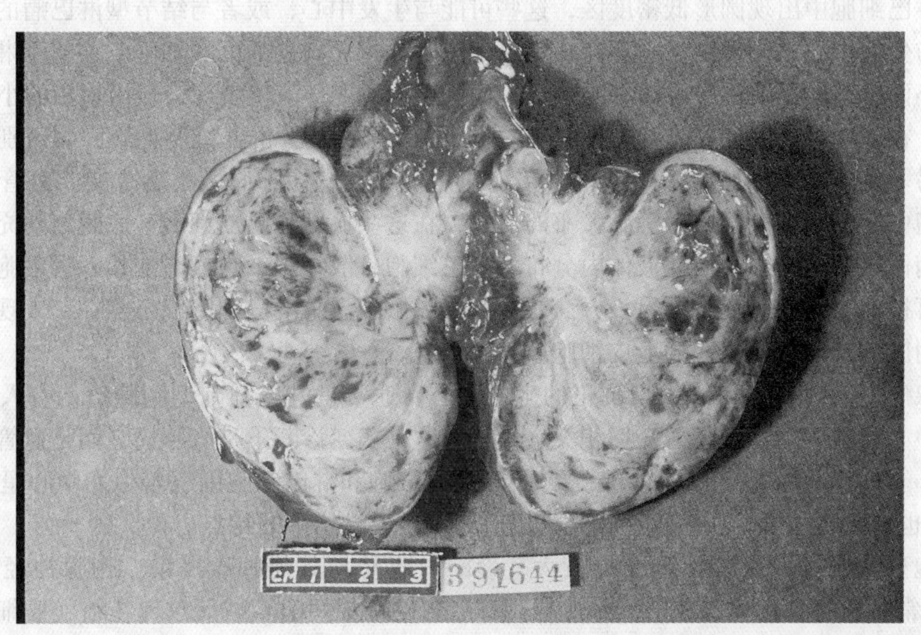

图 9－1－2　胸腺瘤标本切面

手术台上外科医生详细描述胸腺瘤的肉眼所见是最有价值、最重要的资料。有完整包膜、容易全部摘除的胸腺瘤完全不同于侵犯周围纵隔结构的恶性胸腺瘤。肉眼观察胸腺瘤的特点对估计预后有重要价值。胸腺瘤的大小变化较大，从逻辑上讲，肿瘤大小与有无临床症状存在一定关系，Rosai 和 Levine 曾报告过直径仅 1mm 的胸腺瘤，另一方面，Smith 描述一例巨大胸腺瘤，重 5700g，最大直径达 34cm。一般来讲，约 2/3 的胸腺瘤直径在 5～10cm，但是梭形细胞构成的胸腺瘤体积更大。

四、显微镜下特点

显微镜下可见胸腺瘤由不同比例的上皮细胞和淋巴细胞构成，在这类肿瘤内，上皮细胞是唯一的肿瘤细胞，上皮细胞体积较大，至少是成熟淋巴细胞的 3 倍，有中等量的双染性细胞质。核膜呈锯齿状，染色质分布均匀，核仁不明显。在胸腺瘤的上皮细胞内通常可见稀疏核分裂象，但是无不典型核分裂。

既往临床常采用“淋巴细胞为主型，淋巴－上皮混合型以及上皮细胞为主型”对胸腺瘤进行分类，这种分类方法较为武断，它的定义是胸腺瘤内淋巴细胞所占比例多少，占 2/3 或更多为淋巴细胞型，1/3 至 2/3 为混合型，不足 1/3 者为上皮细胞型。梭形细胞胸腺瘤是一种特殊类型肿瘤，不属于上述三种类型之中。

显微镜下胸腺瘤组织学上特点是，肿瘤由粗糙纤维组织分隔成无数小叶构成，少量细胞纤维束将小叶再交叉分隔。这些束带在小叶交界处形成锐角。肿瘤外周通常有纤维性包膜。在切除的胸腺瘤标本还可包含残余胸腺组织，残余胸腺有正常的皮质和髓质，可以与胸腺肿瘤进行鉴别。

肿瘤内的淋巴细胞一般较小，发育较成熟，偶尔可表现为“激活”外貌，此时核增大、核膜皱褶、核分裂象增多。但是从不表现有淋巴母细胞纡曲的外貌，核与胞质比例也无增加。偶尔淋巴细胞型胸腺瘤含有大量、散在染色的巨噬细胞，结果在低倍镜下呈现“天空繁星”的图像。因淋巴细胞已经成熟，不像脱离滤泡中心的小细胞淋巴瘤，此类淋巴瘤细胞较小。在各种类型的胸腺瘤，通常上皮细胞很明显，有如天空繁星。

淋巴细胞型胸腺瘤的其他局灶性或细微的显微镜下特点，有助于将其与淋巴瘤区别开来。一个特点是称为“髓质样分化”（MD），因为它容易让人想起正常胸腺髓质。髓质样分化的胸腺瘤表现为，低倍镜下在淋巴细胞中出现圆形低密度区，这些可能与生发中心，或者与结节型淋巴瘤的瘤性滤泡相混淆。但是与生发中心不同的是，它不存在免疫母细胞，也无染色的巨噬细胞。结节型淋巴瘤的滤泡结构主要由小而紧密粘于滤泡中心的细胞构成，而胸腺瘤的 MD 区仅表现为疏松聚集的小的成熟淋巴细胞。此外，在 MD 局灶内也可能有明显的小的哈氏小囊样结构。淋巴细胞型胸腺瘤区别于胸腺小细胞淋巴瘤的另一特点是，存在血管周围间隙（小湖）以及上皮性肿瘤微小囊改变。血管周围间隙围绕着位于肿瘤中心的毛细血管或微静脉大小的血管，在这些血管和上皮细胞基底膜之间充满蛋白样物质，染色呈稍微嗜酸性，在浆液性液体内分布着淋巴细胞、散在红细胞或泡沫状吞噬细胞。偶尔，血管周围间隙可被透明样物质代替。另一方面，在肿瘤内微小囊与淋巴细胞混合存在，表现为小的，有时为簇状透明区，其内含有退变的上皮细胞或淋巴细胞。

全部胸腺瘤中大约 10% 可以发现真正的生发中心，通常是淋巴细胞型胸腺瘤。有人认为胸腺瘤内存在生发中心与临床重症肌无力密切相关。最早对这种病变诊断不是胸腺瘤，而是血管滤泡型淋巴结增生（Casteman disease）。但是，胸腺瘤并不表现浆细胞和淋巴细胞围绕着生发中心呈“葱皮样结构”，细胞间也缺乏嗜酸性物质，这些均是淋巴滤泡型淋巴结增生的特点。

上皮细胞型胸腺瘤，组织学上变异较大，诊断时容易与其他肿瘤混淆。胸腺神经内分泌肿瘤（胸腺类癌）常常含有真正玫瑰花结（细胞排列球形包围开放间隙）或假玫瑰花结（瘤细胞包围着小血管）。上皮型胸腺瘤可能采取某种细胞器生长类型，和表现有玫瑰花结或假玫瑰花结，某些情况下与胸腺类癌极为相似，因而需要特殊检查，如电镜、组织化学和免疫组化才能获得确切诊断。解决此难题的染色主要是（chloroacetate esterase）CAE 方法（用石蜡包埋组织），胸腺瘤 CAE 染色后整个表现为散射状山毛榉细胞，而胸腺类癌无此特点。

胸腺瘤常见鳞状化生，瘤细胞有嗜酸性玻璃样胞质，早期常排列成角化珠，除非小心确定鳞状细胞的核表现很温和，可能会漏掉胸腺瘤的诊断。上皮型胸腺瘤出现腺样腔隙可达 1/5，它们内衬低柱状或立方状上皮细胞，外观类似甲状腺滤泡但无胶体存在，在这些包涵体内有时可见到乳头状上皮形成。这种腔隙代表构成胸腺上皮的真正上皮结构，诊断上可能与胸腺转移性腺癌造成混乱。通过观察整个肿瘤外观和细胞内容物可以排除转移癌，因为它有典型的胸腺瘤结构。

上皮型胸腺瘤的变异类型是梭形细胞瘤，细胞呈梭形外观，相似间质性肿瘤，如果有明显的血管基质，或呈 storiform 生长并伴有梭形细胞改变，血管周围外、内皮瘤或纤维组织细胞瘤都可能是诊断之一。经验表明前上纵隔的梭形细胞瘤大多数都来自胸腺上皮，在这种情况下，将具有短钝梭形细胞分在细胞器类型肿瘤一组，表现为上皮巢周围的细胞彼此平行排列，呈栅栏状外貌，肿瘤内基质为浓密的纤维性。

五、核异型性

上皮型胸腺瘤可以发现核异型性，即核多形性、染色过深和核仁突出，这些变化可以是局灶性也可以是弥漫性。某些情况下，很难确定一种不典型上皮型胸腺瘤是称它为胸腺瘤好还是胸腺癌好。胸腺癌通常表现核仁突出，大量的核分裂，细胞核质比例明显增加，以及多灶性自发坏死，此外还有上述的细胞核异型性改变。胸腺瘤和胸腺癌的鉴别非常重要，因为两者的临床行为差别很大。

六、电镜检查

胸腺瘤的超微结构特点与正常腺体的特点非常相似。因为这些肿瘤增生的主要成分是胸腺上皮细胞，电子显微镜下诊断胸腺瘤主要是鉴别出这些细胞特点。胸腺上皮细胞和胸腺瘤上皮细胞均有卵圆形或稍不规则的细胞核，有着均匀分布异染色质和小核仁，这些与其组织学结构相应。细胞质内含有通常的代谢细胞器以及大量的电子密度染色质丝，内含细胞角化中间微丝。胞质相互重叠是其特点，它们蔓延横穿经过很长距离才彼此融合。上皮细胞之间形成互相连接，有成熟的桥粒，偶尔可见微丝插于其中。沿着胞质伸延的胞膜可见规则的基底板。

在淋巴细胞型和淋巴上皮混合型胸腺瘤，反应性的淋巴细胞主要表现为边缘光滑、胞核完整和少量细胞器，这些与免疫学和免疫组织化学资料显示的胸腺瘤内淋巴细胞是 T 细胞相一致。需要仔细研究找出上皮细胞或它们的衍生物以确切诊断淋巴细胞型胸腺瘤。

七、免疫组化检查

免疫组化检查，应用（peroxidase - antiperoxidase）PAP 或（avidin - biotin - peroxidase complex）ABC 方法，在选择性病例对于纵隔内肿块，确定是否为胸腺肿瘤有一定价值。胸腺瘤含有大淋巴细胞和组织细胞容易与淋巴瘤相混淆，但是胸腺瘤的上皮细胞表达角蛋白和表达上皮膜抗原（EMA），可用于鉴别。相反的是，胸腺上皮细胞缺乏白细胞共同抗原（CLA），而所有淋巴瘤均有表达。因此，用这些免疫组化方法，抗细胞角蛋白、抗 EMA，抗 CLA 抗体通常足可以对淋巴型、上皮淋巴混合型胸腺瘤与小细胞、大小细胞混合型淋巴瘤进行鉴别诊断。这种鉴别诊断对于组织病理学家诊断水平是一种挑战，特别是穿刺活检标本或针吸活检的细胞学标本进行诊断。对于单纯梭形细胞胸腺瘤与其他间充质肿瘤鉴别，抗角化蛋白和抗 EMA 非常有用，梭形细胞瘤对角化蛋白和 EMA 反应，而其他间充质肿瘤则不反应，但它们对于抗 Vimentin 反应，胸腺瘤则不反应。

最近，利用淋巴细胞特异性抗原的单克隆抗体来研究淋巴细胞型胸腺瘤的淋巴细胞，这些研究表明大多数淋巴细胞是 OKT60 阳性细胞和终末 deoxynucleotidyl 转移酶（TdT）阳性细胞，它们差不多完全缺乏 OKT3 反应（成熟胸腺淋巴细胞），同时还观察到不同数目的 OKT8 细胞（抑制细胞）表型，初步结论是在合并重症肌无力的胸腺瘤中，淋巴细胞数目减少。已经显示淋巴细胞型胸腺瘤中有反应的淋巴细胞和上皮细胞对 Leu - 7 和 HLA - DR 抗原有表达，前者在血管周围血清湖局部的上皮细胞可以探测到。单独用 OKT，Leu 和 HLA - DR 免疫反应来评估纵隔肿块有可能造成诊断错误，淋巴母细胞型淋巴瘤和分化较好的淋巴细胞型淋巴瘤都可以分别对 OKT6，TdT 呈阳性反应，和 HLA - DR 反应。这里强调评估胸腺瘤进行免疫反应时需要将上皮细胞的标记物包括在内。对于胸腺“激素”的免疫反应，像正常胸腺上皮内的胸腺素和血清胸腺因子，也已报告。但是胸腺瘤内是否存在这些激素尚缺乏肯定的报告，它们作为胸腺上皮性肿瘤的特异性标记物尚未确定。

八、穿刺活检和针吸细胞学

为了获得纵隔肿物的组织学诊断，在过去数十年穿刺和针吸活检的研究明显增加，这些检查技术为外科医师制定治疗方案提供了有价值资料，随着经验积累，病理学家对针吸活检标本的诊断率也相应提高。在胸腺瘤的穿刺活检中，某些已经确定的规律仍然应用，特别是对淋巴细胞型胸腺瘤和梭形细胞胸腺瘤。有时，采用普通显微镜检查不能排除小细胞恶性淋巴瘤或间质瘤，则需要免疫细胞化学特殊技术帮助做出确切诊断。此外，穿刺针吸活检细胞学无法判断肿瘤是否为侵袭性胸腺瘤，不像开胸手术可以确定侵袭与否。这不是主要问题，因为有包膜的或侵袭性胸腺瘤均需外科手术，后者更需要大块切除。

九、有包膜胸腺瘤和侵袭性胸腺瘤

预示胸腺瘤生物学行为最重要的因素是肿瘤有无包膜，有完整纤维性包膜且与纵隔结构无严重粘连的胸腺瘤，单纯外科切除85% ~90%可以达到治愈，相反，侵犯周围软组织，肺，大血管外膜或心包，若未予辅助治疗，术后极容易复发。因此，在将所有的切除标本送往病理检查之前，需要肉眼仔细观察肿瘤，并多处取材显微镜下确定肿瘤有无包膜，这一点对每个病例都是非常重要的。此外，外科医师与病理学者有效沟通，共同确定肿瘤原位特点，也为病理诊断提供重要信息。

有关胸腺瘤的四个临床分期已有描述，Ⅰ期包括胸腺瘤有完整包膜，显微镜下无包膜外侵；Ⅱ期为肉眼见肿瘤侵犯纵隔脂肪，胸膜，或显微镜下包膜有侵犯；Ⅲ期为肉眼见肿瘤侵犯邻近脏器（心包，大血管，肺）；Ⅳ期为胸膜或心包肿瘤种植或有远处转移。

小的胸腺瘤，即使有完整包膜，也存在确定的复发危险，Fechner在1969年就报告了几例这样的病例，Mayo中心报告有包膜的胸腺瘤15%术后出现复发，这一情况提示需要再次手术和术后放疗的必要性。

侵袭性胸腺瘤是指肿瘤呈浸润性生长，但是保留典型温和的肿瘤细胞学的特点。过去，这些病变常常被指作“恶性”胸腺瘤，这一名词经常与胸腺癌产生混乱，所以应该予以摒弃。侵袭性胸腺瘤术后需要放疗以有效控制，现在术后放疗和化疗已应用多年并取得良好的效果。但是，尽管术后辅助放疗，侵袭性胸腺瘤的10年存活率也不如有包膜的胸腺瘤。需要制定更新的治疗方案来平衡这两组的存活率，但至今尚未解决。

十、转移性胸腺瘤

外科手术时发现胸腺瘤有胸膜种植（脏胸膜或壁胸膜转移），或以后出现胸膜种植，此种情况最常见于侵袭性胸腺瘤，这种现象是否代表胸腺瘤的真正转移，还是胸液介导的胸膜腔种植，至今尚是一个有争议的问题，但是胸腺瘤大块胸腔外转移发生率极低（$<5\%$）。Mayo医学中心的经验显示283例胸腺瘤仅有8例表现为真正的胸膜腔以外转移，包括颈淋巴结、骨、肝、脑或周围软组织，1例选择性仅侵犯脑神经和周围神经。骨转移影像学上呈爆炸性表现，主要发生在上皮型胸腺瘤，少数表现有核异型性。许多作者一致认为没有可靠的组织学特点预示胸腺瘤将来是否发生转移，但需要强调的是，上述论述中应将有恶性细胞学表现的胸腺瘤除外。恰当的诊断是简单的“转移性胸腺瘤”。近来Needle报告化疗对胸膜腔外转移的胸腺瘤有一定疗效。

十一、肿瘤组织学特点与临床表现的关系

有关显微镜下胸腺瘤类型与其临床表现的描述很多，题目列在显微镜下胸腺瘤类型，副瘤综合征发生率，复发和胸外转移的危险因素和整个存活率等标题之下。

以前发表的文章将胸腺瘤划分为淋巴细胞型、混合型和上皮型胸腺瘤，但是临床上很少实际应用。最近Mayo的文献复习发现淋巴细胞型的整个死亡率为44/1000例年，混合型为76，上皮型为93（包括梭形细胞）。这一结果统计学有意义，与Masaoka的结果相似。Maggi在研究169例胸腺瘤发现淋巴细胞型胸腺瘤存活率明显低于上皮型，5年存活分别为76%和88%。因此对肿瘤标本进行多处切片才能对胸腺瘤做出显微镜下的确切分类，分类对预后的影响一直有争议。过去认为，缺乏明显细胞学恶性时，上皮型胸腺瘤的核异型性与临床结果无关，也没有显微镜下特点能可靠地预示胸腺瘤的临床经过。而Mayo的283例结果提示无其他明显胸腺癌特点时，核异型性与更高的局部复发和胸外转移密切相关（$p<0.004$），这种情况并未全部超出人们预料，因为胸腺瘤与胸腺癌表现相同的细胞学分化，在两者之间的中间型偶可表现为侵袭性行为。确实，临床上可能发现镜下诊断为不典型胸腺瘤，其他方法诊断为明显胸腺癌。目前，对于镜下核异型性胸腺瘤的治疗尚不清楚，如上讨论，它应该作为一组而不是单个病例来处理。对所有核异型性胸腺瘤应

定期监测密切随诊（一年两次）将是有益的。目前公认的作法是，术时无肉眼可见外侵或转移的胸腺瘤，也推荐术后辅助放疗或化疗。

关于镜下胸腺瘤分型与副瘤综合征的关系，仅有两种说法较为可信，①重症肌无力通常与胸腺瘤分型有关而与梭形细胞型胸腺瘤无关；②获得性红细胞发育不良或低球蛋白血症典型地与梭形细胞胸腺瘤相关。

十二、鉴别诊断

如果你已经排除了细胞学明显恶性病变外，需要与胸腺瘤进行鉴别诊断的疾病有胸腺区小细胞型和混合型恶性淋巴瘤，胸腺类癌，梭形细胞间质瘤，血管滤泡型淋巴结增生和胸腺囊肿。最后一个胸腺囊肿，肉眼和显微镜下很容易将之与胸腺瘤囊性变区别。囊肿含有单层鳞状或低柱状上皮，缺乏孤立的上皮增生灶，表9－1－1、9－1－2和表9－1－3显示这些鉴别诊断特点。

表9－1－1　胸腺瘤光镜下鉴别诊断

	分叶	MD	PSL	微囊肿	淋巴细胞	玫瑰花	细胞器	基质出血胆固醇
淋巴型	++	++	+	±	+++	0	0	0
上皮型	++	0	++	±	± ~ +	± ~ +	0 ~ ±	0 ~ ++
梭形	++	0	±	±	±			
淋巴增生	0	0	0	0	+++	0	0	0
淋巴瘤	0	0	0	0	+++	0	0	0
血管外皮瘤	0	0	0	0	0	0	0	0
组织细胞瘤	0	0	0	0	0	0	0	0
胸腺囊肿	0	0	0	0a	+ ~ ++	0	0	++
胸腺类癌	0	0	0	0	±	++	++	0

MD 髓质分化；PSL 血管周围血清湖；0 无；+局灶性或非全部病例发现；±可变化；++全部存在；+++存在并明显；a 胸腺囊肿可表现显微镜下微小囊壁突出。

表9－1－2　胸腺瘤电镜下鉴别诊断

	ECP	PBM	微丝	CIF	ICJ	PCL	饮液作用	CDB	NSG
胸腺瘤	++	++	++	±	++(D)	0	0	0	0
恶性淋巴瘤	0	0	0	±	0	±	0	0	0
胸腺类癌	0	+	±	+a	+(MA)	0	0	0	++
血管外皮瘤	±	+	0	+	+(AP)	0	+	++	0
组织细胞瘤	=	0	0	±	±(AP)	++	0	0	0

ECP 细胞突增长；PBM 基底膜；CIF 胞质间丝；ICJ 细胞连接；D 桥粒；MA 粘连斑；AP 对合斑；PCL 胞质溶解；CDB 胞质浓密体；NSG 神经分泌颗粒；a 胸腺类癌中间丝常局限性位于核周胞质，呈螺纹状。

表 9-1-3 胸腺瘤免疫组化鉴别

	EMA	CKER	NSE	VIM	ACT	AACT	CLA	染色粒
胸腺瘤	+	+	±	0	0	0	+a	0
淋巴瘤	0	0	0	±b	0	±b	+	0
胸腺类癌	±	±	+	0	0	0	0	+
血管外皮瘤	0	0	0	+	±	0	0	0
组织细胞瘤	0	0	0	+	±	+	0	0
淋巴结增生	0	0	0	±c	+c	0	+c	0

EMA 上皮膜抗体；CKER 角蛋白；NSE 神经特异性烯醇化酶；VIM ACT 肌纤蛋白；AACT α-抗凝乳蛋白酶；CLA 白细胞共同抗原；a 限于反应淋巴细胞；b 反应限于混合型淋巴瘤的大细胞；c 反应限于增生的血管成分。

十三、预后影响因素

在 Mayo 的研究中发现，60 岁或以上患者因肿瘤生长死亡率更高，肿瘤超过 10cm 死亡率亦增加，相反，小于 5cm 肿瘤无复发或因之死亡，此外，研究也发现纵隔脏器移位也提示预后不佳。

早年报告胸腺瘤合并重症肌无力预后不良，但是最近的研究报告显示这两种疾病与高死亡率之间无统计学联系。同时，合并纯红再障和低 γ 球蛋白血症存活期也无明显缩短，但统计学上处于边缘状态。单纯梭形细胞胸腺瘤处于中间类型，很少产生致命结果，为判断预后之目的，不应当将其划归到上皮型胸腺瘤内。而如 Masaoka 和 Bergh 指出，诊断时分期较高的胸腺瘤（侵犯纵隔脏器，胸膜腔内种植，远处转移）对预后有较大影响。

十四、国内胸腺瘤治疗结果

几十年来我国胸外科手术治疗胸腺瘤，特别是合并重症肌无力，已取得较大进步。自 1965 年北京协和医院首次施行胸腺瘤切除治疗重症肌无力以来，至今累积病例达数千例，胸腺瘤切除在全国各级医疗中心均已开展，尤其是单纯胸腺切除治疗重症肌无力已经做到无手术死亡，合并症发生率低于 1%，重症肌无力症状改善超过 80%。胸外科医师与神经内科医师密切合作，规范手术适应证，使得胸腺切除成为治疗重症肌无力的有效手段，越来越多地被神经内科医师和众多地 MG 患者所接受。作者检索最近几年国内发表的较大组报告，列于表 9-1-4。

表 9-1-4 近年国内大组报告胸腺瘤治疗结果

作 者	例 数	Ⅰ+Ⅱ期	Ⅲ+Ⅳ期	合并 MG (%)	切除 (%)	姑息 (%)	探查 (%)	存活率(%) 5年	存活率(%) 10年	死亡例
中山医院 (2004年)	166	130	36	22.3	82.5	6.0	11.4	63.7	56.8	1
三军大大坪 (2003年)	69	37	32	53.6	81.2	13.0	5.8	83.3	67.4	1
天津肿瘤 (2003年)	109	77	65	20.4	65.1	14.7	20.2	59.9	45.8	未提
云南一院 (2003年)	96	75	21	23.9	86.5	9.4	4.2	63.5	56.3	1

续　表

作　者	例　数	Ⅰ+Ⅱ期	Ⅲ+Ⅳ期	合并 MG（%）	切除（%）	姑息（%）	探查（%）	存活率（%）5年	存活率（%）10年	死亡例
301医院（2002年）	116	61	55	25	78.4	16.3	5.17	67.9	40.5	2
北京结研所（2000年）	68	41	27	11.7	89.7	5.9	4.4	61.8	29.4	1
河南医大（2003年）	258	124	134	34.9	77	19.7		59～81		7
医科院肿瘤（2001年）	159	127	32	14.5	79.9	11.3	8.8	10～82	0～80	2
协和医院（1995年）	110	70	40	44.5	69.0	14.5	16.4	68.1	40.0	1

北京协和医院自1965年开展胸腺瘤和胸腺切除治疗MG以来，至今已切除单纯胸腺瘤270例（不包括胸腺摘除和胸腺其他肿瘤），作者曾于1993年报告了120例胸腺切除（51例）和胸腺瘤切除（69例）治疗MG的结果。在1984年以前，8例单纯胸腺切除的近期和远期效果均不满意。自1984年后，采取多学科（神经内科、胸外科、麻醉科和加强医疗科）协作，结果有很大改进，无手术死亡，无手术合并症发生，长期随诊（超过3年）有效率达80%。提出影响预后的因素包括：年轻女性，病程较短，躯干型并眼肌型，有胸腺增生者，经胸骨正中切口摘除胸腺，均获得良好结果。

北京协和医院于1995年总结了110例胸腺肿瘤的治疗结果，在此组内50.9%患者合并各种综合征，其中最多的是重症肌无力，占44.5%。切除率与肿瘤大小以及是否侵犯周围脏器有明显关系，胸腺瘤与胸腺癌和胸腺类癌的切除率在统计学上有显著差别。胸腺瘤切除后其3年、5年和10年生存率分别是82.7%，68.1%和40.0%。北京协和医院的经验认为，影响预后的因素主要是肿瘤的病理学分期、周围组织和脏器受累的严重程度。是否合并重症肌无力对于预后的影响并不重要，胸腺瘤患者主要死亡原因是肿瘤复发和远处转移。

自1995年国内开展电视辅助胸腔镜外科（VATS）治疗胸部疾病，包括各种胸部良性或恶性病变，其中应用最多、效果最好的是良性疾病，随着经验积累，手术技巧完善，疗效不断提高。有关VATS胸腺切除或胸腺瘤切除报告的病例数虽然尚少，但也获取了有益的经验，VATS施行胸腺切除或胸腺瘤切除治疗重症肌无力，其优点是手术创伤小，恢复快，合并症少。但是对于VATS能否做到彻底摘除所有的胸腺及纵隔脂肪组织，部分人尚存有疑虑，因此，临床胸外科医师对于VATS摘除胸腺瘤或胸腺组织治疗重症肌无力仍有争论。无论如何，VATS是一种有益的探索，不失为一种外科治疗重症肌无力的有效方法。其指征为：体积较小的胸腺瘤，非侵袭性胸腺瘤，患者因各种原因不适合开胸手术，重症肌无力合并肺功能低下，患者采用激素治疗重症肌无力而不适宜开胸手术。

（张志庸）

参 考 文 献

1. Cooper GN Jr, Narodick BG. Posterior mediastinal thymoma: case report. J Thorac Cardiovasc Surg, 1972, 63:561～563.

2. McBurney RP, Clagett OT, McDonald JR. Primary intrapulmonary neoplasm (thymoma?) associated with myasthenia gravis: report of a case. Mayo Clin Proc, 1951, 26:345～353.

3. Rosai J, Limas C, Husband EM. Ectopic hamartomatous thymoma: a distinctive benign lesion of lower neck. Am J Surg Pathol, 1984, 8:501 ~ 513.

4. Rosai J, Levine G, Weber WR, et al. Carcinoid tumors and oat cell carcinomas of the thymus. Pathol Annu, 1976, 11: 201 ~ 226.

5. Bernatz PE, Khonsari S, Harrison EG, et al. Thymoma: factors influencing prognosis. Surg Clin Noryh Am, 1973, 53: 885 ~ 892.

6. SmithWF, DeWall RA, Krumholz RA. Giant thymoma. Chest, 1970, 58:383 ~ 385.

7. Keller AR, Hochholzer L, Castelman B. Hyaline – vascular and plasma – cell1 types of giant lymph node hyperplasia of the mediastinum and other locations. Cancer, 1972, 29:670 ~ 683.

8. Wick MR, Scott RE, Li C – Y, et al. Carcinoid tumor of the thymus: a clinicopathologic report of seven cases with a review of the literature. Mayo Clin Proc, 1980, 55:246 ~ 254.

9. Wick MR, Weiland LH, Scheithauer BW, et al. Primary thymic carcinomas. Am J Surg Pathol, 1982, 6:613 ~ 630.

10. Levine GD, Bensch KG. Epithelial nature of spindle cell thymoma: an ultrastructure study. Cancer, 1972, 30:500 ~ 511.

11. Levine GD, Rosai J, Bearman RM, et al. The fine structure of thymoma, with emphasis on its differential diagnosis: a study of ten cases. Am J Pathol, 1975, 81:49 ~ 86.

12. Pascoe HR, Miner MS. The ultrastructural study of nine thymomas. 1976, 37:317 ~ 326.

13. Shier KJ. The thymus according to Schambacher: medullary ducts and reticular epithelium of thymus and thymoma. Cancer, 1981, 48:1183 ~ 1199.

14. Griffin JD, Aisenberg AC, Long JC. Lymphocytic thymoma associated with T – cell lymphocytosis. Am J Med, 1978, 64: 1075 ~ 1079.

15. Wick MR, Nichols WC, Ingle JN, et al. Malignant, predominantly lymphocytic thymoma with central and peripheral nervous system metastases. Cancer, 1981, 47:2036 ~ 2043.

16. Reddick RL, Jennette JC. Immunologic and ultrastructural characterization of the small cell population in malignant thymoma. Hum Pathol, 1983, 14:377 ~ 380.

17. Chan WC, Zaatari GS, Tabei S, et al. Thymoma: an immunohistochemical study. Am J Clin Pathol, 1984, 82:160 ~ 166.

18. Sato Y, Watanabe S, Mukai K, et al. An immunohistochemical study of thymic epithelial tumors. II Lymphoid component. Am J Surg Pathol, 1986, 10:862 ~ 870.

19. Battifora H, Sun TT, Bahu RM, et al. The use of antikeratin antiserum as a diagnosis tool: thymoma versus lymphoma. Hum Pathol, 1980, 11:635 ~ 641.

20. Lewis JE, Wick MR, Scheithauer BW, et al. Thymoma: a clinicopathologic review. Cancer, 1987, 60:2727 ~ 2743.

21. Kurtin PJ, Pinkus GS. Leukocyte common antigen – a diagnostic discriminant between hematopoietic and nonhematopoietic neoplasms in paraffin sections using monoclonal antibodies: correlation with immunologic studies and ultrastructural localization. Hum Pathol, 1985, 16:353 ~ 365.

22. Kodama T, Watanabe S, Sato Y, et al. An immunohistochemical study of thymic epithelial tumors, I. Epithelial component. Am J Surg Pathol, 1986, 10:26 ~ 33.

23. Osborn M, Weber K. Tumor diagnosis by intermediate filment typing: a noval tool for surgical pathology. Lab Invest, 1983, 48:372 ~ 394.

24. Knowles DM 2. Lymphoid cell markers, Their distribution and usefulness in the immunopathologic analysis of lymphoid neoplasms. Am J Surg Pathol, 1985, 9 (Suppl): 85 ~ 108.

25. Bach JF. Thymic hormones. J immunopharmacol, 1979, 1:277 ~ 310.

26. Wara DW. Thymic hormones and the immune system. Adv Pediatr, 1981, 28:229 ~ 270.

27. Chahinian AP, Bhardwaj S, Meyer RJ, et al. Treatment of invasive or metastatic thymoma: report of eleven cases. Cancer, 1981, 47:1752 ~ 1761.

28. Masaoka A, Monden Y, Nakahara K, et al. Follow – up study of thymomas with special reference to their clinical stages. Cancer, 1981, 48:2485 ~ 2492.

29. Fechner RE. Recurrence of noninvasive thymomas: report of four cases and review of the literature. Cancer, 1969, 23:

1423 ~ 1427.
30. Boston B. Chemotherapy of invasive thymoma. Cancer, 1976, 38 : 49 ~ 52.
31. Shellito J, Khandekar JD, McKeever WP, et al. Invasive thymoma responsive to oral corticosteroids. Cancer Treat Rep, 1978, 62 : 1397 ~ 1400.
32. Evans WK, Thompson DM, Simpson WJ, et al. Combination chemotherapy in invasive thymoma: role of COPP. Cancer, 1980, 46 : 1523 ~ 1527.
33. Needles B, Kemeny N, Urmacher C. Malignant thymoma: renal metastases responding to cis - platinum. Cancer, 1981, 48 : 223 ~ 226.
34. Rachmaninoff N, Fentress V. Thymomna with metastasis to the brain. Am J Clin Pathol, 1964, 41 : 618 ~ 625.
35. Gravanis MB. Metastasizing thymoma: report of case and review of the literature. Am J Clin Pathol, 1968, 49 : 690 ~ 696.
36. Nickels J, Franssila K. Thymoma metastasizing to extrathoracic sites: a case report. Acta Pathol Microbiol Immunol Scand (A), 1976, 84 : 331 ~ 334.
37. MacDonald J, Parker JC, Brown S, et al. Cerebral metastasis from a malignant thymoma. Surg Neurol, 1978, 9 : 58 ~ 60.
38. Baud M, Stamenkovic I, Kapanci Y. Malignant thymomas: clinicopathologic study of 13 cases. In: Fenoglio CM, Wolff M, eds. Progress in surgical pathology, Vol 3. 1981. New York: Masson, 1981, 129 ~ 146.
39. Maggi G, Giaccone G, Donadio M, et al. Thymomas: a review of 169 cases, with particular reference to results of surgical treatment. Cancer, 1986, 58 : 765 ~ 776.
40. Levine GD. Primary thymic seminoma: a neoplasm ultrastructurally similar to testicular seminoma and distinct from epithelial thymoma. Cancer, 1973, 31 : 729 ~ 741.
41. Salyer WR, Eggleston JC. Thymoma: a clinical and pathological study of 65 cases. Cancer, 1976, 37 : 229 ~ 249.
42. LeGolvan DP, Abell MR. Thymomas. Cancer, 1977, 39 : 2142 ~ 2157.
43. Gray GF, Gutowski WT. Thymoma: a clinicopathologic study of 54 cases. Am J Surg Pathol, 1979, 3 : 235 ~ 249.
44. Verly JM, Hollmann KH. Thymoma: a comparative study of clinical stages, histological features and survival in 200 cases. Cancer, 1985, 55 : 1074 ~ 1086.
45. Bergh NP, Gatzinsky P, Larsson S, et al. Tumors of the thymus and thymic region. 1. Clinicopathological studies on thymomas. Ann Thorac Surg, 1978, 25 : 91 ~ 98.
46. 葛棣，郑如恒，范虹等. 胸腺瘤166例临床分析. 中华肿瘤杂志，2004，23 : 503 ~ 504.
47. 薛志强，王如文，蒋耀光等. 胸腺瘤患者预后因素分析. 中国胸心血管外科临床杂志，2003，10 : 98 ~ 100.
48. 陈杰，崔晓利. 142例胸腺瘤临床分析. 中国肿瘤临床，2003，30 : 342 ~ 344.
49. 王平，陈新醒，李洪荣. 胸腺瘤的外科治疗. 中国肿瘤临床与康复，2003，10 : 150 ~ 151.
50. 王云喜，孙玉鹗，张军等. 胸腺瘤的诊断、治疗和预后. 中华外科杂志，2002，40 : 294 ~ 297.
51. 王子彤，阎东杰，李世业. 68例胸腺瘤的诊断和外科治疗. 中国医刊，2000，35 : 28.
52. 曾涟乾，黄壮士，张斌. 胸腺瘤与胸腺瘤合并重症肌无力的临床探讨. 中华胸心血管外科杂志，2003，19 : 19 ~ 20.
53. 李鉴，汪良骏，张大为等. 胸腺瘤预后的Cox多因素分析及分期探讨. 中华肿瘤杂志，2001，23 : 500 ~ 502.
54. Zhang zhiyong, Ge feng, Li shan qing et al. Factors affecting removal and prognosis of thymic tumors. Chin Med Sci J, 1995, 10 : 229 ~ 231.
55. 张志庸，徐乐天，孙成孚等. 重症肌无力单纯胸腺切除疗效分析. 中华胸心血管外科杂志，1993，9 : 108 ~ 110.
56. 李劍峰，王 俊，张克录等. 电视胸腔镜治疗胸腺瘤和重症肌无力. 中华胸心血管外科杂志，2003，19 : 77 ~ 78.

第二节 胸腺囊肿

一、概述

胸腺来源的囊肿很少见，认识它可追缩到19世纪早期。1832年对2例梅毒患者尸检时，Lieutaud发现其胸腺上有“化脓性改变”，当时他们把这一病变与尸检发现的干酪性肺结核联系起来。1850年Dubois描述3例死于先天性梅毒的新生儿，在他们的胸腺内发现囊性改变，提出胸腺的病变不是结核而是梅毒性化脓性感染。此后许多作者，Chiari，Pollosson，Erdheim，Hammar，Pappenheimer，Klose 等学者均描述了胸腺囊性改变。所有这些早期研究都来自尸检材料，这些囊肿或者被认为梅毒性的，或者是先天性的。一般胸腺囊肿是多房性的，每个小房大小变化较大，直径小到几个毫米，大到胡桃大小。

二、胚胎学

两侧下颌角到胸骨柄连线中间的任何部位均可发现胸腺囊肿，常紧靠或就在颈前三角内，纵隔内胸腺囊肿最常位于前纵隔，向下可直至横膈。胸腺囊肿的发生部位与其胚胎学有密切关系。

胸腺衍生于第 3 对鳃弓，也可来自于小的不连续的第 4 对鳃弓，在胚胎发育的第 6 周，第 3 鳃弓腹侧表面胸腺内皮出现小囊，这些憩室小芽增长成中空胸腺咽管，最后它们与咽离断，形成成对的始基。随着内皮的延长和增生，此管逐渐变成实性茎管，并向尾侧移行靠近中线。在胚胎发育 13 周时，胸腺始基穿过已发育的甲状腺后方，紧贴心包并与心包一起下降到前纵隔，发育为成对的胸腺。在第 8 周时，增长的胸腺茎管近侧部分萎缩并随之消失。如果胸腺咽管上部分未能退化，那么沿胸腺下降的这条线上的任何地方就可以发现它的残余。早在 1912 年 Wenglowski 在尸检报告称他发现了小的胸腺囊肿，10 例成人胸腺囊肿 2 例在颈部，65 例婴儿胸腺囊肿 21 例囊肿在颈部。Gilmour 在 1941 年报告了 13 例在不寻常的部位发现胸腺组织。1949 年 King 报告尸检发现 8 例颈部胸腺囊肿。在外科切除的甲状腺组织内偶然也发现合并有胸腺囊肿。

三、胸腺囊肿的衍生

1938 年 Speer 提出假设，胸腺囊肿可能从以下 5 种类型中衍生而来：

1. 胚胎胸腺咽管残余、鳃裂或胸腺小管。
2. 病理退化的胸腺组织分离而出。
3. 淋巴细胞样、网状细胞样或结缔组织肿瘤性病变。
4. 源于退化的哈氏小体。
5. 在胸腺发育、退化或增生的各个阶段，从血管或结缔组织成分而来。

Krech 将胸腺囊肿分为 3 类：①先天性；②炎症性；③肿瘤性。

所谓的 Dubois 脓肿或炎症性囊肿是因为梅毒而致，在胸腺肿瘤内出现的囊肿可能是因为肿瘤退化或坏死。这些作者提出非肿瘤性或非炎症性的胸腺囊肿可能是先天性来源的，因不明原因而致出血或积液后，胸腺或胸腺咽管先天性地保持缺损状态，促使囊肿形成。1963 年 Fielding 重新提到很老的理论，胸腺囊肿来源于退化的哈氏小体。他们坚持退化性改变足够广泛，可以造成哈氏小体扩张，这也解释为什么胸腺囊肿形态各异，而且囊肿破裂后出现肉芽肿改变。事实上，哈氏包囊被连接到一起成为从胸腺咽管衍生的分支索或小管组成的复合上皮网的一部分，这一事实提示这一系统内的退化可以发生胸腺内多灶性和多囊性肿块。但是在胸腺囊肿内并不永远发现哈氏小体内囊性变。当退行性变发生在胸腺囊肿的囊壁上，可能是继发于正常胸腺结构局部扭曲的结果。许多胸腺囊肿出现在 10 岁以内，此时不可能发生退行性改变。确实，在正常发育儿童没有显示胸腺囊肿的退行性变。从哈氏小体来源于胸腺咽管，以后合并到器官淋巴网状成分的观点来看，未能合并进去的胸腺咽管残余将来可能持续存在，或者在胸腺外或者在它的分隔组织内。所有胸腺囊肿的临床和病理特点都可以用胸腺咽管持续存在来解释。先天性来源的证据为颈部胸腺囊肿常合并其他内分泌腺疾病，囊肿多包含有正常甲状旁腺组织，很少含有正常甲状腺组织，已有报告囊性甲状旁腺腺瘤混有胸腺成分，临床少见纵隔胸腺区迷走性囊性肿瘤含有正常胸腺、甲状旁腺和唾液腺组织。颈部胸腺囊肿常与正常纵隔胸腺相连提示先天性来源。胸腺囊肿发生从逻辑上可以因胸腺咽管残余在胸腺内，或在其附近，以后与之分离，这些先天性结构发生出血和积液等退行性变，也是临床表现的原因。

四、组织学

胸腺囊肿为多房性囊肿，大小从2cm至15cm，内含清亮液体，或因含胆固醇结晶，或出血而呈混浊。内衬扁平上皮、柱状上皮、纤毛柱状上皮或鳞状上皮，上皮细胞常常退变并被肉芽组织、炎性细胞浸润和泡沫巨噬细胞所取代，在纤维性囊壁上通常可见到胆固醇性肉芽肿，有时还可发现异物巨细胞、含铁血黄素和巨噬细胞。胸腺囊肿内衬上皮的类型对于诊断有重要价值。若缺乏哈氏（Hassall）包囊，或缺乏弥漫性胸腺上皮成分，组织学上胸腺囊肿与支气管囊肿难以区分。由于胸腺随年龄退化，诊断时需要多处取材并在显微镜下仔细检查。有时发现囊壁上有多个小囊肿提示可能系其中之一增大所致。胸部与颈部的胸腺囊肿其组织学结构基本相同。

五、先天性胸腺囊肿

纵隔胸腺囊肿与颈部胸腺囊肿的发生比例估计约为2.5∶1，两性发病大致相等。

（一）颈部胸腺囊肿

Guba在1978年间曾深入研究此题目，他复习了组织学确定的56例颈部胸腺囊肿。他发现病变在左侧为70%，右侧23%，位于中线或咽部为7%。90%患者主诉为颈部无痛性包块，其余为吞咽不畅，呼吸费力，声音嘶哑，罕见疼痛。作者的16例中，偶尔发现肿块大小变化，可能因囊肿感染或出血。颈部胸腺囊肿在儿童期发病率最高，上述56例中平均年龄为12岁，发现时平均为7岁，75%以上患者年龄在20岁以下。Indeglia曾报告3例年龄在60岁以上，两例有纵隔囊肿，1例有颈部囊肿。Behring报告颈部胸腺囊肿可以是单房，也可以是多房，最常见位于一侧。Guba提出50%的颈部胸腺囊肿与纵隔胸腺有关，可能是囊肿在胸骨后直接扩展，或是经一索带或胸腺残余延伸入胸腔。

Mikal曾分析47例颈部囊肿，其中25例为支气管囊肿，12例甲状舌骨囊肿，8例甲状腺囊肿，1例胸腺囊肿，1例甲状旁腺囊肿。颈部胸腺囊肿与支气管囊肿的关系仍有争论。Fahmy曾提出支气管囊肿也起源于第3鳃弓的胸腺咽管，典型的支气管囊肿的部位出现在胸腺咽管下行沿线上，其内衬上皮与胸腺囊肿上皮相似，支持两者衍生于同一胚胎残余结构。大多数颈部胸腺囊肿在青春期前即被发现，此时胸腺体积和活动性最大，其囊壁上很容易辨认出胸腺组织。相反的是，支气管囊肿在青春期以后被发现，此时胸腺已经发生退化萎缩，结果很难鉴别出胸腺组织。偶尔在支气管囊肿壁上发现有胸腺组织又支持这样的假说，两种囊种为同一发育畸形的变异。但是经典的概念是支气管囊肿衍生于支气管鳃弓鳃裂复合体的残余，从第2鳃弓或者是His颈窦发生，偶尔在囊肿附近或其壁上也可含有某些异位胸腺组织。其实真正的支气管囊肿从第2鳃弓鳃裂发出后，在颈内、颈外动脉之间动脉分叉之上走行，终止于扁桃体上隐窝，而胸腺囊肿行走于颈动脉分叉之后方，终止于梨状窝。

（二）纵隔胸腺囊肿

纵隔胸腺囊肿不多见，1971年Wychulis描述了1064例纵隔肿瘤和囊肿，196例为良性囊肿，其中19例胸腺囊肿，仅2例年龄在30岁以下。Silverman也分析了纵隔肿瘤和囊肿在儿童和成人发生率的差别。

纵隔胸腺囊肿常无临床症状，多在无关的胸部X线检查意外发现，也无特殊诊断措施提示前上纵隔肿物为胸腺囊肿，出现在前上纵隔的其他囊肿还有支气管源性、食管源性、胃肠源性、间皮性、肿瘤性、寄生虫性、心包性、胸导管性和支气管食管囊肿以及囊性血肿。实际上棘球蚴病（包虫病）可累及任何一脏器，胸腺包虫囊肿也有报告，某些纵隔“非特异性囊肿”是那些即使在组织学检查也不能确定的囊肿，很可能在这些非特异性纵隔囊肿内包含了胸腺囊肿，其上皮因退行性改变而破坏由肉芽组织替代。Bernatz研究了138例胸腺肿瘤发现，X线上肿物周边存在线形钙化为非侵袭性囊性胸腺瘤瘤壁上钙化，或是界限清楚的肿瘤纤维包膜上的钙化。胸腺囊肿也可有周边钙化，齿状钙化常出现在纵隔皮样囊肿和包虫囊肿。

六、后天性胸腺囊肿

后天性胸腺囊肿最常见的原因是感染，早年曾有许多关于此题目的报告，近年来已经从文献上消失了。尸检时报告“Dubois”脓肿为多个大小不等囊性腺体，其内充满脓液，被认为是先天性梅毒所致。1912 年 Ribbert 曾描述了这些囊肿，有明显增大的 Hassall 包膜内充满角蛋白和坏死碎屑，有人对梅毒作用为其原因产生疑问。

Hodgkin 淋巴瘤放射治疗后也可产生胸腺囊肿，这类囊肿表现为长期存在纵隔肿物，需要与 Hodgkin 淋巴瘤复发进行鉴别，已经有人提出此类囊肿仅与放疗作用有关，但是需要注意，某例仅给予化疗也产生了胸腺囊肿。

七、囊性胸腺肿瘤

Yamakawa 提出单纯胸腺囊肿也可能发生肿瘤，他们描述胸腺囊肿壁上有小块胸腺瘤灶，这很可能是胸腺瘤发生囊性变，存在胆固醇裂隙和淋巴细胞灶。胸腺囊肿壁上存在生发灶也有描述。真正的胸腺囊肿恶性变仅有一例报告，64 岁男性患者，无症状，切除一 11cm × 7cm × 4cm 纵隔囊性肿物，在囊内鳞状上皮囊壁上发现分化较好的乳头状鳞状细胞癌，术后随访 7 年未见复发。

40% 胸腺瘤内也可发现囊肿，大的胸腺瘤比小的更为多见，囊肿体积变化很大，从不明显的含清亮液体的小囊至巨大囊腔，内含血液或黄棕色粘稠液体，含有胆固醇和其他血液破碎屑物。囊性肿瘤特别容易钙化。有时肿瘤囊性变极为广泛以致所能看到的胸腺瘤仅为一小结节与包囊相连，且难以发现。此处需要再次强调肉眼仔细观察，广泛取材显微镜下检查。某些胸腺瘤的周围胸腺组织内可以有真正囊性变。显微镜下的囊性变也可出现在其他胸腺区肿瘤，如生殖细胞肿瘤和畸胎瘤。胸腺内很少发现淋巴管瘤和淋巴管囊肿存在。

八、治疗

胸腺囊肿的唯一治疗是切除手术，手术不仅可明确诊断，而且也可去除任何恶变或局部侵犯组织，术中冷冻切片可帮助决定切除范围。

九、北京协和医院资料

北京协和医院胸外科自 1962 年至 2006 年共手术治疗纵隔胸腺囊肿 52 例，以下将此 52 例作一综合分析。相关报告曾于 1986 年和 2004 年年分别发表。

本组男性 27 例，女性 25 例，年龄 12 岁 ~73 岁，平均 49.5 岁。主诉包括胸闷、胸痛、气短，少数诉咳嗽和进食不畅，此外 15 例为查体胸透偶然发现纵隔肿物。有症状者，其症状持续时间 2 个月至 9 个月不等，平均 3.4 个月。本组 52 例仅 1 例合并重症肌无力。全部患者体检均无阳性发现。X 线胸片显示肿物均位于前纵隔，仅 1 例位于颈部。CT 能清楚地显示纵隔内包块，其边缘光滑，轮廓清晰，呈圆形或椭圆形，密度较淡，多为液体密度（图 9 - 2 - 1），6 例有钙化。肿物最小者 1.0cm × 1.2cm，最大者 18cm × 15cm，平均 6.4cm。有一例囊肿占据一侧胸膜腔。2 例透视下可见肿物有传导性搏动。

52 例均在全麻下开胸手术切除，45 例经后外侧切口摘除囊肿，电视辅助胸腔镜下摘除（VATS）4 例，腋下小切口手术 3 例。术中见肿物包膜完整，界限尚清楚，表面有结节样突起，除 1 例中等硬度外其余均为囊性肿物。与纵隔胸膜粘连 10 例，与心包粘连 8 例，与膈神经粘连 2 例，但是均容易解剖。术时即能辨清囊肿来自胸腺下极者 38 例，其中 4 例有蒂连于胸腺，4 例手术时尚不能辨识其来源。1 例因囊肿太大有意刺破囊壁以利解剖，8 例术中解剖不慎戳破囊壁，逸出淡黄色稀薄内容物，其余均剥离后完整摘除。术后患者恢复顺利，无手术合并症，无手术死亡。本组 1 例术后 1 年发现颈部囊肿，再次手术切除，余 51 例随诊超过 20 年，未发现复发或恶性变。

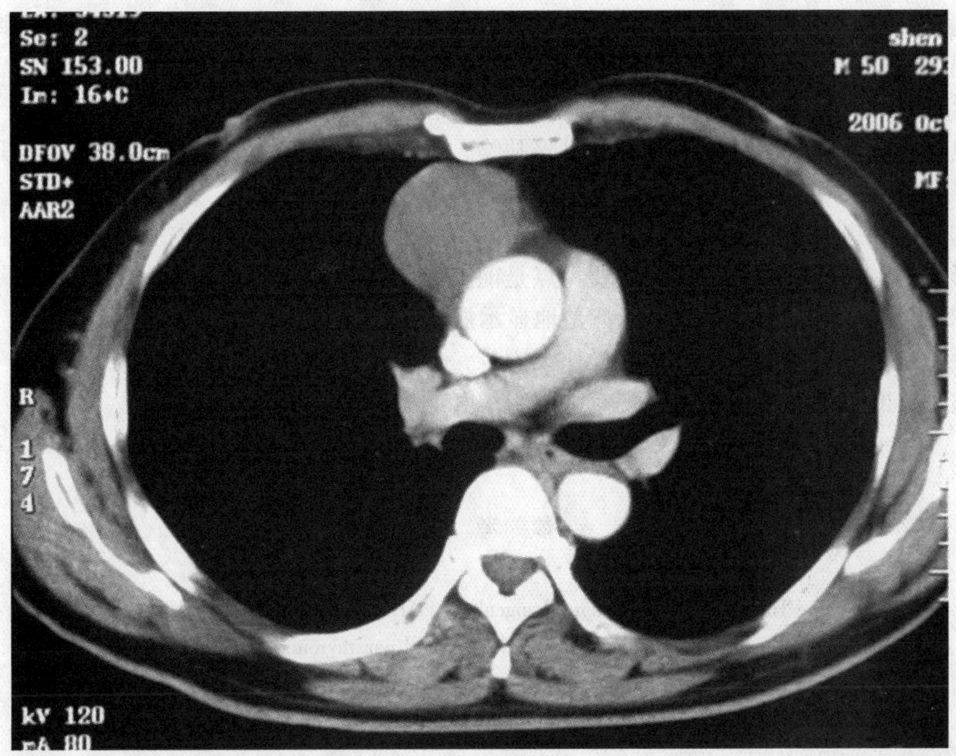

图9－2－1 右前上纵隔胸腺囊肿 CT 像

病理标本检查，胸腺囊肿外观色灰白，囊壁光滑，部分有结节，囊壁厚 0.1cm～0.5cm，有的壁薄如纸（图9－2－2），个别病例合并出血坏死，感染后的壁厚可达1cm。囊壁切面灰白细腻，囊内多为纤维结缔组织分成多个小房，囊内含淡黄色清亮液体，有的为脂肪样油状物，有时囊壁可见到钙

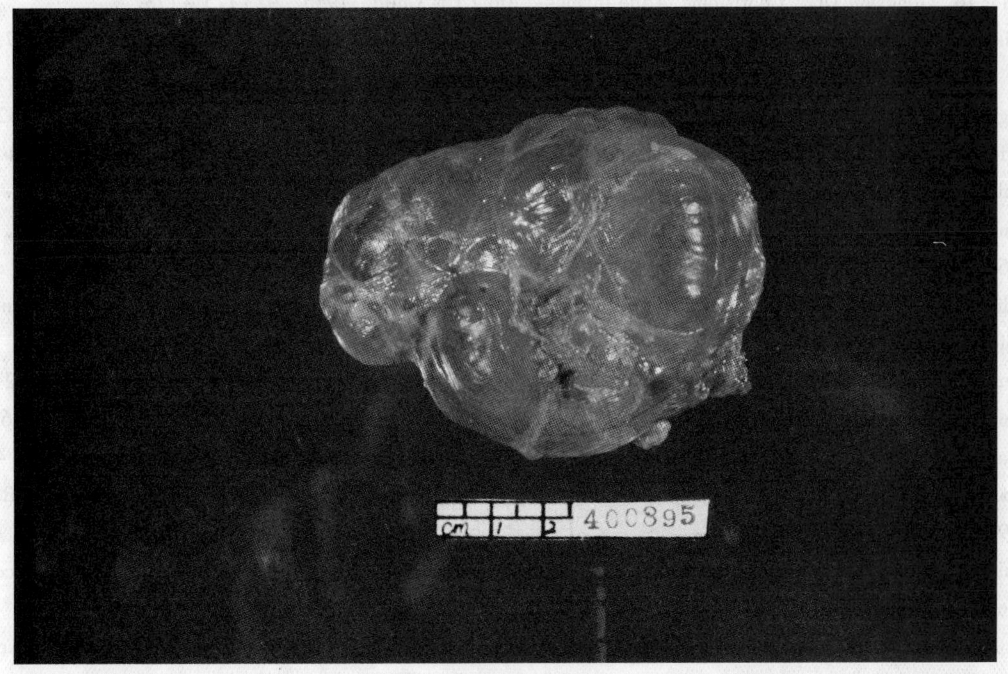

图9－2－2 切除纵隔胸腺囊肿标本

化。镜下囊肿为单个或多个囊腔，通常为多囊，囊壁被覆鳞状上皮、柱状或低柱状上皮。囊壁菲薄，壁内可见萎缩的胸腺组织。有时因为出血、变性，导致囊壁上皮脱落，囊壁内面可以见到含有较多的胆固醇结晶和囊壁纤维化，偶尔发现胸腺小体。

从本组的诊断治疗结果，可以得出以下几点供同道参考：

1. 纵隔胸腺囊肿是一种临床少见的纵隔肿物，绝大多数位于前上纵隔，有时因体积过大可以伸延或扩展到下、后纵隔。

2. 胸腺囊肿患者多无症状，若有也为非特异性胸部症状，罕见合并重症肌无力。

3. 影像学对诊断有重要价值，主要特点是前上纵隔圆形或椭圆形阴影，界限清楚，密度较淡且均匀，有时可见到周边钙化影。CT 能清楚地显示病变，CT 值为液体密度。

4. 手术是唯一有效的治疗方法，操作无困难，但需要仔细解剖勿损伤其他脏器。

5. 病理诊断关键在于囊壁上发现有胸腺组织和胆固醇结晶。

（张志庸　张　恒）

参 考 文 献

1. Wenglowski R. Uber die Halsfisteln und Cysten. Langenbecks Arch Klin Chir, 1912, 100：789～892.
2. Gilmour JR. Some developmental abnormalities of the thymus and parathyroids. J Pathol Bacteriol, 1941, 52：213～218.
3. King ESJ. The lateral lympho－epithelial cyst of the neck（“branchial” cyst）. Aust NZ J Surg, 1949, 19：109～121.
4. Speer FD. Thymic cysts：report of a thymus presenting cysts of three types. NY Med Flower Hosp Bull, 1938, 1：142～150.
5. Krech WG, Storey CF, Umiker WC. Thymic cysts：a review of the literature and report of two cases. J Thorac Surg, 1954, 27：477～493.
6. Fielding JF, Farmer AW, Lindsay WK, et al. Cystic degeneration in persistent cervical thymus：a report of four cases in children. Can J Surg, 1963, 6：178～186.
7. Guba AM, Adam AE, Jaques DA, et al. Cervical presentation of thymic cysts. Am J Sur, 1978, 136：430～436.
8. Schlumberger HG. Teratoma of the anterior mediastinum in the group of military age：a study of sixteen cases, and a review of theories of genesis. Arch Pathol, 1946, 41：398～444.
9. Breckler IA, Johnston DG. Choristoma of the thymus. Am J Dis Child, 1956, 92：175～178.
10. Willis RA. The borderland of embryology and pathology, 2nd ed. London：Butterworths, 1962, 283～287.
11. Dyer NH. Cystic thymomas and thymic cysts：a review. Thorax, 1967, 22：408～421.
12. Indeglis RA, Shea MA, Grage TB. Congenital cysts of the thymus gland. Arch Surg, 1967, 94：149～152.
13. Behring C, Bergman F. Thymic cyst of the neck：report of a case. Acta Pathol Microbiol Scan, 1963, 59：45～50.
14. Mikal S. Cervical thymic cyst：case report and review of the literature. Arch Surg, 1974, 109：558～562.
15. Fahmy S. Cervical thymic cyst：their pathogenesis and relationship to branchial cysts. J Laryngol Otol, 1974, 88：47～60.
16. Wychulis AR, Payne Ws, Clagett OT, et al. Surgical treatment of mediastinal tumors：a 40 year experience. J Thorac Cardiovasc Surg, 1971, 62：379～392.
17. Silverman NA, Sabiston DC Jr. Primary tumors and cysts of the mediastinum. Curr Probl Cancer, 1977, 2：1～55.
18. Giraud G, Negre E, Thevenet A, et al. Kyste hydatique du thymus. Presse Med, 1963, 71：1375～1376.
19. Bernatz PE, Harrison EG, Clagett OT. Thymoma：a clinicopathologic study. J Thorac Cardiovasc Surg, 1961, 42：424～444.
20. Harper RAK, Guyer PB. The radiological features of thymic tumors：a review of sixty－five cases. Clin Radiol, 1965, 16：97～105.
21. Rosai J, Levine GD. Tumors of the thymus. In：Atlas of tumor pathology, sec ser, fasc 13. Armed Forces Institute of Pathology, Washington DC, 1976, 48～49, 207～211.
22. Katz M, Piekarski JD, Bayle－Weisgerber C, et al. Masses mediastinales residduelles post－radiotherapiques au cours de la maladie de Hodgkin. Ann Radiol（Paris）, 1977, 20：667～672.
23. Baron RL, Sagel SS, Baglan RJ. Thymic cysts following radiation therapy for Hodgkin disease. Radiology, 1981, 141：

593~597.

24. Murray JA, Parker AC. Mediastinal Hodgkin's disease and thymic cysts. Acta Hematol (Basel), 1984, 71:282~284.

25. Scully RE, Mark EJ, McNeely BU. Case records of the Massachusetts General Hospital (case 47). N Engl J Med, 1982, 307:1391~1397.

26. Yamakawa K, Tsuchiya Y, Naito S, et al. A case report of thymic cyst. Am J Dis Chest, 1961, 39:542~545.

27. Leong AS-Y, Brown JH. Malignant transformation in a thymic cyst. Am J Surg Pathol, 1984, 8:471~475.

28. Videbaek A, Thomsen G. Tumors of the thymic region: follow-up on 36 operated cases. Acta Radiol (Didgn) (Stockh) (Suppl, 1959, 188:261~275.

29. 张志庸，刘鸿瑞，吴良洪等. 纵隔胸腺囊肿-附9例报告. 胸心血管外科杂志，1986，2:72~73.

30. 张恒，任华，张朝纪等. 胸腺囊肿36例诊治体会. 中华实用医学杂志，2004，6:39~40.

第三节 胸腺内分泌肿瘤

一、概论

数十年来，人们发现某些胸腺肿瘤常合并临床上内分泌疾病，如库欣综合征等。1972年Rosai和Higa确定这些肿瘤与身体其他部位的内分泌肿瘤相同，提出将之称为胸腺类癌，自此胸腺类癌与胸腺瘤彻底分开，成为单独一种病理类型的胸腺肿瘤。

1930年Duguid等曾报告纵隔内存在有原发性燕麦细胞癌，但是以后近50余年这种病变一直未被重视与研究，主要因为认识上的偏执，认为支气管隐性燕麦细胞癌可以转移到纵隔，因而对纵隔内是否存在原发性燕麦细胞癌存有疑虑。

无论如何，胸腺类癌病例临床罕见，自1972年Rosai和Higa将其作为独立疾病报道以来，国外报道200余例，1995年以来国内报告共39例，最大一组报告8例，其余均为少数病例或个案报告（表9-3-1），北京协和医院胸外科曾报告1990年之前手术治疗7例胸腺类癌，此后至2006年，又手术切除11例胸腺类癌。北京协和医院胸腺类癌占同期胸腺肿瘤的5.71%（18/315），国外文献统计为2%~5%。

表9-3-1 国内较大组胸腺类癌结果

时 间	作 者	例 数	合并症	手术情况	辅助治疗
1992	张志庸	7	库欣征2	全切5活检2	放疗1
1999	黄进丰	4	无	全切4	无
2001	朱 全	7	无	全切5活检2	放疗2化疗1
2002	钟 华	8	无	全切7局切1	放疗7

二、临床特点

大多数胸腺类癌和胸腺小细胞癌均有临床症状和体征，与其他纵隔肿瘤表现大致相同，主要是肿瘤对周围脏器产生的压迫症状，如咳嗽，胸痛，憋气，呼吸困难，邻近脏器受压可出现相应的体征，如上腔静脉综合征，喉返神经麻痹。胸腺类癌特有的症状是合并某些内分泌疾病，如库欣综合征以及I型多发性内分泌肿瘤（MEN）。文献报告胸腺类癌合并上述两种综合征的发生率分别为25%和15%。胸腺类癌合并类癌综合征，异位抗利尿激素分泌增多，肥大性骨关节病和假性重症肌无力（Eaton-Lambert）均已有报告，但是尚未见报道胸腺类癌合并重症肌无力（MG）病例。在库欣综合征合并皮下色素沉着患者，其血内肾上内腺皮质激素（ACTH）水平极高，当错误地将肾上腺切除后，皮下色素沉着加重，这种情况称为“假性尼森综合征”。北京协和医院报告一组，18 例除了胸部症状外，其中 5 例合并库欣综合征，1 例有多发性内分泌肿瘤（Ⅰ型）。也有部分患者系常规体格检查，胸片或胸部 CT 偶然发现纵隔肿瘤影（图 9－3－1），或在其他手术时意外发现胸腺类癌，这些患者可无任何临床症状和体征。少见的情况是颈部淋巴结、骨或皮肤转移成为胸腺类癌的首发体征。

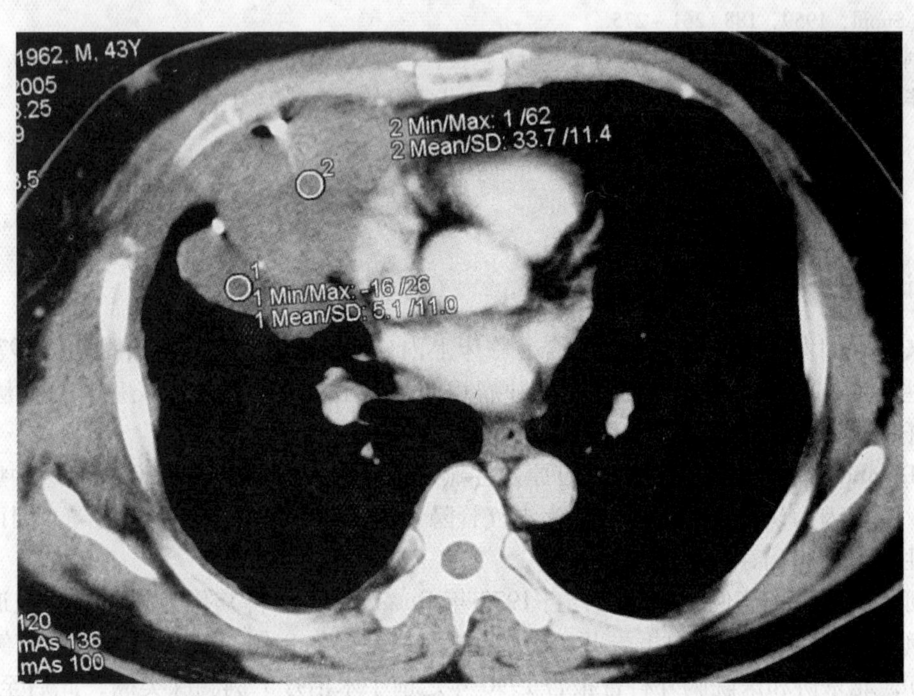

图 9－3－1 胸腺神经内分泌肿瘤（胸腺类癌）CT 像

男性，43 岁，因右胸闷、胸痛 4 个月，于当地开胸探查肿物活检，病理诊断为“胸腺神经内分泌癌”。术后 1 个月来我院，CT 示右前上纵隔巨大肿瘤。经原切口二次手术，摘除纵隔肿瘤。病理诊断“胸腺典型类癌”。

三、病理学

显微镜下胸腺类癌和胸腺小细胞癌特点与胸腺瘤完全不同，大多数缺乏包膜，最大直径平均 8cm ~ 10cm，切面灰白质硬，呈砂砾样，约 70% 病例可以发现局灶性出血和坏死。合并库欣综合征的胸腺类癌诊断时瘤体较小（直径 3 ~ 5cm），瘤体也可能完全局限于一叶胸腺包膜之内。

（一）光镜检查

1．胸腺类癌　大多数胸腺类癌表现为类器官样生长方式，特点为瘤细胞呈巢状相对一致，中间被细微的纤维血管分隔，每个瘤细胞边缘不清楚，胞质轻度嗜酸性和颗粒状，胞核圆形或卵圆形，染色质分布均匀，核仁不明显。核分裂变异较大，但通常可见，也可发现异常核分裂象。

约 50% 胸腺类癌出现小梁状生长区域，形成真正的玫瑰花结，其腔内含有能被 Alcian 蓝或胶状铁染色的物质。另一特点是在瘤细胞巢内存在中心坏死，表现为营养不良性钙化，此是胸腺类癌肉眼检查质地呈砂砾样的组织学基础。

应用嗜银染色技术，所有胸腺类癌均为阳性。胸腺瘤典型的显微镜下特点，如大量的淋巴细胞，微囊肿形成，血管周围血清湖，髓质分化，血管外皮瘤样血管类型等，在胸腺类癌均看不到，而梭形细胞胸腺瘤可以有以上表现。因而对任何一种胸腺肿瘤都应该认真研究，才能做出确切诊断。特别需要注意梭形细胞胸腺类癌其核内染色体类型，用普通显微镜即可以做出鉴别，因为这种核染色体很像典型的胸腺类癌。用肿瘤切面的细胞印片检查有助于此方面的病理诊断。在少数梭形细胞生长类型的胸腺类癌，应用刚果红或晶体紫染色显示基质内淀粉已有报告。这些肿瘤与甲状腺髓样癌极其相似，而此类胸腺类癌患者的甲状腺，其部位和结构均完全正常。

胸腺类癌其他显微镜下变化有胞质内褐脂质或黑色素颗粒，广泛纤维化硬化基质，灶性筛状生长或弥漫性生长。这些组织学特点的意义在于他们可能与转移性癌或恶性淋巴瘤相混淆。

2. 小细胞癌　原发性胸腺肿瘤中，表现为燕麦细胞癌（小细胞癌）组织学特点的病例，不超过20例，与胸腺类癌不同的是，它们的胞质极少，核分裂更多，类器官样生长不明显。当瘤细胞形态学介于燕麦细胞癌与类癌中间，则很难将它们分类在类癌还是燕麦细胞癌内。此时，有人采用“不典型类癌”或“神经内分泌癌”这一名词。这些肿瘤并不朝向胸腺上皮分化，而在超微结构和免疫组化上与Kulchitsky神经内分泌细胞相似，这是非常重要的一点，从临床实际名词学上看，的确存在由胸腺发生的燕麦细胞癌。需要强调的是，大多数胸腺部位的燕麦细胞癌是源于隐性支气管肺癌转移到胸腺，目前尚无确切的病理学方法鉴别原发性胸腺燕麦细胞癌和肺的燕麦细胞癌，在诊断胸腺燕麦细胞癌之前需要进行大量工作，以除外支气管燕麦细胞癌的胸腺转移。Snover已经报告了3例原发于胸腺的燕麦细胞和鳞状细胞混合型癌，在燕麦细胞中间无规律地分布小的鳞状细胞巢，显微镜下两者界限清楚，由于相似的混合型分化已在原发性支气管肺癌观察到，因此对这些病例需要排除纵隔转移性癌。

（二）电镜检查

电镜下胸腺类癌的超微结构表现由排列紧密的多角形细胞组成，邻近细胞有钝性、交错的细胞突，被基底膜状物掩盖，间质由胶原和絮状混合物构成，细胞巢内偶见单个细胞坏死形成的假绒毛。细胞间存在连接，但不多，呈点状粘连。核卵圆形或稍不规则，染色质分布均匀，细胞核中央凹入处的细胞质产生假性包涵体外貌，核仁不明显为其电镜下的特点。

瘤细胞胞质内有大量神经内分泌颗粒，典型的颗粒有膜，中心浓密，直径为140～500nm，通常肿瘤细胞内包涵体相当均匀一致，偶尔还可见到exocytosis，相似于垂体的泌乳素瘤。其他胞质内细胞器难以归类，但通常有3种情况存在：大量丰富粗糙内质网呈平行或向心性排列，特别在有激素分泌的肿瘤。高尔基体多且明显。最后，有合成ACTH功能的胸腺类癌其内可见中心浓密的颗粒。

胸腺燕麦细胞癌电镜特点与类癌基本相同，但是其胞质更少，内分泌颗粒更少，需要仔细寻找才能发现。胸腺燕麦细胞癌的细胞间连接复合物较胸腺类癌更为明显。在光镜下所看到的鳞状分化，电镜下此区有大量的胞质微丝。在鳞状化生的细胞内也可看到核心浓密的颗粒。

（三）免疫组化检查

胸腺类癌与真正的胸腺瘤在免疫组化方面有很多相同之处，最容易发生混淆，但是也存在明显区别。两者均对低分子角蛋白表现反应，但是胸腺瘤内这种中间型的微丝较胸腺类癌或燕麦细胞癌多得多。某些燕麦细胞癌，像胸腺瘤一样，能表达上皮膜抗体（EMA），胸腺类癌的表达率仅为50%。

在鉴别胸腺瘤与胸腺类癌或燕麦细胞癌方面，有两种抗体血清最有价值：特异性神经烯醇化酶（NSE）和chromogranin。前者系2－D磷酸甘油水解酶的异构酶，它存在于神经元和弥漫性神经内分泌细胞内，第二个chromogranin是一种蛋白质，为神经内分泌颗粒膜的构成成分。在所有的胸腺内分泌肿瘤内均存在这两种抗体，无论其分化程度如何。但是在胸腺瘤中也可发现NSE。在确定神经内分泌肿瘤的特异性试验方面，抗chromogranin更为可靠，成为检测的探针。

此外，胸腺类癌和燕麦细胞癌对任何一种神经肽激素或5－羟色胺表现免疫反应，ACTH，Somatostatin，降钙素是最常见的神经肽。胸腺瘤不能合成以上任何一种神经肽，因此可以肯定地说，以前报告的能产生ACTH的“胸腺瘤”，事实上都是胸腺类癌。

偶尔，弥漫性生长的胸腺类癌与恶性淋巴瘤也可能混淆，与淋巴瘤不同的是，胸腺类癌对白细胞共同抗原不表现免疫反应。

神经肽免疫组化染色阳性结果，对临床上的价值不仅确定内分泌疾病的部位，也能揭示“静止期”肿瘤，在以上任何一种情况下，血清学可以检测相关激素水平，作为监测肿瘤进展或复发的指标。

四、诊断及鉴别诊断

临床上除了某些病例表现有内分泌异常外，常见的症状有胸痛，咳嗽，呼吸困难和上腔静脉梗阻。影像学上胸腺类癌显示为前上纵隔肿物，这些均与胸腺瘤难以区分，与胸腺癌也不容易鉴别。但是胸腺类癌无论在临床表现、病理特点以及预后诸方面均与胸腺瘤、胸腺癌不同（表 9－3－2）。此外诊断胸腺类癌时尚需与纵隔生殖源性肿瘤、淋巴源性肿瘤进行鉴别。

胸腺类癌常合并库欣综合征，临床医师对此应有足够的认识，对以内分泌紊乱为主诉的患者，排除垂体瘤、肾上腺腺瘤和肾上腺增生后，应想到异位 ACTH 肿瘤可能，特别是胸腺类癌，及时进行胸部影像学检查，以避免漏诊、误诊。

表 9－3－2 胸腺类癌与胸腺瘤、胸腺癌鉴别

	胸腺类癌	胸腺瘤	胸腺癌
来源	神经嵴起源的神经内分泌细胞	支气管嵴衍生上皮细胞	胸腺上皮细胞
合并症	库欣综合征,MEN,心包炎,多发性关节炎,肌炎	重症肌无力,纯红细胞发育不良	很少
临床表现	多有症状	部分有症状	多有症状
周围侵犯	50%	10%	100%
病理特点	具有神经内分泌肿瘤特点,与他处类癌形态相似	分上皮细胞、淋巴细胞型、混合型,无神经内分泌肿瘤特点	上皮来源恶性肿瘤
复发、转移	30%～40% 胸外转移,转移至皮肤、骨、肝、肾上腺、纵隔淋巴结	胸外转移<5%	易复发,纵隔淋巴结和远处转移
预后	差,切除后数年仍有复发和转移,化疗、放疗均不易控制	Ⅰ期有包膜者可治愈,Ⅱ、Ⅲ期放疗、化疗有一定疗效	极差,恶性程度最高

有几种病变需要与胸腺类癌和燕麦细胞癌进行鉴别。首先是上皮型胸腺瘤，前面已经讨论，概括地讲，胸腺瘤细胞核染色质不均匀，此与胸腺类癌不同，其次，胸腺瘤通常因瘤内有纤维条索产生分叶状，第三，胸腺类癌对 chromogranin 表现免疫反应。

胸腺内甲状旁腺腺瘤，临床上也表现高血钙，提示疾病的内分泌性质，偶尔肿瘤处于不活动期，造成临床上与胸腺类癌相混。两者在显微镜下表现有几点不同，最明显的是甲状旁腺腺瘤无灶性坏死、类器官样生长或玫瑰结形成，这些均是胸腺类癌的特点。通常 PAS 染色为强阳性。甲状旁腺腺瘤电镜下内分泌颗粒极少，而且免疫组化检测出甲状旁腺激素水平高，这些与胸腺类癌均不相同。

纵隔副神经节瘤，形态学与胸腺类癌相近，但是它不出现在胸腺区，因为它可来自主动脉或肺动脉体，故多与大血管相连，或是大血管内副神经节瘤。此外，副神经节瘤细胞呈更为紧密的簇状生长（Zellballen 形成），而胸腺类癌细胞则呈更大的类器官样簇状生长。继之，副神经节瘤无

细胞分裂，胸腺类癌则很容易发现细胞核分裂象。副神经节瘤嗜铬（Argentaffin）染色可以是阳性，而胸腺类癌为阴性。最后，两类肿瘤对于 Met - 和 Leuenkephalin 均可出现免疫反应，，但副神经节瘤更为多见。

某些转移到胸腺的肿瘤更难诊断，它们与胸腺类癌极为相似。另外，某些胸腺类癌亚型表现呈筛孔状生长，也可能提示为继发癌，而不是原发性胸腺肿瘤。临床上极其少见肺或小肠的类癌选择性地转移到纵隔而原发灶无明显疾病。在诊断胸腺类癌之前，应进行支气管镜检查和消化道造影，以排除胸腺转移性癌。胸腺原发性或继发性燕麦细胞癌的鉴别也需认真对待，在鉴别诊断问题上，免疫组化染色作用有限，NSE，chromogranin 和其他神经肽激素在原发性和继发性神经内分泌肿瘤均可观察到，因而很少用于鉴别诊断。

罕见的情况下，恶性淋巴瘤和纵隔精原细胞瘤也可与胸腺类癌混淆，此时免疫组化检查对鉴别诊断有较大帮助，淋巴瘤表达淋巴细胞共同抗原（LCA），精原细胞瘤含有胚胎性碱性磷酸酶，血中 AFP 和 β - HCG 值升高，胸腺类癌不含以上两种物质。

五、分类方法

病理学上，来源于胸腺上皮神经内分泌细胞的肿瘤属于胸腺神经内分泌肿瘤，它与胸腺癌不同，与非上皮神经内分泌肿瘤，如副神经节细胞瘤也不相同。WHO 将胸腺类癌划在胸腺神经内分泌癌之中，除了分化较好的胸腺类癌以外，胸腺神经内分泌癌还包括分化较差的大细胞癌和小细胞癌。

Arrigoni 在 1972 年根据有无侵犯将支气管类癌分为不典型类癌和典型类癌，将这一标准应用于胸腺类癌分类上，大多数胸腺类癌相当于不典型支气管类癌。有作者报道 82% 胸腺类癌表现为恶性肿瘤特点为不典型类癌，此比率明显高于不典型支气管类癌 26% 的发生率。比较胸腺类癌与支气管类癌，前者呈更为弥漫性生长，诊断时多处于晚期阶段，表现更高程度的细胞不典型性。最近的一项研究显示胸腺不典型类癌较支气管类癌预后更好。不典型胸腺类癌的 5 年、10 年存活率分别为 84% 和 75%，典型支气管类癌为 87% 和 87%，不典型支气管类癌为 56% 和 35%。

与支气管类癌分为典型类癌（良性）和不典型类癌（恶性），二者相似，根据胸腺类癌的组织学特征和核分裂多少，将胸腺类癌分为典型胸腺类癌（核分裂数少于 2 个/每 10 个高倍镜下）和不典型胸腺类癌（核分裂数 2 ~ 10 个/每 10 个高倍镜下）。从我们临床实践结果看，WHO 这种再分类方法较为实用，对选择治疗和预后判断有更大的价值。影像学上，典型胸腺类癌边界清楚，密度均匀，不侵犯周围脏器。术中发现其包膜完整，无淋巴结转移，手术能彻底切除，术后不需辅助治疗，罕见肿瘤复发，长期随诊预后颇佳，与非侵袭性胸腺瘤相似。不典型胸腺类癌在影像学上表现为纵隔巨大肿块，界限不清，常侵犯周围脏器或组织，术中多见肿瘤局部侵犯心包、纵隔胸膜、肺组织，手术不容易切除干净，术后容易复发和转移，需要进行辅助放疗和化疗，长期随诊预后较差，此类胸腺类癌与侵袭性胸腺瘤或胸腺癌相似。

北京协和医院病理科从 2001 年起将胸腺类癌报告分为典型和不典型类癌两种类型，共 7 例，4 例典型类癌有完整包膜，无纵隔淋巴结转移，容易完整切除，至今随诊已超过 3 年均恢复良好。3 例不典型类癌有纵隔淋巴结转移，局部侵袭心包、上腔静脉和肺组织，手术切除困难。1 例术后 3 年复发转移死亡，2 例术后短期恢复尚可，长期结果待随诊。

将胸腺类癌的病理分化程度与典型或不典型性联系起来，有报道 72% 的胸腺类癌为中分化型，与不典型支气管类癌相似，其余或是低分化癌，相似于肺小细胞癌，或为更为少见的高分化，相似于典型支气管类癌。

六、治疗、辅助治疗和预后

外科切除是胸腺类癌惟一有效的治疗手段，手术方式对预后有明显影响，探查手术、部分切除手术预后均不佳，根治性切除肿瘤及受累组织有望获得长期生存。北京协和医院 1992 年以后 11

例胸腺类癌，无1例开胸探查手术，大部分病例能彻底切除肿瘤以及受侵的组织和器官，其中2例并施行上腔静脉系统人工血管置换，1例术后因继发肺部感染死于败血症，另1例恢复良好，本组有限资料显示彻底手术切除能够提高长期存活率。复习文献81例结果显示，完全切除的（53例）5年存活为77%，10年存活率为30%，部分切除者（11例）5年和10年存活率分别是65%和19%，未切除者（16例）分别为28%和0%。另一组研究显示未切除者5年和10年存活率分别是28%和10%。

胸腺类癌术后是否需要进行辅助治疗目前仍存在争议。有报告提出根治性手术或姑息切除手术，术后进行放疗或化疗能够延长生存时间。北京协和医院资料显示，术后辅助治疗是影响预后的相关因素，典型胸腺类癌完全切除后可不进行任何辅助治疗，长期随诊无复发。对于不典型胸腺类癌以及未能完全切除的胸腺类癌，术后应予局部放疗；继之进行4～6周期以铂类为基础第3代化疗药物的综合治疗。此外，其他治疗方式包括对生长抑素受体高表达的患者给予生长抑素（善得定）治疗，可能有某些疗效。

一方面强调区分胸腺类癌与燕麦细胞癌，另一方面强调胸腺类癌与真正胸腺瘤的区分，主要原因在于它们各自的生物学行为迥然不同。至少30%～40%胸腺内分泌肿瘤有胸腔外转移，可转移到骨、皮肤、淋巴结和肝脏，而这些转移癌对于辅助化疗或放疗均无反应。但是仅不到5%胸腺瘤有胸腔外转移。

胸腺类癌死亡率高于I型多发性内分泌肿瘤（MEN）（垂体瘤，甲状旁腺腺瘤或增生，胰岛细胞瘤）。有异位分泌ACTH功能产生库欣综合征的胸腺类癌患者，远比无临床内分泌紊乱者预后差。不典型胸腺类癌即使有包膜也有潜在恶性，切除多年后仍可能复发，因而需要对此种病例进行长期随诊。有报道术后10余年复发，再次手术切除也可有较好疗效。胸腺类癌肉眼检查特点并无预后意义，这与真正胸腺瘤不同。本组2例分别于术后2年及3年复发，再次手术时，虽粘连重，渗血多，肿瘤仍能再次切除干净。

我们的资料显示是否合并内分泌综合征并不影响预后，摘除有分泌ACTH功能的胸腺类癌以后，临床症状明显改善，并可能获得长期存活。因此，对此类患者应争取彻底切除肿瘤，从而有效地改善症状，获得满意的疗效。

胸腺类癌的病理分化程度（高、中、低分级）与临床预后有密切关系，一组报告组织学分化越高，预后越佳，高分化类癌中期存活为9～11年，中分化为5～7年，低分化为1.5～3年。

七、北京协和医院资料

北京协和医院自1980年1月至2006年1月，外科手术治疗纵隔原发性胸腺类癌18例，其中男性13例，女性5例，性别比为2.6∶1。年龄自21～68岁，平均40岁。除1例表现为库欣综合征长期治疗发现纵隔肿瘤病程为4年外，其余17例病程1～6个月，平均3个月。

主要症状包括胸痛，胸闷，刺激性干咳。5例以库欣综合征为主诉，1例表现为多发性内分泌肿瘤（MEN－I）。体检偶然发现纵隔占位者1例，心包切除术中发现胸腺结节1例。18例均在全身麻醉下开胸手术切除。术中发现肿瘤大小不一，最小者3cm×2cm，最大者15cm×13cm，平均4cm×4cm。肿瘤完整切除14例，开胸探查活检2例，姑息性切除2例。除了切除肿瘤外，7例合并切除心包，5例合并部分肺切除。肿瘤及上腔静脉系统（上腔静脉和左右无名静脉）切除并人工血管置换2例（图9－3－2A，B，C，D）。术后4例接受放疗，2例化疗。经8个月至15年随诊，2例开胸探查患者分别于术后1年和2年死于肿瘤转移。5例表现库欣综合征的胸腺类癌患者，1例行肿瘤及上腔静脉切除人工血管搭桥术后因心肺骤停继发肺部感染，2周后死于败血症；4例库欣综合征术后2周症状开始改善，其中1例2年后颈部淋巴结转移；其余3例随诊3年至7年情况良好。2例分别于肿瘤切除后2年、3年肿瘤复发，经再次手术切除恢复。2例近期手术短期效果良好，7例术后随诊1年至15年无复发情况良好。

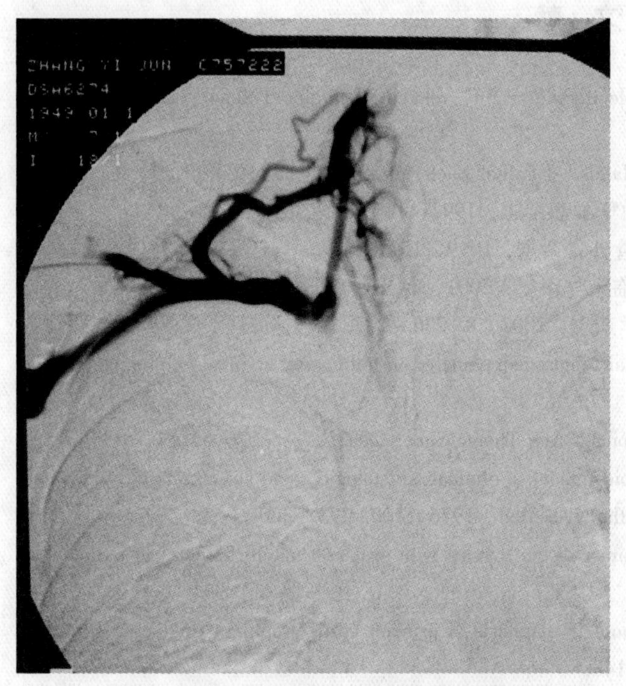

图 9－3－2A　术前右上肢静脉造影图像

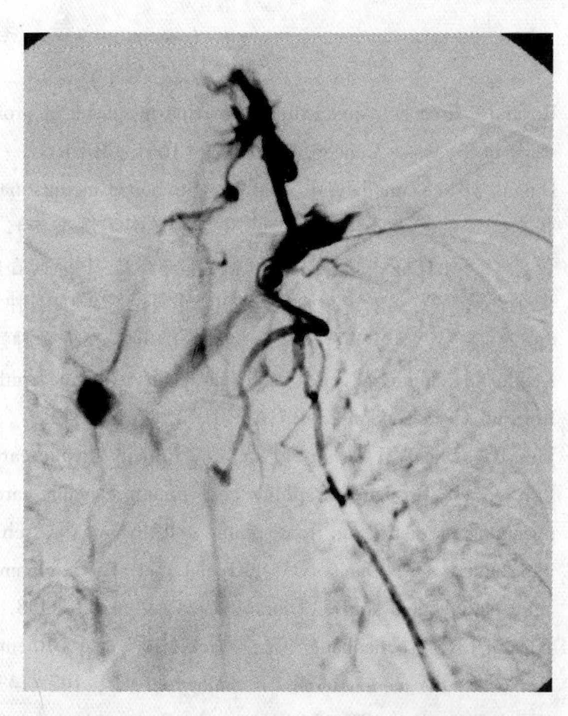

图 9－3－2B　术前左上肢静脉造影图像

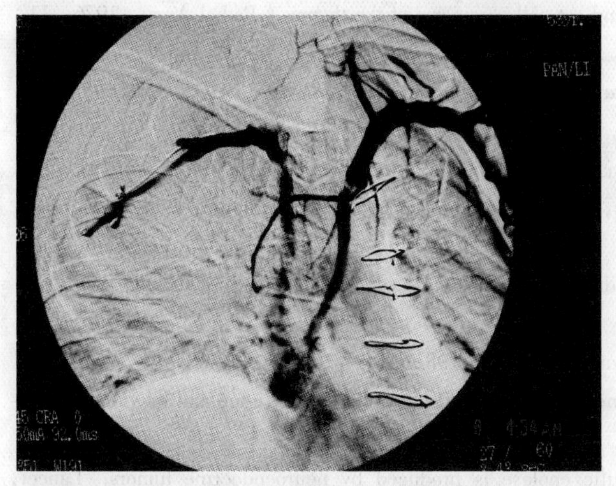

图 9－3－2C　术后 1 个月上肢静脉造影正位图像

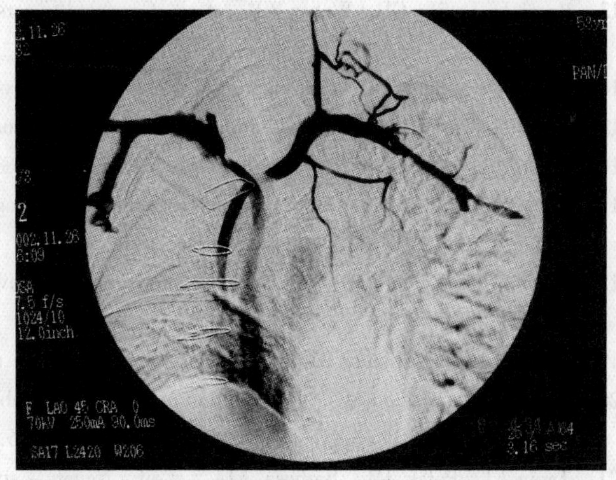

图 9－3－2D　术后 1 个月上肢静脉造影斜位图像

男性，53 岁，因胸痛活动后气促 3 个月入院。经胸骨正中切口行胸腺类癌及上腔静脉系统切除，双侧无名静脉与右心耳人工血管架桥。

用寿命表法（Life Tables）计算生存率，Log Rank 统计分析进行显著性检验，将患者临床资料按 8 个变量进行统计，用 Cox 单因素回归模型分析胸腺类癌预后的影响因素。全部数据用 SPSS10.0 统计软件包分析。统计结果显示本组 3 年生存率为 72.6%，5 年生存率 60.5%，10 年生存率 40.3%。纵隔淋巴结转移、病理类型、手术方式、术后综合治疗等是影响预后的主要因素，统计学上有显著差异（$P<0.05$）；性别、年龄、术前症状和合并症对预后影响无统计学意义（$P>0.05$）。

（郭　峰　张志庸）

参 考 文 献

1. Rosai J, Higa E. Mediastinal endocrine neoplasm of probable thymic origin, related to carcinoid tumor: clinicopathologic study of 8 cases. Cancer, 1972, 29:1061~1074.
2. Duguid JB, Kennedy AM. Oat-cell tumorsof mediastinal glands. J Pathol Bacteriol, 1930, 33:93~99.
3. 张志庸，郝武森，任华等．胸腺类癌（附7例报告）．中华肿瘤杂志，1992，14:382~384.
4. 黄进丰，汪良骏，李鉴等．胸腺类癌4例．中华胸心血管外科杂志，1999，15:363.
5. 朱全，陈广明，朱宁．胸腺类癌的外科治疗．中国肿瘤临床与康复，2001，8:85~86.
6. 钟华，陈岗，韩宝惠．8例胸腺类癌的临床分析．肿瘤学杂志，2002，8:236~237.
7. Kondo K, Monden Y. A questionnaire about thymic epithelial tumors as compared to pulmonary atypical carcinoids. Nihon Kokyuki Geka Gakkai Zasshi, 2001, 15:633~642.
8. Liu HC, Hsu WH, Chen YJ, et al. Primary thymic carcinoma. Ann Thorac Surg, 2002, 73:1076~1081.
9. Levine GD, Rosai J. A spindle cell variant of thymic carcinoid tumor: a clinical, histologic, and structural study with emphasis on its distinction from spindle cell thymoma. Arch Pathol Lab Med, 1976, 100:293~300.
10. Lowenthal RM, Gumpel JM, Kreel L, et al. Carcinoma tumor of the thymus with systemic manifestations: a radiological and pathological study. Thorax, 1974, 29:553~558.
11. Brown LR, Aughenbaugh GL, Wick MR, et al. Roentgenologic diagnosis of primary corticotrophin-producing carcinoid tumors of the mediastinum. Radiology, 1982, 142:143~148.
12. Wick MR, Scott RE, Li CY, et al. Carcinoid tumor of the thymus: á clinicopathologic report of seven cases with a review of the literature. Mayo Clin Proc, 1980, 55:246~254.
13. Rosai J, Levine GD, Weber WR, et al. Carcinoid tumors and oat cell carcinoma of the thymus. Pathol Annu, 1976, 11:201~226.
14. Chong GC, Beahrs OH, Sizemore GW, et al. Medullary carcinoma of the thyroid gland. Cancer, 1975, 35:695~704.
15. Ho FCS, Ho JCI. Pigmented carcinoid tumor of the thymus. Histopathology, 1977, 1:363~369.
16. Wick MR, Bernatz PE, Carney JA, et al. Primary mediastinal carcinoid tumors. Am J Surg Pathol, 1982a, 6:195~205.
17. Wick MR, Scheithauer BW. Thymic carcinoid: a histologic, immunohistochemical, and ultrastructural study of 12 cases. Cancer, 1984, 53:475~484.
18. Snover DC, Levine GD, Rosai J. Thymic carcinoma: five distinctive histological variants. Am J Surg Pathol, 1982, 6:451~470.
19. Wick MR, Scheithauer BW. Oat-cell carcinoma of the thymus. Cancer, 1982b, 49:1652~1657.
20. Sloane JP, Ormerod MG. Dustribution of epithelial membrane antigen in normal and neoplastic tissue and its value in diagnostic tumor pathology. Cancer, 1981, 47:1786~1795.
21. Tapia FJ, Polak JM, Barbosa AJA, et al. Neuon-specific enolase is produced by neuroendocrine tumors. Lancet, 1981, 1:808~811.
22. Wick MR, Scheithauer BW, Kovacs K. Neuron-specific enolase in neuroendocrine tumors of the thymus, bronchus and skin. Am J Clin Pathol, 1983b, 79:703~707.
23. Wilson BS, Lloyd RV. Detection of chromogranin in neuroendocrine cells with an monoclonal antibody. Am J Pathol, 1984, 115:458~468.
24. Hullin DA, Brown K, Kynoch PAM, et al. Purification, radioimmunoassay, and distribution of human brain 14-3-2 protein (nervous-system specific endolase) in human tissues. Biochim Biophys Acta, 1980, 628:98~108.
25. Kurtin PJ, Pinkus GS. Leukocyte common antigen-a diagnostic discriminant between hematopoietic and nonhematopoietic neoplasms in paraffin sections using monoclonal antibodies: correlation with immunologic studies and ultrastructural localization. Hum Pathol, 1985, 16:353~365.
26. Russell CF, Edis AJ, Scholz DA, et al. Mediastinal parathyroid tumors. Experience with 38 tumors requiring mediastinotomy for removal. Ann Surg, 1981, 193:805~809.
27. Roslyn JJ, Gordon HE, Mulder DG. Mediastinal parathyroid adenomas: a cause of persistent hyperparathyroidism. Am

Surg，1983，49：523～527.

28. Glenner GS，Grimley PM. Tumors of the extra－adrenal paraganglion system：supra－aortic and aortico－pulmonary paragangliomas. In：Atlas of tumor pathology. Washington，DC，Armed Forces Institute of pathology，1974，68～69.

29. Olson JL，Salyer WR. Mediastinal paragangliomas（aortic body tumor）：a report of four cases and a review of the literature. Cancer，1978，41：2405～2412.

30. DeLellis RA，Blount M，Tischler AS，et al. Leu－enkephalin－like immunoreactivity in proliferative lesions of the human adrenal medulla and extra－adrenal paraganglia. Am J Surg Pathol，1983，7：29～37.

31. Arrigoni MG，Woolner LB，Bernatz PE. Atypical carcinoid tumors of the lung. J Thorac Cardiovasc Surg，1972，64：413～421.

32. de Perrot M，Spiliopoulos A，Fisher S，et al. Neuroendocrine carcinoma（carcinoid）of the thymus associated with Cushing's syndrome. Ann Thorac Surg，2002，73：675～681.

33. Travis WD，Rush W，Flieder DB，et al. Survival analysis of 200 pulmonary neuroendocrine tumors with clarification of criteria for atypical carcinoid and its separation from typical carcinoid. Am J Surg Pathol，1998，22：934～944.

34. Rosai J，Sobin L. H. World Health Organization International Histological Classification of Tumors：Histological Typing of Tumors of the Thymus，2nd ed. Berlin：Springer Verlag，1999，15～18.

35. Gal AA，Kornstein MJ，Cohen C，et al. Neuroendocrine tumors of the thymus：a clinicopathological and prognostic study. Ann Thorac Surg，2001，72：1179～1182.

36. Moran C. A，Suster S. Neuroendocrine carcinomas（carcinoid tumor）of the thymus. Am J Clin Pathol，2000，114：100～110.

37. Chaer R，Massad MG，Evans A，et al. Primary neuroendocrine tumors of the thymus. Ann Thorac Surg，2002，74：1733～1740.

38. Tiffet O，Nicholson AG，Ladas G，et al. A Clinicopathologic Study of 12 Neuroendocrine Tumors Arising in the Thymus. Chest，2003，124：141～146.

39. 郭峰、张志庸、崔玉尚等，胸腺类癌外科治疗长期结果. 中国胸心血管外科临床杂志，2007；14：422～425.

第四节 胸 腺 癌

一、定义

胸腺癌定义为一组侵犯性上皮细胞肿瘤，组织学上表现为恶性细胞特点，容易早期发生局部转移和广泛远处播散。

临床上需要将胸腺癌与恶性胸腺瘤区别开来，因为两者症状不同，组织细胞学特点不同，治疗和预后也不相同。以往文献上有关胸腺癌的临床和病理特点论述较少，其原因有三：

（1）早年报告描述的“胸腺癌”后来证实为恶性淋巴瘤、精原细胞瘤或者是身体其他部位肿瘤侵犯、转移到胸腺，如纵隔型肺癌、肺鳞癌转移到纵隔。

（2）Mayo 医学中心在 75 年间仅发现 16 例组织学上证实的胸腺癌。

（3）至今尚无有效方法从病理学上完全区别原发性胸腺癌或转移到胸腺的其他恶性肿瘤。

二、病理学特点

胸腺癌一般界限不甚清楚，缺乏完整纤维性包膜和瘤内分隔，典型的肿瘤切面呈橡皮样或砂粒状，色灰白，常有坏死或出血灶，很少发现肿瘤内囊性变。Snover 描述了一例胸腺粘液表皮样癌，其切面呈粘稠橡胶样，他还描述了另一例肉眼可见囊性基底细胞样胸腺癌。Leong 报告一例囊性胸腺鳞状细胞癌。

显微镜下胸腺癌依其发生率可有以下几种类型：淋巴上皮样鳞癌，角化性鳞癌，基底细胞样鳞癌，透明细胞癌，肉瘤样癌和粘液表皮样癌。

淋巴上皮样鳞癌：这类胸腺癌由大片或巢状卵圆形或圆形细胞组成，细胞核大呈囊泡状，核仁明显嗜酸性，核与胞质比例高，胞质呈双染性且细胞界限清楚，有大量核分裂，常见肿瘤内自发性坏死区，以上描述与鼻咽部淋巴上皮癌相似（分化差的鳞癌），因此最恰当的名称应为“淋巴上皮样胸腺癌”。

角化性鳞癌：肿瘤细胞较大，富含染色质的核仁，中等量嗜酸性胞质，核与胞质比例较高，很容易发现核分裂象。这种类型肿瘤的特点是角化珠形成，因细胞外角蛋白关系，瘤细胞呈向心性排列。生长类型呈大片状或类器官样，偶尔梭形细胞很明显，呈现明显的簇状上皮样外貌。

基底细胞样鳞癌：由多边形小而一致的细胞组成，双染的胞质稀少，细胞核椭圆形，染色质分布均匀，核仁不明显，核胞质比例高。分裂象广泛，在整个肿瘤内散布着小的化生型角化鳞状细胞灶。瘤细胞排列成巢状或小梁状，周边呈栅栏状。可观察到有腺样间隙，内含 PAS 弱染和粘卡染色阳性物质。

透明细胞癌：Snover 和 Wolfe 分别报告了两例，此两例均由大片多角形细胞组成，有大量透明的细胞胞质，偶尔被纤维血管间隔分开。细胞核卵圆形，其内某些地方染色质均匀分布，而在其他地方呈囊泡状含有明显的嗜酸性核仁。很少见到核分裂。此两例与肾透明细胞癌非常相似。Snover 描述的细胞质含有 PAS 染色阳性的糖原，其他肿瘤仅显示微弱 PAS 反应，对粘卡染色表现阴性。

肉瘤样癌：也有两例描述，瘤内恶性鳞状细胞生长灶与梭形细胞混合存在。梭形细胞核富含染色质，偶尔核仁明显并有高核胞质比例，细胞排列相似于纤维组织细胞瘤，偶尔在肿瘤内发现小的鳞状细胞巢，却未见到条纹状的梭形细胞。

粘液表皮样癌：此类胸腺癌显微镜下表现基本上与唾液腺的粘液表皮样癌一样，由三种细胞构成：含中等量胞质的多角形细胞；轻度嗜碱性、PAS 阳性胞质空泡压缩核仁的细胞；第三类细胞为鳞状细胞，有细胞间桥，核大富含染色质并有核分裂象，偶尔可发现去角化细胞散布在肿瘤内。1982 年 Tanaka 描述的肿瘤与上述显微镜下结构相同，这两例肿瘤细胞部分排列成囊状，部分排列成坏死巢状，其内被纤维索带所分隔，微小囊内含粘液性物质。

三、免疫组化特点

在胸腺癌与其他相关疾病鉴别方面，免疫组化检查是最重要的方法。各种类型的胸腺癌对于上皮膜抗原和细胞角蛋白呈免疫阳性反应，但是不对 α - AFP、β - HCG、碱性磷酸酶或淋巴细胞共同抗原（CLA）反应。有报告肉瘤样胸腺癌患者应用 PAP 技术表现肌红蛋白阳性反应，此肿瘤细胞对角蛋白也表现阳性。Leyvraz 报告一例淋巴上皮样胸腺癌对于 Epstein - Barr 病毒感染阳性反应，这一发现提示 EBV 对此类肿瘤发生一定作用，因在鼻咽部确有一定比例的 EBV。有可能将来免疫组化方法能揭示 EBV 抗原对肿瘤发生的作用。

四、临床特点

胸腺癌一般常发生在中年男性患者，平均年龄为 46 岁。临床多有症状，如胸闷，憋气，咳嗽，气短，甚至声音嘶哑，面部、颈部肿胀。全身症状可有低热、乏力、体重减低等。体格检查除了上腔静脉综合征以外，多无阳性发现。诊断多需要影像学检查。

影像学上，胸腺癌通常表现为大的、分界不清、浸润性前上纵隔肿块（图 9 - 4 - 1），多合并有胸腔积液或心包积液。胸膜腔种植少见。胸部 CT 扫描可清楚地显示肿块，确定肿瘤大小、边界，有无侵犯周围脏器（图 9 - 4 - 2）。影像学上与胸腺瘤相似的是，巨大的胸腺癌也可有囊性变，表现为局部出现液化区（图 9 - 4 - 3）。与胸腺瘤不同之处是胸腺癌常常有局部侵犯，除了包绕脏器外，还可侵入到肺、心包、左右无名静脉或上腔静脉内，此外胸腺癌常见纵隔淋巴结肿大，并多有肿瘤远处播散。因此当怀疑胸腺癌时，应进行全身骨核素扫描，以及腹部超声检查，以确定这些部位是否存在转移。

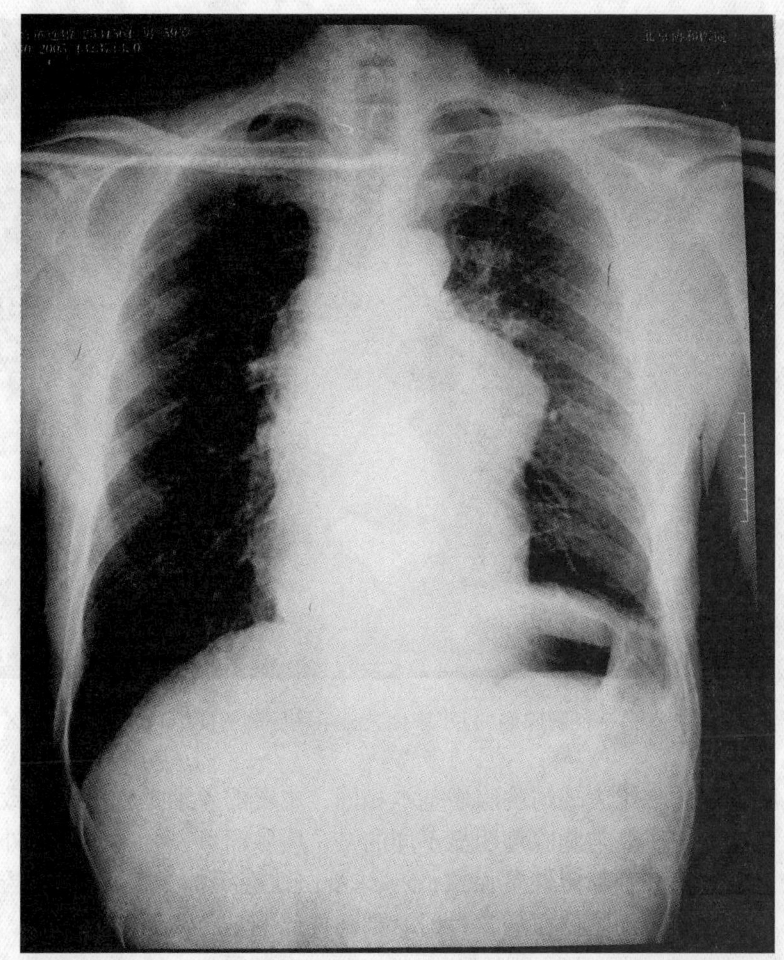

图9－4－1　胸腺癌　胸部X线正位像显示左心缘旁纵隔肿物影

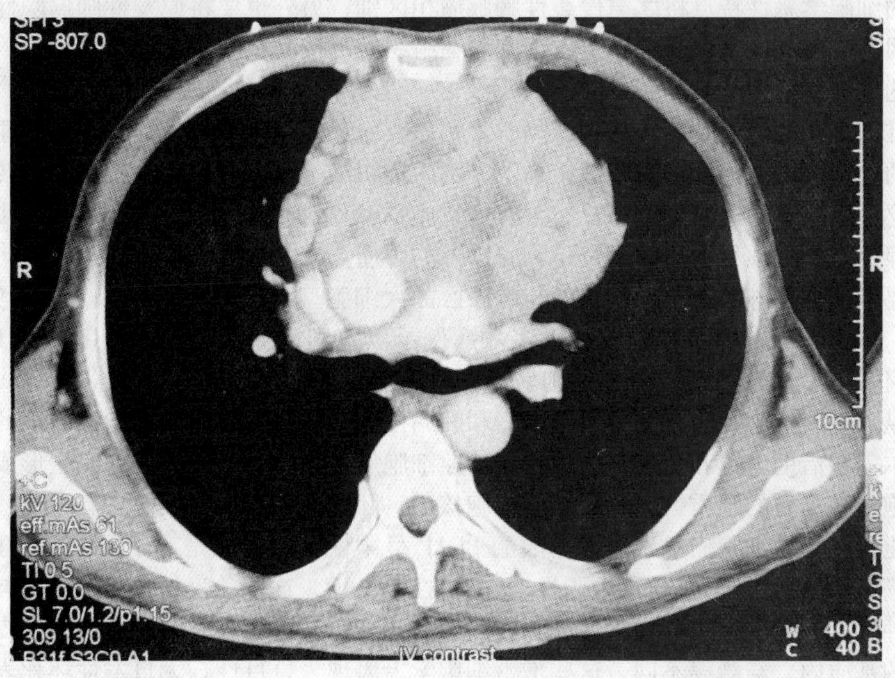

图9－4－2　胸腺癌CT像

显示前纵隔巨大肿物，肿物无明显界限，内部密度不均并有部分液化区，周围血管受压变形

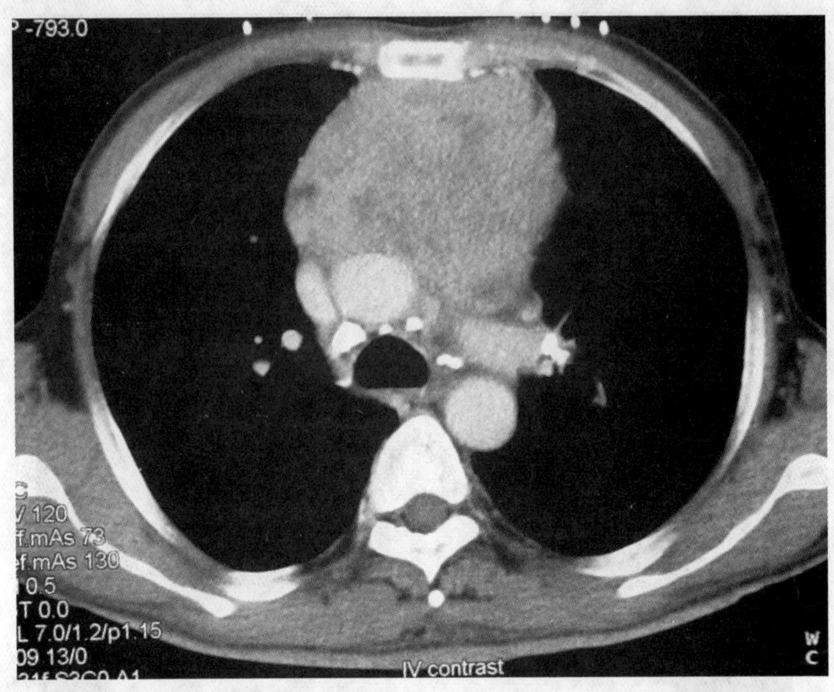

图 9 -4 -3　另一例胸腺癌的 CT 影像，显示胸腺癌密度不均，多处液化区

从上述可见，胸腺癌的临床表现与胸腺瘤基本相同，主要的差别是胸腺癌所致纵隔结构受侵、移位更明显，肿瘤生长速度更快。与胸腺瘤明显不同的是，胸腺瘤可以合并多种瘤外综合征，但是胸腺癌不合并重症肌无力、纯红细胞障碍性贫血或低 γ 球蛋白血症等瘤外综合征。罕见的仅有一例胸腺鳞癌广泛转移后一年发生单核细胞白血病，目前尚难确定此例是否为偶然巧合。

五、鉴别诊断

胸腺癌的细胞学恶性特点将之与侵袭性胸腺瘤相区别，另外也要将原发性肺癌隐性转移到胸腺的可能排除，因为他们与原发性肺鳞状上皮细胞癌在组织学上极其相似。

胸腺癌的鉴别诊断列于表 9 -4 -1。最重要之一是各种类型的胸腺癌与鼻咽部、肺、肾、唾液腺、睾丸和肛门直肠的隐性肿瘤转移到纵隔非常相似，而免疫组化或电镜检查在鉴别原发或继发肿瘤上也有一定的限制。惟一例外是在超微结构上，胸腺透明细胞癌与肾透明细胞癌胸腺转移不同，它不像肾和女性泌尿生殖道的透明细胞癌，它含有大量胞质微丝和桥粒，缺乏微绒毛，糖原量也不明显。但是诊断胸腺癌时，必须尽力排除原发于胸腺以外的肿瘤。

另一需要考虑的是淋巴上皮样胸腺癌与胸腺区的大细胞型淋巴瘤极其相似，通过免疫组化检查，角蛋白抗体、EMA，CLA 等指标可以在大多数病例予以鉴别。胸腺癌对于角蛋白和 EMA 呈阳性反应，对 CLA 不反应，而大细胞型淋巴瘤则呈相反的反应。

性腺外纵隔生殖细胞肿瘤，如精原细胞瘤和胚胎性癌，常与胸腺癌相混淆，详细的组织病理学可予鉴别，偶尔需要借助电镜和免疫组化检查。精原细胞瘤不含胞质微丝，或者完全形成桥粒，另一方面，精原细胞瘤有丰富的胞质糖原和复杂的细胞核仁。胚胎性癌通常胞质内含有 AFP，缺少真正的微丝。免疫组化检查精原细胞瘤对于碱性磷酸酶 PLAP 呈阳性反应，但是对于 EMA 和角蛋白呈阴性反应。胚胎性癌 EMA 阴性，但是角蛋白阳性，同时含有 PLAP，这些免疫组化指标无一与胸腺癌相同。

胸腺囊肿发生的癌变很难与增生性胸腺囊肿区别开来，其特征为囊内衬有鳞状上皮的小巢不规则性套入邻近的基质内，与鳞癌不同，这些增生细胞学上表现为盲目性，无自发性坏死表现。

肉瘤样胸腺癌无肌性分化，可能与真正纵隔内肉瘤混淆，但是真正的肉瘤对 Vimentin 反应阳性，对 EMA 和角蛋白不反应，肉瘤样胸腺癌的反应则相反。

表 9-4-1　胸腺癌与纵隔原发性肿瘤组织学区别

肿　瘤	巢状生长	核圆或卵圆形	复合核仁	退化腺体	淋巴样浸润	侵犯血管	PAS +
胸腺癌	+ ~ ++	++	0	0	+	0	+
肉瘤样胸腺癌	±	±	0	0	±	0	±[a]
大细胞淋巴瘤	0[b]	0	0	0	++	0	0
精原细胞瘤	+	+	++	0	+	0	+ ~ ++
胚胎癌	+ ~ ++	+	±	+ ~ ++	±	0	+
真正肉瘤	0	0	0	0	0	+	0

0 无；± 变化；+ 存在；++ 明显；[a]孤立细胞团浓厚嗜酸性胞质；有强阳性 PAS 反应可见横纹；[b]大细胞淋巴瘤有硬化基质呈簇状生长。

六、治疗和预后

上述各种类型的胸腺癌约 85% 为致死性的，大多数转移到肺、肝、骨、肾上腺和胸腔外淋巴结，部分病例纵隔肿瘤复发，难以控制最终死亡，放疗和化疗对于控制肿瘤效果不佳。

治疗和预后取决于肿瘤的组织学分型和分期。Suster 和 Rasai 报告了一组 60 例胸腺癌的临床与病理结果，此组并未显示出各种治疗方案的优劣结果，其他报告显示了胸腺癌对以铂类为基础的化疗有完全或部分反应。合理的治疗选择是采用 etoposide 和顺铂联合化疗并同步放疗。当患者不能耐受同期化、放疗，也可采用程序式治疗。

胸腺癌的 3 年、5 年存活率分别是 40% 和 33%。恶性程度极高的胸腺癌（分叶性生长、细胞分化极差、广泛性坏死、细胞分裂象极多）5 年存活率为 15% ~20%，恶性程度较低的胸腺癌其 5 年存活率为 90%，可见组织细胞学分型对于预后影响的重要性。

七、北京协和医院资料

北京协和医院胸外科自 1961 年至 2004 年共手术治疗病理证实胸腺癌 43 例，其中男性 30 例，女性 13 例。年龄 22 ~78 岁，平均 53.6 岁。病程自 1 个月至 4 年，平均 12.1 个月。

主要症状是胸闷不适（24/43）和胸痛（19/43），其他主诉有肩背痛（6/43），咳嗽（7/43），憋气（3/43），头颈部肿胀（3/43），咯血（3/43），低热（3/43），吞咽不畅（2/43），双睑下垂（2/43）。此外 4 例无明显症状为体格检查偶然发现纵隔内肿物影。2 例纵隔肿物合并重症肌无力。

影像学检查均发现前上纵隔肿物影，肿物大小不一，最大者直径 15cm，最小者直径 3cm。肿瘤形状多不规则，部分病例有明显分叶，肿物界限不清，密度均匀或不均，有的可见肿瘤内存在液化区，罕见钙化灶。影像学显示气管受压变窄和大血管受压阻塞各 7 例，3 例有一侧膈麻痹，1 例显示胸骨破坏。3 例发现胸腔积液，肺内有多发结节和纵隔淋巴结肿大各 4 例。术前诊断 21 例为胸腺瘤，8 例恶性胸腺瘤，8 例为纵隔肿物，4 例胸腺癌，纵隔型肺癌和畸胎瘤各 1 例。

29 例经胸骨正中切口、12 例经后外侧剖胸切口、2 例经前外侧切口完成手术。手术发现所有肿物均无完整包膜并侵犯周围脏器，受侵脏器依次为：心包（28 例）、上腔静脉（19 例）、左或右无名静脉（17 例）、胸膜（17 例）、膈神经（11 例）、肺组织（11 例）、主动脉（9 例）、肺动脉（2 例）、胸骨（2 例）和横膈（1 例），此外尚发现 2 例胸膜布满散在结节。肿瘤大小自 15cm ×13cm ×10cm 至 3cm ×4cm ×2cm。15 例肿瘤完全切除，23 例行肿瘤部分或大部分切除，5 例仅行开胸探查肿瘤活检。合并心包切除 26 例、上腔静脉及左右无名静脉切除人工血管置换 3 例，上腔静脉部分切除血管成形 1 例，合并肺部分切除 2 例。

术后病理组织检查，均为 C 型胸腺瘤（胸腺癌），鳞状上皮细胞癌 30 例，小细胞癌 6 例，淋巴细胞型癌4例，其他有低分化癌、未分化癌和腺癌各1例。按 Verley 和 Hollmann 胸腺瘤分期方法，本组Ⅲ期40例，ⅣA 期2例，ⅣB 期1例。

经18年至半年随访，平均随访29.4个月。43例中7例失访，随访率为83.7%。术后1年内死亡8例，术后2年死亡4例，术后5年和8年分别死亡2例和1例，现存活28例。按寿命表法计算1年、3年、5年和8年存活率分别为68.29%、56.67%、41.56%和27.71%。

从本组结果我们初步结论以下几点：

1. 胸腺癌发现率较前有较大增加，原因之一是胸腺肿瘤手术量增加，发现的胸腺癌也随之增多。本院自1961年至1994年33年间手术治疗胸腺肿瘤146例，其中胸腺癌14例，占同期手术治疗胸腺肿瘤的9.6%。1994年至今10年手术治疗胸腺肿瘤264例，其中胸腺癌29例，占同期胸腺肿瘤的13.0%。其二是电镜、免疫组化检查技术进步，对胸腺癌认识提高，过去常将胸腺癌归入或误认为恶性胸腺瘤，1993年 WHO 将胸腺上皮性肿瘤重新命名分类，使病理科医师对于胸腺癌诊断更为科学统一。最后，前上纵隔巨大肿瘤手术切除率提高，并成功地进行上腔静脉系统切除（包括上腔静脉、左右无名静脉切除）人工血管置换，使得以前采取保守或放弃治疗的患者获得有效处理。

2. 胸腺癌的临床表现与恶性胸腺瘤不同

(1) 显微镜下形态学表现恶性特点。

(2) 胸腺癌均有周围脏器直接受侵，如心包、腔静脉系统、肺、膈神经等。

(3) 常合并纵隔淋巴结转移，CT 上可见纵隔淋巴结肿大。

(4) 可经血行或淋巴系统转移至胸腔外，如本组术后随诊发现肿瘤转移到肺、骨、脑和淋巴结。恶性胸腺瘤可以直接侵犯周围器官；多不合并纵隔淋巴结转移；扩散多局限在胸腔内，如胸膜腔种植，很少发现身体其他部位的转移瘤。

(5) 两者预后也不相同，恶性胸腺瘤经放疗后效果较好，而胸腺癌术后经放疗和化疗，存活期相对较短。除了恶性胸腺瘤外，鉴别诊断上还应与纵隔型鳞状上皮型肺癌相区别。

3. 胸腺癌发现时多数有临床症状，很少是常规体格检查偶然发现。本组4例无明显临床症状系“体查”发现。仔细讯问，这4例中有2例是因为“感冒不适”、“手足关节肿痛”和“感冒发烧”等原因去医院检查，胸片发现纵隔阴影，真正常规定期体查发现无任何主诉的胸腺癌仅有2例。胸腺癌患者病程稍长，其原因可能是虽有临床症状，但是肿瘤较小隐蔽在纵隔内，常规胸部平片难以发现。此外临床医师对胸腺癌存在缺乏足够的警惕性也是发现较晚的原因之一。因之对于有持续胸痛、胸闷不适而普通胸片无明显发现的可疑患者，应进行胸部 CT 检查，以早期发现胸腺癌。

4. 胸腺癌有无合并重症肌无力是临床上有争议的问题，众所周知胸腺瘤多有胸腺外合并症，最常见的是重症肌无力，而胸腺癌很少合并胸外综合征，仅有个案报告胸腺癌合并重症肌无力、纯红再障。本院前14例中未发现合并胸外综合征，但是以后治疗的29例中发现2例合并重症肌无力，此两例均表现为眼肌型，肿瘤切除后重症肌无力的症状明显改善。

5. 彻底切除肿瘤与周围受累组织或脏器，可以明显提高治疗效果。胸腺癌多侵犯周围脏器，特别已造成气道受压、上腔静脉综合征时，单纯放疗或化疗难以在短期内使肿瘤缩小症状明显改善。我们推荐积极开胸彻底手术切除，近10年来我们无开胸探查病例，所有病例均进行了肿瘤切除。手术时需将肿瘤和受累组织、脏器一并彻底切除，包括心包、胸膜、肺和大血管（上腔静脉、无名静脉）。静脉血管切除后若遗有小的缺损，可以行成形术或局部缺损补片，较长段或全部静脉切除后，则需要进行人工血管置换。目前用于临床的带螺旋支架 Goretex 人工血管，可用于上腔静脉替换。我们已在6例患者（包括本组3例）应用此种人工血管，术后血流通畅未发现明显狭窄。术中发现膈神经被肿瘤包绕的处理意见不一，若术前已有膈肌麻痹，将肿瘤与膈神经一并切除。若术前膈运动功能尚好，建议牺牲膈神经，彻底切除肿瘤。文献报告肿瘤切除的彻底性与术后长期存活率密切相关。本组前14例中有5例开胸探查活检均于术后1年内死亡，近10年来除1例因呼吸衰竭于术后1个月死亡外，手术切除获得随诊的胸腺癌存活期均超过2年。

6. 胸腺癌患者无论手术切除是否彻底，均需进行术后放、化疗。根据术后病理组织学检查结果，本组43例中30例为鳞癌，其次是未分化小细胞癌。因而本组术后均进行了放疗，但是，放疗仅能控制肿瘤的局部复发，胸腺癌更常经血行转移，需要在放疗后进行全身化疗。本组近5年来应用以铂类为基础合并长春新碱，或健择，或泰素、泰索帝等化疗方案，一般给予4~6个疗程，生存率明显提高。文献报告胸腺癌对以铂类为基础的化疗有全部或部分反应，并推荐同期化放疗，不能耐受可以采取程序式治疗。

单纯手术治疗胸腺癌3年、5年存活率为38.6%和27.5%。而术后合并放、化疗的胸腺癌5年存活率为48.0%，8年存活率达56%，恶性程度极高的胸腺癌（分叶性生长、细胞分化极差、广泛性坏死、细胞分裂象极多）5年存活率仅为15%~20%，而恶性程度较低的胸腺癌5年存活率为90%。本组前14例中，手术切除率仅为14.3%，随诊8年共死亡10例，其中术后2年内死亡8例。以后的29例，无开胸探查病例，全部进行完全切除或部分切除，且术后进行放、化疗，术后3年、5年存活率分别为56.67% 和41.56%。

因此，影响胸腺癌预后的可能因素有：侵犯大血管容易经血行转移则预后差，肿瘤的组织学类型，分化极差的胸腺癌预后差。手术切除的彻底性，探查或部分切除者预后差。术后进行辅助放疗和以铂类为基础的化疗可以提高长期生存。尽管如此，本组还发现某些病例未进行任何放、化疗，依然可存活数年，说明影响胸腺癌预后的因素尚有许多不明确之处，需要进一步积累病例深入研究，才能获得更为准确的解释。

7. 本组在随访中发现3例胸腺癌切除后出现了第2个原发恶性肿瘤，1例结肠癌，1例胸壁恶性纤维组织细胞瘤，第3例发生食管癌并死于该肿瘤。文献有个案报告胸腺瘤切除后发生结肠癌，但是多数作者意见切除胸腺瘤后不增高恶性肿瘤的发生率，Travis分析815例胸腺瘤资料，发生第2个原发癌的几率极低。有关胸腺癌切除后发生第2个原发性恶性肿瘤尚未见报告，分析本组第2个原发癌均在胸腺癌切除后较长时间发生，分别在术后7年、7年和5年出现第2个恶性肿瘤。对此种现象还需要积累更多的病例进行分析才能获得有价值的评论。

（张志庸　郭　峰）

参 考 文 献

1. Wick MR, Weiland LH, Scheithauer BW, et al. Primary thymic carcinoma. Am J Surg Pathol, 1982, 6:613~630.
2. Snover DC, Levine GD, Rosai J. Thymic carcinoma: five distinctive histological variants. Am J Surg Pathol, 1982, 6:451~470.
3. Leong AS-Y, Brown JH. Malignant transformation in a thymic cyst. Am J Surg Pathol, 1984, 8:471~475.
4. Rosai J. Mediastinum. In: Rosai J (ed) Ackerman's Surgical pathology, 1981, Vol 1, 6th edn. Mosby, St. Louis, pp306~311.
5. Marino M, Muller-Hermelink HK. Thymoma and thymic carcinoma. Virchows Arch A, 1985, 407:119~149.
6. Easton JM, Levine PH, Hyams VJ. Nasopharyngeal carcinoma in the United States: a pathologic study of 177 US and 30 foreign cases. Arch Otorhinolaryngol, 1980, 106:88~91.
7. Shimosato Y, Kameya T, Nagai K, et al. Squamous cell carcinoma of the thymus: an analysis of eight cases. Am J Surg Pathol, 1977, 1:109~121.
8. Swinborne-Sheldrake K, Gray GF, Glick AD. Thymic epithelial neoplasms. Southern Med J, 1985, 78:790~800.
9. Wolfe JT 3, Wick MR, Banks PM, et al. Clear cell carcinoma of the thymus. Mayo Clin Proc, 1983, 58:365~370.
10. Tanaka M, Shimokawa R, Matsubara O, et al. Mucoepidermoid carcinoma of the thymic region. Acta Pathol Jpn, 1982, 32:703~712.
11. Leyvraz S, Henle W, Chahinian AP, et al. Association of Epstein-Barr virus with thymic carcinoma. N Engl J Med, 1985, 312:1296~1299.

12. Ringborg U, Henle W, Henle G, et al. Epstein - Barr virus - specific serodiagnostic tests in carcinomas of the head and neck. Cancer, 1983, 52 : 1237 ~ 1243.
13. Suster S, Rosai J. Thymic carcinoma: a clinicopathologic study of 60 cases. Cancer, 1991, 67 : 1025 ~ 1032.
14. Lee JD, Choe KO, Kim SJ, et al. CT findings in primary thymic carcinoma. J Comput Assist Tomogr, 1991, 15 : 429 ~ 433.
15. Do YS, Im JG, Lee BH, et al. CT findings in malignant tumors of thymic epithelium. J Comput Assist Tomogr, 1995, 19 : 192 ~ 197.
16. Wood GS, Link M, Warnke RA, et al. Panleukocyte monoclonal antibody L3B12: characterization and application to research and diagnostic problem. Am J Clin Pathol, 1984, 81 : 176 ~ 183.
17. Weide LG, Unbright TM, Loehrer PJ, et al. Thymic carcinoma. Cancer, 1993, 71 : 219 ~ 223.
18. Currans WJ, Kornstein MJ, Brooks JT, et al. Insive thymoma: the role of mediastinal irradiation following complete or incomplete surgical resection. J Clin Oncol, 1988, 6 : 1722 ~ 1727.
19. Loehrer PJ, Kim KM, Aisner SC, et al. Cisplatin plus doxorubicin plus cyclophosphamide in metastatic or recurrent thymoma. J Clin Oncol, 1994, 12 : 1164 ~ 1168.
20. 张志庸，王枫，李单青等. 胸腺癌. 中华胸心血管外科杂志，1997，13 : 285 ~ 287.
21. Lopez - Cano M, Ponseti - Bosch JM, Espin - Basany E, et al. Clinical and pathologic predictors of outcome in thymoma - associated myasthenia gravis. Ann Thorac Surg, 2003, 76 : 1643 ~ 1649.
22. Koizumi K, Nakao S, Haseyama Y, et al. Severe aplastic anemia associated with thymic carcinoma and partial recovery of hematopoiesis after thymectomy. Ann Hematol, 2003, 82 : 367 ~ 370.
23. Shimizu N, Date H, Moriyama S, et al. Reconstruction of the superior vena cava in patients with mediastinal malignancies. Eur J Cardio - thorac Surg, 1991, 5 : 575 ~ 578.
24. Tseng YL, Wang ST, Wu MH, et al., Thymic carcinoma: involvement of great vessels indicates poor prognosis. Ann Thorac Surg, 2003, 76 : 1041 ~ 1045.
25. Currans WJ, Komstein MJ, Brooks JT, et al. Insive thymoma: the role of mediastinal irradiation following complete or incomplete surgical resection. J Clin Oncol, 1988, 6 : 1722 ~ 1727.
26. Loehrer PJ, Kim KM, Aisner SC, et al. Cisplatin plus doxorubicin plus cyclophosphamide in metastatic or recurrent thymoma. J Clin Oncol, 1994, 12 : 1164 ~ 1168.
27. Liu HC, Hsu WH, Chen YJ, et al. Primary thymic carcinoma. Ann Thorac Surg, 2002, 74 : 1076 ~ 1081.
28. Chen G, Marx A, Wen HC, et al. New WHO histologic classification predicts prognosis of thymic epithelial tumors: a clinicopathologic study of 200 thymoma cases from China. Cancer, 2002, 95 : 420 ~ 429.
29. Venuta F, Rendina EA, Longo F, et al. Long - term outcome after multimodality treatment for stage 3 thymic tumors. Ann Thorac Surg, 2003, 76 : 1866 ~ 1872.
30. Strollo CD, Melissa CL, Christenson DR, et al. Primary mediastinal tumors. Part 1, Tumors of the anterior mediastinum. Chest, 1997, 112 : 511 ~ 522.
31. 张志庸，陈涛，崔玉尚等. 胸腺癌的外科治疗与预后. 中国胸心血管外科临床杂志，2005，12 : 377 ~ 380.
32. Tanakaya K, Konaga E, Takeuchi H, et al. Colon carcinoma after thymectomy for myasthenia gravis: report of a case. Surgery Today, 2002, 32 : 896 ~ 898.
33. Eagels EA, Pfeiffer RM. Malignant thymoma in the United States: demographic patterns in incidence and association with subsequent malignancies. Int J Cancer, 2003, 105 : 546 ~ 551.
34. Travis BL, Boice DJ, Travis DW. Second primary cancer after thymoma. Int J Cancer, 2003, 107 : 868 ~ 870.

第五节　胸腺畸胎瘤

一、概述

畸胎瘤由不同于其所在部位组织的多种组织成分构成的肿瘤，人体许多部位都可以发生畸胎瘤。发生在纵隔的畸胎瘤与胸腺、甲状腺、甲状旁腺的来源相同，系胚胎时期第 3、4 鳃囊和鳃裂随着膈肌下降而入纵隔，它来源于胚胎期一种多功能干细胞。纵隔畸胎瘤多位于前纵隔，与胸腺、大血管、心包等相邻近，或位于颈根部，或位于颈-纵隔呈哑铃状肿瘤。个别来自脊索遗迹的畸胎瘤可以位于椎旁区。

二、来源

胸腺畸胎瘤临床少见，它不同于其他纵隔畸胎瘤，胸腺畸胎瘤起源于胸腺始基的内胚层原始细胞，在胚胎发育过程中与胸腺一起下降到纵隔。与常见的纵隔畸胎瘤不同的是，胸腺畸胎瘤直接产生于胸腺，因而主要发生在前上纵隔，与胸腺相连或相关，这是其重要的诊断特点之一。1983 年 Lewis 在他报告的一组内发现有几个病例畸胎瘤直接来源于胸腺，估计胸腺畸胎瘤约占全部纵隔畸胎瘤 23%。以前未深入检查其与胸腺的关系，大多数将胸腺畸胎瘤混在纵隔畸胎瘤内报告。

三、临床表现

胸腺畸胎瘤临床表现多样，常见症状有胸痛、咳嗽、咳痰、胸闷、憋气，偶有痰中带血或咯血，特征性的症状是咳出毛发及油脂样物。体格检查很少有阳性体征发现。少数患者因其他原因检查，胸片偶然发现纵隔阴影就诊。

四、影像学检查

影像学检查是诊断胸腺畸胎瘤的重要方法，其中胸部平片首先发现肿物（图9-5-1），胸部 CT 扫描最为重要，MRI 可以显示肿物与大血管的关系。CT 不仅能明确肿瘤是否存在，而且可以帮助确切定位，显示肿瘤大小、密度，有无钙化以及与周围脏器的关系（图9-5-2）。大多数胸腺畸胎瘤位于前上纵隔，或左或右，有时肿瘤较大可累及双侧前纵隔。肿瘤边缘锐利，界限清楚。密度多不均

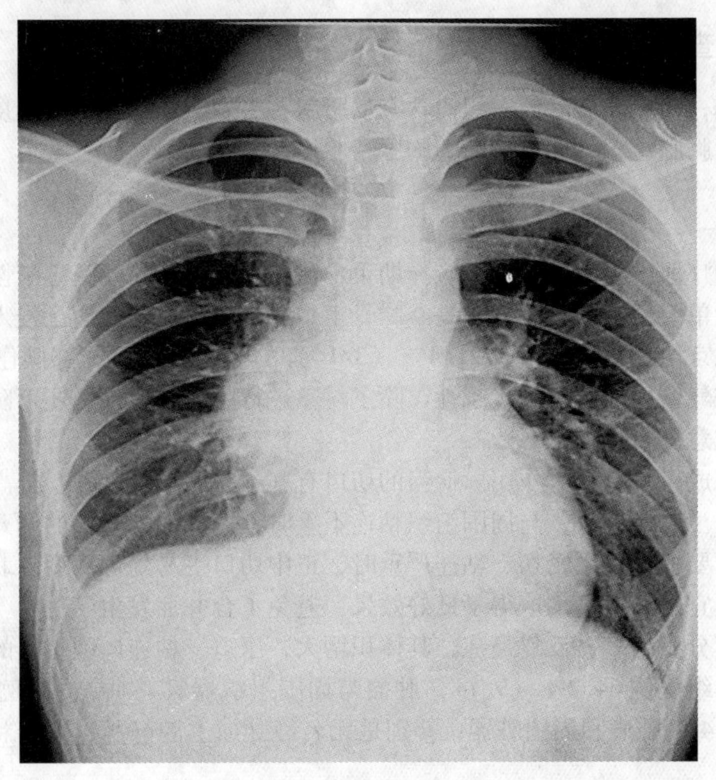

图9-5-1 胸腺畸胎瘤胸部正位像

匀，常常显示肿瘤内存在有低密度区或液化区，提示瘤内含有脂肪组织，或者瘤内有出血、坏死或囊性变。临床常见的纵隔畸胎瘤的典型表现，如骨骼、牙齿，胸腺畸胎瘤少见，北京协和医院一组14例胸腺畸胎瘤中仅1例CT上显示有钙化。

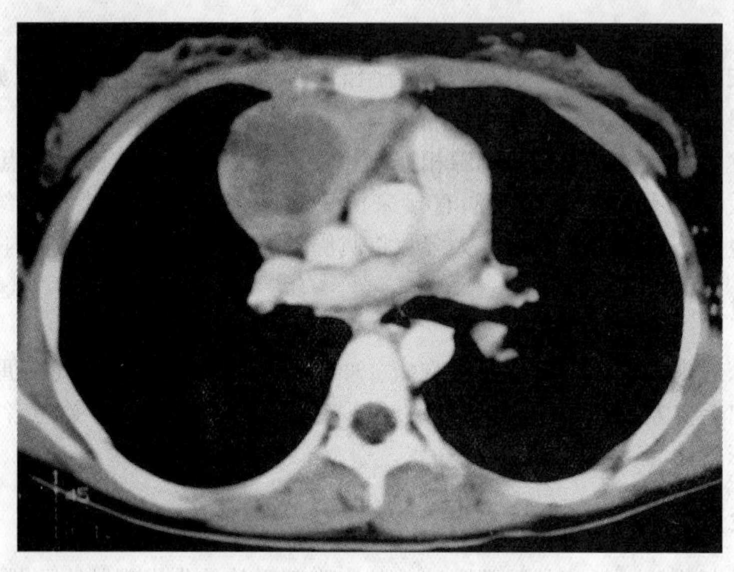

图9－5－2 胸腺畸胎瘤CT像

位于前上纵隔肿瘤，边界清晰，密度不匀，内有脂肪密度区或液化区等征象有助于胸腺畸胎瘤的术前诊断。即使如此，术前完全确诊尚有一定困难，北京协和医院一组术前误诊达35.7%，因之正确诊断需要术后组织病理学检查。

五、病理学检查

病理组织学检查，镜下发现肿瘤组织内含有皮脂腺、毛发、软骨和鳞状上皮，此外，肿瘤包膜内可见胸腺或其周围有胸腺组织，即可诊断为胸腺畸胎瘤。

六、治疗原则

胸腺畸胎瘤的治疗原则为一经发现即应择期手术治疗，外科切除既是诊断性的也是治疗性的。麻醉插管的选择，一般单腔插管即可，特别是经胸骨正中劈开切口。若肿瘤已侵入肺或支气管，则应选择双腔气管插管。北京协和医院一组有21.4%（3/14）的病例施行了肺部操作，其中1例同时行肺叶切除术。此时双腔气管内插管有其优越性，除了易于进行肺部手术外，还可防止术中肿瘤破溃，内容物误入支气管造成意外窒息。

切口的选择对完成手术有较大作用。恰当的切口有利于完整切除肿瘤，提高手术安全性，减小手术创伤和合并症发生。肿瘤较小，与周围组织粘连不重时，选择偏向患侧的侧开胸切口即可顺利完成手术；肿瘤与周围重要血管关系密切、粘连严重时，正中切口更易处理病变。北京协和医院一组病例根据病变情况选择适宜的切口，均取得了良好效果，避免了合并症发生。

随着畸胎瘤内膜分泌增多，反复炎症，其体积增大，压迫、粘连周围脏器的范围和程度增加，导致手术难度加大。本组病例64.2%（9/14）肿瘤与周围组织器官有粘连，6例术中解剖肿瘤时瘤壁破裂，内容物逸出，4例肿瘤和周围脏器，特别是无名静脉或上腔静脉，致密粘连致手术困难，1例未能完全切除。

胸腺畸胎瘤属于纵隔良性生殖细胞来源肿瘤中畸胎瘤范畴，本章特别强调胸腺畸胎瘤的重要性在于，它来自胸腺，位于前上纵隔，与周围重要脏器紧密相连，解剖时容易发生大血管或神经损伤，造成严重并发症，甚至威胁患者生命。故在处理肿瘤与周围脏器粘连时，应耐心、细心，谨慎从事，避免力求完全切除造成大血管或神经损伤。胸腺畸胎瘤完全切除后可达到治愈，但是在技术上可能有一定难度，15%病例可能需要做肺叶切除、心包部分切除。对于不能完全摘除的胸腺畸胎瘤，可将残留的肿瘤内壁上皮剔除干净，并用碘酊涂拭，以破坏其分泌功能，避免术后发生脓胸。Levis 一组内有 7 例仅能完成肿瘤部分切除，术后肿瘤无复发，惟一的死亡是与外科手术合并症有关。

七、北京协和医院资料

1992～2006 年北京协和医院胸外科手术切除并经病理证实的胸腺畸胎瘤共 14 例，其中 4 例曾以病例报告在杂志发表。1992 年以前是否有胸腺畸胎瘤现在尚不得而知，主要取决于病理科的诊断水平，可能以前的胸腺畸胎瘤混在纵隔畸胎瘤内，未能单独分出。

14 例胸腺畸胎瘤中男 4 例，女 10 例，男女之比 1∶2.5。年龄 16～55 岁，平均年龄 28.38 岁。主要临床症状包括胸痛 6 例，憋气 4 例，胸闷、咳嗽各 3 例，痰中带血或咳毛发及油脂样物各 2 例，发热、皮疹、乏力各 1 例。4 例患者无明显症状系查体时发现纵隔肿物。病程自 2 天至 18 年，平均 31 个月。

全部患者均摄胸部 X 线平片，13 例行胸部 CT、1 例行胸部 MRI 检查。除 1 例肿瘤位于中纵隔外，其余 13 例均位于前上纵隔。左前纵隔 5 例，右前纵隔 5 例，3 例病变累及双侧纵隔。肿瘤最小直径 2cm×2cm，最大者 13.5cm×10.0cm×7.5cm，平均最大径 6.5cm。肿瘤呈类圆球形 12 例，不规则形状 2 例。7 例肿物密度不均匀，呈囊实性或有液化区，1 例胸部 CT 显示肿物内有钙化。本组影像学术前误诊 5 例，其中 4 例误诊为胸腺瘤，1 例误诊为胸腺囊肿。

所有患者均行外科切除手术。胸骨正中切口 6 例，前外剖胸切口 3 例，后外剖胸切口 4 例，电视胸腔镜辅助小切口（VAMT）1 例。术中发现所有肿瘤均与胸腺组织相连，或直接起源于胸腺。13 例为囊性或囊实性，1 例为完全实性。10 例有完整包膜，4 例因与周围粘连致包膜不完整。6 例术中分离肿瘤时囊壁破裂，逸出淡黄色或棕褐色混浊液体，4 例肿瘤与周围脏器粘连紧密致手术困难，其中 1 例肿瘤广泛侵及右上肺，除了摘除肿瘤外，合并右肺上叶切除，2 例合并肺楔形切除，1 例肿瘤与心包、升主动脉、无名静脉致密粘连未能完整切除，采用肿瘤内壁剔除，有机碘涂搽。

本组结果除 1 例未能完全摘除肿瘤外，其余 13 例均完全摘除。随诊最长 14 年，无术后并发症或手术死亡。术后病理诊断为胸腺成熟性畸胎瘤。

（谭　明　崔玉尚）

参考文献

1. Levis BD, Hurt RD, Payne S, et al. Benign teratomas of the mediastinum. J Thorac Cardiovasc Surg, 1983, 86∶727～731.
2. 崔玉尚，梁锡堂，李单青等. 胸腺畸胎瘤（附 4 例报告）. 现代外科，1999，5∶53～54.

第六节　胸腺肿瘤术后评估和预后

一、胸腺瘤

在全身肿瘤中，胸腺瘤发生率相对较低，但它是成人最常见的前上纵隔肿瘤，占全部纵隔肿瘤的 29%～47%。儿童很少发现胸腺瘤，许多儿童胸腺瘤被误诊为胸腺淋巴母细胞性淋巴瘤，真正的儿童胸腺瘤进展快预后极差。

成人胸腺瘤是一种生长缓慢的肿瘤，大块浸润性生长的胸腺瘤在部分切除后辅助放疗，症状可长时间缓解，另一方面，小的包膜完整容易切除的胸腺瘤又可能很快复发。在妊娠期发生的胸腺瘤病程极其恶劣，全部病例均有广泛局部侵犯和远处转移，7 例中有 5 例在分娩后 6 个月内死亡。

临床评估胸腺瘤有两个重要方面：局部侵犯程度和有无合并肿瘤外综合征，如重症肌无力（MG），纯红细胞发育不良（PRCA）。外科医师临床评估肿瘤侵犯邻近脏器的程度比肿瘤组织学判定切缘更为重要，有时邻近器官粘连容易与肿瘤真正侵犯混淆。

1981 年 Masaoka 描述了 4 个分期：①有完整包膜为Ⅰ期；②肉眼见肿瘤侵犯邻近脂肪或胸膜，显微镜下侵犯包膜为Ⅱ期；③肉眼见肿瘤侵犯周围器官为Ⅲ期；④胸膜或心包有播散种植，远处有转移为Ⅳ期。

如果从胸膜上分离肿瘤有较大困难，或肿瘤包膜界限不清楚，应定为Ⅱ期。一组报告肿瘤与邻近结构有纤维性粘连并不影响预后，在 Masaoka 报告的一组，Ⅰ期与Ⅱ期患者预后无明显差别，仅有的差别是 37 例Ⅰ期患者只有 2 例复发，Ⅱ期患者 13 例中有 3 例复发。Mayo 中心报告有粘连者比无粘连者有更高的复发率，为 9/45 例对 11/142 例，有粘连者因疾病而死亡数目是 2/42 例，无粘连者为 2/142 例。

一直强调应该将侵袭性或转移性胸腺瘤与胸腺癌划分开来，但文献上常将这两种肿瘤统划在恶性胸腺瘤之内，这使得临床医师很难对不同组的结果进行比较，也很难对治疗作出判断以及计划治疗方案。胸腺癌有其特殊的恶性细胞学特征，预后很差。侵袭性或转移性胸腺瘤，细胞学表现较为温和，可以侵犯邻近脏器或有远处播散，但是它对化疗或放疗有良好反应，约 2/3 病例有明显较长的无瘤存活期。目前尚缺乏可靠的组织学诊断标准预测肿瘤复发或转移。Lewis 提出假设“胸腺瘤和胸腺癌之间有一定连续性，中间有轻微不典型性者为恶性胸腺瘤”。在他们经验里，这些病变特别值得术后随诊，其临床病程与组织学特点相似，处于良性胸腺瘤与典型胸腺癌之间的中间状态。这一点与以前 Gray 和 Verley 的发现完全一致。最近有关胸腺瘤形态学研究证实了这一概念：侵袭性胸腺瘤比非侵袭性胸腺瘤有明显增高的胞核胞质比例。Fujimura 报告 2/3 转移性胸腺瘤有不同程度的不典型性。上皮细胞为主的胸腺瘤更易外侵、恶性程度更高，混合型胸腺瘤中主要是上皮细胞成分呈现不同程度的不典型性。

胸腺瘤组织学分型对于预后的影响仍存在着争论。Verley 报告梭形细胞型胸腺瘤和淋巴细胞型胸腺瘤预后（5 年和 10 年存活率分别是 80% 和 75%）比上皮细胞型胸腺瘤（5 年和 10 年存活率分别是 72% 和 50%）更佳，而侵袭性胸腺瘤更多的是上皮细胞为主的胸腺瘤。Lewis 复习 Mayo 的 283 例经验显示，淋巴细胞型胸腺瘤死亡率为 44/1000 例年，淋巴细胞上皮细胞混合型为 76/1000 例年，上皮细胞型为 93/1000 例年，梭形细胞型有完整包膜，生长缓慢。但是也有人报告了不同的结果，Maggi 复习了 169 例胸腺瘤，发现淋巴上皮型胸腺瘤的预后最差，其 5 年、10 年存活率分别是 76% 和 55%，淋巴细胞型为 88% 和 88%，上皮细胞型为 88% 和 79%。根据这些资料，组织学分型对预后的影响并不像肿瘤外侵那样重要，正如 Lewis 所说上皮型胸腺瘤诊断时就已是明显侵犯性，组织学分型并不作为预测肿瘤行为的指标。他们提到 8 例中 5 例有胸腔外播散的肿瘤均是上皮型胸腺瘤，其他人报告 12 例中 8 例有胸腔外播散的胸腺瘤也是上皮细胞型胸腺瘤。

Nakahara 分析 141 例胸腺瘤结果也证实了以上这些发现，如果将未完全切除的病例除外，3 个组织学类型完全切除的胸腺瘤其存活率无明显区别，36 例淋巴细胞型胸腺瘤中 33 例完全切除（92%），混合型 77 例中 61 例完全切除（79%），26 例上皮细胞型中仅 18 例获得完全切除（69%）。3 种类型的 10 年生存率分别是 88%，86% 和 66%。全部完全切除的 10 年存活率为 94%，未完全切除的 10 年存活率为 68%。Mayo 医疗中心的材料分析提出 4 个独立的预后因素：①有外侵或转移；②有症状存在（肿瘤直接产生的症状非肿瘤外症状）；③年龄低于 30 岁；④外科未能全部切除。

4 个因素中第 1 项的作用最大，它与其他 3 项之比重为 2.4∶1。肿瘤大小不是独立的预后因素，这与 Papatestas 的意见肿瘤大小是主要的预后因素并不一致。

另一个比较迷惑的问题是胸腺瘤切除后出现 MG，这种现象出现在 3% ~9% 病例中，而且不合并肿瘤复发。发生重症肌无力在性别上无差异，发作年龄在30岁~73岁，从胸腺瘤切除至MG首次发作间隔时间为2个月至22年。大多数病例初始肿瘤有完整包膜，MG对治疗的反应不受以前肿瘤切除的影响。Boumghar经验指出3例MG分别出现在浸润性胸腺瘤切除后不久、3年和12年。另1例72岁女性切除了淋巴细胞型胸腺瘤后出现轻微间断性MG症状，很明显重新发作MG可能预示胸腺瘤的复发（表9-6-1）。

表9-6-1 胸腺瘤切除后出现重症肌无力

	性别	年龄	胸腺瘤	切除与MG间隔	结果
1	女	43	上皮型侵犯性	9年	切除后16年死于心衰，尸检肿瘤复发
2	女	62	混合型侵犯性	3.5年	切除后1年发生乳腺癌
3	男	67	混合型侵犯性	术后数周	胸腺瘤切除后3个月死于右心衰
4	女	72	淋巴型有包膜	切除后不久	死于车祸

有关瘤外综合征与胸腺瘤的关系已经讨论，此处提及梭形细胞胸腺瘤生长缓慢，有包膜，通常合并肿瘤外综合征，包括MG和PRCA。除了低γ-球蛋白血症以外，大多数这些症状在胸腺切除后获得缓解。几份大组报告显示瘤外综合征存在与否并不影响胸腺瘤患者的存活率。

另一影响预后的问题是胸腺瘤患者出现第2个原发恶性肿瘤。Mayo医疗中心报告的发生率为17%，Papatesta复习了2062例，发现131例出现胸腺外肿瘤，其中89例是未行胸腺切除者，962例切除胸腺者42例发生肿瘤。早期出现的肿瘤多发生在已有胸腺瘤的患者。Papatesta最后结论：早期胸腺切除可以预防第2个胸腺外原发性肿瘤发生，原因尚不清楚（表9-6-2）。

表9-6-2 胸腺瘤后第2个原发肿瘤

原发肿瘤侵袭性	第2个原发肿瘤	胸腺瘤与第2个原发瘤间隔时间
侵袭性胸腺瘤	麦克尔憩室类癌	2年
(24例)	前列腺癌	7年
	胸腔恶性纤维组织细胞瘤	1年
	直肠平滑肌肉瘤	2个月
	乳腺癌	1年
	膀胱癌	同期
非侵袭性胸腺瘤	纵隔淋巴肉瘤	8年
(21例)	皮肤基底细胞癌	1年
	胃癌	同期

（一）非侵袭性胸腺瘤

非侵袭性胸腺瘤生长缓慢，长时间不出现临床症状，其中38%~52%不合并胸腺瘤外综合征，完全摘除肿瘤可达到治愈。但是许多大组报告2%~12%非侵袭性胸腺瘤可以局部复发，甚至晚到术后10之久。Mayo的生存曲线提示可长达诊断后15年之久，比较肿瘤、年龄、性别对生存影响，结果大多数死亡是因胸腺肿瘤，1 例外科术后 26 年肿瘤复发。Boumghar 的材料显示 24 例非侵袭性胸腺瘤，2 例分别在术后 1 年和 14 年出现纵隔和胸部切口复发，整个 5 年、10 年存活率为 63% 和 37%。由于非侵袭性胸腺瘤虽小但确实有局部复发倾向，一些作者推荐切除肿瘤时将纵隔脂肪全部摘除以清除所有的残余肿瘤。有些作者甚至推荐术后常规辅助放疗。但是这种作法似乎太过，需要记住放疗也可产生局部并发症，已有 2 例胸腺瘤术后放疗引致死亡，有人报告 996 例因 MG 行胸腺切除，发现 191 例隐性胸腺瘤，完全切除后未进行任何化疗或放疗仅 3 例有肿瘤复发。

仍然存在有关手术方式的争论，有人提出纵劈胸骨大块切除胸腺和纵隔组织对长期存活并无明显益处，而住院时间更长，花费也大。有人提出相反的意见，认为扩大胸腺切除无论对于有或无胸腺瘤的 MG 患者长期症状缓解率更高。

几个大组资料显示有无瘤外综合征对整个存活率无明显影响，但是有无 MG 或其他瘤外综合征却是一重要的预后因素。合并 MG 或 PRCA 小的非侵袭性胸腺瘤完全切除，比无 MG 相同病例的预后相对要差。相反，未能切除侵袭性或转移性胸腺瘤，控制肿瘤则是预后的主要因素。Nakahara 的材料显示，42 例 Ⅰ 期胸腺瘤患者 1 例死于肿瘤，7 例死于瘤外综合征。33 例 Ⅱ 期病例，4 例死于肿瘤，4 例死于瘤外综合征。Ⅲ 期胸腺瘤有 35 例，5 例死于肿瘤 1 例死于瘤外综合征。13 例 Ⅳ 期病例中，4 例死于肿瘤，无 1 例死于瘤外综合征。这样看来，胸腺完全切除的 6 例因肿瘤死亡，瘤外综合征死亡 13 例，不完全切除者分别是 7 例和 0，对于仅开胸活检未切除者分别为 10 例和 0。Boumghar 一组 3 例非侵袭性胸腺瘤合并瘤外综合征，1 例死于 MG 所致呼吸衰竭，1 例死于低 γ 球蛋白血症的免疫合并症。由此可见，无论有无 MG 或其他瘤外综合征，非侵袭性胸腺瘤 5 存活率为 85% ~96%，10 年为 67% ~80%。Nakahara 报告 Ⅰ 期胸腺瘤实际存活率 5 年和 10 年均为 100%，15 年为 86%，Ⅲ 期胸腺瘤存活率 5 年为 91.5%，10 年为 84.4%，15 年为 70.4%。各组报告结果患者死亡均与胸腺切除或 MG 无关。

（二）侵袭性胸腺瘤

侵袭性胸腺瘤的发生率为 7% ~67%，大多数组报告为 25% ~60%，这反映无论从肉眼还是显微镜下分辨侵袭性胸腺瘤都较为困难。外科医师仔细估计肿瘤是否外侵是最重要的预后标准，据 Boumghar 的经验 21 例诊断为侵袭性胸腺瘤，但是 5 例组织学上缺乏侵犯周围邻近脏器的证据。在几个大组报告中，侵袭性胸腺瘤较非侵袭性胸腺瘤更少合并 MG 和其他瘤外综合征，也有报告 MG 在侵袭性和非侵袭性胸腺瘤的发生率无明显区别。

侵袭性胸腺瘤的胸外转移率为 1.5% ~15.5%，通常转移到肝、脑、淋巴结和肾。转移呈多发性，偶尔也可出现为肺内孤立球形影。脊柱是骨转移的好发部位，可以是融骨性或是成骨性破坏。完全切除有包膜的肿瘤也可能发生转移，Lewis 在他一组完全切除并有包膜的肿瘤中有 3 例术后 2 ~8 年发生转移，其中 1 例肿瘤与邻近结构有粘连但无肉眼可见的侵犯。这 3 例中有 1 例存活 21 年，1 例 3 年后死于肿瘤，1 例于最后随访时已存活 11 年。Boumghar 一组 21 例侵袭性胸腺瘤，2 例在完全切除肿瘤并行放疗后 8 年和 10 年死于肿瘤脊柱转移和脑转移，此外还发现无名静脉内漂浮肿瘤，肿瘤阻塞引流的大静脉而并无转移。此组侵袭性胸腺瘤总的存活率 5 年为 44%，10 年为 27%，20 年为 0%。

放疗的结果不一致，但一致的认识是侵袭性胸腺瘤辅助放疗有一定效果。Uematsu 报告未能完全切除的胸腺瘤对放疗有极佳的反应。但是应当注意的是放疗并非没有危险。Boumghar 一组 2 例在切除和放疗后 3 年和 8 年死于肺放射性损伤合并症，1 例放疗后 9 年死于放疗诱发的胸内淋巴肉瘤。

化疗可能是侵袭性胸腺瘤有效的辅助治疗，复习文献可看出铂类和泼尼松可能是迄今所报告的单药或多药化疗方案最有效的化疗药。Boumghar 一组 2 例化疗完全无效，1 例 53 岁男性，淋巴细胞型胸腺瘤，术后 2 年胸膜腔内连续有 3 个转移灶，采用长春新碱、甲氨蝶呤和环磷酰胺 4 ~5 周期，患者仍存活，最后一次复发经治疗后无病生存期达 6 年。

侵袭性胸腺瘤的预后主要取决于肿瘤是否彻底切除。几个大组报告肿瘤切除和或放疗后复发率为7%～36%，但复发对于治疗（手术、放疗、化疗）仍有良好反应。Boumghar 一组 21 例侵袭性胸腺瘤外科切除后 2 个月至 10 年 9 例有复发（32%）。Maggi 报告完全切除的 5 年存活率为 80%，不完全切除和放疗者为 59%，活检后采用非手术治疗者 5 年存活率为 45%。Masaoka 报告上述三种切除类型的 5 年存活率分别是 89%，54% 和 25%。但是 Verley 报告显示存活率并不取决于切除彻底性。这种矛盾结果可能与近期化疗和放疗的进步有关，虽然如此，这些作者报告的结果仍显示出侵袭性和非侵袭性胸腺瘤存活率的差别。Nahakara 报告Ⅲ期完全切除的 5 年实际生存率为 100%，10 年和 15 年为 95%，这与Ⅰ期和Ⅱ期完全切除的结果无明显差别，但肿瘤未完全切除的 5 年、10 年存活率为 80%，15 年为 0%。Ⅳ期 5 年存活率为 46.5%，10 年为 0%，单纯活检未切除者无一例生存超过 8 年。

二、胸腺癌

真正的胸腺癌，极其少见，它与侵袭性胸腺瘤并不混淆，最大的一组来自 Mayo 医疗中心，他们报告 75 年间共收集 20 例胸腺癌。

胸腺癌的常见症状是由肿瘤本身引起，胸痛，咳嗽，呼吸困难，上腔静脉综合征，胸腔积液和肩部僵硬或疼痛，全身症状有体重减轻，盗汗，发热，乏力等，瘤外综合征仅偶尔出现，某些组的报告无 1 例有瘤外综合征表现。但是 Verly 报告 14 例第Ⅳ型胸腺瘤患者中有 4 例合并 MG，第Ⅳ型组织病理学符合胸腺癌的诊断标准。Thomas 报告 1 例胸腺癌合并再生不良性贫血。尽管积极多种治疗，包括手术、化疗和放疗，结果很差，Wick 报告 20 例胸腺癌 18 例死亡，平均存活期为 18 个月，1 例最后一次随诊为 18 个月，另 1 例无病生存最长为 43 个月。Verly 一组所有患者均在 4 年内死亡，Snover 报告了 8 例胸腺癌，1 例存活 2 年，另一例存活 2 年半均无疾病证据。Shimosato 报告的 8 例患者结果让人们看到希望，此 8 例均为鳞癌，6 例诊断后无病存活 1～12 年，平均 4.3 年，1 例死于 11 个月，另 1 例死于 21 个月，但是此组中某些病例实际上是胸腺瘤而不是胸腺癌。

三、胸腺脂肪瘤和胸腺脂肪肉瘤

胸腺脂肪瘤临床少见，其体积大，生长缓慢，类似正常胸腺，或类似增大心脏，它常与胸膜或心包粘连，以致纵隔脏器移位，但是从未见到胸腺脂肪瘤侵犯邻近脏器的报告。这些肿瘤可合并发育不良性贫血，纯红再障，低 γ 球蛋白血症，MG 和 Graves 病。切除肿瘤可达到治愈，切除后瘤外综合征症状可缓解。Boumghar 一组有 2 例胸腺脂肪瘤但不合并瘤外综合征，一例为 11 岁女孩因怀疑心脏增大进行检查发现并切除巨大胸腺脂肪瘤，术后经过良好。另一例为 48 岁男性患胸腺脂肪瘤在 6 年内经 8 次开胸手术切除，此 2 例术后均行放疗，第 2 例可能因放疗诱发脂肪肉瘤。Havlieck 报告 2 例胸腺脂肪肉瘤，第 1 例 25 年后复发再次切除，6 年后发现第 5 胸椎转移行放疗。第 2 例切除后顺利，长期随诊无复发或转移。

四、胸腺内分泌肿瘤

Rosai 认为所有的类癌都是恶性肿瘤，分化最差的类癌称为 III 级类癌或燕麦细胞癌或小细胞癌，此种类型在胸腺中极少见。Wick 在 1982 年报告了 1 例，复习文献仅发现 6 例。这些病例的结果并非像想象的那样糟，2 例对化疗反应良好。值得提出的是 Wick 的 1 例胸腺类癌合并恶性胰岛细胞瘤并有家族性多发性内分泌肿瘤史（MEN）。Wick 在 1980 年报告 20%～30% 类癌发生转移，最常见转移到皮肤和骨，术后 10 年也可发生转移。Wick 根据自己和文献资料，显示 38% 胸腺类癌合并 Cushing 综合征或其他内分泌综合征，64% 胸腺类癌生物学行为属恶性，10 年死亡率达 65%。当合并 Cushing 综合征时完全切除肿瘤可使内分泌症状缓解，但是症状再现意味着肿瘤复发。45% 胸腺类癌不合并内分泌异常，这些病例中仅有 48% 表现为恶性，10 年死亡率为 29%。剩余的 17% 病例属多发性内分泌综合征的一部分，这些病例的67%为恶性，10年死亡率为50%。

Rossi在1972年报告了他自己的8例并复习文献上8例经全部或部分切除胸腺类癌的结果，完全切除的有12例，11例获得随访，9例无病存活1~8年（平均4.6年），2例复发或局部或锁骨上淋巴结转移，因随诊时间短无法认为这些病例治愈。4例部分切除者术后辅以放疗，2例辅以化疗，这4例中2例死于肿瘤，1例存活至最后随诊时已全身播散，1例术后8年死于放疗合并症但无肿瘤复发证据。但是Mayo的经验与上不同，50年间共发现15例胸腺类癌，3例是死于库欣综合征尸检发现胸腺类癌，真正生前诊断的患者为12例。11例行完全或彻底肿瘤切除，其中9例术后辅以放疗或化疗，7例仍然发生广泛转移。未行手术者行化疗至终。此组73%出现转移，7例死于肿瘤局部复发、转移或肿瘤代谢合并症（6例），或心肌梗死（1例）。5例存活并有转移（长达术后8年出现转移），3例存活者仅有1例无病存活超过5年。8例中仅有1例随访至少5年属治愈，7例对化疗有反应者仅有1例存活15年，他在术后10年发生颈部淋巴结转移。Boumghar组有2例胸腺类癌，1例为44岁女性有库欣综合征，切除肿瘤并放疗无病存活13年，开始诊断为单纯上皮细胞型胸腺瘤，无淋巴细胞成分，最后诊断为胸腺类癌。第2例为19岁女性有近期发作上腔静脉综合征发现纵隔肿瘤，经右开胸行肿瘤部分切除，术后辅以放疗和化疗，病理诊断为神经内分泌胸腺癌，她于术后11个月死亡。

五、恶性淋巴瘤

许多年来胸腺结节硬化型霍奇金淋巴瘤被认为是胸腺瘤的一种形式，现在这种看法已经改变。

（一）霍奇金淋巴瘤（HD）

前纵隔HD最常见的类型是结节硬化型，被看作为Ⅰ期病变，这些病变通常为有包膜的单个包块，约半数患者肿块生长很大并发生部分囊性变，有或无邻近淋巴结肿大。Bergh一组17例中有1例上腔静脉受累，6例肿瘤直接侵犯肺实质。积极手术切除随之放疗和化疗有3例早期死亡，1例晚期死亡，3例复发，长期存活2例，此2例均为肿瘤直接侵犯肺实质。

位于纵隔的HD长期结果与身体其他部位Ⅰ期淋巴瘤无明显区别，对纵隔HD应当首先切除原发病灶，再以相同的治疗方案进行处理（分期开腹，放疗）。化疗应留给那些Ⅲ期、Ⅳ期病例以避免发生因治疗诱发的白血病。

最近材料显示Ⅰ期HD的5年存活率已接近90%，目前将大多数结节硬化型HD归在预后结果较好的一类。Mauch发现初始病变大小是主要的预后因素：肿瘤小于胸腔横径1/3对放疗有效，而大肿瘤除非更积极的治疗，很容易复发。North报告完成治疗后X线像上遗有纵隔增宽，复发的可能性增加2倍。Boumghar一组有12例HD，1例严重侵犯大血管术中因发生不能控制大出血而死亡，第2例患者有巨大纵隔肿物压迫纵隔脏器，行肿瘤部分切除，随之放疗化疗后5个月，死于进行性全身衰竭和心肺功能不全，此2例于尸检时均未发现胸腔外病变，此组有3例复发，第1例虽经外科、放疗、化疗，18个月后死于全身转移（肺、骨）。第2例在切除肿瘤后8年，正常妊娠后几个月发现锁骨上淋巴结肿大，给予辅助化疗，随诊至今22年无肿瘤复发证据。第3例开胸术后6个月，进行开腹分期，发现肝、脾和腹内淋巴结广泛转移。此组12例患者7例在切除原发瘤、开腹分期、放疗和化疗后存活6~12年。有人报告1例纵隔HD同时合并胸腺内小的有包膜胸腺瘤，此例提示胸腺HD与胸腺瘤不是同一种形式的肿瘤。

（二）非霍奇金病淋巴瘤（NHL）

大多数胸腺非霍奇金淋巴瘤，占全身非霍奇金淋巴瘤5%以下，表现为弥漫性大细胞型淋巴瘤，常是B细胞来源，尽管积极治疗，这些病例仍显示恶性侵犯。根据Waldron的观点，T细胞型淋巴瘤对多种化疗药物反应较好。Menestrina报告8例诊断时胸腺大肿块（超过10cm）而无胸外病变，积极治疗后7例出现扩散转移，4例有部分缓解，3例死亡，平均存活期9个月，5例平均存活13个月，3例无病存活分别为4、7、和21个月。Trump报告同样不佳的结果，经积极治疗9/11患者死于诊断后26个月以内。Perrone报告了60例纵隔弥漫性硬化型大细胞淋巴瘤，典型的病变发生在年轻女性，79%病例对开始治疗有反应，但是40%复发，死亡率为80%。半数患者无病生存34.5个月，所有第1次复发出现在诊断后19个月以内。他们发现年龄在25岁以下，诊断时胸外有病变，或对初始治疗无反应，结果均较差。

六、生殖细胞肿瘤

（一）良性畸胎瘤

在2个大组外科切除纵隔肿瘤报告中，生殖细胞肿瘤占全部纵隔肿瘤的10%和14.4%，此2个报告中80%是良性畸胎瘤。Mayo医疗中心也报告86例这类少见的肿瘤。

良性畸胎瘤生长缓慢，多无症状，常为囊性。出现症状多因肿瘤所致，如胸骨后疼痛，呼吸困难。典型的症状是咳出毛发或油质样物。肿瘤多发生在年轻人，性别无差别，个别畸胎瘤出现在后纵隔，外科医师特别提到约23%病例肿瘤与胸腺密切相关。Lewis并强调几个病例的畸胎瘤直接来源于胸腺。所有的畸胎瘤完全切除后可达到治愈，但是在技术上可能有一定难度，因为差不多所有病例的肿瘤均紧密粘连于纵隔内重要脏器，15%病例可能需要做肺叶切除、心包切除或牺牲膈神经，7例仅能完成肿瘤部分切除。术后肿瘤无复发，惟一的死亡是与外科手术合并症有关。

（二）原发性恶性生殖细胞肿瘤

纵隔原发性恶性生殖细胞肿瘤罕见，Aygun进行文献复习发现总的报告例数为319例，其中124例是单纯精原细胞瘤（39%），纵隔精原细胞瘤发病率与睾丸的精原细胞瘤一样，精原细胞瘤是纵隔内最常见的纯粹恶性生殖细胞肿瘤。

胸痛是最常见的症状，随之有咳嗽和呼吸困难，多见上腔静脉综合征，Knapp1985年报告的24例中仅3例无症状。在Aygun的文献复习中，只有28/127（22%）手术能切除肿瘤，13例辅助放疗，15例未行治疗，合并放疗的13例中11例平均存活9年，1例死于11个月，1例初始治疗后发生转移经治疗后无病存活3年。15例未行治疗者，13例获得随诊，1例术后死亡，12例平均存活9.3年。其余患者行部分切除或仅行活检，64例获得随诊，18例死于该病，3例死于无关疾病，9例发生转移但存活。这样整个治愈率为65%。7例出现局部复发，3例转移分别发生在40个月、4年和10年。Knapp报告完全切除有效者为9/24，21例给予放疗，12例无病平均存活143个月，3例肿瘤有进展，9例在诊断后50个月死亡。

影响预后的因素有：年龄超过35岁；上腔静脉综合征；淋巴结肿大；发热；胸片上肺门有病变均提示预后不佳。Lee发现6例单纯纵隔原发性精原细胞瘤，全部接受放疗，1例化疗。5例无病生存2.5~7年，1例于1年后发生脊柱转移。Boumghar有2例纵隔精原细胞瘤，第1例系25岁男性行左侧全肺切除和心包切除，术后放疗，3年后行混合性睾丸肿瘤（精原细胞瘤和胚胎性癌）切除及腹股沟淋巴结切除，1年后出现肺转移经化疗后1年转移癌消失，最终于全身播散后7年死亡。第2个患者于10年前因无症状纵隔单纯精原细胞瘤行部分切除，随后放疗，以后有4次复发，远处转移到下脊椎和骨盆，随后出现胸内转移和淋巴结转移，经放疗、化疗和手术治疗。每一次治疗症状均获完全缓解，血中绒毛膜促性腺激素回复到正常水平，至今他仍存活并准备第5次化疗。

1. 胚胎性癌（Embryonal Carcinoma EC） 在Knapp报告的56例中有17例，9例为单纯EC，其余为混合型。随诊到15例，12例于诊断后10个月死亡，1例肿瘤被“有效控制”存活36个月，2例诊断后无病生存8个月和102个月。后者肿瘤可以完全切除。Vogelzang报告他们的EC患者无一例存活。

2. 卵黄囊肿瘤（yolk sac tumor，YST） 也称为内胚窦瘤，常以混合型肿瘤形式出现。Knapp报告3例单纯YST，均短期死亡。Kuzur报告10例纵隔YST，所有的病例均不能切除，8例在23个月内死亡，1例带瘤存活21个月，1例无病存活5年。Gooneratne和Truong对此类肿瘤均持保守治疗观点。

3. 绒癌（Choriocarcinoma） 是另一种纵隔恶性生殖细胞肿瘤，极少以单纯一种肿瘤形式出现，Knapp 报告 3 例，3 例均迅速死亡，直到目前尚未发现有长期存活病例报告。

（三）混合性肿瘤

各种类型的生殖细胞肿瘤不仅混合存在，偶尔也可看到这些肿瘤中混杂有其他恶性肿瘤成分（肉瘤，癌）。这些肿瘤极端罕见，但不一定致死性。Boumghar 一组有 4 例纵隔非精原细胞性生殖细胞肿瘤，虽经积极治疗（手术、放疗、化疗），全部患者在诊断后 5 周至 11 个月死亡。Einhorn 复习了睾丸肿瘤治疗进展，开始用顺铂，然后足叶乙苷和异环磷酰胺作为初始和挽救性化疗，改善了睾丸非精原细胞性生殖细胞肿瘤的治疗结果。现在采用化疗，有时再加上外科切除残余肿瘤，90% 的患者可达到治愈。当然这些治疗方法也应该用于纵隔原发性生殖细胞肿瘤。由于这种肿瘤罕见，像 Mayo 医疗中心从 1930 到 1985 年才发现 56 例，因此要将这种治疗结果公布出来还需要几年时间。Kay 报告了 12 例纵隔原发性非精原细胞性生殖细胞肿瘤，应用顺铂、长春花碱（或足叶乙苷）和博莱霉素化疗，改善了存活期。众多研究者的结果似乎提示这种肿瘤不像睾丸肿瘤，它们很少能有较好的预后结果，因为在诊断时多数肿瘤生长很大而且已有外侵。

（张志庸）

参 考 文 献

1. Rubsh JL, Gardner IR, Boyd WC, et al. Mediastinal tumors: review of 186 cases. J Thorac Cardiovasc Surg, 1973, 65:216~222.
2. Mullen B, Richardson JD. Primary anterior mediastinal tumors in children and adults. Ann Thorac Surg, 1986, 42:338~345.
3. Rosai J. Thymic tumors and tumor-like conditions. In: Rosai J. Ackerman's surgical pathology. Vol 1. 6th ed. Mosby, St. Louis: 1981, 311.
4. Le Brigand H, Verley JM, Gharbi N. Tumeurs du thymus, Vol 2. Encycl Med Chir, poumon, Sect. 6047 D10. 1979.
5. Argubright KF, Mattox JH, Messer RH. Thymoma in pregnancy. Obstet Gynecol Surg, 1984, 39:185~191.
6. Masaoka A, Monden Y, Nakahara K, et al. Follow-up study of thymomas with special reference to their clinical stages. Cancer, 1981, 48:2485~2492.
7. Verley JM, Hollmann KH. Thymoma: a comparative study of clinical stages, histologic features, and survival in 200 cases. Cancer, 1985, 55:1074~1086.
8. Lewis Je, Wick MR, Scheithauer BW, et al. Thymoma: a clinicopathologic review. Cancer, 1987, 60:2727~2743.
9. GrayGF, Gutowski WT. Thymoma: a clinicopathological study of 54 cases. Am J Surg Pathol, 1979, 3:235~249.
10. Nomori H, Horinouchi H, Kaseda S, et al. Evaluation of the malignant grade of thymoma by morphometric analysis. Cancer, 1988, 61:982~988.
11. Fujimura S, Kondo T, Handa M, et al. Results of surgical treatment for thymoma based on 66 patients. J Thorac Cardiovasc Surg, 1987, 93:708~714.
12. Maggi G, Giaccone G, Donadio M, et al. Thymoma: a review of 169 cases, with particular reference to results of surgical treatment. Cancer, 1986, 58:765~776.
13. Guillan RA, Zelman S, Smalley RL, et al. Malignant thymoma associated with myasthenia gravis, and evidence of extrathoracic metastases: an analysis of pulished cases and report of acases. Cancer, 1971, 27:823~830.
14. NakaharaK, Ohno K, Hashimoto J, et al. Thymoma: results with complete resection and adjuvant postoperative irradiation in 141 consecutive patients. J Thorac Cardiovasc Surg, 1988, 95:1041~1047.
15. Papatesta AE, Pozner J, Genkins G, et al. Prognosis in occult thymomas in myasthenia gravis following transcervical thymectomy. Crah Surg, 1987 b, 122:1352~1356.
16. Appelquist P, Kostiainen S, Franssila K, et al. Treatment and prognosis of thymoma: a review of 25 cases. J Surg Oncol, 1982, 20:265~268.
17. Allum WH, Watson DCT. Recurrent thymoma with myasthenia gravis. Br Med J, 1983, 286:440.

18. Denayer MA, Rao KR, Wirz D, et al. Heptic metastatic thymoma and myasthenia gravis 22 years after the apparent cure of an invasive thymoma: a case report anf review of the literature. J Neurol Sci, 1986, 76:23~30.
19. Namba T, Brunner NG, Grob D. Myasthenia gravis in patients with thymoma, with particular reference to onset after thymectomy. Medicine, 1978, 57:411~433.
20. Boumghar M, Dusmet M. Postoperative Evolution and prognosis of thymic tumors. In: Surgery of the thymus. Jean – Claude Givel (ed). Springer – Verlag Berlin Heidelberg New York London Paris Tokyo Hongkong, 1999, 319~333.
21. Papatesta AE, Genkins G, Kornfeld P, et al. Effects of thymectomy in myasthenia gravis. Ann Surg, 1987 a, 206:79~88.
22. Shamji F, Pearson FG, Todd TRJ, et al. Results of surgical treatment for thymoma. J Thorac Cardiovasc Surg, 1984, 87:43~47.
23. Fechner RE. Recurrence of noninvasive thymomas: report of 4 cases and review of literature. Cancer, 1969, 23:1423~1427.
24. Mulder DG, Herrmann C, Keesey J, et al. Thymectomy for myasthenia gravis. Am J Surg, 1983, 146:61~66.
25. Monden Y, Nakahara K, Kagotani K, et al. Myasthenia gravis with thymoma: analysis of postoperative prognosis for 65 patients with thymomatous myasthenia gravis. Ann Thorac Surg, 1984, 38:46~52.
26. Jose B, Yu at, Morgan TF, et al. Malignant thymoma with extrathoracic metastasis: a case report and review of literature. J Surg Oncol, 1980, 15:259~263.
27. Uematsu M, Kondo M. A proposal for treatment of invasive thymoma. Cancer, 1986, 58:1979~1984.
28. Wick MR, Scheithauer BW, Weiland LH, et al. Primary thymic carcinomas. Am J Surg Pathol. 1982, 6:613~630.
29. Shimosato Y, Kameya T, Nagai K, et al. Squamous cell carcinoma of the thymus. An analysis of 8 cases. Am J Surg Pathol, 1977, 1:109~121.
30. Snover DC, Levine GD, Rosai J. Thymic carcinoma: five distinctive histological variants. Am J Surg Pathol, 1982, 6:451~470.
31. Thomas CV, Manivel JC. Thymic carcinoma and aplastic anemia: report of a previously undocumented association. Am J Hematol, 1987, 25:333~335.
32. Saegesser F, Zoupanos G. Thymolipomes. Schweiz Med Wochenschr, 1970, 15:657~662.
33. Reintgen D, Fetter BF, Roses A, et al. Thymolipoma in association with myasthenia gravis. Arch Pathol Lab Med, 1978, 102:463~466.
34. Otto HF, Loening TH, Lachenmayer L, et al. Thymolipoma in association with myasthenia gravis. Cancer, 1982, 50:1623~1628.
35. Havlicek F, Rosai J. A sarcoma of thymic stroma with features of liposarcoma. Am J Clin Pathol, 1984, 82:217~214.
36. Rosai J, Levine GD. Tumors of the thymus. In: Harlan I, Ferminger MD, eds. Atlas of pathology. 2nd. 13th Fascicle. Washington Armed Forces Institute Pathology, 1976.
37. Wick MR, Scheithauer BW. Oat – cell carcinoma of the thymus. Cancer, 1982, 49:1652~1657.
38. Wick MR, Scott RE, Li CY, et al. Carcinoid tumor of the thymus: a clinicopathologic report of 7 cases with a review of the literature. Mayo Clin Proc, 1980, 55:246~254.
39. Rosai J, Higa E. Mediastinal endocrine neoplasm, of probable thymic origin, related to carcinoid tumor: clinco – pathologic study of 8 cases. Cancer, 1972, 29:1061~1074.
40. Wick MR, Carney JA, Bernatz PE, et al. Primary mediastinal carcinoid tumors. Am J Surg Pathol, 1982a, 6:195~205.
41. Boumghar M, Saegesser F. Tumeurs granulomateuses pr'etendues psedo – Hodgkiniennes de la loge thymique (lymphogranlosarcomes thymiques). Ann Chir Thorac Cardiovasc, 1982, 36:134~136.
42. Bergh NP, Gatzinsky P, Larsson S, et al. Tumors of the thymus and thymic region. II Clinicopathological studies on Hodgkin's disease of the thymus. Ann Thora Surg, 1978, 25:99~106.
43. Mauch P, Hellman S. Mediastinal Hodgkin's diseas: Significance of mediastinal involvement in early stage Hodgkin's disease. Hematol Oncol, 1984, 2:69~72.
44. North LB, Fuller LM, Sullivan – Halley JA, et al. Regression of mediastinal Hodgkin ' s disease after therapy: evaluation of time interval. Radiology, 1987, 164:599~602.
45. Riddel B, Larsson S. Coexistence of a thymoma and Hodgkin's disease of the thymus: a case report. Acta Pathol Micro-

biob Scand (A), 1980, 88:1~4.

46. Waldron J A, Farber L L, Cadman E. Primary large cell lymphoma of the mediastinum: an analysis of 18 cases. Lab Invest, 1984, 50:64A.
47. Menestrina F, Chilosi M, Bonetti F, et al. Mediastinal large - cell lymphoma of B - type, with sclerosis: histopathological and immunohistochemical study of 8 cases. Histopathology, 1986, 10:589~600.
48. Trump DL, Mann RB. Diffuse large cell and undifferentiated lymphomas with prominent mediastinal involvement: a poor prognostic subset of patients with non - Hodgkin's lymphoma. Cancer, 1982, 50:277~282.
49. Perrone T, Frizzera G, Rosai J. Mediastinal diffuse large - cell lymphoma with sclerosis: a clinicopathologic study of 60 cases. Am J Surg Pathol, 1986, 10:176~191.
50. Wychulis AR, Payne WS, Clagett OT, et al. Surgical treatment of mediastinal tumors: a 40 year experience. J Thorac Cardiovasc Surg, 1971, 62:379~392.
51. Lewis BD, Hurt RD, Payne S, et al. Benign teratomas of the mediastinum. J Thorac Cardiovasc Surg, 1983, 86:727~731.
52. Aygun C, Slawson RG, Bajaj K, et al. Primary mediastinal seminoma. Urology, 1984, 23:109~117.
53. Knapp RH, Hurt RD, Payne WS, et al. Malignant germ cell tumors of the mediastinum. J Thorac Cardiovasc Surg, 1985, 89:82~89.
54. Lee YM, Jackson SM. Primary seminoma of the mediastinum: Cancer Control Agency of British Columbia experience. Cancer, 1985, 55:450~452.
55. Vogelzang NJ, Raghaven D, Anderson RW, et al. Mediastinal nonseminomatous germ cell tumors: the role of combined modality therapy. Ann Thorac Surg, 1982, 33:333~339.
56. Kuzur ME, Cobleigh MA, Greco A, et al. Endodermal sinus tumor of the mediastinum. Cancer, 1982, 50:766~774.
57. Gooneratne S, Keh P, Sreekanth S, et al. Anterior Mediastinal endodermal sinus (yolk sac) tumor in a female infant. Cancer, 1985, 56:1430~1433.
58. Truong LD, Harris L, Mattioli C, et al. Endodermal sinua tumor of the mediastinum: a report of 7 cases and review of the literature. Cancer, 1986, 58:730~739.
59. Ulbright TM, Loehrer PJ, Roth LM, et al. The development of non - germ cell malignancies within germ cell tumors: a clinicopathologic study of 11 cases. Cancer, 1984, 54:1824~1833.
60. Manivel C, Wick MR, Abenoza P, et al. The occurrence of sarcomatous components in primary mediastinal germ cell tumors. Am J Surg Pathol, 1986, 10:711~717.
61. Einhorn LH. Cancer of the testis: a new paradigm. Hosp Pract (Off), 1985, 21:165~178.
62. Kay PH, Wells FC, Goldstraw P. A multidisciplinary approach to primary nonseminomatous germ cell tumors of the mediastinum. Ann Thorac Surg, 1987, 44:578~582.

第七节 胸腺肿瘤治疗进展

胸腺肿瘤包括位于胸腺区的许多肿瘤，如常见的病程温和的胸腺瘤，行为恶性的胸腺癌，胸腺类癌，以及胸腺畸胎瘤，胸腺脂肪瘤，胸腺囊肿等等。对于胸腺肿瘤的主要治疗是完全切除肿瘤，部分切除对患者无何裨益，放疗对不完全切除的患者有一定作用。对于Ⅲ、Ⅳa 期胸腺瘤患者，术前化疗可增加手术切除率并延长存活期，对此类患者应当考虑给予术前化疗。以前文献报告所持的观点很少涉及肿瘤的生物学行为，目前基于循证医学资料，正在出现处理胸腺肿瘤新的临床概念。

一、分类

（一）分期系统

1. 目前世界范围被广泛接受的分期系统是 1981 年 Masaoka 提出的分期系统，此分期系统主要取决于肉眼或镜下肿瘤侵犯纵隔结构的范围，表 9－7－1。

表 9-7-1　Masaoka 分期系统

分　期	定　义
Ⅰ	肉眼观肿瘤有包膜，无镜下包膜侵犯
Ⅱa	肉眼见肿瘤侵及周围脂肪组织或纵隔胸膜
Ⅱb	镜下肿瘤侵及包膜
Ⅲ	肉眼见肿瘤侵及邻近脏器
Ⅳa	胸膜或心包转移
Ⅳb	淋巴系或血行转移

2. TNM 分期系统已经被提出来了，它平行于 Masaoka 分期，但是目前尚未见到应用这一系统获得结果的报告。在法国应用类似 Masaoka 的另一种分期系统（Gruppe D'Etude des Tumeurs Thymiques），它还包括肿瘤切除的完全性。法国的这种分期可能有预后价值，但是在选择最理想的治疗之前，它本身并不能提供肿瘤临床分期。

（二）组织学分类

目前对于胸腺肿瘤可以分成三类：

1. 典型胸腺瘤　无细胞学恶性特点。

2. 中间型或称为分化较好的胸腺癌（well - differentiated thymic carcinoma，WDTC）　具有胸腺瘤特点，但有些部位出现不典型性，偶可见到核分裂（通常 10 个高倍视野少于 2 个），它又被称为不典型胸腺瘤。

3. 胸腺癌（thymic carcinoma，TC）　有广泛核分裂象，以及其他恶性细胞学特点。

有人提出以上三种分别称为典型性胸腺瘤，不典型性胸腺瘤和胸腺癌。

胸腺癌代表一组确定但数量很少的胸腺肿瘤，它占全部胸腺肿瘤的 10% 以下，出现在各年龄组，典型的胸腺癌不合并重症肌无力（MG）。胸腺癌局部侵犯较重，临床多有症状，肿瘤呈更为恶性侵犯生长。胸腺癌组织学可分为鳞癌、粘液表皮样癌、基底细胞癌、淋巴上皮样癌、小细胞癌/神经内分泌癌、肉瘤样癌、透明细胞癌和未分化癌。胸腺类癌分在胸腺癌之内，有人将其分在单独一类为胸腺神经内分泌癌。

中间型胸腺瘤 - 分化较好的胸腺癌，是否分为单独一组尚有争论，有的病理学家坚持认为单分一组较好，另一些病理学家认为单分一组问题较多。分类观点的变化反映出此组肿瘤存活率差异较大，以及报告的胸腺癌发生率不同，有的报告胸腺癌发生率不到 10%，有的报告胸腺癌高达 30%（范围从 18% 到 41%），显然是将此类中间型包括了在内。有关中间型胸腺瘤的人口统计学特点与典型的胸腺瘤相似。在报告的各组内 MG 普遍存在（范围在 25% ~77%），也见到胸腺瘤其他合并综合征，这与胸腺癌完全不同，胸腺癌基本不合并 MG 和其他综合征。

大多数胸腺瘤细胞形态学较温和，临床病程也较为平和，已经有人提出此类肿瘤的多种组织学分类系统，但其临床应用价值存在疑问。将某种胸腺瘤划分为特殊范畴，其结果常不相一致，将组织学分类与预后相互联系其结果常互相矛盾。多因素分析结果表明组织学类型并不是独立的预后影响因素。少数例外是中间型胸腺瘤及胸腺癌的预后比单纯温和的胸腺瘤要差。

最近世界卫生组织（WHO）于 1999 年提出新的分类，此系统保留了 Muller - Hermelink 系统某些相同部分，并提出了 6 个不同的胸腺瘤类型，即 A，AB，B1，B2，B3，C 型。

A 型：为梭形上皮细胞型肿瘤，无核异型性，也无肿瘤性淋巴细胞存在。

AB 型：与 A 型相似，但存在局灶性肿瘤性淋巴细胞。

B 型：由大量上皮样细胞组成，依据上皮细胞比例和核异型性再分为 3 个亚型：

B1 型：类似正常胸腺皮质，部分与胸腺髓质相似。

B2 型：有散射状排列的肿瘤上皮细胞和泡状细胞核。

B3 型：绝大部分由轻度核异型性的上皮细胞组成，相似于前述的分化较好胸腺癌。

C 型：胸腺癌。

由于 WHO 分类系统公布不久，目前对其应用价值尚缺乏深入研究，一组报告发现 WHO 分类与进展更快的肿瘤分期相关，以后此组又报告了包括 273 例一大组长期随诊结果，显示分类与预后有关（B3 组预后明显较差，但未包括 C 组）。此组的多因素分析显示作为独立预后因素，WHO 分类与 Masaoka 分期一致。另一组包括 90 例研究 WHO 分类系统发现，A 型与 B 型预后无差别，单因素和多因素分析显示 C 型的存活期较差。仔细分析发现此处的多因素分析存在一定的问题，此组将切除彻底性这一重要因素排除在外。因此，对于某个单独胸腺瘤、中间型胸腺瘤或胸腺癌来说，WHO 分类的价值还不是很清楚。

某些作者采用容易产生误导的名词，“良性胸腺瘤”，来概括大体表现无外侵的温和胸腺瘤。但是所有大组均报告胸腺瘤切除后出现复发和转移，对于Ⅰ期胸腺瘤如此，对于胸腺瘤各个亚型均是如此，某些作者未观察到髓质性胸腺瘤有复发，但是病例较少。尽管病程相对较为平稳，行为较为温和，无外侵的胸腺瘤也存在恶性肿瘤的基本特征，因此，良性胸腺瘤这一名词应予摒弃。

二、临床表现

1. 性别分布　在超过 100 例的大组报告，显示胸腺瘤发病率在两性别之间分布大致相等。

2. 年龄　年龄分布范围较广，从不到 1 岁至 90 岁以上。在超过 50 例的报告中，合并 MG 的胸腺瘤发病高峰年龄为 30 ~ 40 岁，不合并 MG 的胸腺瘤高峰年龄为 60 ~ 70 岁（主要是女性）。

3. 确诊时分期　超过 100 例大组报告显示，确诊时 40% 胸腺瘤为Ⅰ期，Ⅱ期、Ⅲ期各为 25%，ⅣA 期为 10%，仅 1% ~ 2% 胸腺瘤为ⅣB 期。

4. 症状　在超过 50 例的报告中，大约 1/3 胸腺瘤患者无症状。有症状者，约 40% 表现与胸内肿瘤相关的局部症状，30% 有全身症状，其余表现为重症肌无力（MG）症状。最常见的症状是胸痛、咳嗽和呼吸困难。上腔静脉综合征和体重减轻偶尔可见，一般更多见于侵袭性肿瘤。少数患者有低烧、盗汗，此症状更典型出现在淋巴瘤患者。

胸腺瘤常合并某些胸腺外综合征，这些一般是自家免疫性疾病。最常见的是 MG，在报告 100 例以上的大组中，大约 45% 的胸腺瘤患者（范围在 10% ~ 67%）合并 MG，另一方面，大约 10% ~ 15% MG 患者发现有胸腺瘤。纯红细胞发育不良（PRCA）和低 γ 球蛋白血症为第 2 位常见的瘤外综合征，每种出现于 2% ~ 5% 胸腺瘤患者。其他包括多发性肌炎，系统性红斑狼疮，类风湿性关节炎，甲状腺炎，干燥综合征（Sjögren syndrome），溃疡性结肠炎等，这些在胸腺瘤患者不多见，更常见于无胸腺瘤的患者，胸腺瘤与这些疾病之间有何关系尚缺乏有力的说明。许多的研究注意到胸腺瘤患者第 2 个原发恶性肿瘤发生率更高（从 9% 到 27%，平均为 15%）。

三、诊断

前上纵隔肿瘤中，大约 50% 为胸腺瘤，25% 是淋巴瘤，其他各种肿瘤占剩余的 25%。上述中的其他肿瘤常具有放射学的特点，如畸胎瘤。除非存在某些肿瘤的典型症状，如发热、盗汗，或其他胸腺外症状，区分胸腺瘤与淋巴瘤则很困难。

许多情况下，临床诊断胸腺瘤就足够了，例如某患者合并胸腺瘤外综合征，或局限于胸腺区的小肿瘤。需要确切诊断胸腺瘤的主要是巨大肿瘤考虑非手术治疗，或术前需要放化疗，或者诊断更可能是淋巴瘤。病理学证实胸腺瘤诊断可经开胸活检获得，成功率为 90%，经皮细针穿刺活检，常需用大口径穿刺针、多次穿刺，其成功率为 60%。最近 Octreotide 扫描在 17 例胸腺瘤患者取得 100% 准确率。

有人担心针吸活检胸腺瘤可能造成胸膜腔和穿刺部位种植性播散，而禁止这项检查，但缺乏明确证据证实，至今尚未发现有关穿刺针道或活检部位播散的报告，但是却有3例报告开胸切口肿瘤复发。一个大组136例报告的多因素分析表明，切除前活检有更好的存活率。担心胸膜腔种植主要基于观察到切除胸腺瘤后，整个壁层胸膜呈结节状复发。这种播散方式是胸腺瘤本身的特点，与手术操作方式无关。约68%的晚期胸腺瘤患者常见胸膜转移结节，他们从来未进行过活检。许多大的医疗中心具有丰富经验，对于可疑巨大胸腺瘤，常规获取病理活检。

四、治疗

1. 外科　90%~95%胸腺瘤为局限性肿瘤，手术切除是主要治疗方式。统计超过100例横跨几十年大组结果，报告的手术死亡率平均为2.5%，范围从0.7%到4.9%。在超过50例的报告中，Ⅰ期胸腺瘤均可以达到100%肉眼和显微镜下完全切除，其他分期的胸腺瘤切除率变异较大，Ⅱ期切除率平均为85%（43%~100%），Ⅲ期切除率平均为47%（0%~89%），Ⅳ期切除率平均为26%（0%~78%）。反映出外科医师是否愿意进行更为广泛的肿瘤切除手术（例如上腔静脉切除）。扩大彻底切除可能是最有效的治疗，因为完全切除是最重要的预后因素。

2. 存活率　切除后总的5年存活率良好，即使是Ⅲ、Ⅳ期胸腺瘤（表9－7－2）。已报告的Ⅰ、Ⅱ、Ⅲ、Ⅳ期胸腺瘤15年总的存活率分别为78%、73%、30%、8%。尽管精心选择，也并不是所有的Ⅲ、Ⅳ期胸腺瘤都能获得完全切除。在外科切除组超过100例报告中，平均38%（19%~58%）死亡与胸腺瘤有关，9%（2%~19%）死于术后合并症，22%（16%~27%）死亡与MG有关，9%（2%~19%）与其他自家免疫病有关，29%（8%~47%）死于其他无关原因（包括其他恶性肿瘤）。

表9－7－2　胸腺瘤患者整体存活率[a]

研究者	病例数	完全切除%	5年存活率%				10年存活率%			
			Ⅰ	Ⅱ	Ⅲ	Ⅳa	Ⅰ	Ⅱ	Ⅲ	Ⅳa
Kondo[b]	924	92%	100	98	89	71	100	98	78	47
Regnard	307	85	89	87	68	66	80	78	47	30
Maggi	241	88	89	71	72	59	87	60	64	40
Verly	200	—	85	60	33		80	42	23	
Nakahara[b]	141	80	100	92	88	47[c]	100	84	77	47[c]
Wilkins	136	68	84	66	63	40	75	50	44	40
Blumberg	118	73	95	70	50	100	86	54	26[d]	—
Quintanilla	116	94	100	100	70	70[e]	100	100	60	0[e]
Pan[b]	112	80	94	85	63	41	87	69	58	22
Elert	102	—	83	90	46	—	—	—	—	—
平均[f]			92	82	68	61	88	70	57	38

a　标准Masaoka分期>100例；b　不包括胸腺癌；c　4a+4b；d　9年存活；e　<5例；f　括号内除外。

无病存活率可能更好地反映外科手术治疗效果，超过100例的研究发现对于Ⅰ期、Ⅱ期、Ⅲ期和Ⅳ期胸腺瘤术后10年平均无病存活率分别为92%、87%、60%和35%。判断切除后最好的指标可能是肿瘤复发率（表9－7－3）。Ⅳ期胸腺瘤复发率变化较大，反映出病例选择以及报告的组内Ⅳ期病例较少。一般来说，报告的肿瘤复发主要是手术时肉眼所见的肿瘤被切除，不是显微镜下肿瘤切除干净。

表 9-7-3 胸腺瘤复发率[a]

研究者	例数	接受治疗%			%复发率			
		完全切除	化疗	放疗	Ⅰ	Ⅱ	Ⅲ	Ⅳa
Kondo[b]	862	100	12[c]	32[c]	1	4	28	34[d]
Regnard	307	85	极少	半数	4	7	16	58
Maggi	241	88	7	12	2	13	30	25
Verley	200	—	少	大多数	6	36	38	
Cowen[be]	149	42	100	50	(0)[f]	7	23	25
Wilkin	136	68	7	37	8	10	24	(0)[f]
Monden[b]	127	80	—	74	3	13	27	54
Blumberg	118	73	32	58	4	21	47	80
Ruffini	114	100	—	25	5	10	30	33
Quintanilla	105	100	0	24	0	13[g]	13	(0)[f]
平均[h]					4	14	26	46

a Masaoka 分期 >100 例；b 除外胸腺癌；c 估计值，未报告结果；d Ⅳa + Ⅳb；e 仅纵隔复发者除外；f <5 例；g 19% 和 6% Ⅱa + Ⅱb；h 括号内除外。

肿瘤复发的平均时间约为 5 年（3~7 年），也有报告切除后 32 年后肿瘤复发。Ⅰ期胸腺瘤切除后复发平均为 10 年，Ⅱ期、Ⅲ期和Ⅳ期切除后复发为 3 年。超过 100 例的报告显示所有复发中，81% 为局部复发，9% 为远处转移，11% 既有局部复发又有远处转移。在肿瘤复发患者，胸膜腔或肺受累占 58%（最多见壁胸膜下 1 个结节），心包或纵隔为 41%，骨 10%，肝 8%。

3. 肿瘤大部分切除　虽然大家都很清楚，应尽一切努力做到完全切除，但是争论在于，肿瘤不能完全切除时，肿瘤大部分切除（减瘤术）对患者是否有益。某些人提出，对不能切除的病例，部分切除较单纯活检为患者提供更好的存活。一般来说，似乎是这种情况，肿瘤大部分切除 10 年存活率约为 39%，活检为 33%（表 9-7-4）。但大多数研究显示这种差别一直很小，只有两组报告有实质性差别。另一大组报告发现大部切除与单纯活检在 5 年存活率有明显差别，为 64% 对 36%，但 10 年存活率基本无区别，提示肿瘤大部切除的益处仅存在于术后中间阶段。其他作者则认为不完全切除与活检的存活率无明显差别。

表 9-7-4 胸腺瘤部分切除后存活率[a]

作者	例数			10 年存活率%			
	完全切除	部分切除	活检	完全切除	部分切除	活检	P 值[b]
Kondo[cd]	186	50	21	(93)[e]	(64)[e]	(36)[e]	<0.03
Maggi	211	21	9	81	72[f]	27[f]	0.001
Nakahara[d]	113	16	12	(94)[g]	(68)[g]	(0)[g]	<0.01
Blumberg	86	18	14	70	28	24	NS
Mornex[d]	4	31	55	—	43	31	<0.02
Regnard[h]	43	28	12	75	29	35	NS
Gamondes[d]	45	15	5	91	32	53	–
Wang	34	9	18	48	20	20	NS
Kaiser	39	13	7	82	48	44	–
平均[i]				75	39	33	

a >50 例部分切除和活检的结果；b P 值仅为部分切除对活检；c Ⅲ期Ⅳ期胸腺瘤；d 胸腺癌除外；e 5 年存活率；f 8 年存活率；g 无病存活期；h Ⅲ期患者；i 除外括号内数值；NS 无意义。

对于肿瘤部分切除与单纯活检的结果进行比较确实有一定困难，原因是其他治疗对结果也有一定影响；手术选择有倾向性；胸腺瘤患者分期存在差别；以及随访时间不同等等。此外，在这些研究中，还不清楚有多少复发是限于未完全切除的病例，切除多少肿瘤算是部分切除。关于后面这点，一组 28 例报告显微镜下未完全切除（R1）的复发率低于肉眼未完全切除（R2）的复发率，为 36% 对 71%，此组所有未完全切除患者均进行辅助放疗。

总之，部分切除是否有益尚缺乏足够资料来说明，一般来说，存活率差别较小，也可以完全用病例选择偏好来解释。而肿瘤部分切除后仅留下少量残余肿瘤，加上术后放疗，因而可以延长患者存活期。

五、影响预后因素

单因素分析发现分期与预后密切相关（表 9－7－2）。每一大组报告均显示完全切除有明显更好的存活率。最大组之一的材料显示，肿瘤完全切除的 10 年存活率，Ⅰ期为 80%，Ⅱ期 78%，Ⅲ期 75%，Ⅳ期 42%。其他组报告Ⅲ期、Ⅳ期胸腺瘤完全切除也获得较好结果。很明显，Ⅲ期胸腺瘤如果能够完全切除，其长期存活率与Ⅰ期胸腺瘤相似。胸腺瘤合并 MG 曾被认为是影响预后的负面因素，但是，大多数组的结果显示合并 MG 仅是一种负面影响的倾向，也许预后结果更好些。

几个超过 100 例大组进行影响预后的多因素分析显示，独立预后因素是肿瘤分期和切除完全性，只有极少例外。在最大一组，当把所有变量均包括在模型内，完全切除是唯一有意义的预后影响因素，Masaoka 分期并无独立影响意义。另一大组报告对于整个存活率来说，完全切除而不是分期，为独立预后影响因素，分期和未完全切除对于无病存活率有明显影响。某些人提出肿瘤较小，年龄小于 30～40 岁患者预后更好。肿瘤的组织学类型一般不是独立的预后影响因素，除少数例外。其他影响因素或发现没有价值，或尚未研究。

六、术后辅助放疗

肿瘤切除后是否进行放疗仍存在争论。有人推荐肿瘤切除后所有患者均行放疗，其他人则认为术后放疗仅限于Ⅱ期和Ⅲ期胸腺瘤，或未完全切除的胸腺瘤患者。大多数胸腺瘤复发为局部复发，主要是胸膜和心包种植，这些部位不一定在放射野内。所有强调术后放疗研究均系数十年回顾性复习，非设定计划的连续治疗经验，病例选择也缺乏统一的标准。为将选择病例偏好的影响减到最小，本处分析限于不同分期和完全切除所报告的结果，这两个是最重要的独立预后因素。

表 9－7－5 显示术后放疗与不放疗回顾性比较分析的结果，完全切除的（R_0）Ⅰ期胸腺瘤复发率很低，甚至不用放疗，此时放疗不一定正确。对于完全切除的Ⅱ期、Ⅲ期胸腺瘤，放疗的作用尚不清楚。某些组提出对于Ⅱ期胸腺瘤放疗后复发率似乎更低，但是至今最大一组结果提示并无明显区别，另一大组却发现相反的结果。完全切除的Ⅲ期胸腺瘤，有 3 个组报告复发率无区别，而另一组却提出辅助放疗后有更高的复发率。Ⅱ期和Ⅲ期完全切除胸腺瘤的研究报告提出，术后放疗虽有降低复发的倾向但无意义。

对于未完全切除的胸腺瘤，有两个报告提出辅助放疗有价值，两个报告的病例数量不多，病例也有明显选择性。第 3 个报告包括了 R_0（完全切除）和 $R_{1,2}$（显微镜下或肉眼未完全切除）的Ⅲ期胸腺瘤，术后放疗可减低术后复发率，放疗和不放疗的复发率为 24% 对 40%，此组 44 例，未给出 P 值。不完全切除的Ⅳ期胸腺瘤放疗也可降低复发率，放疗与不放疗的复发率为 44% 对 75%（13 例患者）。放疗对于Ⅲ期大部分切除的胸腺瘤（26 例），降低纵隔复发率有一定价值，5 年实际存活率为 21% 对 100%，此组也未给出 P 值。在未完全切除肉眼可见残余肿瘤的病例，经放射治疗后纵隔复发率很低，支持不完全切除病例应予放疗的观点，放疗与不放疗纵隔复发率为 16% 对 21%。

表 9-7-5 切除和放疗后复发率[a]

作者	完全切除%	复发率% I 观察	I 放疗	II 观察	II 放疗	III 观察	III 放疗	P值 II	P值 III
Kondo[b]	100	—	—	4	5	26	23	NS	NS
Ruffini	100	5	0	4	31	16	64	0.02	0.02
Regnard	100	—	—	(22)[e]	(13)[e]	—[c]	—[c]	NS[c]	
Haniuda[b]	100	0	(0)[d]	24	19	25	25		——
Monden[b]	100	8	0	29	8	——	——		——
Curran[b]	100	0	(0) d	—c	—c	(42) c	(0) c	NS	
Blumberg	100	—	—	—	—	52	48	NS	NS
平均[e]		3	0	15	16	30	44		

a >50 例有分期并完全切除；b 除外胸腺癌；c Ⅱ期 + Ⅲ期；d <5 例；e 括号内数除外；NS 无意义。

总之，术后放疗的价值一直未能有效地确定，对于Ⅰ期胸腺瘤的作用充其量也就是边缘状态。在回顾性的分析研究中，由于矛盾的结果和有选择地进行放疗，完全切除的Ⅱ期、Ⅲ期胸腺瘤放疗的作用并不清楚，但是，不完全切除的胸腺瘤患者术后辅助放疗确实减少了肿瘤的复发。

七、化疗

胸腺瘤对化疗有确定敏感性，平均 2/3 病例有客观反应（10% ~100%），1/3 有完全反应（0% ~43%），各组研究结果差距如此之大的原因不清楚。各种化疗药均已应用，因研究的样本较小（包括 11 ~37 例），对以铂类化疗药为基础的各种方案，未能做出有意义的比较。只有几例胸腺癌包括在研究中。在这些研究中，中期反应时间变异很大，从 12 个月至 93 个月，为什么是这种情况，原因不明。

化疗药对患者存活期的影响很难评估。在一项回顾性分析报告，包括 90 例Ⅲ期和Ⅳ期胸腺瘤，部分切除（34%）或仅行探查（61%）经放疗后，化疗明显减少了肿瘤到肺、胸膜或远处部位转移率（17%对 38%，$P<0.05$）。化疗也提供给这些病例更好的无病存活期，5 年存活率 55%对 32%，10 年存活 41%对 24%，但统计学无意义。在一组更小样本研究，19 例未能切除的Ⅲ期胸腺瘤，无论化疗与否，5 年存活期为 56%对 58%，无明显区别。对于化疗药耐药的患者，Somatostatin analogs（octreotide）和泼尼松显示了新的治疗途径。

尽管各种化疗方案对胸腺瘤均显示出一定的效果，但是理想的化疗方案或满意的治疗结果均尚未获得。

八、术前放疗

对已侵犯周围脏器的胸腺瘤，有限的病例进行了术前放疗，已报告能够完全切除病例为 53%，59%和 75%，这一结果与Ⅲ期胸腺瘤单纯手术切除的平均切除率 50%相近。在两组（19 例和 12 例）局部晚期胸腺瘤进行术前放疗，存活期没有明显提高，10 年存活率为 44%对 48%。Ⅲ期胸腺瘤术前放疗与不放疗，存活期也无明显改善。

九、多种治疗

几组研究表明，对Ⅲ期、Ⅳ期胸腺瘤，采用多种方法联合治疗，即术前化疗，手术，术后化疗或放疗，能够提高手术切除率，延长存活期（表 9-7-6）。表 9-7-6 这些研究显示胸腺瘤对化疗有确定的敏感性，客观反应率为 90%，完全反应率为 23%，病理完全反应率为 20%。单独研究切除率的报告显示，Ⅲ期、Ⅳ期胸腺瘤切除率分别为50%和25%，综合治疗后完全切除率提高到72%。对于单纯外科切除的Ⅲ期、Ⅳ期胸腺瘤，5年存活率分别为65%和62%，综合治疗后5年存活率也有提高，平均为78%（见表9-7-2）。对于不能切除的胸腺瘤，什么是最好的治疗方法，尚缺乏结论性意见，原因是材料零散，非对照性研究。总的来说，约1/3仅进行活检的胸腺瘤患者也可存活10年（表9-7-4）。

表9-7-6　术前化疗及外科切除结果[a]

作　者	病例数	术前化疗	辅助治疗	反应率	完全切除率	病理反应率	5年存活
Venuta[b]	25[c]	PEEP×3	放疗/化疗	—	80	4	80[d]
Kim[b]	22	CAPPr×3	化疗/放疗	77	82[e]	18[e]	95
Rea[b]	16	CAPV×3	化疗或放疗	100	69	31	57
Macchiarini[b]	7	PEEpi×3	放疗	100	57	29	—
平均				92	72	21	78

a >5例有术前化疗；b 除外胸腺癌；c 21/25术前化疗；d Ⅲ期为92%，Ⅳ期为68%。

CAPPr 环磷酰氨，阿霉素，顺铂，泼尼松；CAPV 环磷酰氨，阿霉素，顺铂，长春新碱；PEEpi 顺铂，鬼臼碱，表阿霉素。

十、特殊治疗问题

1. 复发　几位作者推荐对于复发性胸腺瘤进行积极治疗，其中，约1/2至1/3复发性肿瘤可以手术摘除，再次手术完全切除率达62%（45%~71%），完全切除后10年存活率达53%~72%，而再次未完全切除者10年存活率仅0%~11%。有两组报告了第1次复发完全切除后，16%~25%胸腺瘤出现第2次复发（在第1次复发后随诊平均4年和5年）。复发肿瘤的其他治疗有化疗或放疗，应用各种治疗5年存活率为25%~50%，但是长期存活很差。

2. 分化较好的胸腺癌　分化较好的胸腺癌存活率变化较大，5年存活率从60%到80%，平均75%。10年存活率30%到78%，平均为61%。诊断时大多数患者58%~83%（平均73%）为Ⅲ期或Ⅳ期胸腺瘤。对这些患者处理主要是外科切除，约2/3病例能获得完全切除。这些组的报告未提及有关放疗或化疗对肿瘤的作用。

3. 胸腺癌　50%~95%的胸腺癌患者就诊时已处于晚期阶段，即Ⅲ期或Ⅳ期胸腺瘤。大多数胸腺癌是鳞癌（42%），或者是淋巴上皮样胸腺癌（32%）。有作者将胸腺癌划分为高分化癌，如鳞癌，粘液表皮样癌，基底细胞癌；低分化癌，如淋巴上皮样癌；未分化癌，小细胞癌，肉瘤样癌和透明细胞癌。胸腺癌预后一般很差，中期存活约为2年，5年平均存活为40%，10年存活为33%。胸腺癌的主要治疗是外科切除，但是全部患者仅1/3能够作到完全切除。有两组复习报告提示，分化高的胸腺癌预后明显优于分化低者，如鳞癌5年存活为57%，而淋巴上皮样癌5年存活仅为13%。总的说来，3/4病例可复发，约50%病例出现远处转移。未切除或部分切除的胸腺癌，中期生存为12~36个月。有限病例进行了各种方案的化疗，总的反应率为20%~60%。一组研究随访1~10年结果显示，放疗的部分反应率为86%，放疗有反应患者的肿瘤局部控制率为83%。

4. 胸腺类癌　胸腺类癌临床少见，文献报告仅有150~200例，各年龄组均可发病，男性多见，男与女发病比为3∶1。约25%患者因Cushing'征就医。在多发性内分泌肿瘤Ⅰ型综合征中，约15%合并胸腺类癌。重症肌无力（MG）或其他胸腺瘤合并征，在胸腺类癌患者尚未见报告，但是偶尔合并有其他副肿瘤综合征，仅2例表现有类癌综合征。72%的胸腺类癌为中分化型，与肺内不典型类癌相似，其余或是低分化癌，相似于肺小细胞癌，或为更为少见的高分化癌，相似于典型支气管类癌。

约半数胸腺类癌患者有淋巴结转移，但是这并不预示着预后不良。即使肿瘤完全切除，大多数患者还可以出现远处转移。局部复发很常见，无病间期较短，一般为1~2年。然而中期存活相当不错。在收集的一组81例，完全切除的胸腺类癌（53例），5年存活为77%，10年存活率为30%。部分切除者（11例）的5年和10年存活率分别是65%和19%，未切除者（16例）分别为28%和0%。此结果被另一组50例患者研究证实，5年和10年存活率分别是28%和10%。另一组41例报告结果更好，10年存活率约为75%，而且各分期的胸腺类癌存活期无明显区别。多因素分析显示只有未切除和晚期胸腺类癌患者存活期较短，而性别、年龄、Cushing征、化疗、放疗以及复发对于预后均无明显影响。例数更少组报告，组织学分化越高，预后越佳，高分化肿瘤中期存活为9~11年，中分化为5~7年，低分化为1.5~3年。

十一、结论

尽管胸腺瘤病程缓慢，细胞学表现温和，但是所有的胸腺瘤的行为都可能表现为恶性。

针对表现温和的胸腺瘤进行的分期系统及其预后价值还存在疑问，将胸腺癌和分化较好的胸腺癌分出来则更有实际意义。

胸腺瘤合并症引起人们更多的兴趣，但是它并不影响胸腺瘤本身的治疗。

怀疑为胸腺瘤而进行肿瘤活检对人体并无损害，每一例均应进行，以确定诊断和估计手术完全切除的可能性。

外科切除一直是胸腺瘤主要治疗方式，肿瘤完全切除是最重要的预后因素，应尽力争取作到完全切除。肿瘤部分切除（减瘤手术）作用很小，甚至毫无价值。

胸腺瘤对于化疗或放疗有很高反应率，Ⅱ期或Ⅲ期完全切除的胸腺瘤，术后辅助放疗的作用目前尚不清楚，但是资料显示辅助放疗对肿瘤未完全切除者有益。多种综合治疗，包括术前化疗放疗可以提高Ⅲ期、Ⅳ期胸腺瘤的完全切除率。由于能做到手术完全切除，即使晚期肿瘤也可有良好的长期生存率。对这种病例，应当考虑施行多种方法的综合治疗。

复发性肿瘤也应尽力作到完全切除，切除了复发肿瘤，患者可以获得更好的长期存活率。

（张志庸）

参考文献

1. Masaoka A, Monden Y, Nakahara K, et al. Follow-up study of thymomas with special reference to their clinical stages. Cancer, 1981, 48:2485~2492.

2. Yamakawa Y, Masaoka A, Hashimoto T, et al. A tentative tumor-node-metastasis classification of thymoma. Cancer, 1991, 68:1984~1987.

3. Gamondès JP, Balawi A, Greenland T, et al. Seventeen years of surgical treatment of thymoma: factors influencing survival. Eur J Cardiothorac Surg, 1991, 5:124~131.

4. Levine GD, Rosai J. Thymic hyperplasia and neoplasia: a review of current concepts. Hum Pathol, 1978, 9:495~515.

5. Verley JM, Hollmann KH. Thymoma. A comparative study of clinical stages, histologic features, and survival in 200 cases. Cancer, 1985, 5:1074~1086.

6. Lewis JE, Wick MR, Scheithauer BW, et al. Thymoma. A clinicopathologic review. Cancer, 1987, 60:2727~2743.

7. Kirchner T, Schalke B, Buchwald J, et al. Well-differentiated thymic carcinoma: an organotypical low-grade carcinoma with relationship to cortical thymoma. Am J Surg Pathol, 1992, 16:1153~1169.

8. Quintanilla-Martinez L, Wilkins EJ, Choi N, et al. Thymoma. Histologic subclassification is an independent prognostic factor. Cancer, 1994, 74:606~617.

9. Hartmann C-A, Roth C, Minck C, et al. Thymic carcinoma: report of five cases and review of the literature. J Cancer Res Clin Oncol, 1990, 116:69~82.

10. Suster S and Rosai J. Thymic carcinoma: a clinicopathologic study of 60 cases. Cancer, 1991, 67:1025~1032.
11. Rosai J and Sobin L. Histological typing of tumours of the thymus, 2nd ed. In: World Health Organization. International Histological Classification of Tumours. New York, Berlin: Springer, 1999, 9~14.
12. Suster S and Moran CA. Thymoma, atypical thymoma, and thymic carcinoma: a novel conceptual approach to the classification of thymic epithelial neoplasms. Am J Clin Pathol, 1999, 111:826~833.
13. Blumberg D, Burt ME, Bains MS, et al. Thymic carcinoma. Current staging does not predict prognosis. J Thorac Cardiovasc Surg, 1998, 115:303~309.
14. Hsu CP, Chen CY, Chen CL, et al. Thymic carcinoma. Ten years'experience in twenty patients. J Thorac Cardiovasc Surg, 1994, 107:615~620.
15. Chalabreysse L, Roy P, Cordier JF, et al. Correlation of the WHO schema for the classification of thymic epithelial neoplasms with prognosis. Am J Surg Pathol 2002, 26:1605~1611.
16. Close PM, Kirchner T, Uys CJ et al. Reproducibility of a histogenetic classification of thymic epithelial tumours. Histopathology, 1995, 26:339~343.
17. Ho FCS, Fu KH, Lam SY, et al. Evaluation of a histogenetic classification for thymic epithelial tumours. Histopathology, 1994, 25:21~29.
18. Regnard JF, Magdeleinat P, Dromer C, et al. Prognostic factors and long-term results after thymoma resection: a series of 307 patients. J Thorac Cardiovasc Surg, 1996, 112:376~384.
19. Maggi G, Casadio C, Cavallo A, et al. Thymoma: results of 241 operated cases. Ann Thorac Surg, 1991, 51:152~156.
20. Wang LS, Huang MH, Lin TS, Malignant thymoma. Cancer, 1992, 70:443~450.
21. Elert O, Buchwald J, Wolf K. Epithelial thymus tumors—therapy and prognosis. Thorac Cardiovasc Surg, 1988, 36:109~113.
22. Blumberg D, Port JL, Weksler B, et al. Thymoma: a multivariate analysis of factors predicting survival. Ann Thorac Surg, 1996, 60:908~914.
23. Pan C-C, Wu H-P, Yang C-F, et al. The clinicopathological correlation of epithelial subtyping in thymoma: a study of 112 consecutive cases. Hum Pathol, 1994, 25:893~899.
24. Okumura M, Ohta M, Tateyama H, et al. The World Health Organization histologic classification system reflects the oncologic behavior of thymoma: a clinical study of 273 patients. Cancer, 2002, 94:624~632.
25. Cowen D, Richaud P, Mornex F, et al. Thymoma. Results of a multicentric retrospective series of 149 non-metastatic irradiated patients and review of the literature. FNCLCC trialists. Federation Nationale des Centres de Lutte Contre le Cancer. Radiother Oncol, 1995, 35:9~16.
26. Venuta F, Rendina EA, Pescarmona EO, et al. Multimodality treatment of thymoma: a prospective study. Ann Thorac Surg, 1997, 64:1585~1592.
27. Wilkins KB, Sheikh E, Green R, et al. Clinical and pathologic predictors of survival in patients with thymoma. Ann Surg, 1999, 230:562~574.
28. Müller-Hermelink HK, Marino M, Palestro G, et al. Immunohistological evidences of cortical and medullary differentiation in thymoma. Virchows Arch, 1985, 408:143~161.
29. Okumura M, Miyoshi S, Fujii Y, et al. Clinical and functional significance of WHO classification on human thymic epithelial neoplasms: a study of 146 consecutive tumors. Am J Surg Pathol, 2001, 25:103~110.
30. Ruffini E, Mancuso M, Oliaro A, et al. Recurrence of thymoma: analysis of clinicopathologic features, treatment, and outcome. J Thorac Cardiovasc Surg, 1997, 113:55~63.
31. Okumura M, Miyoshi S, Takeuchi Y, et al. Results of surgical treatment of thymomas with special reference to the involved organs. J Thorac Cardiovasc Surg, 1999, 117:605~613.
32. Maggi G, Giaccone G, Donadio M, et al. Thymomas. A review of 169 cases, with particular reference to results of surgical treatment. Cancer, 1986, 58:765~776.
33. Nakahara K, Ohno K, Hashimoto J, et al. Thymoma. Results with complete resection and adjuvant postoperative irradiation in 141 consecutive patients. J Thorac Cardiovasc Surg, 1988, 95:1041~1047.
34. Monden Y, Nakahara K, Iioka S, et al. Recurrence of thymoma: clinicopathological features, therapy and prognosis.

Ann Thorac Surg, 1985, 39 : 165 ~ 169.

35. Pescarmona E, Rendina E, Venuta F, et al. Analysis of prognostic factors and clinicopathological staging of thymoma. Ann Thorac Surg, 1990, 50 : 534 ~ 538.

36. Lardinois D, Rechsteiner R, Läng RH, et al., Prognostic relevance of Masaoka and Müller – Hermelink classification in patients with thymic tumors. Ann Thorac Surg, 2000, 69 : 1550 ~ 1555.

37. Myojin M, Choi NC, Wright CD, et al. Stage Ⅲ thymoma. Pattern of failure after surgery and postoperative radiotherapy and its implication for future study. Int J Radiat Oncol Biol Phys, 2000, 46 : 927 ~ 933.

38. Curran WJ Jr, Kornstein MJ, Brooks JJ, et al. Invasive thymoma: the role of mediastinal irradiation following complete or incomplete surgical resection. J Clin Oncol, 1988, 6 : 1722 ~ 1727.

39. Kondo K, Monden Y. Therapy for thymic epithelial tumors: a clinical study of 1, 320 patients from Japan. Ann Thorac Surg, 2003, 76 : 878 ~ 884.

40. Crucitti F, Doglietto GB, Bellantone R, et al. Effects of surgical treatment in thymoma with myasthenia gravis: our experience in 103 patients. J Surg Oncol, 1992, 50 : 43 ~ 46.

41. Wilkins EJ, Grillo HC, Scannell JG, et al. Role of staging in prognosis and management of thymoma. Ann Thorac Surg, 1991, 51 : 888 ~ 892.

42. Moore KH, McKenzie PR, Kennedy CW, et al. Thymoma: trends over time. Ann Thorac Surg, 2001, 72 : 203 ~ 207.

43. Kaiser LR, Martini N. Clinical management of thymomas: the Memorial Sloan – Kettering Cancer Center experience. In: NMartini, I Vogt – Moykopf, ed. Thoracic surgery: frontiers and uncommon neoplasms, vol. 5, St. Louis: CV Mosby, 1989, 176 ~ 183.

44. Souadjian JV, Enriquez P, Silverstein MN, et al. The spectrum of diseases associated with thymoma. Arch Intern Med, 1974, 134 : 374 ~ 379.

45. Rosenow EC, Hurley BT. Disorders of the thymus. Arch Intern Med, 1984, 144 : 763 ~ 770.

46. Drachman DB. Myasthenia gravis. N Engl J Med, 1994, 330 : 1797 ~ 1810.

47. Masaoka A, Yamakawa Y, Niwa H, et al. Thymectomy and malignancy. Eur J Cardiothorac Surg, 1994, 8 : 251 ~ 253.

48. Vessey MP, Doll R, Norman – Smith B, et al. Thymectomy and cancer: a further report. Br J Cancer, 1979, 39 : 193 ~ 195.

49. Loehrer PJ, Chen M, Kim K, et al. Cisplatin, doxorubicin, and cyclophosphamide plus thoracic radiation therapy for limited – stage unresectable thymoma. An intergroup trial. J Clin Oncol, 1997, 15 : 3093 ~ 3099.

50. Davis RJ, Oldham HN Jr, Sabiston DC. Primary cysts and neoplasms of the mediastinum: recent changes in clinical presentation, methods of diagnosis, management, and results. Ann Thorac Surg, 1987, 44 : 229 ~ 237.

51. Shamji F, Pearson FG, Todd TRJ, et al. Results of surgical treatment for thymoma. J Thorac Cardiovasc Surg, 1984, 87 : 43 ~ 47.

52. Herman SJ, Holub RV, Weisbrod GL, et al. Anterior mediastinal masses: utility of transthoracic needle biopsy. Radiology, 1991, 180 : 167 ~ 170.

53. Lastoria S, Vergara E, Palmieri G, et al. In vivo detection of malignant thymic masses by indium – 111 – DTPA – D – Phe1 – octreotide scintigraphy. J Nucl Med, 1998, 39 : 634 ~ 639.

54. Regnard J – F, Zinzindohoue F, Magdeleinat P, et al. Results of re – resection for recurrent thymomas. Ann Thorac Surg, 1997, 64 : 1593 ~ 1598.

55. Wilkins EJ, Edmunds LH, Castleman B. Cases of thymoma at the Massachusetts General Hospital. J Thorac Cardiovasc Surg, 1966, 52 : 322 ~ 330.

56. Awad WI, Symmans PJ, Dussek JE. Recurrence of stage I thymoma 32 years after total excision. Ann Thorac Surg, 1998, 66 : 2106 ~ 2108.

57. Jackson MA, Ball DL. Post – operative radiotherapy in invasive thymoma. Radiother Oncol, 1991, 21 : 77 ~ 82.

58. Yagi K, Hirata T, Fukuse T, et al. Surgical treatment for invasive thymoma, especially when the superior vena cava is invaded. Ann Thorac Surg, 1996, 61 : 521 ~ 524.

59. Haniuda M, Miyazawa M, Yoshida K et al. Is postoperative radiotherapy for thymoma effective? Ann Surg, 1996, 224 : 219 ~ 224.

60. Ciernik IF, Meier U, Lütolf UM. Prognostic factors and outcome of incompletely resected invasive thymoma following radiation therapy. J Clin Oncol, 1994, 12 : 1484 ~ 1490.

61. Urgesi A, Monetti U, Rossi G, et al. Role of radiation therapy in locally advanced thymoma. Radiother Oncol, 1990, 19 : 273 ~ 280.

62. Loehrer P, Kim K, Aisner S, et al. Cisplatin plus doxorubicin plus cyclophosphamide in metastatic or recurrent thymoma: final results of an intergroup trial. The Eastern Cooperative Oncology Group, Southwest Oncology Group, and Southeastern Cancer Study Group. J Clin Oncol, 1994, 12 : 1164 ~ 1168.

63. Loehrer P, Jiroutek M, Aisner S, et al. Phase II trial of etoposide (V), ifosfamide (I) plus cisplatin (P) in patients with advanced thymoma (T) or thymic carcinoma (TC). Preliminary results from an ECOG (Eastern Cooperative Oncology Group) coordinated intergroup trial. [Abstract]. Proc ASCO, 1998, 17 : 30a.

64. Fornasiero A, Daniele O, Ghiotto C, et al. Chemotherapy for invasive thymoma: a 13 - year experience. Cancer, 1991, 68 : 30 ~ 33.

65. Highley M, Underhill C, Parnis F, et al. Treatment of invasive thymoma with single - agent ifosfamide. J Clin Oncol, 1999, 17 : 2737 ~ 2744.

66. Bonomi P, Finkelstein D, Aisner S, et al. EST 2582 phase Ⅱ trial of cisplatin in metastatic or recurrent thymoma. Am J Clin Oncol, 1993, 16 : 342 ~ 345.

67. Rea F, Sartori F, Loy M, et al. Chemotherapy and operation for invasive thymoma. Cardiovasc Surg, 1993, 106 : 543 ~ 549.

68. Park HS, Shin DM, Lee JS, et al. Thymoma. A retrospective study of 87 cases. Cancer, 1994, 73 : 2491 ~ 2498.

69. Giaccone G, Ardizzoni A, Kirkpatrick A, et al. Cisplatin and etoposide combination chemotherapy for locally advanced or metastatic thymoma. A phase II study of the European Organization for Research and Treatment of Cancer Lung Cancer Cooperative Group. J Clin Oncol, 1996, 14 : 814 ~ 820.

70. Kim ES, Putnam JB, Komaki R, et al. A phase II study of a multidisciplinary approach with induction chemotherapy (IC), followed by surgical resection (SR), radiation therapy (RT) and consolidation chemotherapy (CC) for unresectable malignant thymomas: final report. [Abstract] Proc ASCO, 2001, 20 : 310a.

71. Mornex F, Resbeut M, Richaud P, et al., Radiotherapy and chemotherapy for invasive thymomas: a multicentric retrospective review of 90 cases. The FNCLCC trialists. Federation Nationale des Centres de Lutte Contre le Cancer. Int J Radiat Oncol Biol Phys, 1995, 32 : 651 ~ 659.

72. Palmieri G, Montella L, Martignetti A, et al. Somatostatin analogs and prednisone in advanced refractory thymic tumors. Cancer, 2002, 94 : 1414 ~ 1420.

73. Ribet M, Voisin C, Pruvot FR, et al. Lympho - epithelial thymomas: a retrospective study of 88 resections. Eur J Cardiothorac Surg, 1988, 2 : 261 ~ 264.

74. Akaogi E, Ohara K, Mitsui K, et al. Preoperative radiotherapy and surgery for advanced thymoma with invasion to the great vessels. J Surg Oncol, 1996, 63 : 17 ~ 22.

75. Kirschner PA, Reoperation for thymoma: report of 23 cases. Ann Thorac Surg, 1990, 49 : 550 ~ 555.

76. Urgesi A, Monetti U, Rossi G, et al. Aggressive treatment of intrathoracic recurrences of thymoma. Radiother Oncol, 1992, 24 : 221 ~ 225.

77. Goldel N, Böning L, Fredrik A, et al. Chemotherapy of invasive thymoma: a retrospective study of 22 cases. Cancer, 1989, 631 : 493 ~ 500.

78. Wick MR, Weiland LH, Scheithauer BW, et al. Primary thymic carcinomas. Am J Surg Pathol, 1982, 6 : 613 ~ 630.

79. Yano T, Hara N, Ichinose Y, et al. Treatment and prognosis of primary thymic carcinoma. J Surg Oncol, 1993, 52 : 255 ~ 258.

80. Liu HC, Hsu WH, Chen YJ, et al. Primary thymic carcinoma. Ann Thorac Surg, 2002, 73 : 1076 ~ 1081.

81. Chung DA, Thymic carcinoma—analysis of nineteen clinicopathological studies. Thorac Cardiovasc Surg, 2000, 48 : 114 ~ 119.

82. Gal AA, Kornstein MJ, Cohen C, et al. Neuroendocrine tumors of the thymus: a clinicopathological and prognostic study. Ann Thorac Surg, 2001, 72 : 1179 ~ 1182.

83. Wick MC, Bernatz PE, Carney JA, et al. Primary mediastinal carcinoid tumors. Am J Surg Pathol, 1982, 6:195~205.
84. de Montpréville VT, Macchiarini P, Dulmet E. Thymic neuroendocrine carcinoma (carcinoid): a clinicopathologic study of fourteen cases. J Thorac Cardiovasc Surg, 1996, 111:134~141.
85. Fukai I, Masoaka A, Fujii Y, et al. Thymic neuroendocrine tumor (thymic carcinoid): a clinicopathologic study in 15 patients. Ann Thorac Surg, 1999, 67:208~211.
86. Tiffet O, Nicholson AG, Ladas G, et al. clinicopathologic study of 12 neuroendocrine tumors arising in the thymus. Chest, 2003, 124:141~146.
87. Moran CA, Suster S. Neuroendocrine carcinomas (carcinoid tumor) of the thymus. A clinicopathologic analysis of 80 cases. Am J Clin Pathol, 2000, 114:100~110.
88. Wang D-Y, Chang D-B, Kuo S-H et al. Carcinoid tumours of the thymus. Thorax, 1994, 49:357~360.
89. Zeiger MA, Swartz SA, MacGillivray DC, et al. Thymic carcinoid in association with MEN syndromes. Am Surg, 1992, 5:430~434.
90. Macchiarini P, Chella A, Ducci F, et al. Neoadjuvant chemotherapy, surgery and postoperative radiation therapy for invasive thymoma. Cancer, 1991, 69:706~713.
91. Shin DM, Walsh GL, Komaki R, et al. A multidisciplinary approach to therapy for unresectable malignant thymoma. Ann Intern Med, 1998, 124:100~104.

第八节　侵袭性胸腺瘤的放疗

一、简介

产生于胸腺的肿瘤主要是良性胸腺瘤和恶性胸腺瘤，但是胸腺鳞癌和未分化癌，胸腺类癌以及其他肿瘤也可来自于胸腺组织。对于这些恶性肿瘤放疗原则和指征与发生在身体其他部位的肿瘤一样。此处主要讨论放疗对这些肿瘤的作用，不包括胸腺癌，因其恶性程度高，对辅助治疗反应差，预后不佳。

二、放疗指征

对于肿瘤直径小于5cm，包膜无外侵而完整切除的胸腺瘤，术后不需要辅助治疗。巨大胸腺瘤虽无外侵，术后局部复发的可能性更大，对此类肿瘤放疗可以减少或预防复发。有时局部复发可能多年无明显表现，然而一旦复发则可造成致命的后果。Monden 报告 24 例胸腺瘤其中 20 例因复发或肿瘤未被切除最后死于胸腺瘤。

肿瘤侵出包膜外是术后辅助治疗的主要适应证。当肿瘤已经侵犯邻近的脂肪和结缔组织，术前和术后放疗可减少术后局部复发。当胸腺瘤侵犯了胸膜、心包、主动脉等脏器，即使肉眼所见已经完全切除，术后进行放疗其指征也很明确，因为许多患者病理检查切除肿瘤标本时，显微镜下仍可发现切缘数毫米以内仍有肿瘤残留。在 Pricess Margaret 医院，33 例广泛侵犯的胸腺瘤（Ⅲ期），有 26 例肉眼完全切除干净者镜下存在微小肿瘤残存灶。在该医院显微镜下无肿瘤残留的Ⅲ期患者，其局部复发率高于全部切除的Ⅱ期胸腺瘤患者。有人报告 11 例Ⅲ期胸腺瘤患者中 8 例有胸膜播散。

对于未能切除的侵犯性胸腺瘤，什么是最好的治疗仍存在争论。过去，能否切除取决于手术台上探查结果，如出现上腔静脉梗阻即不能彻底切除。现在有了 CT 和 MRI，比以前的放射学检查能提供更为可靠的资料，然而，它们仍不能确切地鉴别是肿瘤包膜纤维性粘连到胸膜或心包或大血管上，还是肿瘤已侵犯到上述这些脏器。结果，切除可能性处于边缘状态的胸腺瘤患者常被动员行开胸探查，以期能完全切除肿瘤，或至少能切除部分肿瘤帮助以后的治疗。不能切除或处于边缘状态的胸腺瘤患者的另一种选择，是先进行放疗或放疗合并化疗。若行化疗，开始化疗药物应给予大剂量以减少肿瘤负荷，然后再进行放疗，这样可以避免肺组织遭受过多的照射量。我们推荐 C-MOPP（环磷酰氨，长春新碱，卡铂和泼尼松）方案，这种方案毒性小，特别对心脏的副作用比含阿霉素或顺铂者小得多。若第1周期肿瘤有缩小，那么放疗前应给予3周期化疗。如果3周期化疗后肿瘤完全消失，则不再需要行手术探查，但是需要给予放疗以巩固化疗的疗效，放疗采用治疗显微镜下病变的剂量即可。临床上更多见的是化疗仅产生部分效应，需要大剂量的放疗。放疗后1个月，需要从外科切除观点重新估计患者。如果CT显示胸腺瘤已经完全消失，则不再需要外科手术探查。

三、影响预后因素

许多作者报告胸腺瘤的大小、组织学分型是影响胸腺瘤预后的重要因素。但是在PHM一组93例分化良好的胸腺瘤多因素分析结果表明，诊断时的年龄，性别，肿瘤大小，组织学分型和分期诸因素对预后的影响作用，只有肿瘤分期是影响肿瘤预后的独立因素。若胸腺瘤无包膜外侵犯，或者侵犯局限于邻近脂肪和结缔组织，其存活率明显高于肿瘤侵犯心包、胸膜或大血管，或有胸腔内远处转移患者，前者10年存活率为90%以上，后者为75%。当把术后状态加入这一多因素分析时，那么肿瘤分期则成为惟一的独立影响因素，无肿瘤残留的10年存活率为100%，有显微镜下肿瘤残留者为88%，肉眼可见肿瘤残存或肿瘤未切除者其10年存活率仅为40%。其他作者也报告了相似的存活率。当考虑辅助治疗时，还应进行单因素分析，如肿瘤直径超过5cm，包膜外侵犯程度，上皮细胞型胸腺瘤等因素对预后的影响。

四、放疗技术

最简单的放疗技术是前后平行的一对照射管，把整个纵隔全包括进去，由于胸腺瘤倾向于包膜内播散，因之心包也要予以照射，这种方法适合于已知或怀疑有镜下肿瘤微转移的病例，包括那些虽已全部切除的Ⅲ期胸腺瘤患者。最好是高能放疗（18～25MV），以便不超过脊髓的耐受量。如果应用4～6MV X线或^{60}钴照射，前后分割超过16cm，后侧或脊髓照射野应分几次进行。建议肿瘤照射剂量为4000cGy，分20次，共4周完成。有的作者提倡采用更大照射剂量，但是多数人的结果未能肯定更大剂量照射能获更佳结果。

当肉眼可见肿瘤时，则需要更大剂量照射，一般为5000cGy，分20次共4周完成。这可以通过增加两个侧位小照射野投照管，虽然包括整个肿瘤但是周边组织不受照射影响。这些辅助照射野的后缘为脊柱的前缘，主要肿瘤的照射剂量为4000cGy，经前后位分20次4周照完，同时加上侧位投照1000cGy，分10次照完，或隔日进行侧位投照，如此脊髓和肺均可耐受照射而不受到损伤。

微小转移或肉眼可见的胸腺瘤最理想的照射剂量，一直不清楚。侵犯型胸腺瘤较少见，也缺乏前瞻性研究，也没有一家中心能在10年或20年内治疗大宗胸腺瘤病例。许多文献报告给予3500～7000cGy剂量照射肿瘤后，可以观察到原来肉眼可见的肿瘤消退并持续很长时间，但是同样也有报告相同放疗剂量失败的结果，肿瘤照射剂量超过5000cGy，肿瘤也可在纵隔局部复发，照射剂量高达5800cGy，也未能达到肉眼肿瘤完全消退。但是，所有这些报告都是治疗分化较差的胸腺瘤，采用的是整个存活率而不是特殊的致病率，其中包括了未分化胸腺癌。胸腺癌与分化较好的胸腺瘤完全不同，它预后极差，处理方法和预后完全不同于良性胸腺瘤。我们推荐对微小肿瘤施以4000cGy分20次的照射剂量，对于肉眼可见的肿瘤推荐5000cGy分20次照射，其目的是获得肿瘤最大的治疗效应，而放射合并症最小。如果同时化疗或随之进行化疗，则可减少放射剂量。

当一侧胸膜腔受累应进行单侧胸腔放疗，存在的争论是如何避免胸腺瘤在胸膜腔播散。我们采用增大前后照射管，缩小肺照射野，以减少肺可能受到的照射剂量。但是下缘应包括到膈胸膜的内侧部分。对于以前所介绍的4野照射技术，CT定位最理想，对上述使用的技术非常重要。放射剂量应达到患者所能耐受的最高限度，健康肺应矫正为组织密度，应用1800cGy/20次/4周。若进行过化疗，或存在慢性肺阻塞性疾病、糖尿病应适当减少放射剂量。若CT发现胸膜腔有转移时，同时给予应用小的冲击剂量，使胸膜转移瘤接受的总剂量达到5000cGy/20次/4周。如果胸膜转移瘤不止一处，应当推荐外科切除，因为多处转移灶接受大剂量照射，发生致命性放射性肺炎的危险性很大。Batata推荐应用胸膜腔内放射性磷，但是这只能用于非结节性胸膜转移，而且胸膜腔无粘连的病例。

最后，不推荐使用前侧楔形斜照射技术，这样照射的结果是肺将接受更大照射剂量，超过其耐受限度，容易产生放射性肺炎和肺纤维化，最终可能致命。

五、放疗合并症

1. 急性合并症　急性合并症包括疲乏，食管炎和气管炎。疲乏通常出现在放疗的最后1~2周，放疗结束后迅速消失，偶尔有的患者症状很重，持续时间长达数月。放疗最后2周可能出现放射性食管炎造成吞咽不畅，吞咽不畅常伴有中等程度的食欲不振，多数患者借助轻微止痛药，口嚼口香糖，进食少刺激软质食物，很快获得缓解。少数症状严重者需要住院静脉输液维持营养。在相同时间也可出现气管炎，可能需要一般止咳药物。气管炎使患者容易继发细菌感染或真菌感染，应当予有效的抗生素和抗真菌药物治疗。一般很少出现恶心、呕吐，若有通常予对症处理。

2. 迟发合并症　迟发合并症包括肺实质、脊髓和心脏合并症。依上述放疗时间－剂量的计划，尚未发现长期吞咽困难的报告。

放射性肺炎发生在3~6个月以内，主要是心脏后方肺组织受累，通常无症状也不需要特殊治疗。当大面积肺组织接受大剂量放疗，可能发生放射性肺炎和随后的纤维化，患者出现干咳、胸闷、气短和呼吸困难，若大面积肺组织严重受累可能危及生命。在PMH的45例患者接受一侧胸腔或整个胸腔照射，2例（4.4%）死于放射性肺炎，此2例均为老年人，年龄超过70岁，1例有高血压，另1例经过6周期化疗。激素对放射性肺炎可能有帮助。放射性肺炎容易继发感染，需要及时给予抗生素治疗。继发感染多发生在巨大肿瘤未能切除，对化疗无反应，肿瘤已扩散到胸膜腔，放疗时遮挡肺组织不够严密。目前对于放疗同时合并化疗对肺组织的毒性作用了解的很少，但是，除了泼尼松以外，其他化疗药都增加放疗对肺组织的损伤，正常肺组织对放疗的耐受性较低，化、放疗两种治疗方法同时进行，肺组织耐受性约为25%。

放疗产生的脊髓坏死可致截瘫和大小便失禁。通常发生在9~18个月内。脊髓坏死可产生严重后果，必须认真制定放疗计划，从而预防这种合并症发生。此外，注意化疗增加脊髓合并症发生的危险，特别是神经毒性化疗药，像长春新碱。

除了特殊放疗外，很少发现心脏损伤。肿瘤侵犯心包时可出现心包积液。放疗合并化疗时，心脏对放射的耐受性较低，特别是合并应用心脏毒性化疗药，如阿霉素。

六、治疗结果

目前尚不可能确切地判断外照射放疗对胸腺瘤的治疗价值，首先缺乏随机前瞻性研究，其次推荐放疗的患者均为预后较差的患者或者肿瘤不能切除才去进行放疗。大多数作者报告的整个存活率不太准确，因为半数以上胸腺瘤患者死亡原因与胸腺瘤无关或与治疗无关。Verley报告在他们的67例胸腺瘤中，25例因肿瘤未能控制或治疗产生的合并症死亡。在PMH的42例患者，27例死亡与肿瘤无关，这些无关原因包括重症肌无力（MG）和纯红再障（PRCA）。因此应当使用特殊原因存活率来判断治疗效果，然而这种研究多不可能，即使能进行也非常困难，很难获得数组病例有着相同的临床特点，采用不同的治疗方案，去研究这些治疗方案的效果。

另一个研究治疗效果的入路是检查各种治疗方法的失败病例。PMH一组93例分化好的胸腺瘤，随诊4年~24年，11例初始接受单独外科治疗，8例为Ⅰ期（非侵袭型胸腺瘤），其中4例纵隔局部出现复发，第5例纵隔复发同时远处发生转移。59例为完全切除并术前和术后放疗。14例为Ⅰ期胸腺瘤，但是一半以上（33例）为Ⅲ期胸腺瘤，14例Ⅰ期胸腺瘤，有2例复发，1例为大小19cm，淋巴－上皮混合型胸腺瘤，术前曾行放疗，术后纵隔复发。另1例大小为10cm上皮型胸腺瘤，术后同时有纵隔复发和骨转移。在45例Ⅱ期和Ⅲ期胸腺瘤患者，有2例纵隔复发和2例同时纵隔复发和远处转移，6例曾于术前进行过化疗和放疗，1例术时发现肿瘤未侵出包膜。6例中1例后来纵隔出现复发。

这些组的报告结果无法进行比较，特别是只进行外科切除的病例，他们只是在复发时才推荐到放疗科，肯定有许多仅行外科治疗的病例从未推荐来是因为它们从未复发。外科合并放疗的病例结果提示放疗确有一定的作用。

大的肿瘤对放疗的反应比较容易看出来。PMH 的 5 例患者经肿瘤大部分切除后有残余肿瘤存在，4 例中 3 例经放疗获完全反应，第 4 例和另 1 例联合化疗和放疗获部分反应。PMH 的 23 例未能切除的胸腺瘤，15 例放疗后有完全反应，5 例行化疗。另 2 例放疗后切除肉眼可见全部肿瘤。23 例中仅 2 例未能显示肿瘤明显消退，6 例因肿瘤复发行放疗，5 例取得完全消退，1 例应用化疗，另 1 例行放疗后手术。

这些结果提示大多数胸腺瘤对外照射有较好的反应，肉眼所见肿瘤消除，有时需借助于化疗，或借助于放疗后外科手术切除。许多作者均报告了同样的结果。

（张志庸　庞鸿垠）

参 考 文 献

1. Lewis JE, Wick MR, Scheithauer BW, et al. Thymoma. A clinicopathologic rewiew. Cancer, 1987, 60 : 2727 ~ 2743.
2. Monden Y, Nakahara K, Iioka S, et al. Recurrence of thymoma: clinicopathological features, therapy and prognosis. Ann Thorac Surg, 1985, 39 : 165 ~ 169.
3. Bergh NP, Gatzinsky P, Larsson S, et al. Tumors of the thymus and thymic region. 1. Clinicopathological studies on thymoma. Ann Thorac Surg, 1978, 25 : 91 ~ 98.
4. Stark P. Imaging mediastinal tumors. CA, 1987, 37 : 211 ~ 224.
5. Wilkins EW, Edmunds LH Jr, Castleman B. Caes of thymoma at the Massachusetts General Hospital. J Thorac Cardiovasc Surg, 1966, 52 : 322 ~ 330.
6. Batata MA, Martini N, Huvos AG, et al. Thymoma: clinicopathologic features, therapy, and prognosis. Cancer, 1974, 34 : 389 ~ 396.
7. Verley JM, Hollmann KH. Thymoma. A comparative study of clinical stages, histologic features, and survival in 200 cases. Cancer, 1985, 55 : 1074 ~ 1086.
8. Cohen DJ, Ronnigen LD, Graeber GM, et al. Management of patients with malignant thymoma. J Thorac Cardiovasc Surg, 1984, 87 : 301 ~ 307.
9. Uematsu M, Kondo M. A proposal for treatment of invasive thymoma. Cancer, 1986, 58 : 1979 ~ 1984.
10. Arrigada R, Bretel JJ, Cailaud JM, et al. Invasive carcinoma of the thymus. A Multicenter retrospective review of 56 cases. Eur J Cancer Clin Oncol, 1984, 20 : 69 ~ 74.
11. Phillips TL. Small animal model system for testing combined modality treatment effects on normal tissue, In: Vaeth JM, ed. Combined effects of chemotherapy and radiotherapy on normal tissue tolerance. Karger, Basel, 1979, 6 ~ 8.
12. Byfield JE. Central nervous system toxicities from combined therapies. In: Vaeth JM, ed. Combined effects of chemotherapy and radiotherapy on normal tissue tolerance. Karger, Basel, 1979, 228 ~ 240.
13. Goldberg ID, Bloomer WD, Dawson DM. Nervous system toxic effects of cancer therapy. JAMA, 1982, 247 : 1437 ~ 1441.
14. Cohen ME, Duffner PK, Terplan KL. Myelopathy with severe structural derangement associated with combined modality therapy. Cancer, 1983, 52 : 1590 ~ 1596.
15. Carter SK. Perspective on combined modality treatment with emphasis on radiation therapy and chemotherapy. In: Vaeth JM, ed. Combined effects of chemotherapy and radiotherapy on normal tissue tolerance. Karger, Basel, 1979, 1 ~ 5.
16. Salyer WR, Eggleston JC. Thymoma. A clinical and pathological study of 65 cases. Cancer, 1976, 37 : 229 ~ 249.
17. Maggi G, Giaccone G, Donadio M, et al. Thymomas. A review of 169 cases, with particular reference to results of surgical treatment. Cancer, 1986, 58 : 765 ~ 776.
18. Marks RD, Wallace KM, Pettit HS. Radiation therapy control of nine patients with malignant thymoma. Cancer, 1978, 41 : 117 ~ 119.

19. Ariaratnam LS, Kalnicki S, Mincer F, et al. The management of malignant thymoma with radiation therapy. Int J Radiat Oncol Biol Phys, 1979, 5:77~80.

20. Chahinian AP, Bhardwaj S, Meyer RJ, et al. Treatment of invasive or metastatic thymoma: report of eleven cases. Cancer, 1981, 47:1752~1761.

21. Appelqvist P, Kostiainen S, Franssila K, et al. Treatment and prognosis of thymoma: a review of 25 cases. J Surg Oncol, 1982, 20:265~268.

22. Stoll DB, Lublin F, Brodovsky H, et al. Association of subacute neuropathy with thymoma. Cancer, 1984, 54:770~772.

23. Kersh CR, Eisert DR, Hazra TA. Malignant thymoma: role of radiation therapy in management. Radiology, 1985, 156: 207~209.

第九节　侵袭性胸腺瘤的化疗

一、概况

侵袭性胸腺瘤是一种生长缓慢，倾向在胸腔内复发的肿瘤，整个5年生存率为23%~60%。约1/3患者合并有MG，1/10的MG患者同时有胸腺瘤。某些中心报告了胸腺瘤患者合并有MG影响其存活期，但在其他组报告未发现相同结果。

治疗侵袭性胸腺瘤的主要方法是外科切除合并放疗。有关外科及放疗已在他处详细讨论，这里需要重复的几点是，重复开胸切除胸内肿瘤复发是临床常有的事，同时推荐术后放疗。当施以合适剂量进行放疗，也可达到肿瘤治愈的目的。但是晚期复发病例，无论何种治疗方法，结果均很差。

有关侵袭性胸腺瘤化疗结果的报告相对较少，以前多是个案报告，到了1980年才出现几大组有关侵袭性胸腺瘤化疗结果的报告。以后，有关报告明显增加，支持化疗作为转移性侵袭性胸腺瘤治疗的重要方法，对于晚期胸内侵袭性胸腺瘤，化疗也作为综合治疗的方法之一，所谓综合治疗方法，包括外科手术切除，放疗和化疗。

二、化疗药物和化疗

1. 单药化疗　单药对于侵袭性胸腺瘤的治疗作用摘要在表9-9-1。早在1976年Boston复习了12例可供评估的化疗结果，最长缓解期（13个月）是采用顺铂化疗。以后顺铂的作用也被其他人肯定，包括1例胸腺瘤转移到肾脏，顺铂剂量为120mg/m^2，采用3周间隔给药，完全缓解期长达10个月。Levin报告1例恶性胸腺瘤转移到胸膜，完全缓解期长达24个月，该患者接受化疗（顺铂）和以后的放疗、外科切除，术后放疗和3个周期的顺铂化疗。

对侵袭性胸腺瘤有效的其他单种化疗药也有报告。Boston报告转移性胸腺瘤接受阿霉素0.4mg/kg每8小时，用6个剂量，1个月可有部分缓解。Maytansine（一种ansamacrolide），可使小鼠胸腺萎缩，有报告此药对3例侵袭性胸腺瘤中的2例产生客观症状缓解6~18周。L-Asparaginase对2例侵袭性胸腺瘤中的1例产生4周的轻度缓解。激素有“溶解胸腺”的作用已报告，用肾上腺皮质激素或单独用皮质醇也可致肿瘤明显缩小。目前尚不清楚是激素直接溶解肿瘤，还是激素引起胸腺瘤内淋巴细胞减少所致。

2. 联合化疗　有证据表明联合化疗可明显延长多种肿瘤和侵袭性胸腺瘤的缓解期，某些病例甚至可达到治愈。Boston报告了两种不同药物联合化疗方案的效果，阿霉素，环已亚硝脲，长春新碱，和博莱霉素对1例同时接受放疗的胸腺瘤患者，缓解期延长7周。用氮芥，长春新碱，Vinblastine（长春花碱）和卡铂方案治疗2例恶性胸腺瘤，缓解期分别延长3周和3个月。但是同样的方案对另1例却无明显反应。

表 9－9－1　侵袭性胸腺瘤单药化疗

药　物	剂量和方案	病例数	结　果	作　者
顺铂	4，6，10mg/（m^2·d）×5d，每4周，10周期治疗	1	PR（13个月）	Talley
	120mg/m^2，每3周，4周期	1	CR（10个月）	Needles
	100mg/m^2，每3周，2周期	1	PR?	Shetty
	3～4mg/kg每3周，1周期	1	PR（1个月）	Baum
	50～100mg/m^2，9周期	1	CR（>20个月）	Cocconi
	3mg/kg，外科，放疗，>4周期顺铂	1	CR（24个月）	Levin
阿霉素	0.4mg/kg每8小时	1	PR（1个月）	Boston
Maytansine	0.7～1.1mg/（m^2·w）	3	2PR（6，18个月）	Chahinian

1例侵袭性胸腺瘤并有胸膜侵犯患者采用环磷酰氨、长春新碱和泼尼松联合化疗，随访未能超过6个月。1980年Evans报告应用环磷酰氨，长春新碱，泼尼松和甲基苄肼（COPP）联合化疗方案，治疗5例从未接受化疗或放疗侵袭性胸腺瘤，4例有反应，客观肿瘤消退（部分缓解）。4例有反应患者化疗后进行放疗，4例中2人接受手术，3例无病期分别为3个月、33个月和34个月。

另有报告采用博莱霉素，阿霉素，顺铂和泼尼松（BAPP）联合方案治疗5例侵袭性胸腺瘤，4例曾接受放疗，2例获部分缓解，反应期限为12个月和14个月。另一组应用BAPP方案治疗16例侵袭性胸腺瘤，8例完全缓解（50%），5例部分缓解（31%），整个客观反应率为81%。7例化疗后存活6个月～130个月（中期生存36个月），余9例死于化疗后7～43个月（中期生存26个月）。6例胸腺瘤合并MG对普通药物治疗无效，但是，2例对化疗完全缓解，而且化疗结束后MG症状完全消失。Campbell报告了采用环磷酰氨，阿霉素和顺铂联合化疗方案对1例侵袭性胸腺瘤转移至肺的治疗结果，缓解期超过1年，自开始化疗整个存活期超过23个月。也有人报告1例曾对单药顺铂有反应的转移性胸腺瘤，以后复发，采用联合阿霉素和顺铂治疗获得4个月部分缓解。另1例报告用上述方案获得3个月部分缓解期。近期报告用阿霉素和顺铂联合化疗的剂量更大，阿霉素80mg/m^2，顺铂120mg/m^2，4例侵袭性胸腺瘤获完全缓解超过4个月和12个月。1例初始反应12个月，以后复发，应用相同联合化疗有第2个完全反应期超过8个月。联合环磷酰氨和阿霉素也使1例转移性胸腺瘤完全缓解期超过13个月。

Appleqvist复习了25例侵袭性胸腺瘤化疗结果后提出，Bleo－CHOP（博莱霉素、环磷酰氨、阿霉素、长春新碱和泼尼松）；COP（环磷酰氨、长春新碱、泼尼松）；以及顺铂、Vinblastine和博莱霉素3种不同联合化疗方案，对治疗转移性胸腺瘤无明显疗效。Hu报告1例恶性胸腺瘤用环磷酰氨、阿霉素、长春新碱和泼尼松（CHOP）联合化疗后，开始有较小的反应，3个周期化疗后肿瘤增大。Daugaard报告一组9例侵袭性胸腺瘤化疗结果，6例应用联合环磷酰氨、长春新碱、环已亚硝脲和泼尼松，6例中4例获31至62个月完全缓解，另1例获2个月部分缓解。另一组报告11例侵袭性胸腺瘤采用联合顺铂、阿霉素、长春新碱和环磷酰氨化疗，获91%客观反应率（4例完全缓解，6例部分缓解），完全反应期平均为18个月（5～29个月），部分反应者平均为10.5个月（5～22个月）。应用Vp16和顺铂治疗侵袭性胸腺瘤也有报告，4例中1例部分缓解达27个月，另2例有较小反应。也有人报告应用上述两种化疗药对侵袭性胸腺瘤无效。

有学者报告一组11例侵袭性胸腺瘤接受放疗后，2例因复发采用强力化疗方案获得完全缓解，1例（27岁女性）开胸时发现胸腔内广泛转移，术后应用3周期VEP化疗方案取得部分缓解（第1日1mg长春新碱静输，第1～7日口服环磷酰胺100mg，泼尼松20mg）。化疗后随之放疗1500cGy，开始半侧胸腔，以后缩小放射野仅照射纵隔（3000cGy）。此患者放疗后获完全缓解，又给予4周期VEP化疗，报告时她已无病存活65个月。另1例62岁男性侵袭性胸腺瘤已侵犯前纵隔，包括左侧胸膜、左肺、心包，外科手术肉眼所见切除干净，但显微镜下切缘阳性，术后给予放疗4500cGy，分25次照射整个纵隔和双侧锁骨上区。2年以后出现胸膜转移并有MG。给予CHOP方案化疗：阿霉素 $50mg/m^2$ 静注第1日，环磷酰胺 $750mg/m^2$ 静注第1日，长春新碱 $1.4mg/m^2$ 静注第1日，泼尼松口服 $50mg/m^2$ 第1日至第5日，共5个周期，经胸片和CT检查肿瘤完全消失。他又接受另2个周期的CHOP化疗，完全缓解达12个月。后来CT发现胸膜肿瘤复发并出现MG，继续行CHOP化疗和半侧胸部放疗1000cGy，获得第3次缓解。

Uematsu总结的意见是对于多发性肿瘤，放疗前积极联合化疗有助于肿瘤缩小。Lewis认为外科切除或化疗后必须进行大面积的放疗。Maggi复习169例胸腺瘤外科手术结果，随访时间达28年。其中术后有或无放疗进行化疗者7例，3例放疗合并顺铂化疗；1例放疗并顺铂和VP16化疗；2例术后单用顺铂和VP16无放疗，以上6例均有反应。仅1例术后用长春新碱并放疗者无效。

各种联合化疗方案列于表9-9-2，9-9-3。含顺铂的化疗方案客观反应率为81%，非顺铂类方案客观反应率为74%。建议治疗转移性胸腺瘤推荐BAPP（博莱霉素、阿霉素、顺铂和泼尼松）。BAPP方案容易耐受，所有进行化疗的患者均有不同程度恶心、呕吐和脱发。大多数患者可见轻度至中度造血系统毒性作用，尚未观察到有心、肺和肾脏的毒性反应，通常博莱霉素用量应少于150单位，阿霉素的心脏耐受阈值为 $450mg/m^2$，在剂量达到阈值以前停药。

表9-9-2 含铂类联合化疗方案治疗侵袭性胸腺瘤

方案	病例数	反应	作者
BAPP	16	8 CR（中位数18个月）	Chahinian
博来霉素 $12mg/m^2$ 第1日		5 PR（中位数5个月）	Chahinian
阿霉素 $50mg/m^2$ 第1日			
顺铂 $50mg/m^2$ 第1日			
泼尼松 $40mg/m^2$ 第1~5日			
CAP	1	1 CR（>12个月）	Campbell
环磷酰胺 $600mg/m^2$ 第1日			
阿霉素 $50mg/m^2$ 第1日			
顺铂 $75mg/m^2$ 第1日			
AP			
阿霉素*	1	1 PR（6个月）	Shetty
顺铂	1	1 PR（3个月）	Thomas
	2	2 CR（>4，>12个月）	Klippenstein
ADOC	11	4 CR（5~>29个月）	Fornasiero
阿霉素 $40mg/m^2$ 第1日		6 PR（>5~22个月）	
顺铂 $50mg/m^2$ 第1日			
长春新碱 $0.6mg/m^2$ 第3日			
环磷酰胺 $700mg/m^2$ 第4日			
EP	4	1 PR（>27个月）	Giaccone
VP16 $120mg/m^2$ 第4、6、8日			
顺铂 $60mg/m^2$ 第1日			

CR 完全反应 PR 部分反应 * 不同剂量和方案

表9-9-3 不含铂类联合化疗方案治疗侵袭性胸腺瘤

方 案	病例数	反 应	作 者
MVPV	2	2 PR（3个月2周）	Boston
氮芥			
长春新碱			
甲基苄肼			
长春花碱			
ACVB	1	1PR（7周）	Boston
阿霉素 40mg/m^2			
环己亚硝脲 50mg/m^2			
长春新碱 0.5mg			
博莱霉素 5mg			
COPP	5	4PR	Evans
环磷酰胺		放疗前给予	
长春新碱		34和33个月无疾病证据	
泼尼松			
甲基苄肼			
AC	1	1PR（13个月）	Butler
阿霉素 50mg/m^2			
环磷酰胺 750mg/m^2			
VCC+P	9	4CR（31~62个月）	Daugaard
长春新碱 1.3mg/m^{2}第1日		1 PR（2个月）	
环磷酰胺 1g/m^{2}第1日			
环己亚硝脲 70mg/m^{2}第1日			
泼尼松 40mg/m^{2}第1~7日			
CHOP	1	1CR（12个月）	Uematsu
环磷酰胺 750mg/m^2 第1日			
阿霉素 50mg/m^{2}第1日			
长春新碱 1.4mg/m^{2}第1日			
泼尼松 50mg/m^{2}第1~5日			

CR 完全反应 PR 部分反应 NED 无疾病证据

三、免疫学治疗

卡介苗和小棒状杆菌对于转移性胸腺瘤未发现有明显作用。其他用于转移性胸腺瘤的免疫制剂有干扰素，干扰素已成功地治疗毛细胞白血病，肾癌，黑色素瘤和T细胞淋巴瘤。白介素Ⅱ为淋巴因子激活的杀伤细胞，是另一种接种性肿瘤治疗剂。这类治疗在临床应用胸腺瘤之前必须慎重，因为胸腺瘤内的淋巴细胞是T淋巴细胞，有可能被白介素Ⅱ激活。

四、结论

各组研究结果均显示侵袭性胸腺瘤对于化疗有一定反应，化疗是治疗巨大、未能完全切除的胸腺瘤或转移性胸腺瘤的基本治疗方法。联合化疗方案，以及巩固性放疗，加或不加外科重新分期的开胸手术，可以增强化疗治疗效果，增加完全缓解反应率，也有可能治愈某些病例。在某些患 MG 而药物不能控制时，化疗以后症状有可能改善或完全消失。

（张志庸）

参考文献

1. Namba T, Brunner NG, Grob D. Myasthenia gravis in patients with thymoma, with particular reference to onset after thymectomy. Medicine, 1978, 57:411～433.
2. Winkins EW Jr, Edmunds LH Jr, Castleman B. Caes of thymoma at the Massachusetts General Hospital. J Thorac Cardiovasc Surg, 1966, 52:322～330.
3. Bernatz PE, Khonsari S, Harrison EG, et al. Thymoma: factors influencing prognosis. Surg Clin North Am, 1973, 53:885～892.
4. Boston B. Chemotherapy of invasive thymoma. Cancer, 1976, 38:49～52.
5. Talley RW, O' Bryan RM, Gutterman JU, et al. Clinical evaluation of toxic effects cis－diamminінedichloroplatinum (NSC－119875) －phase 1 clinical study. Cancer Chemother Rep, 1973, 57:465～471.
6. Needles B, Kemeny N, Urmacher C. Malignant thymoma: renal metastases responding to cis－platinum. Cancer, 1981, 48:223～226.
7. Baum ES, Gaynon P, Greenberg L, et al. Phase 2 trial of cis－platin in refractory chilhood cancer: children'cancer study group report. Cancer Treat Rep, 1981, 65:815～822.
8. Cocconi G, Corrado B, Cuomo A. Long－lasting response to cis－platinum in recurrent malignant thymoma. Case report. Cancer, 1982, 49:1985～1987.
9. Levin L, Sealy R, Barron J. Syndrome of inappropriate antidiuretic hormone secretion following cis－dichlorodiam－mine-platinum 2 in a patient with malignant thymoma. Cancer, 1982, 50:2279～2282.
10. Mugera GM, Ward JM. Acute toxicity of maytansine in F344 rats. Cancer Treat Rep, 1977, 61:1333～1338.
11. Chahinian AP, Nogeire C, Ohnuma T, et al. Phase 1 study of weekly maytansine given by iv bolus or 24－hour infusion. Cancer Treat Rep, 1979, 63:1953～1960.
12. Chahinian AP, Bhardwaj S, Meyer RJ, et al. Treatment of invasive or metastatic thymoma: report of eleven cases. Cancer, 1981, 47:1752～1761.
13. Claman HN. Corticosteroids and lymphoid cells. N Engl J Med, 1972, 287:388～397.
14. Shetty MR, Arora RK. Invasive thymoma treated with cis－platin. Cancer Treat Rep, 1981, 65:531.
15. Ariaratnam LS, Kalnicki S, Mincer F, et al. The management of malignant thymoma with radiation therapy. Int J Radiat Oncol Biol Phys, 1979, 5:77～80.
16. Evans WK, Thompson DM, Simpson WJ, et al. Combination chemotherapy in invasive thymoma. Role of COPP. Cancer, 1980, 46:1523～1527.
17. Campbell MG, Pollard R, Al－Sarraf M. A complete response in metastatic malignant thymoma to cis－platinum, doxorubicin and cyclophosphamide. A case report. Cancer, 1981, 48:1315～1317.
18. Thomas J, De Wolf－Peeters C, Tricot G, et al. T－cell chronic lymphocytic leukemia in a patient with invasive thymoma in remission with chemotherapy. Cancer, 1983, 52:313～317.
19. Klippstein TH, Mitrou PS, Kochendorfer KJ, et al. High－dose adriamycin (ADM) and Cis－P (DDP) in advanced soft－tissue sarcomas and invasive thymoma. A pilot syudy. Cancer Chemother Pharmacol, 1984, 13:78～81.
20. Butler WM, Diehl LF, Taylor G, et al. Metastatic thymoma with myasthenia gravis. Complete remission with combination chemotherapy. Cancer, 1982, 50:419～422.

21. Appelqvist P, Kaostiainen S, Franssila K, et al. Treatment and prognosis of thymoma: a review of 25 cases. J Surg Oncol, 1982, 20:265~268.

22. Hu E, Levine J. Chemotherapy of malignant thymoma. Case report and review of the literature. Cancer, 1986, 57:1101~1104.

23. Daugaard G, Hansen HH, Rorth M. Combination chemotherapy for malignant thymoma. Ann Intern Med, 1983, 99:189~190.

24. Fornasiero A, Daniele O, Sperandio P, et al. Chemotherapy of invasive or metastatic thymoma: report of 11cases. Cancer Treat Rep, 1984, 68:1205~1210.

25. Giaccone G, Musella R, Bertetto O, et al. Cis-platin containing chemotherapy in the treatment of invasive thymoma: report of five cases. Cancer Treat Rep, 1985, 69:695~697.

26. Uematsu M, Kondo M. A proposal for treatment of invasive thymoma. Cancer, 1986, 58:1979~1984.

27. Lewis JE, Wick MR, Scheithauer BW, et al. Thymoma. A clinicopathologic review. Cancer, 1987, 60:2727~2743.

28. Maggi G, Giaccone G, Donadio M, et al. Thymoma. A review of 169 cases, with particular reference to results of surgical treatment. Cancer, 1986, 58:765~776.

第十章　胸腺与重症肌无力

第一节　胸腺生理学

一、简介

胸腺通过产生T细胞发挥重要免疫功能，T细胞的效应单位和调节单位是免疫系统的主要组成部分。胸腺瘤相关的单纯红细胞障碍（PRCA），以及切除胸腺后裸鼠不育，均提示胸腺可能还有其他功能。然而，对这些非免疫功能尚存有疑问，目前未能充分证实。事实上，无论是成年个体或新生个体，切除胸腺以后产生的所有反应，都可以用胸腺在免疫系统中作用来解释（表10－1－1）。

表10－1－1　鼠胸腺切除术的作用

新生鼠胸腺切除（生后24小时内）	幼鼠胸腺切除（3周）	成年鼠胸腺切除（2月）
循环胸腺激素丧失	循环胸腺激素丧失	循环胸腺激素丧失
Thy－1⁺，Lyt－1⁺，Lyt－2⁺，Lyt－1.2⁺细胞↓		Lyt－1.2⁺细胞，Thy－1⁺玫瑰花结形成↓，自体同源性玫瑰花结形成↑
PHA，ConA反应↓，MLC，CML，同种异体移植排斥和移植物抗宿主反应↓	PHA，ConA反应	
胸腺依赖性抗原所致抗体形成↓		非胸腺依赖性抗原和某些胸腺依赖性抗原（IgE）反应↑
病毒感染和非诱导性肿瘤发生率↑		
自身免疫反应的多种效应	自发性抗核抗体形成↑	某些自主免疫反应↑（如鼠红细胞诱导性溶血性贫血），同基因型移植物抗宿主反应↑

Thy－和Lyt－：鼠T细胞指定白细胞表面分化抗原。

PHA：植物血细胞凝集素；ConA：伴刀豆球蛋白A；MLC：混合淋巴细胞培养；CML：细胞介导淋巴细胞溶解；IgE：免疫球蛋白E。

此外，切除成人胸腺加速与年龄相关的免疫反应减退。

胸腺非淋巴成分主要包括两类细胞，上皮细胞和吞噬细胞（巨噬细胞和指状树突细胞）。上皮细胞是胸腺的原始成分，将上皮细胞植入去除胸腺的动物后，可以重建正常胸腺。起源于造血干细胞的淋巴细胞和巨噬细胞均无此作用。淋巴细胞被趋化因子吸引后植入上皮（可能巨噬细胞也是如此）。胸腺上皮在T细胞成熟中起基础作用。通过直接细胞接触－主要组织相容性复合物（MHC）抗原的递呈－以及多种多肽激素介导，胸腺上皮提供主要分化信号。

二、T 细胞分化信号

有关鼠抗 TL 或抗 Lyt 同种异体抗体和人抗 T 细胞异种单克隆抗体的抗原性表型研究，证实胸腺内 T 细胞分化发生在分离期。以后胸腺淋巴细胞逐渐获得免疫活性，与此同时抗原性表型发生变化。胸腺带给前 T 细胞所有这些主要内改变均依赖于胸腺的各类细胞所产生的细胞信号和体液信号。

十数年前人们已知前 T 细胞和胸腺上皮的直接接触对开始分化至关重要。胸腺的分化组织（上皮细胞）和靶细胞（骨髓或肝脏来源的淋巴样祖细胞）同时存在使这种直接接触成为可能，此外还可能与胸腺内 T 细胞受体成分的育成有关。然而，到底参与这种培育（抗辐射）的细胞是上皮细胞还是胸腺网状结构中的巨噬细胞还是未知数。

很可能数种体液信号在不同成熟阶段发挥作用。上皮细胞产生多肽，这些多肽的特性已经充分了解，其中有些是化学诱导剂，其他的是淋巴细胞分化介质。巨噬细胞，尤其是近来描述的相互交错的树突形细胞，产生白介素Ⅰ（IL－Ⅰ）和前列腺素。淋巴细胞，特别是髓质中具有 Lyt－1 表型的，产生白介素Ⅱ（IL－Ⅱ），它可能是在白介素Ⅰ或自体刺激下产生的。当然还可能涉及到其他的淋巴因子，如白介素Ⅲ，它在集落形成单位 S 相（CFU－S）增殖期的作用已被提出。所有这些介质均在某方面诱导 T 细胞于体外和体内分化。对胸腺产生的白介素和前列腺素在生理学的重要性仍有不同的评价。

1．T 细胞前体向胸腺迁移：化学趋化因子作用　从体内和体外两个实验的结果，揭示了胸腺上皮产生的化学趋化因子能介导前 T 细胞植入腺体的过程。Le Douarin 发现鸡体内胚胎胸腺原基的植入发生在细胞波连续过程之中，这些细胞存在于循环系统内，却能在腺体“接纳”期植入胸腺内，这种迁移是一种主动现象。与此同时，干细胞对上皮来源的化学趋化因子浓度梯度异常敏感，而上皮细胞分泌作用与其成熟的特定阶段有关。

在体外琼脂系统细胞迁移过程中，Pyke 发现 14 天的胎鼠肝细胞可被胸腺上皮移植物吸引。胸腺上皮分泌可溶性因子产生的诱导迁移是主动、直接的过程，并因胸腺组织内存在前 T 细胞而抑制，前 T 细胞在胚胎肝细胞的发生中起一定作用。Slimane 等重新核实并进一步研究了这些实验，他们用另一个体外实验揭示了此因子的化学性质，它是一种分子量近 1000 的肽。

2．主要组织相容性复合物产物　淋巴细胞在胸腺停留数日度过其分化早期。此事实提示如果胸腺通过分泌体液因子发挥作用，这些因子并非单独起作用，一定与前 T 细胞和上皮的直接接触有关或由其完成。事实上将胸腺移植物放在微孔过滤器中，再植入到出生时已去除胸腺的 45 天龄的鼠体内，该动物的免疫力并未重建；只有植入前 T 细胞能够穿入游离胸腺，才能获得免疫力。

细胞接触的性质一直不清楚，直到 Zinkernagel 的实验显示前 T 细胞能识别 MHC 抗原才得以了解。一只经过射线照射的（A×B）F1 小鼠，重新植入（A×B）F1 骨髓，再植入经射线照射的 A 起源胸腺，外周产生的 T 细胞只能识别与 MHC A 链产物相关的抗原。这些实验的解释并不如开始想象的那样容易。因此，部分裸鼠 T 细胞成熟可通过经白介素Ⅱ处理的细胞获得，不依赖与胸腺上皮的接触。然而，在胸腺上皮内表达两种自体 MHC 抗原的识别，很可能与特异性的对 T 细胞识别引导有关。此种自我识别能力（同源混合淋巴细胞反应是一用来研究的良好体外模型）可能是在胸腺皮质中观察到的淋巴样细胞快速增殖的来源，同时发生 T 细胞克隆选择和各克隆特征性 T 细胞受体基因的重排。

3．淋巴细胞分化肽　胸腺通过分泌在器官内和外周发生作用的激素来执行其某些分化活性。因此，出生时去胸腺鼠的免疫力能通过微孔过滤器中胸腺移植物或胸腺提取物而获得。为了阐明提取物中生物功能性活性因子特性，我们曾有过许多尝试。数种肽的生物特性和生化特性已被描述和分析。如果我们将 Trainin 等描述的胸腺体液因子（生物学上充分说明，但未确切定义其化学特性）排除在外，我们说按这样一种标准，即了解其氨基酸序列、胸腺起源的证据以及人类和实验动物体内及体外实验的生物学活性，我们才能算是认识一种肽，那么仅仅剩下 3 种肽是我们认识的：促胸腺生成素、

胸腺素 α_1 和胸腺刺激素（以前称为 facteur thymique serique，FTS）。

促胸腺生成素是由 49 个氨基酸组成的肽（分子量 5562），开始分离出来时并未预料到其抑制神经肌肉传导的作用。它自身或其中某一活性片段，一种五肽，与特异性受体结合并且在体外（T 细胞标记物诱导）在体内（与细胞毒 T 细胞产生，自身免疫保护）均有多种免疫药理特性。

胸腺刺激素从猪血清分离出来，且只能由胸腺上皮产生。它是一种九肽（分子量 847），与锌结合，因此获得生物学活性构象（并改变其抗原性）。其生物学活性呈现广泛多样性。它能激活 T 细胞大部分功能（如果此细胞已部分成熟），在这种情况下它需要与胸腺上皮直接接触。特别是胸腺刺激素能诱导辅助 T 细胞和细胞毒 T 细胞功能，大剂量还能激活抑制 T 细胞功能。它与淋巴母细胞系中特征性高亲和力受体结合。其第二信使的性质未知（cAMP 或更可能是前列腺素）。

胸腺素 α_1 是由 28 个氨基酸组成的多肽（分子量 3108）。虽然它也是从胸腺中分离出来的，但并未证实其仅起源于胸腺。相反，最近研究表明它可能也可以产生于脑，甚至是 T 淋巴细胞（常被认为是其靶细胞）。已经描述它的数种生物学活性，没有提供关于它对 T 细胞成熟的生理学方面可能干涉的特殊信息。

其他次要因子也有描述，但是未曾明确阐明它们的化学特性，例如 Trainin 等描述的胸腺体液因子（THF），因为它们普遍存在，除了胸腺细胞外其他多种类型细胞也可产生，例如胸腺素 β_4 或称之为泛素。对它们在生化、胸腺起源及生物活性方面从未详细说明。

尚无任何迹象表明这些肽之间有任何相互关系。在已知氨基酸序列中并不存在任何类似物，也没有任何与其自身抗体或胸腺刺激素受体发生交叉反应的证据。然而，若已知 THF 的序列，则可能会发现某种化学联系。可能其某些肽是较大前体分子的分裂产物。最近进展迅速的 DNA 重组研究将为此可能性指明方向。

毋庸置疑，存在数种截然不同的肽。在胸腺激素的确切数量尚未确定之前，我们需要证据来证明所有这些肽是否真是生理上淋巴细胞分化激素，是否仅由胸腺上皮产生（完整的胸腺提取物中也可分离出淋巴因子）。它们中的一部分可能是与以前发现的不同的、重要的物质，其他的虽然具有药理活性，但可能无生理学作用或可能与已知物质相关（如多聚体或载体蛋白）。可能还存在其他我们不知道的胸腺因子。虽然现在还不可能有确切结论，一种似是而非的假说假定了 2 ~4 种不同的胸腺激素，可能均源于同一前体并在 T 细胞分化的不同阶段发挥作用。

三、通过胸腺刺激素的产生研究胸腺上皮的生理学

1．激素产生的位点　胸腺刺激素的研究显示胸腺是胸腺激素的唯一来源，开始是通过间接证据，也就是，去胸腺动物如裸鼠以及胸腺切除术后的动物和人的血清中没有胸腺刺激素。之后，胸腺刺激素仅由胸腺上皮细胞产生的直接证据是通过免疫组化方法获得的，此法以合成的或天然的激素单克隆和多克隆抗体为基础。这些技术确定胸腺刺激素仅存在于特定的原位胸腺上皮细胞和体外培养的胸腺上皮细胞。

电镜下已观察到胸腺刺激素存在于上皮细胞的胞质空泡中。其实，相同的上皮细胞包含这 3 种胸腺肽，促胸腺生成素、胸腺素 α1 和胸腺刺激素，说明这些细胞能同时产生不同的胸腺激素。用胸腺上皮细胞的初级培养作为模型，在这些培养的上清液中发现了具生物学活性的激素。

2．胸腺刺激素分泌与老化之间的关系和个体发生学　间接免疫荧光研究胸腺上皮细胞发现，去胸腺鼠孕 14 天时其血清内可测得胸腺刺激素，此事实说明胸腺刺激素产生可能与胚胎胸腺活性有关。出生时正常人血清胸腺刺激素活性最强，该水平直到成年以前保持不变，以后随胸腺萎缩逐渐下降，60 岁以后血清中测不到胸腺刺激素。尽管有报道鼠和人类均存在胸腺刺激素抑制因子，胸腺刺激素水平下降是因为老化过程中合成刺激素的胸腺细胞数量明显减少（免疫荧光法测得），导致胸腺刺激素分泌减少。

3．胸腺刺激素产生的调节　体内和体外均显示胸腺刺激素分泌的调节作用，但机制并未阐明。

注射特异性胸腺刺激素单克隆抗体或针对该激素免疫反应，引起体内激素消耗，引致正常鼠合成此激素的胸腺细胞数明显增加。另一方面，反复地注射胸腺刺激素又使这些细胞数缓慢而明显减少。这些观察提示胸腺刺激素分泌如同其他激素一样，受到反馈调节。体外研究胸腺上皮细胞胸腺刺激素的分泌实验证实了该反馈机制的存在。合成激素的细胞数量在培养初始最少，由于缺乏血清抑制因子，培养过程中细胞数明显增加。培养中加入合成的激素则阻止其增长，此事实说明激素本身能调节这些上皮细胞产生该激素。然而，其他激素，特别是糖皮质激素和性激素，被认为能调节胸腺激素的分泌，这些激素的受体存在于胸腺上皮细胞内。

四、结论

大量事实证明胸腺既是淋巴细胞分化的腺体又是内分泌腺体，其中胸腺上皮细胞发挥主要作用。它们影响胸腺成熟的不同阶段，并将 MHC 的产物提呈给淋巴细胞。胸腺还产生化学趋化因子和胸腺激素，体内和体外均证明胸腺激素在 T 细胞分化的不同阶段具有生物学活性。

（陈　刚　张志庸）

参 考 文 献

1. Bach JF, Papiernick M. Cellular and molecular signals in T cell differentiation. In: Microenvironments in haemopoietic and lymphoid differentiation. Ciba Found Symp, 1981, 84:215～235.
2. PapiernikM, Homo－Delarche F. Thymic reticulum in mice. 3. Phagocytic cells of the thymic reticulum in culture secrete both prostaglandin E2 and interleukin 1 which regulate thymocyte proliferation. Eur J Immuno, 1983, 13:689～692.
3. Homo F, Russo－Marie F, Papiernik M. Steroid modulation of in vitro prostaglandin secretionby human thymic epithelium. Prostaglandins, 1981, 22:377～385.
4. Garland JM. Involvement of interleukin 3 in lymphocyte biology and leukemogenesis. In: Pick E, ed. Lymphokines. A forum for immunoregulatory cell products, Vol 9. London: Academic, 1984, 201～256.
5. Le DouarinNM, Joterau FV. The ontogeny of the thymus. In: Kendall MD, ed. The thymus gland. London: Academic, 1981, 37～62.
6. PykeKW, Bach JF. The in vitro migration of murine fetal liver cells to thymic rudiments. Eur J Immunol, 1979, 9:317～323.
7. Slimane SB, Houllier F, Tucker G, et al. In vitro migration of avian hemopoietic cells to thethymus: preliminary characterization of a chemotactic mechanism. Cell Differ, 1983, 13:1～24.
8. Zinkernagel RM, Callahan GN, Althage A, et al. On the thymus in the differentiation of "H－2 self－recognition" by T cells: evidence for dual recognition? J Exp Med, 1978, 147:882～896.
9. Gillis S, Union NA, Baker PE, et al. The in vitro generation and sustained culture of nude mouse cytolytic T－lymphocytes. J Exp Med, 1979, 149:1460～1476.
10. Trainin N, Small M, Zipori D, et al. Characteristics of THF, a thymic hormone. In: Van Bekkum DW, ed. The biological activity of thymic hormones. Rotterdam: Kooyker, 1975, 117～132.
11. Goldstein G, Manganaro A. Thymin: a thymic poly－peptide causing the neuromuscular block of myasthenia gravis. Ann NY Acad Sci, 1971, 183:230～240.
12. Goldstein G, Scheid MP, Boyse EA, et al. A synthetic pentapeptide with biological activity characteristic of the thymic hormone thymopoietin. Science, 1979, 204:1309～1310.
13. Audhya T, Talle MA, Goldstein G. Thymopoietin radioreceptor assay utilizing lectin－purified glycoprotein from a biologically responsive T cell line. Arch Biochem Biophys, 1984, 234:167～177.
14. Goldstein G, Lau C. Thymopoietin and immunoregulation. In: Beers RF Jr, Basset EG, ed. Polypeptide hormones. New York: Raven, 1980, 459～465.
15. Bach JF. Thymulin (FTS－Zn). Clinics in immunology and allergy, Vol 3. Saunders, London, 1983, pp133～156.
16. Goldstein AL, Low TLK, McAdoo M, et al. Thymosin α1: isolation and sequence analysis of an immunologically active

thymic polypeptide. Proc Natl Acad Sci, 1977, 74:725~729.

17. Goldstein AL, Low TLK, Latz MM, et al. Thymosins. Clinics in Immunology and Allergy, Vol 3. London: Saunders, 1983, 119~132.

18. Dardenne M, Pléau JM, Bach JF. Evidence of the presence in normal serum of a carrier of the serum thymic factor (FTS). Eur J Immunol, 1980, 10:83~86.

19. Savino W, Dardenne M, Papiernik M, et al. Thymic hormone - containing cells. Charcterization and localization of serum thymic factor in young mouse thymus studied by monoclonal antibodies. J Exp Med, 1982, 156:628~633.

20. Berrih S, Savino W, Azoulay M, et al. Production of anti - thymulin (FTS) monoclonal antibodies by immunization against human thymic epithelial cells. J Histochem Cytochem, 1984, 32:432~438.

21. Schmitt D, Monier JC, Dardenne M, et al. Cytoplasmic localization of FTS (facteur thymique Sérique) in thymic epithelial cells. An immuno - electron - microscopical study. Thymus, 1980, 2:177~186.

22. Savino W, Dardenne M. Thymic hormone - containing cells. 4 Immunohistologic evidence for the stimultaneous presence of thymulin, thymopoietin and thymosin α_1 in normal and pathological human thymuses. Eur J Immunol, 1984, 14: 987~991.

23. Cohen S, Berrih S, Dardenne M, et al. Regulation in vitro de la sécrétion de thymuline (FTS) par les cellules épithc - liales thymiques humaines. CR Seances Acad Sci (Ⅲ), 1983, 297:63~65.

24. Dardenne M, Savino W, Gastinel LN, et al. Thymulin, zinc and aging. In: de weck Al, ed. Lymphoid cell functions in aging. Topics in aging research in Europe, Vol Ⅲ. Eurage Ryswyk, 1984, 187~199.

25. Savino W, Dardenne M, Bach JF. Thymic hormone - containing cells. Ⅲ. Evidence for a feedback regulation of the secretion of the serum thymic factor (FTS) by thymic epithelial cells. Clin Exp Immunol, 1983, 52:7~12.

第二节　胸腺组织学

一、简介

胸腺分左右两叶，外有包膜，具有三种主要的细胞类型。上皮细胞为主要基质，相对恒定，更新相对较慢，它为造血细胞和可活动的辅助细胞提供整合的网架结构。

被膜为胶原结缔组织构成，形成独立的分隔，即使肥厚胸腺包埋在纵隔脂肪组织内也有包膜覆盖。包膜深入到胸腺组织内，由胶原、成纤维细胞、肥大细胞和组织间基质将其分隔成许多小叶，间隔并伸延至皮髓质交界区，构成神经血管束和淋巴管的鞘膜。

新生儿胸腺间隔内含有脂质细胞，随年龄增长，这些细胞迁移至被膜下区，逐渐取代该处细胞和皮质，最终到达髓质。

在脂肪组织浸润的区域，皮质细胞表现出再生的能力，因为在成人胸腺的脂肪组织常可观察到位于周边小区域内，密布着分裂的髓质胸腺细胞，表面上类似生发中心，但缺乏其细胞或组织特征。有报道“正常”胸腺内发现有典型的生发中心，它不同于一般胸腺组织，因为通常胸腺组织内浆细胞成分小于2%。

胸腺间隔的血管旁间隙包含许多细胞类型，如经常为髓细胞系的细胞类型（如嗜酸性粒细胞），在这些区域难以辨别出淋巴细胞。小叶间隔的血管旁间隙完全由Ⅰ型上皮细胞充填并包绕血管，当血管进入腺体基质后，则失去了上皮细胞的包绕。如果鞘膜不完整，缺损则由巨噬细胞填充。腺体中的某些毛细血管壁存在侧孔。

二、上皮细胞

胸腺支持结构由上皮细胞（有时称为上皮网状细胞）组成，这类细胞具有细胞间微丝和桥粒，并可被对角蛋白特异的抗体标记。妊娠8周（孕周）胚胎的胸腺原基几乎只包含不成熟的上皮细胞（有的具有纤毛），细胞在腺体周边排列规则，并随机分布在腺体中央。到了大约第9周，造血干细胞进入腺体，髓质逐渐形成，其中心细胞变成梭形，并出现第一个 Hassall 小体（9 孕周）。孕 12 周时可以见到指突状网状细胞，此时小叶细胞间隔已长入皮质。孕 15 周时，皮髓质上皮细胞出现了各自的特征，二者电子密度不同，髓质细胞与基底膜相连，而皮质细胞不相连。应用组织相容复合物抗原单克隆抗体，如细胞角质素和胸腺肽，发现成人上皮细胞的组织结构在孕 16～20 周时已经形成。

最近对儿童和青年人胸腺皮髓质上皮细胞的研究将这些细胞分为Ⅵ型及其亚型。早先对人类上皮细胞超微结构的描述，没有认识到在细胞类型上存在许多不同点。在这些研究中，上皮细胞常被描述为“白色”和“黑色”，正如在其他动物研究中，“白色”细胞出现在皮质，而两种类型的细胞均出现在髓质。上皮细胞的特征暗示其具有分泌功能，这一点经常被提及，1980 年 Gelfand 提出 T 细胞需要接触上皮细胞其产物才能成熟。目前普遍接受的观点是，上皮细胞主要与提供胸腺内 T 细胞必需的微环境有关，它们分泌的因子在胸腺 T 细胞分化和成熟不同阶段起促进作用。

1. Ⅰ型“被膜下－血管旁”上皮细胞　此上皮细胞构成一连续的细胞层，细胞间由桥粒相连，穿插在被膜和基质（图 10－2－1）、小叶间隔和皮质血管之间，以及皮髓质交接处。细胞排列在基底层之上，后者与腺体外的结缔组织相连续。切面上，它们常为三角形，细胞核较大（直径约 5～10μm），含异染色质，占据细胞大部分，核仁很明显。除常见细胞器外，常见成束的粗面内质网，胞质内有高电子密度颗粒（直径 15～20nm）。可以见到小的胞饮小泡，主要位于面向基底膜的一面。这些细胞尤其会出现在儿童及年轻人的被膜下细胞中。心脏直视手术中取得的胸腺活检标本中相对缺乏类似小泡。Ⅰ型上皮细胞可能参与基底膜的形成，并在与细胞成熟有关的胸腺因子的分泌方面，如胸腺成熟因子，胸腺蛋白（thymopoietin），胸腺肽（thymulin），和胸腺素 β2（thymosin）起一定的作用。最后，它们可能是胸腺细胞前体迁入胸腺的趋化物质。

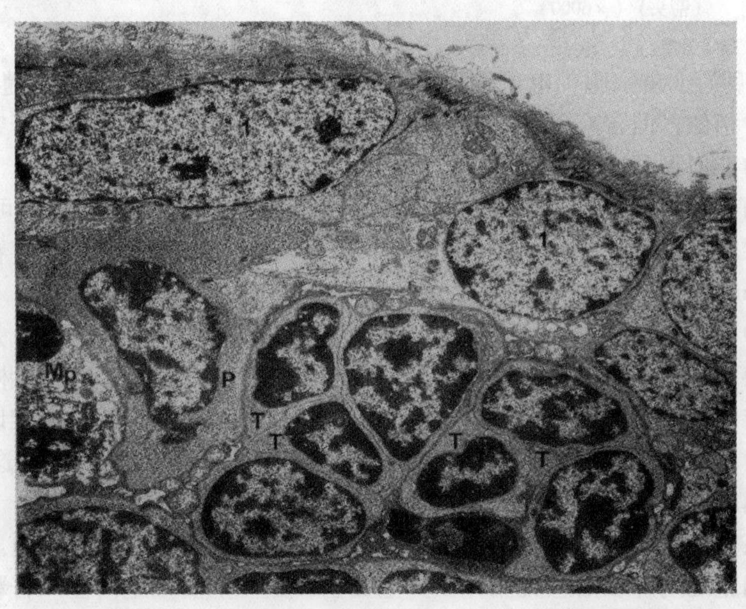

图 10－2－1　30 岁女性胸腺被膜下区内Ⅰ型上皮细胞（1）和可疑胸腺细胞前体（P）

被膜结缔组织下Ⅰ型上皮细胞构成一连续的细胞层。这一切片比较特殊在于皮质内上皮细胞为电子致密的，类似Ⅳ型细胞，而邻近巨噬细胞（Mp）包含退化的核。皮质胸腺细胞（T）周围可见上皮细胞胞质。（×6000）

2. Ⅱ型“白色”上皮细胞　Ⅱ型上皮细胞在皮髓质中散在分布，主要分布于皮质外带，与Ⅲ型、Ⅳ型细胞组成互相连续的细胞谱。这类细胞至少含一个淡染的细胞核（直径约 12μm），核仁明显，粗糙内质网束较Ⅰ型细胞短，偶见空泡（图10-2-2）。高尔基器发育良好，电子致密颗粒（直径约100nm）并不少见，胞质内有时含有少见的管状结构。

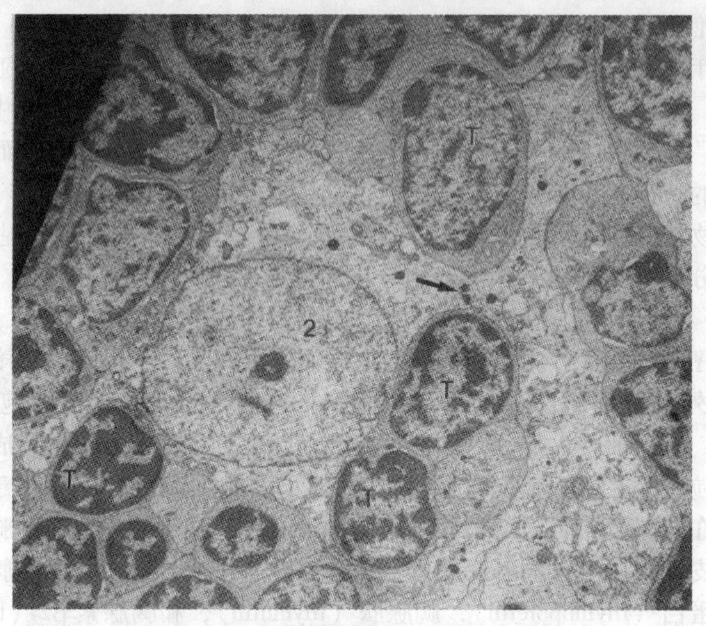

图10-2-2 14岁男孩胸腺皮质的一个Ⅱ型上皮细胞（2）

注意皮质胸腺细胞（T）的不同结构及邻近上皮细胞之间的桥粒（箭头）（×6000）

3. Ⅲ型“中间型”上皮细胞 电子密度多样，存在于中层到深层皮质和髓质内。极端情况下，它们与Ⅱ型细胞非常相似，但含有更多空泡，核的形态更不规则，并含有高电子密度的溶酶体细胞内容物。电子致密结构类似Ⅳ型细胞。

尽管在文献中仍有疑惑，但在鼠类细胞分离实验中，Ⅱ型和Ⅲ型上皮细胞可能是胸腺哺育细胞(TNC)。这些细胞可以与巨噬细胞区别开来，van de Wijngaert 发现这些细胞也存在于人体。它们的独特性在于内在化（emperiopolesis)，这是一种将淋巴细胞封闭在细胞内的机制，为一非破坏性过程。这一过程形成了一种独特内环境，通过内在化，淋巴细胞可以向不同方向分化，并避免在腺体内发生自杀。培养的胸腺哺育细胞（TNC）为双核或多核细胞，胞质内平均含有80个淋巴细胞（有报道高达2000个）。由此推论，体内研究虽然提供了电子显微镜所需的超薄切片，仍难以估算淋巴细胞在细胞中及细胞间的数目。由于组织学上存在淋巴细胞破坏或退化（或二者皆有）这一现象，表明大多数Ⅱ型和Ⅲ型上皮细胞都可能发展为TNC。

Ⅲ型上皮细胞核多为双核或多核，在淋巴细胞退化腺体中，胸腺皮质完全由上皮细胞构成。有材料表明，鼠类上皮细胞之间存在信息交流，在少量Ⅱ型和Ⅲ型上皮细胞内注入普释安黄染料后，染料很快扩散至全部皮质。如果胸腺内促有丝分裂或成熟因子小到足以在细胞之间传递，那么这种功能性合胞体就具有非常重要的作用。就可能在同一腺叶内大量细胞同步化发育，同时上皮细胞可以控制胸腺细胞的数量和种类。此外，病毒颗粒比染料颗粒要小，因此病毒感染可在胸腺腺叶内迅速播散。

4. Ⅳ型“黑色”上皮细胞 此型上皮细胞的胞质和核内均含高电子密度物（图10-2-3)，并且核内及RER含有许多扩大的胞质池，胞质内线粒体肿胀，大量空泡（有些含无定型物质）。这些致密细胞及Ⅱ型、Ⅲ型细胞可为双核或多核。细胞核常拉长，胞质延伸至皮质深部的胸腺细胞之间，形似卫星。“黑色”上皮细胞为深部皮质所特有，常与黑色或致密胸腺细胞相邻。也可存在于髓质，常与Hassall小体紧邻。

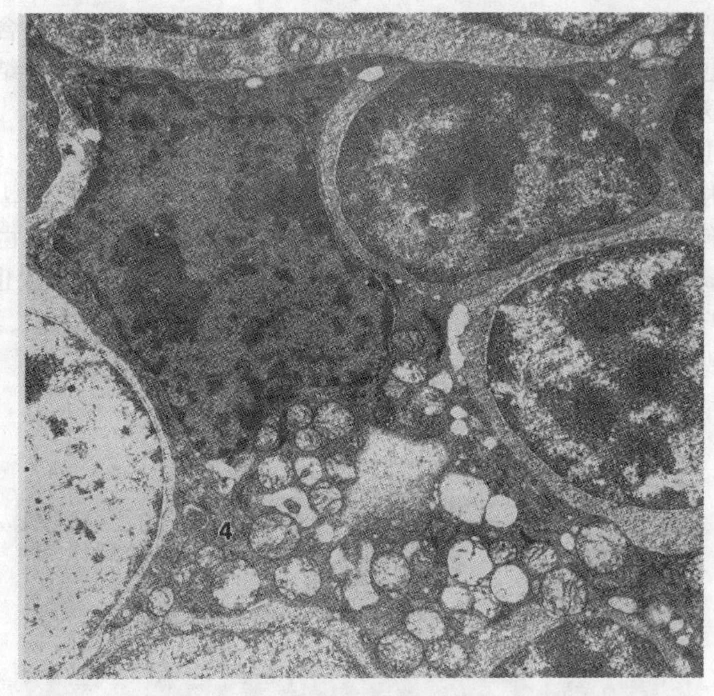

图 10－2－3　46 岁男性皮质深部的Ⅳ型上皮细胞（4）（×15000）

5. Ⅴ型“未分化”上皮细胞（图 10－2－4）　此型上皮细胞呈簇状丛生，有时位于基底膜上，它特异地存在于髓质，尤其皮髓质交界处。细胞核略呈齿状（直径约 5～7μm），含有位于边缘的异染色质，它们在胞质内稀疏排列着，形成一个含 Golgi 复合物、空泡、多聚核糖体及拉长扁囊样的 RER。

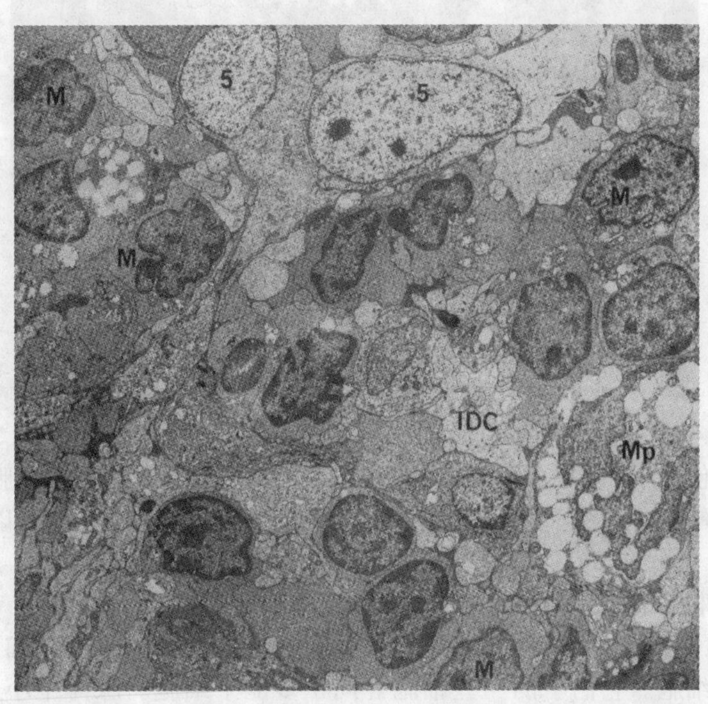

图 10－2－4　19 岁男性胸腺髓质内的Ⅴ型上皮细胞（5）
Mp：巨噬细胞；IDC：指突细胞胞质。髓质胸腺细胞（M）与皮质不同。
（参见文章及图 10－2－2 和 10－2－6）（×4000）

6. Ⅵ型“大髓质”上皮细胞　它与Hassall小体相邻，其特点是细胞大，含大量中间丝和丰富胞质小泡，泡内有一低电子密度核心及一高电子密度外环，有时胞质内还有管样结构，在某些细胞内还有发育良好的RER。这些细胞可以产生胸腺肽和胸腺素。

Hassall小体（图10－2－5）是胸腺髓质特有的一种上皮细胞异质体。由一些Ⅵ型细胞聚集而成，在巨大而复杂的结构内上皮细胞出现许多角质上皮的特征，包含许多细胞类型（其他上皮细胞，嗜酸性粒细胞，巨噬细胞，偶尔有肥大细胞及浆细胞）。因此Blau提出它们是死亡的胸腺细胞和其他类型细胞的“墓地”。Marshall和White报道Hassall小体可积聚抗原，这一学说也得到其他人的支持，特别是Kater，他在1973年指出抗原积聚可导致这些结构数量增多，体积增大，当然年龄、胸腺萎缩及某些疾病同样会导致这一结果。

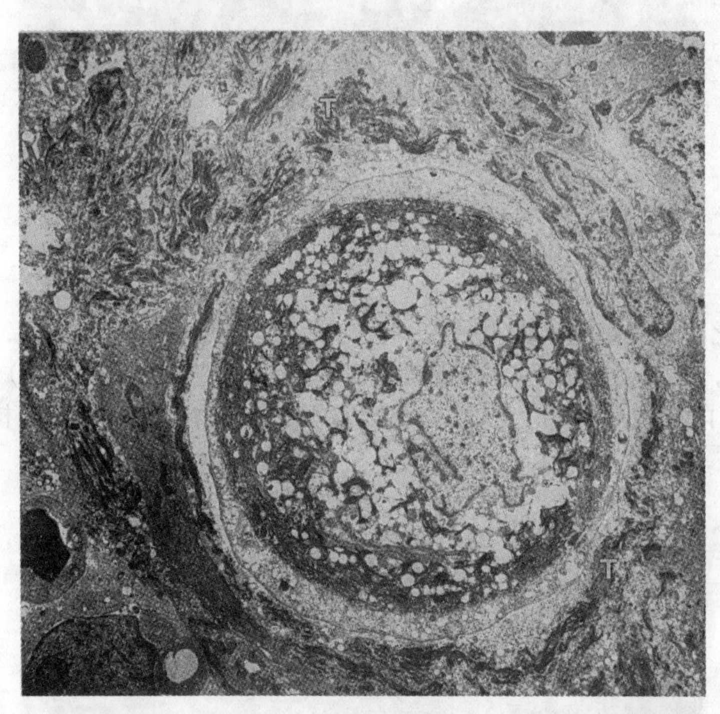

图10－2－5　46岁男性胸腺的小Hassall小体T张力丝。（×6000）

三、造血细胞

成人胸腺淋巴细胞总的来说是小细胞，它有粗染色质的细胞核，胞质内细胞器很少。然而，超微结构研究详细地显示胸腺细胞形态学。若要详细了解胸腺细胞成熟和分化，可以回顾阅读Kendall and Ritter的综述。

被膜下区的胸腺淋巴细胞大小在6～8μm（中等胸腺细胞）至9～14μm（大胸腺细胞），通常比皮质的胸腺细胞大（图10－2－1）。细胞越大，细胞核的染色体越多。细胞质内单核糖体和多核糖体细胞为前胸腺细胞。它们中的一些细胞等同于多能干细胞。腺体中小胸腺细胞颜色比较深（直径为4～6μm），在这些区域常见有丝分裂象。外皮质区域包含很多小胸腺细胞，小胸腺细胞有粗染色质线的细胞核、边缘有一圈细胞质和很少细胞器。在这个区域可以观察到细胞有丝分裂形态学变化（图10－2－2）。这些细胞主要分布在Ⅱ型或Ⅲ型上皮网状细胞中或它们之间（图10－2

-2)。在皮质深处细胞可有细微形态学变化：切面上，细胞边缘有一圈很宽的低电子密度细胞质，其他的是典型小皮质胸腺细胞（图 10-2-6)。此处也可见有丝分裂，所以此区域是一个克隆扩展区。上皮细胞主要是Ⅲ型和Ⅳ型，细胞岛内有多条高电子密度上皮细胞束包绕或夹在上皮细胞之间（图 10-2-6)。

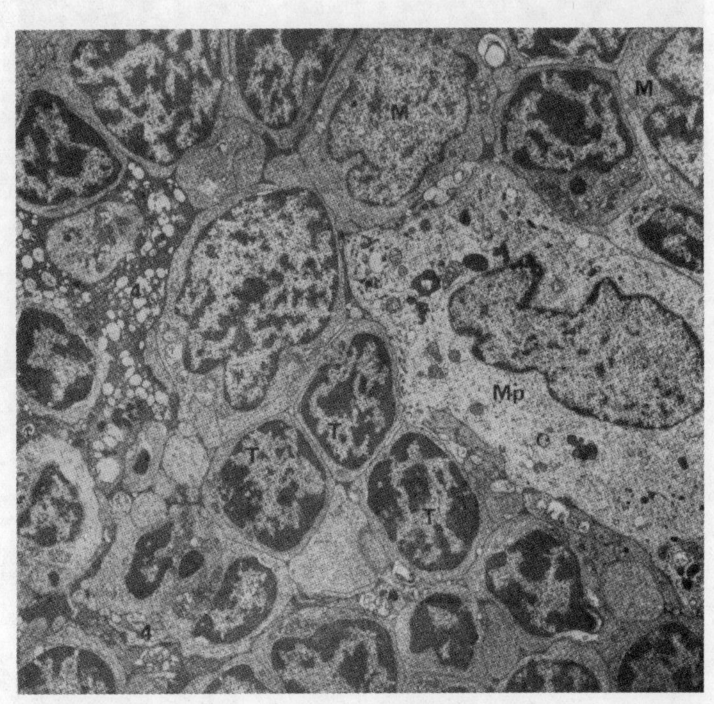

图 10-2-6　19 岁男性胸腺皮质深部，含小皮质胸腺细胞（T）和具有髓质细胞（M）特点的较大胸腺细胞。Ⅳ型上皮细胞（4）及巨噬细胞（Mp）可见。（×6000）

髓质胸腺细胞（直径 4~7μm）比皮质小胸腺细胞大（图 10-2-4)。髓质胸腺细胞和皮质小胸腺细胞的细胞核大小相同，但是髓质胸腺细胞的细胞核细胞质更多，有时可见小致密颗粒。有时髓质胸腺细胞的细胞核和细胞质外周呈不规则小突起，使细胞周围成为锯齿状。较大的胸腺细胞也存在于人类三角区的淋巴组织里。如果把结构和功能相关性联系起来，胸腺细胞三种主要类型（被膜下区、皮质、髓质）与可被抗原分化簇识别的三种胸腺细胞亚型符合，如 Reinherz Ⅰ型、Ⅱ型、Ⅲ型等等。而且髓质Ⅱ型和皮质Ⅲ型胸腺细胞形态学上相关。进一步证明需要特殊技术。

此外还有其他原因难以取得同等性。胸腺中单核细胞并非都是胸腺细胞。人类的胸腺（类似大多数动物)，尤其在胎儿，具有红细胞和粒细胞生成功能。Taylor 和 Skinner 发现胎儿和新生儿胸腺中 30% 的小圆形细胞含有血红蛋白，Kendall 和 Singh 报道成人胸腺标本中，约 80% 包含少量红细胞（图 10-2-7)。另外，胸腺可产生肥大细胞。这些细胞系的前体细胞，形态上易于胸腺细胞混淆。至于胸腺造血功能仍有许多未解决的问题。

很多年前人们在研究动物胚胎中发现，胸腺始基是上皮，在血管出现之前先有大的嗜碱性粒细胞迁入，这些早期细胞起源于卵黄囊，因此称为造血干细胞。研究鸟类资料表明胸腺接纳细胞阶段在趋化物质的引导下，这些细胞成批迁入。这些细胞的部分子代是否会留在胸腺，类似干细胞终生存在？发育中胸腺是否会接纳后来迁入的细胞？如果会的话，这些移入的细胞是否来自胎肝、骨髓或胎脾呢？这些迁徙入的细胞是如何定型的？成年动物前胸腺细胞源自骨髓，并发育成胸腺细胞。未成熟的

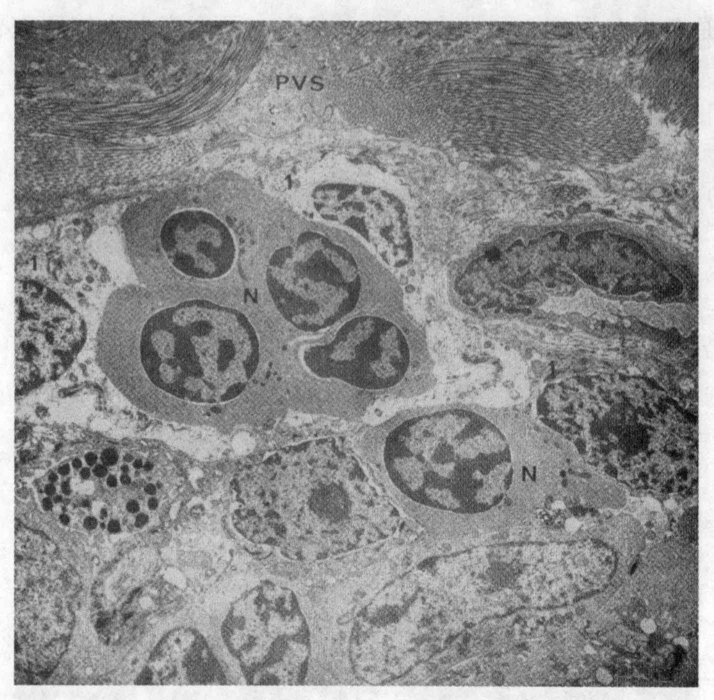

图 10－2－7　48 岁男性胸腺中的红细胞（N），Ⅰ型上皮细胞（1）将其与血管旁间隙（PVS）分隔开。×6000

T 细胞前体在成人胸腺中终生存在。这是否意味着存在一个前胸腺限制性 T 细胞连续流入的过程或者这些细胞在胸腺中是否可以分化并维持一个细胞储备池？前胸腺限制性 T 细胞可否进入其他器官？它们是否可在脾脏、骨髓或其他尚未明确的部位形成胸腺外发育 T 细胞？如果可以的话，胸腺还必须具有活性吗？确实如此。裸小鼠移植胸腺后产生具有 T 细胞特点的宿主细胞。因此，胸腺外 T 细胞发育可能依赖细胞周围环境中胸腺因子，所以仍须具有活性的胸腺。

四、辅助和其他细胞

巨噬细胞和指突细胞在胸腺发生，并对 T 细胞成熟起特殊作用。巨噬细胞分泌一种胸腺细胞分化因子，促使胸腺细胞有丝分裂。它可诱导体外胸腺细胞功能成熟，在体内可能起相同作用。在大鼠研究中，Duijvestijin 提出胸腺皮质巨噬细胞是清道夫，髓质内来自巨噬细胞的细胞发育成指突网状细胞。研究表明，胸腺细胞越成熟，越具有免疫活性 T 细胞特征。

巨噬细胞遍布胸腺，在被膜和叶间隔结缔组织中也可找到。最多在皮髓质交界处附近，但不同的胸腺内细胞数相差很大，且随年龄增长细胞数增多。这些巨大的细胞（直径 15～35μm）具备身体其他部位巨噬细胞的各种特征。一个较有用的识别特征是，电子显微镜下，用相对低的放大倍数，可见许多巨噬细胞的细胞膜具有短高电子密度片段（图 10－2－8）。它们有一锯齿样不规则的核，异染色质沿核周排列，但胞内容物性质和范围各异。在胎儿和新生儿腺体中巨噬细胞可含有固缩核，当胸腺受到突然侵入，可引起明显巨噬细胞活化。一般而言，胸腺巨噬细胞不含很多固缩核。断言大多胸腺细胞因高脱氧核糖核酸死亡且不离开腺体，目前还存在分歧。研究胸腺细胞有丝分裂速度表明，细胞周期（小鼠为 9～12h）比巨噬细胞完全破坏被吞入固缩核细胞的时间（2～3 天）短。另外，固缩核至少有一些是排出细胞外的红细胞核，尤其在胎儿发育过程中。

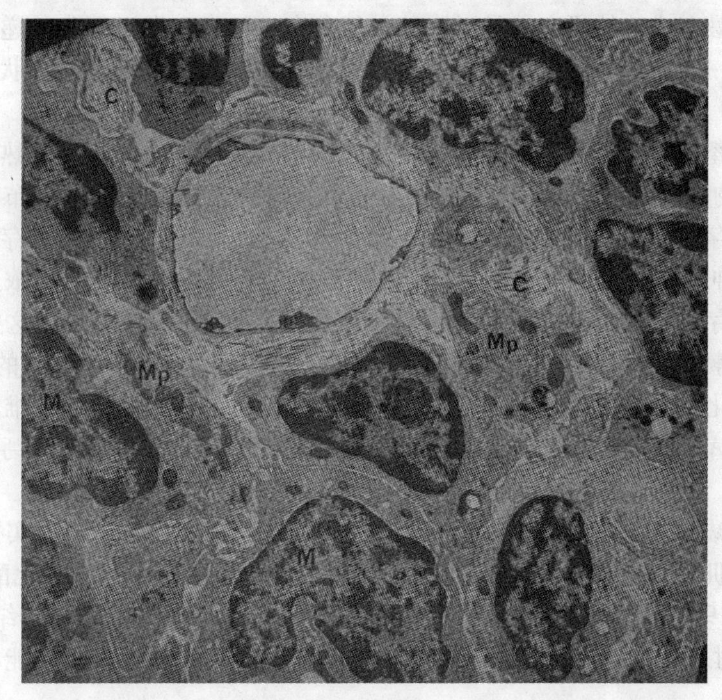

图 10－2－8　23 岁男性胸腺。较宽的血管旁间隙内可见巨噬细胞（Mp）和“髓质”胸腺细胞（M），及一具孔隙的毛细血管。C：胶原。*10000

泡沫巨噬细胞，载脂泡沫细胞，PSA 染色阳性的网状细胞和自发荧光细胞在以前的文献中都被描述过，其实他们都是巨噬细胞。

指突网状细胞具有向外延伸低电子密度胞质和陷入细胞内的细胞膜。细染色质离心分布，核分叶状并在核膜下有一薄层异染色质。细胞器位于细胞中央，其中包括大量 Golgi 器扁囊，小泡，被膜小泡，线粒体和一些 RER 扁囊。细胞中央有许多致密小体，类似次级溶酶体。这些细胞包含 Birbeck 颗粒，像稀有的“网球拍形”胞内容物，它首次由 Birbeck 发现在皮肤郎格罕斯细胞中。该颗粒在人指突细胞中无异常浓聚。郎格罕斯细胞是 Ia 阳性的，它与含 Ia 阳性抗原树突胸腺巨噬细胞属于同一细胞系，后者在体外研究中曾被描述过。Kaiserling 等首次在人类胸腺发现这些细胞，Olah 等曾描述了一种不具有细胞吞噬性的“特殊”细胞，可能就是指突细胞。指突网状细胞在髓质和皮髓交界处尤其多见。它们在淋巴结和脾的胸腺依赖区发生，并与该处 T 细胞形成微环境有关。Zinkernagel 等利用小鼠研究得出，在免疫诱导过程中它们具有决定何种 T 细胞前体将活化成为效应细胞、辅助细胞或杀伤细胞的作用。

肌样细胞是较大的单个细胞，细胞中央有一致密核，胞质内有不规则排列的肌纤维。Bockman 以及随后的多位学者均描述过人类该细胞的组织学结构。它们是人类胸腺特征细胞，发生在皮髓质交界处，延伸至髓质，并靠近被膜。Henry 认为他们具有将胸腺细胞驱出腺外的功能，但引起人们兴趣是其在重症肌无力中的作用，因为 Kao 和 Drachman 发现了肌样细胞（和上皮细胞）上存在乙酰胆碱受体。胸腺是乙酰胆碱受体抗体产生的部位（尽管非唯一部位），这一发现在重症肌无力中的重要性尚不得而知。

五、神经，神经递质，神经内分泌细胞和激素产生细胞

对体内胸腺功能最有成就的研究就是对胸腺神经分布、神经和淋巴细胞的递质以及胸腺激素方面最新研究的进步。这一领域内信息量大，发展迅速。尽管在胸腺中发现许多多肽，但它们是否都在胸腺内合成还不很清楚，同样不明了的是它们是否能被上皮细胞和胸腺细胞摄取。目前已清楚许多外周血淋巴细胞中含有神经多肽，免疫和神经内分泌系统的相互作用是目前研究的热门领域。

Felten 曾综述了胸腺内去甲肾上腺素能神经分布，并讨论了胆碱能神经分布存在与否，简要提及了其他多肽能神经的存在的问题，如神经多肽 Y 和血管活性肠肽 VIP。后两者存在被膜下区和皮质内构成神经丛。VIP 能神经不依赖于去甲肾上腺素能神经网。胸腺内还发现了高浓度的神经多肽、血管紧张素，其活性集中存在于被膜下 I 型细胞、髓质上皮细胞和 Hassall 小体。这些细胞同样可被胸腺肽、胸腺蛋白、胸腺素 α1 及 A2B5（一种神经元、神经脊细胞、分泌神经多肽的内分泌细胞标记物）的单克隆抗体免疫活化。P 物质同样存在于人类胸腺，可能存在于感觉神经纤维中，但由于胸腺内发现存在前缓激肽 mRNA，提示可能在胸腺内合成。最近在我们实验室观察到降钙素相关基因在大鼠胸腺内具转录活性。

研究胸腺乙酰胆碱酯酶活性发现存在胆碱能神经纤维分布。Kendall 等证实了这一结果，他们同样发现髓质中存在除肌样细胞以外大 AchE 阳性细胞。这些类似细胞为烯醇化酶阳性。但是 Nance，Hopkins 和 Biegler 在 1987 重复了 Bulloch 和 Moore 1981 年的实验却未得到相同结论。最近 Bulloch 和 Lucito 研究了可的松对鼠类胸腺内乙酰胆碱酯酶活性的影响，表明在胸腺胆碱能神经分布方面还需要做很多的工作。

六、内环境

胸腺是一个进行细胞快速有丝分裂的初级淋巴器官，具有维持特定微环境能力。髓质细胞的组成与皮质不同，而且在皮质内的状态并不相同。被膜下区与皮质的主要部分以及近髓质的深部皮质也不同。微环境区别源于形态上独特的上皮细胞和单核/巨噬细胞系细胞，后者在不同部位具有不同功能，此外神经分布也可以形成局部独特的微环境。

皮质微环境是一独特的“抗原豁免”区，即由直接进入胸腺的抗原可引起组织学改变，而循环抗原不能引起同样变化。Marshall 和 White 提出的血 - 胸腺屏障可说明上述研究发现，Raviola 和 Karnovsky 对胸腺血管通透性的研究也支持上述观点。皮质毛细血管有一特殊结构：I 型上皮细胞包绕血管形成上皮细胞血管鞘，此鞘连同其他迁移细胞封闭了血管旁结缔组织空隙。但是皮髓质交界处和髓质血管缺乏上述上皮细胞血管鞘，因此胸腺血管屏障的有效性受到质疑。

对胸腺“抗原隔离”特性最新研究提出了一个完全不同的观点，并对血 - 胸腺屏障的正确性提出全面地怀疑。研究表明，抗原可通过被膜下途径进入胸腺，各种成熟分化程度的胸腺细胞始终沐浴在循环自身抗体当中。这点对于胸腺内胸腺细胞诱导及自身识别的理解相当重要。同样，上皮细胞通过内在化的方式将胸腺细胞包裹并暂时性与浸浴的介质隔离，形成了另一种内环境。

从上述可以看出，胸腺内环境是一动态概念，可以受生理条件如年龄的影响，可以因不同事件，如紧张、病毒感染和化学中毒，而迅速改变，有时可导致不可逆损害，胸腺难以完全恢复正常。需要认真评价胸腺终生持续变化的细胞动力学，以便了解整个胸腺在免疫功能方面的影响。

（陈　刚　张志庸）

参考文献

1. Henry K. The human thymus in disease with particular emphasis on thymitis and thymoma. In：Kendall MD（ed）The thymus gland. London：Academic，1981，85～111.

2. Kendall MD. Introduction. In: Kendall MD (ed) The thymus gland. London: Academic, 1981, 1 ~ 6.
3. Singh J. Studies on the human thymus with particular reference to age changes. PhD thesis, University of Lordon, 1980, 369 ~ 370.
4. Singh J. Observations on the capillaries and perivascular spaces in the human thymus. J Anat, 1979, 128 : 424 ~ 425.
5. De Maagd RA, Mackenzie WA, Schuurman HJ, et al. The human thymusmicroenvironment: heterogeneity detected by monoclonal anti - epithelial cell antibodies. Immunology, 1985, 54 : 745 ~ 754.
6. Von Gaudecker B, Müller - Hermeling HK. Ontogenetic differentiation of epithelial and non - epithelial cells in the human thymus. Adv Exp Med Biol, 1979, 114 : 19 ~ 23.
7. Müller - Hermelink HK, Steinmann GG. Age - related alterations of intrathymic micro - environments. In: de Weck AL, ed. Lymphoid cell functions in aging. Topics in agingresearch in Europe, vol 3. Eurage, The Netherlands, 1984, 75 ~ 82.
8. Van de Wijngaert FP, Kendall MD, Schuurman HJ, et al. Heterogeneity of epithelial cells in the human thymus: an ultrastructural study. Cell Tissue Res, 1984, 237 : 227 ~ 237.
9. Kendall MD. The outer and inner thymus cortex is a functional syncytium. Cell Biol Int Rep, 1985, 9 : 3.
10. Arya S, Gilbert EF, Hong R, et al. The thymus. In: Bloodworth JMBJr (ed) Endocrine pathology. General and surgical, 2nd edn. Baltimore: Williams and Wilkins, 1982, 767 ~ 832.
11. Bearman RM, Levine GD, Bensch KG. The ultrastucture of the normal human thymus: a study of 36 cases. Anat Rec, 1978, 190 : 755 ~ 782.
12. Haar JL. Light and electron microscopy of the human fetal thymus. Anat Rec , 1974, 179 : 463 ~ 476.
13. Hirokawa K. Electron microscopic observation of the human thymus of the fetus and the newborn. Acta Pathol Jpn, 1969, 19 : 1 ~ 13.
14. Kameya T, Watanabe Y. Electron microscopic observations on human thymus and thymoma. Acta Pathol Jpn, 1965, 15 : 223 ~ 246.
15. Savino W, Santa - Rosa GL. Histophysiology of thymic epithelial reticular cells. Arch Histo Japan, 1982, 45 : 139 ~ 144.
16. Singh J. The ultrastructure of epithelial reticular cells. In: Kendall MD, ed. The thymus gland. London: Academic, 1981, 133 ~ 150.
17. Gelfand EW, Dosch HM, Shore A, et al. Role of the thymus in human T cell differentiation. In: Gelfand EW, Dosch HM, ed. Biological basis of immunodeficiency. New York: Raven, 1980, 39 ~ 56.
18. Van de Wijngaert FP, Rademakers LHPM, Schuurman HJ, et al. Identification and in situ localization of the "thymic nurse cell" in man. J Immunol, 1983, 130 : 2348 ~ 2351.
19. Blau JN. The dynamic behaviour of Hassall's corpuscles and the transport of particulate matter in the thymus of the guinea - pig. Immunology, 1967, 13 : 281 ~ 292.
20. Malshall AHE, White RG. The immunological reactivity of the thymus. Br J Exp Pathol, 1961, 42 : 379 ~ 385.
21. Kater L. A note on Hassall's corpuscles. In: Davies AJS, Carter RL, ed. Contemporary topics in immunobiology, vol 2. Thymus dependency. London: Plenum, 1973, 101 ~ 109.
22. Kendall MD, Ritter MA. T lymphocyte differentiation in the human thymus. In: Thymus update, vol 2. London: Harwood Academic Publishers, 1989.
23. Taylor CR, Skinner JM. Evidence for significant hematopoiesis in the human thymus. Blood, 1976, 47 : 305 ~ 313.
24. Kendall KD, Singh J. The presence of erythoid cells in the thymus gland of man. J Anat, 1980, 130 : 183 ~ 189.
25. Duijvestijn AM. The rat thymus: non - lymphoid cells in the microenvironment of T - cell differentiation. PhD Thesis, Krips Repro Meppel, 1983.
26. Birbeck MS, Breathnach AS, Everall JD. An electron microscope study of basal melanocytes and high - level clear cells (Langerhans cells) in vitiligo. J Invest Dermatol, 1961, 37 : 51 ~ 64.
27. Kaiserling E, Stein H, Müller - Hermeling HK. Interdigitating reticulum cells in the human thymus. Cell tissue Res, 1974, 155 : 47 ~ 55.
28. Oláh I, Dunay C, Röhlich P, et al. A special type of cells in the medulla of the rat thymus. Acta Biol Acad Sci Hung,

1968, 19:97~113.
29. Zinkernagel RM, Callahan GN, Althage A, et al. On the thymus in the differentiation of "H-2 self-recognition" by T cells: evidence for dual recognition? J Exp Med, 1978, 147:882~896.
30. Bockman DE. Myoid cells in adult human thymus. Nature, 1968, 218:286~287.
31. Bockman DE, Winborn WB. Ultrastructure of thymic myoid cells. J Morphol, 1969, 129:201~210.
32. Ito T, Hoshino T, Abe K. The fine structure of myoid cells in the human thymus. Arch Histol Jpn, 1969, 30:207~215.
33. Henry K. An unusual thymic tumor with a striated muscle (myoid) component (with a brief review of the literature on myoid cells). Br J Dis Chest, 1972, 66:291~299.
34. Puchtler H, Meloan SN, Branch BW, et al. Myoepithelial cells in human thymus: staining, polarization and fluorescence microscopic studies. Histochemistry, 1975, 45:163~176.
35. Henry K. The human thymus in disease with particular emphasis on thymitis and thymoma. In: Kendall MD, ed. The thymus London: gland. Academic, 1981, 85~111.
36. Kao I, Drachman DB. Thymic muscle cells bear acetylcholine receptors: possible relation to myasthenia gravis. Science, 1977, 195:74~75.
37. Felten DL, Felten SY, Bellinger DL, et al. Noradrenergic sympathetic neural interactions with the immune system structure and function. Immunol Rev, 1987, 100:225~260.
38. Bulloch K, Moore RY. Innervation of the thymus gland by brain stem and spinal cord in mouse and rat. Am J Anat, 1981, 162:157~166.
39. Bulloch K, Pomerantz W. Autonomic nervous system innervation of thymic-ralated lymphoid tissue in wildtype and nude mice. J Comp Neurol, 1984, 228:57~68.
40. Bulloch K. Neuroanatomy of lymphoid tissue: a review. Neural Modulation of immunity. New York: Raven Press, 1985, 111~141.
41. Bulloch K. A comparative study of the autonomic nervous system innervation of the thymus in the mouse and chicken. Intern J Neuroscience, 1988, 40:129~140.
42. Bulloch K, Cullen MR, Schwartz RH, et al. Development of innervation within syngeneic thymus tissue transplanted under the kidney capsule of the nude mouse: a light and ultrastructural microscopic study. J Neurosci Res, 1987, 18:16~27.
43. Kendall MD, Al-Shawaf A, Zaidi SAA. The cholinergic and adrenergic innervation of the rat thymus. Adv Exp Med Biol, 1989, 237:255~261.
44. Nance DM, Hopkins DA, Biegler D. Re-investigation of the innervation of the thymus gland in mice and rats. Brain Behav Immunol, 1987, 1:134~147.
45. Bulloch K, Lucito R. The effects of cortisone on acetylcholinesterase (AChE) in the neonatal and aged thymus. Ann NY Acad Sci, 1988, 521:59~71.
46. Raviola E, Karnovsky MJ. Evidence for a blood-thymus barrier using electron-opaque tracers. J Exp Med, 1972, 136:466~497.

第三节　胸腺免疫学

一、简介

近25年来针对胸腺在细胞免疫产生过程中作用的研究，主要基于Matcalf和Miller实验性胸腺切除，以及对先天胸腺发育不全儿童的细胞免疫缺陷的认识，同时心脏手术的开展能很方便地切除更多的胸腺组织，这些均促使胸腺的研究不断深入。胸腺学研究虽有实质性进展，但是正如Scollay指出可供研究的“仔细分析已有数据，表明我们对胸腺皮质和髓质作用的认识，以及胸腺依赖外周T细胞产生的确切机制，均知之甚少”。

胸腺在淋巴器官中占有独特的地位，胸腺大部分成分是未成熟的胸腺起源（T）淋巴细胞，其他部分由上皮细胞组成。事实上，网状上皮结构主要负责两项功能，促进未成熟T前体淋巴细胞变成成熟T细胞和合成在T细胞成熟过程中有生物学活性的体液因子。

二、胸腺T细胞亚群

1. 细胞异源性　胸腺不同部位的淋巴细胞，其细胞学特性有所不同。胸腺包膜下主要淋巴样成分为淋巴母细胞样细胞，胞质丰富，核仁明显，有大量有丝分裂象。正常情况下，胸腺皮质由密集的小淋巴细胞组成，胞质极少或无细胞质。髓质的细胞较稀疏，由中等大小细胞组成，细胞胞质较少，与外周淋巴器官的T淋巴细胞相似。胸腺组织细胞悬液中淋巴母细胞、中等大小细胞和小细胞的比例为5∶20∶75。胸腺不同部位淋巴细胞的细胞学多相性与细胞免疫学特征的多样性，如细胞标记物表达或功能，密切相关。

2. 细胞标记物、功能和组织部位的关系　单克隆抗体技术首次在白细胞上的运用是在T淋巴细胞亚群定性。识别T细胞表面抗原的单克隆抗体经过比较，并由白细胞分化抗原国际协作组予以分类。目前有8种T细胞系细胞抗原分化簇（CD）和另2种活化T细胞的细胞抗原分化簇（表10－3－1）。细胞膜CD抗原表达与细胞的成熟和分化阶段有关。

胸腺三种主要细胞亚群，有各自不同CD表型，Reinherz提出分为Ⅰ、Ⅱ、Ⅲ期（表10－3－2）来提示这几种细胞亚群。这些亚群与细胞学多相性有关。Ⅰ期为包膜下区大淋巴母细胞，Ⅱ期是皮质小淋巴细胞，Ⅲ期是髓质内中度大小的胸腺细胞。Ⅲ期的胸腺细胞由两种分离的亚群组成，其中2/3表达CD4，1/3是CD8表型。在T细胞亚群中，Ⅰ期胸腺细胞最不成熟，Ⅲ期胸腺细胞则是最成熟的T细胞。Ⅰ期细胞的表型类似前胸腺细胞－骨髓中的前体细胞，它们最后进入胸腺获得免疫活性。Ⅲ期细胞表型相应于外周血和外周淋巴结的T淋巴细胞。

表10－3－1　T淋巴细胞的分化簇

CD号（细胞，分子量）	白细胞亚群	已知抗体示例
1（Thy，gp45，12）	胸腺皮质细胞	OKT76，NA1/34
2（T，gp50）	具羊红细胞抗体的T	OKT11，抗Leu5
3（T，gp19～29）	成熟T	OKT3，抗Leu4
4（T，gp56～62）	辅助T，诱导T	OKT4，抗Leu3
5（T，gp67）	Pan－T，B亚群	OKT1，抗Leu1
6（T，gp120）	成熟T，B亚群	Tu33
7（T，gp41）	Pan－T	抗Leu9，WT1，3A1
8（T，gp32～33）	细胞毒T、抑制T	OKT11，抗Leu5
25（T，B，P55）	活化T和B	Tac，抗IL2受体
W26（T，P120，200）	活化T	

CD分化簇；MW分子量；gp糖蛋白；P蛋白；W协会。

IUIS－WHO命名委员会1984年描述了CD1～8。特殊抗原的附加资料由Reinherz等、Ledbetter等和Tax等提供。

表 10-3-2 人淋巴细胞亚群的标记物

标记物	前胸腺细胞（骨髓）	Ⅰ期 母细胞（包膜下）	Ⅱ期小细胞（皮质）	Ⅲ期中等大小（髓质）		外周 T 细胞	
				1/3	2/3	1/3	2/3
抗原							
CD1	−	−	+	−	−	−	−
CD2	+	+	+	+	+	+	+
CD3	−	−	±	+	+	+	+
CD4	−	−	+	−	+	−	+
CD5	−	−	±	+	+	+	+
CD6	−	−	−	+	+	+	+
CD7	+	+	+	+	+	+	+
CD8	−	−	+	+	−	+	−
CD25	?	±	−	−	−	−	−
T9	?	±	−	−	−	−	−
CD38	+	+	+	−	−	−	−
HLA Ⅰ类	−	−	−	+	+	+	+
花生凝集素结合能力	−	−	+	−	−	−	−
TdT	+	+	+	−	−	−	−
嘌呤核苷酸酶代谢							
ADA		480	300	130		45	74
PNP		85	27	120		75	99
ADA/PNP		5.6	11	1.1		0.6	0.8
ecto-5'-NT		83	4.1	25		33	10
dCK		1.2	0.5	0.3		0.1	0.3
ecto-5'-NT/dCK		6.9	8.2	81		330	32

HLA 人白细胞抗原；TdT 终末去氧核苷酸转移酶；ADA 腺苷脱氨酶；PNP 嘌呤核苷酸磷酸化酶；ecto-5'-NT ecto-5'-核苷酸；dCK 去氧胞啶。

标记物的数据来自 Reinherz，Schuurman，Schuurman，IUIS-WHO 命名委员会，Tax，Ceredig，van Dongen，Janossy。嘌呤酶的数据（nmol/10^6 细胞/小时）来自 Ma 和 Schuurman。

除了 CD 系列抗原外，在人体区分胸腺 T 细胞亚群其他标记物，包括 T9（转铁蛋白受体）抗原，CD38 抗原，人白细胞抗原（HLA）Ⅰ型，花生凝集素结合能力和核酶，终末去氧核苷酸转移酶（TdT）（表 10-3-2）。Scollay 描述了鼠 B2A2 标记物，它在Ⅱ期淋巴细胞浓度最高，在Ⅲ期淋巴细胞中低浓度存在。B2A2 仅在外周淋巴结小部分 T 细胞中存在，是唯一已知的区分成熟胸腺 T 细胞和外周 T 细胞的标记物。

根据细胞大小和密度，或根据标记物的表达进行分离的悬液，已经确定胸腺细胞亚群的细胞表型与功能的关系。Ⅲ期胸腺细胞对有丝分裂原或同种抗原刺激有反应，Ⅱ期胸腺细胞则不反应。胸腺细胞悬液的研究也提示Ⅰ、Ⅱ或Ⅲ期之间也有相对小淋巴细胞亚群的成熟。能与花生凝集素结合的胸腺细胞中 25% 呈 CD3 阳性，10% ~20% 呈 CD5 强阳性；这些细胞与Ⅲ期胸腺细胞一样对有丝分裂原和同种抗原刺激做出反应，不同于能与花生凝集素结合的 $CD5^-$ 亚群。

运用单克隆抗体免疫组化方法通过冰冻组织切片进行组织定位研究，揭示了更多胸腺细胞表型的特性。细胞形态学研究揭示了胸腺皮质Ⅱ期胸腺细胞和髓质Ⅲ期胸腺细胞的表型表达。免疫组化可以进行组织切片单细胞分析，此项技术可识别出髓质Ⅱ期胸腺细胞和皮质Ⅲ期胸腺细胞。鼠中具白介素2（IL－2）受体的细胞，相当于人 CD25，占Ⅰ期胸腺细胞的一半，弥漫散在分布于皮质和髓质中；此发现表明Ⅰ期胸腺细胞可能分布于整个胸腺，但形态学上主要在包膜下。另一方面，一个小的Ⅲ期淋巴细胞亚群，位于皮质而不是鼠髓质内，在外周淋巴组织 T 细胞依赖区高度内皮窦产生的受体。

3．细胞功能中细胞标记物分子的意义　除了与分化或成熟阶段相关外，细胞表面标记物可能具有特殊功能。例如，具免疫调节功能的外周成熟 T 细胞亚群展示了细胞活化或增殖中受体的功能。组成 CD4 细胞亚群的淋巴细胞，具有免疫反应辅助－诱导功能，CD8 亚群具有抑制－细胞毒功能。细胞标记物表达和细胞功能的关系显然不适用于协同 CD4 和 CD8 表达的Ⅱ期胸腺细胞。Reinherz 等确定了这些抗原功能的意义。CD4 抗原的功能是作为 HLA Ⅱ型分子决定因子的受体发挥作用，此受体与免疫反应初始发生时辅助细胞之间相互作用有关。CD8 抗原则作为 HLA Ⅰ型分子受体发挥作用，与 T 细胞介导的细胞毒性过程中细胞间相互作用有关。

CD3 抗原有一独特的功能，它构成 T 细胞抗原识别结构的一部分。它包含一个异二聚体（由一个 CD3 分子和一个所谓的 Ti 抗原受体所组成）。CD3 分子包含 3 个多肽链，Ti 是由一个 α 链和一个 β 链组成二聚体，通过二硫键相连。Ti 分子能识别与主要组织相容复合物（MHC）的多态性决定区相关的抗原，与之相互作用引起细胞激活。T 细胞活化的特征之一是合成 IL－2 和 IL－2 受体分子（CD25）。细胞表面 IL－2 受体与分泌的 IL－2 之间相互作用对随后的细胞增殖和扩张是必需的。运用 CD3 抗原或 Ti 可变区的抗原，证实了 CD3 和 Ti 的密切关联；目前为止尚无证据说明两分子会分别单独出现在细胞膜上。在细胞膜之前表达细胞不成熟阶段，CD3 分子存在于胞质中。因此我们假设胸腺中，Ti 只存在于 $CD3^{(+)}$ 的细胞，即Ⅲ期和部分Ⅱ期胸腺细胞。

有关抗原受体分子基因学的研究证实了此假设。除了 CD3 基因组外，还关系到 3 个基因：α 链、β 链和 γ 链基因。为了转录，必须进行重排才能使编码各异的基因片段、多样性、链的连接部分和恒定部分相结合。我们通常可以用 mRNA（转录产物）来测定这些重排。在 DNA 水平，于早期分化胸腺细胞进入胸腺之前，γ 基因进行重排。α、β 基因的重排发生于胸腺。Ⅱ期和Ⅲ期细胞的 β 链 mRNA 丰富，超过外周成熟 T 细胞中 10～20 倍。而 α 链 mRNA 只在Ⅲ期胸腺细胞中发现，γ 链基因转录物存在于Ⅱ期和小部分Ⅲ期胸腺细胞中。这些资料支持这样的观点，在胸腺，T 细胞在成熟过程中需要抗原识别系统，功能性抗原受体在Ⅲ期胸腺细胞中表达。

标记物 TdT 可能在基因重排过程中发挥作用。此酶作为催化 dTNP 和 DNA 的 3′－OH 游离端偶联的 DNA 聚合酶发挥作用，并可能在基因重排过程中参与突变。TdT 存在于Ⅰ期和Ⅱ期胸腺细胞内，在基因重排中其假定的功能与 Ti 的 β 链尤为密切相关。

最近提出了淋巴细胞活化过程中 CD2 抗原功能的假说。CD2 是第一个确认的人 T 淋巴细胞标记物，即羊红细胞受体。在细胞表面分子之间发生相互作用（依靠 CD2 特异性抗体）抑制了成熟 T 细胞 IL－2 合成。对胸腺细胞，此相互作用抑制 IL－2 受体表达。此外，O′Flynn 等声称细胞表面的 CD2 分子相互作用，在植物血细胞凝集素活化 T 细胞的过程中起一定的作用。Reinherz 提出Ⅰ期和Ⅱ期的胸腺细胞，$CD2^{+}CD3^{-}$，在微环境中被 CD2 结合的“自然配体”激活，导致细胞不依赖 IL－2 而自行成熟或扩张。此配体证实为 LFA－3（白细胞功能相关）分子。

4．嘌呤核苷酸代谢酶　特定免疫缺陷和嘌呤核苷酸代谢酶缺陷之间因果关系的研究提升了对淋巴细胞嘌呤代谢的兴趣。在Ⅰ、Ⅱ和Ⅲ期胸腺细胞内嘌呤酶组成不同（表 10－3－2）。测定这些酶有助于评定成熟期；例如，Ⅰ期和Ⅱ期胸腺细胞的腺苷脱氨酶（ADA）/嘌呤核苷磷酸化酶的酶活性比，高于Ⅲ期胸腺细胞，而 ecto－5′－核苷酸酶（ecto－5′－NT）/去氧胞啶激酶（dCK）的比值恰恰相反。嘌呤酶的组成情况对细胞合成 DNA 以及增殖能力作出了提示。因此，Ⅰ期、Ⅱ期胸腺细胞酶似乎是自行消亡的。与Ⅲ期胸腺细胞比较，ecto－5′－NT/dCK 的低比值提示（去氧）核苷更易转化为毒性（去氧）核苷三磷酸。在体外培养中加入去氧核苷将抑制 T 细胞增殖反应。与成熟（髓质）胸腺细胞或外周 T 淋巴细胞的反应相比较，未成熟（皮质）胸腺细胞反应在更低的浓度即被抑制。

Ma 等提出假设，通过细胞与微环境密切接触的“代谢合作”，可以在原位避免Ⅰ期和Ⅱ期胸腺细胞“自杀”。

三、胸腺非淋巴微环境

1. 微环境组成　胸腺非淋巴微环境的主要组分是上皮细胞、巨噬细胞和交错突细胞。此外，还有血管、淋巴管和结缔组织。

Van de Wijngaert 的超微结构研究显示，作为主要组分的上皮网状组织的形态学呈异质性。应用单克隆上皮细胞-特异抗体，在人和鼠均检测到抗原表达存在不同亚型。皮质中上皮细胞表型不同于髓质中上皮细胞，且髓质本身包含不同表达的亚型。但是包膜下上皮细胞与髓质细胞一个亚型表达相似。上皮细胞 HLA Ⅱ型抗原的表达因部位而有所不同，包膜下区和髓质的细胞呈低表达或不表达，皮质细胞中 HLA Ⅱ型呈强阳性。上皮细胞对胸腺体液因子的表达上也存在异质性。

运用细胞内着色注射技术，Kendall 已证实人和鼠的胸腺皮质上皮细胞存在关联。因此，胸腺皮质的上皮细胞被认为是一种功能性多核体。Kendall 还初步应用定量 X 线微分析研究显示，鼠的钠和钾浓度在皮质上皮细胞和淋巴细胞中相似，但与包膜下区和髓质不同。

胸腺非淋巴微环境的其他组分，巨噬细胞普遍散在于皮质和髓质。交错突细胞主要存在于髓质，具有丰富的 HLA Ⅱ型表达，这可能影响胸腺淋巴细胞的分化。

巨噬细胞来源的因子-白介素Ⅰ（IL-1）能增强未成熟胸腺细胞的增殖反应，可能是通过诱导细胞增殖和扩张所必需的 IL-2 受体。de Vries 等发现 IL-1 介导的Ⅱ期胸腺细胞表型变化与Ⅲ期胸腺细胞转变一致。

Fournier 和 Potworowski 描述了源于胸腺髓质血管周围基底膜的不溶性胸腺组织片段，是骨髓前体细胞向胸腺归巢的媒介。

2. 微环境帮助胸腺细胞成熟　Kolliker 首次发现胸腺在白细胞生成中发挥重要作用。Beard 将 Kolliker 的研究进一步深化，他认为体内所有白细胞均源于胸腺上皮细胞，“来自起源部位并向胸腺归巢的原始白细胞已渗透到身体各处，在那里建立新的生发中心进行增殖，为自身和身体进行有益工作”。现在我们知道 Beard 的假说只适用于胸腺依赖 T 淋巴细胞系，这些淋巴细胞源自骨髓，必须穿过胸腺才能形成成熟 T 细胞，在免疫反应中发挥功能。成熟过程的诱导需要淋巴细胞与基质细胞密切接触。

在鼠胸腺，前胸腺细胞每日迁入数占全部胸腺细胞数的 0.001%。新生的胸腺细胞占 30%，迁出仅占 1%。每天总胸腺细胞池死亡数占 29%。

在获得免疫力过程中，淋巴细胞穿越胸腺的迁移途径和胸腺细胞的死亡仍是有争议的问题。迁移只涉及到总胸腺细胞池一小部分，这一事实对解释并无帮助。迁入部分是不成熟的，而迁出部分几乎具有外周血和外周淋巴结内有免疫功能淋巴细胞的所有特性。T 细胞亚群的组织定位提示主要迁移途径是迁入包膜下区，通过皮质到髓质后迁出。已有证据（某些基于组织切片的单细胞分析）表明可能还存在其他途径，如直接迁入髓质或直接从皮质迁出。Ezine 等和 Ceredig 等分别报道了一种迁入细胞后代形成细胞簇并有 IL-2 受体，同时存在于皮质和髓质。具有高度内皮窦化受体的细胞（获得免疫力的Ⅲ期胸腺细胞亚型）普遍散在于皮质中，反映出该部位存在迁移细胞。

体内及体外实验，包括刚出生即行胸腺切除或先天性无胸腺的动物，均有助于确定胸腺微环境的作用。例如，“裸”的动物植入仅有上皮细胞而无淋巴细胞的培养胸腺片段，获得了胸腺依赖性免疫力。移植物出现淋巴样组织，组织学与正常胸腺相似。此发现支持以下观点：移植物（如胸腺上皮）内未成熟 T 细胞经上皮微环境诱导，获得免疫功能。

3. 胸腺细胞和上皮网状结构间相互作用　在人和鼠科动物胸腺细胞悬液中，存在一种胞质中含有淋巴细胞的上皮细胞，它构成了淋巴细胞-上皮细胞复合物，命名为“胸腺哺育细胞”。组织切片电镜下显示皮质内存在一种上皮细胞，它有伸长的突起围绕甚至完全包围住胸腺细胞。至于悬液中胸腺哺育细胞，被包围的淋巴细胞和上皮细胞的表型支持皮质是其组织学定位。被包围的淋巴细胞与"普通"Ⅱ期胸腺细胞的唯一区别是，对体外胸腺哺育细胞分离出来的淋巴细胞刺激，前者反应性更高。上皮细胞内淋巴细胞内在化的生物学重要性尚不清楚。

通过体外培养单层胸腺上皮细胞和包含前T淋巴细胞的细胞悬液（如正常个体的骨髓或各种免疫缺陷患者的骨髓和外周血），可以仿制出前T细胞和上皮细胞的相互作用。该培养可诱导前T淋巴细胞的标记物。然而，此项观察的意义尚有争论。Rubenfeld等发现培养的表皮细胞和培养的胸腺上皮与骨髓细胞TdT的诱导上具有相似的生物学效应。此外，T细胞标记物诱导主要涉及CD2，但此标记物在前胸腺细胞中已存在（表10-3-2）。有人在培养的单层上皮未发现皮质上皮标记物，但在部分细胞中观察到髓质上皮标记物，因此提出前T细胞和单层上皮体外培养与发生在皮质的T细胞成熟过程无关。

皮质中胸腺细胞和上皮网状结构相互作用仍是假说模型。Ma等提示其中一种模型根据皮质胸腺细胞嘌呤酶组成情况（表10-3-2）与细胞增殖和DNA合成不相匹配，如前所述。与微环境的密切接触可能避免细胞死亡；方法是与毒性核苷或酶分子转移的暂时代谢合作，或通过与"自杀"性较小的嘌呤酶组分相关的快速诱导成熟，如从Ⅱ期向Ⅲ期胸腺细胞转变。

Shore等研究了胸腺上皮单层培养过程中T细胞标记物的体外诱导。他们发现免疫缺陷患者骨髓细胞的诱导与ADA缺陷有关。如果封闭单层中ADA活性，诱导不存在。Hong等观察到植入培养胸腺碎片的裸鼠通过体内诱导获得免疫力，并报道在封闭ADA活性的条件下，培养的碎片缺乏体内生物学效应。这些实验资料表明胸腺细胞和上皮细胞的相互作用与ADA介导的代谢途径相关。

4. 识别主要组织相容抗原的限制特异性　最初认为胸腺具有特权，它能限制或扩展前体T细胞克隆数，此克隆能识别非多形性主要组织相容性复合物（MHC）抗原。该识别能力系细胞表面CD3和Ti复合物的特性，在胸腺细胞从Ⅱ期转变到Ⅲ期过程中获得。然而，鼠科动物实验表明，骨髓的前体T细胞已能识别Ⅰ型抗原和Ⅱ型抗原，且在胸腺前成熟阶段，细胞已能耐受自身MHC结构的效应反应。通过研究鼠类病毒特异性细胞毒反应过程自体MHC识别，Kast等发现胸腺指令Ⅱ型特异性而不是Ⅰ型特异性。Von Boehmer和Schubiger提出识别Ⅰ型抗原的细胞毒T淋巴细胞并不依赖胸腺Ⅰ型基因。因此胸腺的限制特异性功能显然只适用于MHC Ⅱ型抗原。表明它只对迁入细胞群自体识别细胞的进行扩增或选择，不能识别新产生的抗原结构。辅助T淋巴细胞发生证实此限制特异性，辅助T淋巴细胞发生需要Ⅱ型抗原识别，此识别过程需要胸腺微环境Ⅱ型抗原表达。

在皮质上皮网状结构和髓质交错突细胞中观察到了Ⅱ型抗原的高表达。交错突细胞源于骨髓。通过对"妄想"胸腺（其上皮和交错突细胞在MHC单基因型上有所不同）的研究，发现了交错突细胞介导特异性的限制证据。运用植入培养胸腺碎片的无胸腺裸鼠模型，发现同种异体结合有类似现象，提示交错突细胞在胸腺T细胞免疫诱导中发挥作用。体外实验也支持此发现。含有不同单基因型识别能力前体的胸腺细胞群，与表达单基因型的脾来源的辅助细胞进行共培养；只有胸腺细胞能识别辅助细胞群产生的单基因型。不能排除表达MHC抗原的上皮细胞作用，但它与耐受性诱导的关系更密切，其次才是识别自体MHC的T细胞前体的克隆性扩增。

因此，交错突细胞所在的胸腺髓质可能是识别自体MHC的T细胞前体扩增的部位。此扩增发生于抗原受体（Ti）基因的重排之后（主要发生于皮质未成熟胸腺细胞群）。交错突细胞的这一功能并非胸腺特有。交错突细胞还存在于外周淋巴样器官的胸腺依赖区，在那里它们通过向附近$CD4^+$T淋巴细胞呈递抗原而发挥功能。胸腺髓质中的交错突细胞还在抗原呈递中发挥功能。它们在抗原呈递过程相关激活T细胞的同源感受性。此外，血胸腺屏障只存在于胸腺皮质，而可溶性蛋白抗原能进入胸腺髓质。作为免疫反应的起始部位，胸腺髓质成分类似外周淋巴结的胸腺依赖区，并作为次级淋巴样器官发挥功能。

人类存在相似情况。从2位患者患所谓"裸淋巴细胞综合征"（以HLA Ⅰ型表达缺陷为特征，某些情况下也有血单核细胞Ⅱ型表达缺陷）的胸腺活检标本，Schuurman等发现除了皮质上皮细胞

HLA 表达缺陷之外，包括 T 细胞标记物表达在内的免疫组织学均正常。在两例胸腺标本中，Ⅱ型阳性交错突细胞存在于髓质中，而其中之一的髓质 HLA Ⅱ型抗原表达为阴性。这些结果提示正常胸腺皮质上皮细胞 HLA Ⅰ型和Ⅱ型抗原表达对 T 细胞成熟无作用，T 细胞表型改变（包括 CD3）也证实了这一观点。

5. 胸腺体液因子　体液因子在胸腺及身体其他部位 T 细胞的成熟发挥重要作用，胸腺微环境的一种重要功能是合成体液因子。胸腺体液因子很多，化学结构和生物活性各不相同。包括胸腺提取物及其纯化产物，培养的胸腺基质细胞上清液，和血中存在的物质。纯化产物是肽，某些已知其序列并人工合成。资料最完备的是胸腺素和胸腺素成分，thymulin（以前名为 facteur thymique serique），胸腺体液因子，胸腺刺激素和促胸腺生成素。

体内和体外 T 淋巴细胞成熟过程中，胸腺体液因子的生物学活性各不相同。胸腺体液因子在靶细胞反应敏感性和对靶细胞群的效应各不相同，提示胸腺微环境的可溶性产物在 T 淋巴细胞成熟的不同阶段具有广泛的生物学活性，此结论通过以下胸腺素研究获得。将牛胸腺的胸腺素粗提取物分离成肽段，胸腺素 α1，α7，β3 和 β4 以各自的途径发挥生物学活性。胸腺素 α1 诱导鼠骨髓前胸腺细胞 TdT 表达，但当与 TdT（+）胸腺细胞共培养时却使 TdT 的量减少，表明其生物学效应因靶细胞成熟阶段不同而不同。在成熟胸腺细胞，胸腺素 α1 诱导辅助 T 细胞功能，而胸腺素 α7 诱导抑制 T 细胞功能。相反，胸腺素 β3 和 β4 主要作用在前胸腺细胞，也可能在Ⅰ期胸腺细胞中发挥生物学效应。

胸腺髓质是合成胸腺体液因子主要场所，皮质上皮细胞也含有这些因子。胸腺素成分在不同细胞在上皮微环境合成。包膜下区上皮细胞对胸腺素 α1，β3 和 β4 呈阳性；髓质上皮细胞部分对胸腺素 α1 呈阳性，部分对胸腺素 α7 呈阳性。

体液因子主要在合成附近部位发挥生物学效应。这意味着合成胸腺素 β3 和 β4 的包膜下区是未成熟胸腺细胞到达胸腺后开始成熟的第一场所，最终在髓质由胸腺素 α1，α7 介导完全成熟。不同胸腺素的合成部位与 T 淋巴细胞亚群的组织定位相对应，只有具有这些因子细胞才能成熟。

胸腺因子释入血流，因而在身体其他部位它也能发挥功能。由胸腺素 α1，β3 和 β4 等因子介导的 TdT 表达发生在骨髓，因此进入胸腺的前胸腺细胞已是 TdT 阳性（表 10－3－2）。这也适用于人前体 T 细胞 CD2 诱导。鼠胸腺移出物中含有标记物（B2A2），极少存在于外周 T 细胞，此事实提示 T 细胞在外周淋巴结成熟。花生凝集素结合 T 细胞小亚群揭示人扁桃体有丝分裂原反应性较低，其存在支持了以上提示。除了胸腺体液因子以外，我们看到胸腺其他非淋巴成分也影响 T 细胞成熟。

四、成人胸腺

有关成年胸腺的功能，Friedleben 首先发现切除成年动物胸腺完全无害。青春期以后胸腺的退化与胸腺上皮细胞内在功能减弱有关。成年后胸腺不再有功能的假设似乎合乎逻辑，但是胸腺所有成分仍存在于退化的器官内直到老年。当身体需要时，胸腺还能产生免疫活性 T 细胞。这种需要特别容易发生在病理状态下。有一实例发生在骨髓移植中心。移植后重建 T 细胞系统主要由移植物中有免疫活性的 T 细胞介导。为了避免同种移植的移植物抗宿主反应，引入了去除免疫活性的 T 细胞骨髓移植，有学者相信移植物中穿越胸腺的前体细胞可重建 T 细胞系统。由于缺乏充分动物实验资料，还不能确定在这样条件下 T 细胞对于重建胸腺起关键作用。胸腺在 T 细胞产生中真正功能而不是在个体发育的功能，这一问题可能是未来临床研究的重要课题。

（陈　刚　张志庸）

参 考 文 献

1. Metcalf D. The effect of thymectomy on the lymphoid tissues of the mouse. Br J Haematol，1960，6：324～333.

2. Miller JFAP. Immunological function of the thymus. Lancet，1961，2：748～749.

3. DiGeorge AM. Discussion. In：Cooper MD，Peterson RDA，Good RA. A new concept of the cellular basis of immunity. J Pediatr，1965，67：907～908.
4. Huber J，Cholnoky P，Zoethout HE. Congenital aplasia of parathyroid glands and thymus. Arch Dis Child，1967，42：190～192.
5. Scollay R. Intrathymic events in the differentiation of T lymphocytes：a continuing enigma. Immunol Today，1983，4：282～286.
6. Reinherz EL，Kung PC，Goldstein G，et al. Discrete stages of human intrathymic differentiation：analysis of normal thymocytes and leukemic lymphoblasts of T－cell lineage. Proc Natl Acad Sci USA，1980，77：1588～1592.
7. Reinherz EL，Meuer SC，Schlossman SF. The delineation of antigen receptors on human T lymphocytes. Immunol Today，1983，4：5～8.
8. Ledbetter JA，Evans RL，Lipinsky M，et al. Evolutionary conservation of surface molecules that distinguish T lymphocyte helper/inducer and cytotoxic/suppressor subpopulations in mouse and human. J Exp Med，1981，153：310～323.
9. Tax WJM，Tidman N，Janossy G，et al. Monoclonal antibody（WT1）directed against a T cell surface glycoprotein：characteristics and immunosuppressive activity. Clin Exp Immunol，1984，55：427～436.
10. Schuurman HJ，Klerx JPAM，van den Brink E，et al. Lymphocyte differentiation in the human thymus：characteristics and function of human thymocyte subpopulations. Hum Lymph Differ，1981，1：263～278.
11. Schuurman HJ，van Laarhoven JPRM，Broekhuizen R，et al. Lymphocyte maturation in the thymus. Relevance of purine nucleotide metabolism for intrathymic T cell function. Scand J Immunol，1983，18：539～549.
12. IUIS－WHO Nomenclature Subcommitte. Nomenclature for clusters of differentiation（CD）of antigens defined on human leukocyte populations. Bull WHO，1984，62：809～811.
13. Ceredig R，Lowenthal JW，Nabholz M，et al. Expression of interleukin－2 receptors as a differentiation marker on intrathymic stem cells. Nature，1985，314：98～100.
14. Van Dongen JJM，Hooijkaas H，Comans－Bitter M，et al. Human bone marrow cells positive for terminal deoxynucleotidyl transferase（TdT），HLA－DR，and a T cell marker may represent prothymocytes. J Immunol，1985，135：3144～3150.
15. Ma DDF，Sylwestrowicz TA，Granger S，et al. Distribution of terminal deoxynucleotidyl transferase and purine degradative and synthetic enzymes in subpopulations of human thymocytes. J Immunol，1982，129：1430～1435.
16. Scollay R，Bartlett P，Shortman K. T cell development in the adult murine thymus：changes in the expression of the surface antigens Ly2，L3T4 and B2A2 during development from early precursor cells to emigrants. Immunol Rev，1984，82：79～103.
17. Janossy G，Bofill M，Trejdosiewicz LK，et al. Cellular differentiation of lymphoid subpopulations and their microenvironments in the human thymus. In：Muller－Hermelink HK（ed）The human thymus：histophysiology and pathology.（Current topics in pathology，Vol 75. Springer，Berlin，Heideberg，New York，Tokyo，1986，89～125.
18. Fink PJ，Gallatin WM，Reichert RA，et al. Homing receptor－bearing thymocytes，an immunocompetent cortical subpopulation. Nature，1985，313：233～235.
19. Campana D，Thompson JS，Amlot P，et al. The cytoplasmic expression of CD3 antigens in normal and malignant cells of the T lymphoid lineage. J Immunol，1987，138：648～655.
20. Reinherz EL. A molecular basis for thymic selection：regulation of T11 induced thymocyte expansion by the T3－Ti antigen/MHC receptor pathway. Immunol Today，1985，6：75～79.
21. O'Flynn K，Krensky AM，Beverley PCL，et al. Phytohaemagglutinin activation of T cells through the sheep red blood cell receptor. Nature，1985，313：686～687.
22. Ma DDF，Sylwestrowicz T，Janossy G，et al. The role of purine metabolic enzymes and terminal deoxynucleotidyl transferase in intrathymic T－cell differentiation. Immunol Today，1983，4：65～68.
23. Van de Wijingaert FP，Kendall MD，Schuurman H－J，et al. Heterogeneity of epithelial cells in the human thymus. An ultrastructure study. Cell Tissue Res，1984，237：227～237.
24. Kendall MD. The outer and inner thymus cortex is a functional syncytium. Cell Biol Int Rep，1985，9：3.
25. de VriesJE，Vyth－Dreese FA，Figdor CG，et al. Induction of phenotypic differentiation，interleukin 2 production，and

PHA responsiveness of "immature" human thymocytes by interleukin 1 and phorbol ester. J Immunol, 1983, 131 : 201 ~ 206.

26. Fournier M, Potworowski EF. Role of a thymic stromal fraction in the homing of bone marrow precursor cells to the thymus. J Reticuloend Soc, 1979, 25 : 463 ~ 467.
27. Kolliker A. Entwicklungsgeschichte des Menschen und der hoheren Tiere, 2nd edn. Engelmann, Leipzig, 1879, 875 ~ 880.
28. Beard J. The true function of the thymus. Lancet, 1 : 144 ~ 146.
29. Scollay R, Bartlett P, Shortman K. T cell development in the adult murine thymus: in the expression of the surface antigens Ly2, L3T4 and B2A2 during development from early precursor cells to emigrants. Immunol Rev, 1984.
30. Ezine S, Weissman IL, Rorse RV. Bone marrow cells give rise to distinct cell clones within the thymus. Nature, 1984, 309 : 629 ~ 631.
31. Ceredig R, Lowenthal JW, Nabholz M, et al. Expression of interleukin – 2 receptors as a differentiation marker on intrathymic stem cells. Nature, 1985, 314 : 98 ~ 100.
32. Wekerle H, Ketelsen U – P, Ernst M. Thymic nurse cells, Lymphoepithelial cell complexes in murine thymuses: morphological and serological characterization. J Exp Med, 1980, 151 : 925 ~ 944.
33. Rubenfeld MR, Silverstone AE, Knowles DM, et al. Induction of lymphocyte differentiation by epidermal cultures. J Invest Dermatol, 1981, 77 : 221 ~ 224.
34. Schrruman HJ, Hendriks RW, LangeJMA, et al. Cultured human thymus epithelial monolayer cells induce CD4 expression on mononuclear cells of AIDS patients in vitro. Clin Exp Immuno, 1986, 64 : 348 ~ 355.
35. Shore A, Dosch H – M, Gelfand EW. Role of adenosine deaminase in the early stages of precursor T cell maturation. Clin Exp Immunol, 1981, 44 : 152 ~ 155.
36. Hong R, Horowitz SD, Fortman C, et al. Effect of ADA deficiency on cultured murine thymus transplantation. Clin Immunol Immunopathol, 1982, 23 : 448 ~ 458.
37. Kast WM, de Waal LP, Melief CJM. Thymus dictates major histocompatibility complex (MHC) specificity and immune response gene phenotype of class 2 MHC – restricted T cells but not of class 1 MHC – restricted T cells. J Exp Med, 1984, 160 : 1752 ~ 1766.
38. Von Boehmer H, Schubiger K. Thymocytes appear to ignore class 1 major histocompatibility complex antigens expressed on thymus epithelial cells. Eur J Immunol, 1984, 14 : 1048 ~ 1052.
39. Schuurman HJ, van de Wijngaert FP, Huber J, etal. The thymus in " bare lymphocyte" syndrome. Significance of expression of major histocompatibility complex antigens on thymic epithelial cells in intrathymic T – cell maturation. Hum Immunol, 1985b, 13 : 69 ~ 82.
40. Friedleben A. Die Physiologie der Thymusdruse in Gesundheit und Krankheit vom Standpunkte experimenteller Forschung und klinischer Erfahrung. Literarische Anstalt, Frankfurt. 1858.
41. Muller – Hermelink HK, Gulden M, Bathmann R. Restitution of the thymus in lethally irradiated mice after transplantation of syngeneic or allogeneic bone marrow. Immunolbiology, 1984, 167 : 462 ~ 482.

第四节　神经生理学检查在 MG 的应用

临床神经生理学对重症肌无力的诊断和治疗占有重要地位。1895 年，Jolly 首次报道了骨骼肌受到重复刺激出现异常肌无力（myasthenic reaction），休息后肌无力症状减轻。以后 Harvey 和 Masland 提出用肌电图检查作为检测神经肌肉传递功能的方法，Harvey 并首先报告摘除胸腺以后患者肌电图的变化。

一、重症肌无力的诊断

临床上，肌电图检查是确诊和随诊重症肌无力病理改变的常用方法。此外诊断和随诊还包括单根肌纤维肌电图以及研究特殊肌群的方法。

1. 神经刺激技术（肌电图） 诊断重症肌无力需依据神经生理学检查结果，显示患者存在神经肌肉传递功能障碍。这种检查需要用电刺激激活一组运动神经纤维，同时记录其相应的肌肉活动，这种方法最适合检测肢体近端和远端肌肉、眼轮匝肌、颈阔肌以及斜方肌。某些重症肌无力常累及的肌肉组织，如眼外肌和咽肌则不适宜进行肌电图检查。

2. 单次刺激反应 静息期部分肌肉组织存在神经肌肉传递障碍，表现为超强电刺激诱发的肌肉动作电位波幅减低，抗胆碱酯酶能增强这种肌肉动作电位。在手部远端肌肉，MAP（肌肉动作电位）的波幅降低只能通过统计学显示。在近端肌肉，正常人群和重症肌无力患者之间存在显著差异。由于静息期存在部分神经肌肉传导阻断，重症肌无力与肌病患者的肌电图表现类似，即动作电位波幅降低，持续时间缩短和发生多相形式几率增加，所以偶尔两者容易混淆引起误诊。患者通过服用抗胆碱酯酶类药物，或使肌肉降温，能够减少神经肌肉传导阻断，使临床症状得到改善。

3. 重复刺激反应 重复刺激时，患者的肌肉表现出典型的收缩递减反应，与箭毒中毒表现类似，这是刺激引起突触前膜神经递质相对耗竭所致。这种现象可以用双储库模型（two - store model）来解释：神经冲动从一个小的可立即释放储库中释放一部分乙酰胆碱，小储库的缺乏通过“动员”大的突触前储库得到补充，大储库则通过新神经递质合成来存储。短时程重复刺激用于研究可立即释放乙酰胆碱储库中神经递质释放动力学，长时程重复刺激则是研究大的突触前储库释放动力学。短时程和长时程两种刺激程序都可用于诊断 MG。

（1）短时程刺激：在一组短时重复刺激（多达 40 次神经冲动）条件下，重症肌无力的典型表现是反应波幅逐渐降低，至第四或第五次刺激后进入平台期。Desmedt 统一了肌电图的检查条件，建议使用 2 ~5 次/秒的频率检测神经肌肉传导阻断，此频率对应于 double - shock 刺激获得的最大抑制时间间隔。反应程度的减少可以用第五次 MAP（肌肉动作电位）与第一次 MAP 波幅（或面积）的百分比表示，或者从 100% 中减去这个百分比，就得到波幅缩减率。

正常人经一段短时刺激能观察到 MAP 幅度增加的易化现象，特别是高频率刺激，幅度增加伴随着持续时间减少（曲线下面积保持不变），表明肌纤维的动作电位具有较好的同步化，因此得名为假易化。然而 MG 患者在较高频率刺激时也出现波幅易化现象，因此这种现象可能导致对 MG 患者神经肌肉传递功能不正确评价，如图 10 - 4 - 1 所示。但是 MG 患者在所有频率下 MAP 曲线下面积均表现出典型衰减模式。因此，用 MAP 曲线下面积作为衰减指标较为理想。在 3 次/秒刺激时，正常机体表现为 20% 衰减率（以 MAP 幅度作指标则为 10%），特别是手部肌肉。如缩减率低于此限需进行敏感性检查。此外，评价还应包括波幅测定，因为某些 MG 患者肌肉群，波幅减少不伴曲线下面积减少，这是因为 MAP 组成部分（特别是峰值）从 MAP 早期移到了晚期。极少见的病例，波幅和面积都不发生改变，仅是潜伏期延长（图 10 - 4 - 2），这是由于终板电位激发 MAP 时相延迟。正常个体 3 次/秒的刺激不会出现这种现象，所以无其他征象，低频刺激时观察到这种现象即有诊断意义。

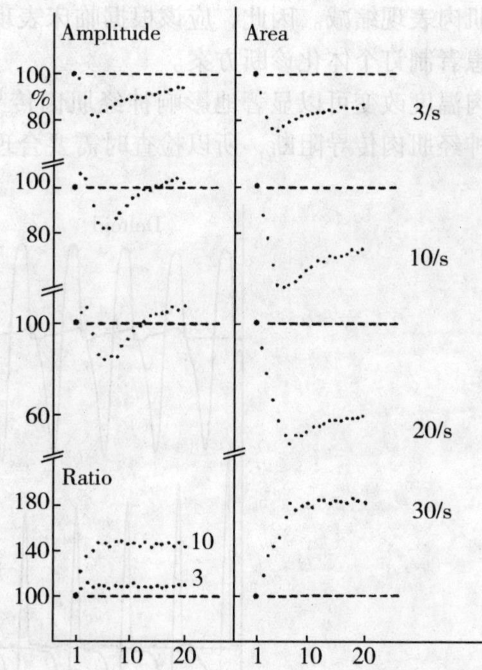

图 10 - 4 - 1 MG 患者假性刺激：未经治疗的 MG 患者对于每秒 3、10、20 和 30 次的短时冲动反应

予腕正中神经刺激，在掌底肌记录。上半部分图示个体反应的幅度和区域（3、10、20 次/秒刺激）。下半部分示 3、10、30 次/秒刺激反应的幅度与区域比例。

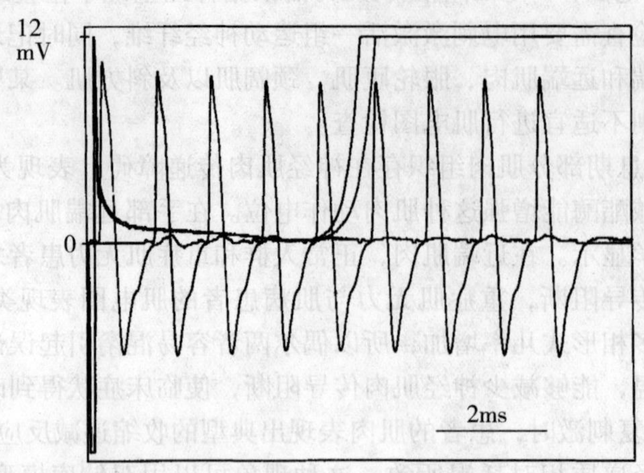

图 10-4-2 未经治疗的 MG 患者在 3 次/秒刺激下 MAP 反应时间的变化

刺激右侧正中神经，在掌底肌记录。叠加记录显示（a）慢刺激下连续 9 次反应（左方为幅度刻度），（b）快刺激（下方为时间刻度）和更高幅度下的第一次及第五次刺激反应：只见反应的上升支。

临床上 MG 患者的近端肢体肌肉表现最为明显，特别在使用 3 次/秒一组短时刺激缩减更显著。然而，这不是一种普遍规律。有时 MG 患者的近端肌肉不缩减而手部肌肉明显缩减，临床上表现为远端肌肉受累现象（图 10-4-3）。曾有一名 MG 患者，其唯一主诉是单侧足下垂，此病例只在相应的前胫骨肌肉表现缩减。因此，应该根据临床表现指导神经生理学检查，特别有多种症状的疾病，应针对不同患者制订个体化诊断方案。

肌肉温度改变可以显著地影响神经肌肉传导阻断，常规临床检查肌肉是处于 unheated 状态，可能减小神经肌肉传导阻断，所以检查时需要合理地控制肌肉温度。

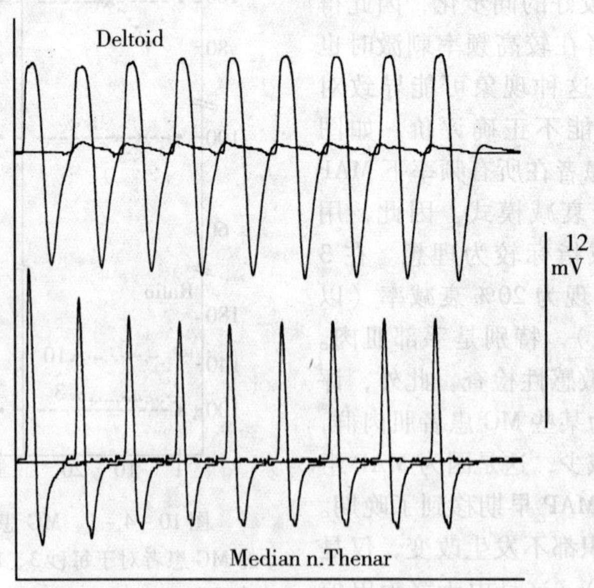

图 10-4-3 同一患者正中神经支配的掌底肌及三角肌对 3 次/秒短时刺激反应记录

如果使用3/秒刺激显示神经肌肉传导阻断，诊断时还需要更高频率刺激来鉴别神经肌肉传导阻断类型。在这种情况下，假易化现象非常明显，必须测定MAP曲线下面积。在高频率刺激下，ELS（Eaton - Lambert syndrome假性肌无力）患者可表现出明显易化现象，另外两个诊断指标是单次兴奋时MAP波幅降低，3/秒刺激时出现缩减。MG患者在疾病某些阶段可能出现单次兴奋时MAP波幅降低以及高频率刺激下易化现象。也有报道MG病例表现为MAP低波幅和高频率刺激时无易化，取而代之的是所有频率重复刺激时MAP都表现降低，只在第20次反应左右到达最低水平。推测这些病例伴有递质从突触前主储库动员到可立即释放储库的过程中发生了障碍。图10-4-4列举了典型MG，ELS（假性肌无力）和非典型MG各一例在3，10和30/秒刺激时的反应。

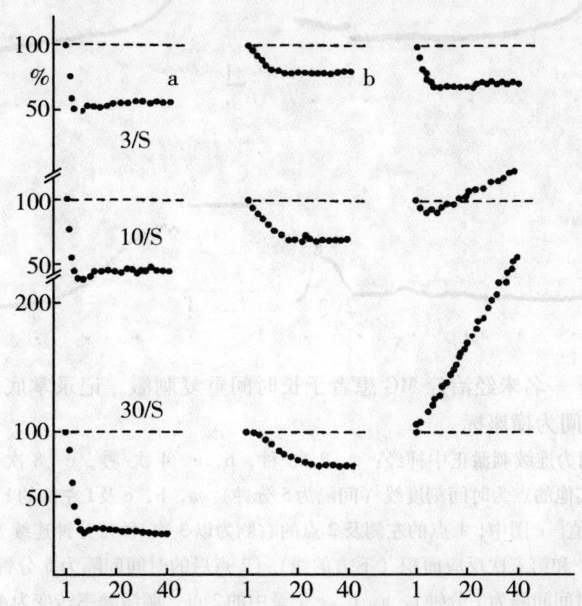

图10-4-4 正中神经支配的掌底肌对每秒3、10和30次40个连续刺激的反应

a典型MG患者；b神经接头物质缺乏的肌无力患者；c假性肌无力患者。开始反应幅度：a 10.5mV，b 2mV，c 1.5mV。所有患者均未经治疗。

（2）长时程重复刺激：MG患者和箭毒中毒者在长时程重复刺激后均出现神经递质储存耗竭，恢复过程较慢，根据这种现象设计了致敏实验，用于检测静息时不出现缩减的肌肉传导阻断。

图10-4-5显示受累肌肉在2、4、8/秒刺激几分钟后反应强度逐渐下降。在长时间间隔，动员神经递质从突触前主储库到可立即释放乙酰胆碱储库的数量，与新合成的神经递质进入主储库数量达到平衡时，反应就到达平台期。先天性重症肌无力症患者存在神经递质合成障碍，不能观察到平台期。中断重复刺激，如图10-4-5e点2，静息期缩减率将暂时增加一段时间，表明突触前主储库的递质数量得到缓慢恢复。致敏实验建立的基础是重复刺激形成条件反射后缩减率可继续升高。

短期高频刺激，也能够激发突触前主储库内递质耗竭，或者刺激的生理效应，即一段最大自主神经冲动。在这两种情况下，在明显抑制期（与低频刺激后结果相同）前有一段易化期，此期间MAP波幅增加，3/秒连续刺激时缩减率下降。这两个时期分别命名为强直性刺激后易化期和衰竭期。图10-4-6所示为一名箭毒中毒患者。

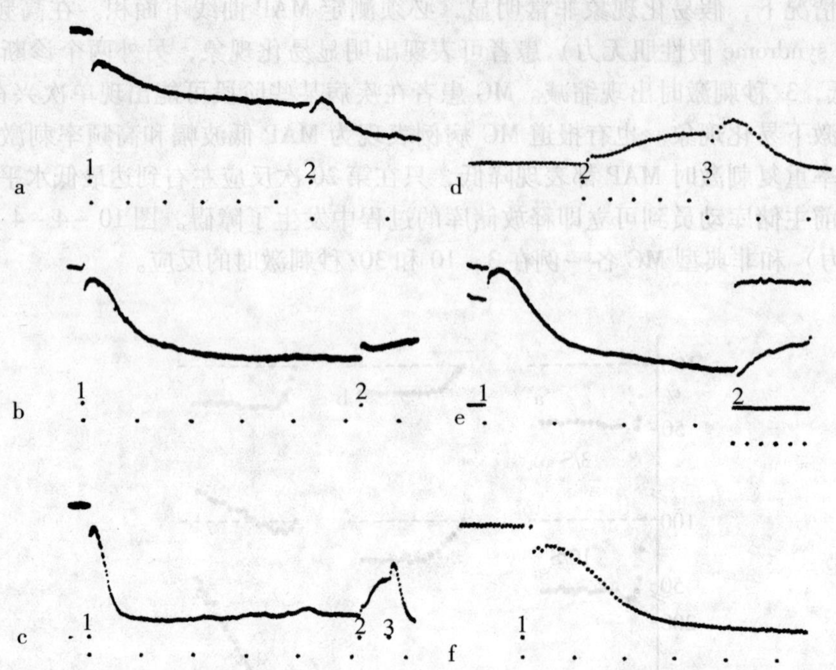

图 10-4-5　一名未经治疗 MG 患者予长时间重复刺激，记录掌底肌 MAP 面积测量值（纵座标），时间为横座标

在 1 和 2 两点间为连续刺激正中神经：a　2 次/秒，b，e　4 次/秒，c　8 次/秒。数字下面的点代表面积零度线，其他的点为时间刻度线（间隔为 5 分钟）。a，b，c 及 f 左侧的 1 为每 10 秒连续刺激反应 MAP 面积对照值。e 图中，1 点的左侧及 2 点的右侧为以 3 次/秒每分钟连续五次刺激后第一次反应面积（上方的线）和第五次反应面积（下方的线）（2 点后的时间间隔为 5 分钟）。f 图为 e 图开始一段轨迹的放大（时间间隔为 1 分钟）。a，b，c 记录中的 2 点，刺激频率转变为 4 次/秒（a，c），或 2 次/秒（b）。c 图的 3 点刺激频率转为 8 次/秒。d 图为一段 c 图转换刺激频率后记录放大（点 2 和 3 之间时间间隔为 1 分钟，3 点后间隔为 2 分钟）。

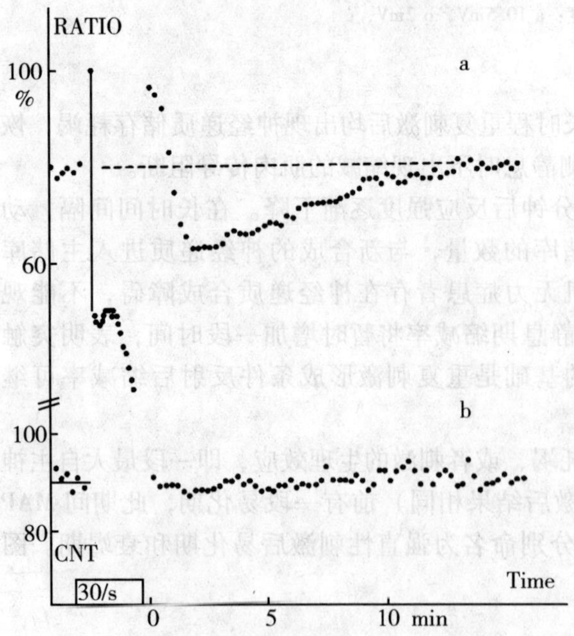

图 10-4-6　计算机控制箭毒化可保证正常个体神经肌肉持续阻断，在高频短时刺激诱导下其神经肌肉阻滞的变化

a 示左侧正中神经以 30 次/秒，持续 17 秒刺激前后其神经肌接头阻断结果，以及在 30 次/秒刺激下反应面积的改变。b 右正中神经支配的肌肉第五次与第一次反应面积之比率，用以监测神经肌肉阻断程度。CNT 为重复刺激之前的对照值。

我们实验室目前进行致敏实验的条件是3/秒刺激10分钟，刺激停止4分钟（PTE强直后耗竭）后测量缩减率，或者50/秒刺激15秒，停止15秒（PTF强直后易化）或10分钟（PTE）后测量波幅和缩减率。正常人强直性刺激后第五次与第一次反应强度百分比与对照组误差不超过5%。在疑似ELS（假性肌无力）时，PTF测定是诊断的重要依据，ELS患者波幅增长可超过220%。

有作者提出更有效的致敏方法，即在重复刺激同时造成局部缺血，这样就抑制了刺激引起突触前主储库神经递质耗竭以后的再补充。目前有许多种致敏实验方案，首先用3/秒刺激4分钟，这时能够检测出一部分MG患者神经肌肉传导阻断，然后在缺血条件下重复相等时间刺激（称为两步法），这种方法在正常人不会出现假阳性。Bergmans等提出的方案是，在缺血条件下用4/秒刺激8分钟，然后在缺血第8、9、10分钟时用3/秒短时程刺激检测神经肌肉传导阻断。使用后一种方案检测时有少部分正常人（5/150）可能显示神经肌肉传导阻断（假阳性），表现为在缺血第10分钟时3/秒刺激缩减率在10%～19%。在同一例局限型MG患者对这两种方法进行比较，结果显示有些患者在两步法中表现为阴性而在后一种方法表现为阳性（即在两步法中为假阴性）。因此正常人群和MG患者之间存在相互交叉现象，这种交叉现象在血液循环中给予箭毒也可观察到，3%～4%正常人对箭毒的敏感度与MG患者表现相同。所以目前还没有一种试验方法能够绝对准确地将MG患者与正常人区别开来。

在缺血情况下重复刺激，ELS患者表现神经肌肉传导阻断轻微甚至无增加，过去把这种现象作为一个有用的特征帮助诊断。但是在低波幅MAP的MG患者也曾观察到同样现象，这是已知的PTE值与初始反应水平之间存在反比关系的例子。

EMG（肌电图）检查结果应该结合临床数据进行解释，有时在运动神经疾病，多神经病和多发性硬化症患者，也表现与MG类似的神经肌肉传导阻断。

（3）单肌纤维肌电图：单肌纤维肌电图使用了一种特殊电极，侧面安装有直径为25微米记录装置，能够记录下单根肌纤维电活动。如果把这根电极放在合适的位置就能够同时记录下同一运动神经单位中两根肌纤维活动。在运动神经元随意活动（voluntary activation）时，这两根肌纤维的放电时间先后存在差异，这种差值称为jitter。箭毒中毒者和MG患者的jitter增加，有时还能观察到第二次放电反应被阻断。单纤维肌电图是一种非常灵敏的方法，能够检测到神经肌肉接头处发生的病理改变，有助于早期查出无临床症状的患者以及MG患者亲属。与普通肌电图相似，单肌纤维肌电图只是临床全面神经生理学检查一部分。异常jitter也可见于肌病，神经系疾病和脊髓前角疾病，所以应该通过彻底临床和神经生理学检查首先排除上述疾病可能性。

测量jitter要求条件较高，并需要患者良好配合。它对连续测量的效果不如肌电图，后者是对肌肉的综合评价，前者只代表所选取那部分样本的特点。

二、其他诊断技术

1．箭毒敏感度 MG患者对竞争性神经肌肉阻断剂敏感度增加，此可作为诊断依据。检查应在更安全的条件下进行，即在一段局部缺血的肢体血管内注射箭毒，然后测量肌张力，或者用肌电图测量神经肌肉阻断程度，但是眼肌型MG不能用这种方法检查。

2．眼外肌 MG患者眼外肌多项功能发生了改变，对抗胆碱酯酶药物有良好反应。所以它对于抗胆碱酯酶药物的阳性反应成为一项诊断MG方法。除了上述反应外，其他功能改变包括眼球扫视幅度和速度易疲劳性，通过Lancaster红绿实验还可查出眼斜视。抗胆碱酯酶药物还可使MG患者眼球震颤幅度增加和眼内压升高。上述检查对局限眼肌型MG评价有一定价值。

3．蹬骨反射性疲劳 这种技术采用声音刺激镫骨肌肉，使之产生收缩，从而测量中耳声阻抗改变。声音刺激可用两种方式，一种是较长的（30～60秒）连续声波，另一种是300秒期间的脉冲音。MG患者对这两种声音刺激，表现出镫骨反射缩减，注射依酚氯铵（腾喜龙）能部分逆转这种缩减。这种检测技术对眼肌型和口咽型为主的MG有一定价值。

三、MG 患者的跟踪研究

定期进行神经生理学检查有助于检验 MG 治疗效果并能及时发现抗胆碱酯酶药物过量。

1. 抗胆碱酯酶药物引起的重复性放电　动脉内注射抗胆碱酯酶药物后，正常人出现神经激发重复活动（NERA）。MG 患者则不出现 NERA，但在胸腺摘除术后缓解期出现 NERA。给予抗胆碱酯酶药物后出现 NERA，同时合并 MAP 幅度减低，是初始药物剂量过大的指标。图 10－4－7 所示抗胆碱酯酶药物引起的 NERA，图中在 MAP 后可见多次重复性放电。在双重刺激（double shock stimulation）下，第二次连续放电刺激时 NERA 消失了 10 秒，相当于单次连续刺激后神经递质释放的抑制期。随意活动期或者短时高频刺激后，PTF（强直后易化）表现为重复性放电增强而 PTE（强直后耗竭）则表现为抑制。双重刺激后抑制现象有助于发现 NERA 反应，特别在反应程度较低时。类似的 NERA 反应也见于未经治疗的先天型重症肌无力合并胆碱酯酶缺乏以及慢通道综合征（slow－channel syndrome）患者。

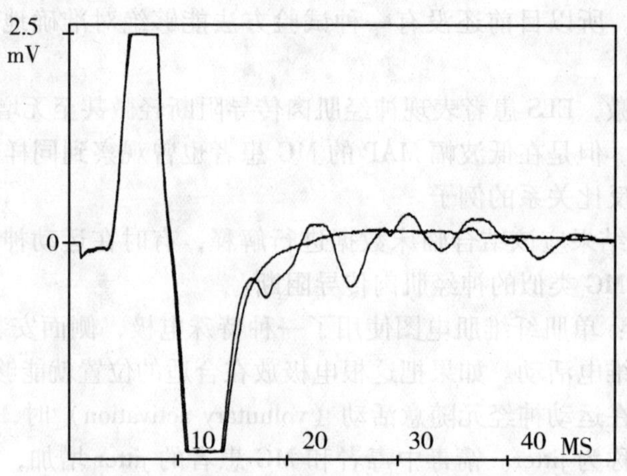

图 10－4－7　给予 MG 患者过量抗胆碱酯酶药物（每 3 小时给 120mg 溴吡斯的明），在最后一次给药后 1 小时，检测其神经生理体征

图示 3 次/秒超强刺激正中神经大鱼际肌反应。对刺激的起初反应为重复放电。

2. 抗胆碱酯酶疗法的监测　除了临床检查之外，抗胆碱酯酶药物治疗 MG 的跟踪观察包括两方面，一是测量受累肌肉对短程刺激的反应，另一方面，在受累较轻的肌肉中寻找 NERA。对抗胆碱酯酶疗效不佳患者，测定口服试验剂量抗胆碱酯酶药物时间曲线有一定作用，它有助于了解每位患者药物发挥疗效的确切时程，从而调节给药时间间隔。由于神经肌肉阻断的疗效与血浆抗胆碱酯酶药浓度呈正相关，采用临床神经生理学检查可以直接测定药物对靶器官的作用。

3. MG 患者胸腺摘除后跟踪观察　MG 患者手术时必须考虑麻醉对神经肌肉传递的抑制作用，目前这个问题已经得到很好解决，因此围手术期不需监测神经肌肉传导阻断。但是某些手术需要使用箭毒药，在这种情况下可以考虑使用小剂量竞争性箭毒药或者新型快速降解的竞争性箭毒药，应用以上药物时围手术期必须连续监测神经肌肉传导阻断程度。

术后短期内可能出现某些特殊问题，在此阶段有时病情可能出现暂时缓解。缓解期内可用肌电图精确跟踪，通常从术后第一天开始，以后或持续一段很短的时间，或延长至 2～3 周。考虑到存在这种差异，需要进行神经生理学监测，这样也能精确地调整给药方案。图 10－4－8 所示病例，停用抗胆碱酯酶药，手术当日第五次与第一次反应强度的比值下降到一个很低值。之后比值自发上升，在术后第 2 天达到峰值。术后第 6 天恢复低剂量给药治疗，神经肌肉传导阻断下降，在第 8 天达到最低点，并且出现 NERA，据此决定暂时停用抗胆碱酯酶药。

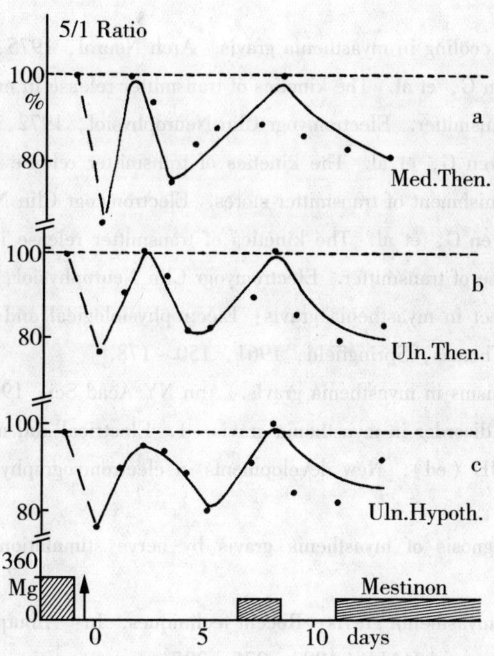

图 10－4－8　术后监测正中神经和尺神经支配的大小鱼际肌的神经肌肉阻断程度（以 3 次/秒连续 5 列刺激中第五次刺激反应面积占第一次刺激的百分比）

有用药指征的治疗为术前每 3 小时给以 60mg 吡啶斯的明，术后每 6 小时给以 30mg 吡啶斯的明。

4．对血浆置换术、类固醇、免疫抑制疗法以及胸腺摘除术后长期效果监测　血浆置换的疗效体现为缩减率降低，胸腺摘除术后缓解期也能观察到相同现象。

神经生理学监测对类固醇疗法两个关键阶段有价值。在初始给予高剂量症状恶化早期，反复测量神经肌肉传导阻断水平能够帮助调节抗胆碱酯酶药物剂量。在症状逐渐改善后期，致敏实验神经肌肉传导反应是确定类固醇剂量的最好指标。如果剂量不足，在 10～30 天后神经生理学指标就能显示，通常早于临床恶化表现。定期临床神经生理学监测能够帮助我们及时制订适当的治疗方案。

（张志庸　陈　刚）

参 考 文 献

1. Harvey AM, Masland RL. A method for the study of neuromuscular transmission in human subjects. Bull Johns Hopkins Hosp, 1941a, 68：81～93.
2. Harvey AM, Masland RL. The electromyogram in myasthenia gravis. Bull Johns Hopkins Hosp, 1942b, 69：1～13.
3. Harvey AM, Lilienthal JL Jr, Talbot SA. Observation on the nature of myasthenia gravis. The effect of thymectomy on neuromuscular transmission. J Clin Invest, 1942, 21：579～588.
4. Borenstein S, Desmedt JE. New diagnostic procedures in myasthenia gravis. In：Desmedt JE (ed). New developments in electromyography and clinical neurophysiology. Basel：Karger, 1973, 350～374.
5. Desmedt JE. The electrophysiological validation of myasthenia gravis. In：Albuquerque EX, Eldefrawi AT (ed). Myasthenia gravis. London：Chapman and Hall, 1983, 249～273.

6. Oosterhuis HJ, Hootsmans WJ, Veenhuyzen HB, et al. The mean duration of motor unit action potentials in patients with myasthenia gravis. Electroencephalogr Clin Neurophysiol, 1972, 32 : 697 ~ 700.
7. Pinelli P. The effect of anticholinesterases on motor unit potentials in myasthenia gravis. Muscle Neuve, 1978, 1 : 438 ~ 441.
8. Borenstein S, Desmedt JE. Local cooling in myasthenia gravis. Arch Neurol, 1975, 32 : 152 ~ 157.
9. Bergmans J, Rosselle N, Verheyen G, et al. The kinetics of transmitter release in myasthenia gravis. Ⅰ: An electrophysiological analysis of the storage of transmitter. Electromyogr Clin Neurophysiol, 1972, 12 : 443 ~ 488.
10. Bergmans J, Rosselle N, Verheyen G, et al. The kinetics of transmitter release in myasthenia gravis. Ⅱ: An electrophysiological analysis of the replenishment of transmitter stores. Electromyogr Clin Neurophysiol, 1973a, 13 : 3 ~ 58.
11. Bergmans J, Rosselle N, Verheyen G, et al. The kinetics of transmitter release in myasthenia gravis. Ⅲ: An electrophysiological analysis of the release of transmitter. Electromyogr Clin Neurophysiol, 1973b, 13 : 145 ~ 173.
12. Desmedt JE. Neuromuscular defect in myasthenia gravis: Electrophysiological and histopathological evidence. In: Viets HR (ed). Myasthenia gravis. Thomas, Springfield, 1961, 150 ~ 178.
13. Desmedt JE. Presynaptic mechanisms in myasthenia gravis. Ann NY Acad Sci, 1966, 135 : 209 ~ 246.
14. Desmedt JE. The neuromuscular disorder in myasthenia gravis. 1. Electrical and mechnical response to nerve stimulation in hand muscles. In: Desmedt JE (ed). New developments in electromyography an clinical neurophysiology. Karger. Basel, 1973a, 241 ~ 304.
15. Desmedt JE, Borenstein S. Diagnosis of myasthenia gravis by nerve stimulation. Ann NY Acad Sci, 1976, 274 : 174 ~ 188.
16. Sanders DB. Electrodiagnosis of myasthenia gravis: Recent techniques. In: Albuquerque EX, Eldefrawi AT (ed). Myasthenia gravis. London: Chapman and HALL, 1983, 275 ~ 295.
17. Ozdemir C, Young RR. The results to be expected from electrical testing in the diagnosis of myasthenia gravis. Ann NY Acad Sci, 1976, 274 : 203 ~ 222.
18. Desmedt JE. How to validate myasthenia gravis in the patient with a diagnostic problem. Ann NY Acad Sci, 1981, 377 : 583 ~ 605.
19. Desmedt JE. The electrophysiological validation of myasthenia gravis. In: Albuquerque EX, ELdefrawi AT (ed) Myasthenia gravis. London: Chapman and Hall, 1983, 249 ~ 273.
20. Stalberg E. Clinical electrophysiology in myasthenia gravis. J Neurol Neurosurg Psychiatry, 1980, 43 : 622 ~ 633.
21. Stalberg E, Sanders DB. Electrophysiological tests of neuromuscular transmission. In: Staberg E, Young RR (ed). Clinical neurophysiology. London: Butterworths, 1983, 88 ~ 116.
22. Lambert EH, Rooke ED, Eaton LM, et al. Myasthenic syndrome occasionally associated with bronchial neoplasm: neurophysiologic studies. In: Viets HR (ed). Myasthenia gravis. Springfield: Thomas, 1961, 362 ~ 410.
23. Lambert EH, Rooke ED. Myasthenic state and lung cancer. In: Lord Brain, Norris FH Jr (ed) The remote effects of cancer on the nervous system. New York: Grune and Stratton, 1965, 67 ~ 80.
24. Takamori M, Gutmann L. Intermittent defect of acetylcholine release in myasthenia gravis. Neurology, 1971, 21 : 47 ~ 54.
25. Boiardi A, Bussone G, Negri S. Alternating myasthenia and myastheniform syndrome in the same subject. J Neurol, 1979, 220 : 57 ~ 64.
26. Bergmans J, Cleppe D, Diniz P, et al. Atypical myasthenia gravis. A neurophysiological and pharmacological study. Electromyogr Clin Neurophysiol, 1975a, 15 : 271 ~ 277.
27. Stalberg E, Trontelj JV. Single fiber electromyography. New York: Lod Working, Eng: Mirvalle; Pleasentiville, 1979, 1 ~ 244.
28. Baloh RW, Keesey JC. Saccade fatigue and response to edrophonium in the diagnosis of myasthenia gravis. Ann NY Acad Sci, 1976, 274 : 631 ~ 641.
29. Kelly JJ, Daube JR, Lennon VA, et al. The laboratory diagnosis of mild myasthenia gravis. Ann Neurol, 1982, 12 : 238 ~ 242.
30. Engel AG, Lambert EH, Mulder DM, et al. Recent recognized congenital myasthenic syndromes: (a) End - plate ace-

tylcholine（ACH）esterase deficiency，（b）Putative abnormality of the ACH induced ion channel，（c）putative defect of ACH resynthesis or mobilization. Clinical features，Ultrastructure and cytochemistry. Ann NY Acad Sci，1981，377：614～639.

31. Engel AG，Lambert EH，Mulder DM，et al. A newly recognized congenital myasthenic syndrome attributed to a prolonged open time of the acetylcholine－induced ion channel. Ann Neurol，1982，11：553～569.

32. Brunner NG，Berger CL，Namba T，et al. Corticotropin and corticosteroids in generalized myasthenia gravis：comparative studies and role in management，Ann NY Acad Sci，1976，274：577～595.

第五节 血清乙酰胆碱受体抗体

一、简介

乙酰胆碱受体抗体（AchRab）是针对N型乙酰胆碱受体（nAchR）糖蛋白的多克隆抗体，但不表明此抗体与受体分子的功能部位相互作用。AchRab属于G型或M型免疫球蛋白。这种抗体具有异质性，表现在分子大小，穿透胎盘的能力，半衰期，对蛋白降解的抗性，聚集并形成复合物的倾向，结合补体的能力以及对受体的亲和力等方面。

二、实验研究

通过实验可以制备AchRab，例如将电鲋或哺乳动物骨骼肌中纯化的nAchR注射到兔体内，产生主动免疫。这种方法产生的病理现象称为实验性自身免疫型重症肌无力。受累兔表现为弛缓性麻痹常致死亡。在临床症状出现之前血清内已存在AchRab。实验性自身免疫型重症肌无力虽与临床重症肌无力类似但不等同，后者是一种人类肌肉性疾病，发病率约在5～7/10万，临床表现为自主运动肌肉的肌力减弱，容易疲劳，休息后运动功能恢复，抗胆碱酯酶药物治疗有效。

三、重症肌无力

重症肌无力患者的血清中存在AchRab，90%以上患者可以检测到。不同患者和同一患者不同时期测得的抗体滴度差别很大。目前认为检测AchRab是诊断重症肌无力的特异和灵敏的方法，正常人以及其他神经系统疾病或免疫系统疾病患者均无AchRab，但是某些不合并重症肌无力的胸腺瘤，老年人，Down综合征，长期服用地西泮（安定）致迟发性运动障碍，以及无重症肌无力的骨髓移植患者，偶尔也可测到AchRab。

重症肌无力患者血清中AchRab是自身抗体，能够与体内乙酰胆碱受体（nAchR）相互作用。AchRab离开血管后，扩散到细胞外并进入狭窄的突触间隙，与突触后皱褶顶端的受体分子作用，单独或与补体结合，产生突触功能障碍。上述发现表明此病的首要表现－肌无力，是由于抗体介导的自身免疫反应，引起神经肌肉接头处有功能的乙酰胆碱受体数量减少。

重症肌无力患者体内可能具有致病性的自身抗体，这一发现使很多医师开始思考：AchRab水平与患者的病情是否相关？这是一个有重要意义的问题。事实上，若两者有关，则允许人们能够监控疾病进展，预测复发的可能性，以及判定治疗方法是否适当。但是，有关此项研究发表的结果多数令人失望，大多数情况下血浆中AchRab水平与病情严重程度并无明显关系，特殊的情况是单纯眼肌型重症肌无力其滴度极低，较早发作的全身型重症肌无力滴度极高。两者无相关性的原因是目前使用的测定方法尚不能特异性地检测到AchRab致病性亚型；循环抗体的水平不一定反映出受体附近的抗体水平，（事实上终板部位抗体的摄取可能减少了大量的AchRab进入循环）；此外，目前我们无法检测到以免疫复合物形式参与循环的AchRab。

四、胸腺

重症肌无力患者的胸腺出现两种组织学异常，一种是有淋巴滤泡增生伴有生发中心，类似外周淋巴器官中活跃的二级滤泡。多数重症肌无力患者都出现这种改变，特别是发作时间较早的女性患者。另一种是伴发各种细胞类型的胸腺肿瘤，约10% MG 合并胸腺瘤。某些症状出现较晚的 MG 男性患者，可能胸腺仅表现为萎缩退化。

摘除胸腺可以改善重症肌无力临床症状。无论发作时间早或晚，特别是伴有胸腺瘤，手术均有疗效。虽然血浆 AchRab 水平和胸腺的病理改变之间无明确相关性，但是手术前后定期检测 AchRab 对判断预后有一定价值，例外情况是自身抗体滴度极高常提示存在胸腺瘤。Vincent 选择那些症状出现较早的 MG 患者，摘除胸腺后随诊1～3.5年，发现这些患者的临床表现和血浆 AchRab 滴度有明显相关，但是某些患者的结果相关性较差。另一方面，Olanow 报道，晚期发作 MG 患者的术后临床症状虽有改善，但 AchRab 滴度无变化。合并胸腺瘤的重症肌无力患者摘除胸腺后其表现与上述类似。目前认为胸腺本身参与 AchRab 产生主要有两点证据：

1．胸腺中可能存在 N 型胆碱能受体　不同研究组分别进行的实验表明 α－金环蛇毒能够与胸腺提取物、胸腺上皮细胞和培养的胸腺细胞肌样部结合。α－金环蛇毒是金环蛇毒液中的主要蛋白组分，是特异性的 N 型胆碱受体阻断剂。由于它具有高度的特异性、亲和性和极低的解离度，通常使用它的碘化物来特异性地识别蛋白质混合物或组织中的 nAchR。也有实验报道 AchRab 或重症肌无力患者的血清能够和大部分胸腺细胞、某些上皮细胞以及胸腺小体发生作用。综上考虑，摘除胸腺则去除了一个持续产生抗原刺激的根源，这也可以部分解释胸腺摘除术的疗效。胸腺中的 nAchR 是否系一种无功能膜结构或是有功能的受体尚待证实。

2．AchRab 可能是在胸腺中生成的　实验表明胸腺提取物中含有 AchRab，此外，重症肌无力患者的胸腺淋巴细胞，甚至胸腺瘤细胞经培养后，能够自发生成 AchRab。摘除胸腺则去除了分泌 AchRab 细胞重要来源，从而产生疗效。Tindall 提出上述假说，他认为某些患者在胸腺摘除后抗体滴度立即降低说明，胸腺可能是体内合成 AchRab 的主要部位。

五、致病作用

出现 AchRab 不是重症肌无力的首要表现。Lefvert 等认为，AchRab 的合成是由抗原性刺激引起，如从受损的终板或胸腺肌样细胞释放出 nAchR，但是目前无法找到能够引起突触或细胞损伤的特殊因子，例如病毒。此外，本病的致病机制可能并非单一因素，应该想到还有一系列复杂的因素参与发病。不同于其他全身型重症肌无力，如先天型肌无力或合并胸腺瘤的重症肌无力，本病可能有不同的病因学。除此还有一种可能机制是，分泌 AchRab 的细胞产生肿瘤性克隆，激活补体作用于突触后膜上，并把含有 nAchR 的碎片释放入周围的组织和循环。随后骨骼肌中的受体和其他抗原被呈递到免疫系统，产生抗体反应。非 nAchR 的抗体，即使在血管内大量存在并且能被检测到，也不会导致肌无力症状发生。

循环中 AchRab 的致病机制是通过与原位受体相互作用，损害了受体在突触部位的传递功能。这种功能障碍由下列机制单独或同时引起，每一种机制都使突触后膜上有功能的 nAchR 减少，原因是受体合成速度下降，降解速度加快或两者同时发生，引起 nAchR 的周转率改变。另外的原因是补体介导的肌细胞膜损伤，随后产生突触接头处重构和突触间隙扩大。最后是受体的乙酰胆碱结合部位被阻断。

循环中 AchRab 也能通过免疫复合物的方式致病。这种方式造成的损伤，其特异性低于游离的 AchRab，现在已知免疫复合物的受体分布于多个部位，这些部位在反应后出现免疫复合物沉淀和组织损伤。目前对于这种特异的免疫复合物所知甚少，定量测定的方法是非特异性的，检测的结果包括了所有抗原形成的复合物。

与 nAchR 分子上不同的抗原决定簇相应，存在着多个抗体克隆，但并非都具有致病性。另外，它们属于免疫球蛋白的不同型或亚型，对抗原有不同的亲和力，所以 AchRab 具有高度的异质性，因而要设计出通用、可靠的测定循环中 AchRab 的方法非常困难。目前有多种测定 AchRab 方法，都必须使用 α－金环蛇毒来特异性地标记抗原。

六、AchRab 测定

广泛使用的是免疫沉淀法。这个方法首先用^{125}碘标记 α－金环蛇毒来标记受体糖蛋白，然后加入适当的抗人 IgG（或 IgM）血清，与毒素－受体复合物结合的 AchRab 就被沉淀下来。如果受体糖蛋白是用非离子型表面活性剂从人骨骼肌细胞提取的，90% ~95% 的重症肌无力患者都能够检测到免疫复合物。如果受体糖蛋白是从猴、牛、大鼠的骨骼肌或电鳐中提取的，检测到免疫复合物的比例较低。这种测定方法低估了血清中游离的 AchRab 的数量，因为^{125}碘标记的 α－金环蛇毒结合到 nAchR 后，可以改变或者在构象上阻碍部分 AchRab 对抗原决定簇的识别。特别对于那些特异性阻断受体的天然配体－乙酰胆碱结合的抗体。这类抗体能通过免疫药理阻断发挥作用。检测这类抗体必须使用抑制试验。试验采用不同来源的 nAchR 来评价 AchRab 和金环蛇毒与受体竞争性结合。AchRab 对毒素与 nAchR 结合的抑制难以估计，因为 AchRab 也能够通过空间作用（当抗体针对的是毒素结合位点相邻的部位）或者异构作用（当抗体针对的是受体分子的远端，这种情况常出现于受体被表面活性剂溶解并在某种程度上失去了天然构象时）抑制毒素的结合。所以抑制试验很难进行，因为至少必须满足两个条件：①受体必须处在生理环境下，如在完整的细胞或细胞膜中；②受体与人 AchRab 交叉反应限制在配体结合部位，如电鳐和培养的鸡肌细胞上的受体。试验中的难点还有需要提纯大量抗原，达到足够的敏感度以及从重症肌无力患者纯化大量高滴度的 IgG。最后，因为乙酰胆碱结合位点并不严格等于 α－金环蛇毒结合位点，所以还必须测试其他小的胆碱能配体。显然，有必要开发针对胆碱能结合位点抗体的特异性免疫诊断方法，因此发展针对受体胆碱能结合位点的单克隆抗体具有巨大的潜在价值。

七、小结

目前 AchRab 测定对重症肌无力诊断非常重要。但是在确定疾病的严重程度或追踪疾病进展方面意义不大，因为 AchRab 水平和临床表现之间缺乏相关性。由于在不同时间，不同实验室进行的试验，使用抗原的来源不同，要求我们必须通过与已知活性的血清进行比较，才能使结果标准化，如此才能对不同患者或同一患者不同时间测到的抗原滴度进行有效的比较。如果能够获得经过验证的抗人抗原的单克隆抗体，或许能够解决目前的难题。

（张志庸）

参 考 文 献

1. Cuenoud S, Feltkamp TEW, Fulpius BW, et al. Antibodies to acetylcholine receptor in patients with thymoma but ithout myasthenia gravis. Neurology, 1980, 30:201~203.
2. Tanaka M, Miyatake T. Anti－acetylcholine receptor antibody in aged individuals and in patients with Down's syndrome. J Neuroimmunol, 1983, 4:17~24.
3. Liberman JA, Bradley RJ, Rubinstein M, et al. Antibodies to acetylcholine receptors in tardive dyskinesia. Lancet, 1984, 1:1066.
4. Smith CIE, Hammarstrom L, Lefvert AK. Bone－marrow grafting induces acetylcholine receptor antibody formation. Lancet, 1985, 1:978.
5. Drachman DB. The biology of myasthenia gravis. Annu Rev Neurosci, 1981, 4:195~225.
6. Limburg PC, The TH, Hummel－Tappel E, et al. Anti－acetylcholine receptor antibodies in myasthenia gravis. Part 1.

Relation to clinical parameters in 250 patients. J Neurol Sci, 1983, 58:357~370.
7. Vincent A, Newsom - Davis J, Newton P, et al. Acetylcholine receptor antibody and clinical response to thymectomy in myasthenia gravis. Neurology, 1983, 33:1276~1282.
8. Olanow CW, Lane RJM, Roses AD. Thymectomy in late - onset myasthenia gravis. Arch Neurol, 1982, 39:82~83.
9. Pizzighella S, Riviera AP, Tridente G. Thymic involvement in myasthenia gravis. Study by immunofluorescent and immunoperoxidase staining. J Neuroimmunol, 1983, 4:117~127.
10. Fujii Y, Monden Y, Nakahara K, et al. Antibody to acetylcholine receptor in myasthenia gravis: production by lymphocytes from thymus or thymoma. Neurology, 1984, 34:1182~1186.
11. Tindall RSA. Humoral immunity in myasthenia gravis: effect of steroids and thymectomy. Neurology, 1980, 30:554~557.
12. Lefvert AK, Cuenoud S, Fulpius BW. Binding properties and subclass distribution of anti - acetylcholine receptor antibodies in myasthenia gravis. J Neuroimmunol, 1981, 1:125~135.
13. Gilhus NE, Aarli JA, Matre R. Myasthenia gravis. Antibodies to skeletal muscle cell surface antigens. J Neurolimmunol, 1983, 5:239~249.
14. Bray JJ, Drachman DB. Binding affinities of anti - acetylcholine receptor autoantibodies in myasthenia gravis. J Immunol, 1982, 128:105~110.
15. Tzartos SJ, Seybold ME, Lindstrom JM. Specificities of antibodies to acetylcholine receptors in sera from myasthenia gravis patients measured by monoclonal antibodies. Proc Natl Acad Sci USA, 1982, 79:188~192.

第六节 胸腺切除指征

一、概述

所谓胸腺外科一般是全胸腺摘除手术，主要是治疗重症肌无力或摘除胸腺肿瘤，其他原因进行的胸腺外科手术均很少见。

胸腺切除治疗 MG 最早始于 1911 年 Sauerbruch 的观察，他给予一位患有甲状旁腺功能亢进并重症肌无力（MG）的年轻女孩施行了胸腺切除，令他惊讶的是患者的 MG 得到了改善。1936 年 Blalock 从一位患 MG 的 19 岁女患者摘除了胸腺瘤，术后症状获得改善。自此许多作者认识到胸腺切除对于 MG 的治疗价值。

胸腺切除后神经肌肉病变的结果，每例均不相同，重要的是确定胸腺切除对治疗 MG 的指征。年龄，性别，病程长短和疾病严重性，以及有无胸腺瘤都是影响胸腺切除治疗 MG 结果的重要因素。因此在决定手术切除胸腺时，必须考虑这些因素。

不经治疗的 MG 患者其自然病程 10 年死亡率约为 40%。所有病例自发缓解率在 25% 左右，最多见于单纯眼肌型（Osserman Ⅰ型），且寿命多不长久。在一组随机研究中，Buckingham 显示行胸腺切除者比内科药物治疗有更好的缓解率和存活率，以后许多作者的研究都肯定了这一结果。

二、手术适应证

过去数十年，胸腺切除的指征有了明显的改变，而且各个医疗中心的手术适应证也不尽完全相同。Papatesta 从 1976 年就提出对于所有全身型 MG 早期施行胸腺切除，而对于单纯眼肌型 MG 是否行胸腺切除仍存在有争议。轻度或中度全身型 MG 进行胸腺切除意见较为一致，因为大多数病例胸腺切除后可以获得完全缓解并阻止疾病进一步恶化。

几位作者的报告结果显示术前症状出现时间短者手术效果较好。这样，年龄 14~65 岁的 MG 患者应施行胸腺切除并结合适当内科药物治疗。Jaretzki 认为年龄本身不是手术禁忌证，症状较重或应用大剂量激素的儿童或老年患者应进行手术。老年患者多有残余胸腺上皮组织，即使处于高危状态，也能很好耐受手术，手术效果像年轻患者一样，因此对老年患者也要施行广泛的胸腺切除。

至于胸腺切除的手术创伤不再是大家关注的问题，由于充分的术前准备，术中和术后的妥善处理，与MG相关的胸腺切除合并症和死亡率都很低。术前血浆置换相当程度地改善了患者症状，简化了MG患者术中处理，在减少合并症方面确实前进了一大步。

三、切口选择

选择颈部横切口还是胸骨劈开切口是一需要慎重考虑的问题，也是一个有争议的问题。实际上切口选择更多的是技术问题而不是手术指征问题。两种切口争论的焦点确实与某些外科指征密切相关。

1. 症状复发或症状无改善需再次手术者，多因前次切除不彻底，存在残余胸腺组织。
2. 小到3g的残余胸腺组织即可产生明显临床症状，切除残余胸腺后症状消失。
3. 不完全切除后，症状可以暂时缓解或症状复发。
4. 切除的胸腺组织越少，外科手术结果越差。

赞成颈部切口者认为颈部切口创伤小，合并症少，住院时间短，与经胸骨劈开切口相比，结果无明显差别，更容易被年轻女性患者和他们的内科医师所接受并鼓励早期手术。支持胸骨劈开切口作者认为只有最大程度切除胸腺才能获得最佳结果，也避免因胸腺组织残留造成症状复发，因此根治性胸腺切除是最合理的治疗。

四、合并胸腺瘤手术指征

胸腺瘤常合并MG，特别是在内科治疗的MG患者。胸腺瘤生长缓慢，应当切除。Papatestas的研究表明合并小胸腺瘤的MG患者手术效果更好，大约26%直径小于5cm的胸腺瘤术前未能确诊，这也是对MG患者早期施行手术的理由。单纯眼肌型MG（Osserman Ⅰ型），初始治疗应行内科药物治疗，如果1年无改善，或症状变为全身型或症状复发，应行手术切除胸腺。

无论何时只要怀疑存在残余胸腺，如患者对胸腺切除无反应，或症状恶化或早期复发，均需要行胸骨劈开切口再次手术探查纵隔，切除所有残余胸腺组织。再次手术取决于患者的临床症状也取决于初始手术的类型。

无论何种情况应尽可能完全切除胸腺瘤，不管是否有临床症状。同样重要的是切除胸腺瘤的同时也要切除全部胸腺组织，因为有胸腺瘤常伴有不同程度的胸腺上皮增生，若胸腺瘤和胸腺组织未完全切除，大约6%～10%患者术后出现MG。因之，所有的胸腺肿瘤应尽力全部切除，不管有无症状。外科是唯一达到确切诊断和确定疾病范围的方法。此外，不论肿瘤是侵袭性胸腺瘤还是很少见的其他组织学类型肿瘤，唯有外科才是最有效的治疗方法，积极外科手术合并术后辅助放疗或化疗，可达到最佳治疗结果。

五、合并其他综合征手术指征

MG患者胸腺切除的指征看来已很清楚，但是合并其他少见综合征的胸腺病变，胸腺切除的手术指征并非如此明确。只有合并胸腺瘤的纯红再障才有手术指征，否则胸腺切除对治疗无何裨益，除了上述术前未能查出胸腺瘤而施行手术获益外，胸腺切除对于低γ球蛋白血症和其他合并症均无治疗效果。

（张志庸）

参考文献

1. Simpson JA, Westenberg MR, Magee HR. Myasthenia gravis: an analysis of, 195 cases. Acta Neurol Scand, 1966, 42:7～27.
2. Buckingham JM, Howard FM, Bernatz PE, et al. The value of thymectomy in myasthenia gravis: a computer－assisted

matched study. Ann Surg, 1976, 184:453~457.
3. Mulder DG, Hermann C Jr, Keesey J, et al. Thymectomy for myasthenia gravis. Am J Surg, 1983, 146:61~66.
4. Papatestas AE, Genkins G, Kornfeld P, et al. Effects of thymectomy in myasthenia gravis. Ann Surg, 1987 a, 206:79~88.
5. Olanow CW, Wechsler AS, Roses AD. A prospective study of thymectomy and serum acetylcholine receptor antibodies in myasthenia gravis. Ann Surg, 1982, 196:113~121.
6. Huang MH, King KL, Hsu WH, et al. The outcome of thymectomy in nonthymomatous myasthenia gravis. Surg Gynecol Obstet, 1988, 166:436~440.
7. Genkins G, Papatestas A, Horowitz S. Studies in myasthenia gravis. Am J Med, 1975, 58:517~524.
8. Jaretzki A Ⅲ, Penn AS, Younger DS, et al. "Maximal" thymectomy for myasthenia gravis. J THorac Cardiovasc Surg, 1988, 95:747~757.
9. Cooper JD, AI-Jilaihawa AN, Pearson FG, et al. An improved technique to facilitate transcervical thymectomy for myasthenia gravis. Ann Thorac Surg, 1988, 45:242~247.
10. Papatestas AE, Pozner J, Genkins G, et al. Prognosis in occult thymoma in myasthenia gravis following transcervical thymectomy. Arch Surg, 1987b, 122:1356.

第七节 胸腺切除麻醉

一、简介

胸腺切除手术时麻醉师需要面对许多问题，有些是一般普通麻醉学问题，有些是胸腺手术的特殊问题。胸腺切除最常见的指征是作为治疗重症肌无力（MG）的一个组成部分，对于MG患者进行手术对麻醉师是一种挑战。有关MG问题已经在多处讨论，其他相关临床综合征，有些与MG相关，有些则纯粹是偶然巧合并存。

麻醉师应当为手术提供最好的麻醉，这取决于拟行的手术切口和相关系统处理，如血压控制和呼吸管理。此外麻醉师还需处理MG患者的纯粹麻醉问题，如术前用药和选择麻醉用药。麻醉师的任务也可简单地分为术前、术中和术后三个部分。在处理MG患者手术时，内科、外科和麻醉科医师的专业性多有重叠，患者可从这三个方面密切配合的治疗中获益。

二、术前期

手术前，护士、呼吸物理治疗师、内科、外科医师和麻醉师应有充足时间计划安排MG患者，使患者无论在生理上和心理上对外科手术有充分的准备。患者与以后参与治疗的人员相互了解更为重要。麻醉师术前访视患者可减轻患者的忧虑，向其交代有关术后疼痛程度以及止痛方法，实际上是在减少镇痛药物的使用量。如果术后患者回ICU并机械辅助通气，最好由将要进行护理的人员向其作解释。呼吸物理治疗人员参加更好，这样能更清楚地解释深呼吸概念，介绍用力肺活量仪。这种术前访视有助护理持续性，提高医疗护理质量，使患者更为满意。上述术前处理对一般患者普遍有益，对于MG患者更为重要，因为术前过度忧虑常预示术后有可能出现MG危象。

1. 评估　麻醉师对MG患者首先有一个个人评估，同时也需要与内科和外科医师交换意见。在评估时应当辨清某些间断发作的疾病，有时可能对特殊麻醉造成危险。药物史很重要，激素治疗能够抑制肾上腺皮质功能。大家都很清楚，近期接受数疗程激素治疗的患者，常不能产生足够的糖皮质醇以满足术后应激的需要。通常对这些患者在围手术期静脉给予氢化可的松，然而有人提出这种作法实际上很少需要。若术前6~12个月内患者已接受皮质醇治疗超过1个月，临床一般在麻醉诱导时静脉给予25mg氢化可的松，下一个24小时追加100mg（除了通常给予的剂量外）。

巨大的胸腺包块可能压迫气管、支气管，阻塞上腔静脉，甚至造成心脏压塞。气管支气管受压可能没有症状，但是常可听到喘鸣。高电压侧位像以及胸出口像有助于发现，气管断层像和纵向断层像可清楚地显示气管受压。麻醉有可能诱发或加重气道梗阻，既使气管插管也不能缓解梗阻。这些患者最好采用吸入性诱导麻醉。此外，局部麻醉在支气管镜指导下清醒插管也很安全。有人推荐氯胺酮诱导后经鼻盲插。据说插入有侧孔的细长导管也可使受压气管远端有效通气。极其特殊情况下需要在麻醉前建立体外循环。

上腔静脉梗阻可造成头、颈和上肢水肿，麻醉期常见呼吸窘迫和严重低血压，因之经上肢或中心静脉径路输液很危险。手术时可能出血很多，若术前进行放疗或化疗，可明显减少此类患者的麻醉危险性。

类风湿性关节炎，桥本甲状腺炎和中毒性甲状腺肿常合并 MG，这些疾病本身都存在麻醉问题。患 MG 的肥胖患者或服用免疫抑制剂的 MG 患者，更容易出现间断发作的呼吸道疾病和呼吸窘迫合并症。这里很重要的一点是预先估计到 MG 患者术后需要机械辅助通气的可能性。尽管有很多的预测方法，但没有一个方法令人完全满意。遗憾的是所有这些资料都源于有限数年、小规模样本进行回顾性分析得到的，大致有 5 个研究。

Loach 提出高危因素包括年龄超过 50 岁；肺活量低于 2L；球麻痹；胸骨劈开入路；以及合并有胸腺瘤。

Leventhal 应用多变量分析 24 例结果，除了低肺活量以外，未能表明 Loach 所说的因素使危险性增加。他们提出 4 个危险因素，总计分超过 10 提示术后需要呼吸支持：诊断 MG 超过 5 年（12 分），慢性呼吸道疾病（10 分）；吡啶斯的明维持剂量超过 750mg/d（8 分）；肺活量低于 2.9L（4 分）。这个积分系统有一定的合理性，但是实践中发现仍存在某些假阴性和假阳性。

另 2 个研究也未能替代 Leventhal 因素。Younger 提出临床标准对于预测术后应用机械辅助通气无任何作用，最有用的指标是静息最大呼气压，应当超过 40cmH_2O，这一测量值与咳嗽能力密切相关，咳嗽反映机体清除呼吸道内分泌物的能力，可能是术后是否需要呼吸支持的关键。

术前应将患者的全身条件调整到最佳状态，特别是有效控制 MG 和呼吸道感染。常规血化验和生化检查应在正常范围，尤其注意避免低钾，因为低钾加重肌肉神经软弱。患者应维持良好营养状态。对于肺功能检查结果应慎重，因它并不能很好地测定呼吸肌的疲劳。呼吸物理治疗、支气管扩张剂和抗生素都是传统改善术前呼吸功能的方法。目前血浆置换也用于术前准备阶段。

围手术期调整 MG 治疗药物仍有争论。可能还会遇到以下问题：术后抗胆碱酯酶脂酶药物需要量有变化；机体对神经肌肉阻断剂异常敏感；术后发生乙酰胆碱危象的危险性增加；以及只要用胆碱能药物就会增加支气管分泌物。处理这些问题可有不同的方式，早期的作者推荐术前停止一切治疗，选择性气管切开机械通气支持，这种方法据说能使神经肌肉得到充分休息，手术时肌肉能很好地松弛，其实它最大益处是减少呼吸道分泌物。Davies 的有关儿童资料显示术前 24 小时停止治疗可减少术后肺部并发症。但是主要缺点是肌肉松弛可能加重呼吸衰竭。有人将抗胆碱脂酶药物用到术前才停止。

激素治疗是某些 MG 患者治疗的一部分，在围手术期给予大剂量激素有一定作用。有证据表明服用激素的 MG 患者术后肺部合并症较少，并有可能在术前停用抗胆碱酯酶脂酶药物而不产生任何问题。

严重 MG 患者术前进行血浆置换显得越来越重要，新鲜冰冻血浆或提纯人血白蛋白输入人体替换自身的血浆。从理论上，移出患者自己的血浆存在一定危险性，它降低了机体对感染的抵抗力，减低凝血能力，也有可能经输注血浆带来血源性感染，如血清性肝炎和 AIDS。一项小规模回顾性血浆置换研究的材料指出，血浆置换对于严重 MG 患者的术前准备安全有效。

2. 术前用药　术前用药的目的是使那些紧张、忧虑的患者在术前期能安静合作，麻醉诱导更为顺利。术前用药包括抗胆碱酯酶药，它们还有其他优点，减少唾液和呼吸道内分泌物（但粘稠度增加），某些抗迷走反射作用，和轻度预防呕吐作用。术前吗啡类药物的镇痛作用可减少术中麻醉用药，也减少在术后一段时间镇痛药的用量。但是吗啡对呼吸的抑制作用在 MG 患者需要慎重考虑。同样，苯二氮䓬类药物是有效的镇静药，也不适宜 MG 患者。Davies 推荐 MG 患者术前用药仅用阿托品，其实，大多数准备胸腺切除的成人，术前用罂粟碱更为安全。

三、围手术期

1. 一般处理 麻醉诱导前应建立静脉输液通路，注意若存在上腔静脉综合征时，应避免上肢输液。除非估计手术解剖困难，一般不需要有创性心血管监测，若需要则在麻醉诱导后进行，用心电监测和袖带血压计监测心血管系统可满足手术需要。诱导过程中常出现心动过缓，一般并不严重。麻醉诱导时静脉给予阿托品可预防心动过缓，经常规 CO_2 监测仪或动脉血气分析调整呼吸机参数。

处理 MG 患者最好不用神经肌肉阻断剂，不用这些药物照样可获得适当的肌肉松弛，而且这些药物的作用无法完全预测得到。患者可能对琥珀酰胆碱存在抵抗，但也有可能产生长期Ⅱ度传导阻断的危险。MG 患者对非去极化神经阻断剂敏感性增加，这使得试验性 MG 用药更为危险，已有报告在非胸腺外科手术应用短效非去极化药物，阿曲库胺（卡基宁，Atrcurium），无任何合并症。

采用经皮肌肉松弛监测仪可以发现，所有挥发性麻醉剂对神经肌肉交接点都有直接抑制作用。异氟醚和安氟醚较氟烷作用更大，对 MG 患者应用挥发性麻醉药，可极大减少肌肉张力，有助平稳麻醉。氟烷可以最快地获得深度麻醉，因为它比异氟醚或安氟醚的浓度更高，并在诱导期很少造成呼吸不均衡。麻醉中避免反复吸入氟烷，因为确有传染肝炎的危险。应用异氟醚或安氟醚较氟烷恢复更快。为获得平稳深度麻醉，最好联合吸入 O_2-N_2O－异氟醚和注射阿芬太尼（短效阿片类药），如需要另加小量阿曲库铵（Atracurium，卡基宁）。神经肌肉的松弛程度用经皮监测仪持续监测。

不用挥发性气体麻醉也可施行胸腺切除，已有报告不用神经肌肉阻断剂和松弛剂而采用完全静脉麻醉技术。有报告一组 22 例经颈横切口施行甲状腺切除，联合应用短效吗啡、芬太尼和依托咪酯，或者联合应用安泰酮 Althesin（激素、alphaxolone 和 alphadolone 的混合剂）静脉输注进行麻醉。安泰酮（Althesin）因有过敏反应在某些地方已经停用，依托咪酯也不经静脉输注以避免丘脑－垂体－肾上腺轴的抑制。约 70% 的患者在术终需要阿片拮抗剂，可能原因是诱导时给予了大量的芬太尼所致。患者用安泰酮（Althesin）比用依托咪酯恢复快，这一组患者无 1 例术后需要机械通气支持，也不需要阿片类镇痛剂，成功原因之一可能与外科手术创伤小有关。

2. 特殊处理 胸腺切除有 3 种切口入路，最简单的是经胸骨上切迹颈部横切口，将胸骨上提，在胸骨后隧道内进行胸腺切除，此时麻醉可允许患者自主呼吸。临床上更常应用的是胸骨完全劈开进行胸腺根治性切除，此种手术的麻醉处理与开胸术一样，需呼吸机控制通气。第 3 种是胸骨部分切开，术野有一定限制，此种切口对麻醉师是一种挑战，因为患者有自主呼吸则会产生明显的矛盾呼吸，而机械控制通气使内侧肺边缘吹进术野从而干扰手术进行。

Royal Free 医院一直应用部分胸骨劈开切口摘除胸腺，他们采用间歇手控通气，自麻醉开始使用高通气量，使 $PaCO_2$ 维持在 3.5kPa，FiO_2 在 0.35。现在这家医院已改胸骨全劈开行胸腺切除，麻醉用丙泊酚 Propofol 诱导，面罩手控通气，早期建立浅吸入麻醉，第 2 个剂量的丙泊酚 Propofol 可行插管，在插管或维持控制通气麻醉中都不使用神经肌肉阻断剂。术毕停用吸入性麻醉剂，减少控制呼吸直到自主呼吸恢复。由于麻醉前患者已经处于理想的抗胆碱脂酶药物治疗，他们力图胸腺切除后患者肌力尽可能快地恢复。

3. 外科并发症 在手术时发生某些外科并发症，与麻醉师也有一定关系。成人胸腺切除出血很少，鲜有需要输血，但是在胸腺周围解剖，某些地方有可能发生出血，儿童常需要输血。

胸腺切除发生气栓的情况很少，气体可经静脉壁破裂口进入静脉系统，这只有在静脉压低于大气压，而且静脉壁未塌陷时才能发生。为避免发生这种合并症，手术时可将患者置于头稍低位置。若大量气体进入静脉可造成右室流出道阻塞，出现心排血量突然降低，同时有心律紊乱，气体交换减少。如果在心前区或食管内放入听诊器可闻及水轮样杂音，监测仪上显示 PCO_2 突然下降，右心室多普勒超声检查可获得最敏感的检查结果。一旦发现气栓，立即用湿沙垫压住伤口以防更多气体进入，患者摆放头低足高左侧位，如有中心静脉管，有可能经此管抽出气体。

四、术后期

术后 24 小时内最容易发生呼吸衰竭，也是麻醉师最为关注的时期，此段时间所有患者均应送往 ICU 进行密切监护。少部分患者可能需辅助通气。大多数患者有足够的呼吸能力，术毕在手术室即可拔除气管内插管。如有怀疑，则应用以下标准：肺活量超过 15ml/kg，最大吸气压和呼气压大于 $30cmH_2O$，呼吸频率低于 30 次/分，即可拔管。

术后早期的特殊问题包括残余麻醉药的作用；镇痛；清除呼吸道内分泌物和调整抗胆碱酯酶药物的剂量。有试验证据表明静脉诱导麻醉药对神经肌肉交接处造成突触后抑制，但是临床对此仍有怀疑。硫喷妥钠能特殊延长清除时间达 18 小时，理论上在恢复期可产生镇静、呼吸抑制和镇痛作用。大量吸入的氟烷在麻醉过程中在组织内溶解，术后数小时甚或数日逐渐释放到循环。Bergmans 在一组 MG 患者采用氟烷麻醉行胸腺切除，监测神经肌肉传递发现，神经肌肉传递抑制作用随着麻醉时间延长而增加，需数小时才能恢复。

胸腺切除术后疼痛以胸骨完全劈开最严重，颈部横切口疼痛最轻。切口疼痛限制深呼吸和咳嗽，增加痰液潴留、肺不张和感染的机会。阿片类镇痛药在镇咳的同时也抑制呼吸。镇痛药可允许胸部活动和咳嗽，特别在呼吸物理治疗时应用。术后期采用 0.25% 布比卡因高位硬膜外麻醉可提供最好的镇痛效果。

术后抗胆碱酯酶脂酶药的用量会有改变，常常是暂时性减少，但不持久。有人将在手术时已停用的口服药改用肌内注射新斯的明，采用以下公式计算：0.5mg 新斯的明相当于 60mg 口服吡啶斯的明。定时藤喜龙（edrophonium）试验可保证抗胆碱酯酶药物用量合理。术后数小时尽量恢复口服吡啶斯的明药物。此期最大的危险在于过度的抗胆碱酯酶药物造成呼吸道和唾液分泌增加，最终导致胆碱能危象。藤喜龙试验可帮助确定是否为胆碱能危象，同时患者主观上常有判断，临床也有明显的表现。试验前和试验后测得的结果有助于帮助鉴别。但是应当认识到呼吸肌与其他肌肉群相比，对抗胆碱酯酶药物的敏感性可能不同，用简单的仪器可测出肌力。应用麻醉面罩也可测出肺活量、最大呼气量、吸气量。这些测量需要实践训练，经气管插管也可容易进行这些测量。

即使抗胆碱药物浓度测定无误，某些患者仍可能出现呼吸肌疲劳，需要呼吸机支持，这可能出现在术后 24 小时内，呼吸肌疲劳的可靠指标有呼吸频率增加，肺活量降低，呼气量和吸气量减少，出现以上这些情况需要认真处理。定时进行呼吸物理治疗有利清除呼吸道内分泌物。术后给予阿托品可减少气道和唾液分泌，葡萄糖吡咯（胃长宁，glycopyrrolate）的作用相同但效果较强，氨基糖苷类和四环素类抗生素有某些箭毒样作用，虽然这些药物作用的危险程度尚不十分清楚，但尽可能避免使用。

术后 24 小时 ~48 小时患者可移出 ICU 到普通病房，此时患者也脱离了麻醉药物的影响。当然有些患者需要呼吸机支持，气管切开只留给那些恢复很慢的患者。现代气管插管有大容量低压力套囊，可长期应用而对气管无明显损伤。从长期治疗来看，气管切开能被患者很好耐受，又可经口进食，另外经气管切开处容易吸除呼吸道内分泌物。临床上需要细心敏锐的观察才能保证患者安全度过术后期，内科外科协同处理胸腺手术患者才能取得满意的疗效。

（张志庸　黄　亮）

参考文献

1. Lloyd EL. A rational regimen for perioperative steroid supplements and a clinical assessment of the requirement. Ann R Coll Surg，1981，63：54 ~57.

2. Symreng T, Karlberg BE, Kagedal B, et al. Physiological cortisol substitution of long – term steroid – treated patients undergoing major surgery. Br Anesth, 1981, 53 : 949 ~ 954.
3. Loach AB, Younger AC, Spalding JMK, et al. Postoperative management after thymectomy. Br Med J, 1975, 75 : 309 ~ 312.
4. Leventhal SR, Orkin FK, Hirsh RA. Prediction of the need for postoperative mechnical ventilation in myasthenia gravis. Anesthesiology, 1980, 53 : 26 ~ 30.
5. Gracey DR, Divertie MB, Howard FM, et al. Postoperative respiratory care after transsternal thymectomy in myasthenia gravis. A 3 – year experience in 53 patients. Chest, 1984, 86 : 67 ~ 71.
6. Younger DS, Braun NMT, Jaretzki 3 A, et al. Myasthenia gravis: determinants for independent ventilation after transsternal thymectomy. Neurology, 1984, 34 : 336 ~ 340.
7. Davies DW, Steward DJ. Myasthenia gravis in children and anesthetic management for thymectomy. Can Anesth Soc J, 1973, 20 : 253 ~ 258.
8. Bolooki H, Schwartzman RJ. High – dose steroids for perioperative management of patients with myasthenia gravis undergoing thymectomy. A preliminary report. J Thorac Cardiovasc Surg, 1978, 75 : 754 ~ 757.
9. Spence PA, Morin JE, Katz M. Role of plasmapheresis in preparing myasthenic patients for thymectomy: initial results. Can J Surg, 1984, 27 : 303 ~ 305.
10. Florence AM. Anesthesia for transcervical thymectomy in myasthenia gravis. Ann Rcoll Engl, 1984, 66 : 309 ~ 312.
11. Torda TA, Gage Pw. Postsynaptic effect of i. v. anesthetic agents at the neuromuscular junction. Br J Anesth, 1977, 771 ~ 776.
12. Bergmans J. Apport des technique neuro – physiologiques a la surveillance de patients myastheniques, en particulier a l'occasion de la thymectomie. Ann Chir, 1980, 34 : 182 ~ 187.

第八节 胸腺切除的技术问题

一、简介

对于单纯重症肌无力（MG）患者进行正常胸腺切除比较容易，即使合并有非侵袭性胸腺瘤，对这种固定模式的手术方法也不增加多少困难。只有在摘除巨大侵袭性胸腺瘤时，才会强调手术技巧方面的问题。

胸腺切除所以变得更为安全是因术前准备充分和术后处理的改进。在 MG 外科治疗早期，常因呼吸肌无力使术后呼吸支持变得极为重要。红色橡胶气管内插管超过 1 ~ 2 天患者就不能耐受，通常需要行气管切开，从而带来相关的合并症。现代精湛的胸腺切除技术很少需要术后长期通气支持，新型的气管内插管可维持 10 天至 2 周，很少有患者需要行气管切开。

二、术前准备和术后处理

胸腺瘤偶可合并血细胞减少，纯红细胞再生障碍性贫血，库欣综合征，阿狄森病和低 γ 球蛋白血症。术前评估时外科医师应警惕有无这些合并症存在，并在术前尽力予以矫正。

常规全身麻醉均应用肌肉松弛剂，对于 MG 患者应用这些松弛剂可能会干扰神经肌肉交接处介质的传递功能，使传递过程延长，并持续到术后相当长一段时间，迫使麻醉师或重症监护室（ICU）医师采用长时间正压通气。

胸腺切除术后对治疗 MG 药物的需要量变异较大。手术后初始几日，运动能力恢复到接近正常水平，随后肌力又返回到软弱无力，最后才长期缓慢改善。由上可知，胸腺切除的手术效果需要数周时间以后才能显现出来。

术后是否恢复新斯的明或吡啶斯的明用药，给多少剂量，是一个需要临床医师认真判断的问题，主要取决于体格检查结果和患者对药物的反应。药物过量本身就会影响神经肌肉介质的传递，并延长辅助通气时间。因之手术以后的药物治疗极为重要，需要神经科医师与外科医师密切合作，共同协商，做出判断，指导用药。

由于新一代肌肉松弛剂的应用，如上述的阿曲库铵（Atracurium，卡基宁），我们已经在手术后一段时间内，继续维持术前新斯的明的用量，并根据患者临床症状改善情况，在术后数周或数月减量或停药。

三、外科解剖

进行胸腺外科手术需要熟悉颈部、胸入口和上纵隔的解剖。计划在这些部位进行手术时，应当考虑如何作切口才能取得更好的美观效果。颈部入路采取标准颈横切口最为理想，胸骨上纵形切口在胸骨上部分仅留下细线样瘢痕，但是当延长到胸骨剑突和上腹部时，瘢痕增厚成为瘢痕疙瘩。前上胸部横切口瘢痕容易拉直，中线处的瘢痕常看不出来。但是前胸横形切口经过双侧乳腺下方时，这种切口在胸骨表面向上方凸出，可能影响淋巴回流，造成切口皮肤水肿。

胸骨甲状肌和胸骨舌骨肌位于颈阔肌深面，侧方为胸锁乳突肌，所有这些肌肉被覆筋膜，大静脉走行于表面。保持沿中线解剖，分开带状肌，则可以避开大静脉，从而在无血解剖层面上进行手术，直达气管前筋膜，筋膜下面为甲状腺和气管。

胸骨上切迹有横静脉和锁骨韧带，胸骨正中劈开时必须切断这些结构。胸骨柄关节由锁骨的内侧端和第1、2肋软骨组成，第2肋软骨恰位于胸骨柄与胸骨体交接处（Louis角）。胸骨柄和胸骨体的血液供应来自于乳内动脉分支，乳内动脉走行于胸骨内侧一横指，这些血管分支位于肋间隙、肋间肌深面。

上纵隔最前面的结构是甲状腺，它很少与胸骨深面相接触，通常它们被脂肪分隔开，如果麻醉师膨肺时，甲状腺与胸骨可能在中线相遇，纵劈胸骨时有可能损伤。

胸腺本身呈灰粉色，下极宽并呈扁平状，位于心包之前很少超过第3肋软骨水平。胸腺分左右两叶，在无名静脉水平两叶融合在一起。上极呈飘带状向上伸延到颈部甲状腺下极。胸腺侧方与脂肪混在一起无明显界限。

外科医师必须清楚膈神经是胸腺后侧方一个重要界限，注意若侧面解剖太远，特别是解剖较上部的胸腺或胸腺肿瘤时，有可能损伤膈神经。

左无名静脉深在胸腺中部并与之关系密切，有时胸腺组织的舌状突穿过深部的无名静脉。左无名静脉与右无名静脉汇合后形成上腔静脉，位于胸腺的右后方，因之常规胸腺切除并非没有任何危险。胸腺静脉（胸腺中心静脉）回流变异较大，也可能为左右叶两短支静脉直接进入无名静脉，或者在两叶中间有一共同干接受两叶静脉分支。此外，还有更小的分支从侧面回流到无名静脉，这些分支应予牢固结扎，否则牵拉胸腺时有可能造成静脉分支撕裂。胸腺的动脉血供来自于乳内动脉、甲状腺下动脉和心包膈动脉的分支，这些分支动脉很小，多不需要特意离断和结扎。胸腺后方有重要结构，升主动脉和主动脉弓的大血管分支。单纯胸腺切除时，一般不会触及这些大血管，只有在巨大侵袭性胸腺瘤进行扩大切除时，解剖这些血管具有重要意义。升主动脉位于心包内，心包返折在主动脉弓水平。同样，气管在后下方向穿越纵隔，位于无名静脉深面，与颈部胸腺上极有密切关系。

四、外科手术——切口选择

1939年Blalock首先提出胸腺切除在治疗MG的价值。多年来胸腺切除都是经胸正中切口进行。尽管这种手术切口简单，显露良好。但是毫无疑问，它对于胸廓稳定性有一定损害，术后对咳嗽或呼吸有一定影响。为了克服这一缺点，有作者采取仅劈开胸骨上部分进行胸腺切除也获得了满意效果。

1968年有人提出了另一种切除方法，经颈部横切口摘除胸腺。经颈部切口手术的优点是手术操作简单，术后不影响患者的呼吸功能。缺点是手术时胸腺下极需要盲目解剖，也不能完整地摘除整个胸腺。此外，颈部切口不适宜合并胸腺瘤的胸腺摘除。若经颈部切口术后症状无改善，需要再次进行正规前纵隔探查术。经颈部切口或经胸骨正中切口均有赞同者，并有各自详细描述和比较结果报告。

1987 年 Younger 推荐扩大胸腺切除术，这种手术不仅摘除胸腺还需将所有的纵隔脂肪组织全部切除，因为在这些脂肪内可能隐藏有小的胸腺组织灶，这就提出了颈胸联合切口，据报告称这种扩大胸腺切除使 96% 患者获益。

偶尔，经过各项检查方法仍不能确定纵隔肿瘤的性质，通过前纵隔小切口（前纵隔切开术）进行肿物活检最容易获得组织学诊断。旧式纵隔镜不适宜探查及活检这些纵隔肿瘤，因其对前纵隔层面显露不佳，活检和结果的准确性受到一定影响。现代纵隔镜附带有电视显示系统（电视辅助纵隔镜）已经解决了以上问题。对于有上腔静脉梗阻的患者，纵隔镜检查是一有效的诊断方法。

胸腺切除也可选择常规后外侧剖胸切口。有时前下纵隔巨大胸腺肿瘤在胸片上表现为自心影向外突出的肿物，此时很难将之与其他纵隔肿瘤或肺部肿瘤鉴别开来。当病变的病理性质尚未肯定时，剖胸切口能够提供多种手术切除入路，经此切口可以毫无任何困难施行胸腺或胸腺肿瘤切除。

1. 经胸骨胸腺切除　皮肤切口自胸锁关节开始沿中线切开，切口下端平第 4 肋软骨，这种切口较标准胸骨正中切口更为美观，随着切口愈合收缩，患者穿着敞领外衣基本看不见切口瘢痕。电刀分离胸骨骨膜与胸大肌的粘连，钝性分离显露胸骨上缘，分离中常有静脉渗血，电凝止血。触摸确定第 3 肋间隙，横断胸大肌，显露胸骨两侧缘，大弯钳紧贴胸骨穿过胸骨双侧缘，避免伤及乳内血管。乳内血管分支常有出血，容易控制。横形切断胸骨，纵形皮肤切口与与横形胸骨切口相遇。横断胸骨用电锯更为方便。胸骨横断后，撬起胸骨柄，血管钳分离胸骨后方直达胸骨上切迹，再用电锯纵形劈开胸骨柄，电灼和骨蜡止血。置入自动牵开器显露上纵隔。

以上是经胸骨摘除胸腺的一种方法，此种切口将胸骨横断继之纵形切开胸骨柄，很多外科医师担心这种方法对于胸骨柄血运的影响。目前应用以上切口摘除胸腺的外科医师较少。由于心脏外科的发展，纵劈胸骨操作很熟练，所以大多数经胸骨切口常常劈开整个胸骨，从而获得纵隔完全显露。此时皮肤切口与胸骨切口一致，均为纵形。最近有人提倡纵形劈开胸骨上部，而不将整个胸骨劈开进行胸腺切除，也能获得良好纵隔显露。

辨认胸腺外筋膜层后于中线切开，在胸腺两叶间钝性解剖出确切层面。开始自胸腺下极心包外游离，随之游离胸腺侧缘。游离出胸腺与纵隔脂肪之间的正确层面常常不是容易的事，手指触摸两者质地不同。胸腺侧缘可用锐性解剖和手指推戳游离，注意不要解剖进入脂肪组织内以免损伤膈神经。

两侧下极均已游离后，用组织钳提起胸腺在其后方解剖，直到看见左无名静脉。这是胸腺切除手术操作的关键，不经意损伤此大静脉可产生血管撕裂大出血。保持在中线位置解剖胸腺两叶，找见胸腺静脉，追踪到它汇入无名静脉处较为容易看清无名静脉。一般胸腺中心静脉有 2 支，辨清后予结扎、切断。继续游离向上至颈部，达到胸腺上极，上极变窄呈飘带状直达甲状腺。钝性游离胸腺上极，在尽可能远处稍用力牵拉即可解剖而出。偶尔一小部分胸腺组织遗留在纵隔，一般在临床上无明显意义。胸腺的动脉供应来自乳内动脉和甲状腺下动脉的分支，这些可用电凝切断。

充分止血后检查纵隔胸膜是否有破溃，如有小的裂口可予缝合，然后前纵隔放置引流管。纵隔胸膜有较大缺口，最好在该侧胸壁肋间放置胸腔引流管，肺表面有撕裂伤时，胸腔引流管有重要作用。对肺功能已有损害的患者若术后再发生气胸，则是极为严重的合并症。

胸骨断端可间断用钢丝闭合，两根闭合胸骨横断端，3 根闭合纵形的胸骨柄切断缘。可用骨钻钻孔穿过钢丝，也可用粗针头帮助穿过钢丝。注意穿钢丝有时也可能损伤乳内血管。将两侧胸大肌缝合在中线，再缝合皮下和皮肤。

某些作者坚持最大限度胸腺切除，事实上就是纵隔脂肪清除术，这种手术需要将胸骨完全劈开，用电动锯很容易完成。劈开胸骨后充分显露纵隔，如上所述，除切除胸腺之外，还要将纵隔内从甲状腺下极到横膈的脂肪组织全部清除，侧方尽可能远地从一侧肺门到另一侧肺门，从一侧胸膜腔到另一侧胸膜腔。此时双侧的纵隔胸膜多也切除，术后置放双侧胸腔引流管，从而完成扩大胸腺切除术。在施行胸腺扩大切除术时，特别强调的一点是辨识和解剖膈神经，特别是解剖胸腺上侧方时，切勿损伤。

2. 经颈切口胸腺切除 经颈切口摘除胸腺可在全身麻醉下，采用新的短效肌松剂进行。患者平仰肩部垫高颈部过伸位，如纵隔镜检查一样消毒铺巾。术者面向患者头部，助手立于术者左侧。麻醉师站在患者左或右侧，面对患者足部。

于锁骨上切迹处作一长约6~7cm横形领状切口，切开皮下组织、颈阔肌并止血，提起上侧4cm皮片于颈中线纵形切开颈筋膜，切断带状肌（胸骨舌骨肌、胸骨甲状肌），剪开胸腺前疏松筋膜，可看到胸腺上极，其比周围脂肪质地更实、色更呈粉红。

将胸腺上极从甲状腺离断并提起，有时可见到甲状旁腺应予保护。用手指钝性分离胸腺与胸骨后方粘连以便能放入牵开器。用牵开器很容易显露年轻人和儿童纵隔，但是对于弹性较差的老年人胸廓，手术野很难撑大显露得更宽。钝性、锐性依次解剖胸腺两叶，一般先处理左叶，它稍为大些。首先从后外侧游离胸腺，电凝小动脉分支，在其内侧和前侧解剖胸腺，并用血管钳牵拉，此时可见到无名静脉。大多数病例无名静脉位于胸腺后方，但是也有少数病例一叶或双叶胸腺却位于无名静脉后方，对这种特殊变异应予注意。胸腺中心静脉汇入无名静脉，此处胸腺两叶常向中线汇合呈H的横臂。两叶上极完全游离后再向上牵拉，结扎、切断中心静脉。下极与纵隔脂肪的界限不十分清晰，解剖时应细心耐心，注意不要撕断胸腺包膜。

在某些困难病例，需要将胸骨柄劈开，有些作者经常采用这种方法。提起下皮片，电烧胸骨柄周围骨膜并电锯劈开，放入牵开器。胸腺切除后要详细检查上纵隔。也可以用纵隔镜进行检查，因为它具有可弯曲的光源。偶尔胸膜被撕破需要缝合，不缝的话则要放胸腔引流管。领状切口分2层缝合，切口置皮片引流，24小时后拔出。

3. 纵隔镜 以前用的纵隔镜，顺着气管解剖，前纵隔显露较差。有时胸腺瘤向上延伸到颈部，在胸骨上切迹可触到肿瘤。此时可在胸骨上切迹一横指作横形切口采取活组织进行病理诊断。

在颈中线分开带状肌，直到甲状腺峡部。向上牵拉切断气管前筋膜，使气管完全清楚显露。解剖中所见异常组织或肿瘤均取活检。若仍看不到病变，则可用食指沿气管前壁向下产生一间隙直到前纵隔。手指是探查有无肿瘤最可靠的方法，若手指触到肿瘤，需慢慢用手指钝性分离并推开肿瘤表面周围的组织。移出探查手指放入纵隔镜。每一位胸外科医师即使他自己没有经历过，但都听到过不经心活检了主动脉弓的报告。因此需要小心看和触，将可疑的病变与主动脉鉴别开，如有怀疑应先用长穿刺针进行诊断性穿刺。

4. 前纵隔切开术 这种方法是探查前纵隔病变的最安全入路，很容易也很快进入前纵隔操作。一般多采取切除肋软骨经肋骨床进入纵隔。经术前阅读胸片或CT，选择适宜的肋软骨，常切除的是第2或第3肋软骨。

在全麻下拟切除的肋软骨表面作一横切口，分离胸大肌，插入皮下牵开器。电烧软骨骨膜并用骨膜剥离器分开骨膜，于肋骨与肋软骨交界处以及肋软骨与胸骨交接处离断，并移去一段肋软骨。结扎乳内血管并切断。向侧方推开纵隔胸膜显露前纵隔。这一入路虽然较窄，但是适宜获取纵隔病变的活检材料，也允许用手指探查病变的范围、是否固定，估计病变是否侵犯肺门或前胸壁。术毕连续缝合切口。肋间缝合不容易严密，须牢固缝合胸大肌。若肺表面有损伤或活检处渗血较多，需放置胸腔引流管。

5. 前侧剖胸术 经前侧开胸切除胸腺的适应证有限，这一入路效果较差，切口既不容易进入也不容易关闭。有人称这一切口更为美观，但尚不能完全让人信服。但是对于已有气管切开患者，无疑地这种切口将避免气管切开引发的纵隔感染。

皮肤切口自胸骨角开始向下平行于胸骨，在第4肋间隙水平向侧方沿肋骨直达腋前线。在距离附着胸骨处约1cm离断胸大肌，沿其下缘游离，控制乳内血管穿支的出血。向上提起皮片和胸大肌显露前胸壁。确定第4肋间隙后，牵开背阔肌前缘。切开肋间肌全长，手指深入胸腔内以保护肺组织和确保切断在肋间隙内，否则容易伤及肋间结构，关闭时也会产生一定困难。结扎乳内血管并离断，紧靠胸骨附着处斜形切断第2、3、4肋软骨，斜形切断自内向外，留下一小段肋软骨附着在胸骨上，当缝合切口时两切缘能严密闭合。此时外科医师可有宽三角形的术野显露，但胸骨后方结构尚不能看到。关闭前外侧剖胸切口时，缝合线需要穿过肋骨，像百叶窗样牢固缝合，并用2~3根肋间缝线来缝合疏松薄弱的肋间肌，胸大肌牢固确切缝合对严密闭合胸壁有重要作用。大多数胸外科医师都觉得后外侧剖胸切口具有前侧切口所有的优点而无其缺点。

五、恶性胸腺肿瘤手术

对于恶性胸腺肿瘤的治疗，外科手术的作用尚存在争论。侵袭性或非侵袭性胸腺肿瘤的鉴别，手术时肉眼观察肿瘤有无外侵比显微镜下观察组织学形态更有价值。当然通过前纵隔一小切口即可进行活检获得组织学诊断，但是只有显露胸腺肿瘤全貌，进行多处活检才能获得病变的确切病理诊断。

巨大侵袭性胸腺瘤可能最好的治疗是放疗合并化疗，但是如果技术上能切除肿瘤的话，那么远期效果更佳。Cohen 报告一组包括30例胸腺瘤手术的治疗结果，表明完全摘除肿瘤与部分切除并术后放疗比较，前者提供最好的长期存活率。肿瘤有局部侵犯或仅侵及心包，手术不存在较大的困难，但是若肿瘤广泛浸润纵隔结构或肺已受累，外科完全切除肿瘤则有一定问题。

胸腺瘤侵及心包多合并有心包积液，但很少直接累及心脏，在远离肿瘤处切开正常心包，伸入手指帮助将肿瘤与心包一并大块游离。必须注意辨识膈神经并予以保护，避免术后发生呼吸困难。心包缺损可不必缝合，如太大缺损，也可用牛心包修补。

有时发现胸腺肿瘤局部侵犯上叶肺内侧，对此可用弯血管钳夹闭后行肺楔形切除，肺断面可用连续及褥式缝合，也可用直线型切割闭合器关闭。肺广泛受侵则需行肺叶切除。上叶肺切除可经胸正中切口完成，但是解剖叶间裂和处理肺门则不容易。采用双腔气管内插管将术侧肺塌陷使得操作更为容易。侵犯左上肺的胸腺瘤常沿主动脉弓向后侧伸延，可能累及左喉返神经，应予以辨识并分离出来，因为MG患者不能有效咳嗽将造成严重后果。

上腔静脉梗阻在临床上很容易辨识，许多外科医师都将之看作为胸腺瘤切除的禁忌证。临床实际工作上要做出确切诊断并非易事，包括CT在内术前检查都可以做出前上纵隔肿瘤的诊断，但是肿瘤的性质却不肯定。良性肿瘤可以手术切除，恶性肿瘤可经前纵隔切开术，切除第2、3肋软骨经肋骨床进行肿瘤活检，明确肿瘤的性质。但是例外的情况是，外科医师考虑前纵隔肿瘤合并上腔静脉梗阻，此时最好的方法是正规地开胸探查。切开皮肤和劈开胸骨时可能因侧支循环致大量出血，应予注意。首先解剖左右无名静脉进入上腔静脉处并用套带控制，心包内显露解剖上腔静脉，并穿带绕过上腔静脉进入右心房处，同样解剖出奇静脉套带，这样可保证阻断腔静脉后仍有奇静脉开放将头部静脉血回流到心脏。在保证有效控制大出血的基础上，再开始游离肿瘤。上腔静脉存在梗阻情况下，无必要建立上侧身体到心脏的静脉回流。

有时发现肿瘤是压迫血管引致梗阻而不是肿瘤直接侵犯大血管。偶尔肿瘤呈一舌状突侵犯左无名静脉继而延伸到上腔静脉，此时可牵拉舌状突，重新修补无名静脉和腔静脉。

当只有切除部分腔静脉或其左右无名静脉两大分支才能切除肿瘤时，此时则需要进行血管切除并人工血管置换。将动脉人工血管用于静脉血管置换有时不成功。目前已有数种用于静脉血管置换的方法，如牛心包材料，人工编织材料，还有用自体股静脉裁剪成管状作为替代血管，20世纪80年代初还有用自体大隐静脉裁制成血管替代腔静脉，作法是将大隐静脉纵形剖开成长条状，再绕一合适大小支架呈螺旋状缝制成长管。这些自体材料除了缝制困难外，吻合后常因为管腔堵塞而被临床医师否定。随着医用材料的不断进展，目前临床上可采用内有螺旋支架的Gortex人工血管进行上腔静脉系统置换，包括上腔静脉、左右无名静脉，术后短期应用抗凝药，血管长期通畅率达到90%。根据北京协和医院的临床经验，切除上腔静脉系统，包括上腔静脉、左和右无名静脉，两支人工血管直接通入右心房。因其走行和关闭胸骨常常造成左无名静脉人工血管扭曲或成角，加之静脉回流缓慢，血管内血栓形成，最终管腔完全堵塞。外科医师对此不必过分忧虑，两支人工血管中只要有一支人工血管，特别是右无名静脉，架桥完全畅通就可以保证上半躯体的静脉血回流。根治性恶性胸腺瘤切除后5年存活率可期望达60%，而未完全切除的恶性胸腺瘤术后存活率有限，应予以辅助放疗和化疗。

（张志庸）

参考文献

1. Carlens E. Thymectomy for myasthenia gravis with the aid of mediastinoscopy. Opuscula Med，1968，13：175.
2. Papatestas AE，Genkins G，Kornfeld P，et al. Transcervical thymectomy in myasthenia gravis. Surg Gynecool Obstet，1975，140：535～540.
3. Henze A，Biberfeld P，Christensson B，et al. Failing transcervical thymectomy in myasthenia gravis. An evaluation of transsternal re－exploration. Scand J Thorac Cardiovasc Surg，1984，18：235～238.
4. Masaoka A，Monden Y. Comparison of the results of transsternal simple and extended thymectomy. Ann NY Acad Sci，1981，377：755～765.
5. Matell G，Lebram G，Osterman PO，et al. Follow－up comparison of suprasternal vs transsternal method for thymectomy in myasthenia gravis. Ann NY Acad Sci，1981，377：844～845.
6. Younger DS，Jaretzki A，Penn AS. Maximum thymectomy for myasthenia gravis. Ann NY Acad Sci，1987，505：832～835.
7. Jaretzki A，Penn AS，Younger DS，et al. "Maximal" thymectomy for myasthenia gravis：results. J Thorac Cardiovasc Surg，1988，95：747～757.
8. Maggi G，Casadio C，Pischedda F，et al. Indication et technique chirurgical de la thmectomie chez les myastheniques. Ann Chir，1980，34：164～168.
9. Cohen DJ，Ronnigen LD，Graeber GM，et al. Management of patients with malignant thymoma. J Thorac Cardiovasc Surg，1984，87：301～307.

第九节　胸腺切除术后重症肌无力药物治疗

MG患者胸腺切除后围手术期的药物治疗已在他处论述，此处主要讨论胸腺切除后数周或数月对MG的处理。

一、一般处理

胸腺切除后什么时候开始对MG进行正规治疗，用哪些药物，以及各种治疗方法的选择程序，目前均无明确的统一标准，但是临床医师需要遵守3个原则：

1. 抗胆碱酯酶类药物对所有临床类型的MG均有作用，特别是眼肌型为主的MG效果更佳。
2. 免疫抑制剂可提高缓解率，但是有一定的副作用，危害患者健康。
3. 血浆置换仅有暂时的效果，与免疫抑制剂比较，它不能产生长期的治疗作用。

二、胸腺切除后的治疗

回顾性分析外科胸腺切除与内科药物治疗的结果，清楚地显示外科治疗优于内科治疗，即使是单纯眼肌型的患者。综合几个大组的结果显示外科切除的缓解率为25%，明显改善为45%，剩余的30%无效。外科切除胸腺后早期，术后第1周甚至术后第1天即可发现肌无力症状明显改善，但是这些均是暂时现象，临床实践发现通常需要数月才能判断手术治疗的确切效果。

胸腺切除后临床症状缓解，以后症状改善可以允许医师减少服药剂量，这样有助于最后完全停止用药，或确定需要的最小药物剂量。由于每例患者MG的病程不尽相同，也就无法确定统一的用药标准，用多少药物需要因人而异。

术前仅服用抗胆碱酯酶药物治疗的患者，术后只给予最小药物剂量控制症状。对于胸腺切除反应良好的患者可以逐渐减少用药剂量甚至暂时停药观察。肯定的是部分患者胸腺切除术后药物剂量可能需要量更大，这是暂时性的，但是个别患者有可能维持很长时间。

术前服用皮质激素的患者，若同时服用硫唑嘌呤，可很快减少泼尼松用量。胸腺切除术后很少需要应用激素达4~6周，硫唑嘌呤的剂量应逐渐减少，以3个月减少2.5mg速度递减直到停药。

如果术后症状复发，应立即给予药物控制，包括抗胆碱酯酶类药、泼尼松，然后是硫唑嘌呤，药物剂量逐渐增加直到症状得到有效控制为止。在1~3个月后试尝着减少药物剂量。胸腺切除后大约需要1~3年达到症状完全缓解，因应当重复试验减少药物剂量。

如果胸腺切除后症状无改善，首先应服用抗胆碱酯酶药，若仍无明显效果，再加用泼尼松，若仍无改善或出现明显副作用，最后加用硫唑嘌呤。

MG患者经外科切除胸腺以后，可以采用抗胆碱酯酶药，激素，非激素类免疫抑制剂和血浆置换中任何一种治疗方法，作为术后进一步辅助治疗。

1. 抗胆碱酯酶药物　胆碱酯酶抑制剂，如新斯的明，吡啶斯的明，美斯的明都是临床上常用的控制症状的主要药物，这些药物的作用机制是抑制胆碱酯酶，正常时胆碱酯酶在神经肌肉接头处水解乙酰胆碱。吡啶斯的明因其作用时间长更为首选。除了依据患者自觉的症状以外，还没有更理想的方法来判断抗胆碱酯酶药物的合适用量。开始吡啶斯的明剂量为每天60~120mg，维持剂量为每天300~400mg，新斯的明口服剂量为每2~6小时7.5~45mg，平均维持剂量大约为每天100mg。

2. 激素　70%以上的患者，应用激素后症状有明显改善，同时抗体滴度也降低，这种情况大约出现在用药后3~6个月。在调整激素用量过程中患者症状可能加重，体力明显软弱，可能需要住院治疗。激素治疗从低剂量开始，以10mg为一级逐渐增加，隔日提高一级剂量，这样可以避免突然剂量增大产生的副作用。

应用激素治疗的指征有：

（1）合并胸腺切除手术：①胸腺切除术前：呼吸无力；②胸腺切除后即刻：出现威胁生命的合并症；③胸腺切除后3个月~6个月：出现致残或威胁生命的合并症。

（2）禁忌胸腺切除，激素作为一种外科替代治疗。

目前大家均接受了隔日给予泼尼松的交替治疗方法，每2日给予单一剂量的泼尼松100mg，与每日给50mg剂量，对大多数患者有同样良好的效果，尽管有些患者在不给药日还需要5~10mg的泼尼松。相反地某些患者需要更少的交替剂量，或每日均用小剂量激素也足够控制症状。

3. 非激素类免疫抑制剂　与泼尼松相比，硫唑嘌呤反应较为迟缓，有人建议初始就将免疫抑制剂与激素同时应用，泼尼松的药物剂量逐渐减少直到最后停用的时候，硫唑嘌呤才真正发挥作用。有的病例合并应用泼尼松可能需要长达6个月之久。

（1）硫唑嘌呤：对于某些服用泼尼松后无明显反应的患者，或是服用泼尼松和血浆置换后又复发的患者，为了长期治疗可选用硫唑嘌呤。大多数患者服用每日每公斤体重1.5~2.5mg可获得良好的结果。一般在2~6个月后症状逐渐缓解改善，1年内可达到最好的反应。病程愈短的患者症状改善出现的愈早，出现巨红细胞增多是治疗有效的表现，只要持续应用药物，症状就可一直有改善。以前用药症状有改善，后来应用一定剂量药物病情稳定的患者，很少出现复发。但是在减少硫唑嘌呤剂量过程中，或停药后2~3个月可能出现复发。约有不到10%病例可以停药一段时间甚至停药3.5年而无复发。

（2）环孢霉素：临床上在心、肝和肾移植后应用环孢霉素已经产生明显的疗效，最近的研究发现对某些MG患者，特别是眼肌型和有球麻痹症状的MG患者，环孢霉素也是一种有效的治疗药物。环孢霉素的效果一方面是在临床上肌无力症状得到改善，另外血中乙酰胆碱受体抗体的滴度降低，这种滴度降低在开始用药后4周即可显现。

药物维持剂量应降到尽可能低的水平，如每日每公斤体重5mg，甚或更低，有时剂量低到200ng/ml也能维持稳定的临床疗效。注意应认真监测肾功能。最后，尽管临床上环孢霉素对某些MG患者有一定效果，但是环孢霉素的最终作用和机制还未最后确定。

4. 血浆置换 对于MG患者采用血浆置换也是一种治疗方法，以每日每公斤体重55ml连续进行5日为一疗程，在首次血浆置换后24～48小时，即可产生明显的症状改善，但是它的持续作用不超过1个月。目前MG患者行胸腺切除后在以下情况可选择采用血浆置换：

（1）肌无力危象。

（2）MG症状迅速进展，特别是不能控制的球麻痹或严重的呼吸肌麻痹；使用皮质激素有相对禁忌证而不能用，需要等待胸腺切除出现效果。

（3）因不能耐受大剂量激素而减少用量，或停用激素时出现突发的症状加重。

（4）病情严重对所有其他治疗均无反应。

（5）妊娠期MG症状加重。

血浆置换以后不仅临床症状获得改善，而且乙酰胆碱受体抗体水平减少达70%，但是血浆置换后，血中AchRab滴度减少的幅度与临床症状改善的最佳程度之间并无确定的相应关系。从每日使用大剂量免疫抑制剂所带来的危险角度来看，如果血浆置换的间隔时间再延长些，它也不失为免疫抑制剂的一种替代方法。Rodnitzky报告了2例长期依赖血浆置换达5年来控制MG症状，此2例患者全都接受过硫唑嘌呤治疗，血浆置换的间隔时间逐渐延长到每9周和每12周一次，分别持续了2年和3年，而未再应用免疫抑制剂。从长期治疗效果看，血浆置换并不比单纯药物治疗有更多的优点。某些患者在血浆置换过程中可能出现急性肌无力危象，可能因为血中胆碱酯酶抑制剂突然减少所致。在血浆置换过程中持续服用胆碱酯酶抑制剂，出现不同程度的急性胆碱能危象也已有报告。

5. 其他治疗 对于所有的治疗无任何反应的MG患者，可以考虑输注抗淋巴细胞和抗胸腺细胞球蛋白；注射丙种球蛋白；纵隔、脾和全身放疗以及结扎胸导管，均有报告获得良好的治疗效果，但是这些治疗均系试验性的，并无最后定论。

（张志庸）

参 考 文 献

1. Drachman DB. Present and future treatment of myasthenia gravis. N Engl J Med, 1987, 316:743～745.
2. Rowland LP. Controversies about the treatment of myasthenia gravis. J Neurol Neurosurg Psychiatry, 1980, 43: 644～659.
3. Papatestas AE, Genkins G, Kornfeld P, et al. Effects of thymectomy in myasthenia gravis, 1987, 206:79～88.
4. Scadding GK, Havard CWH, Lange MJ, et al. The long term experience of thymectomy for myasthenia gravis. J Neuro Neurosurg Psychiatry, 1985, 48:401～406.
5. Schumm F, Wietholter H, Fateh－Moghadam A, et al. Thymectomy in myasthenia with pure ocular symptoms. Jneuro Neurosurg Psychiatry, 1985, 48:332～337.
6. Davison SC, Hyman NM, Dehghan A, et al. The relationship of plasma levels of pyridostigmine to clinical effect in patients with myasthenia gravis. J Neuro Neurosurg Psychiatry, 1981, 44:1141～1145.
7. White MC, De Silva P, Havard CWH. Plasma pyridostigmine in myasthenia gravis. Neurology, 1981, 31:145～150.
8. Aquilonius SM, Eckernas SA, Hartvig P, et al. Clinical pharmacology of pyridostigmine and neostigmine in patients with myasthenia gravis. J Neuro Neurosurg Psychiatry, 1983, 46:929～935.
9. Johns TR. Long－term corticosteroid treatment of myasthenia gravis. Ann NY Acad Sci, 1987, 505:568～583.
10. Pascuzzi RM, Coslett HB, Johns TR, et al. Long－term corticosteroid treatment of myasthenia gravis: report of 116 patients. Ann Neurol, 1984, 15:291～298.
11. Howard JF. Nonsteroid immunosuppressive therapy for myasthenia. Semin Neurol, 1982a, 2:265～269.

12. Michels M, Holfeld R, Hartung HP, et al. Myasthenia gravis: discontinuation of long – term azathioprine. Ann Neurol, 1988, 24:798.
13. Nyberg – Hansen R, Gjerstad L. Myasthenia gravis treated with cyclosporin. Acta Neurol Scand, 1988, 77:307 ~ 313.
14. Tindall RSA, Rollins JA, Phillips JT, et al. Preliminary results of a double – blind, randomized, placebo – controlled trial of cyclosporine in myasthenia gravis. N Engl J Med, 1987, 316:719 ~ 724.
15. Newsom – Davis J, Wilson SG, Vincent A, et al. Long – term effects of repeated plasma cxchangein myasthenia gravis. Lancet, 1979, 1:464 ~ 468.
16. Howard JF. Treatment of myasthenia gravis with plasma exchange. Semin Neurol, 1982b, 2:273 ~ 279.
17. Rodnitzky RL, Bosch EP. Chronic long – interval plasma exchange in myasthenia gravis. Arch Neurol, 1984, 41:715 ~ 717.
18. Levine SE, Keesey JC. Successful plasmapheresis for fulminant myasthenia gravis during pregnancy. Arch Neurol, 1986, 43:197 ~ 198.
19. Engel AG. Myasthenia gravis and myasthenic syndromes. Ann Neurol, 1984, 16:519 ~ 534.

第十节 重症肌无力的术后处理

一、简介

自从有效的辅助通气在临床普遍应用，MG 围手术期死亡率明显下降，但是这种疾病仍存在大量的手术合并症。对 MG 病理生理研究不断深入，人们认识到呼吸窘迫是术后最常见的合并症，内科和外科医师对此应有足够的认识和估计，并在临床工作中尽力减少这种合并症的发生。

有几个因素影响 MG 术后短期和中期治疗结果。疾病的临床分期，特别是颅神经受累的严重程度和受累时间长短；机体对治疗的反应；计划施行手术的类型；内外科医师的经验，所有这些全都起着重要的作用。Osserman 分类中Ⅲ级和Ⅳ级的 MG 属于严重疾病，意味着术后数日将持续需要辅助通气。Ⅱ级患者术后变化较大，主要是口咽肌受累的程度和吞咽困难造成误吸的危险性，决定着是否需要术后辅助呼吸支持。

二、术后护理

1. 术前药物治疗　MG 患者口服抗胆碱酯酶药物，如吡啶斯的明 60mg，每 3 ~ 4 小时一次，是术前主要的药物治疗。尽管患者可能已经对药物产生了心理依赖性，但是术前应尽量将吡啶斯的明的总用量减少 20% ~ 40%，可以减少每次用药量，或者延长用药的时间间隔。

术毕给新斯的明对抗肌肉松弛可能有一定的危险，也可能造成乙酰胆碱过量，诱发胆碱能危象，同时也加重了肌无力程度。需要记住静脉给予 2mg 吡啶斯的明相当于 60mg 每次口服剂量，抗胆碱酯酶药过量时，乙酰胆碱的毒蕈碱作用对人体可能带来危险。过量的典型表现有腹泻，肠痉挛，瞳孔缩小，唾液增多和流泪。阿托品偶可用于对抗这些症状，但是不应当常规应用。

虽然血浆置换能用于缓解 MG 症状，在围手术期仅限用于 Osserman Ⅲ级和Ⅳ级高度危重的患者。这些患者应用血浆置换可以缩短辅助通气时间。一组研究显示，经胸骨正中切口胸腺摘除，给予大剂量激素（1g 甲基泼尼松龙）可以减少术后神经系统和呼吸系统合并症，但是这些结果需要进一步研究证实。

某些药物对于神经肌肉交接点具有天生的抑制作用，用于 MG 患者应特别小心，这些包括氨基糖苷类抗生素，如庆大霉素，排钾利尿剂，抗心律失常药，奎尼丁，普鲁卡因胺，以及钙通道阻断剂。

2. 麻醉技术　当安排 MG 术后护理各项工作时，必须考虑麻醉技巧问题。只要患者临床条件和手术类型允许，尽量争取作局部麻醉，因为局麻后不需要气管插管、术后不需要止痛剂，是一大优点。不要忘记抗胆碱酯酶药物能减弱局麻药的水解作用，此时如盐酸普鲁卡因的毒副作用可能增加。

到手术结束时，所有抑制神经肌肉交接处功能的麻醉药都应当清除干净。所以目前倡用的全身麻醉药都采用短程诱导、易挥发药物维持麻醉。某些患者需要镇静药或镇痛药，他们肌肉强度需要更长时间的抑制才能松弛。

除了上述这些因素以外，更重要的是术前临床医护人员认真观察并估计MG患者术后是否需要辅助通气；术前球麻痹的严重性，如构音障碍，吞咽困难（Osserman Ⅲ级和Ⅳ级）都是最好的预示指征之一。测定呼吸功能和最大静息呼气压，也是重要临床辅助试验，它预示患者能否有效咳嗽排痰和清除呼吸道内分泌物。

3. 拔除气管插管　通常MG患者术毕即可拔除气管内插管，偶尔可能需要推迟数小时，个别病例甚至推迟数日才能拔管。只有在呼吸功能紧急情况下，才在拔除插管前开始给抗胆碱酯酶药物治疗。一般在拔管前给药或是经口给药（鼻胃管），或胃肠道外给药（其剂量为口服量的1/30）。

拔管的指标取决于临床观察，不能确定能否拔管时需要借助于测量呼吸功能参数，来评估插管状态下的呼吸功能：肺活量超过20ml/kg，吸气压低于$-20cmH_2O$，呼气压高于$+25cmH_2O$，无辅助每分通气量小于10ml/min，自主通气量超过20L/min，均为允许拔管指标。此外，测定自主呼吸时动脉血气分析和呼吸疲劳程度，有助于安全拔管。

4. 术后止痛　术后经胃肠外给予吗啡药物可满意地止痛，已用抗胆碱酯酶药物者，吗啡类药物应减量，约为正常剂量的1/3。MG患者硬脊膜外给予吗啡止痛也非常有效，特别是对于开胸患者，但是对此用法尚缺乏对照研究。

三、术后呼吸系统合并症

1. 症状　胸腺切除术后突然发生呼吸窘迫，需要确定是肌无力危象还是胆碱能危象。术后期间应用吡啶斯的明的药量变异很大，有必要进行腾喜龙（edrophonium）试验（10mg）以确定对其需要量。这个试验也有助于鉴别是肌无力危象还是胆碱能危象，静脉给予edrophonium后肌无力危象则迅速缓解，而胆碱能危象在注射edrophonium后，症状无改变或有暂时性加重。尽管有了以上这些预防检查措施，但是肌肉神经的缺陷仍可能加重，或者以前未受累的肌肉群，像呼吸肌，也可能出现无力。此外呼吸道内分泌物特别多，吸不净，令人心烦。

两种不同类型的危象均可造成呼吸功能失去代偿，出现临床症状。首先是不明原因呼吸加快，可能是呼吸肌疲劳的信号，或是微小肺不张刺激肺内感受器所致，无论是呼吸肌疲劳或是微小肺不张它们本身就造成肺活量减低。此外，许多患者的肺活量比预计量减低的更多，主要是因为双肺的顺应性和胸壁的顺应性均减低所致。肺顺应性降低的原因尚不清楚，肯定的是与弥漫性微小肺不张有关，这些微小肺不张在尸检时已得到证实。胸壁顺应性降低与脊肋关节和胸骨关节的僵硬和纤维化有关。此外，手术后横膈运动受限也可造成呼吸窘迫，特别是在腹部外科术后，通过反射性刺激内脏和体壁的传出纤维，抑制膈神经传导。

胸腔和腹腔的呼吸运动有一个进行性脱离现象，首先是交替，然后是矛盾运动，胸腔与腹腔的矛盾性呼吸是膈肌运动减弱或消失的临床体征。离断呼吸机后可能伴随着呼吸不同步，或胸、腹部的矛盾运动。这种临床现象是由于吸气肌疲劳引起。首先是膈肌和其他吸气肌循环交替，以后出现吸气阻力增加造成呼吸肌疲劳。也要注意出现这种呼吸交替改变并不预示着离断呼吸机成功或者失败。出现膈肌和胸壁运动不同步或者矛盾运动是一种体征，提示相关的呼吸肌负荷增加，但还未达到诱发呼吸衰竭的程度。应当注意到这些异常呼吸运动的重要性，他们都是临床呼吸肌疲劳的体征。

临床仔细观察患者体征和测定动脉血气分析，可以早期辨识呼吸功能失代偿，更早地开始机械辅助通气支持。早期气管插管的另一个好处是保护呼吸道。患者构音不清和吞咽困难可能早已存在，或在肌无力危象时发生，反复吸痰刺激使得吞咽和咳嗽机制发生了病理性改变。

2. 治疗　首先，重要的一点是向患者耐心解释为什么要用呼吸器辅助通气，带上呼吸机并不是意味治疗的失败。治疗呼吸功能不全并不困难，包括间歇正压通气（IPPB），支气管吸痰和适当的抗生素。机械辅助通气时不必给予吡啶斯的明，离断呼吸机以后通常要恢复吡啶斯的明治疗。

神经肌肉性疾病，特别是MG，在离断呼吸器过程中有某些特点，这些特点与其他慢性肺疾病，特别是慢性阻塞性肺疾病，有明显的区别。首先MG的肺损害是限制性通气障碍，特点是肺活量进行性降低，但这并不是预示肌力衰竭的有效指标，除非肺活量很低（小于或等于20ml/kg）。第二呼气是被动的而吸气是主动的，吸气肌比呼气肌受到更多的“训练”，因而吸气肌很少受到病理改变的影响。但是呼气对于有效咳嗽极为重要，MG患者不能吸足整个肺活量的气体，也就不能达到有效的最大呼气压，这样在咳嗽时缺乏足够的气体动力压，呼出空气的速度也就减小。像所有其他肌肉群一样，MG本身以及围手术期应激作用使得呼吸肌产生过度疲劳，需要一段休息期才能恢复工作。

目前有两个事实很清楚，首先，为了维持肌肉张力偶尔一次最大用力吸气就足够了，另一个是获得耐久力的最好方法是肌肉疲劳运动，然后有一段完全休息期。这两个事实使得MG患者离断呼吸机时，采用间歇强制性通气（IMV）并不满意，这种通气方式既不能达到肌肉最大运动，也不能获得最大程度的休息，相反的需要已经疲劳的肌肉不断地努力运动。对于神经肌肉疾病的患者，短暂的持续正压通气与完全机械通气交替，可能比减少IMV更有效。这些意见有助于根据神经肌肉患者情况采用不同方式离断呼吸机，但是有一点，对这些患者的拔管标准是不变的。

四、外科

MG患者进行非胸腺切除其他手术时，所有上述的呼吸困难和肺活量降低均可能出现，术后可能需要呼吸机辅助支持，特别是进行开胸手术或腹部大手术。如果是消化道手术，术毕短期内尽量避免给予抗胆碱酯酶药物，因为这类药物有可能增加吻合口瘘的发生。

五、妊娠

妊娠对于MG病程的影响难以预料，它可能产生缓解也可能诱使复发；第1次妊娠对于MG的影响方式并不意味着随后的妊娠也有相同的影响；最后，产后更常见MG病情恶化，主要因为母体内激素状态趋于正常化。总之，无论这些MG妊娠患者进行何种类型手术，都需要临诊医师密切关注上述的各种影响和变化，予以相应处理。此外，如果妊娠第1个月需要进行其他手术的话，是否中止妊娠应当慎重考虑。

六、MG和新生儿

新生儿的MG是一暂时性疾病，约有12%MG母亲分娩的新生儿可患此症。母亲的抗体经胎盘传给新生儿，造成新生儿全身性肌肉无力，反射迟钝和呼吸窘迫。大多数新生儿MG于产后24小时内发现，也可在产后4天才出现MG，此种推迟是由于乙酰胆碱酯酶经胎盘传递所致。如果临床怀疑新生儿MG，应进行edrophonium试验（0.5～1.0mg i. m）。即使新生儿MG是一种短暂性疾病，但是约80%新生儿需要抗胆碱酯酶药物治疗2～4周。

（张志庸）

参考文献

1. Cooper JD, Al－jilaihawa AN, Pearson FG, et al. An improved technique to facilitate transcervical thymectomy for myasthenia gravis. Ann Thorac Surg, 1988, 45：242～247.

2. Bolooki H, Schwartzman RJ. High－dose steroids for peioperative management of patients with myasthenia gravis undergoing thymectomy. A preliminary report. J Thorac Cardiovasc Surg, 1978, 75：754～757.

3. Younger DS, Braun NMT, Jaretski A, et al. Myasthenia gravis: determinants for independent ventilation after transsternal thymectomy. Neurology, 1984, 34：336～340.

4. Gracey DR, Divertie MB, Howard FM, et al. Postoperative respiratory care after transsternal thymectomy in myasthenia gravis. A 3 year experience in 53 patients. Chest, 1984, 86 : 67 ~ 71.

5. Foldes FF, Nagashima H. Myasthenia gravis and anesthesia. In: Oyama T (ed) Endocrinology and the anesthesia. Elsevier, New York (Monographs in anaesthesiology, Vol 11, 171 ~ 203.

6. De Troyer A, Borenstein S, Cordier R. Analysis of lung volume restriction in patients with respiratory muscle weakness. Thorax, 1980, 35 : 603 ~ 610.

7. Ford GT, Riveout KS, Bozdeck LK, et al. Inhibition of breathing arising from the gallbladder. Physiology, 1983, 26 : A38.

8. Muller EA. Influence of training and of inactive on musvle strength. Arch Phys Med, 1970, 51 : 449 ~ 462.

9. Bell CMA, Lewis CB. Effect of neostigmine on integrity of ileorectal anastomosis. Br Med J, 1968, 3 : 587 ~ 588.

10. Frenkel M, Ehrlich EN. The influence of progesterone and mineralocorticoids upon myasthenia gravis. Ann Intern Med, 1964, 60 : 971 ~ 981.

11. Namba T, Brown SB, Grob D. Neonatal myasthenia gravis: report of two cases and review of the literature. Pediatrics, 1970, 45 : 488 ~ 504.

12. Rudolph AM, Hoffman JIE. Pediatrics, 17th edn. Appleton - Century Crofts, Norwalk, Conn, 1982, 1688.

第十一节 胸腺切除对重症肌无力治疗的价值

一、概况

已经证明胸腺切除对于 MG 有较好的免疫竞争效果，但是机制尚不十分清楚。自从 Blalock 首次采用胸腺切除治疗 MG 以来已有几十年。后来许多学者施行胸腺切除治疗 MG 作了不懈的努力。许多组报告早期外科手术优于长期内科治疗，手术死亡率明显减低，以至于最保守的神经内科医师也接受了手术处理这种治疗观点。

二、胸腺切除的适应证、时机和术前准备

胸腺切除的时机并没有固定的标准，从一个中心到另一个中心均不相同。当诊断或怀疑合并胸腺瘤时，当然手术应该尽快进行。对全身型无胸腺瘤的 MG，多数情况下应当在收入院服用抗胆碱药物症状控制稳定时，毫不拖延地进行胸腺切除，因为此时手术可获得最佳的长期缓解效果。

一般 MG 患者经 6 个月评估后，即使对于抗胆碱酯酶药物治疗反应良好，也推荐外科手术。许多人认为 Osserman's I 级单纯眼肌型病例，对胸腺切除手术的反应不佳，但是 Papatestas 主张对单纯眼肌型的 MG 也推荐积极手术治疗。Maggi 认为除了儿童和 60 岁以上老人，所有眼肌型 MG 患者胸腺切除是最好的治疗方法。严重的 MG 病例术前应进行 3 次 ~4 次血浆置换。原则上只要有可能术前尽量不用免疫抑制剂或激素。

三、外科或内科治疗预后

1966 年 Perlo 等最早发表了外科治疗与内科治疗结果的比较报告。他们随访时间较长，25% 随访少于 5 年，50% 随诊 5 年 ~ 15 年，25% 随访超过 15 年。这个结果显示 89% 胸腺切除患者获得了改善(包括 32% 完全恢复)，内科治疗获得改善者仅有 32%。病情严重程度相似的所有类型 MG 患者，外科手术结果优于内科治疗。后来 Buckingham 报告了外科治疗后随诊 19.5 年与内科治疗后随诊 23 年随机对比研究结果，该材料显示胸腺切除的缓解、改善和存活率更佳。Papatestas 比较了 1951 年至 1985 年间内科治疗 1100 例 MG 与胸腺切除 962 例 MG 的结果，外科治疗的缓解率为 21%，内科为 13%。Rodriguez 报告了儿童 MG 经外科切除胸腺取得了较好的结果，此报告的随诊时间长达 17 年。

四、手术死亡率

在 1940 年至 1950 年胸腺切除手术死亡率很高，1944 年 Blalock 报告的死亡率达 20%，主要死于术后呼吸衰竭。自 1960 年代初期，死亡率已降到 2% ~5%，以后死亡率持续下降，现在已降到 0% ~2%。表 10 –11 –1 摘要 80 年代几个大组胸腺切除死亡率。两个大组 962 例（Papatestas）和 550 例（Levasseur）报告的死亡率分别为 1.1% 和 0.5%，所有死亡均发生在 1973 年以前（Papatestas）或 1985 年以前（Levasseur）。这么低的死亡率主要受两个因素影响：

1. 外科入路　经颈切除胸腺死亡率为 0.4%，经胸入路死亡率为 3%，Maggi 显示经颈切除死亡率为 1.4%，经颈及胸骨柄切开死亡率为 1.3%，胸骨完全劈开切口死亡率为 2.5%。

2. 有无胸腺瘤　Maggi 个人交流的一组 500 例 MG，120 例合并胸腺瘤，380 例无胸腺瘤，每组均有 4 例死亡，死亡率分别为 3.3% 和 1.05%。

这两个因素并非孤立的，只有一小部分（25%）有胸腺瘤的患者才能经颈切口摘除，而 83% 无胸腺瘤患者都可以经颈切口手术切除。另一方面，可以经颈切口摘除的患者一般病情较轻，而有胸腺瘤者症状多较严重且病程长，此外相当多的胸腺瘤为侵袭性胸腺瘤，手术需更广泛切除，结果手术死亡率相应增高。

表 10 –11 –1　重症肌无力胸腺切除手术死亡率

报告者		病例数	死亡率%
Rzepecki et al	1980	136	2.2
Sturridge	1980	129	0
Mulder et al	1983	249	0.8
Levasseur	1985	550	0.5
Maggi	1985	500	1.6
Papatestas et al	1987	962	3[a]
			0[b]

[a] 302 例为 1973 年以前，[b] 660 例为 1973 年之后

五、晚期死亡率

胸腺切除后晚期死亡率从 3% 到 14.1%，其原因为各组收治的 MG 患者病情严重程度不同，合并或不合并胸腺瘤，以及术后随诊时间长短不同所致。Papatestas 强调不合并胸腺瘤的轻型 MG（Osserman's IA 或 IIA）总死亡率为 6%，无瘤重型 MG 总死亡率为 14%，当合并胸腺瘤时轻型死亡率为 23%，重型为 47%。此外，在许多大组报告中你很难区分出死亡是否因 MG 所致，这也明显地影响着计算结果。

六、术后结果

术后评估一般包括以下几种：

完全缓解：不应用任何治疗无 MG 症状或体征。

改善：应用少量抗胆碱酯酶药物无或有轻微症状或体征。

明显改善：减少抗胆碱酯酶药物剂量无症状或有轻微症状。

中度改善：抗胆碱酯酶药物剂量相同临床症状有改善。

无效：药物剂量不变症状无改善，需要应用大剂量免疫抑制剂。

胸腺切除一般均获较好的结果，几大组胸腺切除后缓解和改善结果显示在表 10-11-2 中，有几组是专门治疗无胸腺瘤的 MG，结果也非常好。某些组缓解和改善率达到 83%～87%，其中也包括了合并胸腺瘤的病例在内。

表 10-11-2　胸腺切除治疗 MG 结果

作　者	时　间	患者数	结果（缓解或改善）	
Keynes	1949	200	无瘤	92%
Perlo	1966	188	无瘤	89%
Papatesta	1971	111	无瘤	87%
Cohn	1974	57		73%
Buckingham	1976	80	无瘤	66%
Le Brigand	1980	248	无瘤	79.8%
Sturridge	1980	129		70%
Rzepecki	1981	126	无瘤	76%
Mulder	1983	249		87%
Monden	1984	80	无瘤	94%
Maggi	1985	500		83%
Levasseur	1985	170		87%
Otto	1987	317		97%
Jaretzki	1988	72	无瘤	95%
		8	无瘤多次手术	87.5%
		15	有瘤	86%

七、胸腺切除后症状缓解

胸腺切除术后临床症状改善不是立即出现的，术后第 1 个月缓解率较低，2 周为 8.5%，临床症状改善或缓解持续很长时间，有时甚至长达数年。Maggi 报告他的患者术后 7 年仅有 1/3 缓解。70 年代初 Papatestas 报告他的一组缓解率有提高，3 年为 26%，5 年为 41%，7 年为 54%。Monden 组报告的缓解率 3 个月为 15% 左右，3 年为 40%，5 年为 50%。Jaretzki 报告在他们的 72 例无瘤并彻底胸腺切除的一组中，术后 10 个月缓解率大约为 10%，50 个月为 40%，90 个月为 85%。Le Brigand 报告一组 248 例中随访 10 年以上的 34 例缓解程度结果，术后 1 年 16 例达到缓解（47%），其余 18 例（53%）经过 4、5 年或更长的时间从中度改善到明显改善。由此可见 MG 患者胸腺切除后最后达到完全缓解，每一例都需要不同的时间，从数月到数年，确切地评估手术结果可能需要等待 5 年为宜。不同作者报告的缓解率有明显差别在于“缓解”的定义，有的定为无症状但需要吃药，也有的随诊时间太短难以最后确定疗效。

八、胸腺切除影响疗效的各种因素

1. MG 严重程度　Buckberg 早年报告轻型 MG（Osserman's ⅡA，ⅡB 期）和重型 MG（Ⅲ，Ⅳ期）患者胸腺切除后结果相似，效果良好者分别为 62% 和 64%。Le 在 1980 年报告 79% 轻型患者获良好效果，83% 重症患者有良好结果。Rodriguez 报告至今最好的结果是胸腺切除对儿童重症 MG，3 年内缓解率达

68%，但是眼肌型仅有28%获得缓解。Papatestas 报告他的一组962 例 MG 患者胸腺切除后，重症患者结果较差，23%轻症患者获得缓解，重症患者仅17%获得缓解。这里主要决定于两个因素：重症患者术前 MG 病程较长，此外，重症 MG 更多合并胸腺瘤，这两个因素明显地影响预后结果。

2. 性别　多数报告女性 MG 患者切除胸腺后结果较佳。一组报告女性好的结果为73%，而男性为55%。Mulder 报告术后平均随诊 7.5 年，女性缓解和改善率为 91%，男性为 75%。在两个大组 Papatestas 和 Jaretzki 的长期随诊报告中，未能显示出结果与性别存在明显区别，其原因可能是采样的误差，临床上女性患 MG 的病例数较男性患 MG 高得多。

3. 年龄　1985 年 Maggi 在会议上报告年龄低于 40 岁的患者，术后缓解率为 38.8%，而高于此年龄者仅为 4.4%。仍是前两个大组结果 Papatestas 和 Jaretzki 显示年龄不是影响预后结果的重要因素，这并不意味着老年人手术效果像年轻人一样好，而是因老年患者更多地合并胸腺瘤，胸腺瘤严重地影响着手术预后，把这个因素考虑进去，年龄并不是影响预后的因素。

4. 术前 MG 估计　几大组材料显示，术前症状较轻、病程较短的病例，胸腺切除后完全缓解率高而死亡率低，其他作者也发现术前有症状、病程短与术后获得好的结果之间存在有明显的关系。出现症状时间少于 12 个月的患者，96% 可获得缓解和明显改善。MG 症状超过 12 个月 ~24 个月，25 个月 ~48 个月以及超过 48 个月，获得良好结果的比率将下降，分别为 91%，78% 和 48%。

5. 胸腺组织学

（1）生发中心　对于生发中心以及它与预后的关系一直就有广泛的研究，生发中心的数目随着术前症状持续的时间而增加。另一方面，早期缓解率、手术后存活率与生发中心数目的关系仍存在争论。

（2）淋巴滤泡增生　淋巴滤泡增生是否影响预后也是一个有争论的问题，1971 年 Alpert 提出淋巴滤泡增生对胸腺切除存在有不同的反应，认为有淋巴滤泡增生时预后结果良好。后来 Mulder 和 Rodriguez 未能肯定这一观察结果，他们的结果提示正常胸腺或有淋巴滤泡增生的胸腺其术后缓解比率相同。但是存在胸腺瘤则明显地影响着 MG 预后，Levasseur 观察无胸腺瘤者 77% 获得良好结果，有胸腺瘤者良好结果仅为 53%。Mulder 报告无瘤 MG 缓解率为 54%，有瘤者为 37%。Papatestas 也报告有无胸腺瘤长期存活率有明显区别：有瘤 MG 缓解率为 10%，无瘤为 23%。近年来这一差别有下降趋势，可能因为根治性外科切除技术提高了，以及更好地处理肿瘤复发。

6. 乙酰胆碱受体抗体　测定乙酰胆碱受体抗体（AchR - Ab）作为预后评估的指标尚未完全确定，这也是一个有争议的问题。切除胸腺以后，AchR - Ab 水平倾向于降低，但可能需要数月时间。Rubin 在术后完全缓解的患者血中未能测出 AchR - Ab，而有残留症状的患者可测出 AchR - Ab 滴度。Olanow 也发现术后 AchR - Ab 水平有降低但未能达到统计学有意义的标准。这一指标也不衡定，某些患者临床症状改善了，但是测定其 AchR - Ab 水平却增高了。所以目前的资料并不能支持 AchR - Ab 下降与临床症状的改善存在有明确的平行关系，因为临床测定它的结果并不衡定。也许存在有其他因素，如胸腺本身的作用，这些尚不完全清楚。

7. 其他自家免疫性疾病　从有关这一题目发表的文献很难得出有意义的结论。Rodriguez 研究了儿童 MG 与其他自家免疫性疾病的关系，全组 MG 合并其他自家免疫性疾病共 14 例患者，其中 5 例合并类风湿性关节炎，3 例儿童期糖尿病，3 例哮喘，3 例甲状腺功能不全，14 例中的 12 例进行了胸腺切除，获得 50% 的缓解率，结果较不合并自家免疫性疾病的 MG 患者要好。Monden 特别研究了这一题目，在他 277 例 MG 行胸腺切除病例中，有 33 例合并 37 种免疫性疾病（其中 3 例合并 2 ~3 种免疫性疾病），此组不包括糖尿病（另外 5 例），有 9 例在切除胸腺以后出现了自家免疫性疾病。合并免疫性疾病更多的是不合并胸腺瘤的 MG 患者（15.1%），MG 合并胸腺瘤时自家免疫性疾病出现率为 3.8%。另外女性 MG 患者合并自家免疫性疾病比男性更多见，分别为 15.3% 和 5.3%。而且常常发现合并第 2 个自家免疫性疾病的胸腺内有更多的生发中心。

出现第 2 个自家免疫性疾病的 MG 患者，胸腺切除后症状缓解率与一般 MG 患者并无明显区别，有第2个免疫病的MG患者，胸腺切除后5年缓解率为40%，不合并第2个免疫病者胸腺切除后5年缓解率为55%。5年有效率分别为90%和97%，合并的免疫性疾病病程并不受胸腺切除的影响。

8. 外科手术入路　外科手术入路对于患者的预后、手术死亡率和合并症的发生率无明显影响。标准的或扩大的颈部切口切除，颈部切口加胸骨柄切开，或胸骨正中切开的手术入路，所谓的根治性切除或非根治性切除，各种手术切口入路均有大量结果报告，各位医师持有不同观点并有各自大量的数据结果，因而它是一个尚无统一意见有争论的题目。Maggi 和 Papatestas 均认为颈部切口摘除胸腺与胸骨切开的效果一样，而合并症更少。但是 Masaoka，Mulder 和 Jaretzki 均认为纵隔内胸腺与脂肪组织大块切除，即扩大的胸腺切除，术后长期随诊效果更好。

（张志庸）

参 考 文 献

1. Papatestas AE, Genkins G, Kornfeld P, et al. Effects of thymectomy in myasthenia gravis. Ann Surg, 1987, 206: 79~88.
2. Maggi G, Paletto AE, Casadio C, et al. R'esultate de 368 thymectomies pour myasthe'nie. Lyon Chir, 1982, 78: 101~104.
3. Perlo VP, Poskanzer DC, Schwab RS, et al. Myasthenia gravis: evaluation of treatment in 1355 patients. Neurology, 1966, 16: 431~439.
4. Buckingham JM, Howard FM, Bernatz PE, et al. The value of thymectomy in myasthenia gravis. A computer assisted matched study. Ann Surg, 1976, 184: 453~458.
5. Rodriguez M, Gomez MR, Howard FM, et al. Myasthenia gravis in children: long-term followup. Ann Neurol, 1983, 13: 504~510.
6. Slater G, Papatestas AE, Genkins, et al. Thymectomy in patients more than 40 years of age with myasthenia gravis. Surg Gynecol Obstet, 1978, 146: 54~56.
7. Muller DG, Herrmann C, Keesey J et al. Thymectomy for myasthenia gravis. Aqm J Surg, 1983, 146: 61~66.
8. Otto TJ, Strugalska H. Surgical treatment for myasthenia gravis. Thorax, 1987, 42: 199~204.
9. Papatestas AE, Alpert LI, Osserman RS, et al. Studies in myasthenia gravis: effects of thymectomy. Results on 185 patients with non-thymomatous and thymomatous myasthenia gravis. Am J Med, 1971, 50: 465~474.
10. Monden Y, Nakahara K, Kagotani K, et al. Effects of preoperative duration of symptoms on patients with myasthenia gravis. Ann Thorac Surg, 1984b, 38: 287~291.
11. Jartzki A, Penn AS, Younger DS, et al. "Maximal" thymectomy for myasthenia gravis. J Thorac Cardiovasc SURG, 1988, 95: 747~757.
12. Le Brigand H, Levasseur P, Rojas-Miraanda A, et al. Re'sultats du traitement chirurgical de la myasthe'nie (248 cas de thymectomies). Ann Chir, 1980, 34: 169~172.
13. Buckberg GD, Herrmann C, Dillon JB, et al. A further evaluation of thymectomy for myasthenia gravis. J Thorac Cardiovasc Surg, 1967, 53: 401~411.
14. Levasseur P, Noviant Y, Rojas-Miranda A, et al. Thymectomy for myasthenia gravis: long-term results in 74 cases. J Thorac Cardiovasc Surg, 1972, 64: 1~5.
15. Mulder DG, Herrmann C, Keesey J, et al. Thymectomy for myasthenia gravis. Am J Surg, 1983, 146: 61~66.
16. Osserman KE, Genkins G. Studies in myasthenia gravis: review of a 20 year experience in over 1200 patients. Mt Sinai J Med, 1971, 38: 497~537.
17. Monden Y, Nakahara K, Kagotani K, et al. Myasthenia gravis with thymoma: analysis of and postoperative prognosis for 65 patients with thymomatous myasthenia gravis. Ann Thorac Surg, 1984a, 38: 46~52.
18. Slater G, Papatestas AE, Genkins G, et al. Thymectomy in patients more than 40 years of age with myasthenia gravis. Surg Gynecol Obstet, 1978, 146: 54~56.
19. Alpert LI, Papatestas AE, Kark A. A histologic reappraisal of the thymus in myasthenia gravis. A correlative study of thy-

mic pathology and response to thymectomy. Arch Pathol, 1971, 91:55~61.
20. Rubin JW, Ellison RG, Moore HV, et al. Factors affecting response to thymectomy for myasthenia gravis. J Thorac Cardiovasc Surg, 1981, 82:720~728.
21. Olanow CW, Wechsler AS, Roses AD. A prospective study of thymectomy and serum acetylcholine receptor antibodies in myasthenia gravis. Ann Surg, 1982, 196:113~121.
22. Monden Y, Uyama T, Nakahara K, et al. Clinical characteristics and prognosis of myasthenia gravis with other autoimmune diseases. Ann Thorac Surg, 1986, 41:189~192.
23. Masaoka A, Monden Y. Comparison of the results of transsternal simple, transcervical simple and extended thymectomy. Ann NY Acad Sci, 1981, 377:755~765.

第十二节 重症肌无力外科治疗现状与争论

目前认为重症肌无力（myasthenia gravis，MG）是一种自身免疫性疾病，临床表现为肌肉无力和自主性肌肉疲劳。病理机制研究结果认为是一种内分泌性疾病，是抗体作用于突触后膜乙酰胆碱受体，导致神经肌肉交接处信号传递障碍。理论依据是90%以上重症肌无力患者血清内可以检测到乙酰胆碱受体抗体（acetylcholine receptor antibody，AchRAb）。在全身各种肌肉群中，颅神经支配的肌肉更容易受累。大量的临床和实验室研究发现，抗体水平并不与随临床治疗症状改善而变化，即是说血中AchRAb水平尚不能作为重症肌无力治疗结果的评判指标。目前对于MG的病理生理学变化还有许多不明之处，需要更加深入地研究。

临床上，MG男女发病率约为1:2，临床表现也多种多样。很早以前人们就注意到MG与异常胸腺有关，并且采用胸腺切除方法进行治疗。最早期治疗MG的手术方法是阻断胸腺血管或切除胸腺供血血管，这种方法临床效果并不明显，且在当时伴有较高的死亡率，因之未被临床医师所接受。1939年，Blalock为一位19岁的MG女性患者成功地切除了大小为6cm×5cm×3cm胸腺瘤，术后患者症状明显改善。自此，经过半个多世纪的反复实践，意见逐渐统一，除了药物以外，胸腺切除作为MG治疗方法之一已无争议，仅在胸腺切除的指征和手术方式存在有不同的观点。

一、诊断与分级

在外科手术治疗前通常需要明确MG诊断和病程分级，诊断性试验包括：

1. 抗胆碱酯酶药物刺激试验（如腾喜龙试验）
2. 电生理学检查（肌电图）
3. 血清乙酰胆碱受体抗体检测
4. 临床症状和体征

胸部CT有助于确定有无合并胸腺肿瘤。综合以上各项检查结果，根据Osserman制定的分级系统对MG程度进行分级。分级主要依据临床症状（如全身型或眼肌型）及其严重程度而定。

二、胸腺切除治疗MG

如何治疗MG尚无前瞻性的治疗经验可供参考，由于MG患者的临床表现与年龄、性别、肌肉受累范围、乏力程度和乙酰胆碱受体抗体滴度等均有关系，基于这些因素的变化，Drachman认为MG是一种全身性疾病。临床治疗的方法多样，包括抗胆碱酯酶药物治疗、激素治疗、血浆置换、免疫抑制和外科胸腺切除。

胸腺切除治疗MG的安全性和有效性目前已经有广泛的共识，手术死亡率为0%~2.4%，临床症状缓解率为62%~100%。Remission为症状完全消失无需任何治疗者为8%~69%。Crucitti等报道10年生存率为78%。Buckingham等使用计算机辅助对内科保守治疗和外科手术治疗的MG患者进行随机前瞻性研究发现，总体症状缓解率和5年、10年的生存率，外科治疗效果均优于单纯内科治疗

(图 10－12－1)，且手术治疗的优点与年龄无关。Lanska 对 MG 感兴趣的神经内科医师进行调查，了解他们对于外科治疗 MG 的接受程度，结果 8% 的神经内科医师赞成对不足 1/3MG 患者手术治疗；57% 赞成对 1/3 ~ 2/3 的 MG 患者进行手术；35% 的医师赞成对 2/3 的患者手术治疗。所有神经内科医师均认为如果有下列情况应该采用手术治疗：

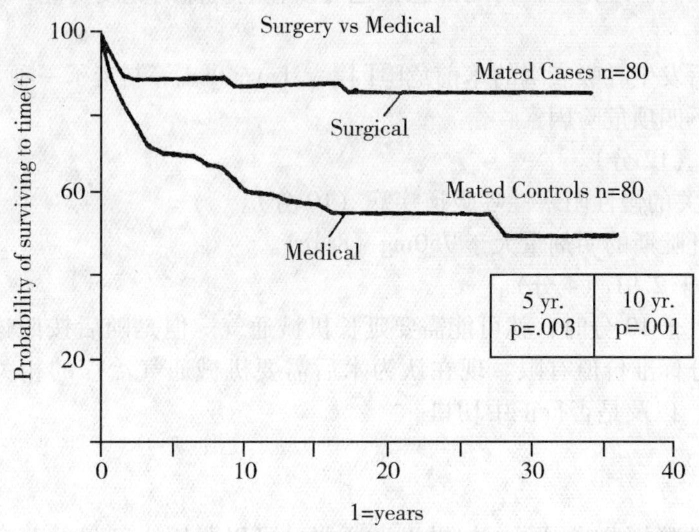

图 10－12－1 药物和手术治疗重症肌无力生存率比较

（摘自 Buckingham JM, et al. The value of thymetcomy in myasthenia gravis. Ann Surg, 1993, 184:453 ~ 458）

1. 合并胸腺瘤。
2. 全身性病变，药物治疗无效。
3. 非手术治疗无效的少部分眼肌型患者。

对于何时施行手术，如何进行术前准备，以及采取哪种手术方式，仍存在有争议。但是总的倾向是早期外科手术。

三、胸腺解剖

对于胸腺与 MG 之间的关系目前尚不能完全解释清楚，但手术治疗 MG 的原则是完全切除胸腺。因此，了解胸腺的解剖对于能否成功彻底地切除胸腺至关重要也非常必要。

胸腺位于前纵隔外形呈“H”状、灰－粉红色、有分叶的腺体。血液由乳内动脉的分支供应，回流到无名静脉。常见的胸腺解剖变异，包括少数患者胸腺上极位于无名静脉的后方；2% 患者的胸腺组织完全局限于胸腺包膜内。此外，由于复杂的胚胎迁移过程，颈部和纵隔均可有胸腺组织分布。Masaoka 等发现在前纵隔脂肪中存在有异位胸腺组织。Jaretzki 等发现 32% 和 98% 的患者分别在颈部和纵隔出现异位胸腺组织，他们并绘制了异位胸腺的详细“地图”，建议采用颈胸联合切口以便能完全切除胸腺及异位胸腺组织，称为“最大化胸腺切除术”。Fukai 认为在前纵隔脂肪、隆突后脂肪和主动脉前脂肪中发现异位胸腺组织的可能性分别为 44%、7.4% 和 0%。Ashour 综述有关文献发现 39.5% MG 患者有异位胸腺，与 Jaretzki 的发现不同，他发现 63.2% 异位胸腺出现在颈部。某些作者常引用这些数据来支持他们采用扩大性胸腺切除术式。

四、术前准备

MG 患者是否需要特殊的术前准备，临床医师也存在争议，但是毫无疑问周密系统的治疗计划可获得最佳的结果。Wechsler 一直倡导进行前瞻性治疗设计途径，并在 Duke 大学提出，只要有可能就应将胸腺切除作为MG唯一治疗方法，其他药物治疗仅在必要时才考虑应用，不作为常规治疗，若病情不平稳，可以采用血浆置换。Hopkins 医学中心的治疗原则是仅对MG症状平稳的患者实行胸腺切除，这种手术原则可以避免因使用过量激素影响切口愈合。

文献上血浆置换主要用于稳定急性重症患者病情。任何术前感染，即使看来无何临床意义，也应该在手术前得到有效控制。理论上任何局部感染也可以影响机体的免疫功能，从而影响MG症状和治疗效果。

几项研究探讨术后发生呼吸衰竭的术前危险因素。Leventhal 等制定了一项MG患者麻醉风险评分标准，他们发现有以下四项危险因素：

1. 病程大于6年（12分）。
2. 存在与MG无关的慢性阻塞性呼吸道疾病（10分）。
3. 术前48小时吡啶斯的明剂量大于750mg（8分）。
4. 术前潮气量小于2.9L（4分）。

他们发现当评分大于10分时，就可能需要延长机械通气。但是随后按照这个评分标准进行的有关研究发现，这个评分标准价值有限。现在认为术后需要机械通气治疗的相关因素有疾病严重程度（如分期）；呼吸功能；以及是否行正中切口。

五、术前用药

一般来讲，应尽量避免术前用药。如果患者紧张，可以服用小剂量的苯二氮䓬类药物，如地西泮。对于手术日晨是否应用抗胆碱酯酶药物意见不统一。因为术后抗胆碱酯酶药物需要量减少，如果停药某些患者到达手术室时常感觉比较虚弱，临床医师一般采取减量或停用抗胆碱酯酶药物。长期服用固醇类药物患者，可在麻醉诱导前静脉推注100mg氢化可的松，然后每间隔8小时再注射一次，共3次。

六、术中处理

胸腺切除患者手术中应该进行下列检测：血压、脉搏、体温、心电图、二氧化碳浓度、氧饱和度、神经肌肉阻断程度和心前区或食管内听诊。经胸骨正中切口常需要放置动脉测压管，用于监测血流动力学变化和进行血气分析。除非患者有明显的心血管或呼吸系统疾病，经颈部胸腺切除一般不需要有创血流动力学检测。

静脉应用硫喷妥钠，丙泊酚或吸入性的咪羟酯进行诱导。如果可能，尽力避免使用肌松药。通常情况下肌无力本身和挥发性麻醉药物的肌肉松弛作用，足以完成气管内插管并维持麻醉。

插管时如果需要肌肉松弛，可以考虑琥珀酰胆碱。服用抗胆碱酯酶药物的患者对于琥珀酰胆碱反应可能出现异常，原因是抗胆碱药物抑制了胆碱酯酶活性，胆碱酯酶可以水解琥珀酰胆碱，从而延长阻断时间。已有报道对琥珀酰胆碱产生抵抗，可能与活动期患者乙酰胆碱受体数目减少有关。如果患者术后能够完全恢复，这种反应通常是可逆的。

活动期MG患者对于非去极化肌肉松弛剂（如泮库溴铵，阿曲库铵，维库溴铵）敏感，这些药物有增强和延长肌松的作用。如果使用非去极化药物，建议应用阿曲库铵，它的半衰期较短，且很快降解。同样，维库溴铵也可用于MG患者。对大多数患者，维库溴铵剂量超过0.005mg/kg，就需应用神经肌肉监测仪监测。尚无证据表明术前接受吡啶斯的明会增加对非去极化药物的敏感性。

神经肌肉阻断可以用新斯的明或腾喜龙进行逆转。理论上应用抗胆碱酶药物逆转可能导致胆碱能危象，但临床上这种情况并不多见。总之应该慎用引起神经肌肉阻断反应的药物，如氨基糖苷类抗生素，钙离子通道阻滞剂和抗心律失常药物如奎尼丁，普鲁卡因等。

围手术期间可输注抗胆碱酯酶药，将每日吡啶斯的明口服剂量除以60，得出输注用量，于24小时内滴注（将新斯的明加入到1L生理盐水或林格乳酸液中进行输注，约42ml/h）。一旦患者能够经口进食即停止静脉输注，改用口服正常剂量的吡啶斯的明。

七、术后疼痛处理

经胸骨劈开切口胸腺切除术，采用胸部硬膜外麻醉加少量全身镇痛药可以取得很好的术后镇痛效果。Kirch等报告在经胸骨胸腺切除手术中，腰椎硬膜外注射吗啡与术中静脉注射麻醉药相比较，前者更有利于术后镇痛和呼吸功能恢复，而且不延长术后带管时间和机械通气时间。

有时还可采用蛛网膜下腔镇静方法缓解术后疼痛。在切开皮肤前，蛛网膜腔内注入吗啡可以减少术后镇痛药物用量。对于不适合硬膜外或蛛网膜麻醉的患者，术后可静脉或肌内注射镇痛药物。

八、手术技巧

切除胸腺的手术方法有颈胸联合切口（最大化胸腺切除术）、胸骨正中切口（经胸骨入路）、颈部切口、部分胸骨切开以及胸腔镜手术。

1．颈胸联合切口（最大化胸腺切除术）　采取颈胸联合切口是基于颈部、纵隔内异位胸腺发生率很高这一理论，这种切口可以充分显露纵隔和颈部，有利于发现和去除异位胸腺组织。这种切口最早由Jaretaki等提出。患者取平仰卧位，单腔气管内插管全身麻醉。分别采用颈部领状切口和胸骨正中切口（图10－12－2）。两个切口连起来呈“T”型，更利于显露胸腺瘤或完成手术。颈部解剖范围包括上自甲状腺峡部下至无名静脉，两侧以喉返神经为界。松解甲状腺，检查并摘除甲状腺后方的异位胸腺。注意保护两侧甲状旁腺，避免将异位胸腺与其下面的甲状旁腺一并切除。继之正中劈开胸

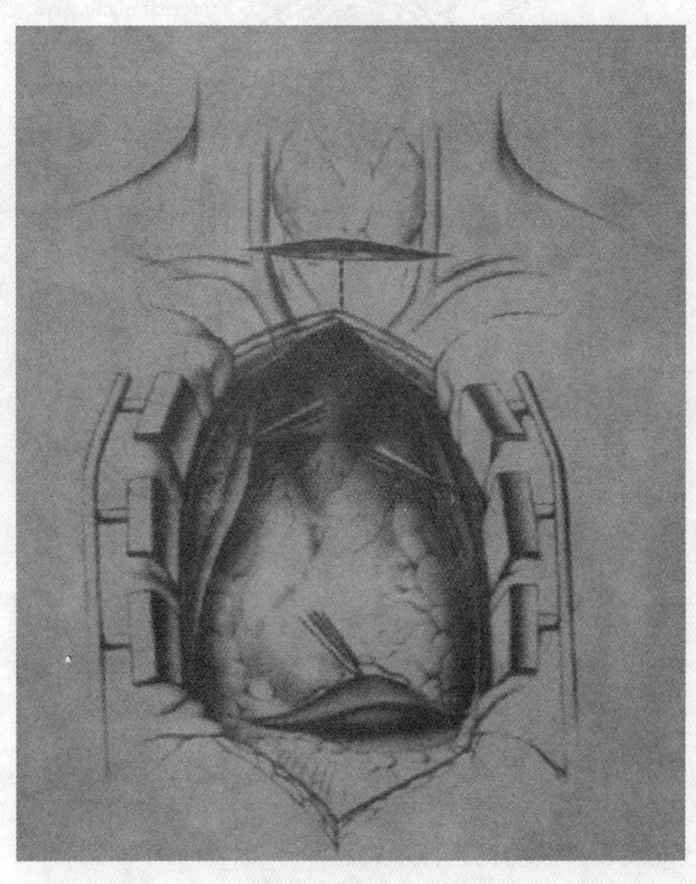

图10－12－2　颈胸联合切口－最大化胸腺切除

（摘自Jarezki A，Wolff M．“Maximal” thymectomy for myasthenia gravis．J Thorac Cardiovasc Surg，1988，96：711～716）

骨进行纵隔胸腺切除。切除范围包括膈肌到无名静脉上方，两侧以膈神经为限（注意不要损伤）。后方则以心包作为解剖的底界，去除胸腺和所有的纵隔脂肪，包括两侧的纵隔胸膜脂肪。仔细解剖胸腺中心静脉并结扎，将胸腺从无名静脉完全分离。如果存在胸腺瘤，采取同样切口处理。检查纵隔胸膜表面有无肿瘤种植，若肿瘤粘连、侵犯周围组织，如纵隔胸膜、心包和无名静脉，则应与肿瘤一并切除。常规关闭胸部切口，放置纵隔引流和/或胸腔引流。

2. 正中切口　许多术者认为经胸骨正中切口就可以完成全胸腺切除。此种切口可以充分显露纵隔，且手术安全、操作容易。必要时可向上延伸充分显露颈部病变。基于美容需要，从胸骨正中切口衍生出一些其他的切口，如双乳房下切口和“香槟酒杯”样切口。采用单腔气管内插管全身麻醉。完全胸腺切除应包括前纵隔所有脂肪组织的大块切除（图 10－12－3）。如同前面描述，手术关键是要将胸腺从无名静脉分离出来。某些术者常规切开双侧纵隔胸膜并切除。另外一些术者认为无此必要。术中需注意保护膈神经。解剖自胸腺下极开始，剪开胸腺包膜，并逐渐向下牵拉胸腺，有利于解剖胸腺上极，最后分离胸腺上极与甲状腺下方的纤维条索并结扎切断。胸腺瘤切除方法与之类似，但是若胸腺瘤出现局部侵袭，则应考虑更广泛彻底切除。

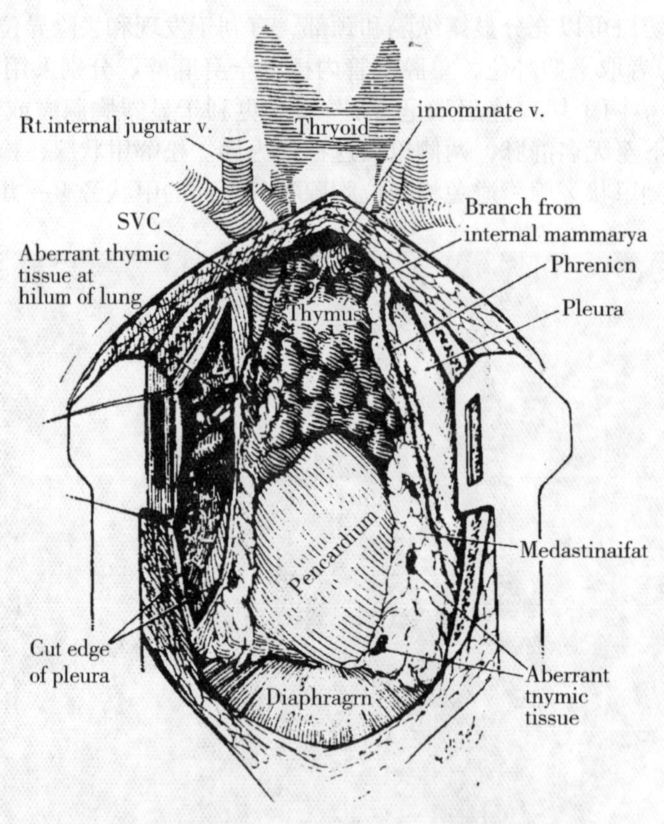

图 10－12－3　胸骨正中切口胸腺切除

（摘自 Mulder DG，Extended transternal thymectomy. Chest Surg Clin N Am，1996，6：95～103）

3. 经颈部切口　有人担心经胸骨正中切口摘除胸腺，术后可能发生切口疼痛，影响呼吸功能，膈神经损伤，以及纵隔炎等问题。为避免这些术后合并症，Crile 提出了经颈部切口切除胸腺，Kark 和 Kirschner、Cooper、Furguson 等均赞同这种术式。

颈部切口手术患者平仰卧位，肩部垫枕颈部过伸。单腔气管内插管全身麻醉。取颈部领状切口，牵拉颈阔肌上下皮瓣。首先解剖并游离胸腺上极，向上牵拉胸腺上极，继续向下解剖分离（图 10－12－4）。胸腺上极牵引缝线有助于分离胸骨柄后方胸腺。直角拉钩向前提起胸骨，可扩大前纵隔的显露，光纤头灯有助于术野观察。分离胸腺中心静脉，结扎或钳夹后切断。之后继续向上牵拉，解剖胸腺包膜，摘除所有胸腺和纵隔脂肪组织。一些术者常将胸腺连同上纵隔脂肪一起去除；另外一些术者认为分别切除胸腺和前纵隔脂肪更容易。摘除脂肪组织时应注意勿损伤膈神经。解剖中若撕破纵隔胸膜，可以在缝合切口时通过膨肺暂时性纵隔“排气”方法解决。如果需要则可向下延长切口，施行部分或完全胸骨劈开切口。Ferguson 报道颈部切口手术中仅 5% 的患者需要转为胸骨切口。大多数人认为合并胸腺瘤是经颈部切口手术的禁忌证。若术中才发现存在隐匿胸腺瘤，绝大多数病例需要部分或完全的胸骨切开。

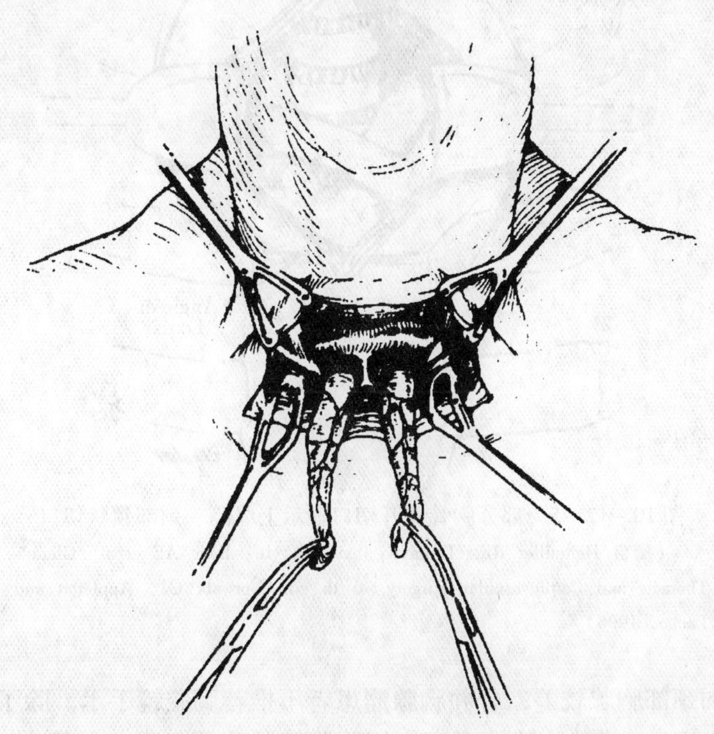

图 10－12－4　颈部切口胸腺切除术中所见。胸腺上枝已被牵开
（摘自 Kark AE，Kischner PA．Total thymectomy by the transcervical approach. Br．J Surg，1971，58：323～326）

4．部分胸骨切口有或无颈部切口　单纯部分胸骨切口或联合颈部切口即可显露颈部和纵隔，此种切口可以显露前上纵隔，而不必行完全胸骨劈开。患者体位同标准胸骨正中切口。在胸骨柄上方作垂直正中切口至第 3 肋间隙，电动锯纵形劈开胸骨柄至第 4 肋骨上方水平，儿童用胸骨牵开器显露纵隔（图 10－12－5）。必要时可以加行颈部领状切口，这种切口可避免全胸骨切开，但美观是其欠缺之处。

LoCicero 介绍了一种改进的部分胸骨切开术，其更美观。他认为此种切口比颈部切口能更好地显露术野，而且可以避免完全胸骨切开。禁忌证是巨大胸腺肿瘤，尤其是侵犯下纵隔的胸腺瘤，以及可能需要冠状动脉搭桥的患者，因为这种切口需要牺牲双乳侧内动脉。

具体方法是采用胸骨切口体位，作第二肋间水平横切口，沿中线分别向两侧延伸 5cm 呈一弧形切口。提起厚皮瓣，充分显露胸骨柄。在相对于 Luis 角水平结扎并切断乳内血管。使用震动锯沿 Luis 角横断胸骨，再垂直劈开胸骨柄。利用 Tuffer 或 Reinhoff 牵引器，充分显露前纵隔和下颈部。与胸骨切开手术一样，自下向上进行胸腺切除。用 4 根钢丝闭合分离的胸骨。一般需要放置两根胸管，一根在上，另外一根在胸骨的后方，逐层关闭切口，48 小时拔除引流管。

5．胸腔镜胸腺切除　胸腔镜胸腺切除在临床上广泛施行已经多年。双腔气管内插管全身麻醉。

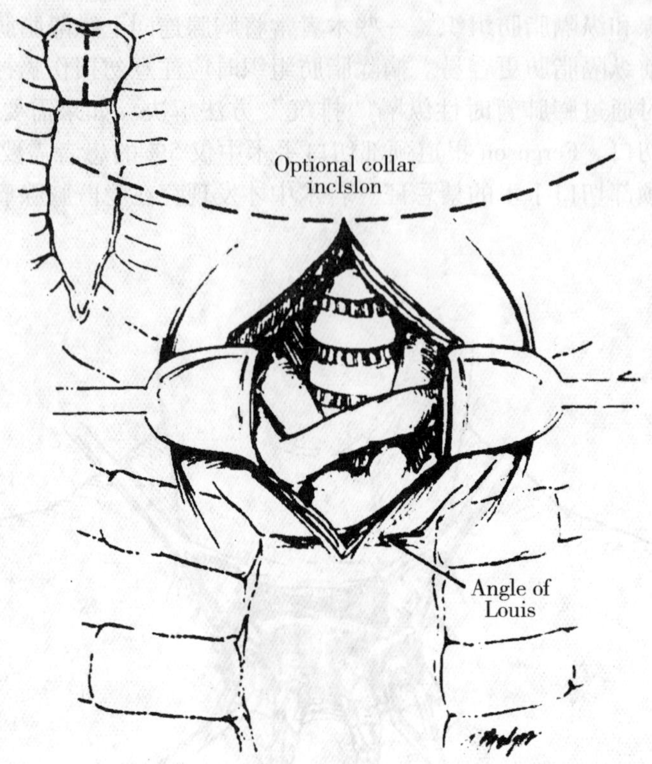

图 10－12－5 部分胸骨劈开切口显示上纵隔－颈部领状切口

（摘自 Heitmiller RF. Thoraxixi inxisions. In：Baue AE et al. Glenn's Thoracic and Cardiovascular Surgery. 6 th ed. Norwalk CT，Appleton and Lange，1996）

由于胸腔镜显露对侧和颈部胸腺较差，合并胸腺瘤患者不推荐胸腔镜手术。除了上述缺点外，胸腔镜摘除胸腺无其他限制。Kaiser 描述胸腔镜下完全切除胸腺的步骤如下，气管内双腔插管全麻成功后，患者平仰卧位，采用左侧切口，一般左胸抬高 30 度。在第 6 或 7 前肋间放置胸腔镜头，乳房下缘皱褶处放置 2 个工作口，其中一个作为操作口。摘除胸腺步骤与开胸手术相同，自下向上完全切除胸腺，如果需要，可以加用颈部切口。

九、术后护理

如果患者情况允许，手术结束即可拔除气管插管。作者所在单位术后处理原则在麻醉章节中已有描述，但还需要强调局部麻醉镇痛技术，使用间断正压通气使肺膨胀达到理想程度。患者可以口服药物（如果需要）时，停止 ICU 监护。常规处理中要警惕任何可能的感染并发症。

十、结果

胸腺切除治疗 MG 的结果见表 10－12－1，无手术死亡，并发症较低（0% ~21%）。78% ~96% 的患者在临床分期和/或减少服药剂量方面有所改善。28% ~69% 的患者没有临床症状和停药。Crucitti 等报道从 1969 年 ~1989 年胸腺切除手术死亡率明显降低。这归功于多学科协作和监护水平提高。

尽管胸腺切除治疗 MG 在安全性和有效性方面没有问题，但是选择何种手术方式仍然存在争议。手术治疗的一致原则是完全切除胸腺。对于采用何种术式才能达到这一要求，有不同的观点。Jarezki 等通过研究异位胸腺在颈部和纵隔的分布和发生率，比较不同外科术式的术后结果（图 10－12－6），认为只有通过颈胸联合切口才有可能完全切除胸腺。另外一组根据口服免疫抑制剂治疗的 MG 患者术后可能发生并发症的研究表明，经颈部切口切除胸腺同样有效并且更为安全。临床上最常用的切口仍是胸骨正中切口。Jarezki 等通过手术方式来比较症状的缓解率，发现最大范围切除胸腺症状缓解率最高，颈部切口症状缓解率最低。Cooper 等认为颈部切口胸腺切除优于或等于经胸骨正中切口或颈胸联合切口。由于缺少前瞻性对照性研究；临床分期的不同和治疗方法的多样性，导致外科手术治疗 MG 疗效至今仍存在争议。表 10－12－1 清楚地显示，存在着与外科手术方式无关的相互重叠的良好结果。

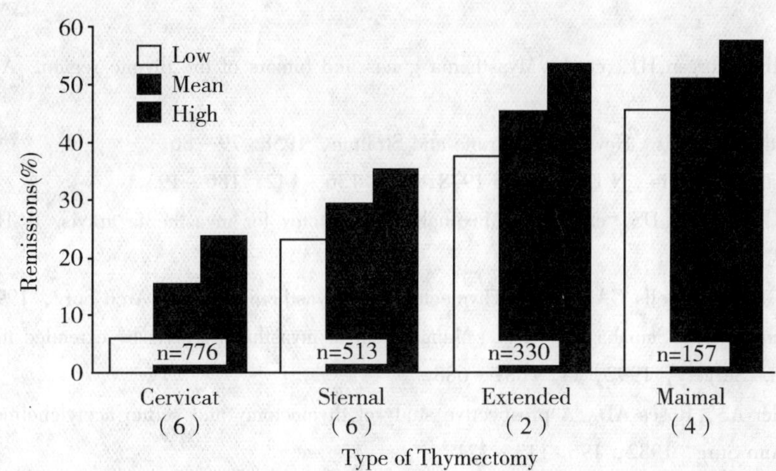

图 10－12－6　不同手术方法胸腺切除重症肌无力缓解率比较（不包括合并胸腺瘤）

（摘自 Jarezki A，"Maximal" thymectomy for myasthenia gravis. J Thorac Cardiovasc Surg，1988，96：711～716）

表 10－12－1　胸腺切除治疗 MG 的结果

作　者	病例数	方　法	死　亡	合并症（%）	改善（%）	缓解（%）
Jaretzki	45	cx + ms	0	7.4	96/87.5/86*	46/12.5/13*
Frist	46	ms	0	ns	87	28
Cooper	65	cx	0	3.1	95	52
Nussbaum	48	ms	0	21	94	42
Detterbeck	100	ms	0	ns	78	69/29+
Olanow	47	ms	0	0	83	61

*改善率和缓解率，无胸腺瘤/二次切除/MG 手术切除；＋ 中、重度 MG 缓解率；cx＝颈部切口；ms＝正中切口；ns＝未报告。

外科术后随诊发现，MG 临床症状的改善是一个长期缓慢的过程。Jaretzki 等在术后 89 个月随诊中发现，无胸腺瘤患者其症状消退率为 81%。Frist 等报道术后 5 年的生存率为 100%。Crucitti 等报道 10 年的生存率为 78%，复发率为 3%。

与胸腺切除有关的预后因素至今尚无定论。Jaretzki 等认为术前症状重，合并胸腺瘤，二次胸腺切除，均提示胸腺切除预后不佳。另一方面，多变量分析显示年龄、性别、病程、胸腺病理（除外胸腺瘤）、血浆置换或抗胆碱受体抗体水平与预后无关。Ashour 认为有无异位胸腺可以作为预测术后结果指标。他发现有异位或无异位胸腺完全切除后 MG 症状消退率分别为 13.3% 和 47.8%。Frist 等复习 46 例 MG 手术患者，发现三个评判预后的指标：①年龄小于 45 岁；②女性；③术前分期。

有关资料显示二次手术对于无胸腺瘤的患者仍是安全有效的。Jarezki 报道在他进行的所有二次手术患者均发现有残留胸腺组织，尽管此前这些患者已经作过胸腺切除，术前 CT 检查或正常或不确定。这组病例没有手术死亡；无病情恶化发生。87.5% 患者临床症状改善，12.5% 患者获得完全缓解。

（张志庸　乔　力）

参考文献

1. Blalock A, Mason MF, Morgan HJ, et al. Myasthenia gravis and tumors of the thymic region. Ann Surg, 1939, 110: 544~561.
2. Osserman KE. Myasthenia gravis. New York: Grune and Stratton, 1958: 79~86.
3. Drachman DB. Myasthenia gravis. N Engl J Med 1978, 298: 136~142, 186~193.
4. Jaretzki A, Penn AS, Younger DS, et al. "Maximal" thymectomy for myasthenia gravis. J Thorac Cardiovasc Surg, 1988, 95: 747~757.
5. Blossum GB, Erstoff RM, Howells GA, et al. Thymectomy for myasthenia gravis. Arch Surg, 1993, 128: 855~862.
6. Nussbaum MS, Rosenthal GJ, Samaha FJ, et al. Management of myasthenia gravis by extended thymectomy with anterior mediastinal dissection. Surgery, 1992, 112: 681~688.
7. Olanow CW, Wechsler AS, Roses AD. A prospective study of thymectomy and serum acetylcholine receptor antibodies in myasthenia gravis. Ann Surg, 1982, 196: 113~121.
8. Detterbeck FC, Scott WW, Howard JF Jr, et al. One hundred consecutive thymectomies for myasthenia gravis. Ann Thorac Surg, 1996, 62: 242~245.
9. Frist WH, Thirumalai S, Doehring CB, et al. Thymectomy for the myasthenia gravis patient: factors influencing outcome. Ann Thorac Surg, 1994, 57: 334~338.
10. Cooper JD, Al-Jilaihawa N, Pearson FG, et al. An improved technique to facilitate transcervical thymectomy for myasthenia gravis. Ann Thorac Surg, 1988, 45: 242~247.
11. Crucitti F, Doglietto GB, Bellantone R, et al. Effects of surgical treatment in thymoma with myasthenia gravis: our experience in 103 patients. J Surg Oncol, 1992, 50: 43~46.
12. Buckingham JM, Howard FM Jr, Bernatz PE, et al. The value of thymectomy in myasthenia gravis. Ann Surg, 1993, 184: 453~458.
13. Lanska DJ. Indications for thymectomy in myasthenia gravis. Neurology, 1990, 40: 1828~1829.
14. Jaretzki A Ⅲ, Wolff M. "Maximal" thymectomy for myasthenia gravis. Surgical anatomy and operative results. J Thorac Cardiovasc Surg, 1988, 96: 711~776.
15. Masaoka A, Nagaoka Y, Kotake Y. Distribution of thymic tissue at the anterior mediastinum: current procedures in thymectomy. J Thorac Cardiovasc Surg, 1975, 70: 747~754.
16. Fukai I, Funato Y, Mizuno T, et al. Distribution of thymic tissue in the anterior mediastinal adipose tissue. J Thorac Cardiovasc Surg, 1991, 101: 1099~1102.
17. Ashour M. Prevalence of ectopic thymic tissue in myasthenia gravis and its clinical significance. J Thorac Cardiovasc Surg, 1995, 109: 632~635.
18. Wechsler AS. Surgical management of myasthenia gravis. In: Sabiston DC Jr, Spencer FC, eds. Surgery of the chest. 6th edn. Philadelphia: WB Saunders, 1995, 1100~1122.
19. Leventhal SR, Orkin FK, Hirsh RA. Prediction of the need for postoperative mechanical ventilation in myasthenia gravis. Anesthesiology, 1980, 53: 26~30.
20. Eisenkraft JB, Papatestas AE, Kahn CH, et al. Predicting the need for postoperative mechanical ventilation in myasthenia gravis. Anesthesiology, 1986, 65: 79~82.
21. Grant RP, Jenkins LC. Prediction of the need for postoperative mechanical ventilation in myasthenia gravis: thymectomy compared to other surgical procedures. Can Anaesth Soc J, 1982, 29: 112~116.

22. Eisenkraft JB, Book WJ, Mann SM, et al. Resistance to succinylcholine in myasthenia gravis: a dose - response study. Anesthesiology, 1988, 69:760 ~763.

23. Abel M, Eisenkraft JB, Paten N. Response to suxamethonium in a myasthenic patient during remission. Anesthesiology, 1991, 46:30 ~32.

24. Vacanti CA, Ali HH, Schweiss JF, Scott RP. The response of myasthenia gravis to atracurium. Anesthesiology, 1985, 62:692 ~694.

25. Burgess FW, Wilcosky B Jr. Thoracic epidural anesthesia for transsternal thymectomy in myasthenia gravis. Anesth Analg, 1989, 69:529 ~531.

26. Kirsch JR, Diringer MN, Borel CO, et al. Preoperative lumbar epidural morphine improves postoperative analgesia and ventilatory function after transsternal thymectomy in patients with myasthenia gravis. Crit Care Med, 1991, 19: 1474 ~1479.

27. Crile G Jr. Thymectomy through the neck. Surgery, 1966, 59:213 ~215.

28. Kark AE, Kirschner PA. Total thymectomy by the transcervical approach. Br J Surg, 1971, 58:323 ~326.

29. Ferguson MK. Transcervical thymectomy. Chest Surg Clin N Am, 1996, 6:105 ~115.

30. LoCicero J. The combined cervical and partial sternotomy approach for thymectomy. Chest Surg Clin N Am, 1996, 6: 85 ~93.

31. Kaiser LR. Thoracoscopic resection of mediastinal tumors and the thymus. Chest Surg Clin N Am, 1996, 6:41 ~52.

第十三节　儿童期胸腺疾病和胸腺切除

一、简介

儿童期进行胸腺外科手术并不多见，但是真性胸腺增生，重症肌无力，胸腺肿瘤（良性瘤或恶性肿瘤），胸腺囊肿，或其他少见的病变，可以施行胸腺切除。儿童期胸腺病变可以是正常部位的胸腺组织，也可能是异位的胸腺组织。儿童胸腺外科与成人的主要区别是胸腺的病理和手术适应证。一旦考虑施行胸腺切除或胸腺病变外科手术，其外科手术技巧基本相同。

二、胸腺增大和胸腺增生

出生后 3 年内，正常胸腺平均重量约为 22 ~55g，正常胸腺常常扩展到颈部，或左侧或右侧。婴儿期或幼儿期纵隔肿块最常见的原因是胸腺增大。以前曾对肿大的胸腺进行过放疗，但是放疗有可能产生严重的后果，致甲状腺癌发生率增高，现在已摒弃这种作法。

曾有假设说胸腺增大与婴儿突然死亡有关，现在也已经否定。Welch 和 Ravich 均强调正常胸腺不可能造成婴儿呼吸窘迫，对此种患儿手术时唯一意外的发现就是胸腺增大被误诊为外科疾病而进行手术。偶尔发现患儿前纵隔巨大肿物，临床不能确定为增大的胸腺，这就提出了一个诊断问题。此时可能需要进行无创性检查，如 CT 或 MRI。也有人提出行人工纵隔气肿进行诊断，但是很少有人去作这项检查。对任何一例表现有一叶胸腺突出或呈偏心性增大的婴儿，万万不要依此就决定手术。可以给予激素（泼尼松 1.5mg/kg 连续 5 日）进行试验性治疗，若为肿大的胸腺则可迅速缩小。

真性胸腺增生或胸腺增大成肿块确实存在并由此产生临床症状，需要进行外科切除手术。Lack 将胸腺增生分为二类：第一类是真性胸腺增生，组织学正常但是胸腺的体积和重量均增加，体积增大是因为新的胸腺细胞形成。第二类是淋巴滤泡性增生，特征是存在淋巴滤泡并有生发中心，这种胸腺增生可以合并 MG。真性胸腺增生很少见，它可压迫气管或支气管并使之移位，造成呼吸窘迫。激素治疗通常无效。Lack 曾报告 2 例，年龄分别为 11 岁和 14 岁男孩真性胸腺增生，其胸腺重量分别为 324g 和 490g。Katz 曾报告过 1 例巨大胸腺增生儿童，胸腺重量为 224g，同时有外周血和骨髓内淋巴细胞增多，胸腺切除后淋巴细胞增多现象完全消失。Lee 也报告 1 例 22 个月的幼儿胸腺增生达 550g。

上述这些患儿均有症状需要外科切除。Blasimann 报告 14 例胸腺增生，2 例有肺叶不张，但是无临床呼吸窘迫症状。从这些作者的经验中可总结出胸腺增生外科手术治疗的适应证：

1. 激素治疗后纵隔肿块持续存在，或不管如何治疗喘鸣始终存在。
2. 肿块内有钙化，提示可能为非胸腺性肿瘤。
3. 胸腺增生持续 2 年以上。

但是，真正能符合上述适应证者很少，Haller 分析一组 80 例纵隔肿物患儿，其中仅 8 例为胸腺增生，4 例为新生儿，4 例为 5 岁以下儿童，没有 1 例需要外科手术治疗。

胸腺增生进行胸腺切除手术的入路，可以经胸骨正中切口或后外侧剖胸切口。选择哪种入路取决于肿物的位置和手术者的习惯，某些病例也可经颈部切口摘除胸腺肿物。

三、重症肌无力（MG）

临床医师很少能辨认出很小儿童患有 MG，第 1 例胸腺切除治疗 MG 是 1941 年由 Blalock 完成的。有时临床医师对于儿童 MG 是否采取手术治疗很难下决心，一是因为儿童发生 MG 病例不多，此外也缺乏对照性研究。有些作者提出只要有可能就尽力采取内科药物治疗，另一些人则偏重于在病程早期进行胸腺切除。在大组报告病例中，只有很少数是儿童 MG 患者。复习来自儿科医疗中心胸腺切除治疗儿童 MG 的大组报告结果显示，年龄小；病程较短；症状发展较快；对药物治疗无明显反应的患儿，手术切除的效果较好，症状缓解和改善率可达 70%。Fonkalsrud 报告的一组 14 例儿童 MG，3 例年龄在 4 岁以下，2 例有胸腺瘤，大多数病例胸腺切除后获得缓解和症状改善。Youssef 报告一组 8 例儿童 MG，6 例女孩，2 例男孩，平均年龄 11 岁，所有病例乙酰胆碱受体抗体检查结果均为阴性，4 例有淋巴滤泡性增生，3 例胸腺正常，1 例胸腺萎缩，手术切除胸腺后全部患儿症状改善。在报告的这些组病例中，女孩发病多于男孩，儿童 MG 合并胸腺瘤者罕见，文献上仅有几例报告。Slater 复习文献 141 例 MG 合并胸腺瘤病例，其中仅有 2 例为儿童。

1. 激素治疗　某些作者推荐在术前、术中、术后采用激素治疗。有人建议术后应用激素治疗。Clark 采用的方案是胸腺切除为初始治疗，随之短程服用抗胆碱酯酶酯酶药物和长期服用泼尼松。术前静脉给予激素，数日后可以造成胸腺萎缩，有助于手术完全切除胸腺。Bolooki's 报告 32 例围手术期用大剂量皮质激素，术毕 2 小时内即可拔除气管内插管。另一作者 Olanow 提出术前重复进行血浆置换，可获良好的治疗结果。

2. 手术切口　Campbell 推荐经颈部切口摘除胸腺，在他报告的那组病例，经颈切口和经胸骨切口的长期结果无明显区别。Masaoka 发现 18 例中有 13 例胸腺外纵隔脂肪内有残留胸腺组织。有人报告经颈部切口只能完成胸腺的大部切除或部分切除。试验性胸腺全部切除后不能诱发新生儿自家免疫性 MG，但是胸腺部分切除则可能诱发 MG。已有报告表明纵隔内残留有胸腺组织者可致 MG 复发，所以许多作者强调全部切除胸腺的重要性，要把胸腺和所有的纵隔脂肪大块摘除，范围包括从一侧肺门到对侧肺门，从颈部到横膈。胸腺彻底切除的条件是充分良好的显露，胸骨正中切口可以满足这一要求，故经胸骨正中切口能够根治性摘除全部胸腺和前纵隔所有的脂肪及软组织。在现代麻醉条件下手术死亡率估计在 4% 以下，胸腺切除术后的危险期在成人和儿童都是一样的，目前所有作者均同意术后需要密切监测，特别是对于儿童 MG 外科治疗术后，必须进行加强监护。

四、胸腺肿瘤

儿童期胸腺肿瘤发生率很低，仅占纵隔肿瘤的 5% ~10%。

1. 胸腺瘤　与胸腺瘤进行鉴别诊断时，必须考虑的前纵隔肿瘤有恶性淋巴瘤，霍奇金淋巴瘤，胸腺增生，精原细胞瘤，纵隔肉瘤，心包囊肿和纵隔脂肪瘤等等。儿童期胸腺瘤并不常见，18 岁以下胸腺瘤患者文献上仅有几例报告。儿童胸腺瘤常无症状，有时系胸部 X 线检查偶然发现。若有症状也不明显，常见的症状有咳嗽，呼吸困难，发绀，哮鸣，偶尔出现上腔静脉压迫综合征。

胸腺瘤的组织学类型可以是上皮细胞型，淋巴细胞型，或者淋巴细胞上皮细胞混合型。某些胸腺瘤可能有钙化。儿童期胸腺瘤很少合并 MG，如果合并有 MG，胸腺瘤多为良性胸腺瘤。其他少见的合并症有单纯红细胞障碍性贫血（PRCA），低 γ 球蛋白血症，巨食管，红斑狼疮和各种结缔组织疾病。儿童侵袭性胸腺瘤预后不佳，病程较成人更短，大约 80% 在 6 个月内死亡。我们曾对 1 例侵袭性胸腺瘤 13 岁男孩进行肿瘤活检，因肿瘤不能切除，同时有髂骨转移、上腔静脉综合征和肥大性骨性关节病（marie - bamberger syndrome）。患儿接受了 4000rad 纵隔放疗和 3600rad 髂骨放疗，患儿对放疗有很好反应，骨转移症状改善，胸腺瘤也缩小。病理诊断为淋巴上皮型胸腺瘤，但是此患儿于 10 个月后死亡。La Franchi 报告一组 18 例儿童胸腺肿瘤，其中 10 例为真性胸腺增生，4 例良性胸腺瘤，3 例侵袭性胸腺瘤，1 例霍奇金淋巴瘤。最小的为 8 个月婴儿患侵袭性胸腺瘤。Bowie 报告 1 例 9 岁男孩患侵袭性胸腺瘤，并有胸膜和心包积液。

2. 生殖细胞肿瘤 原发性纵隔生殖细胞肿瘤（不包括畸胎瘤）占纵隔肿瘤的不足 1%。生殖细胞肿瘤通常发生于睾丸或卵巢，但是偶尔出现在纵隔，位于胸腺内。任何部位生殖细胞肿瘤都局限于包膜内，纵隔生殖细胞肿瘤不仅粘附在残余胸腺上，而且与胸腺紧密相关。

目前通常所接受的性腺外生殖细胞肿瘤的发生原因为，它们产生于原始生殖细胞，随胸腺原基在纵隔内下行。原始生殖细胞随泌尿生殖嵴移行到生殖腺。当泌尿生殖嵴从第 6 颈椎向下到腰椎移行过程中，某个原始生殖细胞发生停留，以后则产生生殖细胞肿瘤。以上就能解释为什么生殖细胞肿瘤会出现在纵隔、腹内脏器或腹膜后了。

目前纵隔生殖细胞肿瘤分类包括畸胎瘤（成熟或不成熟，以前常称为畸胎类肿瘤），精原细胞瘤和非精原细胞性生殖细胞肿瘤三大类，后者包括畸胎癌，胚胎性癌，混合性癌，绒癌和内胚窦瘤（或卵黄囊瘤）。儿童期最常见畸胎瘤，很少见到儿童发生精原细胞瘤和非精原细胞性生殖细胞肿瘤的报告。这些患儿多无症状，有症状也是非特异性，如胸痛、咳嗽、咯血，体重减轻，淋巴结肿大、上腔静脉综合征，主要取决于肿瘤对周围脏器的压迫程度。恶性肿瘤产生的症状更多。

北京协和医院胸外科于 1999 年报告了 4 例胸腺畸胎瘤，自 1997 年至今已手术摘除 10 例。从本院资料发现其有以下特点，患者年龄均小于 30 岁，多有临床症状，肿瘤较大直径多在 10cm 以上，肿瘤可为囊性或囊实性，有完整包膜，常常与周围脏器或组织粘连，主要是与胸腺不能分开，或肿瘤直接来自胸腺，手术时需要细心和耐心操作，追寻到其发出的胸腺，将肿瘤和胸腺一并摘除。一般来讲肿瘤均可完整摘除。

（1）畸胎瘤 畸胎瘤是胚胎性肿瘤，它含有外胚层、内胚层和中胚层的细胞。临床上畸胎瘤最常见的部位是骶尾部，但是据报告发生在纵隔部位的畸胎瘤占 11.7%。畸胎瘤破入气管或支气管树时可咳出毛发或油脂。胸部平片上或 CT 上显示有牙齿或骨质成分则具有诊断价值。

（2）精原细胞瘤 Polansky 在 1979 年报告了儿童原发性纵隔精原细胞瘤，从影像学无法将其与淋巴瘤区别开来，确诊需要进行肿瘤活检，诊断纵隔精原细胞瘤时应注意排除隐性睾丸肿瘤。

（3）卵黄囊瘤 卵黄囊瘤或称内胚窦瘤，可能来自于分化很差的胚胎性癌，患者通常合并血液甲胎蛋白值升高，预后极差。

一旦发现有纵隔生殖细胞肿瘤，就提示存在手术切除指征。因为它可能是恶性肿瘤，或以后可能发生恶变，肿瘤继续长大可对周围脏器产生压迫症状。对于纵隔生殖细胞肿瘤的治疗，推荐开胸手术切除，这样对于良性肿瘤甚至某些不成熟的畸胎瘤可达到治愈。由于新的化疗药物出现，儿童恶性生殖细胞肿瘤治疗的结果有了一定的改善，但是这些肿瘤进程很快，其发展和预后结果尚难以预料。

3. 胸腺脂肪瘤 胸腺脂肪瘤占胸腺肿瘤的 2% ~9%。目前有限文献报告约有 60 多例胸腺脂肪瘤，多数为成人，儿童很少。胸腺脂肪瘤多为良性肿瘤，偶尔发现为恶性脂肪肉瘤。胸腺脂肪瘤患者通常无症状，偶尔出现的临床症状，主要是呼吸困难，疼痛，咳嗽，少见的有疲乏无力，吞咽不畅或咯血，从未发现有胸腺脂肪瘤合并 MG 的报告。诊断为胸腺脂肪瘤是手术摘除的确定指征，目的为建立确切的组织学诊断。

4. 外科治疗 原则上，诊断胸腺肿瘤后应尽早手术切除，因为某些肿瘤术后病理组织学证明为恶性脂肪肉瘤。一般可以采取胸骨正中切开入路，或侧位剖胸切口入路。良性肿瘤通常容易摘除无何困难，恶性肿瘤可有局部侵犯，手术可能有一定难度，一般结果也较差。原则上有可能时应尽力全部摘除肿瘤，此时也许需要切开心包，同时切除部分胸膜或肺组织。恶性肿瘤术后需要进一步放疗和化疗。

五、胸腺囊性病变

胸腺的胚胎学解释了胸腺组织可能出现在纵隔以外的部位，在其移行路程中的任何一处均可以发现胸腺残余组织。胸腺囊性病变可能分布于从上颈部到下纵隔，但大多数儿童胸腺囊肿出现在前上纵隔，也可以伸展到颈部或占据整个颈部。当胸腺囊性病变位于纵隔时，需要与其他前纵隔肿瘤相鉴别。患儿可能无症状，或发现颈根部肿胀，胸骨上窝处可看到或触及柔软可压缩的囊性肿物，特别在大声喊叫时更为清楚。

1. 颈部胸腺囊肿 颈部胸腺囊肿的发病机制和性质特点，与纵隔胸腺囊肿基本相同，区别仅是出现在不同的部位。颈部胸腺囊肿一般表现为颈前三角深部肿块，与颈动脉鞘相连，或在胸锁乳突肌深面。这些囊肿绝大多数无症状，但是当有囊内出血，或合并有呼吸道感染时，囊肿可以迅速增大。鉴别诊断上最常考虑的是囊状水瘤，腮腺囊肿，囊性畸胎瘤，甲状旁腺囊肿，甲状腺囊肿和甲状舌骨囊肿。临床上术前很少能获得明确诊断。

大多数胸腺囊肿为多房性，囊内含有黄棕色液体，囊壁内层衬有纤毛上皮，因其内液体积聚致囊肿扩展可达到纵隔。术中可见到囊肿与正常纵隔内胸腺相连。病理组织学上，胸腺囊肿的囊壁上存在有胚胎性残余胸腺组织或退化的胸腺小体，则可肯定诊断，有时囊壁上还可发现胆固醇结晶。从胚胎发育过程推测，在胸腺腺体衰退过程中，肿瘤生长与组织分离，可能为颈部胸腺囊肿的来源。

2. 胸腺囊肿 儿童期胸腺囊肿最常见于年龄为7岁～10岁患儿，Graeber报告一组46例胸腺囊性包块，其中30例包块限于纵隔内，9例包块伸展到颈部或者整个纵隔，7例肿物在颈部，大多数患者无症状。21例年龄在15岁以下。最多见的症状有吞咽不畅，声嘶和颈部疼痛。Welch复习一组17例儿童胸腺肿瘤，其中12例为良性，5例恶性。14例为实性肿物，3例为囊性肿物。患者年龄范围从2个月到17岁。7例无症状，6例有颈部肿胀，随咳嗽、哭叫和屏气颈部肿胀程度增加。胸腺囊肿的诊断方法包括颈、胸部X线像，超声波检查，胸部CT和MRI，其中胸部CT扫描对诊断最有帮助。

3. 手术切口 局限于颈部的胸腺囊肿可以经颈部切口摘除肿物。偶尔肿物从下颌伸展到胸腔入口，有人推荐作两个互相平行的切口，以帮助摘除肿物。

肿物位于纵隔内应经胸骨正中切口或侧外剖胸切口摘除肿物。也有人报告经颈部切口摘除纵隔内胸腺囊肿。有时肿物过大，从纵隔伸展到颈部，最理想的手术切口是胸骨正中切开合并颈部切口。

六、儿童期少见的胸腺病变

有报告胸腺肉芽肿性病变，这最常可能是霍奇金淋巴瘤，偶尔也可能是精原细胞瘤，对这些胸腺肉芽肿性病变，应明确诊断后再予适当处理。Smith报告罕见的1例胸腺病变，14岁男孩，纵隔一巨大胸腺囊肿内合并霍奇金淋巴瘤。Valderrama报告唯一的1例11岁女孩患胸膜腔内骨肉瘤，肿瘤来源于胸腺错构瘤。Woolley报告2例新生儿期胸腺自发性出血，2例均为左侧纵隔胸膜破裂，致左侧血胸，2例均需要手术处理，术时发现出血来源于胸腺。

七、小结

儿童期胸腺切除的主要问题在于确定是否采取手术治疗，而并非手术技术问题。正常胸腺增大和胸腺增生之间的鉴别尚不十分清楚，但是需要认真鉴别，因为正常胸腺增大并不需要手术切除，而且已经清楚增大的胸腺并不造成呼吸窘迫，对此激素治疗有助于诊断。

侵袭性胸腺瘤预后差，诊断后应尽早切除。非侵袭性胸腺瘤生长缓慢，不侵犯周围脏器，预后良好。术前对胸腺瘤的性质做出确切的鉴别诊断存在一定困难。

胸腺切除对 MG 的治疗结果仍有争论，长期效果还不能完全预测。胸腺切除在治疗 MG 的作用，内科医师与外科医师尚缺乏统一的意见。目前的趋向是对于全身型 MG 的早期病例行胸腺切除有助于控制疾病的发展，需要强调术前充分准备和术后完善处理具有重要价值。

（张志庸）

参 考 文 献

1. Lamesch AJ. Massive thymic hyperplasia in infants. Z Kinderchir，1983，38 : 16 ~ 18.
2. La Franchi S，Fonkalsrud EW. Surgical management of lymphatic tumors of the mediastinum in children. J Thorac Cardiovasc Surg，1973，65 : 8 ~ 14.
3. Welch KJ，Tapper E，Vawter GP. Surgical treatment og thymic cysts and neoplasms in children. Pediatr Surg，1979，14 : 691 ~ 698.
4. Ravitch MM. Mediastinal cysts and tumors. In：Welch KJ，Randolph JG. Ravitch MM，O'Neill JA，Bowe MI（ed）Pediatric Surgery 4th ed. Chicago：Year Book Medical Publishers，1986，602 ~ 618.
5. Cumming WA，Simpson JS. Diagnostic pneumomediastinum. J Pediatr Surg，1975，10 : 971 ~ 972.
6. Cuendet A，Braun P. Tumoren der Thymusdruse. In：Bettex M，Genton N，Stockmann M（ed）Kinderchirurgie. Thieme，Stuttgart，1982，540 ~ 549.
7. Kuhn JP. The mediastinum. In：Silverman FN（ed）Caffey's pediatric X - ray diagnosis，8th edn. Chicago：Year Book Medical Publishers，1985，1302 ~ 1350.
8. Lack EE. Thymic hyperplasia with massive enlargement. Report of 2 cases with review of diagnosis criteria. J Thorac Cardiovasc Surg，1981，81 : 741 ~ 746.
9. Katz SM，Chatten J，Bishop HC，et al. Massive thymic enlargement. Am J Clin Pathol，1977，68 : 786 ~ 790.
10. Lee Y，Moallem S，Clauss RH. Massive hyperplastic thymus in a 22 - month - old infant. Ann Thorac Surg，1979，27 : 356 ~ 358.
11. Blasimann B，Kuffer F，Bettex M. Chirurgische Betrachtungen uber die Thymushyperplasie. Z Kinderchir，1977，21 : 214 ~ 230.
12. Haller JA，Mazur DO，Morgan WW. Diagnosis and management of mediastinal masses in children. J Thorac Cardiovasc Surg，1969，58 : 385 ~ 393.
13. Blalock A，Harvey AM，Ford FR，et al. The treatment of myasthenia gravis by removal of the thymus gland：preliminary report. JAMA，1941，117 : 1529 ~ 1533.
14. Cohn HE，Solit RW，Schlezinger N. Surgical treatment in myasthenia gravis. A 27 year experience. J Thorac Cardiovasc Surg，1979，68 : 876 ~ 885.
15. Fenichel GM. Clinical syndromes of myasthenia in infancy and childhood. A review. Arch Neurol，1978，35 : 97 ~ 103.
16. Fraser K，Simpson JA，Crawford J. The place of surgery in the treatment of myasthenia gravis. Br J Surg，1978，65 : 301 ~ 304.
17. Clark RE，Marbarger JP，West PN，et al. Thymectomy for myasthenia gravis in the young adult. Long - term results. J Thorac Cardiovasc Surg，1980，80 : 696 ~ 701.
18. Rubin JW，Ellison RG，Moore HV，et al. Factors affecting response to thymectomy for myasthenia gravis. J Thorac Cardiovasc Surg，1981，82 : 720 ~ 728.
19. Olanow CW，Wechsler AS，Roses ad. A prospective study of thymectomy and serum acetylcholine recepter antibodies in myasthenia gravis. Ann Surg，1982，196 : 113 ~ 121.
20. Fonkalsrud EW，Herrmann C，Mulder DG. Thymectomy for myasthenia gravis in children. J Pediatr Surg，1970，5 : 157 ~ 165.

21. Youssef S. Thymectomy for myasthenia gravis in children. J Pediatr Surg, 1983, 18 : 537 ~ 541.
22. Slater G, Papatestas AE, Genkins G, et al. Thymomas in patients with myasthenia gravis. Ann Surg, 1978, 188 : 171 ~ 174.
23. Sarnat HB, Mcgarry JD, Lewis JE. Effective treatment of infantile myasthenia gravis by combined prednisone and thymectomy. Neurology, 1977, 27 : 550 ~ 553.
24. Bolooki H, Schwartzman RJ. High - dose steroids for perioperative management of patients with myasthenia gravis undergoing thymectomy. J Thorac Cardiovasc Surg, 1978, 75 : 754 ~ 757.
25. Campbell JR, Bisio JM, Harrison MW, et al. Surgical treatment of myasthenia gravis in children. J Pediatr Surg, 1983, 18 : 857 ~ 861.
26. Masaoka A, Nagaoka Y, Kotake Y. Distribution of thymic tissue at the anterior mediastinum. J Thorac Cardiovasc Surg, 1975, 70 : 747 ~ 754.
27. Jaretzki 3A, Bethea M, Wolff M, et al. A rational approach to total thymectomy in the treatment of myasthenia gravis. Ann Thorac Surg, 1977, 24 : 120 ~ 130.
28. Joseph BS, Johns TR. Recurrence of nonneoplastic thymus after thymectomy for myasthenia gravis. Report of two cases. Neurology, 1973, 23 : 109 ~ 116.
29. Smith PLC, Jobling C, Rees A. Hodgkin's disease in a large thymic cyst in a child. Thorax, 1983, 38 : 392 ~ 393.
30. Valderrama E, Kahn LB, Wind E. Extraskeletal osteosarcoma arising in an ectopic hamartomatous thymus. Cancer, 1983, 51 : 1132 ~ 1137.
31. Bowie PR, Teixeira OHP. Malignant thymoma in a nine - year old presenting with pleuropericardial effusion. J Thorac Cardiovasc Surg, 1979, 77 : 777 ~ 781.
32. Knapp RH, Hurt RD, Payne WS, et al. Malignant germ cell tumors of the mediastinum. J Thorac Cardiovasc Surg, 1985, 89 : 82 ~ 89.
33. 崔玉尚，梁锡堂，李单青，等. 胸腺畸胎瘤（附4例报告）. 现代外科，1999，5 : 53 ~ 54.
34. Grosfeld JL, Ballantine TVN, Lowe D, et al. Benignand malignant teratomas in children: analysis of 85 patients. Surgery, 1976, 80 : 297 ~ 305.
35. Thompson DP, Moore TC. Acute thoracic distress in childhood due to spontaneous rupture of a large mediastinal teratoma. J Pediatr Surg, 1969, 4 : 416 ~ 423.
36. Polansky SM, Barwick KW, Ravin CE. Primary mediastinal seminoma. AJR, 1979, 132 : 17 ~ 21.
37. Burns BF, McCaughey WTE. Unusual thymic seminomas. Arch Pathol Lab Med, 1986, 110 : 539 ~ 541.
38. Teilum G. Classification of endodermal sinus tumor (mesoblastoma vitellinum) and so - called "embryonal carcinoma" on the ovary. Acta Pathol Microbiol Scand (A) 1965, 64 : 407 ~ 429.
39. Norgaard - Pedersen B, Albrechtsen R, Teilum G. Serum alpha - foetoprotein as a marker for endodermal sinus tumor (yolk sac tumour) or a vitelline component of "teratocarcinoma". Acta Pathol Microbiol Scand (A), 1975, 83 : 573 ~ 589.
40. Gooneratne S, Keh P, Sreekanth S, et al. Anterior mediastinal endodermal sinus (yolk sac) tumor in a female infant. Cancer, 1985, 56 : 1430 ~ 1433.
41. Carter D, Bibro MC, Touloukian RJ. Benign clinicalbehavior of immature mediastinal teratoma in infancy and childhood: report of two cases and review of the literature. Cancer, 1982, 49 : 398 ~ 402.
42. King DR. Ovarian cysts and tumors. In: Welch KJ, Randolph JG, Ravitch MM, O'Neill JA, Rowe MI (ed) Pediatric surgery, 4th edn. Chicago: Year Book Medical Publishers, 1986, 1341 ~ 1352.
43. Ringe B, Dragojevic D, Frank G, et al. Thymolipoma - a rare, benign tumor of the thymus gland. Two cases reports and review of the literature. J Thorac Cardiovasc Surg, 1979, 27 : 369 ~ 374.
44. Dyon JF, Paramelle B, Perdrix A, et al. Un cas de thymolipome chez l'enfant. J Chir (Paris), 1979, 116 : 123 ~ 128.
45. Rose JS, McCarthy J, Mutchler RW, et al. Thymoma in childhood. NY State J Med, 1978, 78 : 82 ~ 84.
46. Graeber GM, Thompson LD, Cohen DJ, et al. Cystic lesions of the thymus. An occasionally malignant cervical and/or anterior mediastinal mass. J Thorac Cardiovasc Surg, 1984, 87 : 295 ~ 300.

47. Ane P, de Firmas JL, Oksman A, et al. Une volumineuse tumeur mediastinale peut etre enlevee par cervicotomie. J Fr Otorhinolaryngol, 1984, 33：49～51.
48. Woolley MM, Isaacs H, Lindesmith G, et al. Spontaneous thymic hemorrhage in the neonate: report of two cases. J Pediatr Surg, 1974, 9：231～233.

第十四节　胸腺移植治疗免疫缺陷性疾病

一、简介

Maclean 发现摘除成年兔的胸腺不影响其免疫系统功能，因此认为胸腺在免疫反应中无重要作用。但是，他们忽视了现在众所周知的一点，胸腺通过外周长期存活的 T 淋巴细胞仍能发挥一部分免疫功能。存活的成熟 T 细胞长期维持其免疫功能，这种现象阻碍了人们对许多免疫重建机制的各种解释。几年后，Miller、Good 和 Wakaman 才确定了胸腺的功能。新生动物摘除胸腺，或者胸腺摘除后的成年动物经过照射可能产生致死性的 T 细胞功能缺陷，这种缺陷可以通过胸腺移植纠正。这一研究结果提示，在胸腺产生足够的 T 细胞之前摘除这个器官，可以显示免疫系统对胸腺的依赖作用。摘除胸腺后接受照射的成年动物，同时失去了 T 细胞成熟部位和细胞产生的部位－胸腺，所以可能发生 T 细胞功能缺陷。

Rosen，和 Hitzig 首先把这一发现应用到临床上。最初人们使用胚胎胸腺，部分原因是获取容易，此外也担心移植物抗宿主反应（GVH），可能也希望胚胎组织具有更大的分化潜能。由于当时对 T 细胞和 B 细胞的了解还不全面，因此，胸腺移植并不适合所有的病例。由于种种原因，早期对于胸腺移植的尝试失败了。1976 年，Hong 使用培养的初生胸腺组织，移植入一名严重联合性免疫缺陷（SCID）患儿，获得成功。以下主要讨论胸腺移植的起因，胸腺组织移植的疗效以及这种免疫重建方法的前景。

二、胚胎胸腺

胸腺发育不全是联合性免疫缺陷病的普遍现象。随着越来越多的试验结果证明胸腺在免疫系统发育中的中心地位，人们自然想到胸腺移植。胸腺移植没有产生效果的原因有几个。

起初，人们将胚胎胸腺薄片植入腹直肌。也许某些病例在移植过程中无意中将甲状旁腺也一并摘除移植了，结果就像甲状旁腺植入肌肉时所看到的那样，这是否导致了日后认为胸腺也有内分泌功能，尚不得而知。肌肉植入的部位应该无明显影响，因为在 Metcalf 研究的小鼠中，移植部位对于结果没有区别。由于当时还不具备目前全面的检测手段，如果使用现代的评价方法或许能够发现被移植的动物间存在区别。

如果对移植的胸腺进行组织学检查，人们会发现在移植物成活之前首先发生大量坏死。另外，局部出现 GVH 反应，即胸腺 T 细胞在腺体内或附近对于机体的排斥反应，这种局部反应足以损害腺体的功能。过去的文献中，人们认为同种异体移植不能重建无胸腺裸鼠的免疫功能。现在知道培养的移植物（无成熟 T 细胞）在重建免疫功能方面有显著影响。所以，移植前移植物中大量成熟的 T 细胞在生物学上起着重要作用，它能够引起局部 GVH 反应。在 20 世纪 60 年代中期，胚胎组织只能在英国获得，并且切取组织与移植中间间隔很长一段时间。随着 1968 年骨髓移植获得巨大成功，对胸腺移植的探索中止了。此外，骨髓移植本身可以获得长期疗效，这一事实使人们认识到联合免疫缺陷疾病是一种干细胞功能障碍，而胸腺异常是继发于干细胞缺乏所致。这种观念主要建立在无干细胞培养小鼠胸腺组织学表现基础上，因此，胸腺移植的研究被降到次要地位。然而，组织相容性的限制妨碍了大量的供体。理论上，25% 的血缘同胞能够捐献，但是其他因素，如家庭人口少，使得实际获得到的供体非常少。很大部分的患者找不到合适的捐献者。因此，需要采取其他形式的替代疗法。

Ammann强调植入途径的重要性，在他将胚胎胸腺注射到一名联合免疫缺陷病患者腹膜腔之后，重新燃起对胸腺移植的兴趣。胸腺移植后，患者的淋巴细胞能够在体外与植物血凝素（PHA）和同种异体细胞发生反应，但不能与抗原反应。患者的皮肤延迟敏感能力没有增加，但是在移植4周后，顽固的皮肤真菌感染消失了。这个患儿存活了4年多，最后死于假单孢菌属肺炎。阳性的体外试验结果证明供体T细胞的存在，并一直维持，但是没有观察到对免疫球蛋白的影响，尚需要注射丙种球蛋白。在这个部分成功的病例之后，又有两例联合免疫缺陷患者接受胚胎胸腺移植的报道。第一例也存在嵌合现象：免疫球蛋白无变化，需要注射丙种球蛋白，患儿仍然存活，但是患有慢性脑病。第二例患儿，只有玫瑰花形成细胞数量增加，4年情况良好，之后突然死于严重的巨细胞病毒感染。

几年后某些作者开展了胸腺的体外培养，借此能够了解移植的免疫过程。可以看到培养的胸腺组织像喷泉一样把大量的胸腺细胞释放到周围介质。Ammann做的移植手术就像延迟释放的药物胶囊，把数百万的胸腺细胞喷入腹膜腔。Hong发现采用同样方式经腹腔内注射途径进行胚胎肝细胞移植获得相似的效果，可能腹膜内注射较有利于移植成功。检查胚胎胸腺移植结果时，惊人的特征是很容易找到供体的T细胞，并且有明显的PHA反应性。因此，这种重建在本质上是输入少量同种异体T细胞，这些细胞不产生致命的GVH，随后的试验显示14周以后胚胎胸腺可能产生致命的GVH。在报道的三例SCID胚胎胸腺移植中，具有的共同特征是T细胞成功植入，有功能反应和无B细胞重建。因此，腹膜腔内注射胚胎胸腺是输入少量同种异体T细胞，持续产生淋巴嵌合。如果移入的细胞数量足够少就不致引起GVH病变。

评估这些患者的主要变化就是某些正常T细胞特征性的体外试验结果阳性。但是，患者免疫重建的质量不足难以抵御感染。T细胞成熟的部位没有被移植，T细胞带来的益处取决于移植后能够存活的T细胞数量的多少。我们估计输入的细胞可能发生复制，因为嵌合现象持续很多年，但尚未被证实。持续淋巴细胞减少症这种现象，只能用T细胞的长期存活，而不是增殖来解释。总之可以明确的是，T细胞的总量没有逐渐增加，相应于移入的有限T细胞群，T细胞重建的数量固定在移植后近期内达到的水平。B细胞无明显受益是受到遗传限制，阻止了完全抗体反应所必须的整个T－B－巨噬细胞的综合作用。将胚胎胸腺移植作为治疗方法，其吸引力在于人们希望胚胎T细胞较少地引起GVH病，胚胎组织能够被宿主耐受。但是，如前所述，较大胚胎胸腺中的细胞是潜在致死的。另外，14周以内的胚胎胸腺尚不够大，很难产生有效的重建。因之，除非是作为完整的器官来移植，胚胎胸腺移植不是治疗T细胞缺乏的有效手段。

三、胸腺组织培养——实验

Jacobs和Huseby首先报道卵巢组织培养可以允许移植物穿透组织相容性屏障。随后Opelz和Terasaki报道短时间组织培养减弱了人类外周血单核细胞的激活能力。Lafferty和随后的Talmage把研究延伸到胸腺组织，并且首次探讨了器官培养提高移植物接受程度的机制。现在能肯定的是，在同种异体移植排斥起始，免疫功能正常的宿主其巨噬细胞和B淋巴细胞起了主要作用。组织培养能够引起器官淋巴细胞和巨噬细胞死亡。通常血清学的组织相容性抗原仍然能够显示，因此，同种异体移植排斥需要的是加强抗原，而不是通常由普通抗HLA抗血清检测到的抗原。

对于严重联合免疫缺陷症，器官排斥不是主要问题，培养的胸腺组织可能是值得进一步研究的重建形式。选择无胸腺裸鼠作为实验模型，经过详细研究已知同系的胸腺移植有疗效。人类不存在纯系的可能，只能通过同种异体组织移植获得重建。以前的研究表明同种异体胸腺移植对裸鼠的重建效果较差，而近年研究发现不论受者与胸腺供体是同系或同种异体，受体动物的免疫功能和临床表现相同，所有移植动物在无保护环境中均表现出正常的寿命。在此期间，Zinkernagel 描述了遗传限制现象，这个研究最后进化为 T 细胞只能识别结合了主要组织相容性抗原的抗原。在较早的研究中，Zinkernagel 曾发现组织相容性抗原不是遗传赋予的，而是由干细胞在其成熟的胸腺组织相容性决定的。遗传限制现象突出地表现在病毒感染靶细胞的杀灭上。如果一个动物感染了一种病毒，只有在病毒靶细胞带有正确的抗原时，比如受胸腺限制的组织相容性抗原，才能被 T－杀伤细胞杀灭。这种现象的临床意义在于只有供体和受者至少有半相合性，移植后才能获得免疫功能重建。

与上述发现不尽相同的是，Hong 重建的裸鼠健康状况良好，第一位移植者在临床和体外试验中具有良好的反应。用疫苗病毒感染移植鼠，发现动物仍然存活并且能够破坏病毒感染靶点。Hong 在试验中发现遗传限制是针对受体而不是胸腺供体。Zinkernagel 随后发表了类似的结果。对此现象进一步分析确定了胸腺具有限制功能，但是这种限制需要遗传组织相容性良好。因此，实际上同种异体胸腺移植增加了潜在靶细胞的数量，并且不破坏动物正确识别自身组织相容性（MHC）结构能力。胸腺供体和受体的组织相容性是否一致对于 T 细胞重建持续时间和程度没有影响。

四、培养胸腺移植——人体试验

1．严重联合免疫缺陷　1976 年，Hong 进行了第一例 SCID 患者的胸腺移植。当时普遍认为 SCID 最可能的病因是干细胞障碍，因此预期至多出现 T 细胞反应，但是患者出现了明显的 T 细胞和 B 细胞反应。这一发现在功能水平上为 Pyke 和 Seeger 的观点提供了临床依据，即 SCID 患者可有明显 T 细胞缺陷。Pyke 报道把骨髓细胞和胸腺薄层的上清或者胸腺薄层本身一起孵育，可引起 E－玫瑰花形成细胞轻微增加。Seeger 发现使用正常胸腺辅助细胞，能够使 SCID 患儿的 B 细胞产生免疫球蛋白。作者观察到最初 30% 移植时健康的患者，有满意的 T 细胞和 B 细胞反应，患儿获得了不同程度的重构，但是未能达到 100% 恢复。术后患儿能够无需特别保护在家生活，日常生活基本不受限制，基本上不容易感染，然而不能任意与其他儿童接触。从这里可以得到一个重要结论，即正常生活质量不一定需要淋巴功能试验完全正常。

另一个现象是功能性 IgA 反应，如大肠杆菌同型反应，实际上 SCID 患者缺失 IgA。这反映 IgA 高度依赖 T－辅助细胞活性，同时选择性 IgA 缺乏可能是原发性 T 细胞缺陷的表现。其证明共济失调、毛细血管扩张与 IgA 缺乏高度相关。

在较长时间跟踪后，人们发现患者的胸腺功能可能会下降。我们研究的一位患者，1978 年接受移植。起初患者出现强烈反应，甲肝痊愈并表现适当的抗体反应。之后出现慢性腹泻。最后，必须依靠静脉内高营养维持。重复进行胸腺移植无效，最终患者死亡。

到 1984 年，8 位移植患者中只有 4 例存活。这 4 例中，1 例无感染但营养不良，1 例健康良好，1 例有顽固性腹泻，1 例为Ⅳ期 Hodgkin 淋巴瘤。发生 Hodgkin 淋巴瘤反映了患者健康不稳定。在发生 Hodgkin 淋巴瘤前，患者健康良好，超过 3 年未发生过严重感染，并开始了周期性化疗，但最终还是死亡。

胸腺移植有可能发生去神经合并症，基于半相合骨髓移植良好结果，对长期存活者可考虑施行骨髓移植。但是移植前须清除前次胸腺移植重建的免疫。因胸腺移植的免疫功能不能防止免疫缺乏合并症，但可因免疫过多容易使骨髓移植发生排斥。防止合并症的代价就是移植前使用清除药物，有两例患者已经成功地接受了单克隆抗体处理的半相合骨髓移植。半相合骨髓移植的成功标志着胸腺移植治疗联合免疫缺陷时代的结束。随着其他去血凝素骨髓以及单克隆抗体处理培菌液的获得，胸腺移植治疗这种疾病已无意义。

尚未解决的问题是胸腺能够单独纠正 B 细胞和 T 细胞缺乏，但骨髓移植需要胸腺移植才能获得全部 T 细胞功能。患者骨髓移植后进行胸腺解剖，发现组织学正常，部分支持了胸腺的形态是继发而非原发的。

2. 其他疾病 DiGeorge 综合征是单纯 T 细胞缺陷的疾病，主要特征是胚胎第三或第四对咽囊衍生物发育不良，引起甲状旁腺、胸腺、面部和心脏异常。对 DiGeorge 综合征治疗的主要问题是病变可变度大。许多病例免疫缺陷轻微或能自动恢复。在评价过的 6 位 DiGeorge 综合征患者，无一需要免疫治疗。存在免疫球蛋白或一定数量的淋巴细胞（$>10^9$/L）通常表明患者可自动恢复。由于疾病自发恢复倾向较强以及病情差异较大，人们不愿评价胸腺移植对 DiGeorge 综合征免疫重建的效果。

Nezelof 综合征是一种 B 细胞发育不全引起的功能紊乱，但患者有免疫球蛋白。过去认为它是一种典型的单纯 T 细胞缺陷。现在已知这种不完全免疫球蛋白反应可有多种原因，对根本性病因了解不足就无法有效地评价疗效。例如，当初次报道 Nezelof 综合征时，人们不了解酶缺乏症（腺苷脱氨酶或嘌呤核苷脱磷酸酶）。有些 Nezelof 综合征可能是酶缺乏症。Nezelof 综合征患者接受胸腺移植后无一改善。有时可观察到 B 细胞功能，似乎适于胸腺移植，但效果均不佳。这种失败的合理解释是对于胸腺的排斥作用。

对其他不典型免疫缺陷患者进行培养胸腺组织（CTF）移植。慢性淋巴细胞白血病（CLL）与 T 细胞缺陷相关，对患低丙种球蛋白血症的 CLL 进行胸腺移植。术前尽管采用丙种球蛋白替代疗法，但移植后几乎每月都因为严重肺炎住院。移植术后试验患者 T 细胞增殖恢复正常，临床表现良好。1 年后患者免疫功能衰退，最后因严重肺炎死亡。尸检未能发现移植物残迹。

慢性 GVH 病是影响成年白血病患者骨髓移植后远期效果的主要问题。发生慢性 GVH 与胸腺缺陷有关。Atkinson 用移植培养的胸腺组织来提高骨髓移植患者的胸腺功能。这种方式尚缺乏证据表明有效，在少数几例活检样本中也未发现移植组织。

这些试尝失败的原因可能是移植排斥。严重联合免疫缺陷患儿无免疫功能，因此移植能够完成而不受到免疫抑制。然而，在白血病或 Nezelof 综合征患者，不存在免疫缺陷，因此，移植物最终被排斥而消失。

一例慢性皮肤粘膜念珠菌病，移植获得满意结果。此例患者移植后其对念珠菌的免疫功能恢复并且小剂量药物即能控制念珠菌病。1 年半后，念珠菌感染加重，另一侧颊粘膜发现了癌，行再次移植。为了防止发生排斥，使用了低剂量的咪唑硫嘌呤。术后念珠菌病再次减轻，未发现癌。再次移植后 6 年患者仍然健康。因此必须重视培养胸腺移植后出现排斥的可能。Ready 发现用脱氧鸟苷培养胸腺，能够使免疫功能正常者在不使用免疫抑制剂的情况下进行移植，能够穿透组织相容性屏障，这一发现激励人们进一步尝试使用不同的培养技术对免疫正常者进行胸腺移植。

五、展望

未来胸腺移植将限于治疗中度 T 细胞缺陷。如前所述，胸腺移植可用于移植后免疫抑制。还可用于骨髓移植后，特别是联合使用环孢菌素 A 来控制 GVH 病。对酮康唑无效的慢性皮肤粘膜念珠菌病可能是胸腺移植的另一个适应证。对 AIDS 患者胸腺移植全部死亡，但在检查移植部位时发现移植物尚没有变成淋巴样组织，但明显存在并且成活，或许联合使用抗病毒药能够使淋巴组织重生。胸腺移植只是权宜之计而不是根治的疗法，这种过渡疗法可使许多过去认为致命性的 SCID 患儿生命延长，等待出现新的根治疗法。

（张志庸　陈　刚）

参 考 文 献

1. Maclean LD, Zak SJ, Varco RL. et al. The role of the thymus in antibody production: an experiment study of the immune response in thymectomized rabbits. Transplant Bull, 1957, 4:21~22.

2. Miller JFAP. Immunological function of the thymus. Lancet, 1961, 2 : 748 ~ 749.
3. Good RA, Dalmasso AP, Martinez C, et al. The role of the thymus in development of immunologic capacity in rabbits and mice. J Exp Med, 1962, 116 : 773 ~ 796.
4. Waksman BH, Arnason BG, Jankovic BD. Role of the thymus in immune reaction in rats. Ⅲ. Change in the lymphoid organs of thymectomized rats. J Exp Med, 1962, 116 : 187 ~ 206.
5. Rosen FS, Gitlin D, Janeway CA. Alymphocytosis, agammaglobulinaemia, homografts and delayed hypersensitivity: study of a case. Lancet, 1962, 2 : 380 ~ 381.
6. Hitzig WH, Kay HEM, Cottier H. Familial lymphopenia with agammaglobulinemia: An attempt at treatment by implantation of foetal thymus. Lancet, 1965, 2 : 151 ~ 154.
7. Hong R, Santosham M, Schulte – Wissermann H, et al. Reconstitution of B and T lymphocyte function in severe combined immunodeficiency disease after transplantation with thymic epithelium. Lancet, 1976, 2 : 1270 ~ 1272.
8. Metcalf D. The nature and regulation of lymphopoiesis in the normal and neoplastic thymus. In: Wolstenholme GEW, Porter R (eds) Ciba foundation symposium on the thymus, experimental and clinical studies. London: Churchill, 1966, 242 ~ 263.
9. Dukor P, Miller JFAP, House W, et al. Regeneration of thymus grafts. 1. Histological and cytological aspects. Transplantation, 1965, 3 : 639 ~ 668.
10. Ammann AJ, Wara DW, Salmon S, et al. Thymus transplantation: permanent reconstitution of cellular immunity in a patient with sex – linked combined immunodeficiency. N Engl J Med, 1973, 289 : 5 ~ 9.
11. Rachelefsky GS, Stiehm ER, Ammann AJ, et al. T – cell reconstitution by thymus transplantation and transfer factor in severe combined immunodeficiency. Pediatrics, 1975, 55 : 114 ~ 118.
12. Shearer WT, Wedner HJ, Strominger DB, et al. Successful transplantation of the thymus in Nezelofs syndrome. Pediatrics, 1978, 61 : 619 ~ 624.
13. Jacobs BB, Huseby RA. Growth of tumors in allogeneic hosts following organ culture explantation. Transplantation, 1967, 5 : 410 ~ 419.
14. Opelz G, Terasaki PI. Lymphocyte antigenicity loss with retention of responsiveness. Science, 1974, 184 : 464 ~ 466.
15. Lafferty KL, Cooley MA, Woolnough J, et al. Thyroid allograft immunogenicity is reduced after a period in organ culture. Science, 1975, 188 : 259 ~ 261.
16. Talmage DW, Dart GA, Radovich J, et al. Activation of transplant immunity: effect of donor leukocytes on thyroid allograft rejection. Science, 1976, 191 : 385 ~ 388.
17. Zinkernagel RM, Callahan GN, Althage A, et al. On the thymus in the differentiation of "H – 2 self – recognition" by T cells: evidence for dual recognition? J Exp Med, 1978, 147 : 882 ~ 896.
18. Zinkernagel RM, Callahan GN, Althage A, et al. The lymphoreticular system in triggering virus plus self – specific cytotoxic T cells: evidence for T help. J Exp Med, 1978c, 147 : 897 ~ 911.
19. Zinkernagel RM. Thymus function and reconstitution of immunodeficiency. N Engl J Med, 1978a, 298 : 222 (letter).
20. Zinkernagel RM, Althage A, Waterfield E, et al. Restriction specificities, alloreactivity, and allotolerance expressed by T cells from nude mice reconstituted with H – 2 – compatible or – incompatible thymus grafts. J Exp Med, 1980, 151 : 376 ~ 399.
21. Pyke KW, Dosch HM, Ipp MM, et al. Demonstration of an intrathymic defect in a case of severe combined immunodeficiency disease. N Engl J Med, 1975, 293 : 424 ~ 428.
22. Seeger RC, Robins RA, Stevens RH, et al. Severe combined immunodeficiency with B lymphocytes: in vitro correction of defective immunoglobulin production by addition of normal T lymphocytes. Clin Exp Immunol, 1976, 26 : 1 ~ 10.
23. Hong R. Present and future status of thymus transplantation. Ann Clin Res, 1981a, 13 : 350 ~ 357.
24. Horowitz SD, Hong R. Selective IgA deficiency – some perspectives. In: Bergsma D (ed) Immunodeficiency in man and animals. Sunderland Ma: Sinauer, 1975, 129 ~ 133.
25. Atkinson K, Storb R, Ochs HD, et al. Thymus transplantation after allogeneic bone marrow graft to prevent chronic graft – versus – host disease in humans. Transplantation, 1982, 33 : 168 ~ 173.
26. Hong R, Dibbell DG. Cultured thymus fragment transplant in chronic candidiasis complicated by oral carcinoma. Lancet,

1981b，1：773～774.

27. Ready AR，Jenkinson EJ，Kingston R，et al. Successful transplantation across major histocompatibility barrier of deoxyguanosine－treated embryonic thymus expressing class 2 antigens. Nature，1984，310：231～233.

第十五节　胸腺瘤合并纯红细胞障碍性贫血

一、简介

约2%～6%胸腺瘤患者合并严重贫血，即纯红细胞障碍性贫血（pure red cell aplasia，PRCA），某些患者摘除胸腺瘤以后出现纯红再障。因此治疗胸腺瘤的医师必须能辨识PRCA，了解其发生原因和处理原则。PRCA患者体内停止制造新的红细胞，但仍产生正常数量的白细胞和血小板。在儿童这种病称为儿童期暂时性成红细胞增多症（transient erythroblastopenia of childhood，TEC），在成人，此症常以慢性疾病形式出现，需要反复输血。儿童最常见的形式是短暂性贫血，2～3个月后完全恢复。最近实验研究显示，许多PRCA和TEC病例都是自家免疫性疾病，骨髓内红细胞是免疫损伤的原始靶细胞。

二、诊断

表现有严重贫血的PRCA患者，其血中网织红细胞数低于1%，骨髓内成熟的成红细胞低于0.5%。在某些病例，早期成红细胞，如原始成红细胞和嗜碱性成红细胞，可达3%～4%，产生一种“成熟停止”现象。偶尔骨髓涂片上小淋巴细胞数增加，但是差不多完全选择性缺乏晚期成红细胞，为此不得不在显微镜多个视野下搜寻哪怕一个成熟的成红细胞，以鉴别PRCA与其他血液疾病。有些患者可能有轻度白细胞减少或血小板减少，或者有轻度白细胞增多或血小板增多，但是大多数情况下白细胞和血小板计数均正常。因此这种病变很容易与发育不良性贫血相鉴别，发育不良性贫血除了红细胞减少以外，其白细胞和血小板数均明显降低。PRCA的骨髓涂片上细胞分化很明显，白细胞，巨核细胞和淋巴细胞的产生都正常，唯一缺乏的是成熟红细胞生成。这与发育不良性贫血骨髓象完全不同，发育不良性贫血的骨髓象整个细胞成分均减少，即各种血细胞的生成都受到抑制。

骨髓穿刺和涂片检查是诊断PRCA的重要方法，其他实验室检查也可能发现异常。PRCA患者还可出现类蛋白血症，低γ球蛋白血症，补体减少、过敏性反应降低，以及抗核抗体减低，但是就某单一患者来讲，以上这些检查异常很少超过1～2项。此外PRCA患者还可有其他自家免疫性疾病，实验室检查结果也可能显示恶性贫血、自家免疫性甲状腺功能低下、重症肌无力、多发性内分泌腺功能不全和自家免疫性溶血性贫血。血和尿检查最常见促红细胞生成素增加，曾有报告2例对此生成素产生了抗体，但量很低。反复输入红细胞除了可以增加网织红细胞内铁的沉积，实验室检查也显示有肝硬化、糖尿病和心律紊乱而致心肌病等异常。

PRCA可以是不明原因的原发疾病，也可以继发于药物、感染或溶血性贫血（表10－15－1）。药物和化学物引起PRCA列于表10－15－2，这些病例都是急性和自限性疾病患者，当停药或感染被控制或溶血原因清除后，PRCA自动消失。慢性PRCA可合并有红斑狼疮，类风湿性关节炎，严重肾功能不全或营养不良，如消瘦，恶性营养不良，还可合并各种淋巴细胞增生性疾病和非血液性恶性肿瘤，为缓解PRCA，通常需要积极治疗这些合并疾病。

表 10－15－1　PRCA 分类

原发性（包括儿童暂时性红细胞增多症）
继发性
　药物和化学品
　感染
　　Parvovirus，支原体，病毒性肝炎，流行性腮腺炎，感染性单核细胞增多症，葡萄球菌血症，脑膜炎球菌血症，人免疫缺陷病毒
　肿瘤
　　胸腺瘤
　　血液性
　　　慢性淋巴细胞性和粒细胞性白血病，特发性骨髓纤维化，淋巴瘤，多发性骨髓瘤，血管免疫母细胞性淋巴结肿大
　　非血液性
　　　肺鳞癌和小细胞肺癌，乳腺癌，胃癌，不明原因肿瘤，Koposi 肉瘤
胶原血管性疾病
　　系统性红斑狼疮，类风湿性关节炎
溶血性贫血（再生障碍性危象）
严重肾功能不全
严重营养不良

表 10－15－2　药物和化学品引起 PRCA 发作

制　剂	作　者	
Aminoprine	Gasser	1957
Asphenamine	Sharff and Neumann	1944
Azathioprine	McGrath, et al	1975
Bromosulfonphtalein	Broccia and Dessalvi	1983
Calomel	Gasser	1957
Cephalothin	MacCuulloch, et al	1974
Chenopodium	Gasser	1949
Chloramphenicol	Hirst and Robertson	1967
	Vilan, et al	1973
Chlorpropamide	Recker and Hynes	1969
Co－trimoxazole	Stephens	1974
Dapsone	Nicholls and Concannon	1982
Diphenylhydantoin	Britingham, et al	1964
	Dessyris etal	1985
Fenoprofen	Weinberger	1979
	Reitz and Bottomly	1984
Gold	Reid and Patterson	1977
Halothane	Jurgensen, et al	1970

续 表

制 剂	作 者	
Isoniazid	Mielke	1958
	Goodman and Block	1964
Methazolamide	Krivoy, et al	1981
Penicillin	Gasser	1949
Phenobarbital	Gasser	1949
Phenylbutazone	Swineford, et al	1958
	Ibrahim et, al	1966
Salicylazosulfapyridine	Peschle, et al	1978
Santonin	Gasser	1957
Sodium valproate	MacDougall	1982
Sulfasalazine	Dunn and Kerr	1981
Sulfathiazole	Strauss	1943
	Tsai and Levin	1957
Thiamphenicol	Cornet, et al	1974
Tolbutamide	Schmid, et al	1963

最有临床价值的是PRCA合并胸腺瘤，文献报告全部PRCA患者中50%合并有胸腺瘤，也许是对这一合并症兴趣很高，这个数字可能估计偏高。另有一组报告37例PRCA仅1例合并胸腺瘤，另1例为切除了胸腺瘤后才出现PRCA。像原发性PRCA一样，合并胸腺瘤的PRCA表现为红细胞生成明显减少的慢性疾病过程，切除胸腺瘤后29%的患者PRCA获得缓解，针对PRCA的其他治疗方法在切除胸腺瘤以前难有任何效果。因之诊断PRCA的所有患者，首先应当排除是否合并胸腺瘤。若PRCA患者胸部平片或侧位断层像显示前上纵隔肿物影，均需考虑开胸探查手术切除肿瘤。胸片未显示纵隔肿物影的PRCA患者，也应进行胸部CT检查。胸部CT检测40岁以上患者是否存在胸腺瘤极为敏感，因为在此年龄以下正常胸腺组织变异较大，对此胸部CT尚不能确切诊断。PRCA合并的胸腺瘤，其病理组织学类型主要为梭形上皮细胞胸腺瘤，少部分是淋巴细胞型胸腺瘤，这一点与合并重症肌无力的胸腺瘤不同，MG多数合并淋巴细胞型胸腺瘤。

三、发病原因

PRCA的主要特征是在体外将骨髓细胞与促红细胞生成素混合培养，能够孵化出成红细胞。在液体培养中可看到血红蛋白合成增加，成熟的成红细胞大量出现，在血浆凝块培养中已鉴定出红细胞单克隆生长。甚至成红细胞不存在时，PRCA骨髓内也出现成红细胞前体细胞。体外试验显示当加入患者免疫球蛋白IgG后，能抑制患者骨髓内成熟的成红细胞发育。事实表明，用^{59}Fe测定血红蛋白合成，计算出PRCA患者IgG和正常人IgG，红细胞单克隆数（CFU－E）和红细胞大量形成数（BFU－E）。病情缓解后IgG的抑制物不再存在。

理论上，自家免疫抑制红细胞合成可能作用于红细胞前体细胞，阻止其成熟；也可能是对成红细胞产生细胞毒性作用；或者可能中和了促红细胞生成素。体外试验显示某些PRCA患者的IgG对自身的成红细胞产生毒性但并不影响淋巴细胞和红细胞。在一小部分仍有成红细胞的PRCA患者，症状缓解后 IgG 出现在他们的细胞膜上而不在成红细胞上。其他 PRCA 患者 IgG 抑制他们自己的 CFU－E 或/和 BFU－E 发育。这一现象在一组连续 12 例儿童期暂时性成红细胞增多症（TEC）进行研究，12 例中 8 例 IgG 能抑制 CFU－E 或 BFU－E 发育。2 例抑制 BFU－E 生长但不影响 CFU－E 生长，另 2 例抑制 CFU－E 而不影响 BFU－E。3 个 CFU－E 的 IgG 抑制决定于补体，而 1 个被抑制无补体存在。IgG 片段无一中和促红细胞生成素，也无一例对成红细胞产生毒性，或阻止巨噬粒细胞发育，这样，大多数 TEC 的 IgG 片段作用在 CFU－E 或 BFU－E 是通过直接毒性作用，或阻止它们分化成熟。

这些研究大多数涉及的患者是原因不清的原发性 PRCA，只有 1 例是存在系统性红斑狼疮对 BFU－E 抑制 IgG。Dessypris 发现 3 例类风湿性关节炎中 1 例存在 CFU－E 和 BFU－E 相似的抑制剂。这种特异性的抑制剂以很低的浓度存在，即使 azathioprine 诱发缓解后也存在这种抑制剂，提示可能它在 PRCA 慢性病程中起作用。用 diphenylhydantoin 诱发 PRCA 的患者，停药后骨髓也可恢复。在诊断时预先制备患者 IgG，体外能抑制他自己血中 BFU－E 发育，但是需要很少量药物存在，这些药物在无 IgG 时无抑制作用。IgG 和 diphenylhydantoin 一起不影响巨噬粒细胞发育，也不影响正常的 IgG，以及缓解期患者的 IgG，但是有药物时能抑制 BFU－E 发育。药物作用是免疫介导的，需要有患者的 IgG 存在，需要这两者同时存在才发挥作用可以解释为什么停药后 PRCA 迅速消失。

其他 PRCA 发病原因的可能性也已研究，在所有病例中均未发现 IgG 抑制剂。最初的报告提出 PRCA 患者血中淋巴细胞通过正常骨髓细胞抑制促红细胞生成素。以后的研究表明多次输血使淋巴细胞敏感性增强，这一事实解释了致敏的正常骨髓细胞抑制作用。在一项 PRCA 和 Tγ 细胞慢性淋巴细胞白血病研究中，使用自身骨髓细胞治疗，Nagasawa 使用冰冻 T 细胞治疗患者获得 PRCA 缓解，当用预先处理的 T 细胞与患者缓解期骨髓细胞一起孵化，能抑制促红细胞生成素而不抑制粒细胞生成素。有 1 例这种抑制作用限于患者自身的细胞，以及相同患者部分人体白细胞抗原（HLA）。类似的研究显示，原发性 PRCA 和 TEC 患者 T 细胞抑制作用降低与临床症状改善相一致，这些患者或用免疫抑制剂治疗或自发恢复（TEC）。

胸腺瘤与 PRCA 的关系尚不清楚，一例患者表明体内存在抑制促红细胞生成素的 IgG，但从患者骨髓细胞内未能测出，表明可能存在与疾病无关的免疫抑制作用。胸腺切除后 PRCA 并未立即显现效果或无任何效果，提示胸腺瘤本身并不直接产生抑制作用。胸腺瘤可能致免疫系统产生高度过敏反应，或因免疫系统高度过敏而产生胸腺瘤，均不直接抑制促红细胞生成素，这些问题还需要更深入的研究来澄清。PRCA 也可能有其他原因，28 例急性自身限制性 PRCA 合并镰状细胞溶血性贫血，24 例被 B_{19} Parvovirs 感染，而对照组 94 例中只有 4 例感染。将含有病毒的血浆加入到正常骨髓细胞中，明显减少 CFU－E 发育，含有这种病毒抗体的血浆可预防上述现象发生，并在骨髓成红细胞内找到这种病毒。如此看来，PRCA 形态学表现可能是一致的，但病因变化可能很大。

四、治疗

相当部分的 PRCA 继发于药物和感染，而且是急性自我限制性，初始治疗是多次输血维持一定的血细胞比容，以后停止用药或替换其他药物，观察 1～2 个月确定 PRCA 是否缓解。一组 37 例 PRCA 给予 $VitB_{12}$ 和叶酸也无何效果，给予雄性激素 22 例中仅 1 例有效。临床罕见 PRCA 合并叶酸和 $VitB_{12}$ 缺乏的病例报告，有怀疑时应测定其血浆内浓度。因 PRCA 常合并胸腺瘤，故发现 PRCA 应进行影像学检查除外有无胸腺瘤。PRCA 患者切除了胸腺瘤可使 29% 病例缓解，也提高患者对激素治疗的反应，未切除胸腺瘤的 PRCA 患者 9 例中仅 1 例对激素治疗有反应，相应的 22 例无胸腺瘤 PRCA 患者，激素治疗后 10 例获得缓解。

外科不能切除的胸腺瘤应进行放疗，放疗虽有一定效果但缓解率很低。若仍不缓解，应给予激素或免疫抑制剂治疗，或两种同时应用。已有 3 组报告对 PRCA 患者进行选择性正常胸腺切除，结果 PRCA 症状无明显缓解，表明无胸腺瘤的 PRCA 患者，单纯切除胸腺对治疗无明显作用。

原发性慢性 PRCA 是一种自家免疫性疾病，主要治疗是单独应用激素，或者合并使用免疫抑制剂。由于免疫抑制剂可致白血病并造成不育，开始治疗最好单用激素，特别是年轻患者。每日口服泼尼松 60mg 连续 4 周，采用这种治疗方案 22 例原发性 PRCA 中 10 例（45%）获得缓解（主要指不再需要输注红细胞），但是 5 例继发性 PRCA 应用激素治疗无 1 例缓解，所有病例缓解出现在用药后 4 周之内。对激素治疗无反应，或停用激素后症状复发的病例，应联合应用免疫抑制剂治疗，一般持续口服泼尼松每日 30mg，同时加用每日口服环磷酰胺 50mg 或咪唑硫嘌呤（azathioprine），在 3 周内逐渐增加剂量到每日 150mg。每周测血常规，监测白细胞和血小板有无中毒而减少，如果无中毒现象，症状也无缓解，则继续服药另 8～10 周，同时每 1～2 周测定血化验，包括网织红细胞数。当促红细胞生成素恢复正常，或白细胞数低于 $2 \times 10^9/L$，应停止细胞毒性免疫抑制剂药物。若无以上情况发生，环磷酰胺或咪唑硫嘌呤每 2～3 周增加 50mg 直至所达标准。

有报告用激素及细胞免疫抑制剂联合治疗，23 例原发性 PRCA 中 13 例（56%）获得缓解，9 例继发性 PRCA 中 5 例（56%）也获得缓解，其中 6 例应用激素治疗缓解后中又出现复发，6 例对激素治疗无反应，足见联合应用激素和免疫抑制剂有明显的治疗效果。少数患者在治疗后 2～4 周早期网织红细胞有增加，其他患者直到治疗后 1～2 个月网织红细胞才逐渐增加，且不合并白细胞和血小板减少。某些病例由于网织红细胞出现前白细胞数减少到 $2 \times 10^9/L$ 以下，环磷酰胺或咪唑硫嘌呤不得不在数月内增加剂量。少数患者给予环磷酰胺或咪唑硫嘌呤达到最大剂量以致出现骨髓中毒和白细胞数降低到 $2 \times 10^9/L$ 以下，促红细胞生成素也无明显反应，则应停用细胞毒性免疫抑制剂，待 3～5 周后骨髓再生，促红细胞生成素恢复正常。大多数病例在缓解出现后停止药物使用，但是 23 例中有 13 例出现复发，经再次治疗，或对有复发倾向者持续应用一定剂量的免疫抑制剂，在随诊 2～252 个月（平均 90 个月）期间，54% 的患者持续获得缓解不需要输血。反复出现复发者可用环磷酰胺维持 2～3 年，并最终在完全停药后多年保持稳定。

若上述治疗方法无效，其他治疗措施有，抗人体胸腺蛋白，血浆置换，大剂量静脉输注丙种球蛋白，脾切除或环孢素 A，均有成功的少数病例报告。某些脾切除无缓解的病例，后来对曾有耐药的免疫抑制剂发生反应。如此看来，治疗原发性 PRCA 与治疗其他造血性自家免疫性疾病，如自家免疫性溶血性贫血，自家免疫性血小板减少性紫癜，其方法基本相同。

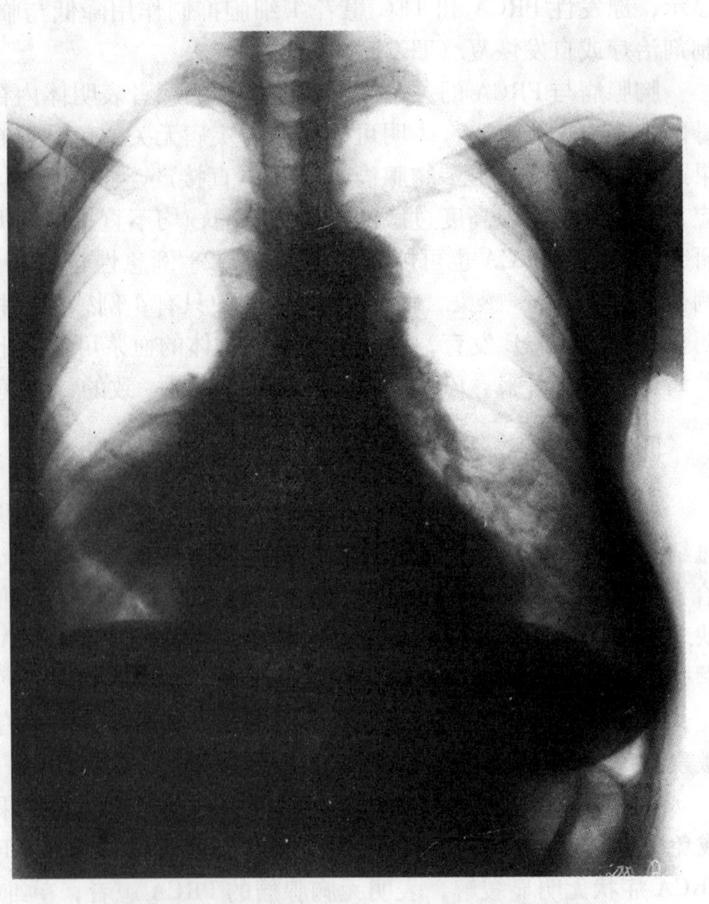

图 10－15－1　合并 PRCA 的胸腺瘤正位胸像

本院胸外科手术治疗 PRCA 合并胸腺瘤共 8 例，8 例胸腺瘤摘除比较容易，术后病理诊断全部是梭状细胞型胸腺瘤（A 型胸腺瘤）。但是术后仅半数患者 PRCA 缓解，不缓解患者术后 2 周即需要静脉输血，或继续注射 EPO（促红细胞生成素）。一例女性，70 岁，10 年前即发现纵隔肿物，因无明显症状患者不同意手术治疗。近期感全身乏力、头昏来院急诊，检查发现重度贫血，血色素仅 3 克，而无明显失血原因，胸部 CT 显示前纵隔肿瘤体积增大约一倍，诊为胸腺瘤并 PRCA（图 10－15－1，图

10－15－2，图 10－15－3，图 10－15－4）。摘除胸腺瘤后贫血无改变，最终全身衰竭死亡，病理诊断“梭形细胞胸腺瘤”。

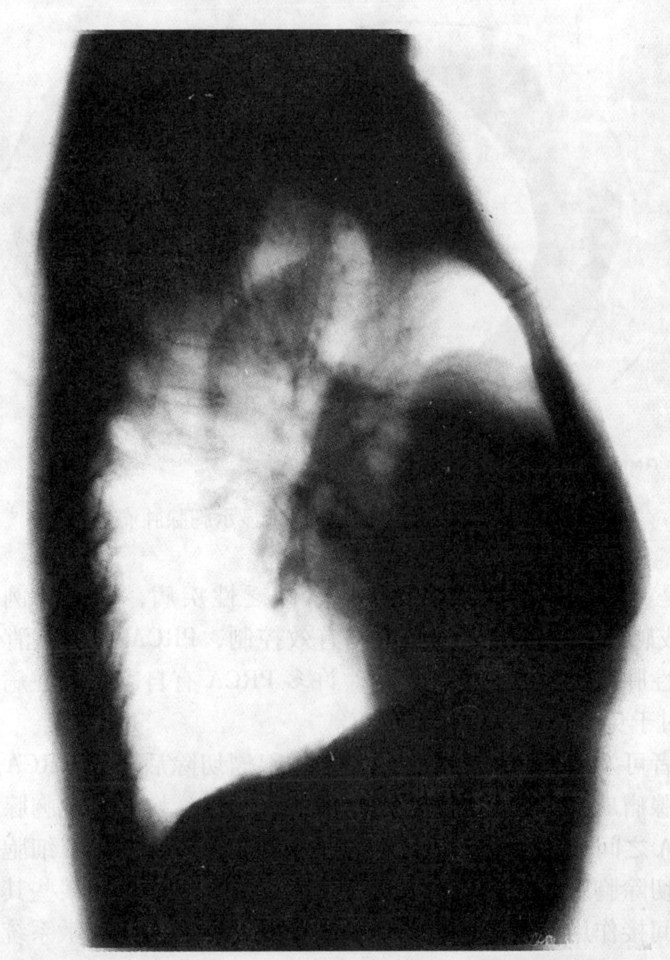

图 10－15－2　同一例合并 PRCA 患者侧位胸像显示胸腺瘤

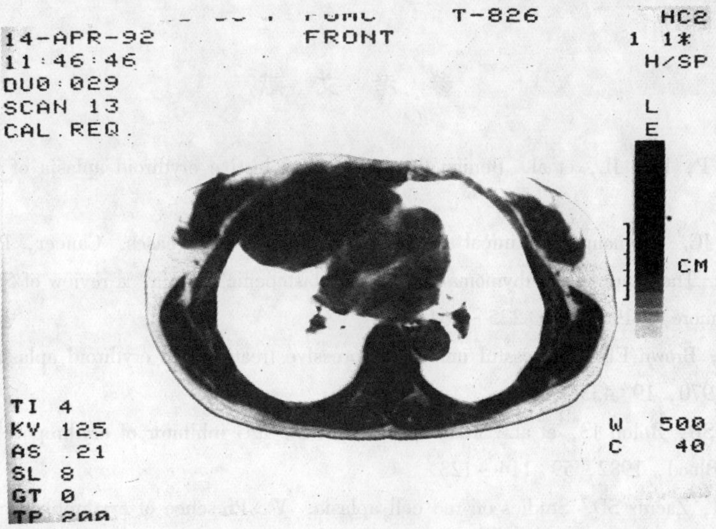

图 10－15－3　同一例患者胸部 CT 像

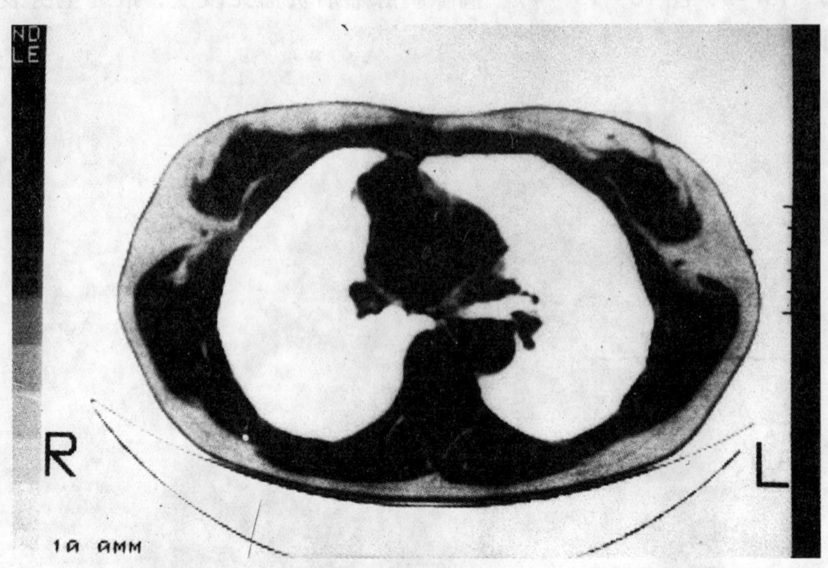

图 10 - 15 - 4　不同层面 CT 显示胸腺肿瘤

五、总结　PRCA 是一种选择性促红细胞生成素缺乏性疾病，许多病例是急性自我限制性的。PRCA 也可继发于药物或感染，当停药或感染得到有效控制，PRCA 则迅速消失。其他 PRCA 都是慢性疾病过程，常合并恶性肿瘤或胶原血管性疾病。许多 PRCA 有自家免疫性病因，出现抑制促红细胞生成素 IgG，此种病例对于免疫抑制剂治疗有反应。

2% ~6% 胸腺瘤患者可发生 PRCA，某些患者在胸腺瘤切除后出现 PRCA。据报告 50% PRCA 患者合并胸腺瘤，切除胸腺瘤后 29% PRCA 患者症状缓解，相比，切除正常胸腺对 PRCA 无作用。

胸腺瘤与发生 PRCA 之间的关系尚不清楚，某些胸腺瘤患者合并促红细胞生成素抑制，但是自身抑制剂还未鉴定出来。切除胸腺瘤后 PRCA 无立即反应，表明可能存在某些其他相关因素，是否胸腺瘤对促红细胞生成素有间接作用，可能通过免疫系统介导，或产生于高敏系统，均不清楚。在胸腺瘤与 PRCA 之间确切的生物关系搞清之前，确定免疫系统和促红细胞生成素的相互作用还需要做更多的工作。

（张志庸）

参 考 文 献

1. Jacobs EM, Hutter RVP, Pool JL, et al. Benign thymoma and selective erythroid aplasia of the bone marrow. Cancer, 1959, 12:47 ~57.
2. Salyer WR, Eggleston JC. Thymoma: a clinical and pathological study of 65 cases. Cancer, 1976, 37:229 ~249.
3. Hirst E, Robertson TI. The syndrome of thymoma and erythroblastopenic anemia: a review of 56 cases including 3 case reports. Medicine (Batimore), 1967, 46:225 ~264.
4. Safder SH, Krantz SB, Brown EB. Successful immunosuppressive treatment of erythroid aplasia appearing after thymectomy. Br J Haematol, 1970, 19:435 ~443.
5. Dessypris EN, Krantz SB, Roloff JS, et al. Mode of action of the IgG inhibitor of erythropoeesis in transient erythroblastopenia of childhood. Blood, 1982, 59:114 ~123.
6. Krantz SB, Moore WH, Zaentz SD. Studies on red cell aplasia. V. Presence of erythroblast cytotoxicity in 3G - glubulin fraction of plasma. J Clin Invest, 1973, 52:324 ~336.
7. Marmont A, Peschle C, Sanguineti M, et al. Pure red cell aplasia (PRCA): response of three patients to cyclophosphamide and/or antilymphocyte globulin (ALG) and demonstration of two types of serum IgG inhibitors to erythropoiesis.

Blood, 1975, 45 : 247 ~ 261.

8. Clark DA, Dessypris EN, Krantz SB. Studies on pure red cell aplasia. X1. Results of immunosuppressive treatment of 37 patients. Blood, 1984, 63 : 277 ~ 286.

9. Fon GT, Bein ME, Mancuso AA, et al. Computed tomography of the anterior mediastinum in myasthenia gravis. Radiology, 1982, 142 : 135 ~ 141.

10. LeGolvan DP, Abell MR. Thymomas. Cancer, 1977, 39 : 2142 ~ 2157.

11. Cavalcant J, Shadduck RK, Winkelstein A, et al. Red - cell hypoplasia and increased bone marrow reticulin in systemic lupus erythematosus: reverasal with corticosteroid therapy. Am J Hematol, 1978, 5 : 253 ~ 263.

12. Messener HA, Fauster AA, Curtis JE, et al. Control of antibody - mediated pure red - cell aplasia by plasmapheresis. N Engl J Med, 1981, 304 : 1334 ~ 1338.

13. Dessypris EN, Baer MR, Sergent JS, et al. Rheumatoid arthritis and pure red cell aplasia. Ann Intern Med, 1984, 100 : 202 ~ 206.

14. Dessypris EN, Redline S, Harris JW, et al. Diphenylhydantoin - induced pure red cell aplasia. Blood, 1985, 65 : 789 ~ 794.

15. Litman SD, Zanjani ED. Lymphocytes suppressing both immunoglobulin production and erythroid differentiation in hypogammaglobulinemia. Nature, 1977, 266 : 57 ~ 58.

16. Torok - Storb BJ, Sieff C, Storb R, et al. In vitro tests for distinguishing possible immune mediated aplastic anemia from transfusion - induced sensitization. Blood, 1980, 55 : 211 ~ 215.

17. Nagasawa T, Abe T, Nakagawa T. Pure red cell aplasia and hypogammaglubulinemia associated with Tr - cell chronic lymphocytic leukemia. Blood, 1981, 57 : 1025 ~ 1031.

18. Lipton JM, Nadler LM, Canellos GP, et al. Evidence for genetic restriction in the suppression of erythropoiesis by a unique subset of T lymphocytes in man. J Clin Invest, 1983, 72 : 694 ~ 706.

19. Hanada T, Abe T, Nakamura H, et al. Pure red cell aplasia: relationship between inhibitory activity of T cells to CFU - E and erythropoiesis. Br J Haematol, 1984, 58 : 107 ~ 113.

20. Hanada T, Abe T, Takita H. T - cell mediated inhibition of erythropoiesis in transient erythroblastopenia of childhood. Br J Haematol, 1985, 59 : 391 ~ 392.

21. Serjeant GR, Topley JM, Mason K, et al. Outbreak of aplastic crises in sickle cell anaemia associated with parvovirus - like agent. Lancel, 1981, 2 : 595 ~ 597.

22. Young NS, Mortimer PP, Moore JG, et al. Characterization of a virus that causes transient aplastic crisis. J Clin Invest, 1984, 73 : 224 ~ 230.

23. Young N, Harrison M, Moore J, et al. Direct demonstration of the human parvovirus in erythroid progenitor cells infected in vitro. J Clin Invest, 1984, 74 : 2024 ~ 2032.

24. Soutter L, Emerson CP. Elective thymectomy in the treatment of aregenerative anemia associated with monocytic leukemia. Am J Med, 1960, 28 : 609 ~ 614.

25. Zeok JV, Todd EP, Dillon M, et al. The role of thymectomy in red cell aplasia. Ann Thora Surg, 1979, 28 : 257 ~ 260.

26. Krantz SB, Dessypris EN. Pure red cell aplasia. In: GOlde DW, Takaku F (eds) 1985, Hematopoietic stem cells. Dekker, New York, pp229 ~ 251.

27. KrantzSB, Kao V. Studies on red cell aplasia. 1. Demonstration of a plasma inhibitor to heme synthesis and an antibody to erythroblast nuclei. Proc Nat Acad Sci USA, 1967, 58 : 493 ~ 500.

28. Hartmann RC, Krantz SB. Paroxysmal nocturnal hemoglobinuria and pure red cell aplasia. Two rare anemias with immunologic implications. Postgrad Med J, 1974, 55 : 141 ~ 147.

29. Krantz SB, kao V. Studies on red cell aplasia. 2. Report of a second patient with an antibody to erythroblast nuclei and a remission after immunosuppressive therapy. Blood, 1969, 34 : 1 ~ 13.

30. Zaentz SD, Krantz SB, Brown EB. Studies on pure red cell aplasia. 8. Maintenance therapy with immunosuppressive drugs. Br J Haematol, 1976, 32 : 47 ~ 54.

31. Clauvel JP, Vainchenker W, Herrera A, et al. Treatment of pure red cell aplasia by high dose intravenous immunoglobu-

lins. Br J Haematol, 1983, 55:380~382.

32. Totterman TH, Nisell J, Killander A, et al. Successful treatment of pure red cell aplasia with cyclosporine. Lancet, 1984, 2:693.

33. Debusscher L, Paridaens R, Stryckmans P, et al. Cyclosporine for pure red cell aplasia. Blood, 1985, 65:249.

第十六节 胸腺切除对肿瘤发生的影响

一、胸腺与肿瘤发生的关系

在肿瘤和宿主免疫相互作用方面，胸腺的功能一直模糊不清，但是有足够的实验室和临床证据证明，胸腺存在异常或摘除正常胸腺对于肿瘤发生有重要作用。容易发生肿瘤的疾病，其胸腺组织常常出现病理上的改变。试验性切除胸腺以后，肿瘤的生长有明显的变化。引起大家注意的是有关切除胸腺可抑制肿瘤生长的报告，这意味着它可能有潜在的临床应用价值。

二、胸腺与肿瘤发生的研究基础

1．胸腺切除对肿瘤发生的保护作用　按免疫监视概念（Burnet 1962），通过T细胞清除瘤细胞的免疫机制，胸腺能够抑制肿瘤生长。试验研究表明T细胞具有溶解肿瘤细胞活性，但是活体实验结果常与预想矛盾，切除了胸腺的动物肿瘤生长受到抑制。试验性胸腺切除以后，肿瘤发生率改变，如乳腺癌、淋巴瘤和白血病的发生率均减少。似乎胸腺对肿瘤的生长既有促进作用同时也有抑制作用。自然发生的肿瘤其细胞表面的肿瘤抗原较弱或没有，胸腺缺乏辨识肿瘤变异细胞的能力，胸腺存在对这些肿瘤也无抑制作用，随诊观察发现胸腺切除后某些肿瘤，如乳腺癌，发病率减少，这一现象提示，某些肿瘤生长需要胸腺存在。长期胸腺异常或胸腺瘤都可能与肿瘤易感性增强有关。对某些动物模型长期观察提示胸腺切除能防御肿瘤发生，它支持这样一种观点：胸腺的抑制细胞能抑制对肿瘤细胞产生细胞毒性细胞，切除胸腺后，也除去了它的抑制作用，如此能防御肿瘤。

Olsson 评估了失去T淋巴细胞对AKR鼠的影响后指出，胸腺淋巴细胞有细胞表面肿瘤抗原，从而具有对恶性肿瘤细胞的抵御作用。观察切除胸腺后AKR鼠白血病增长受到抑制似乎经类淋巴细胞所介导，这种细胞具有细胞毒性，癌胚抗原阴性，他们的活性受到胸腺细胞所抑制。1980年Olsson指出胸腺切除也许是一种重要的抗肿瘤武器，但是也可能出现自家免疫反应的副作用。重症肌无力患者胸腺切除的经验并未能显示自家免疫反应的发生率增高，事实上胸腺切除能防止其他自家免疫性疾病的发生。

早期研究发现胸腺切除防止乳腺癌、淋巴瘤和白血病的发生已被以后的报告证实，对其他肿瘤也有相似的结果。Reinisch 1977年报告小白鼠于幼年切除胸腺可以预防成年发生肉瘤。他研究了30只假胸腺切除的鼠，接种肉瘤病毒后10个月，25只发生了淋巴瘤，但是进行胸腺切除并给予病毒接种的30只鼠仅有4只发生肿瘤。有学者提出胸腺切除的保护作用是通过去除了抑制细胞，增加了T细胞对于共生的肿瘤细胞的活性，或移除胸腺这样一个淋巴样器官，它已知是病毒复制的部位。许多有关胸腺切除对实验性肿瘤学的研究都集中在胸腺切除后肿瘤的发生。可靠的证据表明乳腺癌个体实验性胸腺切除不仅减少乳腺癌的发生率，而且明显影响肿瘤出现后的病程。Peer 报告胸腺切除和肿瘤切除后动物鼠的生存期延长，提出作为外科切除肿瘤的辅助治疗，胸腺切除可能有一定的治疗作用。胸腺和胸腺切除对于肿瘤发生已经有广泛的实验研究和报告，但是有关人类肿瘤发生的研究很少。似乎是存在胸腺病理改变与胸腺外发生肿瘤有关，胸腺切除与发生肿瘤危险性无关。相反的是胸腺切除起了保护作用，相似于实验肿瘤学所观察的那样。人类发生肿瘤后进行胸腺切除在白血病和霍奇金淋巴瘤患者研究的结果已经报告，Goldstein 和 Mackay 提出在发生淋巴肉瘤和慢性淋巴细胞白血病疾病发作之前应该进行胸腺切除。

2．胸腺切除在肿瘤发生上的增强作用　几个报告提出胸腺切除对于肿瘤生长作用并不一致，对肿瘤生长有增强作用已有报告。肿瘤抗原的产生是以通过化学物诱导，致癌物或致癌病毒诱导肿瘤为前提条件而实现的。胸腺切除能增加致癌物诱导移植性肿瘤。Hirota 报告胸腺切除后肌内注射 DMBA 后 4 周龄的鸡孵化 2 ~4 个月，原发性纤维肉瘤的发生率增高，但 1 周龄的鸡接种后肿瘤发生率无增加。1980 年 Hirokawa 报告 6 周龄去胸腺的 B6C3F1 雌性鼠更常发生网织细胞肉瘤，但是对照组与实验组遗传上有差异。

3．胸腺切除对肿瘤的影响因素

（1）胸腺切除的时间影响肿瘤生长，造成肿瘤抑制或肿瘤增长：Nagaya 提出有明显证据证明胸腺对于肿瘤发生有增强作用或抑制作用。AKR 鼠早期切除胸腺能减少发生肿瘤危险，后期去胸腺后再移植入“年轻的”胸腺有相同的作用。对比之下年轻个体去胸腺后再植入一个“年老的”胸腺增加肿瘤生长的危险。Nagaya 的实验提示随着时间胸腺发生的变化对于小鼠白细胞生成极为重要。

（2）新生儿去胸腺对于肿瘤的生成与成人胸腺切除有着完全不同的作用：新生儿期切除胸腺随即以及长期出现免疫缺陷，这很难确定对于肿瘤的作用是否继发于免疫缺陷引起。成人切除胸腺并不继发免疫缺陷，但是有明显免疫调节改变。成人胸腺切除时的年龄与肿瘤发生的间隔时间影响着肿瘤的生长。

（3）胸腺切除与免疫代谢机制的相互作用影响着肿瘤的生长：Wagner 报告限制脂肪与胸腺的相互作用对诱发小鼠乳腺癌的影响。35 天的小鼠切除胸腺喂低脂肪或正常脂肪饮食有保护作用，这不能通过胸腺片段 V 发生逆转。事实上即使用胸腺肽肿瘤发生率也是减低的。喂鼠高脂肪饮食较喂低或正常脂肪饮食，肿瘤发生率增高，这里并不存在胸腺切除的保护作用。

（4）外科手术技术影响结果：持续抽吸行胸腺切除，此操作造成残余胸腺滞留，明显延长肿瘤发生期。相反，用控制性抽吸胸腺切除，完全去除胸腺，对于乳腺癌的发生无影响。此实验结果显示 T 淋巴细胞不完全缺失造成非 T 细胞毒性作用，增强 T 细胞毒性作用，改变血浆内对乳腺癌靶细胞的阻断作用，新生儿完全胸腺切除彻底有效去除对乳腺癌靶细胞的免疫反应。

4．胸腺切除对肿瘤影响的解释

（1）胸腺切除对发生肿瘤的防御作用是因为增加产生细胞毒 T 细胞，它直接作用于肿瘤繁殖细胞，或者去除了淋巴样器官，它是病毒复制的部位。这种假设得到支持，成年动物的胸腺细胞有抑制作用，并有证据显示胸腺切除有免疫调节作用，可能通过改变抑制细胞的产生。切除成人胸腺减少抑制性 T 细胞活性，增加辅助 T 细胞及其活性。重症肌无力胸腺切除后不同时间，测定辅助细胞和抑制细胞的比率显示大多数患者比率立即增加，但在胸腺切除术后 6 个月和 12 个月，此比率减低，术后 2 年此比率极低。似乎是胸腺切除，至少对重症肌无力患者，可引起 T 辅助细胞亚群逐渐减低。另一研究重症肌无力胸腺切除后 5 年，T，B，非 T，非 B 细胞的百分比无明显区别。

（2）免疫机制可以作为胸腺切除对肿瘤发生影响的解释，但是它的作用可能通过激素或代谢活动介导。Nardell 指出胸腺切除增加饱和脂肪酸的浓度，并在许多情况下减少多种不饱和脂肪酸的浓度。

（3）Hirokawa 和 Hayashi 指出成年动物切除胸腺可减少垂体和肾上腺的重量，而 Welsh 报告雌性鼠多次移植垂体增加乳腺癌的发生率。胸腺切除对乳腺癌的防御作用已有多数报告，连续观察胸腺切除对乳腺癌的生长有抑制作用，无论新生儿期或成年期胸腺切除均能抑制乳腺癌的生长，甚至已发生肿瘤时也有抑制生长作用。Roubinian 提出乳腺癌发生可能受胸腺调节因素影响。胸腺切除能够减少乳腺癌发生率，并推迟自发性病毒介导、化学物介导和移植的乳腺癌出现。

三、胸腺切除对重症肌无力患者发生肿瘤的影响

以前已报告重症肌无力患者胸腺外肿瘤发生率增高，此外几个报告显示重症肌无力与胸腺外肿瘤常合并存在，不管是良性肿瘤还是恶性肿瘤。以前一份报告包括 Mount Sinai 医疗中心在内的 1693 例重症肌无力患者中有 133 例合并肿瘤，对其观察结果显示重症肌无力患者胸腺切除可减少肿瘤的发生，Doll 和 Kinlen 等人报告重症肌无力患者切除胸腺后胸腺外肿瘤无明显增加。

目前对于重症肌无力患者切除胸腺后发生肿瘤危险性的评估，一直支持这样的概念：胸腺切除抑制肿瘤生长。到 1988 年在 Mount Sinai 医疗中心随诊的重症肌无力病例数为 2136，其中 199 例（9.3%）发生恶性肿瘤，此 2136 例不包括新生儿重症肌无力。25 例（12.5%）有两个以上原发肿瘤，这比 Muertel 报告的多发原发性肿瘤的发生率 5.1% 高出 2 倍多。女性肿瘤发生率最高。120 例发生肿瘤的女性重症肌无力患者中 23 例（16.6%）有第 2 个原发瘤。为了评估胸腺切除对于胸腺外发生肿瘤的影响，在目前的分析中仅考虑第 1 个原发瘤。80 例（42%）女性未行胸腺切除。行胸腺切除患者较未切除者合并肿瘤要少得多。在不合并胸腺瘤的患者这更加明显。46 例（2.1%）出现肿瘤先于重症肌无力发作。153 例（7.1%）于重症肌无力发作后诊断出恶性肿瘤。1024 例胸腺切除患者中 36 例（3.5%）于胸腺切除后发生肿瘤。当考虑重症肌无力发作年龄时，在所有年龄组行胸腺切除的各组中，恶性肿瘤的比例更低。诊断 MG 后影响胸腺外肿瘤发生的时间。

明显影响发生肿瘤的因素有：

1. 年龄　老年更为危险。
2. 胸腺瘤　MG 合并胸腺肿瘤更危险。
3. 胸腺存在　MG 行胸腺切除危险性降低。
4. 症状缓解　MG 达到治疗缓解后发生肿瘤危险性减少。

无胸腺瘤患者胸腺切除也有防御继发性肿瘤发生的作用。由于合并胸腺瘤的 MG 与不合并者相比，症状缓解率较低，摘除胸腺瘤后免疫异常不能自行矫正。提示胸腺瘤患者摘除胸腺后存在合并肿瘤的危险。分析表明经颈横切口摘除胸腺有更好的保护作用，而不论哪种切口摘除胸腺，症状缓解都是一个独立的影响因素。某些作者重复了对 MG 女性分析，表明 MG 出现症状后行胸腺摘除，对以后发生乳腺癌有防御作用。

四、临床意义和应用的可能性

许多关于胸腺切除对肿瘤发生影响的报告主要是胸腺切除能防御以后发生肿瘤，在胸腺外已有肿瘤时胸腺切除也有防御作用。Peer 报告在有乳腺癌 C3H 鼠行肿瘤切除合并胸腺切除能够延长绝对存活期、无病存活期和肿瘤复发后存活期。Patey 报告霍奇金淋巴瘤患者行胸腺切除后临床转为良性病程。MG 患者的结果提示胸腺切除比其他治疗方法症状改善比例高，而且能抑制肿瘤发生和增长。在 MG 发作早期行胸腺切除能使症状更早缓解，众所周知，症状缓解是一个独立的抑制胸腺外肿瘤发生的因素，所以在疾病进展以前胸腺切除是首选的治疗。有报告胸腺切除还可阻止除 MG 以外其他自家免疫疾病症状发展。Yoshimatsu 报告胸腺切除对于 Behcet's 病（贝赫切特综合征），溃疡性结肠炎，慢性甲状腺炎，系统性红斑狼疮，自家溶血性贫血和 Sjogren's 综合征治疗有良好的作用。这些自家免疫病合并胸腺外肿瘤发病率很高，MG 患者的结果支持这样的概念：对这些自家免疫综合征患者，胸腺切除也有相同的作用。MG 患者经颈摘除胸腺是否比开胸摘除更能抑制肿瘤发生，还很难说。

（陈　刚　张志庸）

参 考 文 献

1. Burnett FM. Role of the thymus and related organs in immunity. Br Med J，1962，2∶807.
2. Allison AC，Taylor RA. Observations on thymectomy and carcinogenesis. Cancer Res，1967，27∶703～707.
3. Martinez C. Effect of early thymectomy on development of mammary tumors in mice. Nature，1964，203∶1118.
4. Yunis EJH，Martinez EM，Smith J，et al. Spontaneous mammary adenocarcinoma in mice：influence of thymectomy and reconstruction with thymus grafts or spleen cells. Cancer Res，1969，29∶174～177.
5. Moertel GG. Mutiple primary malignant neoplasms. Their incidence and significance. New York，Berlin，Heidelberg：Springer，1966.
6. Reinisch CL，Andrew SL，Schlossman SF. Suppressor cell regulation of immune response to tumor：abrogation by adult

thymectomy. Proc Natl Acad Sci, 1977, 74:2989～2992.
7. Olsson L, Ebbesen P, Hesse J. Influence of T－lymphocyte deprivation on the antileukemic effect of bacills Calmette－Guerin in vivo. Cancer Immunol Immunother, 1980, 8:231～240.
8. Peer G, Papatestas AE, Tartter P, et al. Effects of thymectomy on mammary tumor growth. J Surg Res, 1980, 28:348～355.
9. Goldstein G, Mackay IR (eds). The human thymus Heinemann, London, 1969, 304.
10. Hirota Y, Galton J, Lerman SP, et al. Chemical carcinogen－induced transplantable fibrosarcomas in histocompatible chickens. II. Effect of age and thymectomy on tumor incidence. JNCI, 1980, 65:595～601.
11. Hirokawa K, Hayashi Y. Effect of adult thymectomy on immune potentials, endocrine organs and tumor incidence in long－lived mice. Adv Exp Med Biol, 1980, 129:243～247.
12. Nagaya H. Thymus function in spontaneous lymphoid leukemia: in vitro response of preleukemic and leukemic thymic cells to mitogens. J Immunol, 1973, 111:1052～1060.
13. Wagner DA, Naylor PH, Kim U, et al. Interaction of dietary fat and the thymus in the induction of mammary tumors by 7, 12－dimethylbenz (a) antracene. Cancer Res, 1982, 42:1266～1273.
14. Nardell BE. The effect of thymectomy on the fatty acid concentration of plasma, liver and fat pads. J Baltimore Coll Dent Surg, 1973, 28:18～34.
15. Welsch CW, Jenkins TW, Meites J. Increased incidence of mammary tumors in the female rat grafted with multiple pituitaries. Cancer Res, 1970, 30:1024～1029.
16. Roubinian JR, Lane M, Slomich M, Blair PB. Stimulation of immune mechanisms against mammary tumor in incomplete T cell depletion. J Immunol, 1976, 117:1767～1773.
17. Doll R, Kinlen L. Immunosurveillance and cancer: Epidemiological evidence. Br Med J iv, 1970, 420～422.
18. Moertel GG. Mutiple primary malignant neoplasms. Their incidence and significance. New York, Berlin, Heidelberg: Springer, 1966.
19. Patey DH. A contribution to the study of Hodgkin's disease: late follow－up. Br J Surg, 1971, 53:387～389.
20. Yoshimatsu H, Ishikura Y, Murakami M, et al. Clinical examinations of thymic abnormalities and significance of thymectomy in patients with myasthenia gravis and other autoimmune disease. J Uoeh, 1979, 1:487～505.

第十七节　胸腺相关性疾病

一、简介

胸腺的生理作用以及它与某些疾病的关系已经阐明，此处为偶然出现的一组疾病，其共同特点是在病程中发现胸腺有改变，最明显的是发现胸腺肿瘤。研究这些疾病的价值在于，它能提供更多证据支持以下的观念：

1．胸腺的两种成分，皮质和髓质完全不同，它们有着各自的组织学、功能和生物活性；

2．某些胸腺改变并不是真正胸腺本身变化，而是胸腺附近淋巴结的变化。

我们将提供证据表明胸腺内变化和胸腺复合物反应（即胸腺和邻近的淋巴结）不是免疫复合物相关慢性疾病的原因，而是疾病的后果。胸腺相关疾病的变化和反应很少作用于胸腺皮质，一般限定在胸腺髓质或胸腺周围的淋巴结。因此，胸腺的髓质更像是周围淋巴器官，真正具有胸腺生理活性的部位是皮质，皮质改变常常导致胸腺增大，临床冠以各种名称，“胸腺增生”、“胸腺炎”或“胸腺淋巴滤泡增生”，外科医师对于这些则更有兴趣。

由于在胸腺内抗原对T淋巴细胞前体增殖、分化无明显的影响，人们一直认为胸腺是免疫调节作用的原发部位或中心部位，但是血内免疫物质相对比较容易进入髓质而不容易进入皮质，这也可以部分地解释为什么慢性感染性疾病的胸腺髓质有大量浆细胞增殖，为什么髓质对局部注入抗原的反应与淋巴结反应非常相似。

确切地说，“中心”这一名称应留给胸腺皮质，皮质能有效地防御刺激物，通过胸腺血液屏障不让抗原入内，也通过皮质胸腺细胞的免疫性不成熟这一特性。但是在某些情况下，皮质的保护作用也是相对有限的。将颗粒性物质注射到腹腔后，它们很快从腹腔清除掉，大量颗粒到达胸腺周围引流的淋巴结，不到 2 小时少量颗粒经胸腺包膜进入胸腺皮质，尤其在淋巴结附近表现更为明显。以后发现注射的物质在髓质血管内，分布形式与静脉注射后观察到的显然不同。经腹腔注射刺激物，胸腺淋巴结附近的部分皮质淋巴细胞增生非常明显。

从以上可看出胸腺对外来刺激确有保护作用，尽管不是绝对的，但确实存在。同时，对髓质和皮质的保护作用并不相同，血－胸腺屏障给予皮质相对较好的保护，对髓质则存在漏隙。包膜－胸腺屏障存在漏隙也是皮质功能可能受到外源性刺激物影响的原因之一，特别是胸腺旁淋巴结为腹膜腔重要的引流途径。胸腺实质对外来刺激物相对有效的防护作用，解释了为什么胸腺内免疫反应很少，而胸腺旁淋巴结的免疫反应相当明显，若未仔细区分，组织学上可能误认为是胸腺髓质反应。在研究胸腺反应时，必须明了胸腺生理随年龄而发生改变，特别是皮质，这样才能正确解释某些疾病过程中胸腺的改变。有关正常健康人和年龄分组对照人群研究显示，胸腺内淋巴滤泡和生发中心的争论，需要更多和更好的对照研究，特别是要确定这些改变是否真的发生在胸腺内。

二、胸腺外综合征

这个名词最开始用于与胸腺瘤有关的疾病，这里限定为不同类型的合并胸腺形态学上改变的各种胸腺外慢性疾病（表 10－17－1）。大多数已经报告的慢性胸腺外疾病，其胸腺形态学改变均限于髓质部分，具有下列之一或多个特点：淋巴滤泡形成，有或无生发中心；出现浆细胞；组织细胞数量增加。这些形态学表现，部分反应胸腺外淋巴结的变化，是针对未知抗原的体液免疫和细胞免疫局部免疫反应的标志。

表 10－17－1　胸腺外综合征

疾　病	常　见	少　见
神经肌肉疾病	MG	肌无力综合征，周围神经病变
结缔组织疾病	系统红斑狼疮	皮肌炎，肌炎，系统硬化，干燥综合征
血液病和免疫缺陷	再生障碍性贫血 全血细胞减少， 自身免疫性溶血性贫血 低 γ 球蛋白血症	恶性贫血，红细胞增多，血球蛋白过多性紫癜皮肤念珠菌病
内分泌疾病	毒性甲状腺肿 库欣综合征	桥本甲状腺炎，阿迪森病
皮肤疾病	天疱疮，扁平苔藓 斑秃	类天疱疮
其他	心肌炎，溃疡性结肠炎 胸腺外肿瘤	肾病综合征 巨食管症 肝硬化

1. 神经肌肉疾病　胸腺合并疾病中最熟知的是重症肌无力（MG），约 2/3 的 MG 患者不合并胸腺瘤，但是在胸腺的髓质常出现局部免疫反应。由于缺乏全身网状淋巴系统作用的证据，提示自家免

疫反应可能直接作用于胸腺髓质的抗原或几种抗原（包括乙酰胆碱受体）。少见合并胸腺瘤的疾病包括肌无力综合征和周围神经炎，后者指周围神经病变，可以是对称性或系统性神经病变（多发性神经炎，格林巴利综合征），也可以是局灶性或多灶性（即作用运动和感觉神经）。此外，周围神经炎也可以由基因决定（遗传性运动和感觉神经疾病）。

2. 结缔组织疾病　系统性红斑狼疮中有关胸腺改变的实验和临床的研究，已有文献综述，此综述包括600篇参考资料，突出的胸腺改变是淋巴滤泡增生，唯有的例外是一例发现了胸腺瘤。系统性红斑狼疮与MG的发现相反，通常有全身性免疫反应，偶尔胸腺皮质出现萎缩，可能是T淋巴细胞增加释放入血或者是应激的结果。相似的胸腺改变也在个案或小病例数组报告，主要出现在以下情况下：皮肌炎，肌炎或多发性肌炎，干燥综合征，贝赫切特综合征和类风湿关节炎，对这些疾病胸腺切除很少有效或根本无效。

3. 血液病和免疫缺陷疾病　再生障碍性贫血，又称纯红再障或红细胞发育不良（PRCA），出现在5%胸腺瘤患者（通常是梭形细胞型胸腺瘤），据估计约50%纯红再障患者合并胸腺瘤。也有报告胸腺瘤切除后出现纯红再障。也可合并低γ球蛋白血症和溶血性贫血，或两者同时合并。贫血常伴有或之后出现粒细胞减少、血小板减少和全血细胞减少，可多达1/3病例。病理上自家抗体细胞毒作用直接指向成红细胞，原因尚不明确。胸腺合并病变中常提及Coombs阳性自家免疫性贫血，但详细的解释很少。已有个案报告恶性贫血和红细胞增多症。

胸腺瘤外合并症中，除了MG和PRCA以外，第3个常见合并症是低γ球蛋白血症，或者称成人发作性体液免疫缺陷性疾病，5%～10%胸腺瘤患者合并此症。与胸腺瘤合并MG不同，低γ球蛋白血症合并的胸腺瘤通常是梭形细胞型，切除胸腺瘤对改善低γ球蛋白血症无效，这些特点更像纯红再障。

T细胞缺乏可能作为免疫功能进一步损害的首发表现，表现为胸腺瘤合并皮肤念珠菌感染。这种T细胞缺乏出现在40岁以上患者，同时常合并有其他胸腺外疾病，最常见是MG。骨髓抑制与免疫功能缺失的关系容易理解，但是对不损害免疫功能的胸腺瘤，其相对重要性仍是一个费解的问题，特别是原发性免疫缺陷病根本不合并胸腺瘤。

4. 内分泌疾病　早在1918年人们已经认识到胸腺疾病常合并甲状腺疾病，更近有关桥本甲状腺炎甲亢病例文献复习，显示多达1/3病例的胸腺髓质内出现淋巴滤泡和生发中心，也观察到无髓质免疫反应的胸腺增大。一般认为胸腺的改变是原发疾病结果而不是其原因，因之切除胸腺后并不会使原有疾病有所改善。其他与胸腺有关的内分泌疾病中，已报告1例MG和胸腺瘤患者合并特发性阿迪森病。胸腺类癌由于分泌异位ACTH产生库欣征。前肠来源的类癌无嗜铬性，因而不产生类癌综合征。也观察到罕见的多发性内分泌瘤Ⅰ型（Wermer's综合征）和Ⅱ型（Sipple's综合征）。

5. 皮肤疾病　已发现胸腺瘤患者出现各种类型天疱疮和扁平苔藓，许多情况下，也可出现MG。胸腺切除后也可出现皮肤病的症状，一例8个月幼儿胸腺发育不良，合并幼稚型类天疱疮及自家免疫性溶血性贫血，原因可能是先天T细胞缺陷所致。

6. 其他胸腺外疾病　胸腺瘤合并的其他疾病包括有巨细胞心肌炎（常同时有自家免疫性疾病MG，系统性红斑狼疮，皮肌炎），肾病综合征和巨食管。也有报告胸腺淋巴滤泡增生和胸腺瘤合并肠道和肝脏疾病，肠疾病包括溃疡性结肠炎，非热带性口炎性腹泻，Whipple病和肠吸收不良综合征。这些疾病即可能是体液免疫缺陷的原因也可能是其结果，当强调胸腺病变与这些疾病关系时，必须考虑到其间的因果关系。慢性肝脏疾病时很少找到或描述胸腺的变化，这些疾病是肝硬化和狼疮性肝炎。胸腺瘤或胸腺病变合并其他肿瘤的发生率仍有争论，近期的统计结果从“少数”至20%。

三、结论

本章列出的胸腺外疾病并不完全，这些疾病性质不同，处理这些疾病的临床医师一般未预料到胸腺有无改变，病理医师也不常规检查胸腺。已有的资料使我们得出结论胸腺复合物内有两种改变与胸腺外疾病有关。①胸腺瘤样病变，通常会有但并不恒定，胸腺切除或胸腺瘤切除使其受益；②非胸腺瘤样病变，主要以胸腺髓质的淋巴滤泡增生形式出现，或胸腺旁淋巴结增生形式出现，这些均可以看作为合并疾病的结果而不是其原因，因此胸腺切除无任何作用，例外是 MG。MG 的自家免疫反应直接作用于胸腺髓质的抗原，因而胸腺切除对 MG 确有一定疗效。

（郭　峰　张志庸）

参考文献

1. Raviola E, Karnovsky MJ. Evidence for a blood – thymus barrier using electron – opaque tracers. J Exp Med, 1972, 136: 466 ~ 498.
2. Heiniger HJ, Cottier H, Hess M, et al. Zellkinetik der Plasmazellen mit Russelschen Körperchen: autoradiographische Untersuchungen mit Hilfe von Thymidin – 3H an älteren Mäusen mit experimenteller chronischer Trichinosis. Schweiz Med Wochenschr, 1965, 95: 1424 ~ 1426.
3. Jankovic BD, Lsakovic K, Petrovic S. Cellular and immunological events following injection of antigen into the chicken thymus. In: Lindahl – Kiessling k, Alm G, Hanna MG jr (9eds) Morphological and functional aspects of immunity. London: Plenum, 1971, 197 ~ 201.
4. Marshall AHE, White RG. The immunological reactivity of the thymus. Br J Exp Pathol, 1961, 42: 379 ~ 385.
5. Raff MC. T and B Lymphocytes and immune responses. Nature, 1973, 242: 19 ~ 23.
6. Eggli P, Schaffner TH, Gerber HA, et al. Accessibility of thymic cortical lymphocytes to particles translocated from peritoneal cavity to parathymic lymph nodes. Thymus, 1987, 8: 129 ~ 139.
7. Müller CH, Tschumper A, Tschumper JC, et al. Parathymic lymph node – oriented proliferative response of the murine thymic cortex to intraperitoneal stimulation. Thymus, 1987, 9: 3 ~ 12.
8. Otto HF. Pathologie des Thymus. In: Doerr W, Seifert G, Uelinger E (eds). Spezielle Pathologische Anatomie, vol 17, Berlin Heidelberg New York: Springer, 1984.
9. Ketz E, Fopp M, Weissert M, et al. Polymyositis, myasthenic syndrome and thymoma in a patient with defective cell – mediated immunity. Acta Neurol Belg, 1979, 79: 469 ~ 474.
10. Thefilopoulos AN, Dixon FJ. Murine models of systemic lupus erythematosus. Adv Immunol, 1985, 37: 269 ~ 390.
11. Simeone JF, McCloud T, Putnam CE, et al. Thymoma and systemic lupus erythematosus. Thorax, 1975, 30: 697 ~ 700.
12. Rosenow EC Ⅲ, Hurley BT. Disorders of the thymus: a review. Arch Intern Med, 1984, 144: 763 ~ 770.
13. Janzen RWCH, Lachenmayer L. Parathymische Syndrome. Dtsch Med Wochenschr, 1976, 101: 1292 ~ 1294.
14. Rogers BHG, Manaligod JR, Blazek WV. Thymoma associated with pancytopenia and hypogammaglobulinemia: report of a case and review of the literature. Am J Med, 1968, 44: 154 ~ 164.
15. Krantz SB, Moore WH, Zaentz SD. Studies on red cell aplasia. V. Presence of erythroblast cytotoxicity in G – globulin fraction of plasma. J Clin Invest, 1973, 52: 324 ~ 336.
16. Kirkpatrick CH, Windhorst DB. Mucocutaneous candidiasis and thymoma. Am J Med, 1979, 66: 939 ~ 945.
17. Wegelin C. Über Lymphfollikel mit Keimzentren im Thymusmark. Zentralbl Allg Pathol, 1918, 29: 441 ~ 447.
18. Habu S, Kameya T, Tamaoki N. Thymic lymphoid follicles in autoimmune disease. I. Quantitative studies with special reference to myasthenia gravis. Keio J Med, 1971, 20: 45 ~ 46.
19. Mizuno Y, Shimabukuro K, Kurita K, et al. Thymus abnormalities in ulcerative colitis – comparative study with other auto – immune diseases. Gastroenterol Jap, 1976, 11: 208 ~ 214.
20. Nicholson RL. Thymic hyperplasia in thyrotoxicosis. J Can Assoc Radiol, 1978, 29: 264 ~ 265.
21. Bergman TA, Mariash CN, Oppenheimer JH. Anterior mediastinal mass in a patient with Graves'disease. J Clin Endocrinol Metab, 1982, 55: 587 ~ 588.
22. Salyer WR, Eggleston JC. Thymoma: a clinical and pathological study of 65 cases. Cancer, 1976, 37: 229 ~ 249.
23. Lowry PJ, Rees LH, Tomlin S, et al. Chemical characterization of ectopic ACTH purified from a maliganant thymic carcinoid tumor. J Clin Endocrinol Metab, 1976, 43: 831 ~ 835.

24. Wick MR, Scott RE, Chin - yang LI, et al. Carcinoid tumor of the thymus. A clinicopathologic report of seven cases with a review of the literature. Mayo Clin proc, 1980, 55:246~254.

25. Rosai J, Higa E, Davie J. Mediastinal endocrine neoplasm in patients with multiple endocrine adenomatosis. Cancer, 1972, 29:1075~1083.

26. Marchevsky AM, Dikman SH. Mediastinal carcinoid with an incomplete Sipple's syndrome. Cancer, 1979, 43: 2497~2501.

27. Beutner EH, chorzelski TP, Hale WL, et al. Autoimmunity in concurrent myasthenia gravis and pemphigus erythematosus. JAMA, 1968, 203:845~849.

28. Peck SM, Osserman KE, Weiner LB, et al. Studies in bullous diseases: immunofluorescent serologic tests. N Engl J Med, 1968, 279:951~958.

29. Aronson IK, Soltani K, Paik KI, et al. Triad of Lichen planus, myasthenia gravis, and thymoma. Arch Dermatol, 1978, 114:225~258.

30. Bloomfield S, Stockdill G, Barnetson RSC. Thymic hypoplasia, autoimmune haemolytic anaemia and juvenile pemphigoid in an infant. Br J Dermatol, 1982, 106:353~355.

31. Kamegaya K, Tsuchiya M, Samber K. Thymic abnormalities and the chronicity of liver disease: report of 10 cases and follow - up study. Keio J Med, 1971, 20:77~90.

32. Corridan M. The thymus in hepatic cirrhosis. J Clin Pathol, 1963, 16:445~447.

33. Linke A. Thymustumor mit lupoider hepatitis. Schweiz Med Wochenschr, 1965, 95:1492~1494.

第十八节 免疫缺陷性疾病和胸腺瘤

一、简介

最初认识胸腺与免疫有关，是临床上发现低丙种球蛋白血症、胸腺瘤和高度容易感染三者之间关系密切。当时对这类疾病的了解并不多，现在知道这是原发性免疫缺陷疾病的一种形式，是胸腺瘤非肿瘤性表现的一种重要形式。这些表现包括多种临床症状，可能具有相同的机制，致使细胞在免疫过程中受到破坏或产生功能障碍。

免疫功能缺陷疾病多种功能失调的靶点是特定分化成某种祖细胞系的干细胞，使得相应祖细胞系减少。最常见的是红系细胞，受到损伤后引起纯红细胞再生障碍。中性粒细胞，嗜酸性粒细胞，嗜碱性粒细胞，血小板和某些淋巴细胞前体也常发生缺少，之间并有多种形式组合，出现复杂的临床症状，令人混淆，后果严重。有报道，本病与器官特异性的自身免疫功能失调有关，包括 Graves 病和 Hashimito 甲状腺炎，重症肌无力和 Addisonian 恶性贫血合并胃酸缺乏。

二、病因学，遗传学和流行病学

免疫缺陷综合征合并胸腺瘤的原发病因并不清楚。有的观点认为是病毒感染，因为疾病呈散发性，通常在与患者有血缘关系的亲属中，发现无淋巴组织增生或其他免疫缺陷性疾病（与其他多种原发性免疫缺陷症相同），发作时间一般较晚。目前尚缺乏证据表明此病通过普通接触或性接触传播。Wick 等报道患有胸腺肿瘤的两个兄弟，一人患梭形细胞型胸腺瘤合并免疫缺陷，另一人患有胸腺癌不合并免疫缺陷。在此家族中未发现其他病例，也没有其他家族性遗传性疾病报道。在作者治疗的 7 位免疫缺陷合并胸腺瘤患者中，其中一例男性的双胞胎兄弟完全正常。

Souadjian 综合了全球医学资料和 Mayo 医院的经验，估计了胸腺瘤患者发生免疫缺陷疾病的几率为 6%，可能略少于红细胞再生障碍。Hirst 和 Robertson 在 56 例红细胞再生障碍合并胸腺瘤患者中发现 2 例低丙种球蛋白血症，此结果可能较实际值低，因为临床上免疫缺陷比严重贫血更难发现。胸腺肿瘤引起的 Kaposi 肉瘤也是免疫缺陷的表现之一。

三、临床类型

既往一向健康的中老年患者，突然发现高度容易感染，首先应怀疑免疫缺陷合并胸腺瘤。几乎所有患者的首次发病年龄都超过40岁，平均为60多岁。通常是由于感染而不是局部症状引起医师怀疑是否存在胸腺肿瘤。对胸部X线检查回顾性分析可能发现，在发病几年前就已存在肿瘤，但未受到注意。有些常规胸部X线检查发现肿瘤，临床却无症状，经过成功手术摘除之后，病情仍会持续几月甚至几年。有些患者胸部CT检查未发现异常，但尸检却检出微小胸腺肿瘤。

胸腺瘤合并免疫缺陷的各种表现，经数月或数年以后逐渐出现。最常见的是抗体缺乏综合征合并严重低丙种球蛋白血症，或丙种球蛋白缺乏症，也可能有细胞免疫缺陷。抗体缺乏症患者罕见重症肌无力，尽管在明显细胞缺陷患者曾有报道。为了明确起见，抗体缺乏和细胞免疫缺陷需要分别开来，但实际上两者常有重叠。在很大一部分病例中，淋巴组织免疫缺陷可合并炎性细胞（中性粒细胞，嗜酸性粒细胞，嗜碱性粒细胞）的减少，增加发生感染的机会。

四、抗体缺乏综合征

胸腺瘤合并免疫缺陷患者常出现反复发作的粘膜感染，包括鼻窦炎，支气管炎，中耳炎或关节炎，即使应用抗生素，也容易发展为慢性炎症。在培养基内常发现有荚膜的化脓性细菌（肺炎链球菌，嗜血流感菌，偶见铜绿假单胞菌）。这些细菌能导致反复发作性肺炎，少数情况下，导致菌血症，脑膜炎，脾脓肿。细菌得以繁殖蔓延是因为患者缺少炎症反应所需的抗体。少数情况下，患者发生病毒感染，特别是通过肠病毒，如脊髓灰质炎病毒或ECHO病毒，或通过腺病毒，引起肺炎或中枢神经系统功能紊乱。发生病毒感染是因为缺少中和病毒的抗体。抗体缺乏的患者也容易发生隐孢子虫属和肠兰伯鞭毛虫引起的肠道感染。有些症状源于不明微生物感染，包括关节炎，咳嗽，腹泻（常误诊为非特异性肠炎），呼吸困难，不明原因的高热或体重下降。

患者的感染常持续很久，直到纠正低丙种球蛋白血症以后，感染才被控制。有时确诊免疫缺陷需要很长时间，在此期间患者可能发生严重不可逆性器官损伤，如慢性鼻窦炎，支气管炎，支气管扩张或慢性肺炎。

五、细胞免疫缺陷

胸腺瘤合并免疫缺陷患者，细胞的自主防御功能缺失，常发生口腔念珠菌感染和体重下降，并可能伴有皮肤真菌感染和甲癣。在抗生素使用过程中发生的鹅口疮，医师常不能立即意识到它的严重性。常用的抗真菌药很容易控制初期鹅口疮，但是停药之后又反复发作，提示细胞免疫功能受损。后期的临床表现主要是局限性或弥漫性感染，包括由分枝杆菌，巨细胞病毒，单纯疱疹或带状疱疹性水痘病毒，或人乳头状瘤病毒（特别是Ⅲ型相关扁平疣），其他真菌感染（隐球菌或组织胞质菌），和卡氏肺孢子虫肺炎引起的各种感染。其他可能的微生物包括军团菌属，单核细胞增多性李斯特菌属，隐性孢子属和鼠弓形虫。也有报道在这种免疫缺陷病中出现Kaposi肉瘤，Kaposi肉瘤也见于某些其他细胞免疫缺陷患者，如AIDS或器官移植后。

与低丙种球蛋白血症抗体免疫缺陷患者相比较，细胞免疫缺陷患者预后更差，部分因为这种患者体内专性或兼性的条件致病菌，较抗体缺乏患者的常见致病菌更难处理。免疫球蛋白置换对于细胞免疫缺陷的重建无任何作用。

六、鉴别诊断

40岁以上患者，原发性免疫缺陷的发生率很低，所以相对容易排除。前纵隔存在肿块，B细胞及其前体减少或者缺失，发生念珠菌感染，通常足够临床诊断，有时其他相关功能障碍，如纯红细胞再生障碍也支持诊断。

原发性抗体缺乏最常见形式是普通可变性免疫缺陷（CVI），根据 WHO 专家委员会的定义，发病通常在 20 或 30 岁左右，表现有多种功能紊乱，特征是 B 细胞存在，但测定的抗体缺乏。多数情况下，检测到的 B 细胞由于内在缺陷不能分化为浆细胞。采用灵敏的实验技术可以显示 B 细胞前体。

CVI 患者不会产生胸腺瘤，但因为感染或淋巴瘤可能引起纵隔淋巴结肿大，给诊断增加难度，需要依靠病理活检鉴别。CVI 患者发生霍奇金淋巴瘤和非霍奇金淋巴瘤的机会高于常人。CVI 患者的自身免疫现象与胸腺瘤合并造血祖细胞系缺陷相似。曾有 2 例 CVI，Coombs 阳性溶血性贫血合并类固醇反应性红细胞再生障碍。CVI 患者（或他们的近亲）的其他自身免疫功能紊乱包括 I 型（胰岛素依赖型）糖尿病，桥本甲状腺炎，Graves 病，白斑和类风湿性关节炎。CVI 患者与胸腺瘤患者一样，有活动力下降，T 细胞比例异常和有丝分裂反应异常，但是不出现细胞免疫缺陷相关的感染。

老年 AIDS 患者与以细胞免疫功能障碍为主的胸腺瘤患者临床病史类似。临床上发现 50 ~ 60 岁及以上的男女性 AIDS 患者，患有口腔和食管念珠菌病，Kaposi 肉瘤和其他机会性疾病。非霍奇金淋巴瘤，原发性血小板减少性紫癜，和严重进行性贫血均与此病有关，现在已知上述现象是由一组特殊反转录病毒感染合并失活的淋巴细胞引起。这些患者在 CT 检查时很少发现有纵隔肿瘤，但体内有 HIV 抗体。患者有大量 B 细胞，组织浆细胞增加，同时有高丙种球蛋白血症（特别是 IgA）。当患者出现临床症状时，必然有 T 细胞比例异常，以及血液中 $CD4^+$ 阳性的 Th 细胞耗竭。血和淋巴组织中的 $CD8^+$ 的 Ts 细胞的比例增加，导致 T 细胞亚型比例下降。这些与胸腺瘤综合征的情况不同，尽管后者的 T 细胞亚型比例也可能稍有变化。老年 AIDS 患者感染反转录病毒的途径常不明显，这些途径包括输血史，同性恋，静脉药物成瘾，或输入凝血因子（第 8 或 9 因子）。

淋巴组织增生性疾病的患者有时出现继发性免疫缺陷，容易误认为原发性免疫缺陷疾病。所以，慢性淋巴细胞性白血病或非霍奇金淋巴瘤患者，可有低丙种球蛋白血症合并常见感染。多发性骨髓瘤虽有单克隆蛋白，但是缺乏抗体，胸腺瘤综合征中也可能包括骨髓瘤。非分泌性骨髓瘤患者偶尔出现全丙种球蛋白减少血症，霍奇金淋巴瘤患者可出现带状疱疹，但相对于原发性骨髓瘤和淋巴瘤本身的临床表现，这类感染并不严重。

七、病理学

免疫缺陷合并的胸腺瘤，肿瘤含有上皮细胞或梭形细胞，常常混合淋巴细胞（淋巴上皮混合型胸腺瘤），后者具有胸腺 T 淋巴细胞特异性的细胞表面标志。胸腺类癌和生殖细胞肿瘤则与免疫缺陷综合征没有关系。单纯根据组织学表现不能预测胸腺瘤的生物学行为，但是根据包膜完整程度，与胸内脏器粘连，及手术切除的彻底性可以估计肿瘤复发率。临床上超过 90% 的胸腺瘤属良性肿瘤，能够完全摘除，术后无复发，尸检时检查不出肿瘤残留。合并免疫缺陷的恶性胸腺瘤很少转移到胸腔以外，但可在局部复发，胸膜腔内移植。恶性有远处转移的胸腺瘤很少合并免疫缺陷或相关疾病。

本病的病理学特点是 B 细胞系缺乏和免疫失调引起的感染。除了明显细胞免疫缺陷以外，淋巴组织（淋巴结和脾的生发中心，支气管树和胃肠道的弥散淋巴结）的 B 细胞区细胞减少，甚至完全消失。骨髓中缺乏前 B 细胞、B 细胞和浆细胞。有报道胸腺瘤合并免疫缺陷病例的肠粘膜固有层是残余 B 细胞分化部位，也是唯一少量浆细胞存在的部位，这些发现主要依赖于疾病的进程，而不是胸腺瘤并免疫缺陷的某一特点。其他细胞系的缺乏，如嗜酸性粒细胞、嗜碱性粒细胞、红细胞和巨核细胞，随相关造血祖细胞系的异常而变化。此外，经常出现支气管扩张、慢性肺炎和其他由病毒、细菌、原虫和真菌引起的急性和慢性感染。

八、临床免疫学和诊断

胸腺瘤合并免疫缺陷包括单纯 B 细胞缺乏到完全细胞免疫缺陷，其他造血祖细胞系缺乏，特别是红细胞系，通常在疾病病程中出现。

免疫缺陷合并胸腺瘤的特征是抗体缺乏，出现在 2/3 以上病例。临床上发现这种综合征是在免疫系统功能下降，但并未完全丧失，出现反复发作的严重感染，尚未测出低丙种球蛋白血症，此时才辨识出这种综合征。此时，功能性抗体缺乏试验可能发现异常结果，此后数月或数年才出现低丙种球蛋白血症。同族血凝素的缺乏（滴度低于1∶4）提示IgM抗体合成障碍。Schick试验结果阳性表明缺乏抗白喉毒素的IgG抗体，此抗体通常出现在免疫后成人。抗体缺乏症状还可以通过其他方式确定，用肺炎球菌、伤寒杆菌、布鲁杆菌或其他疫苗不能刺激抗体形成；不能产生抗脊髓灰质炎病毒的中和抗体；以及对环境中广泛存在的其他微生物也不能产生抗体。

采用纸或醋酸纤维素薄膜的血清蛋白电泳检查方法，有时还不能确定低丙种球蛋白血症。需要采用更灵敏的定量方法—放射性免疫扩散或光电散射比浊法来测定主要免疫球蛋白IgG，IgA和IgM。免疫电泳可以定性但不能定量测定丙种球蛋白，但是可以确定单克隆蛋白的存在。

胸腺瘤合并免疫缺陷综合征，其低丙种球蛋白血症常与血液和组织中的B淋巴细胞缺乏有关，这可由细胞表面定位分析显示。这些表面标记包括表面IgM和IgD，以及某些B细胞特有的单克隆抗体。骨髓和其他部位浆细胞的数量减少甚至消失。然而，有报道肠上皮固有膜的B细胞和浆细胞数量相对较多，典型的是淋巴组织的生发中心，其数量稀少或缺如，这是正常B细胞迁移的部位。在观察的少数患者中也出现B细胞前体-前B细胞缺乏。现在细胞学上辨识这类细胞，通过同时存在细胞核酶终点脱氧核苷酸转移酶（TdT）和细胞质μ链来确定，这些细胞通常构成了骨髓单核细胞的10%。如此，全部免疫球蛋白生成细胞系都缺失，结果机体失去产生抗体的能力。Brenner等人观察到有症状的低丙种球蛋白血症患者在确诊的初期，循环血中的B细胞数量正常，可能是这些患者尚处于细胞系功能衰退的早期，B细胞尚未完全耗竭。

有时综合征中细胞免疫缺陷的证据属于间接性，因为体外试验的结果正常。相对于常见的B细胞缺乏，T祖细胞系缺失或T细胞亚型缺失未见报道。怀疑细胞免疫缺陷的临床根据是患者发生念珠菌病，隐球菌病，巨细胞病毒或疱疹病毒感染，免疫功能正常的人体能够通过细胞免疫而不是体液免疫的方式抵抗这些感染。在诊断的初期，此类患者皮肤常无反应性。T细胞或T细胞亚型的数量可能正常，或T辅助细胞比例下降。非特异性丝裂原刺激淋巴细胞反应可以正常或下降。更多见抗原刺激引起的增殖体外试验结果异常。据报道此与血清抑制增殖物质有关，有些研究者认为这种物质是免疫复合物。

最近发现两名患有α干扰素生成异常的患者，α干扰素不是由T细胞或B细胞，而是由大颗粒淋巴细胞产生参与细胞免疫。除α干扰素外，大颗粒淋巴细胞还可能产生其他炎症反应淋巴因子激活素。部分胸腺瘤合并免疫缺陷患者可能存在大颗粒淋巴细胞功能缺陷。

常用免疫活性的临床鉴定方法见表10-18-1，10-18-2。

表10-18-1 体液免疫活性的临床鉴定

测定类型	方 法	解 释
免疫电泳	琼脂沉淀素分析	定性分析，单克隆成分测定
免疫蛋白定量	环状免疫扩散法，比浊法	测定IgG，IgA，IgM，IgG1-3水平
	酶联或放射免疫分析	测定IgD，IgE，IgG4水平
预存抗体测定	ELISA，凝集试验，沉淀试验，RiA	评估免疫前状态
对新抗原免疫应答	ELISA，凝集试验，沉淀试验，RiA	对主要免疫原反应能力[a]
血、肠道、淋巴组织内B细胞及浆细胞计数	对Ig，μ，δ等细胞标记物的分析，或应用B细胞单克隆抗体，免疫荧光，免疫过氧化酶技术	试剂的特异性必须明确，否则结果会出现偏差
骨髓前B细胞评价	胞质μ链或脱氧核苷酸转移酶（TdT）末端免疫荧光测定	若存在浆细胞，该试验很难进行；TdT会分解它

[a]例如，肺炎球菌或布鲁杆菌疫苗，钥孔戚血蓝素（KLH），噬菌体φ-X174

表 10－18－2　细胞免疫活性临床鉴定

测定类型	方　法	解　释
对于记忆抗原的迟发超敏反应	应用普遍存在的免疫原作皮肤试验，并观察 48～72 小时	评估既往免疫状态，残余 T 细胞活性，在严重免疫缺陷时可能仍旧存在
半抗原皮肤致敏	致敏，随后用二硝基氯苯（DNCB）进行激发	评估初级细胞免疫的能力，在严重免疫缺陷时敏感
皮肤同种移植物排斥	进行同种异体的皮肤移植，观察出现排斥的时间	评估识别外来细胞抗原和形成排斥的能力，目前很少应用
T，NK，巨核淋巴细胞及亚类在血、淋巴组织中计数	应用玫瑰花环、单克隆抗体进行细胞表面标记，免疫荧光，免疫过氧化酶	测定细胞数及分类计数
丝裂原引起的淋巴细胞反应性增生	应用植物蛋白（外源凝集素）在体外非特异性激发胚细胞转换和细胞分裂，加入放射性胸腺嘧啶脱氧核苷指示新 DNA 合成	测定淋巴细胞随着免疫发展进行反应性增生的能力：克隆增生和细胞分化
抗原引起淋巴细胞反应性增生	应用特异性抗原在体外刺激[a]，如上述	通过分裂测定这些细胞对于特异抗原的反应，与皮肤试验比较可指示功能异常，如血清抑制物
混合淋巴细胞培养	测定两种基因不同的细胞混合引起的细胞分裂，如同对丝裂原的反应	测定淋巴细胞识别同种异体抗原和进行反应性增生的能力，与同种移植物识别相关
丝裂原或抗原所致的细胞释放淋巴因子	体外进行淋巴细胞引起的可溶性的炎性介质的生化、ELISA、或 RIA 检测[b]	测定淋巴细胞介导血中其他细胞进行募集、激活或对其功能进行抑制的能力
细胞毒性测定	淋巴细胞与靶细胞相混合（例如多种细胞系，被放射性铬酸盐标记鸡红细胞（RBC），当靶细胞被杀死，可测定其释出物的放射性	测量多种淋巴细胞杀死其他种类细胞，如肿瘤细胞系，能力

[a]例如：钥孔戚血蓝素，破伤风类毒素，白色念珠菌

[b]例如：α，γ 干扰素，巨噬细胞激活因子（MAF）；巨噬细胞迁徙抑制因子（MIF）；白介素 2（IL－2）。文献记载许多其他淋巴因子，每一种对于一种特定的细胞间相互作用有一套生物检验方法

九、致病机制

有关这类免疫缺陷的发生机制还不清楚，推测胸腺肿瘤参与其中。胸腺瘤不会继发于其他低丙种球蛋白血症，所以胸腺肿瘤不大可能是抗体缺陷引起的代偿反应。正如另一种异质性疾病－纯红细胞再生障碍的发生，估计可能有多种因素参与。

细胞免疫和体液免疫机制对于干细胞及其后代的破坏作用已有报道。某些胸腺瘤患者的 T 细胞在体外能够抑制 B 细胞终末分化为浆细胞。某些低丙种球蛋白血症合并胸腺瘤患者测不到 T 抑制细胞，但其中部分患者可有血液 B 淋巴细胞。红细胞再生障碍合并低丙种球蛋白血症患者 T 抑制细胞抑制了红细胞生成和 B 细胞分化。

由于这些患者缺乏循环 B 细胞，所以使用正常成熟 B 细胞作为靶点进行抑制细胞测定的重要性值得怀疑。Hayward 的试验，用正常骨髓前 B 细胞与低丙种球蛋白血症合并胸腺瘤患者的 T 细胞共同

培养，结果表明这些不成熟细胞与成熟的B淋巴细胞一样，具有被T细胞攻击的结构。如果把本病看做自身免疫疾病，那么患者临床症状差别在于特异的抑制机制。

有观点认为Ts（抑制细胞）在破坏B细胞系中发挥了重要作用，这个观点从一个胸腺瘤综合征病例的研究得到支持。这位男性患者有一位正常的同卵孪生兄弟，患者的Ts细胞能够抑制他兄弟的正常B细胞终末分化。通过移植患者兄弟的骨髓（之前没有适应性疗法如射线照射）重建患者B细胞系统，并不成功。在第二次移植前，体外照射患者血液也无明显效果。Ts细胞可能是移植产生排斥的原因。

在纯红细胞再生障碍，抗体也参与了细胞系破坏。但是，在严重低丙种球蛋白血症患者，抗B细胞系成分自身抗体可能是致病原因。Degos报道了一例患有细胞及体液免疫缺陷症合并严重中性粒细胞减少的女性患者。患者血清中的IgG在体外能够抑制B细胞分化和粒细胞克隆形成。血浆提取法能改善中性粒细胞减少，并且血液中出现少量B细胞，但低丙种球蛋白血症不能改善。这表明影响B细胞分化的抗体是发病的原因。另外，在我们研究的一例患有血内丙种球蛋白缺乏，红细胞再生障碍以及各类血细胞减少的女性患者，血清中没有能够抑制体外红细胞生成的因子。患者残存的血细胞几乎都是T细胞，疾病可能完全由细胞免疫障碍引起。阐明胸腺瘤合并免疫缺陷综合征中免疫抑制的确切机制，其难点在于病例相对较少以及诊断所需的特殊体外技术。目前还没有一致的模式，部分是因为当研究机会出现时，所需要的技术和靶细胞不能随时可以提供。另一个问题是有些自身免疫现象实质上是继发症状。切除粘液囊去除了鸡的B细胞谱系后，B细胞消失，引起“抑制细胞”生成。把这种“抑制细胞”导入正常鸡体后出现低丙种球蛋白血症。这些表观为“自身免疫细胞”，并不是接受手术的鸡发生丙种球蛋白缺乏症的原因，而是手术的结果。同样的，如果由于病毒感染或其他原发性损伤，患者失去某种细胞谱系，可能继发地引起自身免疫现象，这是因为那种细胞谱系的特征性抗原成分对于机体来说不再是“自体”的。机体的免疫耐受停止，可能的后果是与环境抗原出现交叉反应引起的免疫。例如，患有先天性无丙种球蛋白血症的男孩（一种遗传性，X连锁的疾病，表现为B细胞缺乏而骨髓中的前B细胞增殖正常），存在与胸腺瘤患者相似的Ts细胞，其余患者没有这种细胞。和前述切除粘液囊鸡的原理相同，这种Ts细胞也可能由原发B细胞缺陷引起。

十、治疗

对于胸腺瘤合并免疫缺陷传统处理方法包括识别，如果可能，切除胸腺肿瘤。有一种观点认为尽早摘除胸腺至少能够稳定病情，防止恶化，这种观点颇有吸引力，但是把它与重症肌无力的早期胸腺摘除相比并不恰当。不赞成常规摘除胸腺肿瘤的理由是：

1. 完全成功地去除胸腺肿瘤数月或数年后，免疫缺陷（以及其他胸腺瘤并发症）仍然可能出现，或病程进展。换句话说，胸腺摘除不能保证杜绝相关综合征发生。

2. 没有报道说明胸腺摘除能够逆转免疫缺陷。在这点上，本综合征与纯红细胞再生障碍不同，胸腺摘除对后者有确实改善，至少可能暂时性改善。

3. 即使在进展迅速病例，感染而非肿瘤决定了疾病进程和生活质量。事实上，常由于感染进行X线检查发现胸腺瘤，而不是肿瘤扩展造成直接症状或对周围组织的侵袭。对已确诊病例，数年前胸部X片进行回顾性分析显示，胸腺瘤生长缓慢或多年保持不变。

4. 胸腺瘤-免疫缺陷综合征可能合并严重慢性或急性感染，加之年龄和整体情况，可能无法进行手术。

上述观点提示必须对每个病例进行单独评价，做出判断，最合理的指标是风险、收益比。决定手术的原因通常是存在肿瘤，并且是逐渐增大或恶性。必须认识到手术有可能无法带来近期或远期疗效。对于老年患者，或全身情况不佳患者，并非必须外科手术治疗。

对低丙种球蛋白血症患者施行手术前，应该注射足够免疫球蛋白，予以保护。严重的支气管肺疾病或其他感染，手术前也应尽量有效控制。如果同时存在血小板减少和贫血也需纠正。放射疗法能够使胸腺瘤缩小，但是与手术治疗一样，尚无确切证据表明对免疫系统有利。

药物治疗取决于患者免疫缺陷的类型。最简单的是存在 B 细胞缺陷引起的低丙种球蛋白血症。这类病例需减少发生肺部和鼻窦疾病危险，方法是静脉注射足够量的免疫球蛋白，使 IgG 达到正常水平。通常每公斤体重每周静脉注射约 100mg 免疫球蛋白，根据情况注射 2 ~ 4 周，每次注射前需测定血清球蛋白水平。在第三或第四次注射时应达到满意的水平，否则可能存在蛋白质丢失的情况，此种治疗的缺点是费用较高。

肌内注射免疫球蛋白的效果不如静脉注射，但是聊胜于无，因为它能够预防关节炎、肺炎、菌血症、病毒血症及其并发症。对支气管疾病和鼻窦疾病效果较差。如果只有肌注的免疫球蛋白，可采取患者可耐受的范围内大剂量短时间注射。次之的方案是在负荷剂量后每公斤体重每月注射 0. 6ml。

如果及早进行，丙种球蛋白疗法是最有效的，一旦发生不可逆的支气管损伤（支气管扩张，慢性支气管炎），可有大量慢性支气管黏液分泌，咳痰可能一直持续下去。免疫球蛋白的效果在 6 ~ 12 个月内也许不能显现。某些症状，如由肠兰伯鞭毛虫引起的腹泻，可能无改善，这种疗法只能影响 IgG 分布容积。

有人提出凭经验使用口服抗生素，抑制急性支气管炎和鼻窦感染，减少痰的产生。一般使用标准口服剂量的氨苄青霉素或阿莫西林，四环素和甲氧苄啶 - SMZ。每位患者最多服药 14 天，如果服药后第 3 或第 4 天，痰量、颜色和粘度仍无改变，则停药。体位引流、喷雾吸入和支气管扩张药可作为辅助措施。原则上，治疗肺炎的抗菌药应根据痰菌检查，临床表现，必要时，支气管镜和纤支镜肺组织活检的结果进行选择。有时可根据经验判断，患者感染微生物是细胞免疫缺陷还是抗体缺乏为主，也取决于是否合并中性粒细胞减少，后者则加重白色念珠菌、金黄色葡萄球菌、铜绿假单胞菌和白霉菌感染。腹泻需要病因学检查，也能根据经验来治疗肠道细菌紊乱、非热带性口炎性腹泻、寄生虫感染和其他肠道功能紊乱。其他相关疾病如恶性贫血合并盐酸缺乏，红细胞发育不全和血小板减少也应予以相应治疗。

细胞免疫缺陷治疗比较困难。通常患者对免疫球蛋白无效，合并体液和细胞免疫失调时，免疫球蛋白很重要。细胞免疫缺陷合并细胞内致病原，必须使用抗病毒药、抗分枝杆菌药和抗真菌药治疗。克霉唑能治疗口疮，如果合并甲癣，用酮康唑治疗更好。反复发作的溃烂性单纯疱疹，或严重带状疱疹，口服阿昔洛韦（无环鸟苷）治疗。分枝杆菌感染联合使用异烟肼，利福平或其衍生物如安莎霉素治疗。目前，实验性抗病毒药，如无环鸟苷有可能控制巨细胞病毒性疾病。对于细胞免疫缺陷合并胸腺瘤的长期控制还没有满意的治疗方案。转移因子或相关物质，胸腺体液因子，胸腺移植，和免疫增强剂如 isoprinosine，均进行过临床试验，还未应用在临床。

因为这类疾病可能与自身免疫有关，所以人们采取了看似矛盾的免疫抑制疗法：类固醇疗法，血浆置换，白细胞去除法，甚至细胞生长抑制剂。目前还未观察到受损淋巴系统成分的修复，但是可以产生其他临床效果，如贫血或白细胞减少症的缓解。当患者不仅存在抗体缺乏还有细胞免疫缺陷时，这些试验性疗法确实有效。

胸腺瘤合并免疫缺陷的预后主要取决于免疫缺陷严重程度。如果患者仅存在抗体缺陷，IgG 置换以及胸腺摘除，足以提供患者基本正常生活。细胞免疫缺陷患者预后往往较差，不管肿瘤本身进展程度如何。这些患者最终死于无法治愈的感染或某些机会性疾病如 Kaposi 肉瘤。

胸腺瘤合并免疫缺陷综合征，是胸腺肿瘤相关的自身免疫性疾病多种形式的一种。它对医师提出了很多挑战，对患者造成严重后果。其中最令人困惑的问题是胸腺肿瘤和免疫系统功能失调之间的关系，这个问题仍然有待解释。

（张志庸　陈　刚）

参 考 文 献

1. Souadjian JV, Enriquez P, Silverstein MN, et al. The spectrum of diseases associated with thymoma: coincidence or syndrome? Arch Intern Med, 1974, 134:374~379.
2. Wick MR, Scheithauer BW, Dines DE. Thymic neoplasia in two male siblings. Mayo Clin Proc, 1982, 57:653~656.
3. Hirst E, Robertson TI. The syndrome of thymoma and erythroblastopenic anemia: a rewiew of 56 cases including 3 cases reports. Medicine (Baltimore), 1967, 46:225~264.
4. Socinski MA, ERsheler WB, Franke J-P, et al. Pure RBC aplasia and myasthenia gravis: coexistence of two diseases associated with thymoma. Arch Intern Med, 1983, 143:543~546.
5. Robins-Browne RM, Green R, Katz J, et al. Thymoma, pure red cell aplasia, pernicious anemia and candidiasis: a defect in immunohomeostasis. Br J Haematol, 1977, 36:5~13.
6. Kauffman CA, Linnemann CC Jr, Alvira MM. Cytomegalovirus encephalitis associated with thymoma and immunoglobulin deficiency. Am J Med, 1979, 67:724~728.
7. Mitchell EB, Platta-Mill TAE, Pereira RS, et al. Acquired basophil and eosinophil deficiency in a patient with hypogammaglobulinaemia associated with thymoma. Clin Lab Haematol, 1983, 5:253~257.
8. World Heath Organization. Immunodeficiency: report of a WHO scientific group. WHO Tech Rep Ser, 1978, 630.
9. Siegal FP, Siegal M, Good RA. Role of helper, suppressor and B-cell defects in the pathogenesis of the hypogammaglobulinemias. N Engl J Med, 1978, 299:172~178.
10. Platts-Mills TAE, de Gast GC, Webster ADB, et al. Two immunologically diatinct forms of late onset hypogammaglobulinaemia. Clin Exp Immunol, 1981, 44:383~388.
11. Siegal FP, Good RA. Human lymphocyte differentiation markers and their application to immune deficiency and lymphoproliferative diseases. Clin Haematol, 1977, 6:355~422.
12. Siegal FP, Pahwa S, Pahwa R. Congenital and acquired primary disorders of B and T lymphocyte function. In: Grieco MH (ed) Infections in the abnormal host. New York: Yorke Medical Books, 1980, 129~162.
13. Pearl ER, Vogler LB, Okos AJ, et al. B lymphocyte precursors in human bone marrow: an analysis of normal individuals and patients with antibody-deficiency states. J Immunol, 1978, 120:1169~1175.
14. Brenner MK, Reittie JGE, Chadda HR, et al. Thymoma and hypogammaglobulinemia with and without T suppressor cells. Clin Exp Immunol, 1984, 58:619~624.
15. Hayward AR, Paolucci P, Webster ADB, et al. Pre-B cell suppression by thymoma patient lymphocytes. Clin Exp Immunol, 1982, 48:437~442.
16. Geary CG, Byron PR, Taylor G, et al. Thymoma associated with pure red cell aplasia, immunol globulin deficiency and an inhibitor of antigen-induced lymphocyte transformation. Brit J Haematol, 1975, 29:479~485.
17. Twomey JJ, Waddell CC, Krantz S, et al. Chronic mucocutaneous candidiasis with macrophage dysfunction, a plasma inhibitor, and co-existent aplastic anemia. J Lab Clin Med, 1975, 85:968~977.
18. Litwin SD, Zanjani ED. Lymphocytes suppressing both immunoglobulin production and erythroid differentiation in hypogammaglobulinaemia. Nature, 1977, 266:57~58.
19. Degos L, Faille A, Housset M, et al. Syndrome of neutrophil agranulocytosis, hypogammaglobulinemia, and thymoma. Blood, 1982, 60:968~972.
20. Cunningham-Rundles C, Siegal FP, Smithwick EM, et al. Efficacy of intravenous immunoglobulin in primary humoral immunodeficiency disease. Ann Intern Med, 1984, 101:435~439.

第十一章　纵隔神经源性肿瘤

第一节　纵隔神经源性肿瘤概论

一、简介

纵隔神经源性肿瘤是产生于胸腔内周围神经、交感神经和副神经的神经成分来源的肿瘤，每个纵隔神经源性肿瘤都有一种与其神经嵴有关的胚胎来源，依据肿瘤内主要特殊神经细胞类型（神经鞘细胞，神经节细胞，轴突）以及神经细胞的分化成熟程度进行病理学分类。神经特异性烯醇化酶（NSE）是神经组织最常见的免疫组织化学标志，在所有这些肿瘤当中均能测出神经特异性烯醇化酶。

除了弥漫性神经纤维瘤病（Von Recklinghausen's disease）以外，目前尚无确切的证据显示纵隔神经源性肿瘤存在特异的病因因素。弥漫性神经纤维瘤病是一种很少见的外胚层和中胚层错构异常，是一种外显型遗传基因变异，临床表现变化很大，这种疾病可产生许多神经性肿瘤，大致分为中心型和周围型两类。周围型多合并各种类型的纵隔神经源性肿瘤。此外患有弥漫性神经纤维瘤病的患者，若发现纵隔神经源性肿瘤存在，更多可能是恶性，此类纵隔肿瘤常常从胸腔向脊柱的椎管内扩展。北京协和医院胸外科 40 余年手术治疗 110 例纵隔神经源性肿瘤，发现 3 例弥漫性神经纤维瘤病，这 3 例除了纵隔神经源性肿瘤外，患者全身皮下有多发性神经纤维瘤及皮肤色素沉着。第 1 例为纵隔神经鞘瘤，来自于右侧迷走神经，呈串珠状生长（图 11－1－1）。第 2 例肿瘤占满右侧胸腔下部，手术时肿瘤未能彻底摘除，术后 1 年半胸内肿瘤复发同时发生骶尾部肿瘤，此肿瘤病理诊断为恶性神经鞘瘤。第 3 例为 13 岁男孩患纵隔节神经细胞瘤，肿瘤呈“哑铃状”生长，经椎间孔长入椎管内。

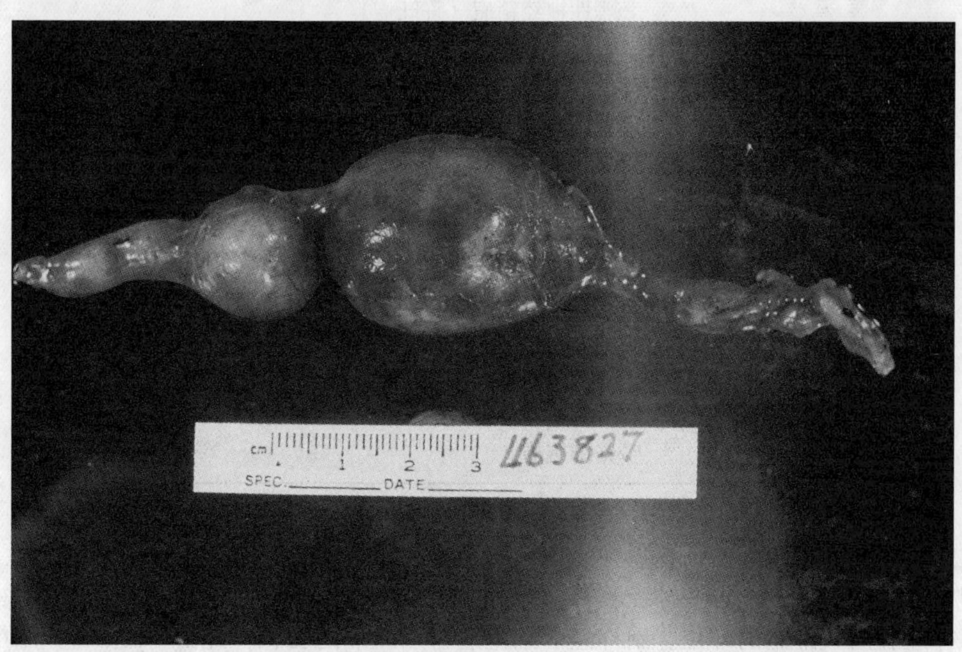

图 11－1－1　男性，40 岁，弥漫性神经纤维瘤病，皮肤多发神经纤维瘤及色素沉着，曾切除皮下结节病理证实为神经纤维瘤。近年发现纵隔内肿物。手术切除来自右迷走神经串珠样生长肿瘤，图示切除肿瘤标本

二、发生率

纵隔神经源性肿瘤是最常见的纵隔肿瘤之一，占全部纵隔肿瘤的10.0% ~34.0%，儿童期纵隔神经源性肿瘤更常见，约占全部纵隔肿瘤的50% ~60%，14岁以下儿童纵隔神经源性肿瘤发生率更高，占纵隔肿瘤的84.8%。综合国内外10组报告共2973例纵隔肿瘤和囊肿，神经源性肿瘤占21.8%。中国医学科学院肿瘤医院和阜外医院报告纵隔肿瘤和囊肿共908例，其中神经源性肿瘤188例，占20.7%。北京协和医院胸外科40余年手术治疗纵隔神经源性肿瘤110例，占同期手术切除纵隔肿瘤和囊肿的18.6%。河北医科大学第四教学医院占22.0%。一般来说，成人神经源性肿瘤占纵隔肿瘤的第二位，目前国外文献报告胸腺肿瘤比神经源性肿瘤更常见，占纵隔肿瘤的第一位，部分原因是在胸部CT中更容易鉴别出胸腺肿瘤。国内大多数报告占第一位的纵隔肿瘤是畸胎瘤，神经源性肿瘤占第二位或第三位。

三、分类

组织学上根据肿瘤结构中主要成分所占的比例，将纵隔神经源性肿瘤分成神经鞘肿瘤、交感神经肿瘤和副神经节细胞肿瘤三个亚型，每种亚型中既可有良性肿瘤也可有恶性肿瘤（表11－1－1）。

表11－1－1　纵隔神经源性肿瘤病理分类

神经鞘肿瘤
良性
神经鞘瘤（许旺瘤）
神经纤维瘤
恶性
恶性神经鞘瘤（许旺瘤）
交感神经肿瘤
良性
神经节细胞瘤
恶性
神经母细胞瘤
神经节母细胞瘤
副神经节细胞肿瘤
副神经细胞瘤（化学感受器瘤）
嗜铬细胞瘤

胸腔内神经组织的分布决定了纵隔神经源性肿瘤各亚型的部位，95%的纵隔神经源性肿瘤起源于肋间神经和椎旁交感神经链，这些神经和神经节都集中在椎旁沟内，一般划为后纵隔，这也是神经鞘肿瘤和交感神经肿瘤最常见的部位。副神经节细胞瘤与后纵隔的交感神经链有关，也与中纵隔心脏神经丛有关，其部位可在后纵隔，也可在中纵隔。据统计约3/4纵隔神经源性肿瘤位于后纵隔，但是它们也可能出现在中纵隔，以及胸腔的其他部位，如胸腺区、心包、胸壁和其他区域。纵隔神经源性肿瘤通常是良性肿瘤，恶性神经源性肿瘤很少见。

表 11－1－2　国内大组纵隔神经源性肿瘤病理分类

	北京协和医院	河北医大四院
总例数	110 例	125 例
神经鞘瘤	49 例	61 例
神经纤维瘤	38 例	34 例
节神经细胞瘤	13 例	17 例
神经纤维肉瘤	4 例	
恶性神经鞘瘤	1 例	
原始神经外胚层肿瘤	2 例	
副神经节细胞瘤	1 例	
神经母细胞瘤	1 例	
嗜铬细胞瘤	1 例	
其他少见		13 例

第二节　神经鞘肿瘤

一、简介

神经鞘肿瘤包括神经鞘瘤和神经纤维瘤两类，它们衍生于神经元周围的许旺细胞，是最常见的纵隔神经源性肿瘤，在已报告的病例中占 40% ~65%，良性神经鞘肿瘤占 95% 以上。北京协和医院报告的国内较大一组纵隔神经源性肿瘤中，神经鞘肿瘤占 79.1%（87/110），包括 49 例神经鞘瘤和 38 例神经纤维瘤。各种恶性神经鞘肿瘤都分类在恶性许旺瘤内。

神经鞘肿瘤在两性别发生率无明显倾向性，其高峰发病年龄在 30 ~40 岁间，典型的病例无临床症状，呈无痛性生长过程。由于肿瘤的部位和大小不同，可以出现各种症状，如肿瘤生长得很大或部位特殊，出现胸内脏器受压表现，如胸痛、咳嗽、呼吸困难、咯血、喉返神经受压可致声音嘶哑。最常见是由于肿瘤压迫周围脏器或沿受累神经而出现局限性或神经源性疼痛，以及体壁神经麻痹（臂丛神经麻痹）。或者是由于肿瘤向椎管内生长，压迫脊髓出现的神经系统症状。交感神经鞘瘤更可能是恶性许旺瘤。

二、神经鞘瘤

神经鞘瘤是最常见的神经鞘肿瘤，胸腔内各种神经都可以产生神经鞘瘤，包括臂丛神经、迷走神经以及最常见的肋间神经。

肉眼检查神经鞘瘤有完整的包膜，大小不一，质地较实较硬，有囊性变时可为柔软较韧的包块。肿瘤呈圆形或结节状，位于所在神经的内侧方。肿瘤常压迫邻近组织，但不浸润周围脏器，与其所发生的神经粘连在一起。剖开肿瘤呈灰白色或灰棕色略透明，切面可见漩涡状结构，有时可见到出血和囊性变。

镜下检查可有两种组织学形态，一型为束状型（Antoni A 型），细胞呈梭形，细长，界限不甚清楚，细胞核呈长椭圆形，互相紧密平行排列，呈栅状或不完全的漩涡状，称 Verocay 小体。另一种为网状型（Aotoni B 型），细胞稀少，排列成稀疏的网状结构，细胞间有较多的液体，常有小囊腔形成。

以上两种结构往往同时存在于同一肿瘤，其间可有过渡形式，但多数以其中一型为主。约10%病程较长的肿瘤，表现为细胞少，胶原纤维多，形成纤维瘢痕并发生玻璃样变，只在部分区域可见少量典型的神经鞘瘤的结构。肿瘤的临床行为与细胞基质的特殊排列无必然联系。

三、神经纤维瘤

神经纤维瘤约占神经鞘肿瘤的1/4，在30%神经纤维瘤患者中发现有弥漫性神经纤维瘤病（neurofibromatosis，Von Recklinghausen' disease）。

大体检查神经纤维瘤无真正的包膜，或有假包膜，肿瘤质地较脆，切面黄灰色略透明，常常找不到其发源的神经。如发生肿瘤的神经粗大，则可见神经纤维消失于肿瘤之中。肿瘤切面可见漩涡状纤维。肿瘤极少发生囊性变，也很少有囊腔形成或出血。

组织学可见肿瘤由增生的神经鞘膜细胞和成纤维细胞构成，排列紧密，成小束状并分散在神经纤维之间，伴多量网状纤维和胶原纤维及疏松的粘液样基质。细胞呈无规律浸润，纤维突被疏松的基质分隔开，肿瘤累及起源的神经，结果神经弥漫性伸展进入扭绕着的许旺细胞网内并混有轴突。

神经鞘瘤和神经纤维瘤均可以发生恶性变，较多见于神经纤维瘤，尤其是弥漫性神经纤维瘤病的患者，其纵隔内的神经纤维瘤有较高的恶变倾向。一般而论，纵隔恶性神经鞘肿瘤约占神经鞘肿瘤的5%以下，大多数合并有弥漫性神经纤维瘤病。患者男多于女（4∶1），从幼儿至老年均可发生，恶变病程较长，一般在5年以上。恶性变的神经鞘肿瘤常见局部侵犯或远处转移。大体检查可见肿瘤无包膜，质地较硬。组织学可见瘤细胞数目增多，出现多形性，核分裂象广泛存在并有细胞栅栏，同时伴有血管增生。肿瘤的形态颇似纤维肉瘤，以往有人称之为“神经纤维肉瘤”。

第三节　交感神经肿瘤

一、概述

第二位常见的纵隔神经源性肿瘤是从交感神经细胞分化出来的肿瘤，它们占收集的纵隔神经源性肿瘤的35%～55%，多出现在儿童。

交感神经细胞肿瘤包括神经节细胞瘤、神经母细胞瘤和神经节母细胞瘤，以上肿瘤每一种都含有神经节细胞，并混有不同数量的其他神经成分（许旺细胞，神经元细胞）。将交感神经细胞肿瘤再分类则显示肿瘤分化程度及生物学行为的差异。神经节细胞瘤是分化最好的良性肿瘤，神经母细胞瘤是典型的未分化恶性肿瘤，神经节母细胞瘤在组织学表现和生物学行为上为上述两类的中间类型。

2/3交感神经细胞肿瘤发现在20岁以下的病例，其中半数以上属恶性，交感神经肿瘤较其他纵隔神经源性肿瘤生长速度快，临床症状也比神经鞘肿瘤多见，这与它们生长速度过快有关，也与肿瘤含有神经上皮产生的儿茶酚胺和其他血管活性物质的作用有关。除了神经压迫症状以外，还可发现有脊髓硬化、高血压、腹泻和皮肤潮红等症状。

二、神经节细胞瘤

神经节细胞瘤是良性交感神经肿瘤，占交感神经肿瘤的40%～60%，最常产生于后纵隔的交感神经链（图11－3－1）。大体检查可见肿瘤形状不规则，具有包膜，切面柔软色灰。显微镜下可见周围透明的腔隙带，节细胞混有纤维突并被疏松结缔组织基质所分隔。肿瘤内可见有髓和无髓的轴突混杂其中。

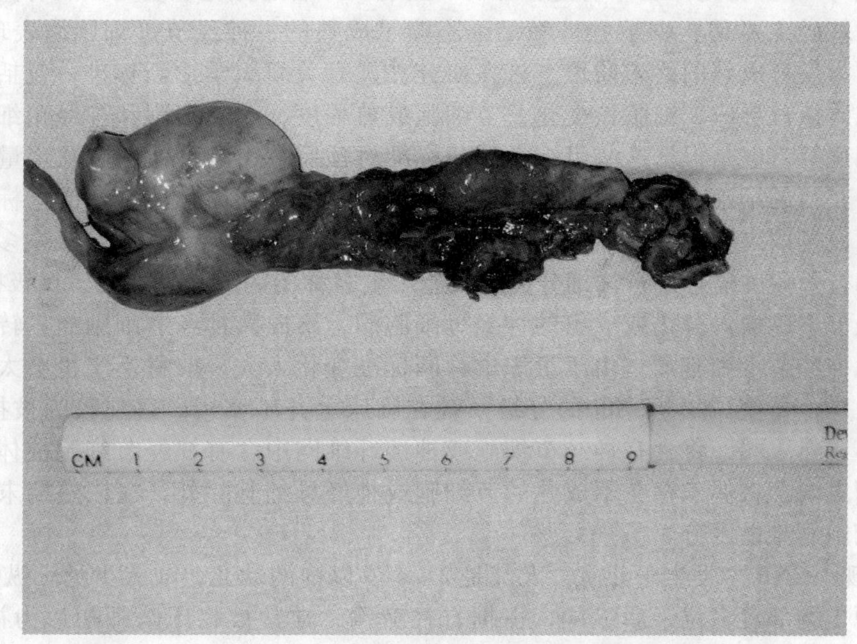

图 11－3－1　手术切除的神经节细胞瘤标本

交感神经肿瘤中神经节母细胞瘤占 10%～15%，自上至下整个后纵隔内均可发现神经节母细胞瘤。大体和显微镜检查，它们与神经母细胞瘤相似，鉴别之处在于神经节母细胞瘤组织学上有节细胞分化以及临床上浸润行为较为温和。

三、神经节母细胞瘤

神经节母细胞瘤（ganglioneuroblastoma，GNB）是一种最常发生于肾上腺和腹膜后的肿瘤，发现于纵隔内的神经节母细胞瘤临床很少见，检索文献国外有关神经节母细胞瘤的专题报告不多，而国内由临床医师报告的病例更少。迄今为止，国内文献仅有 8 例纵隔神经节母细胞瘤报道，此 8 例多侧重于影像学分析，未能提供详尽的临床资料，缺乏有关临床表现，手术和术后治疗，以及病理形态学特点的描述。北京协和医院胸外科在 2002 至 2006 年间手术切除并经病理证实纵隔神经节母细胞瘤 3 例，这也是国内有关此种肿瘤临床、手术和病理检查内容较为详细的报告。

1．命名和分化　神经母细胞瘤是儿童期常见的恶性肿瘤之一，来源于原始神经外胚层，这种细胞形成肿瘤后仍保留其分化能力，如同胚胎组织分化为成熟组织一样，在肿瘤组织中也存在各种分化程度的瘤细胞。由完全成熟的节细胞构成的肿瘤为神经节细胞瘤。在神经母细胞瘤与神经节细胞瘤之间有不同成熟程度的中间类型，这种中间类型的肿瘤称为神经节母细胞瘤。

1915 年，Robertson 首先介绍了神经节母细胞瘤这一名词来描述交感神经细胞来源包含恶性神经母细胞瘤和良性神经节细胞瘤两种成分的移行性肿瘤。当时认为这种肿瘤的生物学行为与其组织学分化程度有关，属于两个极端肿瘤的中间类型肿瘤，以后病理学家从组织学角度又将神经节母细胞瘤分为两种亚型，两种亚型的生物学行为各异。

60 年以后神经节母细胞瘤这种概念一直被大家所接受。但是复习近 20 年来有关神经母细胞瘤文献发现，神经母细胞瘤与神经节母细胞瘤诊断标准发生了改变，许多报告中将含有神经节细胞的成熟肿瘤，或者将含有神经节细胞前体的成熟肿瘤包括在神经母细胞瘤范畴内，其实这些肿瘤属于神经节母细胞瘤。

将神经节母细胞瘤单独划出的意义在于，神经节母细胞瘤与神经母细胞瘤的治疗不同，预后也不相同。

过去20年来，许多研究神经母细胞瘤的结果显示，肿瘤的分化程度与预后有直接关系，大家接受这种观点的基础主要是至少某些神经母细胞瘤是成熟的，神经节母细胞瘤表现为中间阶段，神经节细胞瘤则为发育成熟的终末阶段。许多研究涉及有关组织学诊断标准，包括细胞丛生，玫瑰花结形成，胞质微丝形成，细胞核变化，节细胞成熟程度，淋巴细胞和神经鞘细胞分化，核分裂象，坏死和钙化等。但是根据这些组织学诊断标准对预后的影响价值，以及定量地解释这些组织学诊断标准，获得的结论变异很大，有2篇文章得出的结论是“预后良好的指标并不是分化成分的比例多少，而是取决于只要存在任何组织学上的分化，不管分化的比例”。众多意见认为继续将这种困难的移行阶段肿瘤再进行详细分类，只能产生名称上的混乱，如Ⅲ、Ⅳ级神经母细胞瘤，部分分化的神经母细胞瘤，分化或成熟的神经母细胞瘤，不成熟神经节细胞瘤，转移性神经节细胞瘤或者去分化神经节母细胞瘤。由于组织学诊断标准变化太大，取材不当机会太多，定量计数时细胞群交叉太广，传统的Beckwith的分级系统在临床上并不实用。目前较为被接受的观点是，在组织学分化不成熟末端，将含有神经节细胞或神经纤维网中含有神经节细胞前体，均划归在神经母细胞样肿瘤之内。将偶尔存在不成熟的节细胞或神经母细胞除外，在成熟期末端神经节母细胞瘤与神经节细胞瘤难以区分。

2．临床表现　GNB多发生于儿童，尤其是2～4岁以内的幼儿，成人少见。纵隔GNB来源于交感神经干，源于胸部者多位于后纵隔，占据脊柱旁沟，常常被临床医师初诊为神经源性肿瘤。目前报告最多的一组是Adam复习的自1944至1978年共80例神经节母细胞瘤，此组多数肿瘤有完整包膜，少数不完全，极少数无肉眼包膜（镜下仍可见肿瘤包膜）。肿瘤长径在2～17cm之间，重20～420g。60%的肿物呈球形、梨形或分叶状，其余为结节状。部分肿瘤可侵入椎管内向脊髓扩展，呈哑铃形生长。北京协和医院3例纵隔GNB中1例肿瘤侵入椎间孔内呈哑铃形，另2例造成椎间孔扩大。

由于纵隔GNB存在包膜，生长缓慢，肿瘤体积较大，生物活性不强，临床上常缺乏症状，多数患者于体检胸片偶然发现纵隔肿物，约半数病例可做到完全或大部分切除，从这些看，它更接近神经节细胞瘤，与神经母细胞瘤临床相似之处仅在发病年龄上。

3．病理特点　约1/3的GNB肿瘤质软或肉样，2/3硬韧或甚硬，主要决定于神经纤维和胶原纤维含量多少。肿瘤切面色泽不一，以灰色或棕色为多。切面灰白而质韧提示肿瘤主要由神经节细胞瘤组成；质软而见出血灶多为神经母细胞瘤成分。偶见钙化或黄色斑片，很少有大块坏死。由于肿瘤内神经节细胞和神经母细胞成分分布不均，所以术中选取少量组织送冰冻病理检查，可能误诊为神经节细胞瘤或神经母细胞瘤。如北京协和医院手术的3例GNB冰冻病理均未正确诊断，分别诊断为“神经节细胞瘤”和“小细胞恶性肿瘤”。确切诊断常需多处取材石蜡切片检查。

病理学分化差的GNB与神经母细胞瘤界限很难划分，一般意见存在神经节细胞特点和神经节细胞前体，即可诊断神经节母细胞瘤。神经节细胞特点为丰富的嗜碱性细胞质内含有Nissl小体、囊状细胞核和明显核仁，神经节细胞前体的特点是常见双核和多核体。有的学者将含有神经节细胞，或神经纤维网中含有节细胞前体划归在神经母细胞样肿瘤内。

免疫组化是病理诊断的重要环节。有材料显示神经节母细胞瘤的特异性神经烯醇化酶（NSE），酸性二聚体钙结合蛋白（S－100）和嗜铬素A（CGA）阳性率分别为85%，73%和50%，而且在Ⅰ～Ⅳ期之间，分化越好者阳性率越高，提出NSE、S－100和CGA可以作为GNB的标记物。此外，P53，C－erb－B_2和P21在各级肿瘤均有表达，提示在该肿瘤发生中抑癌基因突变和原癌基因激活起一定作用，其中低分化组P53蛋白表达明显强于高分化组，有可能作为判断肿瘤预后的指标。

4．分型和分期　根据Stout标准GNB分为两个亚型，即混合型和弥漫型。混合型指在典型的神经节细胞瘤中存在一个或多个孤立的神经母细胞瘤结节，二者分界清楚。弥散型特点是原始的和不同分化程度的神经母细胞与成熟的或未成熟的神经节细胞弥散性混合在一起，即使在同一个肿瘤内不同类型细胞和轴突构成比例变化也较大。根据这一标准在我们的3例中，病例1为混合型，病例2和3为弥散型。弥散型和混合型两者的差异很大，Adam的材料显示混合型转移率为75%（6/8），弥散型转移率为4%（3/70）。弥散型中神经母细胞分化程度偏向于成熟的神经节细胞，故转移率低。Stout的材料显示包括全身各部位的GNB在内，20例混合型中13例（65%）有转移，33例弥漫型中有6例（18%）转移。提示混合型代表成熟的神经节细胞瘤去分化，弥漫型代表分化了的神经母细胞瘤。

继而，Shimada又将混合型GNB再分为中间混合型（intermixed）和结节型（nodular），前者为大量成熟的节神经组织中散在显微镜下可见的神经母细胞巢，此型预后较好。结节型的神经母细胞巢更大，呈结节状，其内神经母细胞常为未分化或分化程度很低，预后相对较差。

Evans关于神经母细胞瘤分期标准也用于GNB分期，Ⅰ期指肿瘤界限清晰未入侵周围组织；Ⅱ期肿瘤侵入到周围软组织或骨骼但未越过中线，可伴有同侧淋巴结转移，同时Ⅱ期也包括单侧侵入到椎管内的哑铃状肿瘤。Ⅲ期肿瘤已越过中线，Ⅳ期肿瘤已发生远处转移。

5．影像学检查　CT和MRI是显示纵隔GNB特征的最好方法，肿瘤多呈长圆形，边界清楚，其上下径较前后径和横径为长是GNB影像学特点，也是与其他纵隔神经源性肿瘤鉴别之处。肿瘤CT值为30.7~35Hu，有出血、坏死、囊性变和钙化时密度不均匀，增强扫描肿瘤有均匀或不均匀强化。MRI显示肿瘤呈稍长T1、长T2信号。神经鞘瘤或神经纤维瘤多呈典型的圆形或椭圆形，边界光滑规整，密度均匀，但若侵入椎管则与哑铃形神经节母细胞瘤难以鉴别。

6．治疗和预后　GNB的治疗原则是完全切除肿瘤，这也是影响预后的主要因素。由于大多数GNB存在包膜，因而约半数肿瘤可以做到完全切除或大部分切除。Zajtchuk等总结31例胸腔内GNB治疗结果，4例因肿瘤过大未手术仅行放疗，此4例在放疗后3个月内因呼吸功能衰竭死亡。其余27例接受了手术切除，随诊4~25年，平均随诊10.8年，2例完全切除肿瘤未行任何辅助治疗，术后10和11年无复发，余25例在完全切除或部分切除后接受了放疗和或化疗。接受放疗的25例中11例发生中－重度骨骼畸形，放疗剂量超过2000rad者全部出现骨骼畸形，放疗时年龄2岁以下9例患儿发生了严重脊柱侧弯。4例有淋巴结转移术后存活6~22年，2例骨髓内有瘤细胞患者术后随诊17年仍然存活，8例骨转移中6例存活。

肿瘤不完全切除需要行辅助放疗，剂量不要超过2000rad，2岁以下患儿放疗时应遮盖脊柱。Adam组11例放疗剂量超过2000rad以及2岁以下患儿均发生骨骼畸形，对于年龄较大者剂量可不受此限制。多数作者认为Ⅰ期患者术后不需要进行椎旁照射，因为放疗合并症，如脊柱侧弯、瘫痪，发生率很高，达8%~12%，此种合并症与总照射剂量并无直接联系。

理论上切除不彻底或有转移的患者，术后应进行化放疗，有作者报告2例骨髓中已有恶性肿瘤细胞用Methotrexate治疗，获得长期存活。对于儿童Ⅱ期GNB患者辅助化疗的作用，目前尚缺乏足够的证据。

GNB属于低度恶性肿瘤，其预后较神经母细胞瘤要好得多。Adam报告神经节母细胞瘤5年生存率为88%，文献一般引用的神经母细胞瘤2年存活率为45%~50%。

除了手术切除彻底性影响治疗结果以外，与预后有关的其他因素还有肿瘤的分期及组织学分化程度。

像神经母细胞瘤一样，纵隔GNB的预后与诊断时肿瘤的大体范围，即分期有关，也是治疗结果的主要决定因素。Ⅰ期肿瘤的标准治疗是完全切除或大块切除以进行确切分期和诊断。因而12岁以上，混合型，和未完全切除的Ⅰ期患者术后应考虑进行辅助放疗。对于初始代谢中儿茶酚胺升高患者其预后亦应慎重，某些材料提出代谢成分升高更多的是诊断作用而不是判断预后。若术后儿茶酚胺未能回复到正常水平提示需要进一步治疗。

此外，年龄也影响预后，儿童患者预后相对更好，年龄低于1.5岁预后最好。将年龄分为12岁以上和以下两组进行比较，无论男性或女性，生存或死亡，统计学上无明显差别，可见性别对预后无明显影响。

GNB 恶性复发仅出现在老年患者，提示预后较差，Adam 将文献上成人（>20 岁）GNB 的总数增加到 23 例，其中 13 例死亡或未治疗。这个数字提示 20 岁以后出现复发者应小心对待，因为恶性复发也可能延迟至术后 5 年以上，所有老年患者在“治愈期”后最少每 2 年做定期胸片、体检和生化检查随诊，此也是儿童神经母细胞瘤患者普遍接受的作法。

目前尽管各医疗中心报告的结果不尽相同，大家较为一致的意见是完整切除肿瘤者，术后不需其他辅助治疗，未完全切除者术后应进行辅助放疗，发现有远处转移者除放疗外还需加用化疗，从而可以提高患者长期存活率。

7. 北京协和医院胸外科资料　北京协和医院胸外科自 2002～2006 年手术切除并病理证实 3 例纵隔神经节母细胞瘤，这是国内报告较多的病例，为使读者对此类病例有较为深入了解，我们将 3 例临床、治疗和病理结果详细报告如下。

病例 1　女性，6 岁，因查体发现左胸肿物于 2003 年 6 月 18 日入院。患者一月前在幼儿园体检时发现左胸肿物，无临床症状，曾行超声心动图检查排除先天性心脏病，当地医院胸部 CT 示左后下纵隔肿物，密度均匀，边界光滑、完整，占据左胸腔大部。入院查体除左肺呼吸动度减弱，左肺呼吸音低，右肺呼吸音代偿性增强，未发现其他异常。肺通气功能检查基本正常范围。左后外切口开胸探查发现左后下纵隔巨大肿物，13cm×10cm×8cm 大小，基底较宽，肿瘤与第 6～9 胸椎椎间孔紧密相贴，局部肋骨、肋骨横突关节处受压变形，部分肿物沿椎间孔侵入到椎管内。神经外科协助切除椎管内肿瘤，胸外科摘除纵隔内肿瘤组织。术中冷冻病理报告“神经节细胞瘤”。术后病理检查灰粉色实性肿物，表面被包膜，肿物光滑，切面灰黄，质软细腻，部分有钙化及出血，免疫组化检查 CgA（+），NF（-）。术后病理诊断“后纵隔神经节母细胞瘤”（神经节细胞瘤成分多于 50%）。术后胸椎 MRI 显示椎管内肿瘤切除干净。因手术切除彻底，患者年龄小，担心高剂量放疗可能引起的损伤，放疗科意见暂不放疗。

病例 2　女，6 岁，查体发现后纵隔占位于 2003 年 11 月 11 日入院。患者 1 周前因感冒低热于当地医院胸透发现后纵隔肿物，CT 显示左后纵隔肿物，不伴随任何症状。查体左下肺语颤增强，叩诊左下肺浊音，呼吸音弱，未闻及啰音。肺功能基本正常。开胸探查发现左后下纵隔紧邻椎旁沟巨大实性肿物，形不规整，大小约 13cm×7cm×6cm，有包膜但不完整。肿瘤累及 T9～10，T10～11，T11～12 椎间孔，但未侵入椎管内。近椎间孔处切除肿瘤组织，肉眼切除干净。冷冻病理报告“符合神经节细胞瘤”。术后病理检查巨大实性肿物呈分叶状，外被包膜。切面灰黄或灰褐，质地柔软。其内有一囊肿，大小 1.8cm×0.5cm×1cm，囊壁菲薄，内含清亮液。免疫组化 S-100（+）。术后病理诊断为（后纵隔）神经节细胞瘤中有微小灶性神经母细胞成分，符合神经节母细胞瘤，淋巴结显慢性炎。

病例 3　女，19 岁，因咳嗽一个月，发现纵隔占位 3 周入院。患者 2006 年 1 月 9 日感冒，伴咳嗽和胸部针刺样痛，无咯痰，咯血，自觉体温升高但未测量。当地医院行胸透及胸部 CT 提示右上纵隔占位性病变。入院查体未见明确异常。纤维支气管镜见气管下段右侧壁外压性改变。入院增强 CT 显示右后上纵隔占位性病变，密度较低，增强后肿块边缘呈弧形强化（图 11-3-2 及图 11-3-3）。开胸探查发现肿物位于右后上纵隔，沿第 4 肋间长轴走向，约 6cm×3cm×3cm 大小，肿物形状不规则，呈囊实性，有完整包膜，血供丰富。局部肋骨无破坏，椎间孔扩大，但肿瘤未侵入椎管内。沿肿物长轴方向切开包膜，将肿物完整切除。术中冷冻病理报告“小细胞恶性肿瘤，不除外淋巴造血或神经组织来源肿瘤”。术后病理检查囊实性肿物，大小 7cm×4.5cm×3cm，表面大部分光滑，有包膜。切面灰红、灰黑，质脆易碎，囊性区壁厚 0.1～0.3cm，实性区呈灰红色。免疫组化结果 CD99（-），NSE（+），LCA（-），S-100（+）。术后病理诊断（纵隔）神经节母细胞瘤（图 11-3-4）。

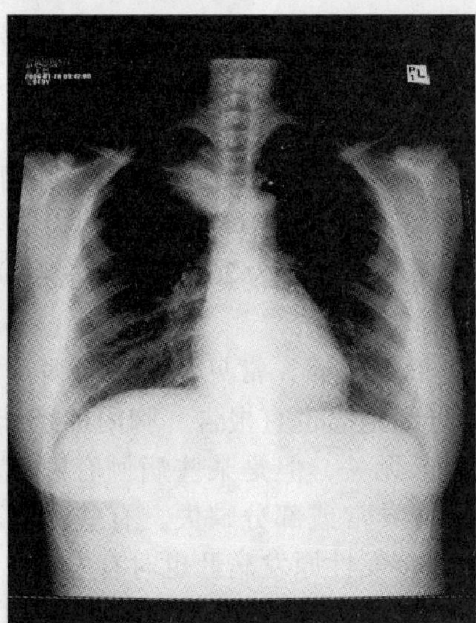
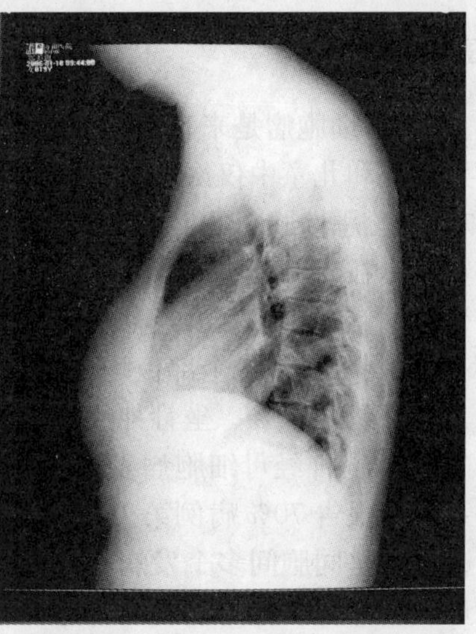

图 11－3－2　纵隔神经节母细胞瘤的正位及侧位胸片，示右后上纵隔占位

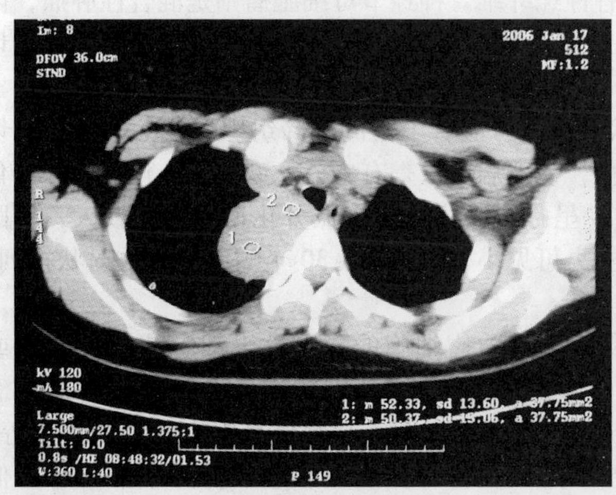

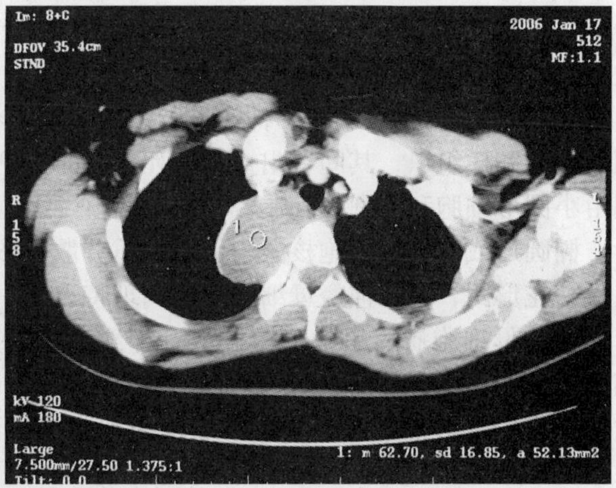

图 11－3－3　同一例纵隔神经节母细胞瘤平扫及增强胸部 CT，示右后上纵隔占位性病变，肿物边缘有弧形强化

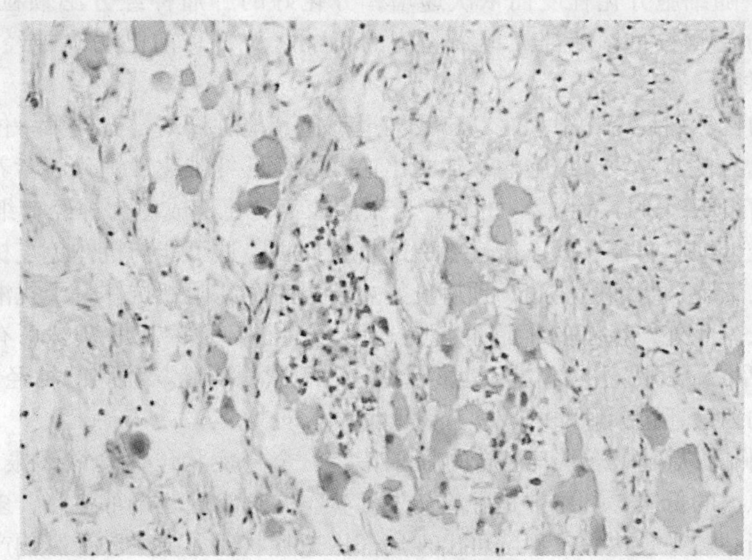

图 11－3－4　同一例神经节母细胞瘤的病理切片，可见成熟的神经节细胞及不同分化程度的神经母细胞（弥散型）。H&E 染色，×150

四、神经母细胞瘤

1. 发生率　神经母细胞瘤是来自交感神经系统的肿瘤，主要为肾上腺内或交感神经节内原始细胞的恶性肿瘤，为婴儿和儿童中仅次于白血病和中枢神经系统肿瘤的最常见恶性肿瘤，大约占儿童恶性肿瘤的1/10 和新生儿恶性肿瘤的1/5 ~1/2。神经母细胞瘤的发生率每年大约为1/10 万，国内6 所儿童医院统计材料显示在2113 例恶性实体肿瘤中，神经母细胞瘤为269 例，占全身实体瘤的12.6%。需要提出的是初诊时约有2/3 患儿已经存在转移病灶。

2. 部位和发生机制　身体各个部位均可发生神经母细胞瘤，常见的部位是肾上腺及颈、胸、腹的交感神经节，其他部位如膀胱、坐骨神经发生神经母细胞瘤也有报告。胸内神经母细胞瘤占全身所有神经母细胞瘤的20%。神经母细胞瘤发生与先天畸形无关，但是某些病例有家族史，可能与遗传基因存在某种联系，有报告70%病例第1 对染色体短臂异常或部分缺失。有些家庭不止一个成员发生神经母细胞瘤，经常是同胞间多个发病，在同一个体多发性原发病灶也时有发现。

交感神经元母细胞分化少量的多能性交感神经元母细胞和交感神经母细胞，通过恶性增殖演变为恶性神经母细胞。除了神经母细胞瘤外，交感神经节细胞的趋瘤性分化也可以形成良性神经节细胞瘤，其瘤体内有成熟的神经节细胞，细胞较小，并有神经纤维。神经节母细胞瘤则是混合性肿瘤，内含分化成熟的和分化不成熟的细胞，因而为半恶性肿瘤。肿瘤中各组织成分的比例与其预后有密切关系。

3. 病理学和自然病程　神经母细胞瘤呈结节状，被覆有血管丰富的结缔组织形成的假被膜，切面灰白呈髓样组织，其间有出血和坏死，有时有钙化，镜下病理检查有未分化型和低分化型。未分化型由小圆形细胞和卵圆形细胞组成，核深染，胞质少呈弥漫密集分布。低分化型瘤细胞较大，呈圆形、椭圆形或长梭形，胞核淡染，染色质分散，核中央可见小核仁，20 ~30 个瘤细胞呈放射状排列，组成菊花形团，这是神经母细胞瘤的病理特点之一。

神经母细胞瘤的超微结构显示有神经元的特点，又有肿瘤细胞的异形性。细胞核常呈圆形或椭圆形，有大量的粗面内质网和多聚核糖体（Nissl 体），还可观察到无髓神经纤维及其中的神经微丝、微管。肿瘤细胞的异形性表现为细胞大小不一，形态不规则，细胞核呈锯齿状、多角形等。根据肿瘤细胞的形态、大小、胞质内容物、神经纤维的分化，将神经母细胞瘤分为未分化型、低分化型、分化型和神经节细胞型。肿瘤细胞和神经胞突中存在不同直径或圆形、椭圆形的神经分泌颗粒，颗粒的数量随细胞分化程度而依次递增，分化好的肿瘤神经分泌颗粒多，预后好。肿瘤组织内发现有神经分泌颗粒是诊断神经母细胞瘤的特征之一，目前已明确神经分泌颗粒与儿茶酚胺的储存及释放有关。

神经母细胞瘤的自然病程变化很大，其自我消退率比其他肿瘤高，占到第一位。神经母细胞瘤的自然消退，可以成熟为良性神经节细胞瘤，加之出血、坏死、纤维化、钙化、营养障碍，部分肿瘤溶解，甚至看不到肿瘤组织痕迹。大约2%的神经母细胞瘤可转化、成熟为神经节细胞瘤或神经节母细胞瘤。另一方面神经母细胞瘤也可以迅速进展引起早期死亡，这可能与机体免疫机制有关。

若肿瘤内有淋巴细胞和浆细胞浸润，预后良好。若患者存在阻断抗体，干扰淋巴细胞的细胞毒活性，肿瘤则容易生长。此外，患者的年龄也影响着预后，小于1 岁患儿70%可有长期存活，超过2 岁仅有10%长期存活。最后肿瘤的部位也是影响预后的因素，胸腔与盆腔的神经母细胞瘤预后较好。其他影响肿瘤预后的因素还包括肿瘤的成熟程度和肿瘤的分期。

4. 临床表现　胸内纵隔神经母细胞瘤的临床特点，全身症状包括食欲不振，消瘦，体重减轻，疼痛，特别是不明原因的低热，贫血常是肿瘤初发症状。胸部常缺乏局部症状，多在胸部体查胸片偶然发现纵隔阴影。当肿瘤生长达一定程度可出现局部压迫症状，如肺膨胀受影响产生咳嗽、咳痰、肺部感染甚至呼吸困难，其他有吞咽困难、循环障碍等。纵隔内神经母细胞瘤位于脊柱旁沟，常沿神经根扩展，从椎间孔侵入椎管，形成哑铃状肿瘤。纵隔哑铃状肿瘤压迫脊髓和神经常表现感觉异常、肌萎缩、下肢麻痹、尿失禁等。

神经母细胞瘤恶性程度高，发展迅速，早期出现转移。肿瘤常在短时期内突破包膜，扩散到周围组织及器官。肿瘤沿淋巴管可转移至局部淋巴结或远处淋巴结，也可经血循环转移，常见的转移部位是骨骼系统，如颅骨眼眶，长骨骨骺端、胸骨；骨髓，以及肺、肝、脑等。

神经母细胞瘤的特殊症状是肿瘤产生血管活性物质出现难治性水样腹泻，低血糖，因儿茶酚胺代谢异常引起高血压，多汗、心悸、易激惹。纵隔神经母细胞瘤比胸外神经母细胞瘤更多出现急性脑共济失调，斜视、眼肌痉挛，无规律的眼球震颤等自家免疫性综合征。

5. 诊断　神经母细胞瘤的诊断过程通常是首先胸部X线片上发现纵隔内肿物阴影，胸部CT和磁共振确定为后纵隔肿瘤，但是术前确切诊断神经母细胞瘤尚不容易。测定尿中儿茶酚胺含量显著升高，具有诊断价值。但是良性神经节细胞瘤其尿中儿茶酚胺含量也可能升高，因此，此检查尚不能确切鉴别良性或恶性交感神经源性肿瘤。骨髓穿刺涂片用于排除有无骨髓转移，但是由于不能确切地穿刺到转移部位，故检查结果的可靠性受到一定影响。放射性核素骨显像对骨转移的诊断有一定帮助。来源于神经组织的特异性烯醇化酶（NSE）存在于交感神经源性肿瘤内，据称88%病例血清内NSE值升高。目前神经母细胞瘤特异性抗血清已开始应用于临床，可用于诊断并鉴别淋巴结转移。

6. 治疗　神经母细胞就诊时多已属肿瘤较晚阶段，治疗效果受到一定影响。手术切除仍是治疗神经母细胞瘤的最有效方法，但是术前对于肿瘤切除的可能性要有充分的估计。

肿瘤局限于原发部位或已扩展但不超过中线，通常可以行根治性切除。手术时发现某些肿瘤已与周围重要脏器或血管粘连，不必强行切除，可作部分切除或仅行活检，术后行化疗、放疗，再次手术仍可达到有效治疗的目的。神经母细胞瘤对放疗极为敏感，但是单用放疗罕见肿瘤能治愈者。肿瘤已扩散并超过中线或有远处转移者，联合手术、放疗和化疗有一定价值。对于神经母细胞瘤骨转移剧烈疼痛的病例，放疗有减轻骨性疼痛、缓解症状的作用。化疗对神经母细胞瘤有确定的治疗作用，但是化疗不能明显地改善预后，化疗多采取几种化疗药物联合应用。

第四节　副神经节细胞肿瘤

副神经节细胞瘤是很少见的一种纵隔神经源性肿瘤，占收集病例的不足5%。它源于正常存在胸腔内各种部位的副神经节组织，包括中纵隔和后纵隔。副神经节细胞瘤不同于其他的纵隔神经源性肿瘤，它在任何部位的发生率大致相等。根据他们起源部位进行分类，位于中纵隔的有主动脉体（头臂干）副神经细胞瘤，起源于后纵隔脊肋沟的主动脉副交感神经节细胞瘤。

副神经节细胞瘤在组织学上与嗜铬细胞瘤一样，根据是否分泌儿茶酚胺或其他血管活性物质可分成有功能的或无功能副神经节细胞瘤。无功能的副神经节细胞瘤又称为化学感受器瘤，有分泌功能的称为嗜铬细胞瘤。与其他纵隔神经源性肿瘤不同，它们更多地产生临床症状，主要是肿瘤直接侵犯，或对周围脏器的压迫或者释放儿茶酚胺所致。副神经节细胞瘤血管丰富，大体上多无包膜，呈浸润性生长。显微镜下可见成堆均匀一致“Zellballen”细胞，被高度血管化的基质小梁所分隔，有无分泌功能的副神经节细胞瘤在组织学上无明显区别。

主动脉体副神经节细胞瘤多出现在年轻人，性别分布相等，这些肿瘤容易广泛侵犯周围纵隔脏器，肺、肝或骨转移的发生率很高。主动脉交感神经链的副神经节细胞瘤更多见于30岁~40岁年龄组，特别在男性。此类肿瘤较主动脉体副神经节细胞瘤发生率低，更多局部生长，远处转移较少。任何一类副神经节细胞瘤，判断良恶性取决于肿瘤有无胸内播散或者手术能否彻底切除，而不是组织学上有无特殊。

第五节 诊断、治疗和预后

一、临床症状

大多数纵隔神经源性肿瘤，与无症状的纵隔病变一样，多在常规胸部 X 线检查时发现，若出现症状，主要与交感神经肿瘤、或副神经节细胞肿瘤、或恶性肿瘤的特有症状有关。临床症状可以分为肿瘤的局部作用和全身作用，局部作用与肿瘤局部压迫或侵犯周围脏器相关，全身作用则是肿瘤释放的生物氨类或其他生物介质产生的相关症状（表 11－5－1）。所有的交感神经肿瘤和副神经节细胞瘤都可能分泌生物氨，这些生物介质引发症状的患者在其尿中可以发现儿茶酚胺衰变产物（Vanillylmandelic acid 和 Homovanillic acid）量增加。

表 11－5－1 纵隔神经源性肿瘤的症状

局部症状
疼痛：局部；神经性；胸膜疼痛
脊髓压迫：哑铃形肿瘤
臂丛麻痹
霍纳综合征
喉返神经麻痹
膈神经麻痹
呼吸困难
吞咽困难
静脉充盈：颈面部；上肢
上肢缺血
脊椎侧凸
胸壁畸形
全身症状
高血压
皮肤潮红
出汗
腹泻，腹胀
体重减轻
乏力

二、影像学和核素扫描

胸部正侧位像是确定纵隔神经源性肿瘤最常用的检查方法，后纵隔圆形软组织密度的肿物，80% 可能是神经源性肿瘤。肿物的轮廓与神经源性肿瘤的特殊组织学类型相关，神经鞘瘤多为圆形，边界清晰，肿瘤的上下都可见到典型的压沟作用（图 11－5－1，图 11－5－2）。交感神经肿瘤多为卵圆形或长圆形，典型的是沿后侧交感神经链呈长圆形肿物，边缘逐渐模糊不清（图 11－5－3，图 11－5－4，图 11－5－5），看不到明显的压沟，但是可有其他胸膜改变，如胸腔积液，或胸膜结节。神经纤维瘤多见软组织肿瘤的分叶，但是分叶在恶性神经鞘肿瘤或者恶性交感神经肿瘤发生率更高。神经鞘肿瘤内可发生囊性变并见到均匀的钙化灶，巨大神经节细胞瘤偶可见到斑点状钙化。

纵隔神经源性肿瘤可能造成骨性胸廓和脊椎骨的多处异常，胸部平片上即可显示。良性肿瘤也可见到肋骨头下缘侵蚀和肋间隙增宽，严重可造成肋脊关节脱位。恶性神经源性肿瘤，特别是交感神经肿瘤，可以产生肋骨破坏。最常见的椎骨异常是椎间孔增大，见于 5% 患者。这种现象提示肿瘤有可能扩展到脊椎内，需要深入研究。有时可见远离肿瘤的胸椎后凸畸形，或椎体发育异常，此种表现更常见于交感神经肿瘤。

胸部 CT 扫描提高了对纵隔神经源性肿瘤诊断的敏感性和准确性。CT 扫描可以肯定病变的部位、性质、轮廓特点以及与周围结构的关系（图 11－5－2，图 11－5－4），也可筛查出恶性肿瘤远处部位转移（肺，肝）。此外 CT 可估计局限性肋骨和脊椎受侵蚀的范围或椎间孔有无扩大。最后，CT 还可以估计后纵隔肿瘤椎管内侵犯程度，然而，确定肿瘤是否侵犯椎管内，MRI 比 CT 效果更佳。

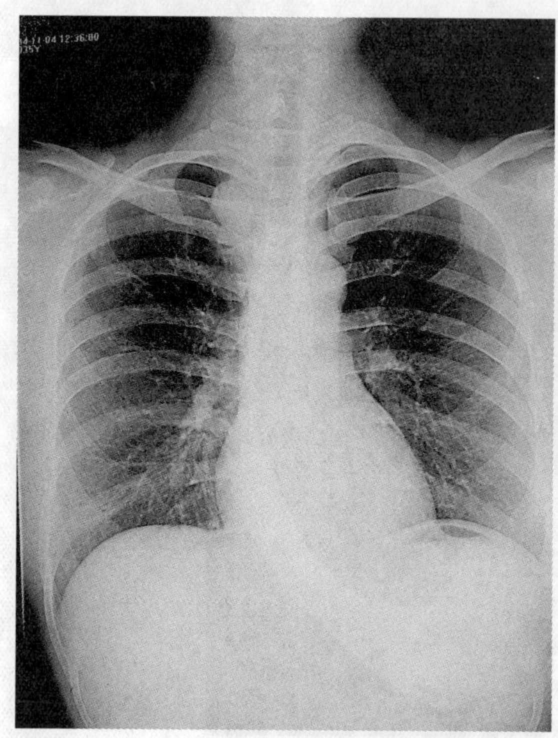

图 11－5－1　纵隔神经鞘瘤胸部正位像

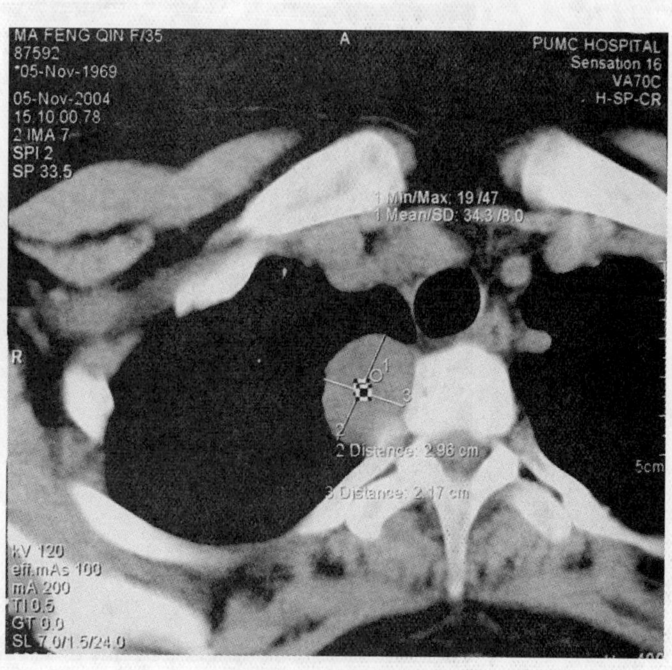

图 11－5－2　同一例纵隔神经鞘瘤胸部 CT 像

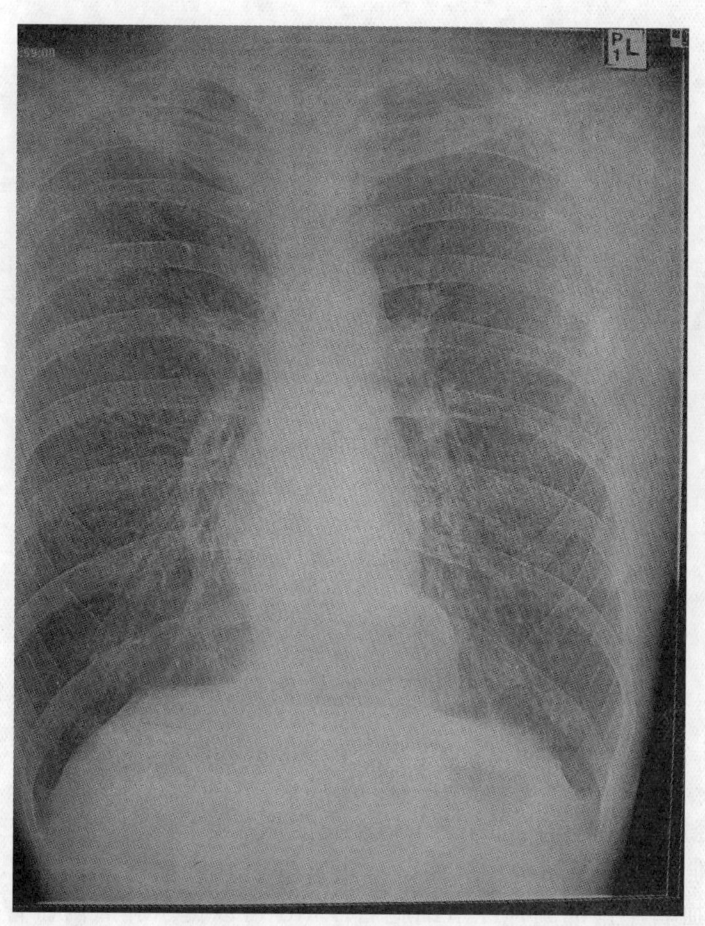

图 11－5－3　交感神经节细胞瘤胸部正位像，示左下心缘旁圆形阴影

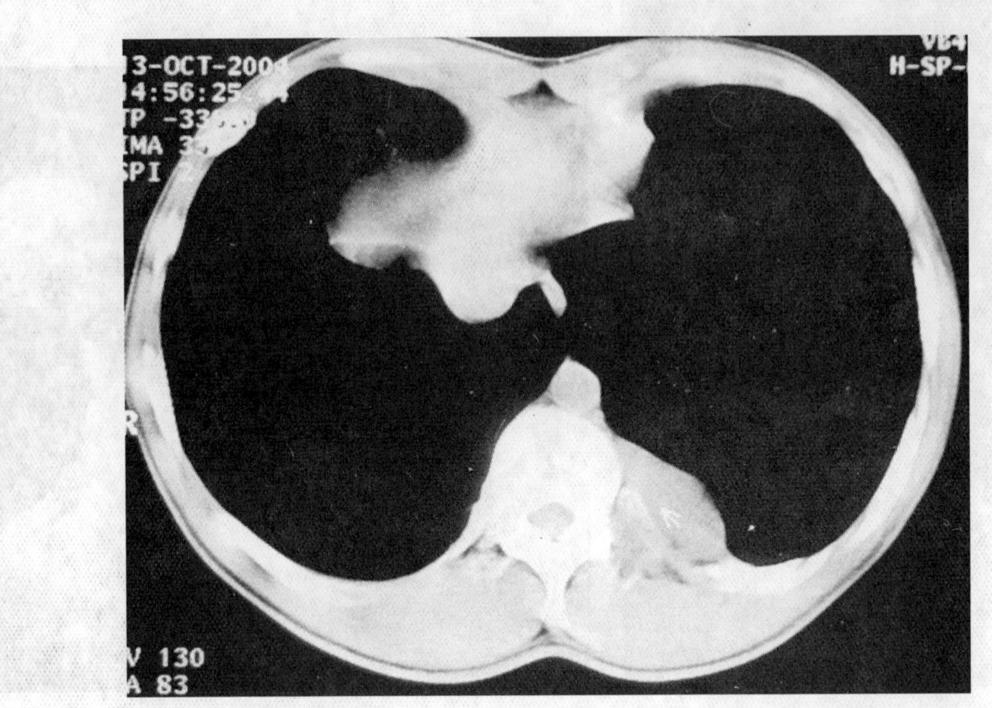

图 11－5－4　同一例纵隔神经节细胞瘤的 CT 像，显示后纵隔脊椎旁沟肿物影

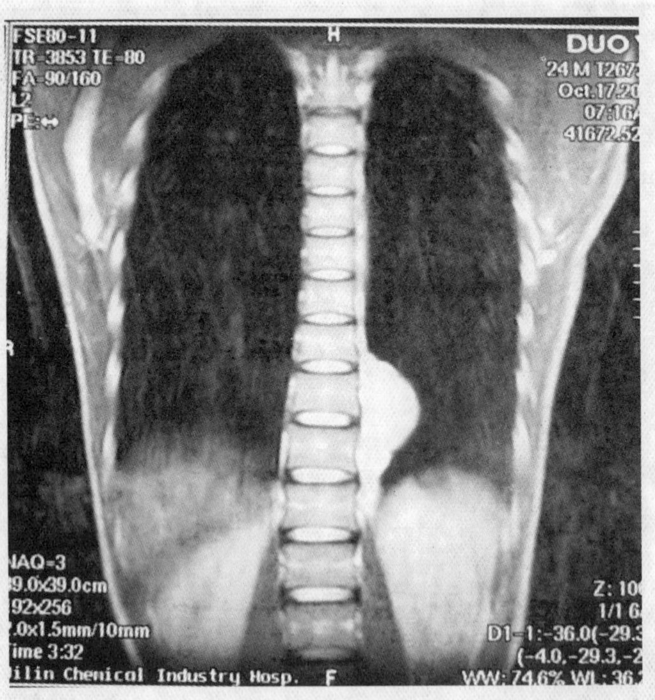

图 11－5－5　冠状面像显示同一例患者纵隔神经节细胞瘤

MRI 评估纵隔神经源性肿瘤有其特殊的价值。它能从冠状、矢状和纵向三个方向来确切显示肿瘤的整个范围，显示椎管内神经结构，从而区分正常脊髓和肿瘤组织，估计肿瘤侵犯脊髓的程度（图 11－5－6）。对于血管丰富的副神经节细胞瘤，MRI 可以提示肿瘤内血管化情况（流空现象），此外，MRI 可以很容易将纵隔神经源性肿瘤与大血管区分开来。

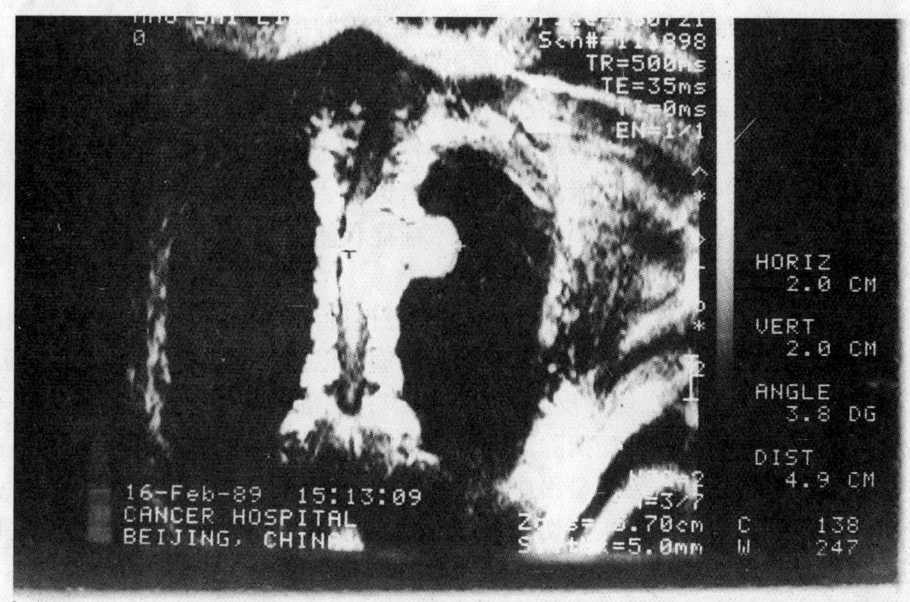

图 11-5-6 MRI 可以清楚地显示神经源性肿瘤侵犯到椎管内以及侵犯程度

确定纵隔肿瘤已经侵犯椎管内，选择性动脉造影可以鉴定供血给前脊髓动脉的 Adamkiewicz 动脉，造影检查主要是应用在下胸部第 6 胸椎水平以下的肿瘤。

应用^{131}I－metaiodobenzylguanidine 扫描能有效地确定胸内和胸外有分泌功能的副神经节细胞瘤－嗜铬细胞瘤，这种方法诊断嗜铬细胞瘤的假阳性率为 0%，假阴性率为 10%，也可以用于最初筛选嗜铬细胞瘤，或者对已知有嗜铬细胞瘤患者确定体内可能存在的多发肿瘤。

三、有创性检查

根据影像学的特点，大多数纵隔神经源性肿瘤诊断并不困难。但是要对某些肿瘤做出确切术前诊断和分类，则需要组织学资料。一般术前多用针吸活检，但是用这种检查方法诊断神经源性肿瘤并不令人满意，一组报告 50% 病例针吸活检可供诊断的材料不足，材料充足时诊断正确率为 86%，可见针吸活检的作用有限。对于后纵隔肿瘤，为诊断而行的纵隔镜检查也有一定的限制。此外，各种纵隔神经源性肿瘤，无论良性或恶性肿瘤，都在逐渐生长增大，终将对周围胸内脏器产生压迫，或因其特殊的分泌作用而产生临床症状，因此需要早期诊断和治疗。外科手术切除是最主要的处理方法，它既可以进行诊断分类同时也是一种治疗手段。

术中冷冻组织活检确定肿瘤良恶性有时极为困难，特别是神经鞘瘤。在这种情况下最适宜的作法是在合理的范围内行肿瘤大块切除，此时术中仅鉴定其组织来源而不再进一步分类。

四、治疗

1. 治疗原则　纵隔神经源性肿瘤诊断确定后，应进行术前评估，选择适宜的外科治疗方法。如前所述，大多数纵隔神经源性肿瘤，包括各种组织学类型的良性或恶性肿瘤，缺乏临床症状，因此外科治疗的指征并不取决于有无症状。外科处理的目的，其一是良性神经源性肿瘤若无外科手术，难以获得确切病理诊断，另一方面，肿瘤增长最终可能侵犯周围脏器，将限制外科彻底切除。常规切除纵隔神经源性肿瘤有两个明显的例外，一是胸腔外肿瘤广泛转移（如神经母细胞瘤），二是胸内大血管结构广泛受侵（如主动脉体副神经节细胞瘤）。

2. 手术方法　大多数纵隔神经源性肿瘤位于后纵隔，当确定肿瘤无椎管内侵犯，可经后外侧剖胸切口摘除肿瘤。典型的是经肋间切口，在肿瘤上或下、一或两个肋间进入胸腔，这样可以避免开胸时损伤肿瘤，然后再进行肿瘤切除。交感神经肿瘤比神经鞘肿瘤更容易与周围组织粘连，可能需要切除部分邻近组织（肺组织切除）以达到肿瘤切除边缘干净。有时要完整地切除神经源性肿瘤不可避免地牺牲神经根。细心地分离和结扎邻近的肋间血管，可避免发生血管断端回缩到椎管，造成出血和脊髓损伤。肿瘤起源于重要运动神经或肿瘤邻近重要神经（喉返神经，臂丛），可能需要借助手术显微镜来保护附近的神经纤维进行解剖。术前应告知患者因手术操作有可能出现术后感觉或运动障碍。此外，神经受压后恢复过程难以预测，肿瘤切除后术前症状能否完全消除更无法确定，这些均需要向患者和家属交代清楚。

3. 胸膜外肿瘤摘除　外科摘除较小的后纵隔神经源性肿瘤，若采用常规的后外侧剖胸切口，创伤较大，出血多，并有术后切口疼痛等症状。对此类肿瘤可以采用微创外科技术进行治疗。方法为在背部作一纵形切口，长约3～4cm，切开皮肤、皮下组织，解剖椎旁肌，切除一小段肋骨，于胸膜外应用钝性和锐性解剖，将神经源性肿瘤摘除。胸膜外纵隔肿瘤摘除术临床已应用多年，效果颇佳。此种切除方法的优点是手术创伤小，无明显出血，手术时间及麻醉时间均缩短，尤其是手术操作不进入胸膜腔，不干扰呼吸系统，术后恢复快，切口疼痛很轻。不置入胸腔引流管，术后次日即可下地活动。若担心切口积血可于皮下置橡皮引流片，于术后24小时拔除。

胸膜外纵隔肿瘤摘除手术的关键是术前确切定位，纵形切口就作在肿瘤的表面，我们的作法一般于术前一日在透视下定位标记。另外术中应细心解剖，保证在胸膜外切除肿瘤，若术中不慎撕破胸膜，小的裂伤可即时修补，较大的裂伤不能修补可置胸腔闭式引流。北京协和医院胸外科近年来施行胸膜外纵隔神经源性肿瘤摘除术6例，仅1例需置胸腔闭式引流，余5例均顺利恢复，术后3日出院。我们推荐肿瘤直径小于3cm、位于后纵隔的良性神经源性肿瘤，胸膜外肿瘤摘除是一创伤小而有效的手术治疗方法。

4. VATS摘除肿瘤　近数十年来，电视胸腔镜辅助外科（VATS）已经用于纵隔神经源性肿瘤的诊断与治疗。典型的神经源性肿瘤术前影像学检查即已显示，VATS可以在直视下解剖游离肿瘤，最后经一小切口将肿瘤移出胸腔。位于胸膜顶后纵隔神经源性肿瘤，VATS可以更好地检视，对此VATS手术有其独到之处。对于大多数患者来说，VATS技术显然比常规开胸手术有更多的优点。

任何一种治疗方法均有其确定的适应证和禁忌证，选择VATS应当为局限性、良性纵隔神经源性肿瘤，由有丰富胸腔镜应用经验的外科医师进行操作，如此方能获得良好的治疗效果。国内外均报告了应用VATS摘除纵隔肿瘤的经验，特别是摘除纵隔神经源性肿瘤，是VATS最佳适应证。北京协和医院已应用VATS摘除纵隔神经源性肿瘤10例，患者均顺利恢复，无术后并发症，术后短期即可出院，减少了住院时间，因为摘除神经源性肿瘤不需要特殊的一次性器械，经济上也节省了费用。采用VATS摘除纵隔神经源性肿瘤不仅获得临床医师欢迎，也为患者接受。

5. 哑铃状肿瘤的处理　后纵隔神经源性肿瘤通过椎间孔向内侧生长进入椎管，在椎管内产生明显的肿瘤，这种类型的肿瘤在狭窄的椎间孔两侧均有球形的肿瘤，外观上形成“哑铃状”。对于任何一个后纵隔肿瘤都应当警惕“哑铃状”肿瘤的存在。后纵隔神经源性肿瘤中约有10%为哑铃状肿瘤，各种类型的神经源性肿瘤都可能出现“哑铃状”，但是其中最多见的仍是神经鞘瘤，约占90%。这种类型的肿瘤约60%出现脊髓受压症状，其余的则无临床症状。临床医师术前若未能辨识“哑铃状”肿瘤存在，手术中才发现，手术操作将会遇到一定的困难。为了彻底摘除椎管内的肿瘤，有可能会损伤椎管内血管，造成椎管内出血、血肿，术后产生截瘫。因此，对于任何后纵隔神经源性肿瘤都应提高警惕，术前进行充分检查，设计最佳手术方案。

摘除“哑铃状”肿瘤最好选择胸外科与神经外科合作一期手术。患者置侧卧位采取“L”形切口，切口的垂直部分要越过脊椎骨的脊突，包括受累椎间孔的上下5cm，切口的水平部分应向侧方延伸到常规的剖胸切口，将切口下方的皮肤和皮下组织向上方牵拉，经肋间进胸。在胸腔内游离解剖肿瘤直至椎间孔以后，神经外科医师行椎板切开进入椎管，经硬膜外，必要时用显微外科技术，将肿瘤从脊髓内解剖出来。胸腔内外部分肿瘤完全摘除后，应用组织瓣严密封闭椎间孔，以防术后脑脊液外漏。

另一种手术方法是患者俯卧位，作背部弧形切口。这种方法特别适合于大部分肿瘤在椎管内，或病变累及两个以上的椎间孔。处理小儿纵隔“哑铃状”神经源性肿瘤，手术应与骨科医师协作以减少术后晚期可能发生脊柱侧弯。治疗“哑铃状”肿瘤的各种方法均有其优缺点，采取哪种方法均可获得优良的结果，临床上更多的取决于胸外科医师的偏好。我们一组 110 例纵隔神经源性肿瘤中有 7 例“哑铃状”肿瘤，其中 4 例采用侧卧位“L”形切口，手术由胸外科与神经外科医师协作，同台一次摘除椎管内外肿瘤。另外 3 例“哑铃状”肿瘤，先由神经外科医师摘除椎管内肿瘤，2 ~ 4 周后再由胸外科医师开胸摘除纵隔内部分肿瘤。两种方法均取得良好效果。若开胸术中始发现肿瘤为“哑铃状”时，如果椎管内部分较小，可用咬骨钳扩大椎间孔，用刮匙将肿瘤刮除。如果椎管内肿瘤较大，需要请神经外科医师协助同期或分期手术。

“哑铃状”肿瘤无病理学特殊性，良性肿瘤或恶性肿瘤均可产生“哑铃状”，我们一组 7 例“哑铃状”神经源性肿瘤，2 例为神经纤维瘤，3 例为神经鞘瘤，2 例为原始神经外胚层肿瘤（恶性肿瘤），5 例完全切除，2 例未能完全摘除。国内一组报告 7 例哑铃状纵隔神经源性肿瘤，3 例神经鞘瘤，3 例神经纤维瘤，1 例恶性神经鞘瘤。完整切除 5 例，未完全切除和探查各 1 例。未能完全摘除肿瘤者术后均复发。

摘除中纵隔的副神经节细胞瘤最适合采用胸骨正中劈开切口，术前采用 MRI 或核素扫描来确定手术入路和/或判断手术切除的可能性。少见的情况下，肿瘤局限性地累及心脏大血管，则需要在体外循环下摘除肿瘤。

五、预后

纵隔神经源性肿瘤完全摘除后预后良好。任何病理类型的良性肿瘤完整切除后，存活率达到 100%，通过剖胸切口摘除良性肿瘤，局部复发率几乎为零。经 VATS 摘除神经源性肿瘤，目前尚未能获得长期随诊的结果。神经源性肿瘤若切除不完整，再行切除又不可能时，辅助放疗可有一定效果，放疗剂量约为 20 ~ 40Gy，依据残余肿瘤的大小以及距离脊髓的远近而酌情调整。尽管有肿瘤残留，应用辅助放疗其预后结果还是可以接受的。应用这种方案治疗，已有报告良性神经鞘瘤和交感神经肿瘤的 5 年存活率超过 75%。

恶性神经源性肿瘤，完全切除后也可有较好的预后结果，恶性神经鞘瘤完全切除后的长期结果已有报告。恶性交感神经肿瘤，神经节母细胞瘤和神经母细胞瘤的 5 年存活率分别为 88% 和 80%。完全切除的恶性副神经节细胞瘤预后也堪称良好。但是在许多情况下，纵隔恶性神经源性肿瘤不可能完全切除。一般来说，这些患者预后不佳。神经节母细胞瘤有残留时通过辅助放疗，可取得切除不完全的良性神经源性肿瘤相似的结果。不完全切除或未能切除的神经母细胞瘤，合并放疗和化疗长期存活率可达到 30% ~ 40%。未能完全切除的副神经节细胞瘤，对各种辅助治疗的反应均不好，这些患者在症状出现后 10 年内均死亡。

我们一组 110 例纵隔神经源性肿瘤手术中，有 2 例术后死亡，1 例系全身麻醉后意外，死亡与手术无明显关系，另 1 例系 20 世纪 60 年代摘除的一例巨大神经鞘瘤，术后死于急性呼吸循环衰竭。8 例出现手术合并症，占 7.27%（表 11 - 5 - 2），包括霍纳综合征 4 例，喉返神经损伤 2 例（肿瘤来自迷走神经），2 例术后短期出现术侧上肢乏力感觉迟钝，2 个月后恢复正常。国内大组报告合并症发生率为 4.0%。恶性肿瘤 3 年存活率为 18.2%。北京协和医院一组 8 例恶性神经源性肿瘤，4 例分别死于术后 6 个月、1 年、2 年和 3 年。另外 4 例已经分别存活 1、2、2、5 年，目前仍在随访之中。在 102 例良性神经源性肿瘤中，有神经鞘瘤和神经纤维瘤各 1 例因肿瘤切除不彻底术后复发，需要再次手术。1 例多发性神经鞘瘤患者，经多次手术切除后恶变为恶性神经鞘瘤，自首次手术至恶变时间为 25 年。

表 11-5-2 北京协和医院110例纵隔神经源性肿瘤术后合并症

霍纳综合征	4例
声带麻痹	2例
术后短期上肢无力	2例

（张志庸 范 彧）

参 考 文 献

1. Gould VE, Wiedemann B, Lee I, et al. Synaptophysin Expression in neuroendocrine neoplasms as determined by immunocytochemistry. Am J Pathol, 1987, 126:243~240.
2. Marangos PJ, Schmechel D. The neurobiology of the brain enolase. In: Youdin MBH, Lovenberg W, Sharman DF, et al. (eds) Essays in neurochemistry and neuropharmacology, Vol 4. New York: Wiley, 1980, 211~230.
3. Akwari OE, Payne WS, Onofrio BM, et al. Dumbbell neurogenic tumors of the mediastinum. Mayo Clin Proc, 1978, 53:353~362.
4. Shields WT, Reynold M. Neurogenic tumors of the thorax. Surg Clin North Am, 1988, 68:645~651.
5. Ribet EM, Cardot RG. Neurogenic tumors of the thorax. Ann Thorac Surg, 1994, 58:1091~1095.
6. 吴英恺，王一山，李平等. 国际心胸外科实践. 上海：上海科学技术出版社，1986，478~479.
7. 张志庸，周易东，崔玉尚等. 纵隔神经源性肿瘤的诊断和治疗. 中华外科杂志，2002；40:676~678.
8. 张合林，平育敏，白世祥等. 纵隔神经源性肿瘤临床病理特征和外科治疗. 中华肿瘤杂志，1999，21:458~460.
9. Davis RD, Oldham HN, Sabiston DC. Primary cysts and neoplasms of the mediastinum: recent changes in clinical presentation, methods of diagnosis, management and results. Ann Thorac Surg. 1987, 44:229~233.
10. Carey LS, Ellis FH, Goodm CA, et al. Neurogenic tumors of the mediastinum: a clinicopathologic study. AJR, 1990, 84:189~195.
11. Enzinger FRM, Weiss SW. Benign tumors of peripheral nerves. In: Enzinger FJ, Weiss SW (eds) Soft tissue tumorsw. Mosby, St. Louis, 1983, 580~603.
12. Adkin RB, Maples MD, Hainsworth JD. Primary malignant mediastinal tumors (current review). Ann Thorac Surg, 1984, 38:648~655.
13. Reed JC, Hallet KK, Feigin DS. Neural tumors of the thorax: Subject review from the AFIP. Radiology, 1978, 126: 9~18.
14. Blegvad S, Lippert H, Simpler LB, et al. Mediastinal tumors: a report of 129 cases. Scan J Thorac Cardiovasc Surg, 1990, 24:39~44.
15. Seeger RC, Siegel SE, Sidell N. Neuroblastoma: Clinical perspectives, monoclonal antibodies and retinoic acid. Ann Intern Med, 1982, 97:873~877.
16. Zajtchuk R, Bowen TE, Seyfer AE, et al. Intrathoracic ganglioneuoblastoma. J Thorac Cardiovasc Surg, 1980, 80: 605~609.
17. Adam A, Hochholzer L. Ganglioneuroblastoma of the posterior mediastinum: a clinicopathologic review of 80 cases. Cancer, 1981, 47:373~381.
18. 汪筱娟，唐卫华，王谦等. 节细胞神经母细胞瘤的临床病理学与免疫组化研究. 齐鲁肿瘤杂志，1997，4: 114~116.
19. 陈巨坤，陈冬，王魁英. 后纵隔神经节细胞瘤和神经节神经母细胞瘤的 CT 和 MRI 诊断. 中华医学影像学杂志，2000，8:90~92.
20. 李欣，张丽群，杨志勇. 儿童神经母细胞瘤的 CT 诊断. 中华放射学杂志，1997，31:814~817.
21. Hughes M, Marsden HB, Palmer MK. Histologic patterns of neuroblastoma related to prognosis and clinical stages. Cancer, 1974, 34:1706~1711.

22. Makinen J, Microscopic patterns as a guide to prognosis of neuroblastoma in childhood. Cancer, 1972, 29:1637~1646.
23. Beckwith JB, Martin RF. Observation on the histopathology of neuroblastomas. J Pediatr Surg, 1968, 3:106~110.
24. Enzinger FM, Weis, SM. Primitive Neuroectodermal Tumors and Related Lesions. Soft Tissue Tumors (ed 3) St Louis, MO, Mosby, 1995, 929~964.
25. Evans AE, Albo VD, Angio GJ, et al. Factors influencing survival of children with nonmetastatic neuroblastoma. Cancer, 1976, 38:661~666.
26. 唐卫华，汪筱娟，王美清等. 神经母细胞瘤中 NSE, S-100, CGA 及 P_{53}, P_{21}, C-erb-B_2 蛋白表达. 山东医科大学学报，1998，36:100~102.
27. Stout AP. Ganglioneuroma of the sympathetic system. Surg Gynecol Obstet, 1947, 84:101~110.
28. Greenfield LJ, Shelley WM. The spectrum of neurogenic tumors of the sympathetic neuvous system: maturation and adrenergic function. JNCI, 1965, 35:215~226.
29. Russell DS, Rubinstein LJ. Pathology of Tumors of the Neuvous System. 4th ed. London: Edward Arnold Ltd, 1977.
30. Shimada H, Chatten J, Newton WA, et al. Histopathologic prognostic factors inneuroblastic tumors: Defination of subtypes of ganglioneuroblastoma and an age-linkedclassfication of euroblastoma. J Natl Cancer Inst, 1984, 73:405~416.
31. 陈冬，李炳科. 纵隔神经节细胞瘤和神经节母细胞瘤的 CT、MRI 诊断. 医用放射技术杂志，2002，1:92~93.
32. Olson JL, Salyer WR. Mediastinal paragangliomas (aortic body tumor): a report of four cases and a review of the literature. Cancer, 1978, 41:2105~2109.
33. Hamilton JP, Koop CE. Ganglioneuromas in children. Surg Gynecol Obstet, 1965, 121:803~810.
34. Davidson KG, Walbaum PR, McCormack RJM. Intrathoracic neural tumors. Thorax, 1978, 33:359~364.
35. Ricci C, Rendina EA, Venuta F, et al. Diagnostic imaging and surgical treatment of dumbbell tumor of the mediatinum. Ann Thorac Surg, 1990, 50:586~588.
36. Tanaka F, Kitano M, Tatsumi, et al. Paraganglioma of the posterior mediastinum: Value of magnetic resonance imaging. Ann Thorac Surg, 1992, 53:517~519.
37. Shapiro B, Sisson J, Kalff V, et al. The location of middle mediastinal pheochromocytomas. J Thorac Cardiovasc Surg, 1984, 87:814~821.
38. Coosemans W, Lerut TE, Van Raemdonck DEM. Thoracoscopic surgery: the Belgian experience. Ann Thorac Surg, 1993, 56:721~730.
39. Grillo HC, Ojemann RG, Scannnell JG, et al. Combined approach to "dumbbell" intrathoracic and intraspinal neurogenic tumors. Ann Thorac Surg, 1983, 36:402~407.
40. Wain JC. Neurogenic tumors of the mediastinum In: Benfield JR (ed) Mediastinal tumors-Chest surgery clinics of North America. Philadephia: Sauders, 1992, 121~136.
41. 杨文锋，王善政，杨国涛等. 哑铃型纵隔神经源性肿瘤的外科治疗. 肿瘤，2003，23:145~146.
42. McGuire WA, Simmons D, Grosfeld JL, et al. Stage 2 neuroblastoma: does adjuvant irradiation contribute to cure? Med Pediatr Oncol, 1985, 13:117~125.
43. 范彧，李力，赵大春等. 纵隔神经节母细胞瘤 3 例. 中国胸心血管外科临床杂志，2007，14:159.

第十二章 纵隔囊肿

第一节 胚胎性囊肿概述

成人及儿童的纵隔肿物中，10% ~20% 为各类纵隔胚胎性囊肿，部分这些囊肿术前尚难做出确切的病理组织学分型。纵隔胚胎性囊肿依据囊壁被覆的上皮组织可以分为心包囊肿，支气管源性囊肿，肠源性囊肿，胸导管囊肿，甲状旁腺囊肿，胸腺囊肿以及畸胎类囊肿。支气管源性囊肿和肠源性囊肿分别来源于腹侧或背侧前肠异常发育结果，因此常归类为前肠重复囊肿或前肠性囊肿。

心包囊肿约占成人全部纵隔囊肿的1/3，儿童心包囊肿则少见。典型心包囊肿的位置紧贴于心包、横膈或心膈角的前胸壁上。偶尔心包囊肿与心包相通。心包囊肿本身并无危害，但是它增大后可能压迫周围脏器，甚至造成右室流出道梗阻，囊肿破裂或出血产生急性心脏压塞，甚至导致心源性猝死。

典型的纵隔支气管囊肿位于大气道附近，恰于隆突后方，偶也可与食管相连，甚至位于心包内。囊壁含软骨及呼吸道上皮。大多数支气管囊肿无症状，多为偶然发现；但也可与气管支气管相交通而继发感染；某些儿童纵隔支气管囊肿，特别是婴儿，急性增大后可造成呼吸道梗阻，压迫肺动脉，引起循环衰竭，甚至致命性心肌梗死。曾有报道麻醉过程中支气管囊肿破裂，内容物逸入气道，造成灾难性后果。

肠源性囊肿的部位和外观与支气管囊肿类似，但囊壁被覆的是消化道上皮。此类囊肿在成人相对少见，但在婴幼儿中是最常见的。婴幼儿的肠源性囊肿可向椎管内伸延，并可合并脊柱畸形，称为神经管原肠性囊肿。肠源性囊肿偶可多发，而且可同时合并胃肠道其他部位的重复畸形。

普通胸部平片、CT或超声波检查可以发现纵隔胚胎性囊肿，经皮穿刺细胞学可能对某些病例做出诊断。怀疑囊肿向椎管内伸延的病例MRI检查有重大价值。从理论上讲，纵隔囊肿多数为良性病变，除非产生了症状，良性囊肿是否需要手术切除仍有争论。但大多数临床医师赞成纵隔囊肿诊断明确后，应当进行摘除手术，主要理由是不容易获得囊肿的确切病理诊断，囊肿长期存在可以压迫周围脏器和组织，可引起并发症，而且开胸摘除纵隔囊肿手术较为简单容易，手术合并症少，效果佳。近年来，除开胸手术外，还可以采用胸腔镜或纵隔镜下摘除囊肿，另有人采取纵隔囊肿穿刺进行诊断和治疗，但是未能获得大多数人认可。虽然已有囊肿摘除后复发的病例报告，但一般完整摘除后可达到治愈。

胸腺囊肿、胸导管囊肿、甲状旁腺囊肿和纵隔畸胎类囊肿，将在本书的其他章节内详细讨论，本章不再赘述。

第二节 前肠性囊肿

一、概述

先天性前肠囊肿是最常见的纵隔囊肿，约占纵隔肿物的20%，它包括支气管囊肿和肠源性囊肿，其中纵隔支气管囊肿占所有纵隔前肠囊肿的50% ~60%，而肠源性囊肿包括食管囊肿、胃囊肿、小肠囊肿，占5% ~10%，以及神经管原肠性囊肿占2% ~5%。此外，高达20%的纵隔前肠性囊肿缺乏特异性的组织学特点而不能进一步进行分类，可能因为以前有过出血或感染致组织学辨识困难，最后诊断为不确定囊肿或非特异性囊肿。

二、病因和发病机制

前肠囊肿可能的来源是原始前肠异常发育的结果。一般认为腹侧前肠将发育成气管支气管树，背侧前肠将发育成消化道。支气管囊肿系腹侧前肠胚芽发育异常的结果，而肠源性囊肿则起源于背侧前肠。

1. 支气管囊肿　支气管囊肿系胚胎时期气管支气管树异常分化所形成。正常情况下呼吸系与消化系均衍生于原始前肠，气管起自前肠腹内侧膨出的喉气管沟，在第3至第4周时，喉气管沟发育成一平行于食管的管腔－原始气管，尾侧逐渐增大，于第6周时此原始气管分叉形成左右原始肺芽，它们继续一分为二分叉，最终形成支气管、细小支气管。在呼吸系统发育过程中如肺芽异常分化则形成支气管囊肿。如异常肺芽出现较早且与呼吸道失去了联系，则形成肺外支气管囊肿，即纵隔支气管囊肿。异常肺芽出现较迟与支气管壁仍保留有一定的联系，则形成肺内支气管囊肿，它被肺实质所包围。由于囊肿上皮的分泌物致使其逐渐增大形成一闭合的囊腔。

85%的支气管囊肿发生在纵隔内，它紧邻气管，或主支气管，或隆突，约15%支气管囊肿位于肺内。偶尔支气管囊肿可被淹没在发育中的食管内，或变狭缩小脱落、移行到不典型的部位，如心包，胸膜、下肺韧带、颈部、横膈或腹部等处。

2. 肠源性囊肿　胚胎发育过程的早期，原始食管最初为实性胚块，以后形成空泡，最后胚胎前肠壁空泡闭合形成中空管腔，这即是以后的食管。若某单一孤立的空泡与食管壁分离并持续存在，在食管壁外逐渐增大成一囊腔、即为食管囊肿。当几个空泡遗留并串联在一起沿纵轴发展则形成先天性前肠重复畸形，这就是食管囊肿发生的原因和过程。12%的食管囊肿合并有其他先天性畸形，最常见的是合并消化道畸形。

3. 神经管原肠性囊肿　神经管原肠性囊肿是在胚胎发育早期前肠和背索相融合时形成的。其确切的发生机制尚不十分清楚，可能是两者之间的粘连造成前肠折叠并变狭缩小，形成一个前肠囊肿，此囊肿并可向脊椎管内伸延。临床上神经管原肠性囊肿不如肠管重复畸形、肠系膜囊肿或其他消化道畸形那样多见，但是它的特点是常常与脊柱畸形有关。

三、病理

前肠囊肿为内衬上皮的囊性结构，依据囊肿壁的组织学特点而不是囊肿所在的位置进行分类。支气管囊肿的囊壁重复气管支气管的上皮结构，肠源性囊肿的囊壁则重复着消化道的结构。前肠性囊肿呈球形单房性肿物，其壁薄光滑，少数食管囊肿可表现为食管旁管状病变，又称食管重复畸形。前肠囊肿与气管支气管或与食管腔相通的情况少见。囊内所含物质变化较大，包括浆液，粘液，脓液，含钙的奶汁和血。

1. 支气管囊肿　支气管囊肿内壁衬有呼吸道（假复层柱状纤毛）上皮，囊壁内含有软骨、腺体和平滑肌，其他先天性囊肿偶也可发现呼吸道上皮。

病理检查支气管囊肿系球形囊腔，单房或多房，多为单发也可有多发，大小自2～10cm，色灰白，外壁光滑，囊壁因含平滑肌和软骨呈小梁状，囊内充满灰白色粘稠液体，也可因出血而成棕色稠厚液体似脓液（图12－2－1）。当有继发感染时腔内可为脓液。组织学上，支气管囊肿内衬有呼吸道上皮及含有腺体的固有层、结缔组织、平滑肌和软骨，也可有局灶性钙化。继发感染后上皮可表现为局灶性或广泛的鳞状上皮化生，有时可变薄成单层扁平上皮，囊肿基质内可有慢性灶性炎症改变。

2. 肠源性囊肿　肠源性囊肿内壁衬有鳞状上皮者称为纵隔食管囊肿，内衬胃粘膜柱状上皮者称为纵隔胃囊肿，内衬小肠粘膜上皮者称为纵隔小肠囊肿，少见病例囊壁衬有胰腺上皮，则为纵隔胰腺囊肿，囊肿内壁衬有多种上皮时称为混合性囊肿，所有这些消化道囊肿均统称为肠源性囊肿。其中以食管囊肿最多见，其次为含有胃粘膜上皮或胰腺组织的肠源性囊肿。肠源性囊肿的囊壁结构除了上皮特点以外，还有两层发育完好的平滑肌和肠肌层神经丛。食管囊肿无例外地均存在食管壁内或粘连到食管上。

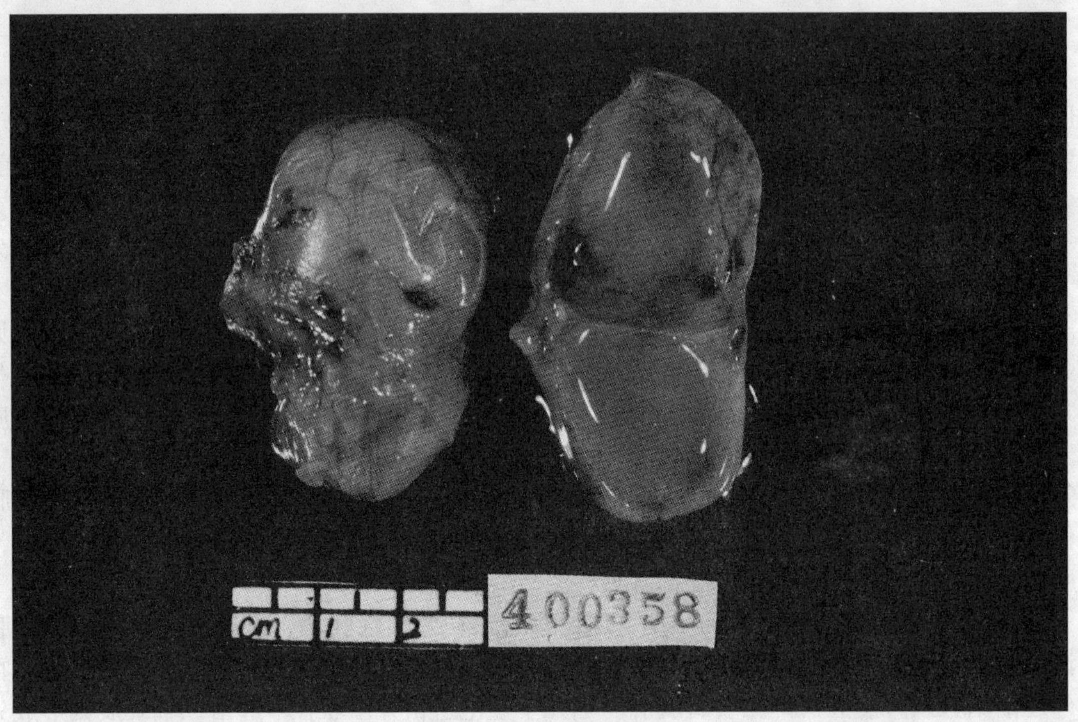

图 12-2-1 纵隔支气管囊肿切除标本

食管囊肿常为单房、圆形、表面布有肌纤维的囊腔，腔内含有清亮棕色或绿色粘液，它们可附于食管壁或在食管邻近的纵隔内。一般食管囊肿可为壁内型，即位于食管粘膜外肌层内；或壁外型，其疏松地附于食管壁上；以及壁内外型，即一小部分在肌层大部分在食管外。食管囊肿囊壁常内衬非角化复层鳞状上皮，可有局灶性或广泛的柱状纤毛上皮，囊壁有粘膜固有肌层。其形态学与正常食管结构相似，有时囊壁可有局灶性钙化。

过去文献上有食管重复畸形这一名称，食管重复畸形又称双食管畸形，有两个食管腔，内层与正常食管上皮一样，食管壁的结构也与正常食管无异，但两个食管之间的管腔外层肌肉层混合交织，两食管之间无明显交通，故称双食管畸形。目前经病理和临床实践证实这种食管重复畸形实际上就是食管囊肿，无更特殊之处。

食管囊肿与支气管囊肿的鉴别有时比较困难。因两者发生部位相近，形态学相似，来源均自前肠。有时在发育过程中支气管囊肿可附粘于食管上，极少见的情况在食管壁内发现支气管囊肿。鉴别在病理检查时可发现支气管囊肿壁上可有软骨，缺乏内环外纵两层肌肉组成的固有肌层。食管囊肿可以完全内衬纤毛柱状上皮，但囊壁无软骨，却有完好的固有肌层以及肠肌神经丛。

3. 神经管原肠性囊肿　神经管原肠性囊肿病理上的特点与食管囊肿相同，但是通常囊壁含有神经组织和肠源性组织，包括胃粘膜上皮。与食管囊肿一样，神经管原肠性囊肿可能表现为与脊髓无关的孤立纵隔囊肿，或者有一纤维条索与脊髓相连，偶尔前肠组织也可向椎管内伸延，纵隔内与椎管内均有神经管原肠性囊肿的病例约占 20%，而单纯椎管内孤立存在的囊肿也已报告。前肠性囊肿向椎管内扩展可能影响椎体发育，造成脊柱裂或更加严重的畸形。由于背索向头侧生长，前肠向尾侧生长，典型的神经管原肠性囊肿比其他纵隔囊肿更多见合并脊椎畸形。

四、临床表现

前肠囊肿在男性和女性发病率大致相等，也有报告神经管原肠性囊肿在男性发生率更多些。

1. 支气管囊肿　支气管囊肿发生在所有年龄组的患者，但多见于成年人，平均年龄 36 岁，有时在无症状患者意外发现囊肿。若囊肿发生出血、感染或上皮样分泌物增多，可致囊肿急骤增大，出现呼吸道或消化道压迫症状。2/3 的患者最终会出现症状，最常见的症状是呼吸道或食管梗阻。婴幼儿常常有严重的呼吸道梗阻症状或反复发作肺炎。纵隔支气管囊肿感染少见，罕见囊肿破入支气管、心包或胸膜腔。

2．肠源性囊肿　大多数食管囊肿出现在儿童期，几乎所有的神经管原肠性囊肿发现在 1 岁内，通常因为食管或气管支气管树受压出现症状和体征而发现病变。当囊肿内壁衬胃粘膜、或胰腺组织，消化道的分泌物可加重囊肿出血、坏死或破裂。神经管原肠性囊肿向椎管内伸展的患者可能出现神经系统症状。前肠囊肿极少发生恶性变。

纵隔食管囊肿的临床症状与囊肿的大小及部位有关。巨大的食管囊肿可占据一侧胸腔，压迫或阻塞呼吸道，尤其在胸腔入口和气管分叉部位，可造成明显的呼吸道受压症状，表现有喘鸣、呼吸困难和反复发作的呼吸道感染。在幼儿严重者可出现极度呼吸困难、发绀，甚至窒息死亡。当囊肿粘连穿破气管、支气管，可继发引起支气管扩张或肺脓肿。食管囊肿的另一种表现为食管受压症状，如吞咽困难，进食不畅、反流、呕吐，胸骨后疼痛、体重减轻，此多见于成人患者。当然小的食管囊肿可无任何症状，在体查时胸片上偶然发现纵隔阴影。

体格检查多难以发现有价值的体征。主要诊断方法为 X 线检查和纤维内镜检查。胸部平片多发现中后纵隔团块影，边缘光滑，密度较淡，靠近后纵隔脊柱时，易与神经源性肿瘤或脑脊膜膨出相混淆。小的肌层内囊肿相似于食管壁内肿瘤，上消化道吞钡造影时，可见食管呈光滑圆形或弧形充盈缺损，一侧粘膜纹理消失，对侧粘膜形态正常，上下缘呈斜坡状，且可见到钡剂分流征。纤维内镜检查可见凸入食管腔的圆形肿物，其表面的粘膜完整；食管超声胃镜检查可探及食管外囊性肿物。

五、诊断

纵隔支气管囊肿诊断的关键在于胸部影像学检查。较小的囊肿被纵隔结构所掩盖不易发现，较大的支气管囊肿表现为界限清晰、密度均匀的球形纵隔肿块。在后前位胸片上表现为自纵隔突出的半圆形或椭圆形阴影，密度均匀一致，边缘清晰光滑，大小从 2cm 到 10cm。典型的支气管囊肿出现在气管旁或隆突下，但是它们也可发现在胸腔内任何部位，当与支气管相通时可见气液面。侧位胸片可见肿物阴影全貌，断层相能清楚地显示囊肿存在，并可以与附近肺门结构相鉴别，在诊断上有重要意义。透视下有时可见囊肿随呼吸运动有形状改变，当附于食管时可随吞咽上下移动。总之，对于上纵隔紧邻气管或支气管、密度均匀、边界清楚的肿物，应当想到纵隔支气管囊肿的可能。超声波检查有助于鉴别肿物系囊性或实性。临床上一般不需要纤维支气管镜和上消化道造影检查。

胸部 CT 检查对纵隔的病变具有较高的诊断意义。CT 扫描显示支气管囊肿为球形病变阴影，本身无强化，密度视囊内容物而变化（图 12－2－2）。但是囊壁可有增强或钙化，囊肿很少与气管支气管树

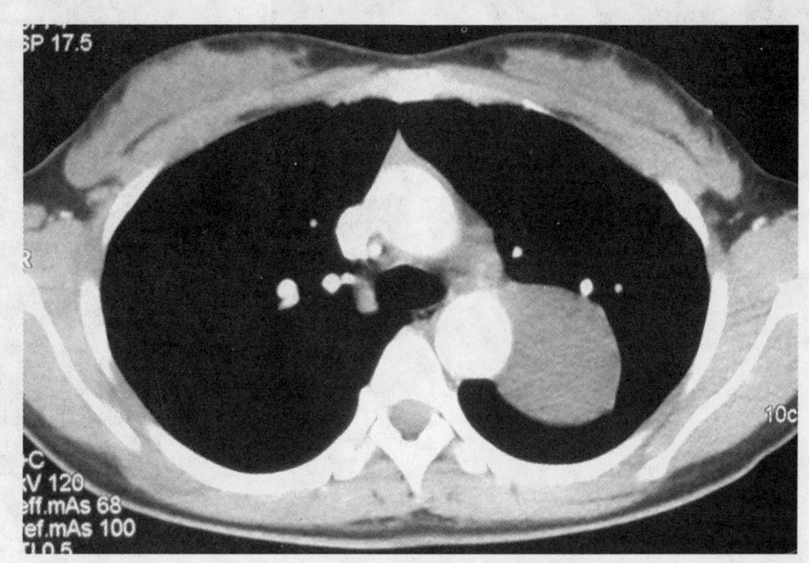

图 12－2－2　纵隔支气管囊肿 CT 像，显示肿物边缘光滑清楚，CT 值为液体密度，位置邻近气管或大支气管

相交通，有交通时囊肿内出现气液平面。儿童呼吸道长期受压可以产生肺气肿、肺不张或气管移位。偶尔，囊肿可能隐匿不能发现，也可能被肺实变所遮掩。

MRI 图像上，支气管囊肿在 T1 相显示为低或高密度信号，T2 相典型的为高亮密度信号。

根据病变 CT 的特点提示前肠囊肿的患者，有人提出经胸腔镜针吸抽出不含血的液体，内含粘液和支气管上皮，也可做出初步诊断。

肠源性囊肿影像学的特点与支气管囊肿几乎完全一样，唯一的是它很少出现钙化。大多数食管囊肿与食管远端右侧有关连。食管囊肿在上消化道造影时显示食管旁肿物影，界限清晰（图 12－2－3，图 12－2－4）。CT 像能更清楚显示病灶，并呈液体密度，当然超声胃镜检查可提示壁外肿物。

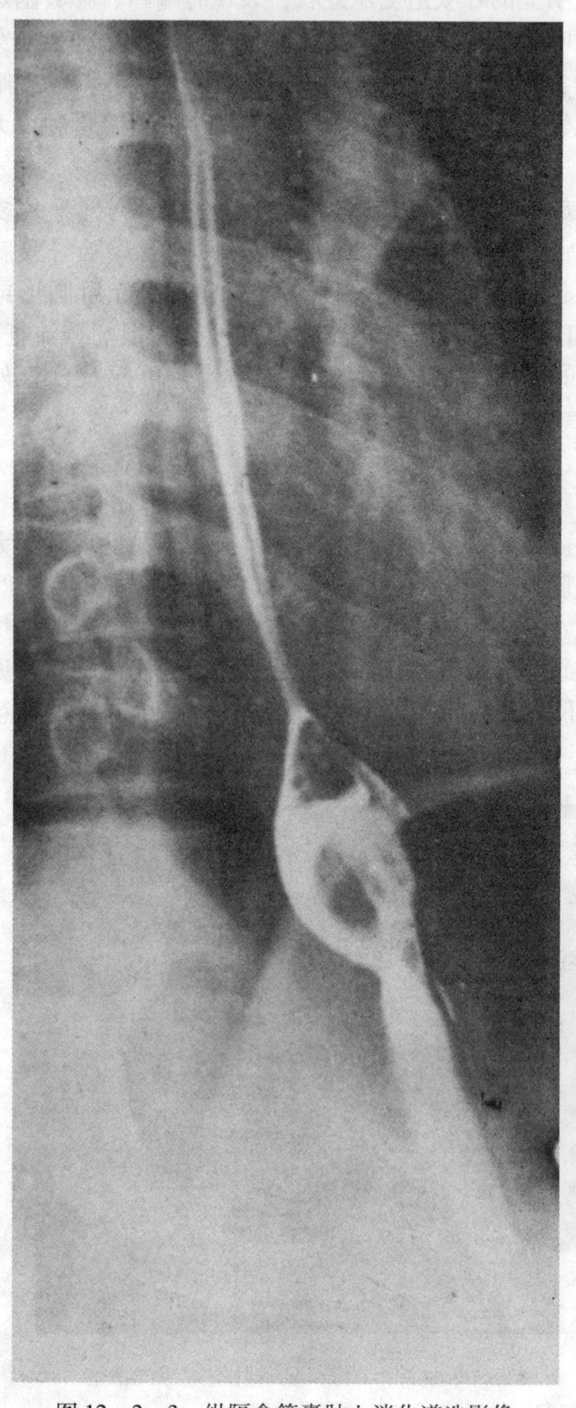

图 12－2－3　纵隔食管囊肿上消化道造影像

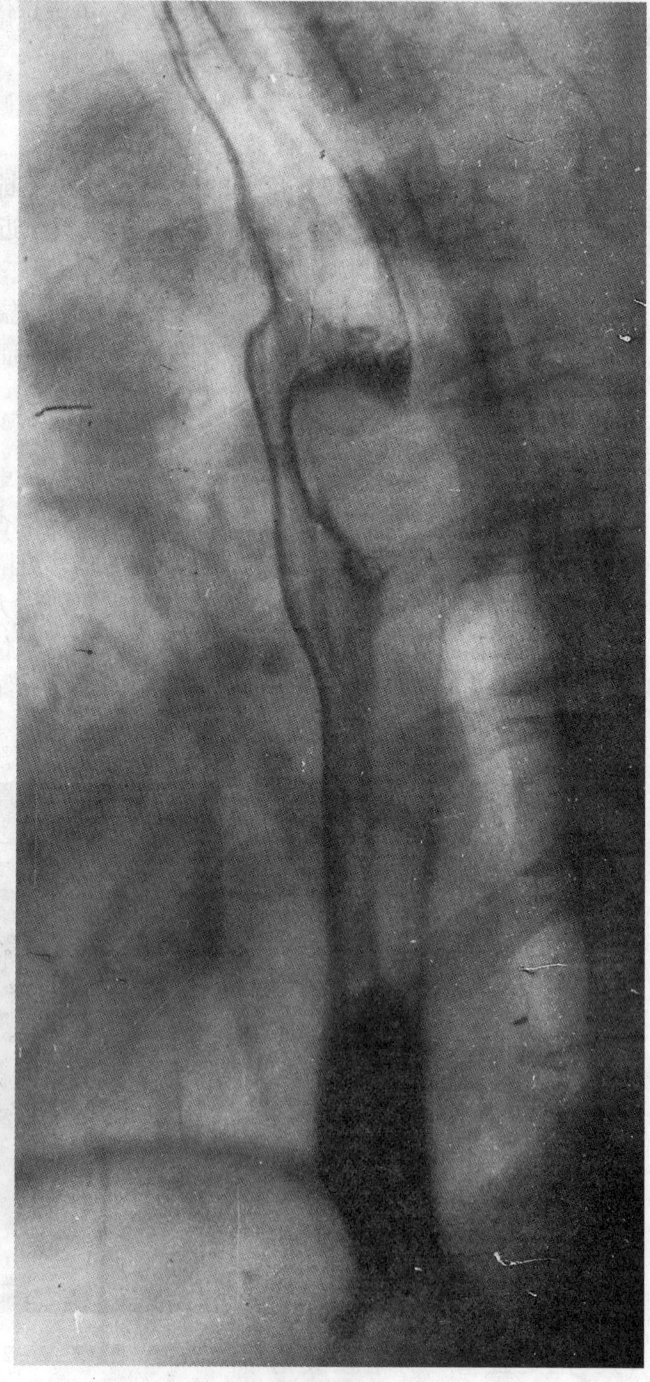

图 12－2－4　纵隔食管囊肿上消化道造影像

90%神经管原肠性囊肿出现在后纵隔，多在隆突之上，偏右侧，并与食管分离。大小约在几厘米至12厘米，50%合并有颈部或上胸部的脊柱畸形，如脊柱侧弯、前脊椎裂、半椎体、蝶样脊椎，或脊椎融合。行MRI检查目的为排除后纵隔囊肿有无伸延到椎管内。

在鉴别诊断上根据有无结核病史和结核中毒症状，有无其他处肿大淋巴结，抗结核治疗是否有效等，可与纵隔淋巴结核相鉴别。根据纵隔内多数球形影；全身淋巴结肿大；贫血乏力等消耗症状，本病与纵隔淋巴瘤也不难区别。但是，临床上支气管囊肿和食管囊肿是不易鉴别的，从起源上两者均起自胚胎前肠，部分支气管囊肿可附于食管壁上或嵌于食管肌层，区别在于病理组织学上，支气管囊肿壁内多衬假复层柱状纤毛上皮，壁内可有软骨及腺体，而食管囊肿壁内衬鳞状上皮，囊壁有固有的环形肌及纵形肌层。在病变部位上食管囊肿多位于后纵隔。两者治疗原则均为手术摘除。纵隔支气管囊肿有时诊断颇不容易，尤其囊壁有钙化，囊内液体较稠厚有分隔成多房时，酷似纵隔淋巴结核，本院即有一例32岁女性，因间断胸闷发现纵隔肿物影，按纵隔淋巴结核治疗10年，纵隔肿块影无缩小。经X线平片及断层相诊断为纵隔支气管囊肿，手术时发现一直径约2.5cm椭圆形孤立囊肿位于上腔静脉前近气管处，与周围脏器无严重粘连，囊肿被完整摘除，病理报告支气管囊肿。

六、治疗

前肠囊肿的治疗原则为彻底外科手术切除，即使对无临床症状的患者也要行手术处理，目的为去除病变、明确诊断以及避免引发合并症。若囊肿不能完整切除干净，可将残余的囊壁切除，或去除残余囊内上皮，防止以后囊壁上皮分泌造成胸腔内感染。当患者不能承受外科开胸手术，有人建议行支气管镜或胸腔镜穿刺抽吸。还有人建议，无临床症状的成年患者，意外发现纵隔支气管囊肿，可以临床随诊不急于手术摘除。临床结果显示彻底切除的前肠囊肿预后极佳。

我们的意见是支气管囊肿一旦诊断明确，手术摘除即为主要治疗，但处理方法视病变情况而异。孤立无粘连的支气管囊肿，完整摘除无困难。支气管囊肿嵌入食管肌内时，可行囊肿剜除术，如囊肿因反复继发感染与周围脏器严重粘连时，则难以完整切除囊壁，为避免术中损伤大血管造成大出血，以及切除不彻底，可先放出囊内液体，减轻对邻近脏器的压迫，再行囊肿切除，残余囊壁用碘酊涂抹以清除感染并破坏上皮的分泌功能，本院如此处理的3例支气管囊肿患者术后恢复良好，随访5年以上未见复发。至于用支气管镜、或胸腔镜、或纵隔镜抽吸支气管囊肿，仅仅适用于某些选择性病人，如患者不能耐受手术时，目前临床上已极少采用，唯一的情况是在囊肿造成急性呼吸窘迫，穿刺抽液目的为紧急减压。

国内报告纵隔支气管囊肿病例数超过数百例，北京协和医院自1961年至今46年来共手术治疗纵隔支气管囊肿数十例，本院于1990年报告10例成人纵隔支气管囊肿手术治疗结果，至今已手术摘除纵隔支气管囊肿60余例，占全部纵隔肿瘤的1.5%。

常见的部位在气管附近，尤其是气管前、腔静脉与奇静脉交汇处之上方以及隆突下方。典型的支气管囊肿手术摘除并不困难，若囊肿体积不是太大，粘连较轻，多容易将其完整摘除，术后亦无复发，随诊数十年无任何不适或后遗症。

像任何纵隔肿物一样，食管囊肿一经诊断也应择期外科摘除。但是多数食管囊肿术前诊断并非易事，尽管囊肿在食管壁上，术后诊断也并不一定是食管囊肿。多数食管囊肿外壁光滑粘连不重，均容易摘除，如本院3例即完整摘除。当巨大食管囊肿与气管、支气管、食管或主动脉紧密粘连，且囊壁血运丰富时，切除则有困难。有人主张在囊壁做一切口，剥离囊壁内衬的粘膜上皮而保留囊壁外层，以达到治疗的目的。也有报告行囊壁部分切除和上皮剥除，亦获得良好的效果，关键是切除囊壁内衬的上皮，因为它有分泌功能，至于囊壁，以后可萎缩粘连和纤维化。如小儿因纵隔内巨大食管囊肿压迫而致呼吸窘迫时，可以先行急诊穿刺减压，二期再行手术摘除囊肿。

支气管囊肿和食管囊肿切除术后效果良好，手术后无复发，文献上罕见肠源性囊肿恶性变的报告。

食管囊肿临床并不多见，国内仅见零散个例报告，检索国内近20年文献共报告28例，最大的一组是第四军医大学在纵隔前肠囊肿中包括的9例食管囊肿。北京协和医院46年胸外科手术治疗6例，这些病例术前多不能确切诊断，有的误诊为食管平滑肌瘤，或笼统地诊断为纵隔肿物而被开胸探查，手术中发现肿物为囊性，与食管粘着，或位于食管壁内，与食管粘膜并不相连，摘除较容易。但是巨大的食管囊肿粘连较重，手术创伤很大，渗血量多，术中不得不填塞宫纱止血，数日后再次手术取出宫纱。自超声胃镜应用于临床之后，食管囊肿多被诊断为食管壁外囊性肿物，但是确切的诊断仍需术后病理检查确定。

神经管原肠性囊肿临床罕见，作者曾见1例，女性，年龄13岁，以脊柱侧弯畸形进行骨科矫形手术治疗，住院期间胸部CT发现后纵隔肿物。胸外科手术顺利摘除了纵隔肿物，该肿物为含液体的囊性肿物，病理诊断为神经管原肠性囊肿，但椎管内尚有另一囊性肿瘤，为椎管内神经管原肠性囊肿。

第三节 心包囊肿

一、概述

心包囊肿是一种纵隔先天性囊肿，一般认为属于发育上的畸形。心包囊肿发生率不高，临床少见，北京协和医院心包囊肿占纵隔肿瘤的1.0%。绝大多数心包囊肿做出诊断是在无症状的成年人，两性之间无明显差别，通常发现在40~50岁的患者。临床上心包囊肿很少出现合并症。也无恶性变倾向，手术可完全切除。

历史上有关心包囊肿的命名较为混乱，曾使用的名称有“水囊肿或泉水囊肿、纵隔水瘤、间皮囊肿、心包腔囊肿、心膈角囊肿、纵隔胸膜囊肿、心包憩室”等。它们常常和心包有密切关系，且由间皮组成，内含清亮液体，故称心包囊肿较为恰当。

二、病因和发病机制

心包囊肿的来源尚无定论，目前有三种解释。一种认为原始中胚层侧板形成心包腔时，部分未能融合遗留腔隙持续存在，形成单纯囊肿。另一种认为心包腔形成与两对腹嵴和背嵴有关，背嵴发育成心包腹膜管，它将发育成胸膜腔，腹嵴在发育过程中，如其盲端异常闭合则发生心包憩室或心包囊肿。第三种解释认为心包腹膜管在形成胸膜腔过程中遇到阻力，本身发生折叠，此部分与胸膜腔分隔形成一孤立腔隙，而成心包囊肿。目前第一种解释为大多数人所接受，即先天性心包囊肿系前心包隐窝异常融合所致。偶尔心包囊肿是后天获得的，曾有一例报告，在心包炎发作后10年发生了心包囊肿，因而提出心包炎症以后形成囊肿的假设。

三、诊断

大多数心包囊肿患者无临床症状，多在常规体格检查偶然发现纵隔病变。但是北京协和医院胸外科半数病例因呼吸道症状就医而被发现。

影像学检查对诊断有重要价值。胸部X线后前位相，可见囊肿呈圆形、椭圆形或有分叶、界限清楚、边缘光滑、密度均匀一致的阴影，一般大小为5~8cm，偶尔体积也达到更大。罕见囊壁钙化，囊肿多位于右侧，少数位于左侧心膈角（图12-3-1，图12-3-2）。一组外科切除的82例心包囊肿，70%位于右心膈角，位于左侧心膈角占22%，其余8%位于前心包旁。侧位相呈泪滴样，并可伸入到肺叶斜裂内侧或伏于横膈之上。无论后前位相或侧位相，囊肿总是紧贴心包、横膈、前胸壁，很少与心包腔相通。只有极少数突出到前上或后纵隔。文献报告一例囊肿孤立于心包后，不与纵隔其他结构相连。本院近年也发现1例位于后纵隔囊性肿物，摘除术后病理诊断为心包囊肿。偶尔囊肿与心包腔相通，透视下可见柔软充满液体的囊肿影，形态随呼吸运动和体位而改变。

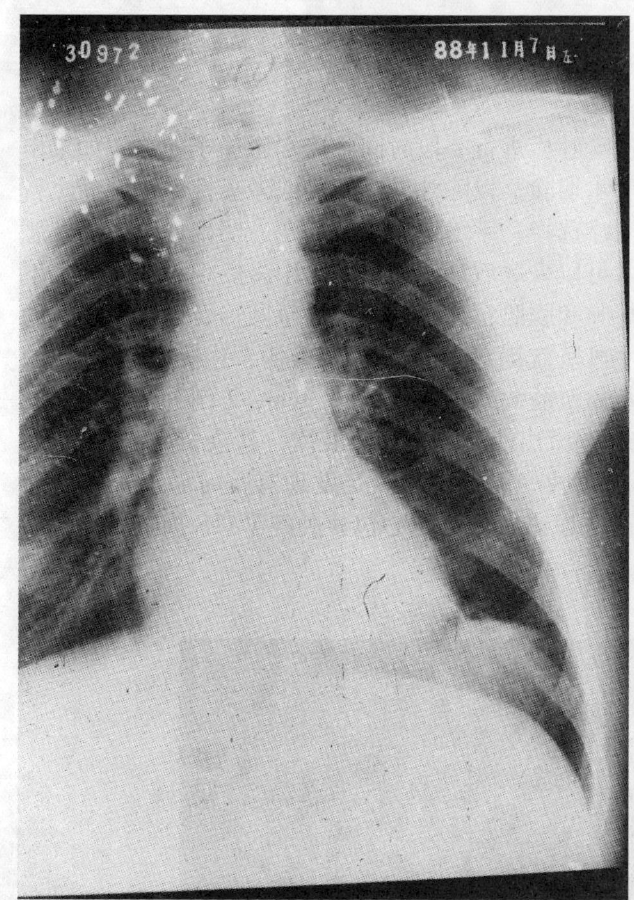

图 12－3－1　纵隔心包囊肿胸部正位像显示心脏左下方圆形阴影

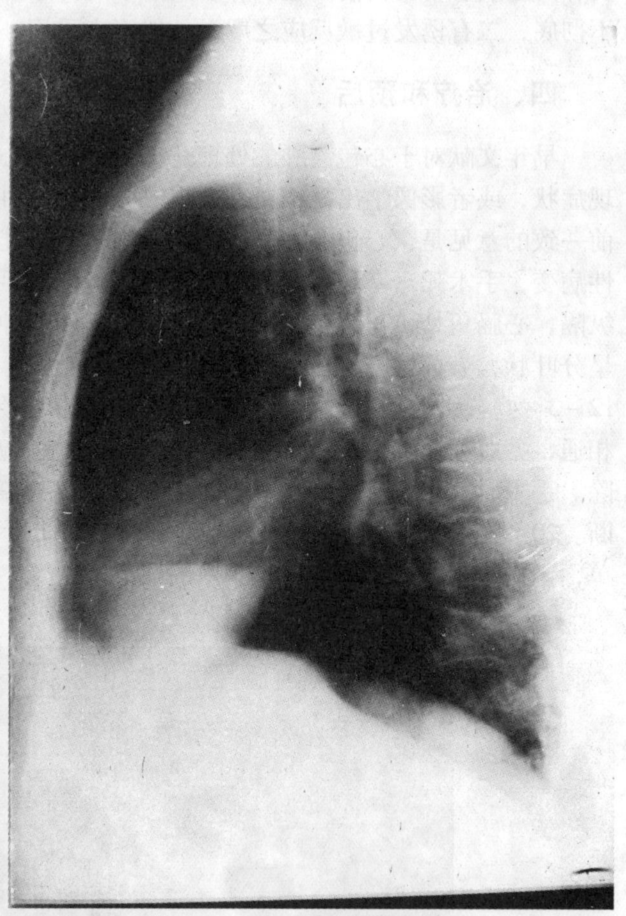

图 12－3－2　同一例心包囊肿胸部侧位像

胸部 CT 可以清楚地显示囊肿的位置、大小及与心包的关系，典型的心包囊肿为单房不增强的肿块，囊壁纤细，因囊内含清亮液体其 CT 值为水样密度（图 12－3－3）。MRI 在 T1 相为低密度信号，T2 相为亮密度信号。

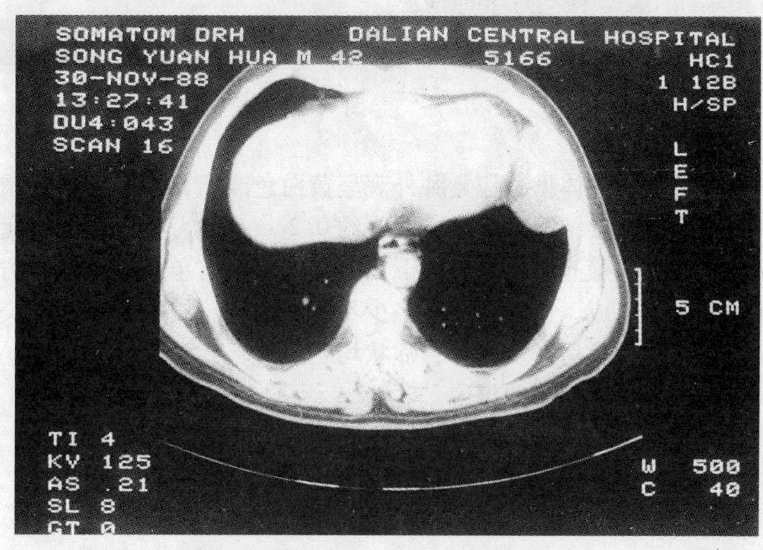

图 12－3－3　同一例心包囊肿 CT 像

在胸部 CT 和 MRI 出现之前，单纯胸部 X 线检查诊断为心包囊肿者，开胸后相当病例证实并非心包囊肿。常常容易与心包囊肿混淆的病变有：横膈前部局限性膈膨升、原发性或继发性胸膜肿瘤、右中叶或左上叶舌段周围球形病灶、胸骨旁疝、胸腺囊肿、心包脂肪垫、囊性畸胎瘤、淋巴管瘤、脂肪瘤、爱泼斯坦畸形、左心室室壁瘤及左心耳瘤样突出等。病灶断层像、胸部 CT、MRI、超声波检查、超声心动图检查以及气腹均有助于心包囊肿的鉴别诊断。目前心包囊肿诊断并不是困难问题。经皮穿刺抽吸可以明确诊断，但作为治疗一是不彻底，二有诱发过敏反应之虞，一般不宜采用。

四、治疗和预后

早年文献对于心包囊肿的处理意见是，诊断心包囊肿后进行一段时间临床和影像学随诊，如果出现症状，或者影像学出现不典型表现，方施行外科手术切除，以除外前肠囊肿或者囊性纵隔肿瘤。目前一致的意见是，心包囊肿一经诊断，手术是最佳治疗选择。手术可以摘除病变、明确诊断，除外恶性病变，手术死亡率和并发症极低，预后极佳。手术可以采取后外侧切口，术中多发现病变位于前下纵隔，心膈角处，与心包紧密相贴。部分病例囊肿与肺和膈肌粘连。外观囊肿呈圆形、椭圆形、有的呈分叶状，表面覆盖脂肪组织呈黄白色，有出血时则呈蓝褐色。囊壁薄而透明，内充满液体（图12－3－4）。北京协和医院45例心包囊肿最小直径4cm，最大11cm，平均6.3cm，2例有蒂与心包腔相通，蒂短细，直径0.5cm。术中有10例意外刺破囊壁流出淡黄清亮稀薄液体，其余35例均完整切除。手术时宜用钝性及锐性解剖，如无意外完整摘除囊肿一般无困难。当发现有蒂时做根部结扎切断。20世纪90年代电视辅助胸腔镜外科（VATS）开展以来，更多的心包囊肿经VATS摘除，操作简单，创伤小，避免了大切口小手术的缺点。

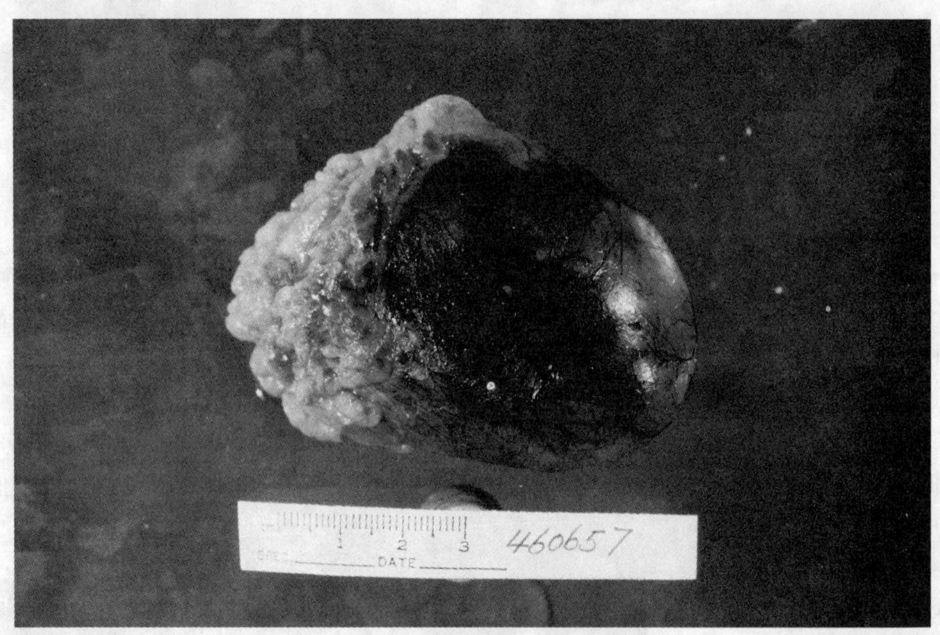

图12－3－4 心包囊肿切除标本

病理检查，大体见心包囊肿外观呈黄白色或蓝褐色，表面光滑，局部附有脂肪组织。囊壁菲薄半透明，由薄层纤维结缔组织组成，厚约0.2cm，多为单房囊性病变，内含黄色清亮液体，化学检查为漏出液。囊肿内壁光滑，显微镜下见囊壁内层衬有单层扁平或立方形间皮细胞，囊肿本身由薄层胶原纤维和平滑肌组成，血管周围有多少不等淋巴细胞浸润，一般无炎症反应。

心包囊肿摘除后恢复良好，症状均明显减轻或消失，长期随访无复发。国内外文献尚未见有复发的报告，也未见恶性变的报告。

参考文献

1. Silverman NA, Sabiston DCJ. Mediastinal masses. Surg Clin North Am, 1980, 60:757~777.

2. Cioffi U, Bonavina L, De Simone M, et al. Presentation and surgical management of bronchogenic and esophageal duplication cysts in adults. Chest, 1998, 113 : 1492 ~ 1496.
3. Ng AF, Olak J. Pericardial cyst causing right ventricular outflow tract obstruction. Ann Thorac Surg, 1997, 63 : 1147 ~ 1148.
4. Borges AC, Gellert K, Dietel M, et al. Acute right - sided heart failure due to mhemorrhage into a pericardial cyst. Ann Thorac Surg, 1997, 63 : 845 ~ 847.
5. Fredman CS, Parsons SR, Aquino TI, et al. Sudden death after a stress test in a patient with a large pericardial cyst. Am Heart J, 1994, 127 : 946 ~ 950.
6. Lippmann M, Solit R, Goldberg SK, et al. Mediastinal bronchogenic cyst,. A cause of upper airway obstruction. Chest, 1992, 102 : 1901 ~ 1903.
7. Worsnop CJ, Teichtahl H, Clarke CP. Bronchogenic cyst: A cause of pulmonary artery obstruction and breathlessness. Ann Thorac Surg, 1993, 55 : 1254 ~ 1255.
8. Fratellone PM, Coplan N, Friedman M, et al. Hemodynamic compromise secondary to a mediastinal bronchogenic cyst. Chest, 1994, 106 : 610 ~ 612.
9. Kennebeck GA, Wong AK, Berry WR, et al. Mediastinal bronchogenic cyst manifesting as catastrophic myocardial infarction. Ann Thorac Surg, 1999, 67 : 1789 ~ 1791.
10. Politis GD, Baumann R, Hubbard AM. Spillage of cystic pulmonary masses into the airway during anesthesia. Anesthesiology, 1997, 87 : 693 ~ 696.
11. Bolton JW, Shahian DM. Asymptomatic bronchogenic cystd: What is the best management ? Ann Thorac Surg, 1992, 53 : 1134 ~ 1137.
12. Kirwan WO, Walbaum PR, McCormack RJ. Cystic intrathoracic derivatives of the foregut and their complications. Thorax, 1973, 28 : 424 ~ 428.
13. St - Georeges R, Deslauriers J, Duranceau A, et al. Clinical spectrum of bronchogenic cysts of the mediastinum and lung in the adult. Ann Thorac Surg, 1991, 52 : 6 ~ 13.
14. Ribet ME, Copin MC, Gosselin B. Bronchogenic cysts of the mediastinum. J Thorac Cardiovasc Surg, 1995, 109 : 1003 ~ 1010.
15. Hazelrigg SR, Landreneau RJ, Mack MJ, et al. Thoracoscopic resection of mediastinal cysts. Ann Thorac Surg, 1993, 56 : 659 ~ 660.
16. Smythe WR, Bavaria JE, Kaiser LR. Mediastinoscopic subtotal removal of mediastinal cysts. Chest, 1998, 114 : 614 ~ 617.
17. Schwartz AR, Fishman EK, Wang KP. Diagnosis and treatment of a bronchogenic cyst using transbronchial needle aspiration. Thorax, 1986, 41 : 326 ~ 327.
18. Tobert DG, Midthun DE. Bronchogenic cyst. J Bronch, 1996, 3 : 295 ~ 299.
19. Read CA, Moront M, Carangelo R, et al. Recurrent bronchogenic cyst. An argument for complete surgical excision. Arch Surg, 1991, 126 : 1306 ~ 1308.
20. Gharagozloo F, Dausmann MJ, McReynolds SD, et al. Recurrent bronchogenic pseudocyst 24 years after incomplete excision. Report of a case. Chest, 1995, 108 : 880 ~ 883.
21. Snyder ME, Luck SR, Hernandez R, et al. Diagnostic dilemmas of mediastinal cysts. J Pediatr Surg, 1985, 20 : 810 ~ 815.
22. Sirivella S, Ford WB, Zikria EA, et al. Forwgut cysts of the mediastinum. J Thorac Cardiovasc Surg, 1985, 90 : 776 ~ 782.
23. Salyer DC, Salyer WR, Eggleston JC. Benign developmental cysts of the mediastinum. Arch Pathol Lab Med, 1977, 101 : 136 ~ 139.
24. Reed JC, Sobonya RE. Morphologic analysis of foregut cysts in the thorax. AJR Am J Roentgenol, 1974, 120 : 851 ~ 860.
25. DiLorenzo M, Colin PR, Vaillancourt R, et al. Bronchogenic cysts. J Pediatr Surg, 1989, 24 : 988 ~ 991.
26. Fallon M, Gordon RG, Lendrum AC. Mediastinal cysts of foregut origin associated with vertebral abnormalities. Br J

Surg, 1954, 41:520~533.
27. Ramenofsky ML, Leape LL, McCauley RGK. Bronchogenic cysts. J Pediatr Surg, 1979, 14:219~224.
28. Coselli MP, de Ipolyi P, Bloss RS, et al. Bronchogenic cysts above and below the diaphragm: report of eight cases. Ann Thorac Surg, 1987, 44:491~494.
29. O'Neill JA. Foregut duplications. In: Fallis JC, Filler RM, Lemoine G, Eds. Current topic in general thoracic surgery: an international series. New York: Elsevier, 1991, 121~123.
30. Abell MR. Mediastinal cysts. Arch Pathol 1956, 61:121~123.
31. Superina RA, Ein SH, Humphreys RP. Cystic duplications of the esophagus and neurenteric cysts. J Pediatr Surg, 1984, 19:527~530.
32. Kuhlman JE, Fishman EK, Wang KP, et al. Esophageal duplication cyst: CT and transesophageal needle aspiration. AJR Am Roentgenol, 1985, 145:531~532.
33. Alrabeech A, Gillis DA, Giacomantonio M, et al. Neurenteric cysts—a spectrum. J Pediatr Surg, 1988, 23: 752~754.
34. Piramoon AM, Abbasioun K. Mediastinal enterogenic cyst with spinal cord compress. J Pediatr Surg, 1974, 9: 543~545.
35. Bergstrom JF, Yost RV, Ford KT, et al. Unusual roentgen manifestations of bronchogenic cysts. Radiology, 1973, 107:49~54.
36. Chuang MT, Barba FA, Kaneko M, et al. Adenocarcinoma arising in an intrathoracic duplication cyst of foregut origin: a case report with review of the literature. Cancer, 1981, 47:1887~1890.
37. Tobert DG, Midthun DE. Bronchongenic cyst. J Bronch, 1996, 3:295~299.
38. Estrera AS, Landay MJ, Pass LJ. Mediastinal carinal bronchogenic cyst: is its mere presence an indication for surgical excision? South Med J, 1987, 80:1523~1526.
39. Kuhlman JE, Fishman EK, Wang KP, et al. Mediastinal cyst: diagnosis by CT and needle aspiration. AJR Am Roentgenol, 1988, 150:75~78.
40. Whitaker JA, Defenbaugh LD, Cooke AR. Esophageal duplication cyst. Am J Gastroenterol, 1980, 73:329~332.
41. Eraklis AJ, Griscom NT, McGovern JB. Bronchogenic cysts of the mediastinum in infancy. N Engl J Med, 1969, 281: 1150~1154.
42. 张志庸，郑建国．李泽坚等．成人纵隔支气管囊肿的外科治疗．中国医学科学院学报，1990，12:445~447.
43. 黄立军，王云杰，刘琨等．纵隔前肠囊肿的外科治疗．第四军医大学学报，2001，221:300.
44. Davis RD, Oldham HN, Sabiston DC. Primary cysts and neoplasms of the mediastinum: recent changes in clinical presentation, methods of diagnosis, management, and results. Ann Thorac Surg, 1987, 44:229~237.
45. Prader E, Kirschner PA. Pericardial diverticulum. Dis Chest, 1969, 55:344~346.
46. Feigin D, Fenoglio JJ, McAllister HA, et al. Pericardial cysts: a radiologic-pathologic correlation and review. Radiology, 1977, 125:15~20.
47. 张志庸，李泽坚，曾繁祥等．心包囊肿10例报告．中华胸心血管外科杂志，1990，6:88~89.

第四节 胸导管囊肿

一、定义

囊壁内衬上皮细胞，腔内充满淋巴液，且与胸导管相交通的囊肿称为胸导管囊肿。实际上它是胸导管管壁局部扩张所致。胸导管囊肿多出现在沿胸导管走行路径的胸腔内或颈部。与此有关的是囊腔内充满有淋巴液的囊肿，称为淋巴囊肿，或淋巴管囊肿，它是小的淋巴管局部扩张所产生，可以出现在盆腔、腋部或身体其他部位，位于颈部的淋巴管囊肿又通称为囊状水瘤。

1892 年 Carbone 在尸检时发现了胸导管囊肿并首次报告。自从 1950 年 Emerson 第一次在存活的患者诊断胸导管囊肿，至 1999 年文献报告经外科手术处理的胸导管囊肿仅 27 例。大多数胸导管囊肿出现在腹部或胸部，颈部胸导管囊肿更为少见，第1例颈部胸导管囊肿报告见于1964年，至1999年共有10例颈部胸导管囊肿报告。Ochsner复习了外科处理的42例纵隔先天性囊肿，仅发现1例胸导管囊肿。因此，胸导管囊肿的发病率很低，临床罕见。

二、发病原因和机制

胸导管囊肿的发病原因至今尚不完全清楚，已经提出的可能原因有三种：

1．胸导管管壁发育上先天性薄弱，以后因各种各样的原因使管壁的薄弱处逐渐扩张，最后形成囊肿。

2．胸导管管壁发生炎症，或管壁发生硬化，导致胸导管管壁本身发生退行性改变，终于形成胸导管囊肿，此为后天性发生学说。

3．其他提出的囊肿形成的假设，谓胸导管受到损伤，以后发生瘤样扩张，最后形成胸导管囊肿。

但是，临床上仍有相当多的胸导管囊肿病例，最后也未能查清其形成的可能原因。

胸导管进入静脉系统有很多变异，了解这些变异对认识在此部位发生的胸导管囊肿有较大的帮助。常见的胸导管进入颈部是在锁骨上左颈总动脉和主动脉弓后方3～4cm，在椎动脉、交感神经链和甲状颈干前方，然后进入左颈内静脉。颈段胸导管变异较多。早年尸检发现以1个终支汇入静脉的占89%，7%有2个终支，4%有3个终支。而近年来发现1个终支的仅有25%。92%～95%的病例胸导管汇入左侧大静脉，2%～3%汇入右侧大静脉，汇入双侧的占1.0%～1.5%。解剖学研究发现60%患者的胸导管进入颈内静脉，15%患者汇入锁骨下静脉，汇入颈内静脉与颈外静脉交角处的为7%，汇入颈外静脉与锁骨下静脉交界处的为2.5%，汇入无名静脉的为1.5%。

淋巴在胸导管内流动，受到三个因素影响，这三个因素有胸导管管壁本身有规律的收缩运动；腹内压力和胸内压力改变作用；以及邻近脏器传导的搏动作用。胸导管与小静脉之间存在广泛的侧支循环，因此，单纯结扎胸导管并不能产生胸导管囊肿，也不造成乳糜胸。

三、临床表现

胸导管囊肿发病年龄多在中年，复习文献上报告的27例胸导管囊肿，年龄范围19至86岁，平均44.4岁，其中37%有症状，系囊肿压迫周围脏器产生的，主要症状有前胸疼痛，活动后呼吸困难，吞咽不畅，咳嗽和背部不适。体格检查多无阳性体征。约有2/3胸导管囊肿患者无明显症状为胸像检查偶然发现纵隔肿物。手术摘除的胸导管囊肿大小，从直径3cm至15cm，平均为7cm。囊肿的部位大多数（80%）在后纵隔。

颈部胸导管囊肿多因发现颈部包块就医，体检可发现锁骨上区肿块，质地柔软，部分活动，无压痛，无搏动，但可以压缩。

已经报告的胸导管囊肿合并症有由于囊肿急骤增大而致急性呼吸窘迫，胸导管囊肿破裂可造成乳糜胸或颈部乳糜瘘。

四、诊断

胸内胸导管囊肿在胸部平片上多表现为纵隔内囊性肿物，其边缘光滑，密度较低且均匀。CT能清楚地显示纵隔内囊性病变，肿物界限清晰，周围脏器可受压变形，但是无明显浸润或破坏。肿物呈水样密度，此密度可以排除脓肿或血肿（图12-4-1）。口服造影剂后再进行CT扫描用于胸导管囊肿诊断也已报告。但是由于病例较少，临床应用价值尚待研究。

颈部增强CT发现胸导管囊肿无增强，肿物可压迫颈静脉，但周围淋巴结无肿大。CT仅能诊断为纵隔内或颈部囊性病变，提示肿物与周围脏器的关系，但是不能确切诊断胸导管囊肿。

磁共振较CT能更好地显示软组织轮廓，提供更为详细的解剖学上的改变，在T_1相淋巴管呈低密度或者是中等密度的信号，在T_2相淋巴管呈现为高信号，此外放射性元素钆还可以帮助鉴别淋巴管

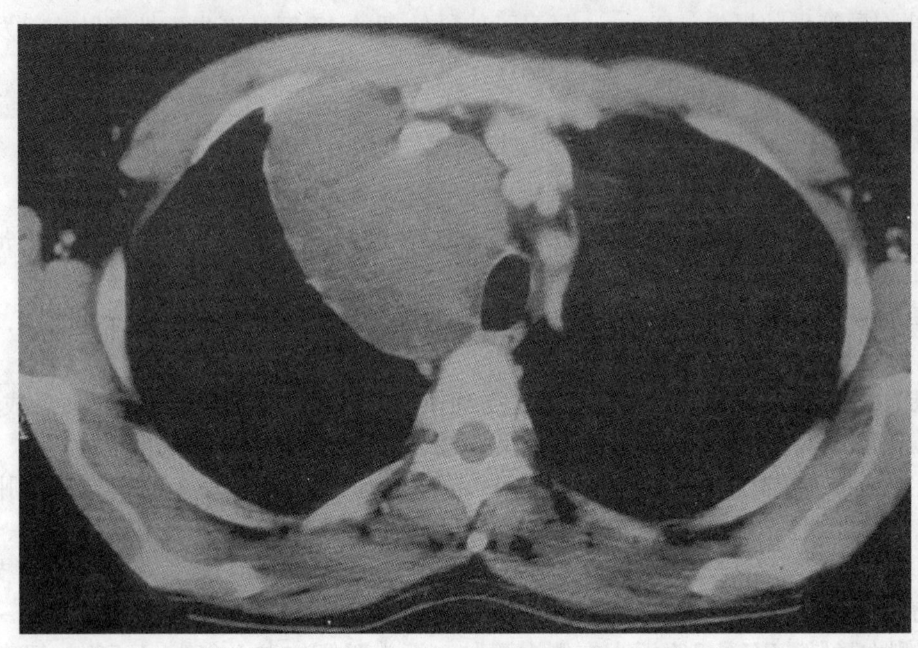

图 12-4-1 纵隔胸导管囊肿的 CT 像

与小静脉，从而提高检查的质量。

颈部胸导管囊肿可进行囊肿穿刺，抽出液送化验检查可确定是否为乳糜液。典型的乳糜液含有大量的淋巴细胞，约占细胞总数的95%，而这些淋巴细胞中90%为T淋巴细胞，此可用流式细胞计数来确定。乳糜液内还含有巨噬细胞、中性粒细胞和上皮细胞。乳糜液内的蛋白含量和成分与其他液体不同，乳糜液内蛋白含量与正常蛋白含量相同，约为2.0~3.0g/dl，但是白蛋白与球蛋白之比升高约为3:1，而血内两者比例为1:1。此外，它还含有较高含量的甘油三酯和乳糜微粒，通常这些成分只有在进食完毕采取的血标本中才能查到。当然苏丹Ⅲ染色则是最有诊断价值的化验指标。

确切诊断胸导管囊肿需进行淋巴管造影或淋巴系统核素扫描。穿刺抽出液证实为乳糜液，仅能诊断为含有淋巴液的囊肿，但其是否为胸导管囊肿尚需确定囊肿与胸导管有无相通。穿刺抽毕囊腔内注入造影剂，进行逆行囊肿造影检查，可以确定囊肿与胸导管有无交通。这种方法可以显示颈段、胸段胸导管，以及胸导管进入颈内静脉入口的状况。胸内胸导管囊肿则需行淋巴管造影，从而显示胸导管路径中有无膨大的造影剂存留区，可诊断胸导管囊肿。同理，淋巴系统核素扫描亦可作为诊断方法之一，但是，核素扫描显示局部膨大的胸导管囊肿不如淋巴管造影那样清晰和准确。

临床上经皮细针穿刺除了抽取囊内液进行化验检查外，还可除外实体性恶性肿瘤。

对于颈部胸导管囊肿应用超声检查可以明确其是囊性或实性包块，淋巴囊肿显示的是无回声或低回声包块。

在有症状或无症状的纵隔内囊性包块进行鉴别诊断时，需要强调的是要考虑到胸导管囊肿的可能性。胸导管囊肿诊断的主要线索是囊腔内存在乳糜液，或者囊肿有一蒂排入左锁骨下静脉或其他静脉。临床上偶尔是在开胸手术治疗其他疾病时，意外发现纵隔内囊性肿物，若能考虑到胸导管囊肿并妥善处理，术后则恢复顺利，否则将产生术后乳糜胸。

五、治疗

绝大多数人所接受的观点是，治疗胸导管囊肿是外科手术切除。大多数病例均能成功地外科切除，无明显合并症。但是也有人提出，若囊肿较小，患者无任何临床症状，可以定期观察随诊，不一定立即手术切除。Maurer 提出有些胸导管囊肿容易发生破裂，从而造成乳糜胸，因而推荐手术切除。

Fromang 曾报告 1 例胸导管囊肿患者，进食肉食后，因胸导管内乳糜液大量增加，致胸导管囊肿骤然增大，产生急性呼吸窘迫，不得不急诊行气管内插管辅助呼吸。

摘除胸内胸导管囊肿的手术操作与摘除纵隔囊性肿物一样，除了完整切除囊肿以外无特别之处，需要强调的是解剖囊肿时，必须辨清囊肿与胸导管的关系，仔细结扎囊肿与胸导管连接的上下极，此处如未妥善处理，将产生术后合并症。最常见的合并症是乳糜胸，严重的乳糜胸需要再次手术处理。

手术入路应根据囊肿的部位、大小以及容易完整摘除囊肿来选择，同时能有效地保护周围脏器，并能控制进、出胸导管囊肿的淋巴管。可以采取标准的剖胸切口，对于位于上纵隔较大的胸导管囊肿，半壳状切口能更好地满足手术要求，这种切口可以提供整个纵隔术野的良好显露，喉返神经以及颈胸连接处可以一览无遗，并且术后不影响肩带、胸壁顺应性和呼吸功能。

要求手术操作者应具有胸导管正常解剖以及可能各种变异的有关知识。如果对此估计不足或知识较少，将发生乳糜漏或乳糜胸。

电视胸腔镜辅助外科（VATS）是另一种摘除纵隔囊肿的手术方式，但是对于位于颈胸连接处较大的胸导管囊肿，用 VATS 手术有可能伤及喉返神经和膈神经。此外用 VATS 手术在解剖胸导管囊肿过程中，比开胸直视手术解剖，更有可能撕破囊肿，造成囊内乳糜液溢出到胸膜腔，因之采用 VATS 时需要更加慎重。

对于颈部胸导管囊肿是采用保守方法，还是手术治疗，尚有不同的意见，一般认为若患者出现临床症状；或囊肿将要破裂，或外貌上影响患者美观，则推荐手术，其他情况则采取保守治疗。在文献上报告的 15 例颈部胸导管囊肿，早年曾有 2 例采用保守方法，未发现对患者有害的影响，但是这 2 例均是 60 年代的病例。其他保守治疗方法是采用反复细针穿刺抽吸，服用中链脂肪酸的低脂饮食，但是囊肿常复发，最后还需行手术摘除。有人推荐细针抽吸作为首发的治疗，但是细针抽液的复发率高达 80%，而重复抽吸也有带来感染的危险。将各种硬化剂，包括 tetradecyl 硫酸钠，有机碘和四环素等，注射到囊腔内以促使囊腔自动闭合，在临床上也已应用了，效果不一。

在已报告的 27 例胸内胸导管囊肿中，3 例出现了手术合并症 - 乳糜胸，其中 1 例仅结扎了囊肿的上极，另 2 例仅摘除了囊肿，未结扎与胸导管的连接蒂部。

尽管以上这些术前诊断方法，但是相当一部分病例的诊断是在手术切除标本病理检查后才确定的。标本病理组织学检查发现囊肿内壁衬有单层胸导管的内皮细胞，平滑肌和淋巴网状上皮细胞小岛，即可以诊断。近年来用肿瘤标志染色胸导管内皮可以确定诊断。CD31，CD34 和第 8 因子是血管来源的标志物，角蛋白和上皮膜抗原是上皮来源细胞的标志物，Calretinin 是间皮来源细胞的标志物。角蛋白偶尔可在非上皮来源的细胞染色呈阳性反应，这样如内皮细胞。角蛋白染色阳性时上皮膜抗原染色阴性支持细胞为非上皮性质来源，这样可以肯定囊壁是内皮细胞，囊壁内衬内皮细胞肯定了胸导管囊肿的诊断。Brauchle 报告 1 例颈部胸导管囊肿切除标本的免疫组化研究，结果囊肿内壁细胞对于 CD31、CD34、第 8 因子和角蛋白染色呈阳性反应，而对于上皮膜抗原和 Calretinin 不反应。

胸导管囊肿临床罕见，本院胸外科尚未处理一例真正的胸内胸导管囊肿，但是手术处理过胸内淋巴管瘤，一例女性因颈部囊状水瘤摘除术后出现胸腔积液，再次手术摘除胸内淋巴管瘤及摘除脾脏，胸内长期积液数年不愈。

参 考 文 献

1. Emerson GL. Supradiagphragmatic thoracic - duct cyst. N Engl J Med, 1950, 242：575～578.
2. Chen FS, Bando T, Hanaoka N, et al. Mediastinal thoracic duct cyst. Chest, 1999, 115：584～585.
3. Steinberg I. Roentgen diagnosis of persistent jugular lymph sac. Radiology, 1964, 82：1022.
4. Randall WB, Seymon AR, Rhonda PG, et al. Cervical thoracic duct cysts. Arch Otolaryngol Head Neck Surg, 2003, 129：581～583.

5. Ochsner JL，Ochsner SF. Congenital cysts of the mediastinum：20 - year experience with 42 cases. Ann Surg，1966，163：909 ~ 920.
6. Kausel HW，Reeve TS，Stein AA，et al. Anatomic and pathologic studies of the thoracic duct. J Thorac Surg，1957，34：631 ~ 641.
7. Ross JK. A review of the surgery of the thoracic duct. Thorax，1961，16：12 ~ 21.
8. Barlow D，Gracey L. Cystic dilation of the thoracic duct. Br J Clin Pract，1965，19：101 ~ 102.
9. Luosto R，Koikkalainen K，Jyrala A，et al. Thoracic duct cyst of the mediastinum. Scand J Thorac Cardiovasc Surg，1978，12：261 ~ 263.
10. Livermore GH，Kryzer TC，Patow CA. Aneurysm of the thoracic duct presenting as an asymptomatic left supraclavicular neck mass. Otolaryngol Head Neck Surg，1993，109：530 ~ 533.
11. Mosahebi A，Gleeson M，Owen WJ. Mass in the neck after whiplash injury. J R Soc Med，1998，91：493 ~ 494.
12. Holland GA，Rosenberger A. The thoracic duct. In：Baum S，ed. Abrams' Angiography：Vascular and interventional Radiology. 4th ed. Boston，Mass：Little Brown & Co Inc，1987，1891 ~ 1906.
13. Greenfield J，Gottlieb MI. Variations in the terminal portion of the human thoracic duct. Am J Surg，1956，73：955 ~ 959.
14. Wax MK，Treolar ME. Thoracic duct cyst：an unusual supraclavicular mass. Head Neck，1992，14：502 ~ 505.
15. Fromang DR，Seltzer MB，Tobias JA. Thoracic duct cyst causing mediastinal compression and acute respiratory insufficiency. Chest，1975，67：725 ~ 727.
16. 臧琦．胸导管囊肿破裂致自发性乳糜胸．实用肿瘤杂志，1995，10：178 ~ 179.
17. Day DL，Warwick WJ. Thoracic duct opacification for CT scanning. AJR Am J Roentgenol，1985，144：403 ~ 404.
18. Merrigan BA，Winter DC，O' Sullivan GC. Chylothorax. Br J Surg，1997，84：15 ~ 20.
19. Kolbenstvedt A，Aanesen J. Cystic dilation of the thoracic duct presenting as a supraclavicular mass. Br Radiol，1986，59：1228 ~ 1229.
20. Sakamoto H，Uda H，Sato A，et al. Thoracic duct cyst of the neck：a case report. Lymphology，1991，24：130 ~ 134.
21. 张利民，张为迪，张百江等．胸导管囊肿二例．中华外科杂志，2001，39：689.
22. Morettin LB，Timothy EA. Thoracic duct cyst：diagnosis with needle aspiration. Radiology，1986，161：437 ~ 438.
23. Maurer ER，Ciocinosti MD. Complete extirpation of thoracic duct. J Amer Med Ass，1956，161：135.
24. Mori M，Kidogawa H，Isoshima K. Thoracic duct cyst in the mediastinum. Thorax，1992，47：325 ~ 326.
25. Cervantes - Perez P，Fuentes - Maldonado R. Thoracic duct cyst of the mediastinum：case report. Chest，1976，70：411.
26. Lardinois D，Sippel M，Gugger M，et al. Morbidity and validity of the hemiclamshell approach for thoracic surgery. Eur J Cardio - thorac Surg，1999，16：194 ~ 199.
27. Demmy TL，Krasna MJ，Detterbeck FC，et al. Multicenter VATS experience with mediastinal tumors. Ann Thorac Surg，1998，66：187 ~ 192.
28. Illacharan A，Monaghan JM. Pelvic lymphocyst：a 10 year experience. Gynaecol Oncol，1988，29：333 ~ 336.
29. Pope AJ，Ormiston MC，Bogod DG. Sclerotherapy in the treatment of recurrent lymphocele. Postgrad Med J，1982，58：573 ~ 574.
30. Seelig MH，Klinger PL，Oldenburg WA. Treatment of post operative cervical chylous lymphocele by percutaneous sclerosing with povidone iodine. J Vasc Surg，1998，27：1148 ~ 1151.
31. McDowell GG，Babian RJ，Johnson DE. Management of symptomatic lymphocele via percutaneous drainage and sclerotherapy with tetracycline. Urology，1991，37：237 ~ 239.
32. Brauchle WR，Risin AS，Ghorbani PR，et al. Cervical thoracic duct cysts. Arch Otolaryngol Head Neck Surg，2003，129：581 ~ 583.

第五节 纵隔包虫囊肿

一、病因和发病机制

绦虫病是一种寄生虫病，它主要发生在草原牧区，我国西北地区包括新疆、内蒙古、西藏、甘肃、宁夏、青海等省及自治区，世界某些地区，如土耳其，地中海沿岸，亚洲的中东、远东，澳大利亚、新西兰，菲律宾，东欧以及南美洲，均是绦虫病的高发地区，在这些地区包虫囊肿的发病率很高。

细粒棘球绦虫的虫蚴侵入人体内脏后，可以产生包虫囊肿。人体内包虫囊肿发生最多的部位是肝脏、肺和脑。这些器官的包虫囊肿约占全部包虫囊肿的85% ~90%。其他内脏和组织，如心包、心脏、胸膜、纵隔、肌肉、脾和肾脏发生的包虫囊肿，也有少数病例报告。

细粒棘球绦虫的终宿主是犬，中间宿主是牛、马、羊等牲畜和人。绦虫的成虫寄生在犬的空肠内，其虫卵随粪便排出。人或牛、羊吞食被虫卵污染的食物后，在十二指肠内卵壳被消化液消化，孵化为虫蚴，虫蚴穿过消化道粘膜进入门静脉系统。大多数虫蚴滞留在肝脏内，少数虫蚴经过肝脏的血流，进入血循环，从而停留在肺及其他脏器和组织。蚴在人体内发育形成包虫囊肿。临床上最多见的是肝包虫囊肿，其次是肺包虫囊肿和脑包虫囊肿。停留在纵隔内的虫蚴极少，因而发生纵隔包虫囊肿的病例罕见，检索至2002年，在英文文献报告的纵隔包虫囊肿大约100例。

包虫囊肿的结构包括有外囊和内囊。内囊内含有囊液，又分为内层和外层。内层为生发层，较薄，能产生很多子囊和头节。外层为无细胞结构的膜，呈乳白色、半透明，粉皮样，韧而有弹性。外囊是人体组织对内囊病变发生反应而形成的一层纤维性包膜，包绕在内囊周围，壁厚约3 ~5mm。内囊与外囊之间结构疏松，一般无明显粘连。

牲畜宰杀后，含有包虫囊肿的内脏被犬吞食，绦虫又成长寄生在犬的肠道内。

二、发病率

偶然发现的纵隔异常，或具有临床症状的纵隔病变，囊性病变占全部纵隔肿物的四分之一，成人和儿童患者纵隔内囊性病变主要是支气管囊肿，心包囊肿，胸腺囊肿，食管囊肿，淋巴管囊肿，胸内脊膜膨出，肠源性囊肿，以及其他少见的囊性病变。Thameur 等人分析1619例胸内包虫囊肿病例，8例确定为纵隔包虫囊肿，占0.5%。Rakower 和 Milwidsky 统计了数个大组超过23000例包虫病病例，发现纵隔内的包虫囊肿仅有25例，发生率为0.1%。来自土耳其细粒棘球绦虫的高发区医学中心的报告，在17年间手术处理胸内包虫囊肿427例，原发性纵隔包虫囊肿仅有11例，占2.6%。

三、临床表现

像肺内包虫囊肿一样，纵隔包虫囊肿的发生及生长均很缓慢，常不出现合并症。囊肿可存在多年而无明显临床症状，临床医师也难以发现此类囊肿。出现症状和并发症决定于囊肿的大小、部位以及邻近脏器受累的程度。与囊肿本身有关的症状，主要是邻近脏器受到压迫或受到侵蚀所产生的。这些症状包括，轻者有胸骨后或胸骨旁疼痛，咳嗽，吞咽不畅，重者可有呼吸困难，气管和上腔静脉严重受压、受阻。在复习了纵隔包虫囊肿的临床表现以后，Eroglu 认为绝大多数包虫囊肿患者都有程度不同的症状，仅18%为无症状体查胸部X线片发现囊性病变，合并症多因囊肿破裂引起。包虫囊肿破裂后囊内的子囊和头节逸出，在胸膜腔内成长形成新的包虫囊肿，Eroglu 有1例纵隔囊肿破入胸膜腔，Marti - Bonatti 报告1例纵隔囊肿破入主动脉。Franquet 等报告一例纵隔包虫囊肿破裂造成包虫性肺栓塞、严重肺动脉高压。少数患者因对囊内液体的过敏反应死亡，或因大量囊内液体吸入气道造成窒息而死亡。囊肿破裂后若继发细菌感染可以造成不同部位的感染性脓肿。

心肌也可能是包虫病的原发部位，当此种囊肿破裂可造成心包腔内积液，整个心包腔受累。

四、诊断

一般来说，纵隔绦虫疾病既缺乏特异性的临床症状，影像学上也难以与纵隔其他囊性疾病相鉴别，诊断需要结合病史、临床表现、影像学特点和试验室检查结果综合分析确定。

纵隔包虫囊肿除了临床症状以外，体格检查多缺乏有诊断价值的阳性体征。诊断纵隔包虫囊肿需要有流行地区居住史或者牧犬接触史，此外还要有影像学检查的阳性发现。胸部平片、胸部 CT 和 MRI 检查是公认的重要检查手段，其中胸部 CT 能清楚地显示囊肿形态、密度、界限、与周围脏器的确切关系，因而是有效和有价值的检查方法（图 12－5－1）。CT 扫描是目前最主要的检查方法，一组报告全部患者在 CT 像上均有异常发现，其主要表现为纵隔肿物影；纵隔弥漫性增宽；部分纵隔肿物影被肺组织实变遮掩。囊肿边缘锐利，与周围肺组织界限清晰。有的肿物有分叶，有的呈光滑球形。最常见的包虫囊肿 CT 下的特点是密度均匀一致含液性肿物，其 CT 密度值为 16～75HU（平均 32HU）。

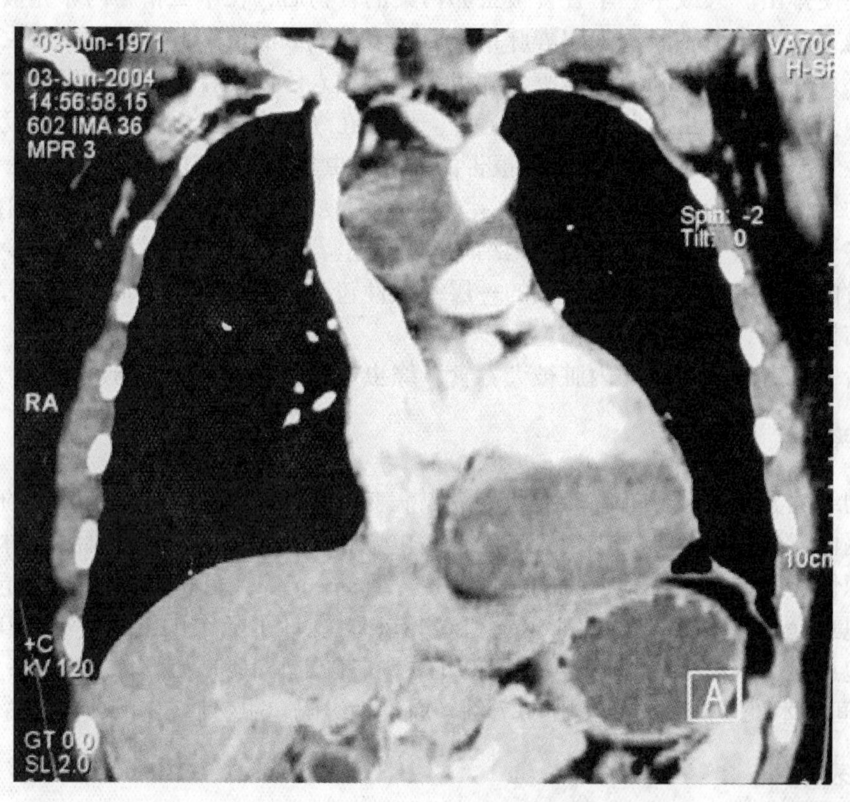

图 12－5－1　心包和心脏包虫囊肿增强后冠状面像

诊断包虫囊肿最常用的辅助检查是血清学检查，其中用的最多的是间接血细胞凝集试验，但阳性诊断率仅为 50%。过去倡用的 Casoni 试验，报告的试验阳性率为 70%～90%。但是近年来发现其假阳性率和假阴性率都很高，因而目前在某些医学中心并不常规进行。其他还有血中嗜酸性粒细胞升高。

除了以上这些检查外，诊断时还需注意肺脏、肝脏内是否存在囊肿，合并肺、肝内囊肿，有助于纵隔包虫囊肿的诊断。

对怀疑包虫囊肿患者禁忌囊肿穿刺进行诊断，以免囊液逸出引起过敏反应，或者包虫病播散。

有关纵隔内包虫囊肿的分布部位，Rakower 收集文献上的 74 例纵隔包虫囊肿发现，55% 原发性纵隔包虫囊肿位于后纵隔脊椎旁沟，36%位于前纵隔，不足8%位于中纵隔。Eroglu 报告的11例，4例位于前纵隔，5例位于后纵隔，2例位于中纵隔。

五、治疗

目前尚缺乏有效的治疗包虫囊肿的药物，一旦诊断包虫囊肿，根本的治疗是外科彻底摘除生发层和切除囊肿周围组织，行囊肿摘除术或内囊摘除术。根据囊肿的部位，手术可以采取前胸侧切口、后外侧切口或胸骨正中切口。手术原则是摘除全部包虫囊肿的内囊和清除囊液，采取有效措施防止囊肿破裂，妥善保护周围组织，以免囊液溢出到其他脏器或组织，从而引起包虫病的播散或产生过敏反应。

具体操作可先用穿刺针抽出大部分囊内液体，然后注入0.5%硝酸银溶液或10%氯化钠溶液以杀灭头节，15分钟后切开外囊将塌陷的内囊全部摘除。另一方法是不进行穿刺抽液，在保护周围脏器和组织以后，将外囊囊壁切开，沿外囊与内囊之间间隙扩大外囊囊壁切口，将囊肿完整摘除。当囊肿已经局限化并且侵犯周围重要脏器，此时不必将囊肿和周围组织全部切除，可以在切除囊肿生发层后，行囊肿部分切除。有人提出外科手术后辅以口服 Albendazole 以预防囊肿复发。也有人推荐对于不能切除的包虫病变，服用 Mebendazole 获得成功。

六、预防

包虫病为寄生虫疾病，主要发生在草原牧区，在流行病地区进行卫生宣传教育，保护水源，加强牲畜屠宰场的管理，妥善处理患有包虫病牲畜的内脏，这些预防性措施有着重要意义。此外，注意居民的饮食卫生，养成饭前洗手习惯，对可疑患有包虫病的牧犬给予驱虫药等措施，可以大大降低包虫病的发生率。

第六节　心脏包虫囊肿

一、历史

尽管在 Hippocrates 时代人们就认识了包虫囊肿疾病，但是直到1846年才由 Griesinger 首次描述了心脏包虫囊肿病。1921年 Marten 和 De Crespign 第一次试行手术治疗这一疾病。1932年 Long 在未用体外循环下成功地治疗心脏包虫囊肿。在体外循环下切除心脏包虫囊肿是1961年以后的事情了。

二、发生率和传播途径

绦虫疾病累及心脏造成了心脏包虫囊肿，其发生率因不同的报告结果有一定差别，大约在0.5%～3%。心脏发生囊肿是蚴经过冠状动脉达到心肌，此外，肠淋巴管、胸导管、上腔静脉、下腔静脉、结肠和痔静脉全可能是虫蚴到达心肌的途径。通过肺静脉途径产生心肌包虫囊肿也有报告。发生心脏包虫囊肿无年龄区别，偶尔幼儿也可发生。除心脏外，其他器官也可同时发生包虫囊肿。

三、临床表现和诊断

心脏包虫囊肿罕见，但其危害极大，它可类似瓣膜病变、心腔内肿瘤，产生心腔内肿块的体征，或者导致充血性心力衰竭。心脏受累通常在儿童期就受到感染，从初始感染到出现临床症状，其潜伏期很长，而症状又多为非特异性，因此早期诊断心脏包虫囊肿有相当的困难。

依包虫囊肿的数目、大小、部位和有无合并症，临床表现不尽相同，这也使临床医师对其早期诊断存在一定困惑。心脏超声检查、CT 和 MRI 都是有价值的诊断方法（图12-5-1）。一组报告8例心脏包虫囊肿经心脏超声检查确诊7例，仅1例诊为心房粘液瘤。对于纵隔内囊性病变，包虫囊肿常常是需要进行鉴别诊断的疾病之一，尤其是曾生活在草原牧区，有过犬、牲畜接触史的患者。

四、治疗

当心脏组织中存在有活力的绦虫病时，应进行外科手术处理。左心室是心脏血运最丰富的部分，因而包虫感染的发生率也最高，达55% ~60%。已报告的室间隔包虫囊肿发生率为5% ~9%。右心房壁包虫囊肿发生率为3% ~4%，右心室心肌发生率为15%。左心房、肺动脉和心外膜的发生率分别为8%、7%和5%。

左心室的包虫囊肿通常位于外膜下，很少破入心包腔。但是右室的包虫囊肿位于内膜下容易破裂，破入到心腔常可发生肺栓塞。心腔内的包虫囊肿可破坏心脏瓣膜，治疗时可能需要行瓣膜置换，有时其表现类似瓣膜疾病。发生在室间隔的包虫囊肿可影响心脏传导系统，甚至发生完全性传导阻滞。

心脏包虫囊肿的治疗多在体外循环下手术切除，偶尔需要在深低温停循环条件下完成手术。除了体外循环常规的操作以外，处理心脏包虫囊肿与纵隔包虫囊肿原则一样，保护周围组织避免被头节污染，将生发层完整切除，遗留的囊腔可进行囊腔缝合使之闭合。有时可能需要切除部分心肌或心室流出道，缺损部分予以补片修补。需要提出的是，在处理右室流出道的包虫囊肿时，须将肺动脉阻断，以防止发生肺动脉栓塞。

合并有肺内包虫囊肿，也可在心脏包虫囊肿切除手术的同时，一期一并切除。当合并有肝包虫囊肿，则需要二期开腹行肝包虫囊肿摘除。

参 考 文 献

1. Heras F, Ramos G, Duque JL, et al. Mediastinal hydatid cysts: 8 cases. Arch Bronconeumol, 2000, 36:221 ~224.
2. Karnak I, Ciftci AO, Tanyel FC. Hydatid cyst: an unusual etiology for a cystic lesion of the posterior mediastinum. J Pediatr Surg, 1998, 33:759 ~760.
3. Thameur H, Chenik S, Abdelmoulah S, et al. Thoracic hydatidosis. A review of 1619 cases. Rev Pneumol Clin, 2000, 56:7 ~15.
4. Shields TW. Mesothelial and other less common cysts of the mediastinum. In: Shields TW. Editor. General thoracic surgery. 5thed. Philadelphia. PA: Lippincott William & Wilkins. 2000. 2423 ~2435.
5. Davis RD, Oldham HN, Sabiston DC. Primary cysts and neoplasms of the mediastinum: recent changes in clinical presentation. Methods of diagnosis, management and results. Ann Thorac Surg, 1987, 44:229 ~237.
6. Rakower JU, Milwidsky H. Primary mediastinal echinococcsis. Am J Med, 1960, 29:73 ~83.
7. Eroglu A, Kurkcuoglu C, Karaoglanoglu N, et al. Primary hydatid cysts of the mediastinum. Euro J Cardio - thoracic Surg, 2000, 22:599 ~601.
8. Marti - Bonmati L, Touza R, Montes H. CT diagnosis of primary mediastinal hydatid cyst rupture into the aorta: a case report. Cardiovasc Intervent Radiol, 1988, 11:296 ~299.
9. Ranganadham P, Dinakar I, Sundaram C, et al. Posterior mediastinal paravertebral hydatid cyst presenting as spinal compression. Clin Neurol Neurosurg, 1990, 92 -2:149 ~151.
10. Franquet T, Plaza V, Llanger J, et al. Hydatid pulmonary embolism from a ruptured mediastinal cyst: high - resolution computed tomography, angiographic, and pathologic findings. J Thorac Imaging, 1994, 14:138 ~141.
11. Dogan R, Yuksel M, Cetin G, et al. Surgical treatment of hydatid cysts of the lung: report on 1055 patients. Thorax, 1989, 44:192 ~199.
12. Karaoglanoglu N, Gorguner M, Eroglu A. Hydatid disease of rib. Ann Thorac Surg, 2001, 71:372 ~373.
13. Wilson JB, Davidson M, Rausch RL. A clinical trial of mebendazole in the treatment of alveolar hydatid disease. Am Rev Respir Dis, 1978, 118:747.

14. Tellez G, Nojek C, Juffe A, et al. Cardiac echinococcosis: report of 3 cases and review of the literature. Ann Thorac Surg, 1976. 21:425~430.

15. Artucio H, Reglia JL, Di Bello R, et al. Hydatid cyst of the interventricular septum of the heart ruptured into the right ventricle: first case in the world literature diagnosed and successfully operated upon with open heart surgery. J Thorac Cardiovasc Surg, 1962, 44:110.

16. Uysalel A, Aral A, Atalay S, et al. Cardiac echinocaccosis with multivisceral involvement . Pediatr Cardiol, 1996, 17:268~270.

17. Emirogullari N, Uzum K, Ustunbas HB, et al. Primary cardiac echinococcosis in childhood. Case report. Scand J Thorac Cardiovasc Surg, 1995, 29:153~156.

18. Turgut M, Benli K, Eryilmaz M. Secondary multiple intracranial hydatid cysts caused by intracerebral embolism of cardiac echinococcosis: an exceptional case of hydatidosis. Case report. J Neurosurg, 1997, 86:714~718.

19. Akcakaya N, Soylemez Y, Cokugras H, et al. A case of hydatid cyst with inyramural cardiac localization. Scand J Infect Dis, 1994, 26:765~766.

20. Atilgan D, Demirel S, Akaya V, et al. Left ventricular hydatid cyst: an unusual location of echinococcus granulosus with multiple organ involvement. J Am Soc Echocardiogr 1996, 9:212~215.

21. Kaplan M, Demirtas M, Cimen S, et al. Cardiac hydatid cysts with intracavitary expansion. Ann Thorac Surg, 2001, 71:1587~1590.

22. Bayezid O, Ocal A, Isik O, et al. A case of cardiac hydatid cyst localized on the interventricular septum and causing pulmonary emboli. J Cardiovasc Surg (Torino), 1991, 32:324~326.

23. Kulan K, Tuncer C, Kulan C, et al. Hydatid cyst of the interventricular septum and contribution of magnetic resonance imaging. Acta Cardiol, 1995, 50:477~481.

24. Unal M, Tuncer C, Serce K, et al. A cardiac giant hydatid cyst of the interventricular septum masquerading as ischemic heart disease: role of MR imaging. Acta Cardiol, 1995, 50:323~326.

25. Goksel S, Kural T, Ergin A, et al. Hydatid cyst of the interventricular septum. Diagnosis by cross - sectional echocardiography and computed tomography, treatment with mebendazole. Jpn Heart J, 1991, 32:741~744.

26. Alihan D, Celiker A, Aydingoz U. Cardiac hydatid cyst in a child: diagnostic value of echocardiography and magnetic resonance imaging. Acta Padiatri Jpn, 1995, 37:645~647.

27. Ege E, Soysal O, Gulculer M, et al. Cardiac hydatid cyst causing massive pulmonary embolism. Thorac Cardiovasc Surg, 1997, 45:249~250.

28. Pasaoglu I, Dogan R, Hizan E, et al. Right ventricular hydatid cyst causing recurrent pulmonary emboli. Eur J Cardiothorac Surg, 1992, 6:161~163.

29. Yekeler I, Kocak H, Aydin NE, et al. A case of cardiac hydatid cyst localized in the lungs bilaterally and on anterior wall of right ventricle. Thorac Cardiovasc Surg, 1993, 41:261~263.

30. Remadi JP, AI Habash O, Hage A, et al. Kyste Hydatique du septum interventriculaire. A propos d' un cas. Arch Mal Coeur, 1994, 87:409~413.

31. Pasaoglu I, Dogan R, Pasaoglu E, et al. Surgical treatment of giant hydatid cyst of the left ventricle and diagnostic value of magnetic resonance imaging. Cardiovasc Surg, 1994, 2:114~116.

32. Erol C, Candan I, Akalin H, et al. Cardiac hydatid cyst simulating tricuspid stenosis. Am J Cardiol, 1985, 36:833~834.

第七节　纵隔假性胰腺囊肿

一、定义

腹腔内假性胰腺囊肿经横膈裂孔扩展到纵隔，或者囊肿直接蚀破膈肌，在纵隔内形成假性胰腺囊肿。

二、病因和发病机制

胰腺慢性炎症可以损毁胰腺导管造成胰液外漏形成假性胰腺囊肿，此囊肿在腹腔内可以产生各种合并症，如囊肿破裂进入腹腔造成胰液性腹腔积液；囊肿压迫胆道临床上出现黄疸；囊肿侵蚀肠系膜动脉分支的动脉壁形成假性动脉瘤，动脉瘤破裂可造成腹腔内大出血。除了腹腔内各种合并症外，假性胰腺囊肿经过横膈裂孔可以蔓延到纵隔，在纵隔内形成假性胰腺囊肿。

横膈有着良好的屏障作用，因而囊肿经横膈裂孔向后纵隔蔓延的发生率较低，而一旦穿破横膈就可以在纵隔内形成假性胰腺囊肿。绝大多数纵隔假性胰腺囊肿是经食管裂孔进入纵隔，少数经主动脉裂孔，罕见的病例是囊肿蚀破膈肌直接穿入纵隔。胰液外漏可在纵隔内形成假性胰腺囊肿；胰液侵蚀胸膜腔可以形成胰腺胸膜瘘，产生胰液性胸腔积液；或者胰液侵蚀支气管壁产生胰腺支气管瘘。纵隔假性胰腺囊肿、胰液性胸腔积液和胰腺支气管瘘是慢性胰腺炎造成的胰腺内瘘在胸腔内的三种表现。

三、临床表现

发病年龄大多数在30至40岁之间，此年龄组患者占全部病例的75%，但也有个案报告儿童发生纵隔假性胰腺囊肿。男女两性之间发病率无明显差别。多数患者有酒精性胰腺炎或慢性胰腺炎的病史。

纵隔假性胰腺囊肿虽然来自于腹内假性胰腺囊肿，一旦侵犯到纵隔，则主要的临床症状系纵隔病变所造成。最常见的表现首先是胸腔内积液，其次是呼吸困难，此两项表现约占半数以上。剑突下疼痛或胸痛也见于多数患者。当囊肿压迫食管并使其移位则可出现吞咽困难，特别是假性胰腺囊肿经食管裂孔进入纵隔者，消化道不适症状更为明显，但是很少发现纵隔假性胰腺囊肿患者出现食管梗阻症状。其他少见的主诉还有恶心、呕吐，乏力，消瘦，体重减轻等。

体格检查的异常发现主要与胸腔积液有关。当腹部假性胰腺囊肿局限在腹膜后，常规腹部检查可扪及腹内包块，当腹内假性胰腺囊肿向纵隔内减压后，腹内常不容易扪及包块。偶尔在剑突下可触及囊性包块。纵隔假性胰腺囊肿最常合并胸腔积液，文献上报告最多，即使假性胰腺囊肿局限在腹部也常合并胸腔积液，这方面常常是临床医师未能意识到的。许多文章均报告了腹内假性胰腺囊肿合并胸腔积液，有人统计腹内假性胰腺囊肿合并胸腔积液的发生率约为20%～47%，与胸腔积液相应的胸内病理生理改变是明显的下叶肺不张。

纵隔假性胰腺囊肿的体积变异很大，小者多无明显不适症状，体积巨大者可产生纵隔填塞，临床上类似急性心脏压塞，有的则蚀破心包腔产生急性心脏压塞，临床上出现低血压、休克，需要紧急抢救。胰腺支气管瘘或者胰腺支气管食管瘘可因误吸致反复难治性肺部感染，甚至死亡。

四、诊断

假性胰腺囊肿扩展到纵隔的患者术前约有半数未能获得明确诊断。主要原因是病史采取不全面，注意力主要集中在胸部未想到腹内疾病的病史。

当胸部平片和CT显示心脏后方纵隔内存在囊性肿块，同时下端食管和胃有移位，特别合并有胸膜腔积液，腹部CT显示胰腺呈慢性炎症改变并有钙化，这些特点都有着极高的诊断价值。

以胸腔积液为主要症状的患者就诊时，需要行胸腔穿刺抽液送检，可以发现胸液为渗出液，液内蛋白质含量和淀粉酶含量均升高。

对于纵隔肿物的诊断临床医师常常进行超声波检查，但是超声波检查仅能确定肿物属于实性或囊性，难以对肿物作进一步确定诊断。

某些纵隔假性胰腺囊肿的形态极似主动脉瘤破裂，此时进行主动脉造影检查有重要价值，它可以排除主动脉瘤样扩张，也可以勾划出腹膜后假性胰腺囊肿的轮廓。

近来有人用磁共振显像和胰胆管造影的磁共振检查对于纵隔假性胰腺囊肿进行鉴别诊断，不仅可以确诊纵隔假性胰腺囊肿，而且能除外坏死的碎屑引起胰腺导管堵塞而致的胰腺炎。

有人建议剖腹探查时将染料注射到囊肿内，进行术中囊肿造影，可以直接观及囊肿的整个范围和扩展程度。对于这种少见的病变，有人建议术前或术中进行囊肿造影，对于计划如何处理病变有重要的作用（图 12－7－1，图 12－7－2）。

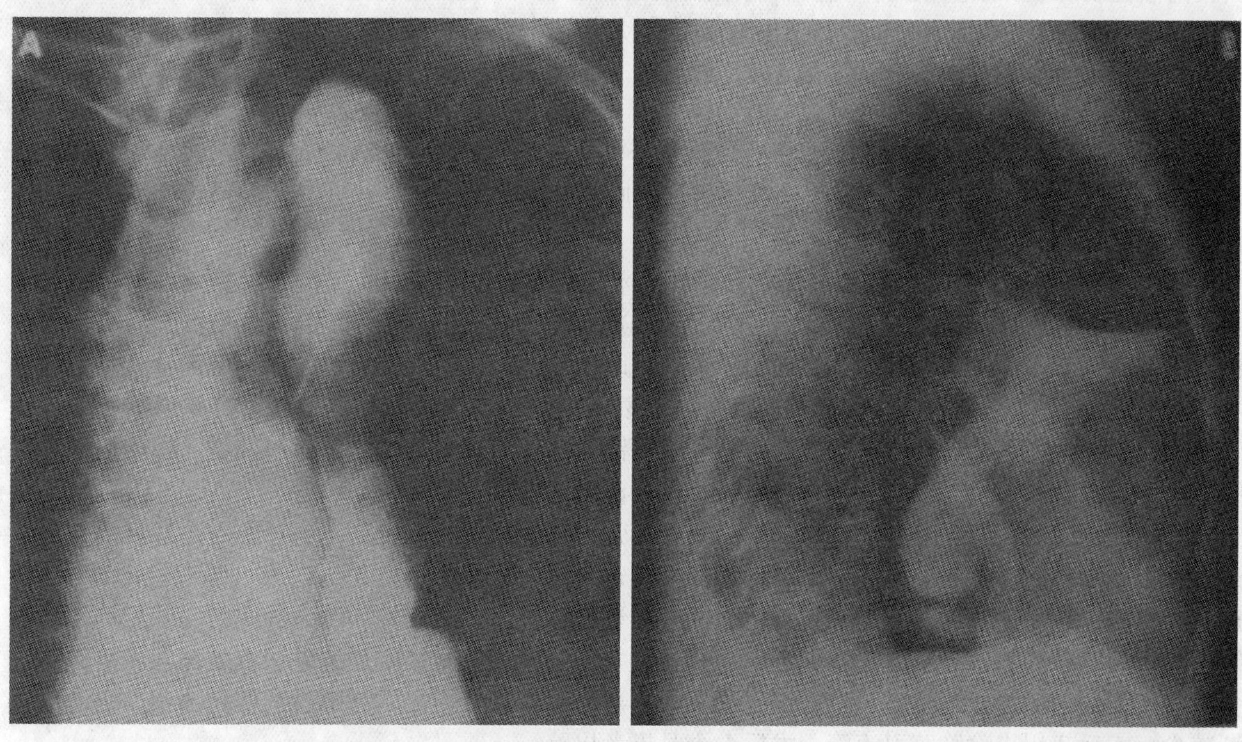

图 12－7－1　注入造影剂后正位相显示纵隔假性胰腺囊肿

图 12－7－2　注入造影剂后侧位相显示纵隔假性胰腺囊肿

五、治疗

纵隔假性胰腺囊肿是慢性胰腺炎症的合并症，约 20% 患者的纵隔囊肿可以随着胰腺炎症得到有效控制而消退。当纵隔囊肿持续存在，可能导致各种合并症，如继发感染、出血，对周围脏器或组织产生压迫，穿破脏器形成各种瘘，则需要进行处理。

尽管纵隔假性胰腺囊肿有着明显的胸部症状和体征，但是处理这类疾病并不需要开胸手术。有人进行开胸手术清除囊肿及粘连组织，其结果患者术后长期不愈，开胸术后均需再次开腹处理胰腺的原发病灶。

如何处理纵隔假性胰腺囊肿，一般有两种方法，单纯囊肿的外引流和囊肿－胃或囊肿－小肠吻合内引流。目前认为单纯囊肿外引流效果不佳，术后全部复发，不得不进行再次处理。最好的处理方法是将假性胰腺囊肿与胃肠道进行内引流，如囊肿－胃吻合术，或囊肿－空肠 R－Y 吻合术。在 Barnes Hospital 报告的一组腹内假性胰腺囊肿，11 例中 4 例施行外引流术后复发，经内引流治疗的病例全部治愈。因此推荐假性胰腺囊肿治疗的选择是进行囊肿与肠腔吻合术。经过适当的内引流后，纵隔假性胰腺囊肿很快消失，不需要任何针对胸膜腔的特殊处理。

开胸手术行外引流效果差，有人试行在 CT 引导下用特制的穿刺针经肝脏、经横膈留置导管行囊肿外引流，效果良好。也有人在胸腔镜下施行囊肿外引流。最近有学者在一例经胰胆管逆性造影（ERCP）显示胰导管狭窄逆向扩张和胆管近端狭窄患者，在内镜下试行于胰导管内和胆管内置入支架，胸腔积液和纵隔假性胰腺囊肿迅速吸收，3 个月后 CT 复查假性胰腺囊肿完全消失，随诊 7 个月无症状复发，但是需要定期更换支架。

北京协和医院胸外科曾收治 2 例纵隔假性胰腺囊肿，一例开胸手术清除囊肿，但手术后胸腔积液持续不减，不能拔除胸腔引流，最后经普通外科行腹腔内假性胰腺囊肿 - 空肠吻合内引流而愈。另一例腹内假性胰腺囊肿累及纵隔，在纵隔内形成假性胰腺囊肿。患者胸部症状明显，胸闷，憋气，胸痛，咳嗽。胸部 CT 显示胸腔积液，抽出液检查淀粉酶极高。经胸外科与腹部外科会诊，考虑当时腹内无条件行内引流，先行一阶段保守治疗，此后做了囊肿 - 小肠吻合内引流，纵隔假性胰腺囊肿随之而愈。

国内胸外科有关纵隔假性胰腺囊肿的报告很少，20 世纪 60 ~ 70 年代国外报告也多是个案病例，表 12 - 7 - 1 总结出文献上报告的 12 例纵隔假性胰腺囊肿的临床资料。此处我们摘抄 2 例国外纵隔假性胰腺囊肿病例，以供同道参考。

病例 1 48 岁女性，7 年前因酒精中毒、肝大入院，以后 6 年间因胰腺炎 3 次住院。本次主诉剑突下疼痛、吞咽困难、恶心呕吐 36 小时入院。体检发现肝大右肋下缘 4 横指，质硬。血清淀粉酶在正常范围。胸部平片显示纵隔内圆形肿块。入院后即刻行上消化道吞钡造影，显示远侧食管痉挛，提示“食管溃疡”。静脉输注营养不能缓解呕吐。重复上消化道造影发现纵隔内食管旁软组织肿块，食管远端几乎完全梗阻，近端食管明显扩张。纤维胃镜检查肯定食管远端为外压性肿物。临床诊断为食管壁内肿瘤致食管梗阻，可能为食管平滑肌瘤，建议手术治疗。

开胸探查发现在后纵隔主动脉与食管之间有一张力很大巨型囊性肿物，直径 5cm，其自横膈下通过食管裂孔延伸而来。囊肿穿刺抽出棕色稀薄液体，其淀粉酶水平超过 3500，切开囊壁逸出 800cc 液体。经囊内探查发现肿物与横膈下腹膜后假性胰腺囊肿相交通，此假性胰腺囊肿源自胰腺尾部。切除纵隔内假性胰腺囊肿，严密缝合食管旁膈肌裂孔，并经肋间插管行纵隔囊肿外引流处理。术后患者进食良好，无任何不适，造影显示食管恢复正常大小，经引流管造影显示纵隔囊腔体积缩小，引流量逐渐减少，术后 3 周拔除胸腔引流管，术后 1 个月患者出院。

出院后 4 个月患者又出现吞咽困难，吐出未消化食物，上消化道造影发现远端食管向前向左移位，胃向前移位，胸部平片未发现纵隔肿物，触诊左上腹可扪及包块，诊断为假性胰腺囊肿复发。纤维胃镜肯定外压性包块所致食管远端明显移位。随后进行开腹探查，发现在胰尾小网膜囊内有一巨大假性胰腺囊肿。囊壁活检确定诊断，并详细检查除外遗漏小的囊肿以后，进行囊肿与空肠 R - Y 吻合。术后经过良好，自此内引流术后，该患者一直无任何症状。

病例 2 42 岁，男性，主诉左侧胸痛和呼吸困难入院。13 年前患直肠癌行开腹切除手术，目前无任何肿瘤复发证据。他曾有数次胰腺炎发作病史。体格检查腹部无明显异常，但是胸部检查发现有大量胸腔积液。胸部 X 线像提示左侧胸腔因积液变得完全不透明。多次胸腔穿刺抽得数升液体，胸液化验检查其淀粉酶超过 72000，同时测得血清淀粉酶波动于 250 ~ 400 之间。由于患者严重气短，其他方法难以控制胸水增长，遂行左侧胸膜切除手术，术前未注意胸液内淀粉酶增高的意义。

4 个月后他主诉咳嗽和左上腹疼痛再次住院。体检腹部未扪及包块，但胸部 X 线像发现前纵隔内巨大包块，上消化道钡剂造影显示纵隔肿块将胃向下方推移。尽管造影显示胆道正常，但是分泌试验提示慢性胰腺炎。经左前第 3 肋间隙行经皮纵隔肿物穿刺，抽出液体淀粉酶含量超过 70000。经造影检查囊腔，显示扩展到纵隔的巨大假性囊肿。11 天后行剖腹探查发现，胰腺增厚变硬并呈结节状，假性囊肿经食管裂孔与纵隔相通，行假性囊肿外引流术。术后窦道造影显示囊腔缩小，引流停止后拔除引流。

术后 4 年患者一般状况良好，又因体重减轻、腹痛和上腹部包块再次入院。胸部 X 线检查无异常发现，而上消化道造影再次显示胰尾附近一巨大假性囊肿。剖腹手术将复发的假性囊肿（无纵隔囊肿）施行囊肿空肠 R - Y 吻合的内引流术。自此次手术后患者再无症状。

表 12－7－1　文献报告 12 例纵隔假性胰腺囊肿临床资料

年龄	性别	症　状	术前确诊	胸腔积液	穿过横膈	开胸	开腹	外科治疗	结果
60	男	呼吸困难腹痛	－	＋	食管裂孔	－	－	无	死亡
41	男	胸背痛	－	－	主动脉裂孔	右	＋	胸膜切除 食管括约 肌胆总管 切开外引流	佳
46	女	呼吸困难腹痛	＋	＋	主动脉裂孔	－	＋	囊肿胃吻合	佳
15	男	胸痛乏力	－	＋	食管裂孔	－	＋	胰腺切除外引流	佳
46	女	呼吸困难胸痛	＋	＋	主动脉裂孔	左	＋	胰腺切除外引流	好
10	女	呕吐腹痛	－	－	食管裂孔	－	＋	囊肿胃吻合	好
44	女	腹痛体重减轻	－	＋	食管及主动脉裂孔	－	＋	外引流死亡未怀疑纵隔	
33	男	腹痛	＋	－	食管裂孔	－	＋	囊肿胃吻合	腹部复发
34	男	呼吸困难腹痛	?	＋	主动脉裂孔	＋	＋	囊肿胃吻合	好
48	女	下咽困难腹痛	－	－	食管裂孔	左	＋	外引流复发囊肿肠吻合	好
42	男	呼吸困难胸痛	＋	＋	食管裂孔	－	＋	外引流复发囊肿肠吻合	好
42	男	下咽困难	＋	＋	食管裂孔	左	＋	囊肿胃吻合	好

（张志庸）

参 考 文 献

1. Tanaka A，Takeda R，Utsunomiya H，et al. Severe complications of mediastinal pancreatic pseudocyst：Report of esophagobronchial fistula and hemothorax. J Hepatobiliary Pancreato Surg，2000，7：86～91.
2. Jaffe MB，Ferguson BT，Holtz S，et al. Mediastinal pancreatic pseudocysts. The Ameri Surg，1972，124：600～606.
3. Bonnard A，Lagausie P，Malbezin S，et al. Mediastinal pancreatic pseudocyst in a child. A thoracoscopic approach. Surg Endosc，2001，15：760～762.
4. Thomford NR，Jesseph JE. Pseudocyst of the pancreas. Ameri Surg 1969，118：86～89.
5. Erb WH，Grimes EL. pseudocysts of the pancreas：a report of 17 cases. Ameri J Surg，1960，100：30～34.
6. Tan MH，Kirk G，Archibold P，et al. Cardiac compromise due to pancreatic mediastinal psedocyst. Eur J Gastroenterol，2002，14：1279～1282.
7. Potapov EV，Bauer M，Knollmann F，et al. Impersonation of a ruptured thoracic aneurysm by a transdiaphagmatic pancreatic cyst. Ann Thorac Surg，2000，69：1571～1573.
8. Geier A，Lammert F，Gartung C，et al. Magnetic resonance imaging and magnetic resonance cholangiopancreaticography for diagnosis and preinterventional evaluation of a fluid thoracic mass. Eur J Gastroenterol Hepatol，2003，15：429～431.
9. Takeuchi Y，Okabe H，Myojo S，et al. CT－guided drainage of a mediastinal pancreatic pseudocyst with a transhepatic transdiaphragmatic approach. Hepatogastrocnterology，2002，49：271～272.
10. Kim DJ，Chang HW，Ghan CW，et al. A case of complete resolution of mediastinal pseudocyst and pleural effusion by endoscopic stenting of pancreatic duct. Yonsei Med J，2003，44：727～731.
11. Edlin P. Mediastinal pseudocyst of the pancreas. Gastroenterology，1951，17：96.
12. Clauss RH，Wilson DW. Pancreatic pseudocyst of the mediastinum. J Thoracic Surg，1958，35：795.
13. McClintock JT，McFee JL，Quimby RL. Pancreatic pseudocyst presenting as a mediastinal tumor. JAMA，1965，192：573.
14. Laird CA，Clagett OT. Mediastinal pseudocyst of the pancreas in a child：report of a case. Surgery，1966，60：465.

15. Gee W, Foster ED, Doohen DJ. Mediastinal pancreatic pseudocyst. Ann Surg 1969, 169 : 420.
16. Galligan JJ, Williams HJ. Pancreatic pseudocyst in chilhood. Amer J Dis Child, 1966, 112 : 479.
17. Sybers HD, Shelp WD, Morrissey JF. Pseudocyst of the pancreas with fistulous extension into the neck. New Eng J Med, 1968, 278 : 1058.
18. Reynes CJ, Love L. Mediastinal pseudocyst. Radiology, 1969, 95 : 115.
19. Weidmann P, Rutishauser W, Siegenthaler W, et al. Mediastinal pseudocyst of the pancreas. Amer J Med, 1969, 46 : 454.

第十三章　纵隔生殖细胞肿瘤

第一节　纵隔生殖细胞肿瘤概论

成人以及儿童的原发性纵隔肿物中约10% ~12%来自生殖腺组织。这些肿瘤可分为3大类：畸胎类肿瘤，原发性纵隔精原细胞瘤和非精原细胞性生殖细胞肿瘤。生殖细胞肿瘤来自残存的多能生殖干细胞，它们在胚胎发育过程中异位迁移，从而在人体内产生肿瘤。这类肿瘤最常见于儿童的骶尾区及成人性腺区，而纵隔是生殖细胞肿瘤第二个常见的部位。

畸胎瘤是最常见的生殖细胞肿瘤，按照定义，它是由其所在部位以外的组织构成，主要是外胚层衍生物，但也可以包含源自三种原始生殖细胞层的结构。如果仅有外胚层及其衍生物，则称为皮样囊肿。畸胎瘤最常见于年轻人，但有报告各种年龄人群均可发病，男女发病率相同。大多数皮样囊肿（80%）为良性肿瘤，进展慢，预后良好。恶性畸胎瘤呈浸润性生长，容易扩散，预后不佳。

畸胎瘤患者多数有症状，只有大约1/3无症状。通常的症状包括胸痛、咳嗽及呼吸困难。若肿瘤侵蚀气管、支气管，患者可能出现咯血，甚至咳出已经分化了的组织，如毛发或皮脂样物。畸胎瘤可能破入胸膜腔，产生急性呼吸窘迫，或破入心包腔，产生心脏压塞。

胸部X线像上，囊性畸胎瘤通常表现为圆形、边缘光滑，界限清楚。如为实性畸胎瘤，则多呈分叶状、不对称的肿物影。CT能发现肿瘤内有软组织、脂肪及钙化（偶尔可发现成形的牙齿、骨骼），根据这些特点术前即能确诊畸胎瘤。

由于术前不能确定畸胎瘤的良恶性，肿瘤可能进一步增大，压迫侵蚀邻近脏器，故所有的畸胎类肿瘤都应该手术切除。恶性畸胎瘤切除后辅助化疗也能改善预后。

原发性纵隔精原细胞瘤与畸胎瘤在许多方面均不相同，几乎仅见于男性。常在20 ~30岁时发病，多数患者因胸痛、呼吸困难、咳嗽、声嘶及吞咽困难就诊。上腔静脉梗阻综合征并非少见。精原细胞瘤属恶性进展性肿瘤，常局部扩散，也可远处转移，通常转移至骨骼。它们分泌人绒毛膜促性腺激素，但不分泌甲胎蛋白。预后不良因素包括年龄超过35岁，有上腔静脉梗阻，锁骨下、颈部或肺门淋巴结肿大以及出现发热。精原细胞瘤对放疗极其敏感。已有扩散的患者对化疗也有惊人的反应。积极采用以顺铂为基础的化疗，纵隔精原细胞瘤长期生存率可达到近80%。

纵隔非精原细胞性生殖细胞肿瘤分类方法各不相同。但大致可分为胚胎细胞癌，绒癌和内胚窦瘤或卵黄囊瘤。这些高度恶性肿瘤常分泌人绒毛膜促性腺激素、甲胎蛋白或癌胚抗原，约50%的患者出现临床表现，如男性乳房发育。另外，此类肿瘤可合并Klinefelter's综合征，以及合并血液系统恶性肿瘤。与精原细胞瘤相同，非精原细胞性生殖细胞肿瘤主要见于20岁~40岁之间的男性患者，多数患者有症状。大多数患者就诊时已有扩散，预后比精原细胞瘤差的多，最近采用以顺铂为基础的大剂量联合化疗取得了令人鼓舞的疗效。即使已有扩散或耐药的恶性生殖细胞肿瘤，经过积极的化疗及挽救性化疗，包括骨髓移植，50%以上的患者能够获得长期生存。

（张志庸）

参 考 文 献

1. Silverman NA, Sabiston DCJ. Mediastinal masses. Surg Clin North Am, 1980, 60:757~777.
2. LeRoux BT, Kallichunrum S, Shama DM. Mediastinal cystd and tumors. Curr Probl Surg, 1984, 21:1~76.
3. Nichols CR. Mediastinal germ cell tumors. Semin Thorac Cardiovasc Surg, 1992, 4:45~50.
4. Dehner LP. Germ cell tumors of the mediastinum. Semin Diagn Pathol, 1990, 7:266~284.
5. Lewis BD, Hurt RD, Payne WS, et al. Benign teratomas of the mediastinum. J Thorac Cardiovasc Surg, 1983, 86:727~731.
6. Parker D, Holford CP, Begent RHJ, et al. Effective treatment for malignant mediastinal teratoma. Thorax, 1983, 38:897~902.
7. Dulmet EM, Macchiarini P, Suc B, et al. Germ cell tumors of the mediastinum. A 30 - year experience. Cancer, 1993, 72:1894~1901.
8. Bukowski RM. Management of advanced and extragonadal germ - cell tumors. Urol Clin North Am 1993, 20:153~160.
9. Dexeus FH, Logothetis CJ, Chong C, et al. Genetic abnormalities in men with germ cell tumors. J Urol, 1988, 140:80~84.
10. Nichols CR, Heerema NA, Palmer C, et al. Klinefelter's syndrome associated with mediastinal germ cell neoplasms. J Clin Oncol, 1987, 5:1290~1294.
11. Nichols CR, Hoffman R, Einhorn LH, et al. Hematologic malignancies associated with primary mediastinal germ - cell tumors. Ann Intern Med, 1985, 102:603~609.
12. Nichols CR, Roth BJ, Heerema N, et al. Hematologic neoplasia associated with primary mediastinal germ - cell tumors. N Engl J Med, 1990, 322:1425~1429.
13. Nichols CR, Saxman S. Primary salvage treatment of recurrent germ cell tumors: Experience at Indiana University. Semin Oncol, 1998, 25:210~214.
14. Nichols CR, Andersen J, Lazarus HM, et al. High - dose carboplatin and etoposide with autologous bone marrow transplantation in refractory germ cell cancer: An Eastern Cooperative Oncology Group protocol. J Clin Oncol, 1992, 10:558~563.

（张志庸）

第二节　纵隔畸胎类肿瘤

一、发生和发生率

畸胎瘤（teratoma）定义为由不同于其所在部位组织的多种组织成分构成的肿瘤，身体的许多部位都可以发生畸胎瘤。发生在纵隔的畸胎瘤与胸腺、甲状腺、甲状旁腺的来源相同，系胚胎时期第3、4鳃囊和鳃裂随着膈肌下降而入纵隔，它来源于胚胎期一种多功能干细胞，在身体发育过程中，增殖发展而成畸胎瘤。因此，纵隔畸胎瘤又被称为纵隔良性生殖细胞肿瘤。纵隔畸胎瘤多位于前纵隔，与胸腺、大血管、心包等相邻近，或位于颈根部，或位于颈 - 纵隔呈哑铃状肿瘤。个别来自脊索遗迹的畸胎瘤可以位于椎旁区。

畸胎瘤是纵隔内常见的肿瘤之一，统计从1952年至1988年国外13个医学中心2431例纵隔肿瘤和囊肿显示，生殖细胞肿瘤占10%，排名次于神经源性肿瘤、胸腺瘤和淋巴瘤之后，占第4位。美国Duke大学资料显示441例纵隔肿瘤和囊肿，生殖细胞肿瘤占前纵隔肿瘤和囊肿的第3位，其中良性畸胎瘤占整个生殖细胞肿瘤的53%。纵隔内生殖细胞肿瘤约占全部生殖细胞肿瘤的3%~5%，纵隔是生殖腺外最常见的生殖细胞肿瘤发生的部位。与睾丸常发生恶性肿瘤不同，纵隔内发生的生殖细胞肿瘤多为良性肿瘤，其为恶性肿瘤的3~4倍。国内报告纵隔畸胎类肿瘤的发生率占纵隔肿瘤和囊肿的25.2%到39.2%排第一位至第二位，或次于神经源性肿瘤或次于胸腺瘤。巨大纵隔肿瘤（直径>10cm）中以畸胎类肿瘤最多见，可达41.4%。

二、分类及病理

畸胎类肿瘤包括畸胎瘤和囊肿，含有多种组织成分。1933年Hedblom按肿瘤组织的结构分为三种：类上皮囊肿，皮样囊肿和畸胎瘤。只含外胚层组织者称为类上皮囊肿，同时含有外胚层及中胚层组织者称为皮样囊肿，同时含有外、中及内三个胚层组织的称为畸胎瘤。临床实践中也简称囊性畸胎瘤或实性畸胎病，笼统地称为畸胎类肿瘤。

畸胎瘤含有三种胚层的成分，通常外胚层占较大的比例，约占全部畸胎肿瘤成分的69%，可有皮肤、毛发、毛囊、汗腺、皮脂腺、胆固醇结晶、神经胶质组织或牙齿。中胚层成分主要包括平滑肌、软骨和脂肪。内胚层成分主要是呼吸道上皮，或消化道上皮，或胰腺组织。后来发现畸胎瘤的组织学并不容易区分，实际上这三种类型胚层的发生学相同，若仔细查找类上皮囊肿和皮样囊肿，往往也能查找到三个胚层的组织，只是其中所含内、中、外三个胚层组织的含量比例不同而已。所以目前临床上更多地将此类肿瘤统称为畸胎类肿瘤。有的并根据组织学分为成熟型、非成熟型和恶性畸胎瘤，成熟型和非成熟型的划分是参照肿瘤组成成分的分化程度，成熟型畸胎瘤属良性肿瘤，非成熟型畸胎瘤的生物学行为与年龄因素有关，恶性畸胎瘤含有恶性上皮和恶性中胚叶成分。

大多数畸胎类肿瘤是良性的，少数实质性畸胎瘤可发生恶变，视恶变组织成分产生相应的癌或肉瘤。以前将畸胎瘤的恶性程度估计过高，其原因是早年文献常把具有精原细胞瘤、绒癌、胚胎性癌或卵黄囊瘤成分的畸胎瘤均包括在纵隔畸胎瘤内。良性畸胎瘤主要由成熟的上皮、内皮和间皮组织组成，它约占纵隔畸胎类肿瘤的50%~70%，但也有相当比例的畸胎瘤包含有不成熟的成分或分化不良的组织，含有这些不成熟组织的畸胎瘤有一定的恶性，预后亦差。儿童期畸胎瘤多含未成熟组织，故恶性变可能性大，成人畸胎瘤多为成熟组织，恶变机会相对较小。

成熟型畸胎瘤大多数为囊性，也可为实性，或囊实性，占畸胎类肿瘤的绝大部分。肿瘤呈圆形，表面光滑色灰白，包膜完整。肿瘤可生长得很大，压迫邻近组织或器官而产生相应临床症状。肿瘤剖面可见为单腔或多房，囊内壁衬有复层鳞状上皮，局部常有钙化，囊内含有皮脂腺、毛发，有时还可发现神经组织，胃肠道组织，呼吸道组织，甚或胰腺组织等三个胚层成熟的组织成分。当肿瘤内含有胰岛，可引起低血糖症。如瘤内的皮脂样物破出或因胰酶作用囊内物，可引起周围炎症粘连，或形成外瘘管，如穿破肺组织和支气管，患者可咳出油脂和毛发，偶尔囊内物穿破皮肤，可形成皮肤瘘。

非成熟型畸胎瘤含有三个胚层的不成熟组织成分，不成熟性表现为常含有幼稚的神经组织。瘤体多为实性，有的生长的很大，多有分叶，常向外侵犯或与周围组织结构粘连。肿瘤剖面呈实体性，并有多发的小囊腔，肿瘤内含有骨、软骨、皮脂样物和灰色的神经组织。非成熟型畸胎瘤的组织学表现与生物学行为之间并无确切的相应关系，最好的预后指标是年龄，有的研究表明，尽管瘤体内有较多不成熟的成分，发生于15岁以前儿童的非成熟型畸胎瘤多为良性，发生在15岁以后的非成熟型畸胎瘤则多表现为恶性。

恶性畸胎瘤在组织学上表现有恶性上皮成分或肉瘤样成分，含有恶性上皮常为鳞状上皮癌或腺癌，肉瘤成分常为横纹肌肉瘤、血管肉瘤、脂肪肉瘤等。恶性畸胎瘤为实性，呈膨胀性生长，常有分叶，瘤体增大迅速。恶性畸胎瘤发病率较低，约占纵隔畸胎类肿瘤的2%~6.48%。国内报告发生率为0%~5.7%，儿童期为14.2%。恶性变的畸胎瘤均为实质性畸胎瘤。目前已将恶性畸胎瘤，包括畸胎癌或畸胎肉瘤，划归在纵隔非精原细胞性生殖细胞肿瘤内讨论。

三、临床表现

纵隔畸胎瘤可发生在任何年龄组患者，但最常见于20~40岁的成人，性别分布无明显差别，最多见于前纵隔，只有3%位于后纵隔，偶可出现于心包内。

纵隔畸胎类肿瘤与纵隔其他肿瘤一样，瘤体较小时多无自觉症状，当肿瘤逐渐长大或继发感染时，可压迫、侵蚀或穿破周围组织和器官，产生一系列复杂的临床症状和体征。尽管如此，临床偶见纵隔内长期容纳相当大体积的畸胎类肿瘤而毫无症状。良性畸胎瘤较恶性畸胎瘤患者出现症状少，无症状畸胎瘤病例则可达34%～62%。但是，就纵隔肿瘤和囊肿而言，纵隔畸胎类肿瘤仍是产生临床表现最多的纵隔肿瘤，也是产生合并症最多的纵隔肿瘤。

临床上最常见的症状是胸痛、咳嗽、前胸部不适、呼吸困难。这些症状多因肿物刺激胸膜，或肿块压迫支气管致远端发生阻塞性肺炎。体格体检很少发现明显的阳性体征。当支气管有阻塞时，可发现肺内哮鸣音、湿性啰音、发绀和患侧叩诊浊音。特征性的症状是咳出毛发和油脂样物，提示畸胎瘤已破入支气管。当破入心包腔时可造成急性心脏压塞，破入胸膜腔可致急性呼吸窘迫，畸胎瘤穿破皮肤可形成窦道。亦可出现上腔静脉梗阻综合征，但良性畸胎瘤所致者少。以下讨论常见的症状和发生的原因。

1. 压迫症状　畸胎类肿瘤一般生长缓慢，早期无何临床主诉。随着肿瘤逐渐增大，对周围组织或脏器产生了压迫，轻者出现胸闷不适，心慌气短，且以活动后最为明显。重者可造成肺不张，偶可产生上腔静脉压迫综合征或霍纳综合征，出现相应的临床征象。瘤体内含物积聚增多致胸膜膨胀，或粘连之胸膜受牵拉引起胸痛，有时胸部疼痛类似心绞痛。肿瘤多位于前纵隔，但是增大或膨胀后可占据前纵隔、中纵隔甚或后纵隔，然而临床很少发现有食管受压症状。

2. 感染粘连症状　囊内继发性感染是畸胎瘤常见的并发症，可引起肿瘤内容物集聚，体积突然增大甚或破裂，产生胸内感染症状，如发热、咳嗽、咳痰、胸痛等。如破裂入肺组织、支气管、胸腔、心包腔，可引起肺脓肿、脓胸、心脏压塞，甚至突发窒息、死亡。畸胎瘤增大长期压迫周围脏器，容易与相邻器官发生粘连。粘连可因肿瘤与心包不断摩擦，亦可因外胚层向囊内释出油脂样物刺激，引起巨噬细胞及异物反应，产生无菌性炎症，亦可因囊腔内感染所致。畸胎瘤一旦发生感染，很容易破入邻近脏器，穿破的原因可因外伤，也可因囊内容积急骤增大而致囊内外压力不平衡，也可因感染所致炎性穿破。畸胎瘤内感染可因肺部炎症浸润，或由其他病灶传入，也可为血源性播散而来。

3. 肿瘤破裂穿入脏器引起的相应症状　由于感染、恶性变或瘤体内含有消化腺分泌的消化酶作用等因素，均可引起畸胎类肿瘤穿孔或破裂，对周围组织或脏器产生侵蚀作用，有人称为“外穿性纵隔畸胎瘤”。肺组织最容易受累，常见有肺部感染，肺不张，支气管扩张，肺脓肿等，此时可出现发热、咳嗽、咳脓痰、咳血痰或咯血，有的可咳出皮脂样物或毛发。当肿瘤破入胸腔，可产生胸腔积液和呼吸窘迫，继发感染者可形成脓胸或支气管胸膜瘘。当肿瘤穿破胸骨或肋间时，则可形成局限性包块，破溃后溢出分泌液、皮脂样物或毛发，形成经久不愈的皮肤窦道。当穿破心包时，可产生心包积液，与心包粘连，以后形成缩窄性心包炎，出现肝脏肿大，下肢水肿等症状或体征，大量的畸胎瘤内液体破入心包腔，可以产生突发急性心脏压塞。纵隔畸胎瘤外穿的特点有：

（1）多侵犯邻近的薄弱部位，如浆膜腔（胸膜腔、心包腔），含气的肺组织（上叶前段最多见），胸壁软组织间隙（胸骨上窝、肋间隙等）。

（2）在受累的器官内，如支气管（痰），浆膜腔（胸液、心包液），体表肿块（穿出液）或窦道（排除物）中可以查到皮脂性物质或毛发。

（3）肿瘤向外穿破前多有瘤体迅速增大的征象，伴有剧烈的胸痛等症状，一旦肿瘤穿破，囊内减压，胸痛症状可以缓解，肿瘤破溃口可暂时粘连封闭，以后又可多次破溃反复粘连。

（4）畸胎瘤累及的组织或器官与外界相通时，主要表现为反复感染的症状和体征。

四、诊断

1. X线检查　X线检查是诊断纵隔畸胎瘤最基本的检查方法，约90%患者在胸部X线片上显示异常。

正侧位胸片可见前纵隔内圆形或椭圆形肿块影，边界较清楚，多向一侧突出，肿瘤较大或巨大时，其后缘可凸向中后纵隔，甚或占据一侧胸腔（图13－2－1，图13－2－2）。肿瘤的长轴多与身体长轴平行；有的肿瘤边缘呈分叶状或结节状。肿瘤阴影密度多不均匀，特征性的表现是肿块内有钙化，出现在20%～40%病例。钙化形状不规则或肿瘤壁的钙化，出现于26%的病例，偶尔胸片上可发现牙齿或骨骼影。当肿瘤继发肺部感染时，表现为纵隔肿块有结节样外凸，边缘变得模糊。肿瘤破入肺内的主要表现是纵隔肿瘤伴有肺不张或慢性肺脓肿。肿瘤与支气管相通形成肿瘤内气腔，可见肿瘤内有气液平面，向腔内凸出的多个圆形或乳头状结节。肿瘤破入胸腔表现为纵隔肿瘤伴发胸腔积液。肿瘤破入心包腔时表现为纵隔肿瘤伴心包积液。当肿瘤合并急性感染时（包括肿瘤本身感染，继发肺、胸膜、心包等感染），除了全身感染的症状和体征外，常表现为肿瘤短期内增大，边缘模糊不清，或伴有少量胸腔或心包积液等。

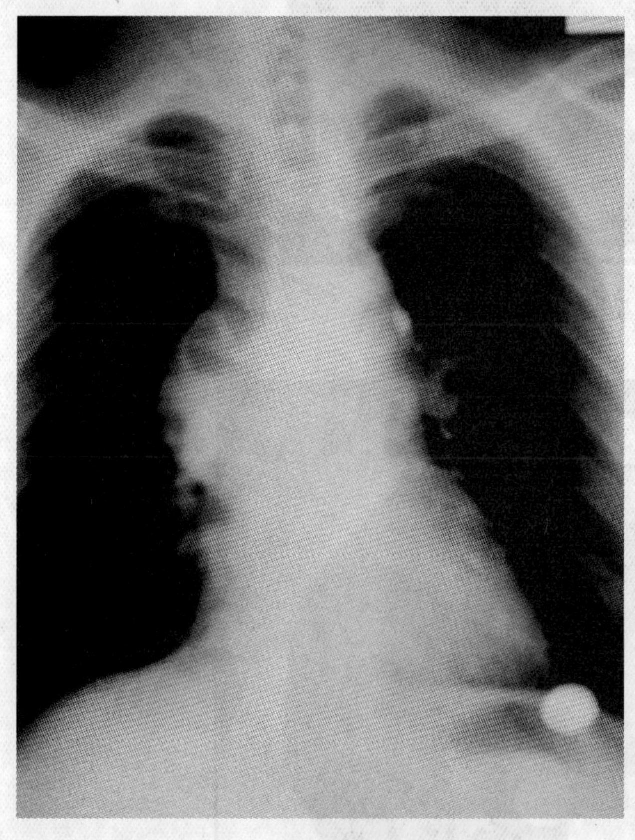

图13－2－1　纵隔畸胎瘤胸部正位像

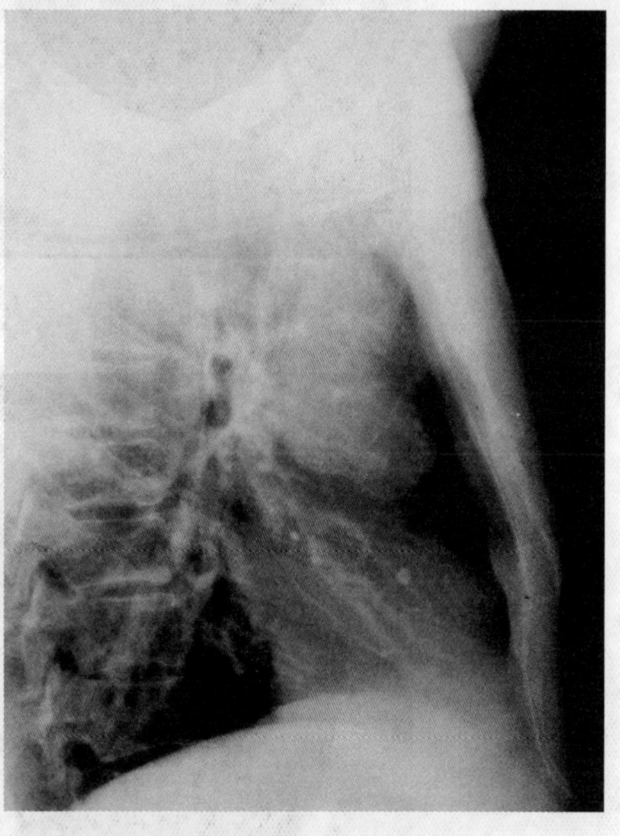

图13－2－2　纵隔畸胎瘤胸部侧位像

2．CT检查　CT可以准确地显示病变的位置、大小、范围，以及肿瘤与周围组织器官的关系，并能根据肿瘤内不同的密度分辨出肿瘤内脂肪、液体、软组织、钙化灶及其他类型的组织。增强CT扫描对于了解肿瘤与心脏、大血管的关系，以及肿瘤与血管瘤的鉴别具有重要的价值。目前随着CT检查的普遍应用，大大提高了纵隔畸胎瘤的术前诊断率，并对手术设计、选取切口提供较大帮助（图13－2－3，图13－3－4）。

3．超声波检查　由于纵隔的特殊解剖位置，其前有胸骨，后有胸椎，侧面有含气的肺和肋骨所包围，使超声探测检查受到一定限制。但采用胸骨旁经肋间路径，胸骨上切迹路径和剑突下经肝脏途径，应用扇形实时扫描，对于前纵隔肿瘤的检出率较高。此外，食管腔内超声检查则更好地排除了后纵隔肿瘤的诊断问题。畸胎瘤的声像图特点为肿瘤边缘较光滑，与周围组织界限清楚；肿瘤内有多房分隔的液性暗区，囊壁及隔壁上可有实性不均质性光团，表现为一混合性肿物。部分囊性畸胎瘤含油脂性液状物并充满囊腔，可出现不均匀实质性回声，内有强回声光点或光斑。B型超声检查对畸胎瘤

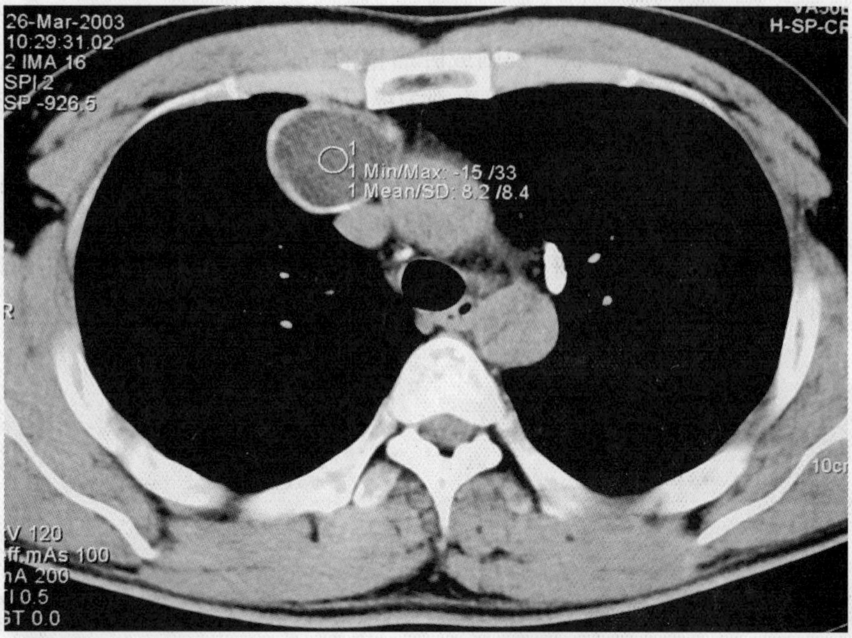

图 13－2－3　CT 显示纵隔畸胎瘤

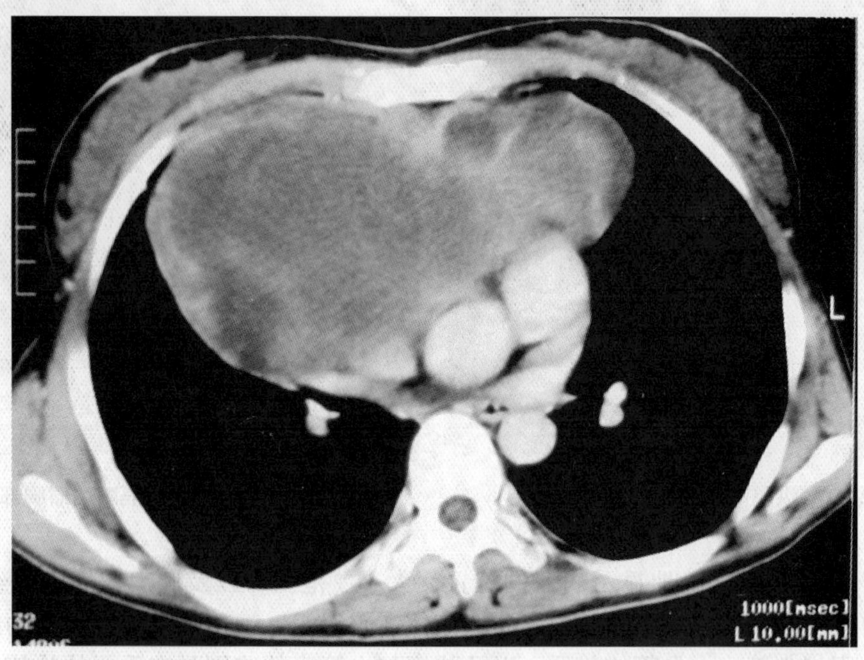

图 13－2－4　另一例纵隔畸胎瘤 CT 像

的诊断符合率可达96.4%，高于 CT 及其他检查。尽管上述各种路径超声波检查方法对于纵隔畸胎瘤的诊断价值，但是，从临床医师实践角度讲，超声波检查的真正作用仍在于鉴别纵隔肿物是囊性还是实性肿物，因为临床医师还需采用更多、更确切的检查措施诊断纵隔畸胎瘤。

4．实验室检查　血清甲胎蛋白（AFP），癌胚抗原（CEA），绒毛膜促性腺激素（HCG）测定，对非成熟型畸胎瘤及恶性畸胎瘤的诊断和疗效评定有一定参考价值，但是对于临床常见的纵隔畸胎瘤的诊断无明显帮助。除非临诊医师怀疑纵隔肿物为非精原细胞性生殖细胞肿瘤，一般多不进行上述诸项实验室检查。

5. 经皮穿刺针吸活检　当肿瘤贴近于前胸壁，经皮针吸活检有助于诊断。如能抽出皮脂样颗粒状物即可确诊。在CT广泛应用之前，有人对于纵隔囊性肿瘤，通过抽出部分囊内容物，注入空气后采取不同体位摄片，不但能显示囊壁，还可以了解肿瘤的边界和大小，同时，测定抽出液内的淀粉酶含量可能很高。但是，因纵隔肿瘤的多样性及复杂的组织来源，经皮穿刺针吸活检对大多数病例很难做出确切的病理组织学诊断，一组报告“B”超、CT、和经胸穿刺活检对纵隔肿瘤的诊断率分别为96.4%、89.5%和19.5%。此外，穿刺囊性肿物不无顾虑囊液逸出污染胸膜腔，机体对囊内液发生过敏反应，以及误穿入血管性肿物。因之大多数临床胸外科医师不主张对于纵隔囊性畸胎瘤患者采用经皮穿刺针吸活检方法进行术前诊断。对于实性畸胎瘤，在CT指引下，进行肿物穿刺活检，尚有一定的临床价值。随着无创性检查的不断发展，如CT、MRI、彩色超声波、PET等检查，目前临床上对于纵隔囊性畸胎瘤已很少进行穿刺活检。

综合以上各项检查结果，前纵隔内肿物伴有以下特征之一者，可诊断为纵隔畸胎类肿瘤：

(1) 胸部平片显示肿瘤影内有形状不规则的钙化灶、骨骼或牙齿。

(2) 胸部CT扫描显示肿瘤内有脂肪、液体、软组织、钙化或其他组织的不同的密度。

(3) 患者出现刺激样咳嗽，并咳出皮脂样物或毛发。

(4) 患者出现经久不愈的胸壁窦道，并逸出皮脂样物或毛发。

(5) 出现胸腔或心包积液，经穿刺抽出皮脂样液体或物质。

(6) B型超声检查肿瘤内有分隔多房液性暗区，囊壁及隔壁上有实性非均质性光团，表现为一囊实混合性肿物。

五、鉴别诊断

纵隔畸胎类肿瘤虽然术前诊断率较高，但临床上仍有部分病例被误诊。需要与纵隔畸胎类肿瘤进行鉴别的疾病有胸腺瘤，胸内甲状腺肿，纵隔淋巴结结核，恶性淋巴瘤以及中心型肺癌。

1. 胸腺瘤　胸腺瘤多位于前纵隔，少数也可表现为不规则或环状钙化。但胸腺瘤常位于心脏影的上部，靠近心脏和大血管的交界处，肿瘤呈圆形，或浅分叶状，大多偏向一侧，密度大都较均匀，CT值呈软组织信号，极少有液体密度。胸腺瘤的发病高峰年龄为40～60岁间，常合并有全身其他系统疾病，大约70%患者伴有各种自家免疫性疾病，如重症肌无力，单纯性红细胞再生障碍性贫血，或结缔组织病等。当然，来自胸腺的畸胎瘤，称为胸腺畸胎瘤，与纵隔内畸胎类肿瘤无何区别，只是在其囊壁上发现有胸腺组织，以及肿瘤位于胸腺区。

2. 胸内甲状腺肿　胸内甲状腺肿位于前上纵隔，约有20%左右病例肿瘤内可见到钙化。但胸内甲状腺肿发病年龄多在40岁以上，女性多于男性。肿物多位于右前上纵隔，颈部甲状腺区常有空虚感，气管往往被肿瘤压迫变狭并移向健侧，偶尔透视下胸内肿物可随吞咽上下活动。胸部CT可发现肿物自颈部甲状腺向下延续坠入到前上纵隔。放射性^{131}碘核素扫描检查对有功能的胸内甲状腺肿的诊断有一定意义。

3. 纵隔淋巴结结核　纵隔淋巴结结核病变也呈纵隔内肿块，肿物密度不均，多有钙化灶。其发病年龄高峰和性别分布与纵隔畸胎瘤相近。但纵隔淋巴结结核，多伴有结核中毒症状，肿大的淋巴结多分布在中纵隔气管周围以及肺门附近。此外，常合并肺结核和颈部淋巴结结核。PPD皮试阳性，抗结核抗体增高，血沉增快，抗结核治疗有效等可以予以鉴别。

4. 纵隔恶性淋巴瘤　淋巴瘤是一组起源于淋巴结或其他淋巴组织的恶性肿瘤。常见的纵隔原发性恶性淋巴瘤可分为霍奇金淋巴瘤和非霍奇金淋巴瘤两大类。恶性淋巴瘤好发于中前纵隔，常有不规则发热，浅表淋巴结无痛性增大。胸部X线表现通常以气管旁淋巴结肿大为主，且两侧对称。由于此类肿瘤生长迅速，发现时多数淋巴结已融合成块，使上纵隔向两侧显著增宽。肿块边界清楚，常呈结节状向外突出，肿物密度均匀，无密度减低或钙化。通常伴有肝脾肿大。浅表淋巴结活检，或骨髓涂片找见里-斯细胞或淋巴瘤细胞即可确诊。本病对放疗或化疗均较敏感。

5. 纵隔型肺癌　有时纵隔型肺癌，或中心型肺癌合并肺不张或阻塞性肺炎时，容易与纵隔畸胎瘤合并肺部并发症相混淆。肺癌多发于中老年人，多有呼吸道症状，如咳嗽、咳痰、痰中带血和胸痛，胸部 CT、痰细胞学和纤维支气管镜检查有助于明确诊断。

其他需要注意鉴别的疾病还有纵隔支气管囊肿，纵隔脂肪瘤，特别是主动脉弓动脉瘤等，均需仔细分析予以排除。

六、治疗

纵隔畸胎类肿瘤的治疗主要是外科手术，所以治疗原则是一旦诊断成立，只要患者一般情况允许，均应开胸探查手术切除。肿瘤小，手术早，肿瘤容易切除，患者恢复快。纵隔畸胎瘤手术治疗，既是诊断性的也是治疗性的。当畸胎瘤内存在有不成熟的组织成分，可能恶变，更需及时手术切除。即使为良性畸胎瘤，其并发症较多，为减少对纵隔内脏器的压迫和以后手术困难，亦需尽早手术摘除。

1. 手术时机　一般来讲，纵隔畸胎瘤一经诊断即需择期手术切除。当畸胎瘤破入心包腔发生急性心脏压塞时，则应急诊手术。畸胎瘤合并感染，应进行一段时间的抗感染治疗，使感染得到有效控制，但不宜拖延太久，不宜等待体温完全恢复正常，争取在合并症出现以前及时手术。

2. 术前准备　中小型纵隔畸胎瘤手术前不需特殊准备，体积不大，又无合并症的纵隔畸胎瘤，手术切除一般无何困难。巨大纵隔畸胎瘤，特别是有反复感染史及肺部并发症的患者，手术前应充分估计手术难度，作好肺叶切除、支气管瘘修补、大血管修补或成形等附加手术的准备。此外，还应准备足够的血液，以防大出血时所需。

3. 麻醉处理　巨大的纵隔畸胎类肿瘤，麻醉诱导后摆放体位时，可能出现患者血压突然下降，这是因为侧卧位巨大肿物坠向一侧胸腔，压迫和牵拉腔静脉，影响回心血量所致。为避免麻醉后肌肉松弛，或因体位变化，肿瘤压迫气管和心脏大血管，而引起通气和循环障碍，全麻后患者平卧位时，对巨大囊性肿瘤可先予穿刺或引流，尽量引流出肿瘤内容物，然后再翻身侧卧位手术。另外的方法是在麻醉诱导时，先不给肌肉松弛剂，在清醒状态下直接插管，等插管成功或开胸后，再加深麻醉和使用肌肉松弛剂。北京胸科医院早年曾有一例在麻醉诱导成功后，由于肿瘤压迫气管导致插管困难，患者发生窒息，后虽经积极抢救，但由于病人脑缺氧时间太长而处于植物状态，半年后死亡，应引以为戒。

4. 手术切口的选择　根据患者的全身状况，肿瘤的大小、位置，感染粘连程度，以及有无心、肺、血管系统合并症等，选择适当的开胸手术切口，这是手术成功的关键。任何切口都应使术野显露满意，方便手术操作，而且一旦出现意外情况，不致因切口而影响紧急处理。

一般情况下，对偏向一侧前纵隔的畸胎瘤，多采用该侧前肋间开胸切口，这一途径具有显露好，损伤小，出血少的优点，一旦发现肿物延伸到对侧或损伤血管时，可横断胸骨扩大切口，容易处理。对位于前纵隔突向双侧或位于前上纵隔与颈部紧密相连的畸胎瘤，或怀疑为恶性畸胎瘤严重侵犯纵隔组织，选择胸骨正中纵劈切口，必要时可加行颈部领状切开呈“T”形切口，可达到良好显露。对于肿瘤位于后纵隔，或位于一侧胸腔的巨大肿瘤，或准备加行肺叶切除或支气管瘘修补术时，首选后外侧剖胸切口。但是手术切口的选择没有一定之规，每一位胸外科大夫可根据自己的习惯和经验选择最适宜的手术切口。

5. 分期手术　位于一侧胸腔内的中小型畸胎瘤一期摘除无特殊困难。囊性畸胎瘤是胸内最大的囊性病变。由于广泛严重的炎性粘连，有时一期完整摘除肿瘤往往有困难，如强行剥离可致创面大量渗血或可能损伤重要脏器。因此，一期手术有困难时，可先行引流或部分切除，待囊肿缩小后再做择期手术切除。

对于累及双侧巨大囊性畸胎瘤患者，可先切除一侧肿瘤，引流对侧，以后再切除对侧的残腔和窦道，则很容易成功。北京协和医院早年即有 2 例行一期切除两侧胸腔内纵隔巨大畸胎肿瘤，1 例成功，另1例术前已有休克，肿瘤破入心包因过重的手术创伤致休克加重最后死亡。因此，对于累及双侧的巨大畸胎瘤，患者一般情况较差的，可考虑行分期手术为宜。

6. 手术时细心解剖避免误伤　畸胎瘤或因肿瘤较大，或反复感染，与周围组织脏器多有粘连浸润。此外肿瘤可破入胸膜腔、心包腔、支气管或肺内，常使正常解剖关系变得难以辨认。特别是肿瘤与胸内血管紧密相邻，与胸内大血管粘连或直接包绕大血管，给手术带来困难。在纵隔畸胎瘤的手术过程中，意外地损伤上腔静脉、左右无名静脉或升主动脉病例不乏报道，有的甚至发生大出血，患者死于手术中或死于术后脑缺氧。

进行肿瘤摘除时，须细心、耐心地解剖游离肿瘤，特别要辨清肿瘤与周围大血管的关系，如无名静脉、上腔静脉、主动脉。腔静脉壁薄张力小，过度牵拉肿瘤时，腔静脉往往呈条索状，容易误认为是纤维粘连带，造成误伤。若意外损伤大血管时，勿惊慌失措，可暂时用手或纱布压迫出血处，加快输血，吸净手术野的积血，辨清损伤的部位、范围及程度，迅速做出判断，或血管破口直接缝合，或涤纶片修补血管裂伤，或人工血管搭桥。当遇有囊肿过大，手术野不易暴露，与大静脉严重粘连的畸胎瘤，可先切破囊壁减压，从囊内清除所有囊内容物，再切除大部分囊壁，遗留有少部分与大静脉粘着的囊壁，用石炭酸、碘酒或电凝烧灼处理，破坏囊壁上皮并止血，这样处理后肿瘤无复发。对于恶性畸胎瘤直接侵犯大血管的病例，可以行姑息性切除，不可勉强，以免发生意外。在有条件的单位可行大血管切除人工血管置换。

7. 破入其他脏器的处理　畸胎瘤破入支气管或肺内时，硬性剥离其粘连浸润部分，往往出血多、创伤大，若肿瘤浸润粘连致肺功能有明显损害者，或已有肺脓肿、支气管扩张时，可考虑行肺部分切除或肺叶切除。肿瘤长期压迫致肺发育不良通气受阻，特别是巨大纵隔畸胎瘤摘除后，可因复张后肺水肿致呼吸衰竭死亡。此外，术后容易发生肺不张和胸腔积液，故胸管拔除的时间应适当延长，并鼓励患者咳嗽、排痰，早日下床活动，以利肺膨胀，减少术后并发症。肿瘤与心包紧密粘连时，可先剥离肿瘤与心包的粘连，也可先切开囊壁吸净囊内容物，以利暴露，然后于正常心包处切开，将肿瘤与部分心包一并切除。囊肿或心包腔内有感染者，应先引流囊肿和心包，待感染控制后再切除肿瘤及部分心包，以防日后缩窄性心包炎的发生。畸胎瘤破人心包腔产生急性心脏压塞时，应急诊手术，酌情行一期肿瘤摘除和心包切除，或先引流减压再行肿瘤和部分心包切除。畸胎瘤破入胸膜腔，根据有无感染，处理原则同上述破入心包腔的处理。

电视辅助胸腔镜外科（VATS）摘除纵隔肿瘤，包括胸腺肿瘤，纵隔巨大囊肿以及后纵隔肿瘤均有报告，但是VATS摘除纵隔畸胎类肿瘤的报告较少，在Roviaro报告的一组20例纵隔肿瘤中，仅2例畸胎瘤，1例出现术后出血的合并症，需再次手术止血。VATS在处理纵隔畸胎瘤方面受到一定的限制，主要是操作中肿瘤的显露不佳，解剖分离肿瘤与重要脏器的粘连浸润有困难，常常是VATS难以完成摘除，中转开胸手术。

七、结果与预后

良性畸胎瘤切除彻底，手术经过顺利，一般无复发，长期随诊预后良好。恶性畸胎瘤治疗的效果均不满意，国内一组报告，3例恶性畸胎瘤分别于切除肿瘤后1个月、半年和1年复发死亡。北京协和医院胸外科手术发现4例畸胎瘤恶性变，其中2例于术后2年内死亡。1例为15岁男孩因纵隔畸胎瘤切除1年复发入院，再次手术时不能彻底切除，次年肿瘤广泛侵犯纵隔脏器和肺，致呼吸循环衰竭死亡。尸检报告为“纵隔畸胎瘤恶变腺鳞癌”。文献也有报告畸胎瘤恶性变。

早年的临床经验显示，放射治疗和化疗除了对纵隔精原细胞瘤有一定疗效外，对其他类型畸胎瘤效果均不佳。但是，近年来，由于化疗药物的不断改进，特别是铂类合并第三代化疗药的联合方案，初步取得了一定成绩，因此对于纵隔畸胎类肿瘤要早期诊断，及时手术，可减少手术困难，也可在其恶性变之前予以切除，从而提高治疗效果。

（杨爱民　张志庸）

参 考 文 献

1. Rosado－de－Christenson ML，Templeton PA，Moran CA. Mediastinal germ cell tumors：radiologic and pathologic correlation. Radio Graphics，1992，12：1013～1030.
2. Sabiston CD，Spencer CF. Surgery of the chest. 6th ed . Harcout Asia. WB Saunders. 2001，582～583.
3. Nichols CR. Mediastinal germ cell tumors. Semin Thorac Cardiovasc Surg，1992，4：45～50.
4. 吴英恺，王一山，李平等. 国际心胸外科实践. 上海：上海科学技术出版社，1988，478～479.
5. 王恩桐，赵辐元，安若昆. 715 例原发性纵隔肿瘤的诊断和外科治疗. 中国肿瘤临床，1999，26：269～279.
6. 朱佰锁，孙玉鹗，黄孝迈. 纵隔畸胎类肿瘤临床特点和外科治疗. 中华胸心血管外科杂志，1993，9：325～326.
7. 陈龙奇，平育敏，张合林等. 巨大纵隔肿瘤的临床特点及外科治疗. 中国肿瘤杂志，1996，18：448～450.
8. Honicky RE，dePapp EW. Mediastinal teratoma with endocrine function. Am J Dis Child，1973，126：650～653.
9. 赵珩，黄偶麟，屈宁等. 纵隔恶性畸胎瘤的外科治疗. 中华胸心血管外科杂志，1995，11：14～15.
10. Leroux BT. Cysts and tumors of the mediastinum. Surg Gynecol Obstet，1962，115：695～703.
11. Lewis BD，Hurt RD，Payne WS，et al. Benign teratoma of the mediastinum. J Thorac Cardiovasc Surg，1983，86：727～731.
12. 陈宝田，林训生，吴英恺. 外穿的纵隔畸胎瘤. 中华外科杂志，1986，24：18～19.
13. Brown LR，Muhm JR，Aughenbaugh GL，et al. Computed tomography of benign mature teratomos of the mediastinum. J Thorac Imaging，1987，2：66～71.
14. 王艳君，王牧，牛远图等. B 型超声诊断纵隔畸胎瘤. 中华物理医学杂志，1990，12：1～3.
15. Tao LC，Pearson FG，Cooper JD，et al. Cytopathology of thymoma. Acta Cytol，1984，28：165～169.
16. 朱伯锁，孙玉鹗，黄孝迈. 纵隔畸胎类肿瘤临床特点和外科治疗. 中华胸心血管外科杂志，1993，9：325～326.
17. 赵福元，安若昆，王恩桐等. 原发性纵隔肿瘤的诊断和治疗，中华胸心血管外科杂志，1990，6：159～161.
18. Sugarbaker JD. Thoracoscopy in the management of anterior mediastinal masses. Ann Thorac Surg，1993，56：653～658.
19. Hazelrigg RS，Landreneau JR，Mack JM，et al. Thoracoscopic resection of mediastinal cysts. Ann Thorac Surg，1993，56：659～660.
20. Naunheim SK，Andrus HC. Thoracoscopic drainage and resection of giant mediastinal cyst. Ann Thorac Surg，1993，55：156～158.
21. Naunheim SK. Video thoracoscopy for masses of the posterior mediastinum. Ann Thorac Surg，1993，56：657～658.
22. Roviaro G，Rebuffat C，Varoli F，et al. Videothoracoscopic excision of mediastinal masses：indications and technique. Ann Thorac Surgm，1994，58：1679～1684.
23. 严嘉顺，杜喜群等. 纵隔肿瘤 144 例的外科治疗. 中华肿瘤杂志，1981，3：195～197.
24. Adebonojo SA，Nicola ML. Teratoid tumors of the mediastinum. Am Surg，1976，43：361～365.
25. Parker D，Holford CR，Begent RHJ，et al. Effective treatment for malignant mediastinal teratoma. Thorax，1983，38：897～902.

第三节 原发性纵隔精原细胞瘤

一、病原学

从组织学上看，原发性纵隔精原细胞瘤与睾丸的精原细胞瘤完全一样，因此，当怀疑纵隔精原细胞瘤时，首先应当排除它是否系睾丸精原细胞瘤转移到纵隔所致。生殖系统以外发生的生殖细胞性肿瘤的组织来源，一直是个有争论的问题。1946 年 Schlumberger 提出这些肿瘤来源于胸腺细胞，是体细胞异常发育的结果。这种理论未能解释在混合型肿瘤中存在有生殖细胞成分，因为这种混合型肿瘤不可能从体细胞产生而来。其他人提出的争论是纵隔精原细胞瘤是转移瘤，原发灶是睾丸癌，它或是隐性睾丸精原细胞瘤或是睾丸肿瘤本身自发性退变。临床或是尸检结果并不支持隐性睾丸癌转移到纵隔的理论，此外这种理论也未能解释女性患者也发现有纵隔精原细胞瘤。1951 年 Friedman 提出了假设，支持生殖系统以外部位存在原发性生殖性细胞肿瘤，这种假设现在被大多数人所接受。这种理论提出所有的生殖系统以外部位的生殖细胞肿瘤，是因为原始生殖细胞的移位所产生，这种原始生殖细胞移位通常沿着人体中线分布。据此可以理解精原细胞瘤存在着不同的组织学类型是肿瘤细胞分化程度不同的结果。

二、流行病学

原发性纵隔精原细胞瘤，与全身的精原细胞瘤一样，差不多无例外地出现在男性患者，女性原发性纵隔精原细胞瘤极为罕见。肿瘤多发生在 30 岁左右这一年龄段，其次是 20 岁和 40 岁年龄组。全身的恶性生殖细胞肿瘤，特别是原发性纵隔精原细胞瘤，发病的年龄范围很广。如果女性患者发生纵隔精原细胞瘤，其发病年龄与男性也大致相似。从人种上看，白人较黑人更多见，Aygun 在他们文献复习中，提到 26 例纵隔原发性精原细胞瘤仅发现 1 例黑人病例。合并有 Klinefelter 综合征的患者，其纵隔生殖细胞性肿瘤发生率增加，主要的是非精原细胞性生殖细胞肿瘤。

三、发生率

生殖细胞肿瘤约占成人全部纵隔肿瘤及囊肿的 10% ~15%，Mullen 和 Richardson 报告生殖细胞肿瘤约占儿童纵隔肿瘤的 24%，若仅限于纵隔恶性肿瘤，生殖细胞肿瘤占纵隔恶性肿瘤的 28.9%。纵隔生殖细胞肿瘤包括畸胎瘤，精原细胞瘤，胚胎细胞肿瘤（胚胎性癌），绒癌和卵黄囊瘤（内胚窦瘤）。生殖细胞肿瘤可以由单一类型细胞组成（单纯型），也可以是由几种肿瘤细胞混合而成（混合型）。单一细胞构成的较混合型更常见，单纯型约占全部纵隔生殖细胞肿瘤的 39% ~48%。根据以上推断，估计纵隔精原细胞瘤发生率在成年人可高达 5% ~7%，其中大多数是单纯型精原细胞瘤。

四、诊断

1. 临床特征　原发性纵隔精原细胞瘤通常较大，容易侵犯周围邻近的脏器，症状也多因巨大纵隔肿块所产生，因而症状是非特异性的。临床症状与肿瘤的大小也不呈平行关系。最常见的症状是胸痛，其次是呼吸道症状，如呼吸困难，咳嗽，尽管已有几个报告称非精原性生殖细胞肿瘤出现咯血，而原发性精原细胞瘤咯血罕见，吞咽困难和声音嘶哑也不常见，肿瘤局部侵犯致上腔静脉梗阻已经报告。纵隔精原细胞瘤可以转移到骨、肺、肝、脾、扁桃腺、甲状腺、皮肤、脊髓和脑，依其转移的部位不同可出现相应的转移部位的特殊症状。

2. 实验室和组织学检查　一般的血尿便常规检查对于诊断无特殊意义，纵隔精原细胞瘤患者血中胎甲球蛋白、绒毛膜促性腺激素、癌胚抗原和乳酸脱氢酶可能升高。尽管血中肿瘤标志物有改变，但是所有患者的诊断必须要有组织学检查来证实。肿瘤标志物测定的主要价值，在于连续随诊过程中确定肿瘤对治疗的反应，以及探测肿瘤隐性复发的可能。

组织学检查发现精原细胞瘤主要由单一类型的精原细胞瘤细胞组成，细胞核明显，细胞质透明，细胞膜界限清晰，也可见到淋巴细胞浸润和纤维组织增生。个别病例出现炎性反应，肿瘤内有淋巴细胞和巨噬细胞浸润，这可能是机体对肿瘤的免疫组织反应。有人提出有这种炎性反应的肿瘤患者预后更好。

3. 放射学　纵隔精原细胞瘤瘤体较大，常规胸部放射学检查多能发现。除了常规胸部平片外，应当进行胸部 CT 检查，以明确肿瘤的大小，有无肿瘤外侵和侵犯的范围，纵隔淋巴结是否肿大，肺内有无转移灶。此外 CT 也可用于确定放射治疗的部位，定期 CT 检查随访可用以观察肿瘤对治疗的反应（图 13 - 3 - 1）。

腹部 CT 可确定腹内有无肿瘤以及肿瘤的范围，腹膜后广泛淋巴结增大提示原发灶可能是睾丸癌，纵隔肿块为转移灶。睾丸超声波检查怀疑有病变时，应进行睾丸活检或睾丸切除。如果出现神经系统或骨痛等症状提示可能有头颅或骨转移时，需进行头颅 CT 或核素全身骨扫描。

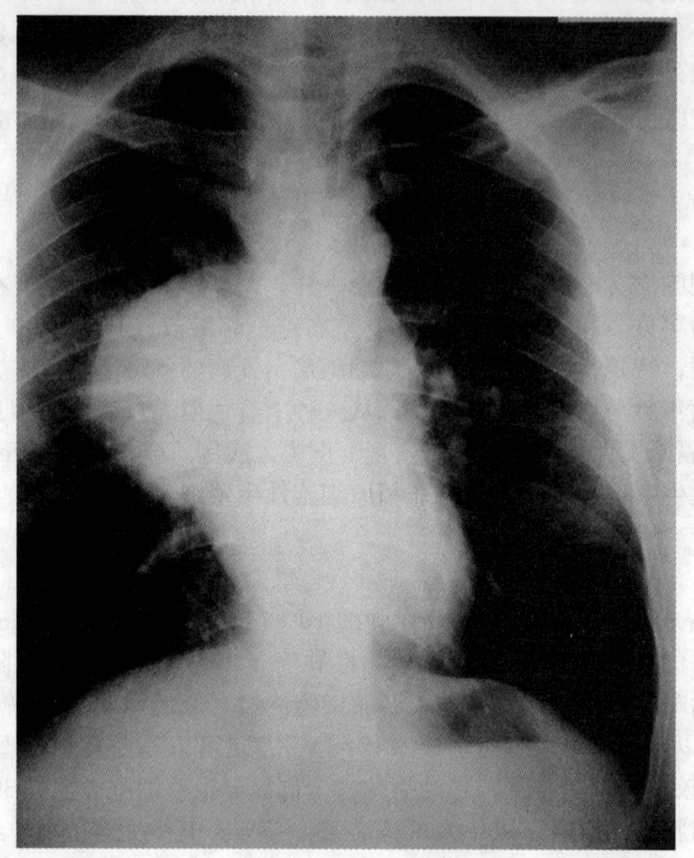

图 13－3－1 纵隔精原细胞瘤胸部正位像

五、分期和预后影响因素

目前所用的睾丸精原细胞瘤的分期是改良的 Boden 和 Gibb 分期系统，首次提出这一分期系统是在 1951 年。现在尚无广泛接受的生殖系统以外原发性精原细胞瘤的分期标准，有人推荐睾丸精原细胞瘤的分期标准可用于所有的精原细胞瘤患者。Cefaro 提出对这些病人用分期分级标准（表 13－3－1），此系统中Ⅰ期为局限性病变，Ⅱ期是纵隔肿瘤较大，对周围脏器有压迫但尚未侵犯，Ⅲ期是肿瘤有局部侵犯，Ⅳ期为病变广泛性转移。对于原发性纵隔精原细胞瘤应用这种分期标准较好，同时，Cefaro 的分级标准对治疗结果和预后的判断也有较大价值，值得临床医师采用。

表 13－3－1 原发性纵隔精原细胞瘤的分期标准

分期	病变范围
Ⅰ期	局限性病变
Ⅱ期	巨块但无外侵
Ⅲ期	局部侵犯
Ⅳ期	转移

影响预后不良的因素，包括年龄超过 35 岁；肿块大、估计不能完全切除；上腔静脉梗阻；纵隔淋巴结肿大；肺门受侵犯以及胎甲球蛋白持续升高。

六、治疗

由于纵隔精原细胞瘤发病率相对较低；表现或是局限性肿块（有外侵或无外侵），或是肿瘤全身转移；前瞻性随机的临床研究很少；以及缺乏统一的分期标准等原因，所以至今尚没有规范性的标准化治疗方案。随着这些病例治疗经验的积累，其基本治疗原则越来越清楚。预后也与原发性睾丸精原细胞瘤大致相近。某些个别的治疗观点和结果将在下面分别讨论。

1. 外科手术　外科处理包括肿瘤完全切除；减瘤切除和活检。大部分纵隔精原细胞瘤的患者表现有局部侵犯症状，往往不可能完全切除。Knapp 和 Aygun 报告纵隔精原细胞瘤成功切除的病例仅占 37.5%。此外，即使局限性无外侵的纵隔精原细胞瘤，单纯外科处理效果也不理想。原则上只要可能就应尽力做到完全切除肿瘤，还要进行辅助治疗，主要是放疗。外科手术的入路推荐胸正中切口。

Kiffer 和 Saudeman 报告他们的经验，纵隔精原细胞瘤减瘤手术后辅以放疗，可获得最好的结果，他们这组很少仅 4 例患者，3 例肉眼认为切除“干净”。Kersh 一组较大，13 例全部接受手术后纵隔放疗，手术能完全切净的患者存活率达 100%。开胸活检与肿瘤大部切除患者之间存活率无明显差别，但是与完全切净组相比，前者预后明显差于后者。大多数报告指出，经过放疗或化疗的患者，常常接受肿瘤全部切除或减瘤手术，即便如此，若与非手术治疗的患者相比，还无法确定外科手术是否能够控制肿瘤局部生长，也不能确定外科处理是否能够提高患者的存活期。

临床上外科处理最常用的是纵隔肿瘤活检以明确诊断，可经胸骨正中切口入路或气管旁入路，或者是在胸腔镜下或纵隔镜下进行肿物活检。

2. 放射治疗　像睾丸精原细胞瘤一样，原发性纵隔精原细胞瘤对于放疗很敏感，大量的研究表明放疗的治疗作用主要是局限于纵隔内的精原细胞瘤，不论肿瘤是否有无外侵，或者是单纯放疗或合并外科切除以后的辅助放疗。放疗的剂量从 30 到 45Gy。有人提出更大的放射剂量，但是其结果并未证实患者从大剂量放疗中获益。Kersh 根据总放射剂量从 30 ~ 50Gy 的结果制作出剂量反应曲线，他们提到仅有 1 例肿瘤局部控制失败，此例接受了 45Gy 剂量放射。由此他们得出结论，对于原发性纵隔精原细胞瘤的放射治疗，放射剂量无必要超过 30Gy。为了取得有效的治疗效果，必须确定放射野的范围，应包括整个纵隔和锁骨上淋巴结。Uematsu 提出接受全纵隔和锁骨上区照射的病例无局部复发，仅接受肿瘤局部照射的患者，2/3 出现了局部复发。此外，他们的材料还表明局部复发率与挽救性化疗是否耐药有关。

据报告，放疗对纵隔精原细胞瘤患者局部控制有效率为 89% ~97%。此外，除了对原发性肿瘤的治疗作用外，放疗也能有效地控制有症状的转移性肿瘤。Lee 等报告了 1 例，开始患者接受放疗治疗原发性纵隔精原细胞瘤，1 年后出现椎骨转移，再次行放疗获得长期存活。已有报告对局限于纵隔无外侵的精原细胞瘤，放疗的 5 年存活率自 50% 到 100%。临床上一般采用放疗作为主要治疗的纵隔精原细胞瘤，5 年存活率为 50% ~75%。

3. 化疗　基于铂类化疗药物能有效地治疗晚期睾丸癌患者的经验，许多研究者使用相同的治疗方案治疗原发性纵隔精原细胞瘤。常用的化疗药有顺铂，博莱霉素，长春花碱，鬼臼碱，环磷酰胺，阿霉素。最常用的联合化疗方案是联合顺铂、博莱霉素、鬼臼碱或长春花碱。已报告的完全反应率为 71% ~100%。Motzer 采用以顺铂为主的化疗方案，他们报告的完全反应率为 88%，其结果与晚期睾丸精原细胞瘤化疗的结果相似。

在唯一的一项比较化疗与放疗治疗生殖系统以外的精原细胞瘤的前瞻性随机试验中，Jain 表明一开始就采用大剂量顺铂进行化疗能够改进患者的存活期。他们的这一组 21 例中，20 例局部病变广泛，14 例（平均地分布在化疗或放疗两组内）在治疗时发现已有转移。在这单一研究中尚不能得出“对于所有纵隔精原细胞瘤的患者化疗是更有效的治疗方法”这一结论，但是研究的结果提示“局部晚期纵隔精原细胞瘤和转移性纵隔精原细胞瘤确实从大剂量化疗中获益”。

对于化疗后仅有部分反应的患者辅以放射治疗后，可以转为完全反应，特别是接受过博莱霉素化疗的患者。但是联合放疗和化疗的合并症也随之增加，特别是致命的肺纤维化。

化疗后残余肿瘤是否需要进一步治疗尚无完全一致的意见。Shultz 报告了他们的经验，晚期精原细胞瘤经过顺铂联合化疗以后，放射学显示存在残余肿块，没有接受任何其他治疗，1 例死于肿瘤复发，2 例复发却分别存活了 21 个月和 24 个月。残余肿瘤的大小与存活无明显关系。作者得出结论化疗后存在残余肿瘤的病例，可以密切观察连续 CT 监测，而不进行辅助治疗（或外科活检）。在他们的这一组内，辅助治疗仅留给放射学显示肿块有进展的那些患者。

有报告一开始就进行化疗的 5 年存活率为 67% ~85%，纵隔精原细胞瘤化疗的结果与晚期睾丸精原细胞瘤的化疗结果相同。

目前某些特殊的治疗方案，摘要于表 13 -3 -2 所示。

表 13 -3 -2　原发性纵隔精原细胞瘤的治疗

肿瘤分期	治疗方案
Ⅰ期	切除　放疗
Ⅱ期	放疗或化疗
Ⅲ期	放疗或化疗
Ⅳ期	化疗

大多数患者发现时肿瘤已不能完全切除干净，但是只要有可能应尽力摘除局限性无外侵的肿瘤，继之辅以放射治疗。已经有材料证明，不论放疗前是否进行过外科切除，放疗对于局限性纵隔精原细胞瘤（Ⅰ期，Ⅱ期，Ⅲ期）有明显疗效。对于广泛性转移的纵隔精原细胞瘤（Ⅳ期），放疗仅能姑息性地减轻转移灶的症状。对于纵隔内存在大块肿瘤（Ⅱ期）的患者，纵隔放疗或者全身化疗，哪一种是最理想的治疗方式，目前均未证实。化疗主要用于处理局部病变广泛的病例（Ⅱ期和Ⅲ期）或者转移性肿瘤（Ⅳ期）。辅助放疗用于那些开始化疗仅取得部分缓解的病例。需要强调的是，联合化疗和放疗有明显的协同治疗作用，但是其毒副作用的发生率也随之增加。化疗后影像学上显示有残余肿瘤并不一定必须辅助治疗，临床上仅需密切观察，进一步治疗应留给那些放射学上显示肿瘤有进展的病例。不论采取何种方式治疗，均需要进行长期随诊，因为有可能出现肿瘤晚期复发。

（张志庸）

参 考 文 献

1. Schlumberger HG. Teratoma of anterior mediastinum in group of military age：study of sixteen cases and review of theries of genesis. Arch Pathol，1946，41：398 ~444.
2. Friedman NB. The comparative morphogenesis of extragenital and gonadal teratoid tumors. Cancer，1951，4：265 ~276.
3. Aygun C，Slawson RG，Bajaj K，et al. Primary mediastinal seminoma. Urology，1984，23：109 ~117.
4. David RD Jr，Oldham HN Jr，Sabistaon DC Jr. Primary cysts and neoplasma of the mediastinum：recent changes in clinical presentation，methods of diagnosis，management and results. Ann Thorac Surg，1987，44：229 ~237.
5. Mullen B，Richardson JD. Primary anterior mediastinal tumors in children and adults. Ann Thorac Surg，1986，42：338 ~345.
6. Adkins RB Jr，Maples MD，Hainsworth JD. Primary malignant mediastinal tumors. Ann Thorac Surg，1984，38：648 ~659.
7. Kersh CR，Eisert DR，Constable WC，et al. Primary malignant mediastinal germ cell tumors and the contribution of radio-

therapy：a southeastern multi – institutional study. Am J Clin Oncol，1987，10：302～306.
8. Nickels J，Franssila K. Primary seminoma of the anterior mediastinum. Acta Pathol Microbiol Scand A Pathol，1972，80：260～262.
9. Knapp RH，Hunt RD，Payne WS，et al. Malignant germ cell tumors of the mediastinum. J Thorac Cardiovasc Surg，1985，89：82～89.
10. Bell DA，Bahn AK. Immunohistochemical characteristics of seminoma and its inflammatory cell infiltrate. Hum Pathol，1987，18：511～520.
11. Boden G，Gibb R. Radiotherapy and testicular neoplasma. Lancet，1951，2：1195～1197.
12. Cefaro GA，Luzi S，Turriziona A，et al. Primary mediastinal seminoma. Br J Urol，1988，62：461～464.
13. Kiffer JD，Saudeman TF. Primary malignant mediastinal germ cell tumors：a study of eleven cases and a review of the literature. Int Radiat Oncol Biol Phys，1989，17：835～841.
14. Uematsu M，Kondom，Dokiye T，et al. The role of radiotherapy in the treatment of primary mediastinal seminoma. Radiother Oncol，1992，24：226～230.
15. Lee YM，Jackson SM. Primary seminoma of the mediastinum. Cancer control agency of British Columbia experience. Cancer，1985，55：450～452.
16. Shem JST，Fu KH，Choi PHK，et al. Primary mediastinal seminoma. Oncology，1990，47：124～127.
17. Giaccone G. Multimodality treatment of malignant germ cell tumors of the mediastinum. Eur J Cancer，1991，27：273～277.
18. Jain KK，Bose GJ，Whitmore WF，et al. The treatment of extragonadal seminoma. J Clin Oncol，1984，7：820～827.
19. Motzer RJ，Bosl GJ，Geller NL，et al. Advanced seminoma：the role of chemotherapy and adjunction surgery. Ann Intern Med，1988，108：513～518.
20. Shultz SM，Einhorn LH，Conces DJ，et al. Management of post – chemotherapy residual mass in patient with advanced seminoma：Indiana University experience. J Clin Oncol，1989，7：1497～1503.

第四节　纵隔非精原细胞性生殖细胞肿瘤

一、简介

纵隔非精原细胞性生殖细胞肿瘤是一种很少见的肿瘤，一方面它存在于纵隔内，同时又是生殖细胞性的肿瘤。在铂类化疗药物问世以前，这类患者的治疗和预后令人失望。最近数年来有报告，以铂类为主的化疗方案，必要时再加以辅助外科手术，非精原细胞性生殖细胞肿瘤的预后有了相当大的改进。

二、病原学

一般认为纵隔非精原细胞性生殖细胞肿瘤产生的原因，是在胚胎发育过程中，生殖细胞沿着泌尿生殖嵴错误移行的结果。另一种假设是这些肿瘤是由正常的胚胎发育过程中出现的一部分多能干细胞形成的。还有一种古老的假说，这种肿瘤是未被辨认出来的睾丸肿瘤转移到纵隔，目前最后这种假说已被摒弃。

三、发病率

纵隔非精原细胞性生殖细胞肿瘤并不常见，仅占全部纵隔肿瘤的1%～3%，在全部生殖细胞肿瘤中，纵隔生殖细胞性肿瘤约占1%～3%。而纵隔生殖细胞肿瘤是生殖腺以外最常见的生殖细胞肿瘤。约90%以上的非精原细胞性生殖细胞肿瘤发生在男性，发现肿瘤时的年龄变异较大，儿童以及60岁左右的老年人发病率较高，一般而言，平均发病年龄为30岁。

四、病理学

纵隔非精原细胞性生殖细胞肿瘤，在组织学上与发生在睾丸的精原细胞瘤相似。最常见的组织类型是畸胎癌（畸胎瘤内含有胚胎细胞癌），其他组织学类型包括单纯胚胎性癌，单纯内胚窦瘤（卵黄囊瘤），绒毛膜上皮细胞癌（图 13－4－1，图 13－4－2），以及包含有以上几种组织学成分的混合型非精原细胞性生殖细胞肿瘤类型（图 13－4－3，图 13－4－4）。

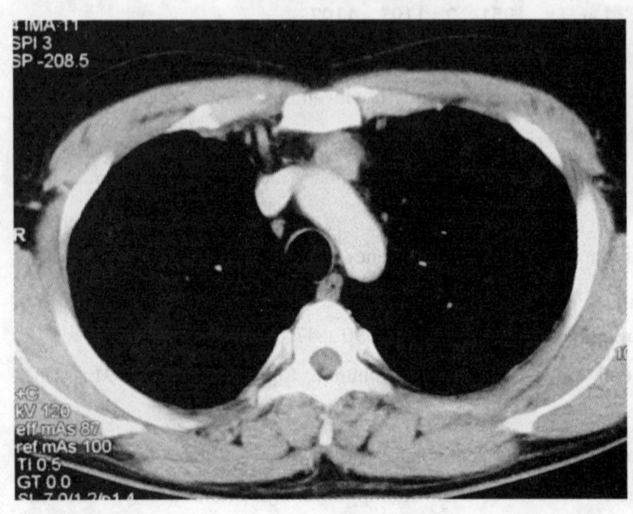

图 13－4－1　纵隔非精原细胞性生殖细胞肿瘤－男性绒癌，CT 像显示左前上纵隔结节影

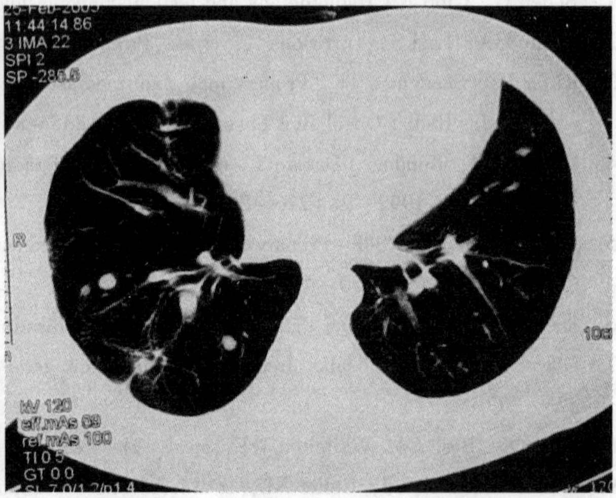

图 13－4－2　与图 13－4－1 同一例纵隔男性绒癌 CT 像显示双肺多发转移灶

图 13－4－1，图 13－4－2

男性，33 岁，1 年半前痰中带血，检查发现前纵隔肿物及右下肺结节，当地医院行 VATS 探查活检诊断“纵隔绒癌肺转移”，先后化疗共 27 疗程。2 月前胸闷气短加重伴咯血，CT 显示双肺多发转移灶。在当地医院行胸腔镜辅助双肺病灶切除术。入院时血化验结果 β－HCG 为 80（正常 <5），AFP2. 79（正常 <25ng/ml），CT 示双肺有多发结节。

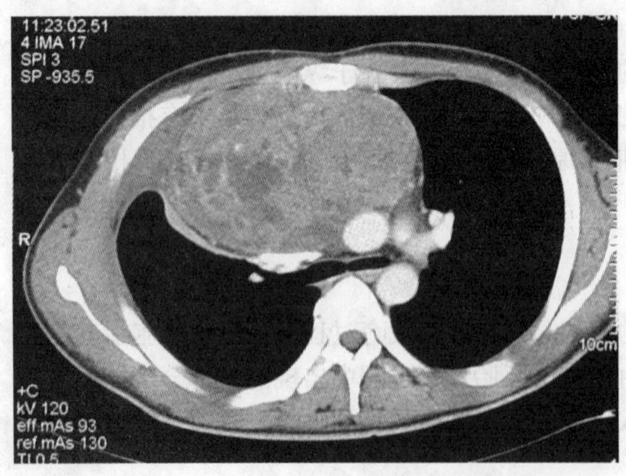

图 13－4－3　内胚窦瘤和胚胎癌的混合型肿瘤 CT 像

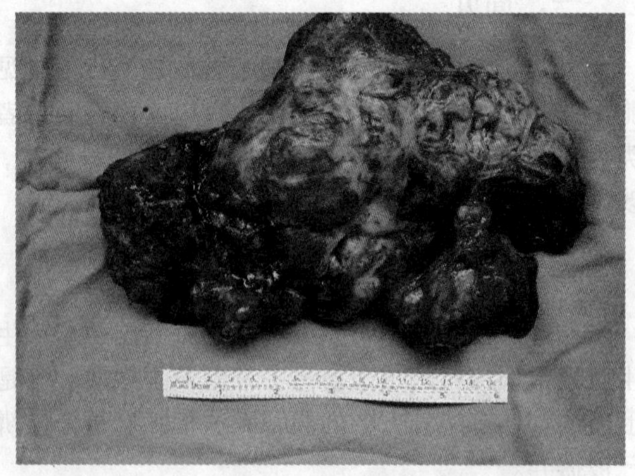

图 13－4－4　同一例卵黄囊瘤和胚胎癌混合性癌切除标本像

图 13－4－3，图 13－4－4

示 26 岁男性，主诉胸闷、活动后气促 4 个月。于当地医院穿刺病理诊断为“卵黄囊瘤”。予化疗 4 程，肿块无明显缩小而来我院行手术处理。经胸骨正中切口姑息性纵隔肿瘤切除。术后病理报告为“卵黄囊瘤和胚胎癌混合性肿瘤”。术后恢复顺利，一个月后继续化疗和放疗。

五、临床特点

纵隔非精原细胞性生殖细胞肿瘤的临床特点，当肿瘤生长迅速出现症状期很短时，多因位于前纵隔巨大肿瘤而产生症状，包括胸痛、咳嗽、气短，常见的全身症状有发热和体重减轻。体格检查通常多无异常发现，偶尔可扪及锁骨上淋巴结肿大。有时可发现上腔静脉综合征的特点，但是极少见到男性乳腺发育。

胸部放射学检查，此类患者在普通胸部平片上均发现异常，典型的表现是前上纵隔有一巨大肿块。胸部 CT 显示前纵隔巨型肿块，其密度不均匀，内部有多处液化区，提示肿瘤内部有坏死和出血，同时多可以看到纵隔结构受到肿块压迫的特征，例如肿瘤侵犯周围脏器以及肿瘤包绕大血管。

诊断非精原细胞性生殖细胞肿瘤，必不可少的检查是测定肿瘤血清标志物 - β - 人绒毛膜促性腺激素（HCG）和 α 胎甲球蛋白（AFP）。在评估前上纵隔肿块时，特别是年轻患者，必须进行这些肿瘤标志物的检查。大约 90% 的非精原细胞性生殖细胞肿瘤患者的血清内，这两项中的一项升高或两项都升高，约 80% 病例有 AFP 升高，30% 有 HCG 升高。而原发性纵隔精原细胞瘤仅偶尔有 β - HCG 轻度升高（ < 100IU/ml），若 AFP 明显升高，则提示肿瘤内部存在非精原细胞成分，应重新分类为非精原细胞性肿瘤。此外，约 90% 此类患者的血清乳酸脱氢酶（LDH）会升高。连续进行血清学肿瘤标志物的测定在随诊跟踪肿瘤活动性方面有着重要价值。

六、术前评估

这类患者术前评估包括病史，特别注意找寻有无肿瘤隐性转移的病史。体检时要仔细检查睾丸，应当明确你处理的是否系未被辨认出来的原发性睾丸癌患者，纵隔肿块仅是其转移灶。临床上并不一定常规进行睾丸超声波检查和睾丸活检。需要做的是胸部 CT 检查和测定血清中 AFP、HCG 和 LDH。除非患者有临床症状，一般不作骨扫描和头颅 CT 检查。如果计划进行化疗包括博莱霉素，则要测定肺功能，包括弥散能力的测定。

是否需要外科来明确诊断应根据情况决定，并非所有病例都需要外科来帮助确诊，在某些细胞学检查经验丰富的医疗中心，病理科医师仅根据细针穿刺（FNA）的结果足以做出诊断。若经皮细针穿刺活检不能获得确定的诊断，那么可以进行小型前上纵隔切开活检或纵隔镜活检，一般避免开胸活检，开胸手术对患者创伤大，而且手术切除并不是主要治疗手段，同时也可能延迟开始化疗的时间。肿瘤活检可以确定组织学诊断（这对于推断患者预后有价值），也可用于确定肿瘤内有无非生殖细胞成分，此类肿瘤偶然会出现这种情况。单纯依据患者的临床表现、纵隔有肿块、血清中肿瘤标志物升高，就应毫不迟疑开始化疗，不一定非等到做出病理诊断，尤其是对于那些病程已处于晚期的患者。

七、治疗

已经证明，纵隔非精原细胞性生殖细胞肿瘤局部治疗无明显效果，一开始就进行放疗效果也不佳，因为局部复发和全身转移的发生率均较高，单纯外科治疗对患者也无裨益，极少获得长期存活。全身化疗时，单一化疗药或无铂类制剂的化疗药，其结果也很差。

以铂类为主的联合化疗方案，极大地改善了睾丸癌患者的存活率，现在已经证明其治愈率达到 70% 以上。存活率与发现时肿瘤的体积有关。纵隔非精原细胞性生殖细胞肿瘤患者与睾丸癌患者一样，预后均不佳，因为出现症状后就诊时纵隔已经有了很大的肿块。纵隔非精原细胞性生殖细胞肿瘤的存活期，与晚期原发睾丸癌的患者完全相像。

以铂类为主的联合化疗，应在 3 ~ 4 个月内给予 3 ~ 4 周期化疗，这种治疗方法很少出现严重的化疗中毒症状，化疗过程中和结束时，应连续重复胸部 CT 和血清肿瘤标志物测定，以重新进行肿瘤分期。判断治疗效果主要依据患者出现完全反应，即血清中肿瘤标志物水平恢复到正常范围，胸部影像学正常。

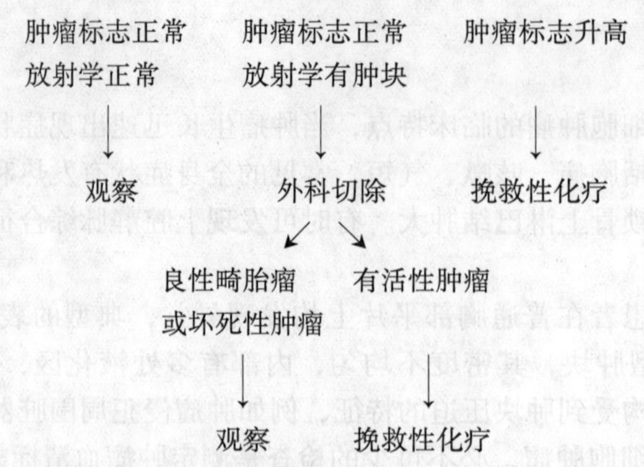

图 13－4－1　介入化疗后非精原细胞性生殖细胞瘤的处理程序

图 13－4－1 摘要显示介入治疗后处理患者的程序。若血内肿瘤标志物正常、胸片未发现明确肿块，只要进行临床观察定期随诊就足够了。在完全反应的患者中，约有 20% 复发，复发多出现于化疗后最初 2 年内。因之化疗结束定期门诊随诊非常重要，开始一年内要每月重复进行胸部影像学和血清学检查，第二年则延长到每两个月重复进行一次检查。

患者血清内肿瘤标志物水平持续升高，提示存在有活动性的残余肿瘤，应当接受挽救性化疗，但是这种挽救性化疗很少能产生长期存活的效果。对于这些患者采用大剂量的化疗以及自体骨髓移植的结果各异，有的报告结果令人失望。

化疗后患者的血清肿瘤标志物水平正常，但是胸部影像学检查显示有持续存在的纵隔肿块，应进行外科手术切除，重新确定这些患者的治疗方案。大多数用铂类化疗药治疗的患者是这种情况，最终需要外科手术获得完全的治疗反应。

超过 50% 的患者在切除的标本内发现有良性畸胎瘤。表 13－4－1 显示典型患者在介入化疗后经过外科手术切除才获得肿瘤的完全治疗。化疗后存在残余的肿瘤应予摘除，以除外存在有肿瘤标志阴性的肿瘤，或者有恶性非生殖细胞肿瘤，避免将来发生如畸胎瘤等问题。畸胎瘤可以表现为局部缓慢生长，长大后可压迫周围的重要脏器或最终侵犯这些脏器，也有报告畸胎瘤发生恶性变。对于术前活检标本内发现有大量的畸胎瘤成分的患者，更可能需要化疗后进行外科手术摘除持续存在的畸胎瘤。切除的标本内有活跃的肿瘤细胞存在时，应给予抢救性剂量的化疗。在切除的标本内有非生殖细胞肿瘤的患者，预后很差，对此类患者治疗效果不肯定，当因人而异。切除的标本内无活跃肿瘤细胞的患者，如上所述可在门诊随诊观察。

肿瘤主要位于胸中线附近时，正中劈开胸骨入路进行摘除手术较为适宜，但是临床上较为多见的情况是肿瘤多偏向一侧胸腔，此时选择标准的后外侧剖胸切口，或横断胸骨的前剖胸切口更容易完成手术。术中常发现肿瘤粘连于心包的前表面，多数病例需进行部分心包切除。另外膈神经也常被肿瘤侵犯，若术中发现膈神经仅是被肿瘤的周边部分侵及，或是纤维素性粘连或是纤维化，此时应保留膈神经，术中冷冻切片病理检查可肯定原因。如果膈神经已明显受侵，则一并切除膈神经，因为良性畸胎瘤遗留在那里，数年以后也可能产生许多并发症。术中尽量不要切除大血管，因为肿瘤都有较大的假包膜，可以将肿瘤与大血管分开，没有更多的困难。手术中还常常遇到肿瘤牢固地粘连于肺的上叶，必要时可行肺的楔形切除或肺叶切除。年轻的病例手术多较顺利，很少出现明显的合并症。

八、预后

目前有了铂类化疗药，非精原细胞性生殖细胞肿瘤的长期存活率 5 年可达到 50%（表 13－4－1），这与以前治疗的结果相比有了很大的进步。由于积累的病例不够多，还很难得出纵隔非精原细胞性生殖细胞肿瘤的各个组织亚型的预后结果。从组织学上看，卵黄囊瘤和绒癌比其他类型的肿瘤预后差。从目前多个医疗中心的报告来看，虽然化疗方案小有出入，但是总的报告的长期存活率大致相近。与典型的睾丸癌患者相比，纵隔非精原细胞性生殖细胞肿瘤的长期治疗结果还不能令人满意，需要进一步改进治疗方法，以获得更佳的治疗效果。

表 13－4－1 纵隔非精原性生殖细胞瘤：顺铂为主的化疗结果

作 者	年 代	患者数	外科切除数	完全反应率	存活率
Kay et al	1987	10	7	60%	40%（4 年）
Wright et al	1990	28	20	79%	57%（5 年）
Lemarie et al	1992	45	22	64%	53%（2 年）

九、北京协和医院资料

有关纵隔非精原细胞性生殖细胞肿瘤，国内文献仅见个案报告。北京协和医院胸外科从 1980 年至 2004 年共收治原发性纵隔恶性生殖细胞肿瘤 16 例（19），其中 3 例为精原细胞瘤，13 例为纵隔非精原细胞性生殖细胞肿瘤。13 例非精原细胞性生殖细胞肿瘤中 12 例经手术治疗，1 例未来得及手术死于急诊室。13 例全部为男性，年龄自 13 岁至 31 岁，平均 22.1 岁，30 岁以下者 11 例。病程 1 个月至 6 个月。

临床症状包括 6 例患者出现咳嗽、咳痰等呼吸道症状，5 例有胸痛，3 例有持续性高热，9 例出现胸闷、憋气和呼吸困难。1 例因严重呼吸困难急诊行气管支架植入，另外主诉声嘶和心慌各 1 例。

术前肿瘤标记物检测包括 6 例进行了绒毛膜促性腺激素（β－HCG）和甲胎蛋白（α－AFP）测定，4 例 β－HCG 检测值升高，5 例 AFP 升高。另 1 人只检查了 β－HCG，结果正常。

所有患者术前均摄正侧位胸片和胸部 CT 扫描，影像学显示位于前上纵隔或中纵隔内巨大肿物，密度不均，内有大片液化区。CT 值提示为软组织密度。肿瘤边缘光滑但与邻近脏器界限不甚清楚，肿瘤周围脏器如气管、心脏，大血管常受侵或受压偏移。3 例肿瘤与胸壁紧密相贴。7 例合并胸腔积液，3 例并心包积液。1 例肿块短期内急剧膨胀，占据一侧胸腔。1 例肿瘤破入胸膜腔，5 例肿物与胸腺无法区分，3 例肿瘤压迫或侵犯支气管或肺组织出现肺不张。1 例行正电子断层扫描（PET）提示纵隔内恶性肿块，标准摄取值升高（SUV >2.6）。2 例术前在 CT 引导下行纵隔肿瘤经皮穿刺活检，结果为找到“恶性肿瘤细胞”。2 例混合性生殖细胞肿瘤于外院手术并化疗，本次 CT 提示纵隔肿瘤和肺内多发结节，诊断“肿瘤复发和转移”。余 9 例术前分别诊断为“畸胎瘤，胸腺瘤，纵隔肿块”。

1 例采用前外侧切口，2 例采用正中切口，9 例采用后外侧切口完成手术。术中发现 3 例肿瘤有完整包膜，9 例包膜不完整，其中 7 例肿瘤突破包膜向外生长。11 例肿瘤与大血管粘连或侵犯。3 例肿瘤侵犯肺叶；4 例侵犯心包；4 例侵犯胸壁；膈神经受累或喉返神经受累各 1 例。7 例肿瘤与胸腺、1 例肿瘤与甲状腺密不可分。10 例肿瘤基本切除无肉眼残余，余 2 例分别因肿瘤侵犯心包、心脏，或侵犯腔静脉、无名静脉，未能完全切除，残余肿瘤予电灼破坏。5 例合并胸腺切除，3 例并心包部分切除，2 例并一侧膈神经切除，2 例并肺部分切除，合并肺叶切除或甲状腺部分切除各 1 例。手术过程中无大血管或其他脏器损伤，全组 13 例非精原细胞性生殖细胞瘤肿中，除 1 例因肿瘤压迫气管未来得及手术在急诊室窒息死亡外，余 12 例无手术死亡。

病理检查肿瘤直径 7～22cm，平均 13cm，最重 810g。3 例为实性肿瘤，9 例肿瘤为囊实性，其中 5 例有液化、坏死、出血。术后病理诊断 7 例为畸胎癌，3 例混合性生殖细胞肿瘤（胚胎性癌及内胚窦瘤，或内胚窦瘤并畸胎瘤），2 例内胚窦瘤（卵黄囊瘤）。依据分期方法，本组Ⅱ期肿瘤 3 例，Ⅲ期 5 例，Ⅳ期 5 例。

2 例术前进行化疗，1 例术前化疗并放疗，2 例在本次住院前曾在外院接受手术和化疗。化疗方案包括 PEB 方案、PVE 方案以及 EMA－CO 方案。

本组除 1 例院内死亡之外，余 12 例中 11 例获得随访。平均随访时间 13.5 个月。6 例于术后 1 年内死亡，存活时间分别为 2 个月 3 例，3 个月 1 例，9 个月和 12 个月各 1 例。1 例存活 2 年后死亡。4 例随访至今存活，已分别存活 5、6 个月，2、5 年。死亡主要原因为肿瘤复发、全身转移和多器官衰竭。

根据我们的治疗结果和复习文献，此处提出我们对此类肿瘤诊断和治疗的几点意见。

1. 非精原细胞性生殖细胞肿瘤属于纵隔恶性生殖细胞肿瘤的一种，包括单纯胚胎细胞癌，单纯内胚窦瘤（卵黄囊肿瘤），绒癌、畸胎癌（畸胎瘤内含有胚胎细胞癌）和混合性生殖细胞肿瘤。此类肿瘤临床并不多见，它占全部纵隔肿瘤的 1%～3.5%。占所有生殖细胞肿瘤的 1%～2%。与精原细胞肿瘤相比，纵隔非精原细胞性生殖细胞肿瘤生长、转移速度更为迅速，恶性程度更高。

2. 临床症状分两大类，肿瘤引发的全身症状，如体重减轻、乏力、发热；另一类因肿瘤压迫或侵犯周围脏器引起的症状，后者在临床上更为明显更加严重。强调的是肿瘤坏死出血可产生持续高热，给临床医师一种提示。肿瘤突发出血破入心包腔或胸腔可出现胸外科急症，需紧急处理。临床上因转移引发的症状并不少见，常见转移部位多为肺、胸膜、局部淋巴结及肝脏，并引发相应的临床症状。

3. 影像学检查是纵隔生殖细胞肿瘤的重要诊断方法，非精原细胞性生殖细胞肿瘤 CT 扫描典型的表现为前上纵隔巨大肿物阴影，有时可扩展到中纵隔。肿物密度不匀，内含多处液性暗区为其特点。肿瘤呈侵袭性生长，与周围脏器界限不清，常压迫或侵犯邻近脏器并包绕大血管生长。判断肿瘤与周围血管关系，MRI 比 CT 更有价值。

肿瘤标记物检测（β－HCG，α－AFP）对诊断提供较大帮助，对于纵隔巨大肿块而血中 β－HCG 或 α－AFP 升高的患者应高度怀疑非精原细胞性生殖细胞肿瘤。关键是临床医师应想到它存在的可能，进行必要的检查。临床误诊除了本症发生率低以外，术前未想到此类肿瘤是主要原因。

4. 诊断明确，是采取化疗、放疗还是手术治疗？Wood 认为纵隔非精原细胞性生殖细胞肿瘤多呈侵袭生长，确诊时肿块巨大并转移，手术无法完整切除，对转移性病灶也无治疗作用，所以主张不宜手术处理。现在已经证明局部治疗无明显疗效，因局部复发和全身转移发生率较高，一开始就进行放疗效果也不佳。单纯外科手术极少获得长期存活。目前一致的观点是以铂类为主要成分的联合化疗，在 3～4 个月内予 3～4 周期化疗。化疗结束后重复胸部 CT 和肿瘤标志物测定。完全反应的标准为肿瘤标志物水平恢复到正常，胸部肿块缩小或消失。血清肿瘤标志物持续升高，提示存在有活动的残余肿瘤，应行抢救性化疗，但很难能产生长期存活效果，大剂量化疗及骨髓移植结果也不满意。

化疗后肿瘤标志物水平正常，但影像学显示肿物持续存在，此时应进行手术切除。只有手术切除残余肿瘤才能获得完全治疗反应。

临床上常见的情况是，发现前上纵隔肿块，未行穿刺细胞学诊断也未检测肿瘤标记物，临床诊断为“胸腺瘤或畸胎瘤”即行开胸探查，术后病理检查始明确诊断为纵隔非精原细胞性生殖细胞肿瘤。本组 8 例即属于这种情况。另一种情况是纵隔肿瘤患者出现临床急症，被迫开胸探查手术，本组有 2 例。本组另有 2 例术前经皮穿刺活检确诊，先行化疗再手术。2 例外院已手术切除肿瘤，化疗后肿瘤标记物再次升高，CT 发现肿瘤复发，我们采用二线化疗药物化疗后再手术，术后继续化疗。

5. 化疗后肿瘤标记物测定值持续升高的患者如何治疗，目前仍存有争议。多数人主张进行二线化疗，有人认为目前缺乏有效的二线化疗方案，化疗后手术切除更为重要。Vuky 报道一线化疗后，92% 的患者纵隔内仍存在有活力的肿瘤或畸胎瘤组织，二线抢救性化疗后仍有 71% 的患者有肿瘤存活，他认为化疗后都应当手术。Kesler 等人的报道也证实化疗后有 76% 的患者仍带有肿瘤。此外部分恶性畸胎瘤化疗后可转变为肉瘤，部分复发者也可能转变为肉瘤，这些肿瘤对铂类药物化疗反应不佳，因此更应当行手术治疗，因而手术是肿瘤治疗的重要组成部分。Vuky 和 Kesler 均证实术前肿瘤标记物水平升高与水平正常者术后生存率无显著差别，但是术后病理检查发现标本中存在有活力的肿瘤，应当再行挽救性化疗，这类患者仅靠外科手术无法达到有效治疗。术后挽救性化疗最常用药物为依托泊苷、异环磷酰胺和顺铂。但挽救性化疗的长期生存率很低，采用大剂量化疗结合骨髓移植很少成功，说明纵隔非精原细胞性生殖细胞肿瘤存活率低的原因。本组一例患者仅化疗一程，术后5年仍无瘤生存，提示手术对改善某些患者的预后有一定效果。2例复发后再次手术的患者，虽经术后正规化疗，肿瘤仍然发生扩散、转移。提示除采取综合化疗、放疗和手术来提高患者的存活率外，同时需要发现和研究新型化疗药物。

6．手术是否需要完全切除，是否需行血管移植？此类肿瘤呈明显侵袭性生长，与周围界限消失，或紧密包绕大血管、侵犯心脏，完整切除常不可能，或患者一般状况差，不能耐受根治性大手术。我们意见不必强求彻底完全切除，可以施行姑息性切除，或吸除质软的肿瘤组织，或电灼肿瘤残面，术后辅以化疗仍可获得有效的治疗效果。非精原细胞性生殖细胞肿瘤大多有假包膜，术中仔细解剖，多数可以保留血管，所以我们建议尽量避免施行血管移植以及由此带来的血管移植合并症，本组病例即采取这种原则未施行人工血管移植。

7．需要强调，此类肿瘤无论采取何种或联合方法治疗，预后均不佳，5年生存率约为40%。预测生存率的最重要因素是化疗后手术切除标本的病理结果，若病理学上发现肿瘤有坏死，术后5年无瘤生存率大于90%，发现有良性畸胎瘤成分的患者术后5年无瘤生存率为60%，发现有活力生殖细胞的肿瘤患者5年无瘤生存率仅为30%。

（张志庸　黄　亮）

参 考 文 献

1. Willis RA. Borderland of embryology and pathology, 2nd edn. Butterworth, Washington DC, 1962, 442.
2. Schlumberger HG. Terotoma of anterior mediastinum in group of military age: study of 16 cases and review of theories of genesis. Arch Pathol, 1946, 41:398~444.
3. Luna MA, Valenznela - Tamariz J. Germ cell tumors of the mediastinum. Post - mortem findings. Am J Clin Pathol, 1976, 65:450~454.
4. Davis RD, Oldham HN, Sabistan DC. Primary cysts and neoplasms of the mediastinum: recent changes in clinical presentation, methods of diagnosis, management, and results. Ann Thorac Surg, 1987, 44:229~237.
5. Wychulis AR, Payne WS, Clagett OT, et al. Surgical treatment of mediastinal tumors: a 40 - year experience. J Thorac Cardiovasc Surg, 1971, 62:379~391.
6. Collins DH, Pugh RCB. Classification and frequency of testicular tumors. Br J Urol, 1964, 361 (suppl):1~11.
7. Kuhn MW, Weissbach L. Localization, incidence, diagnosis and treatment of extratesticular germ cell tumors. Urol Int, 1985, 40:166~172.
8. Wright CD, Kesler KA, Nichols CR, et al. Primary mediastinal nonseminomatous germ cell tumors. Results of a multimodality approach. J Thorac Cardiovasc Surg, 1990, 99:210~217.
9. Hainworth JD, Greco FA. General features of malignant germ cell tumors and primary seminomas of the mediastinum. In: Shields TW (ed) Mediastinal surgery, 1st edn. Philadephia: Lea and Febiger, 1991, 211~218.
10. Kersh CR, Eisert DR, Constable WC, et al. Primary malignant germ cell tumors and the contribution of radiotherapy: a southeastern multiinstitutional study. Am J Clin Oncol, 1987, 10:302~306.
11. Econmou JS, Trump DL, Holmes EC, et al. Management of primary germ cell tumors of the mediastinum. J Thorac Cardiovasc Surg, 1982, 83:643~649.
12. Hainworth JD, Greco FA. Testicular germ cell neoplasms. Am J Med, 1983, 75:817~832.
13. Birch R, Williams S, Cone A, et al. Prognostic factors for favorable outcome in disseminated germ cell tumors. J Clin

Oncol, 1986, 4:400~407.

14. Broun ER, Nichols CR, Kneebone P, et al. Long-term outcome of patients with relapsed and refractory germ cell tumors treated with high-dose chemotherapy and autologous bone marrow rescue. Ann Intern Med, 1992, 117:124~128.
15. Loehrer PJ, Hui S, Clark SA, et al. Teratoma following cisplatin-based combination chemotherapy for nonseminomatous germ cell tumor: a clinicopathological correlation. J Urol, 1986, 135:1183~1189.
16. Kay PH, Wells FC, Goldstraw P. A multidisciplinary approach to primary nonseminomatous germ cell tumors of the mediastinum. Ann Thorac Surg, 1987, 44:578~582.
17. Lemarie E, Assouline PS, Diot P, et al. Primary mediastinal germ cell tumors. Results of a French retrospective study. Chest, 1992, 102:1477~1483.
18. 王善政,田辉,张庆慧. 原发性纵隔内胚窦瘤2例. 中华胸心血管外科杂志, 1997, 13:186~188.
19. 张志庸,黄亮,李单青等. 纵隔非精原细胞性生殖细胞肿瘤13例. 中华胸心血管外科杂志, 2003, 19:369.
20. Wright CD, Kesler KA, Nichols CR, et al. Primary mediastinal nonseminomatous germ cell tumors. J Thorac Cardiovasc Surg, 1990, 99:210~217.
21. Wood DE. Mediastinal germ cell tumors. Semi in Thor Cardiovasc Surg, 2000, 4:278~289.
22. Ganjoo KN, Rieger KM, Kesler KA, et al. Intensive chemotherapy and radical resections for primary nonseminomatous mediastinal germ cell tumors. Ann Thorac Surg, 2000, 69:337~344.
23. Kesler KA, Rieger KM, Ganjoo KN, et al. Primary mediastinal nonseminomatous germ cell tumors: The influence of postchemotherapy pathology on long-term survival after surgery. J Thor Cardiovasc Surg, 1999, 118:692~700.
24. Vuky J, Bains M, Bacik J, et al. Role of postchemotherapy adjunctive surgery in the management of patients with nonseminoma arising from the mediastinum. J Clin Oncol, 2001, 19:682~688.
25. Motzer RJ, Amsterdam A, Prieto V, et al. Teratoma with malignant transformation: diverse malignant histologies arising in men with germ cell tumors. J Urol, 1998, 159:133~138.
26. Internationgal Germ Cell Cancer Collaborative group. International germ cell consensus classification: A prognostic factor-based staging system for metastatic germ cell cancers. J Clin Oncol, 1997, 15:594~603.

第十四章　纵隔血管性肿瘤

一、概述

血管瘤最常见于人体肝脏内，尸检发现肝内血管瘤占 0.4% ~7.3%。血管瘤还可发生在骨骼和肌肉，形成体积大小不同血管瘤。纵隔血管瘤少见，自从 1914 年 Shennan 首次描述发生于纵隔内的良性血管瘤以来，至 20 世纪 80 年代末文献报告 100 余例，约占全部纵隔肿瘤的 0.5%。大部分纵隔内血管瘤是良性血管瘤，为海绵状血管瘤或是毛细血管型血管瘤，其余的良性血管瘤有纤维血管瘤，血管脂肪瘤，纤维脂肪血管瘤，血管淋巴管瘤，纤维血管淋巴管瘤，静脉血管瘤，以及动静脉瘘畸形。30% 纵隔血管瘤为恶性，恶性纵隔血管瘤包括血管内皮瘤和血管肉瘤，多见于老年人。至于血管外皮瘤，它并不来源于血管内皮细胞，它来自血管外皮细胞，围绕周围毛细动脉生长，所以，临床一般也将其归在纵隔血管源性肿瘤内讨论。

二、病因和病理解剖

良性血管瘤是一种血管系统肿瘤，起源于血管内皮细胞，普遍认为它是先天性发育上畸形。纵隔血管瘤多发生在多纤维脂肪组织内，与胸腺残余多相关联。病理组织学上，纵隔内血管瘤与身体他处的血管瘤基本一致，主要是血管呈肿瘤性增生，增生的瘤体直径大小不同，血管壁厚度可有变异，但是多由薄壁且均匀一致的纤维组织和平滑肌内衬单层内皮细胞组成。血管腔内血栓形成后可发生机化、钙化，显示静脉石形成。肉眼见病变呈红色柔软肿块，边界尚清楚。少数病变呈侵袭性生长，伸延到邻近的组织间隙，有的甚至包绕脏器，致界限不清，缺乏完整包膜。镜下检查病变组织学主要为不规则相互交叠的薄壁毛细血管扩张，海绵状血管瘤内含有交互相连的血管腔隙，内有增厚的平滑肌壁，基质内有灶性粘液变性和卫星细胞，此种细胞在超微结构上呈肌肉细胞的特征。当手术解剖时血管瘤可皱缩萎陷并溢出血液，淋巴管瘤则无红细胞，此可作为两者鉴别。

三、临床表现

Davis 复习文献上 81 例纵隔血管瘤发现，纵隔血管瘤发病在性别方面无倾向性，男女发生率大致相当。诊断时的年龄跨度较大，从出生后 26 天至 76 岁，但是 75% 患者年龄在 35 岁以下，发病高峰在 10 岁以内。

纵隔血管瘤患者常缺乏临床症状，约 1/2 ~1/3 患者为体查时胸片偶然发现纵隔阴影。出现症状多为肿瘤压迫或侵犯周围脏器或组织所致，常见的主诉有咳嗽、喘鸣、呼吸困难、胸痛，少数可有声音嘶哑、上腔静脉梗阻、霍纳综合征或吞咽不畅，肿瘤侵入椎管可出现脊髓受压的神经症状。

在 Davis 的文献复习中发现，前纵隔血管瘤占全部纵隔血管瘤的 68%，单一纵隔间隙受累占 58%，后纵隔内血管瘤为 22%。1 例患者纵隔内分别有两处单独血管瘤。7% 血管瘤从纵隔伸延到颈部或锁骨上区。2% 患者在身体其他部位同时有血管瘤。因此，纵隔血管瘤可以单独存在，或纵隔内有多发血管瘤，纵隔血管瘤也可能是全身血管瘤病的一部分。

四、诊断

纵隔血管瘤患者在体格检查多无明显异常发现，实验室测定的各项指标也多在正常范围之内，诊断主要依据胸部影像学检查。

X 线胸片显示血管瘤为圆形或分叶状肿块，最多出现在前上纵隔，也可在后纵隔，孤立的中纵隔血管瘤尚未见报告。发现病灶内存在静脉石具有诊断价值，这一特征性表现出现在约 10% 纵隔血管瘤患者，原因为血管瘤内血栓、静脉炎症最后钙化形成静脉石。胸片上静脉石表现为环状或斑点状钙化，这一特点与纵隔内其他肿瘤表现的包膜钙化、点状钙化或软骨性钙化很容易区别开来。血管瘤邻近肋骨也可有肋骨侵蚀表现。纵隔恶性血管瘤界限不清且向周围浸润，也可侵蚀胸壁。

许多作者提出纵隔血管瘤胸部 CT 上的特点，如病变密度约 30Hu，静脉注射造影剂后，病变与周围血管结构有相同的强化，增强呈均匀一致性。但是也有人显示病变增强呈现不均匀性，且为轻度到中度强化的表现。CT 可以清楚地显示肿瘤侵犯周围脏器，特别是较大血管瘤的范围和程度，为术前准备和计划手术方案提供有价值参考。静脉石或钙化被公认为诊断血管瘤的征象，骨骼肌肉内血管瘤的静脉石发生率为 30%，有时普通胸部平片即可发现病变内静脉石，但是胸部 CT 比平片能更好地显示静脉石存在，病变内未发现钙化灶对诊断血管瘤帮助不大（图 14－1）。

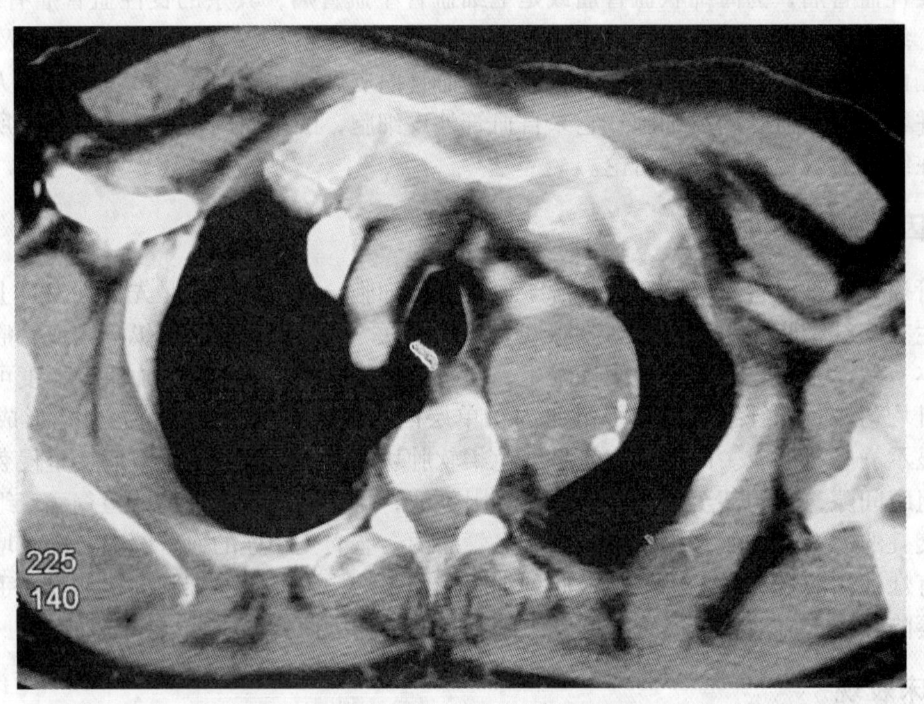

图 14－1　纵隔绵状血管瘤 CT 像显示边缘光整肿物影，特别注意瘤内存在有静脉石

位于前纵隔血管瘤需要进行鉴别诊断的有淋巴瘤，畸胎瘤，胸腺瘤以及胸内甲状腺肿。位于中纵隔和后纵隔的血管瘤应与纵隔心包囊肿、支气管囊肿、肠源性囊肿和神经管原肠囊肿，以及神经源性肿瘤鉴别。总的来说，囊肿性病变在 CT 上显示为水样密度，给予造影剂后无明显增强。实性肿块有时需要组织学诊断，经皮穿刺活检可有助于诊断，但是对于血管瘤经皮穿刺难以获得有价值的组织学标本。有人对怀疑纵隔血管瘤病变推荐纵隔镜活检，同样也有人因活检可能造成的出血而提出反对。此外，诊断时还应考虑到各种动脉或静脉来源的血管出现瘤样扩张的可能，这些瘤样扩张是假性血管肿瘤，对它们的鉴别需要依靠动脉造影或静脉造影。

五、治疗

原则上，与纵隔淋巴管瘤一样，纵隔血管瘤一经诊断即应行择期手术。但是，临床医师应警惕的是，手术的难易程度与肿块性质、所在部位以及是否侵犯周围脏器有明显关系。手术适应证应全面、慎重考虑。无明显症状、纵隔局限性血管瘤摘除并不困难，完整切除后无合并症。但是若病变界限不明显、呈侵袭性生长的血管瘤，包绕膈神经、上腔静脉、无名静脉、肺动脉，手术甚为困难，术前应有充分准备。已有报告因肿瘤侵犯大血管，解剖时发生大出血，被迫施行降主动脉部分切除人工血管移植，上腔静脉切除人工血管架桥。有人提出患者无临床症状，肿瘤呈侵袭性生长，活检组织学无恶性表现，则不必强行手术切除。若患者出现症状，需要手术治疗。不能完整地摘除血管瘤，亦应当尽多地切除肿瘤，电灼和严密缝合残余囊壁，以防日后复发。血管瘤的预后决定于切除的彻底性，当病变较大，局部有侵犯，且与重要脏器粘连，均难以完全切除。血管瘤无恶性变倾向，肿瘤部分切除后很少复发，因此对于肿瘤完全切除有较大危险病例，推荐保守性外科治疗。放射治疗对于血管瘤的治疗作用甚微。

六、北京协和医院资料

北京协和医院 30 年间曾手术切除纵隔血管瘤 4 例，因病例较少我们将纵隔血管瘤与纵隔淋巴管瘤于 1995 年一并报告。本组 4 例纵隔血管瘤均为海绵状血管瘤，外观呈浅蓝色或棕褐色，状似海绵，摘除时肿瘤可皱缩塌陷并逸出血液，有不完整包膜，界限尚清楚，与周围粘连不重，故可以均完整摘除。本组最长随诊 23 年，未发现复发和恶变，生活质量良好。

（张志庸）

参 考 文 献

1. Ishak KG, Rabin L. Benign tumors of the liver. Medical Clinics of North America, 1975, 59:995～1013.
2. Levin E, Wetzel LH, Neff JR. MR imaging and CT of extrahepatic cavernous hemangiomas. Am J Roentg, 1986, 147:1299～1304.
3. Cohen AJ, Sbaschnig RJ, Hochholzer L, et al. Mediastinal hemangiomas. Ann Thorac Surg, 1987, 43:656～659.
4. Davis JM, Mark GJ, Greene R. Benign blood vascular tumorsof the mediastinum. Radsiology, 1978, 126:581～587.
5. Schurawitzki H, Stiglbauer R, Klepetko W, et al. CT and MRI in benign mediastinal hemangioma. Clin Radiol, 1991, 43:91～94.
6. Gindhart TD, Tucker WY, Choy SH. Cavernous hemangioma of the superior mediastinum: report of a case with electron microscopy and computerized tomography. Am J Surg and Pathol, 1979, 3:353～357.
7. 张晓波，孙玉鹗等．纵隔静脉瘤 1 例报告．中华医学杂志，1988，68:319.
8. Rodriguez Paniagua JM, Casillas M, Iglesias A. Mediastinal hemangioma: correspondence. Ann Thorac Surg, 1988, 45:583.
9. 张志庸，王永华，戈烽等．纵隔淋巴管瘤和血管瘤的外科治疗．中国肿瘤临床，1995，22:328～330.

第十五章 纵隔淋巴管瘤

一、概述

淋巴管瘤是一种少见的淋巴管源性良性病变，以淋巴管增生为主要特征，它不是真正意义上的肿瘤，囊状水瘤是最常见的淋巴管瘤。1828 年 Redenbacker 首次临床描述，1843 年 Wernher 从病理上予以命名。淋巴管瘤组织学为良性增生性交互连接的淋巴管网状或囊状结构，但是生长类型可呈浸润性表现。位于纵隔的淋巴管瘤不多见，占全部淋巴管瘤的1% 以下。最常见的纵隔淋巴管瘤是原有颈部囊状水瘤向纵隔伸延，此种病例约占 10%。纵隔内淋巴管瘤常合并其他异常，如乳糜胸，骨溶解性破坏，血管瘤以及弥漫性或多发脏器淋巴管瘤疾病。临床上有重要意义的是，纵隔淋巴管瘤术前常常不容易获得正确诊断，有时手术也有相当的困难，某些病例术后可能复发，因之纵隔淋巴管瘤对临床胸外科医师是一种挑战。

二、发生率

胸内肿瘤中，间胚层组织的肿瘤占 10%，其中一半是血管源性和淋巴管源性的肿瘤。Ellis 报告囊性淋巴管瘤占纵隔肿瘤的 6.9%，国内陈迪等报告纵隔淋巴管瘤和血管瘤发生率为 4%，严嘉顺等报告 144 例纵隔肿瘤中，淋巴管瘤 4 例，发生率为 2.8%。北京协和医院胸外科手术切除 416 例纵隔肿瘤和囊肿，发现淋巴管瘤 8 例，其发生率为 1.9%。

三、病因和分类

纵隔淋巴管瘤的来源至今尚不完全清楚，一般认为它是先天性发育异常。胚胎时期，间胚层组织遗留在纵隔或间胚层组织的生发中心自颈部移行到纵隔，某些原因导致这些淋巴管胚芽未能与静脉或其他淋巴管相通，自行闭锁且增生，其内潴留淋巴液，逐渐扩张，最后形成淋巴管瘤。但是也有人提出其他假设，认为它可能是一种错构瘤样来源，或者肿瘤性来源。

有人把淋巴管瘤分成三类：

1. 单纯性淋巴管瘤，由毛细血管样薄壁淋巴管构成。
2. 海绵状淋巴管瘤，淋巴管扩张并有纤维性外膜覆盖。
3. 囊状淋巴管瘤（或囊状水瘤），由几毫米至数厘米大小囊肿构成。

三种淋巴管瘤中以后者最常见，最常出现于人体的颈部和腋部。淋巴管瘤的以上分类方便简单，但是临床医师认为如此详细分类并无必要，纵隔内三种类型淋巴管瘤混合存在并非少见。Bill 和 Sumner 提供证据表明囊肿大小和组织学表现决定于解剖部位，当病变局限于狭小致密的间隙则形成小的淋巴管瘤，腋部和颈部组织疏松间隙较大，病变容易扩张，可形成巨大囊性水瘤。纵隔内淋巴管瘤多为中小型肿瘤，北京协和医院 8 例纵隔淋巴管瘤平均直径为 5.1cm。文献报告颈部囊状水瘤可坠入纵隔，延伸形成纵隔淋巴管瘤，称为颈 - 纵隔淋巴管瘤，这种淋巴管瘤因自颈部延伸至纵隔内，位于重要脏器附近并多与之粘连，手术创伤大，手术摘除有一定的难度。

四、淋巴管瘤部位和特点

典型的淋巴管瘤发生在幼儿，50% 在出生时发现，90% 病例发现在两岁以内。约 75% 淋巴管瘤发生在颈部，其中 10% 肿瘤扩展到前上纵隔。发生在腋部的淋巴管瘤占 20%，余 5% 淋巴管瘤出现在纵隔、腹膜后、脾或结肠。纵隔淋巴管瘤大多数出现在前上纵隔，很少见于中或后纵隔，淋巴管瘤作为成年人原发性纵隔肿瘤罕见，弥漫性淋巴管瘤病呈多灶性累及多个脏器时，纵隔淋巴管瘤仅是全身淋巴管瘤病的部分表现。

1. 上纵隔淋巴管瘤　据统计大约95% 的淋巴管瘤出现在颈部或腋部，这些病变绝大多数发生在2 岁以内。颈部囊状水瘤最可能是胚胎期此部位的淋巴管系统未能与相应的静脉系统完整交通，从而造成了这种先天性畸形。Chervenak 等人应用超声波检查发现子宫内胎儿颈部囊状水瘤的几个特征，确定病变为先天性来源。10% 的颈部囊状水瘤可以伸延到上纵隔，而位于上纵隔的淋巴管瘤约占全部胸内淋巴管瘤的半数以上。

分析位于上纵隔的淋巴管瘤有以下临床特点：

(1) 多数发生在年幼患者。

(2) 多从颈部延及至纵隔。

(3) 肿瘤常浸润到颈部重要脏器，手术不能完全摘除。

(4) 术后肿瘤容易复发。

影像学上特点有二：

(1) 肿瘤呈长形扩展到胸腔入口并与颈部相交通。

(2) 气管受挤压向侧方移位。

2. 前纵隔淋巴管瘤　位于前纵隔的淋巴管瘤约占全部纵隔淋巴管瘤的30%，是纯粹的纵隔淋巴管瘤，它不是颈部淋巴管瘤向纵隔伸延所致，故与颈部囊状水瘤无关。前纵隔淋巴管瘤原因尚不清楚，有人提出胚胎时期间胚组织遗存在纵隔或自颈部移行到纵隔形成纵隔淋巴管瘤。

分析此部位纵隔淋巴管瘤的临床特点有：

(1) 大多数为中年患者。

(2) 常无临床症状。

(3) 影像学表现与纵隔淋巴结肿大或胸腺肿瘤相似。

(4) 术前常被误诊。

(5) 部分病例肿瘤包绕心脏和大血管，呈浸润性生长，手术不能完全切除。

影像学上，此部位的淋巴管瘤与常见的纵隔淋巴瘤、胸腺瘤，或畸胎瘤难以区分，胸部平片仅显示纵隔增宽，CT 可清楚显示密度不均、匐行生长的肿瘤。

3. 后纵隔淋巴管瘤　位于后纵隔的淋巴管瘤少见，除了表现为非特异性囊性肿物以外，部分病例呈弥漫性淋巴管瘤病表现，其特点为：

(1) 多位于后下纵隔脊柱旁。

(2) 肿瘤界限不清。

(3) 常累及邻近的椎骨或肋骨，呈溶骨性破坏。

(4) 肿瘤可向下穿越横膈延伸到腹膜后间隙。

(5) 术后常出现乳糜胸。

4. 弥漫性囊性淋巴管（或血管）瘤病　这种病变表现为多发性骨骼囊性改变，囊内壁衬有内皮结构，或衬淋巴管内皮，或衬血管内皮，或两者兼有。虽然囊性淋巴管瘤病大多数局限于骨骼系统，但是它们常常侵犯到骨骼以外，胸部、腹内脏器（脾脏）或腹膜后间隙也可被囊性病变所累，胸部淋巴管造影时发现肺内或纵隔存在囊性包块，提示该脏器受累。在弥漫性淋巴管瘤病患者，淋巴管瘤和血管瘤常同时存在，两者从组织学上很难区分。通常认为这种疾病的发病机制是脉管系统弥漫性发育畸形。

此种病变多发生于儿童和年轻成人，发病率在性别、种族和遗传学上无倾向性。文献上已有报告弥漫性淋巴管瘤病合并纵隔淋巴管瘤，出现乳糜胸或者乳糜心包。在病变为多发性溶骨性破坏患者，出现乳糜胸或乳糜心包提示预后极差。弥漫性囊性淋巴管瘤病可造成广泛的软组织和内脏受累，以及远处骨骼病变，这是它与 Gorham 疾病的不同之处。典型的 Gorham 病主要是全身性骨骼囊性改变处附近的软组织受累，偶尔巨大软组织囊性淋巴管瘤也可出现在 Gorham 患者，此时两者的区分则很困难。

5. Gorham 病 Gorham 病是一种骨骼系统疾病，胸外科提及此病是因为追寻自发性乳糜胸的原因时考虑到 Gorham 病之可能。Gorham 病是一种溶骨性破坏性疾病，主要病理学特征是骨骼系统多发性血管瘤，并蔓延到邻近的软组织。此病病因不清，临床进程和预后难以预料，缺乏具体治疗方法。尽管血管瘤系良性病变，但是骨质吸收溶骨性破坏持续性进展，广泛性累及肋骨和椎骨，最终导致患者死亡。病理学上，在受累的骨骼结构内出现淋巴管瘤样组织，有时纵隔内也出现相同的病变组织，主要是淋巴毛细管和窦状隙很明显，也可以有血管瘤成分。影像学上，骨骼改变呈进行性骨质溶解性破坏，但是其界限不超过关节面。广泛的肋骨破坏，可造成胸廓塌陷，以致死亡。与淋巴管瘤病或血管瘤病不同的是，Gorham 病的病变骨骼周围软组织经常受侵，但不累及远处的软组织。Gorham 病可能是一种广泛性淋巴管发育不良，除了骨骼受累以外，也可能表现为胸内淋巴管发育不良，特别是纵隔内淋巴管瘤可以造成乳糜胸，合并乳糜胸的 Gorham 病预示不良。外科治疗此病极为困难。Pedicelli 报告切除纵隔淋巴管瘤组织和壁层胸膜成功治疗 Gorham 病合并乳糜胸。其他人尚无更多报告，确切治疗方法不得而知。

6. 与淋巴管瘤相关疾病 三种与淋巴管瘤相关疾病，Klippel－Trenaunay 综合征，淋巴管曲张和淋巴管平滑肌瘤病，临床罕见，但与淋巴管瘤密切相关，在此予简要讨论。

（1）Klippel－Trenaunay 综合征 它是一种先天性血管畸形，包括四肢骨和软组织肥大，血管瘤或淋巴管瘤（或两者兼有），以及静脉曲张三联症。虽然明显肢体病变为最初的表现，但是病变也可能影响到躯干。1984 年 Telender 报告了 42 例这种综合征，其中 12 例有胸部病变，主要是胸壁受累。

（2）淋巴管曲张 Servelle 和 Nogues 描述了胸膜和纵隔内多发扩张的淋巴管曲张，这种病变被他人命名为“纵隔淋巴管扩张”。病变特征是先天性或者早期获得性淋巴管畸形，合并乳糜池缺失。代偿性淋巴管侧支循环建立，替代缺失的胸导管功能。建立在横膈上，或沿着肺、肋间隙、胸膜下、支气管周围和纵隔的淋巴管侧支循环，因为淋巴液流动缓慢以及缺乏瓣膜功能，所以表现为淋巴管曲张。当扩张的淋巴管之一破裂，则发生乳糜胸。Servelle 警告对此不要进行外科阻断，从而破坏已建立的侧支循环，这样阻断淋巴管的近侧有可能发生合并症危险。

（3）淋巴管平滑肌瘤病 其特点是纵隔淋巴结内、肺实质和腹膜后淋巴管和平滑肌增生性改变。出现于生育年龄的女性，它可能是一种错构瘤样的病变，而不是淋巴管瘤。临床上主要是乳糜胸和反复发作的气胸，通常表现有网状结节状肺浸润。这种病变的大型淋巴导管逐渐发生阻塞，梗阻远侧的淋巴管出现扩张，如果发生这种淋巴管平滑肌瘤病通常致命。

五、临床表现

纵隔淋巴管瘤临床上常无症状，北京协和医院报告一组纵隔淋巴管瘤病例，50% 为体查胸片发现纵隔阴影，如有症状多因肿瘤压迫周围脏器所致，如胸闷、憋气、前胸不适、咳嗽等，其严重程度和持续时间均有很大变异。

体查时一般多无阳性发现。X 线胸片、断层像和胸部 CT 对于诊断提供一定的线索。胸部平片表现为纵隔内圆形或椭圆形有分叶阴影，可突向一侧也可向左右两侧膨出，其界限清楚，密度均匀，很少有钙化。当肿瘤较大时，肿瘤可以浸润穿越组织层面，或推移气管或压迫食管。在 CT 扫描图像上，平扫淋巴管瘤表现为单房或多房性密度均匀一致的囊性占位病变，瘤体直径变化较大，从 1～2 毫米到数厘米，边界清楚、锐利，壁薄，致 CT 图像上可能显示或不能显示。增强后扫描显示瘤内间隔厚薄不匀，有轻度增强（图 15－1）。典型的纵隔淋巴管瘤为水样密度，密度增高可能因囊内液体沉积，或以前曾有过出血或感染。临床上纵隔淋巴管瘤常被误诊为纵隔淋巴结结核、支气管囊肿、胸腺瘤或畸胎瘤。大多数纵隔淋巴管瘤位于前上纵隔，但约有 25% 病变位于后纵隔，如 Brown 报告 14 例纵隔淋巴管瘤中有 4 例，北京协和医院 8 例中有 3 例位于后纵隔。位于后纵隔的淋巴管瘤多在脊柱旁，临床上易误诊为纵隔神经源性肿瘤。

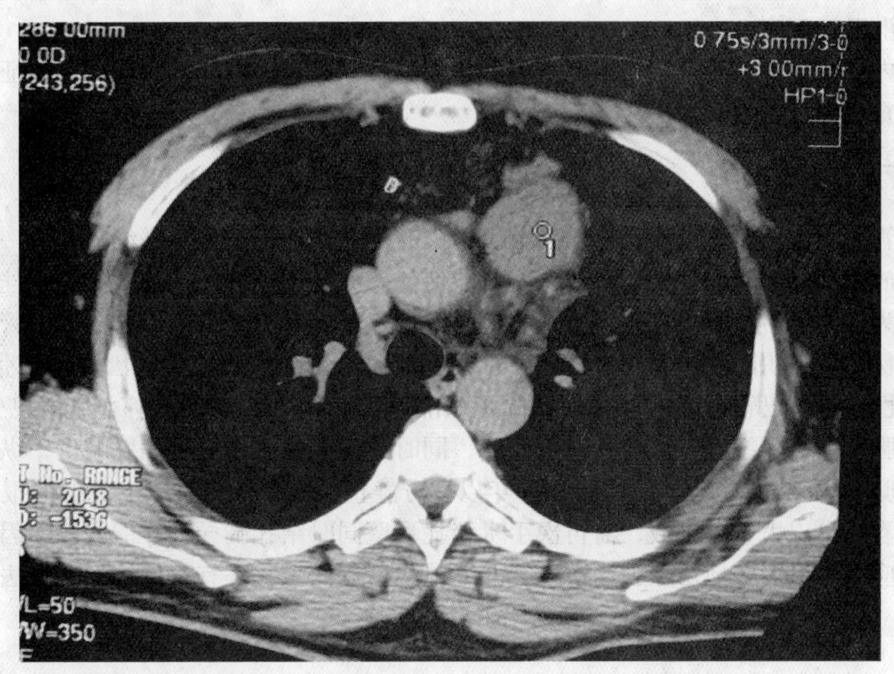

图 15－1　纵隔淋巴管瘤 CT 像

六、病理解剖

病理组织学方面，淋巴管瘤是由淋巴管增生扩张所致。肉眼观瘤体大小直径从毛细血管到数厘米。囊壁较薄，呈半透明状，质地柔软（图 15－2）。镜下可见囊壁含平滑肌纤维、血管、神经、脂肪和淋巴样组织，瘤内有分隔，由大小不同相互连通的囊腔组成，分隔由结缔组织做支架薄厚不同。内层衬扁平内皮细胞，部分内皮细胞呈立方状上皮，胞质嗜伊红染色，基质内有淋巴细胞浸润，但无红细胞。囊内为黄色澄清含蛋白成分的淋巴液，若与淋巴管相通则为乳糜液。淋巴管瘤的病理诊断主

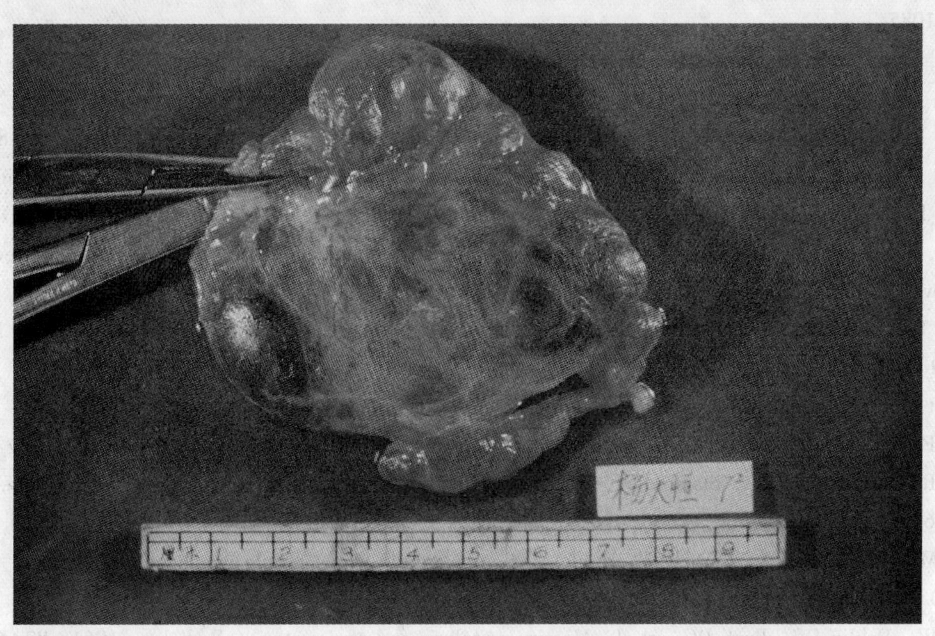

图 15－2　切除的纵隔淋巴管瘤标本

要基于扩张的囊腔，内衬内皮细胞，常含有淋巴细胞、蛋白质成分及平滑肌明显增生。病变累及多数淋巴链时称为淋巴管瘤病。

淋巴管瘤内皮细胞常缺乏细胞质内因子Ⅷ的免疫反应，而在血管源性肿瘤此是特征性的，因此免疫细胞化学检查两者可予鉴别。

七、治疗

纵隔淋巴管瘤增大可压迫纵隔脏器，当继发感染时可造成局部硬化和纤维化，故一经诊断应尽可能及时手术。放射治疗不能使肿物缩小，有时可能促使恶性变，注射硬化剂效果亦不佳。

手术切除为有效的治疗方法；分界清楚有包膜者摘除较容易，纤维—血管 - 淋巴管瘤常呈浸润性生长，它伸出伪足沿组织间隙包围邻近器官，常常不能完全切除。残留肿瘤因囊壁扩张致术后复发。本院一例多发性囊状淋巴管瘤病，10 岁时切除了颈部囊状水瘤，25 岁切除脾血管淋巴管瘤，26 岁时又切除了双侧胸腺和纵隔纤维—血管 - 淋巴管瘤，同时此患者又患有上腔静脉畸形，纵隔淋巴管瘤摘除术后出现乳糜胸，经多次穿刺转为慢性，5 年以后方静止。国内外均有以上类似的报告。未能切除干净的淋巴管囊壁渗出大量淋巴液，需再次手术缝扎囊壁同时结扎胸导管才能缓解。因之临床外科医生对此种病例应当尽可能多地切除肿瘤囊壁，并缝扎囊壁创面。我院有 4 例按上述方法处理，长期随诊未见复发。

（张志庸）

参 考 文 献

1. Bill AH Jr, Sumner DS. A unified concept of lymphangioma and cystic hygroma. Surg Gynecol Obstet, 1965, 120 : 79 ~ 86.
2. Ellis FH, et al. Mediastinal cysts and tumors. Surg Gynecol Obstet, 1955, 100 : 532 ~ 538.
3. 陈迪，丁嘉安，等. 原发性纵隔肿瘤的外科治疗. 中华肿瘤杂志，1981，3 : 200.
4. 严嘉顺，宋玉忱，等. 纵隔肿瘤 144 例的外科治疗. 中华肿瘤杂志，1981，3 : 195.
5. 张志庸，王永华，戈烽等. 纵隔淋巴管瘤和血管瘤的外科治疗. 中国肿瘤临床，1995，22 : 328 ~ 330.
6. Scalzetti EM, Heitzman ER, Groskin SA, et al. Development lymphatic disorders of the thorax. Radiographics, 1991, 11 : 1069 ~ 1085.
7. Leroux BT, Kallichurum S, Shama DM. Mediastinal cysts and tumors. Curr Probl Surg, 1984, 21 : 57 ~ 62.
8. Sumner TE, Volberg FM, Kiser PE, et al. Mediastinal cysts hygroma in children. Pediatr Radiol, 1981, 11 : 160 ~ 162.
9. Brown LR, Reiman HM, Rosenow EC, et al. Intrathoracic lymphangioma. Mayo Clin Proc, 1986, 61 : 882 ~ 892.
10. Shaffer K, Rosado de Christenson ML, Patz EF, et al. Thoracic lymphangioma in adults: CT and MRI imaging features. AJR Am J Roentgenol, 1994, 162 : 283 ~ 289.
11. Rekhi BM, Esselstyn CB, Levy I, et al. Retroperitoeal cystic lymphangioma. Report of two cases and review of the literature. Cleve Clin Q, 1972, 39 : 125 ~ 128.
12. Chervenak FA, Isaacson G, Blakemore KJ, et al. Fetal cystic hygroma: cause and natural history. N Engl J Med, 1983, 309 : 822 ~ 825.
13. Case report of the Massachusetts General Hospital (Case 30. 1980). N Engl J Med, 1980, 303 : 270 ~ 276.
14. Berberich FR, Bernstein ID, Ochs HD, et al. Lymphangiomatosis with chylothorax. Pediatr, 1975, 87 : 941 ~ 943.
15. Takamoto RM, Armstrong RG, Stanford W, et al. Chylothorax with multiple lymphangiomata of the bone. Chest, 1971, 59 : 687 ~ 689.
16. Goldstein MR, Benchimol A, Cornell W, et al. Chylopericardium with multiple lymphangioma of bone. N Engl J Med, 1969, 280 : 1034 ~ 1037.
17. Halliday DR, Dahlin DC, Pugh DG, et al. Massive osteolysis and angiomatosis. Radiolgy, 1964, 82 : 637 ~ 644.
18. Pedicelli G, Mattia P, Zorzoli AA, et al. Gorham syndrome. JAMA, 1984, 252 : 1449 ~ 1451.

19. Telander RL, Kaufman BH, Gloviczki P, et al. Prognosis and management of lesions of the trunk in children with Klippel - Trenaunay syndrome. J Pediatr Surg, 1984, 19:417 ~ 422.

20. Servelle M, Nogues C. The chyliferous Vessels. Paris: Expansion Scientifique Francaise, 1981, 49 ~ 59.

21. Marchevsky AM, Kaneko M. Surgical pathology of the mediastinum. New York: Raven Press, 1984, 238.

22. Pilla TJ, Wolverson MK, Sundaram M, et al. CT evaluation of cystic lymphangiomas of the mediastinum. Radiology, 1982; 144:841 ~ 842.

23. Pyatt RS, William ED, Clark M, et al. CT diagnosis of splenic cystic lymphangiomatosis. J Comput Assist Tomogr, 1981, 5:446 ~ 448.

24. Marchevsky AM, Kaneko M. Surgical pathology of the mediastinum. New York: Raven Press, 1984, 235.

第十六章 纵隔淋巴结肿大

第一节 纵隔淋巴结结核

纵隔淋巴结结核（mediastinal tuberculous lymphadenitis）或称结核性纵隔淋巴结炎，为结核杆菌侵入纵隔内淋巴结引起的慢性疾病。单纯原发性纵隔淋巴结结核发病率很低，大多为全身结核疾病继发性引起纵隔淋巴结结核感染。由于本病呈长期慢性疾病过程，早期临床表现多种多样，缺乏特异性的症状和体征，后期合并症多且严重，又容易与纵隔肿瘤或中心型肺癌相混淆。如果不进行有创性检查，如纵隔镜检查、纵隔切开活检或开胸探查，常常不能获得确切的细菌学及组织病理学诊断，因之，临床上纵隔淋巴结结核极易误诊误治。

一、发病机制和发生率

结核杆菌经呼吸道进入肺泡后，被肺泡内的巨噬细胞吞噬。取决于结核菌数量、细菌毒力和巨噬细胞的酶和杀菌素含量不同，被吞噬的结核菌的命运可有不同的转归。若在细菌繁殖和宿主细胞反应之前，结核菌即被消灭，则机体不遗留任何感染的证据。当细菌繁殖复制致肺泡巨噬细胞死亡，释出的结核菌又被肺泡的巨噬细胞和体循环内的巨噬细胞吞噬，结核菌及其碎屑、宿主产生的补体等吸引更多的巨噬细胞和中性粒细胞在局部聚集，则形成结核病的早期病灶，以后机体出现结核病感染的病程。

结核病的基本病理改变包括渗出型病变、增生型病变和干酪样坏死。渗出型病变表现为组织充血、水肿，大量的中性粒细胞、淋巴细胞和单核细胞浸润以及纤维蛋白渗出。取决于细菌和宿主反应的平衡，出现不同的结核病的病理改变。剧烈的变态反应导致病灶坏死，继之液化；若机体免疫力强，病变可以完全吸收，或者变成增生型病变。典型的增生型病变表现为结核结节，结节中央为巨噬细胞衍生的郎罕巨细胞，周围由巨噬细胞转化而来的类上皮细胞成层排列。结核肉芽肿是一种弥漫性增殖型病变。干酪样坏死主要为组织混浊肿胀，继之细胞脂肪变性，细胞核碎裂、溶解，直至完全坏死，外观上呈黄色，类似乳酪样固体或半固体密度。因机体反应性、局部组织抵抗力不同，侵入细菌数量、毒力和感染方式的差别，上述三种病理改变可以相互转化、交错存在，或以某一病变为主。

结核病的转归可以有两种不同的结果，一种是好转、痊愈，即渗出型病变完全吸收不留任何痕迹。轻微干酪性坏死或增生型病变也可经治疗吸收、缩小，遗留细小纤维瘢痕。结核病好转的另一种表现是纤维化，即病灶炎性成分吸收，结节性病灶中成纤维细胞增生，产生胶原纤维，形成纤维化。此外局限化的干酪样病灶逐渐脱水、干燥，钙质沉着，形成钙化灶，儿童的钙化灶可以进一步骨化。另一种转归是恶化，发生干酪样坏死和液化，如前所述。当严重免疫抑制或结核性空洞久治不愈，可以发生结核病扩散，包括局部蔓延、支气管、淋巴管和血行性播散，以及淋巴结－支气管、淋巴－血行播散。

早期肺结核可在肺的任何部位造成以渗出为主的炎性病灶，称为原发性病灶，经引流的淋巴管到达相应的肺门淋巴结或纵隔淋巴结，产生结核性淋巴管炎或结核性淋巴结炎，这三者构成了儿童期的结核病，即“原发综合征”。通常原发灶较小，直径约为2～3mm，容易吸收不易被发现。但是肿大淋巴结内的病理改变比较严重，愈合速度远比肺内原发灶为慢。与成人相比较，幼儿淋巴结对各种感染有更为强烈的反应，淋巴结肿大明显，所以临床上有时仅发现纵隔或肺门淋巴结肿大而无肺内结核病灶。淋巴结肿大程度与自然免疫力、侵入细菌的数量及毒力有关，若机体免疫功能较强，侵入的结核杆菌数量少、毒力弱，肿大的淋巴结病灶逐渐吸收或形成钙化。若机体免疫力低下，侵入的结核杆菌数量多、毒力强，或反复发生结核感染又未能及时治疗，肿大淋巴结可发生干酪样变性、坏死、液化，形成纵隔增殖性淋巴结核或结核性脓肿。经积极治疗后病灶可得到有效控制，逐渐吸收或进入静止状态，以后任何使机体抵抗力降低的因素均可使病变重新活动，成为继发性的纵隔淋巴结结核。

20 世纪 50 年代国外文献报告，纵隔淋巴结结核占手术治疗纵隔肿物的 0.6% ~6%，Lyons 报告造成纵隔增大的病因依次为淋巴瘤、结节病、转移性癌、组织胞质菌病和纵隔淋巴结结核，在 782 例纵隔肿瘤中，淋巴结结核排第 5 位，占 6%。国内北京协和医院 134 例纵隔肿物手术中经病理证实为淋巴结结核占 10%，其他医院报告为 20%。国内报告经纵隔镜检查病理活检最后证实的中纵隔病变，良性病变中最常见的是纵隔淋巴结结核，占全部良性病变的 75%。近年来报告纵隔淋巴结核病例发生率增多的原因有，胸部影像学，特别是 CT、MRI 检查对纵隔肿物检出率提高；外科医师对纵隔肿物手术探查态度更为积极；此外，免疫组化和病理学诊断更为准确。

二、临床表现

纵隔淋巴结结核一般起病缓慢，少数患者可以急性起病。该病多发生于青壮年，女性多于男性，约为 1.9 ~2.8 :1，儿童病例并不少见。

主要表现分为两大类，全身性结核中毒症状和肿大淋巴结对周围脏器产生的压迫症状。与全身它处感染结核病一样，纵隔淋巴结结核的中毒症状包括低热、乏力、盗汗，食欲不振、消瘦，咳嗽。合并肺部结核病变时可有咳痰或咯血。一组报告 58 例纵隔淋巴结结核约半数有低热、咳嗽。急性起病者可出现寒战、高热，伴有头痛，全身不适，类似感冒等症状，多见于儿童。由于纵隔内各组淋巴结受累的范围及病变的严重程度不同，纵隔淋巴结结核对周围脏器产生的压迫症状亦不相同。肿大淋巴结压迫气管及支气管，使局部粘膜充血、水肿，管腔变窄，临床上出现呼吸不畅，间断喘鸣及阻塞性肺气肿，甚至阻塞肺动脉出现呼吸困难。慢性淋巴结结核长期压迫气道，侵蚀气管壁，造成管壁缺血、坏死，或淋巴结脓肿直接穿破气管壁而形成气管、支气管淋巴瘘，可咳出干酪样坏死物。隆突部位肿大淋巴结可以压迫食管，造成吞咽不畅。当淋巴结侵蚀食管管壁可造成食管自发性穿孔，或食管纵隔瘘。长期慢性淋巴结炎症侵蚀食管壁可形成食管外牵性憩室。纵隔淋巴结肿大压迫喉返神经、大血管、交感神经、膈神经等可产生相应的压迫症状，如声音嘶哑、上腔静脉综合征、霍纳综合征和横膈运动障碍。个案报告纵隔结核性淋巴结炎偶可表现为长期不明原因低热。理论上上述压迫症状均可能发生，但在实际临床工作中所见到的主要是胸痛、咳嗽、发热、进食不畅和体重减轻。当病变向上伸延累及颈部淋巴结时，可引起颈部淋巴结肿大，患者则以颈部包块就诊。

因为纵隔淋巴结结核深在中纵隔内，体格检查多无明显阳性发现。临床上常见的是纵隔淋巴结结核慢性经过，出现周围脏器严重压迫症状或产生的合并症，如上述气道、消化道、血管、神经受压或受侵等症状和体征。合并颈部淋巴结结核，触诊可发现颈淋巴结肿大。

三、辅助检查

1. 胸部 X 线检查　是纵隔病变最基本的检查方法。纵隔淋巴结结核在胸部 X 线片的表现为：

（1）后前位胸片　表现为纵隔影增宽、密度增浓或肺门增大，部分呈“串珠样”或呈半圆形、椭圆形突向肺内，单纯肿块分界清楚，边缘光滑，合并炎症时边缘模糊不清。

（2）肿块边缘多有分叶或呈结节状，提示多个淋巴结受累并相互融合。部分肿块内可见有液化或钙化。

（3）肿块多位于上中纵隔，单侧多于双侧，右侧更为多见。原因可能为右侧气管旁淋巴结接受淋巴引流较左侧多，此外右侧纵隔组织松软，左侧有主动脉弓阻挡，病变不容易向左侧扩展。

（4）隆突下淋巴结肿大时，断层片上可见气管分叉角度增大，隆突角变钝。

（5）常伴有肺部结核病灶的影像学改变。

2．CT 检查　在显示纵隔淋巴结结核方面，胸部 CT 扫描较胸部平片有更大的价值。CT 能清楚地显示气管旁、支气管周围和气管支气管区的纵隔淋巴结以及肺门淋巴结增大，尤其是右侧。（图 16－1－1，图 16－1－2，图 16－1－3）。肿大的淋巴结可为单发或多发，多个肿大淋巴结相互融合可呈不规则肿块。平扫时大多数肿大淋巴结密度较均匀，部分密度不均，以较大淋巴结为明显，中心部密度较周围密度低，有的可见“爆米花”样钙化。注射造影剂后行增强扫描，较小淋巴结常呈均匀性强化，较大淋巴结多为周边不规则厚壁强化、薄壁环状强化以及间隔状强化。病理上淋巴结强化区提示为血管丰富的结核肉芽组织，不强化部分多为干酪坏死，间隔状强化是多个含有干酪性坏死淋巴结融合的结果。结核性淋巴结肿大在增强扫描前后的密度改变具有一定特征性，尤以环状强化和间隔状强化有助于淋巴结结核的诊断。

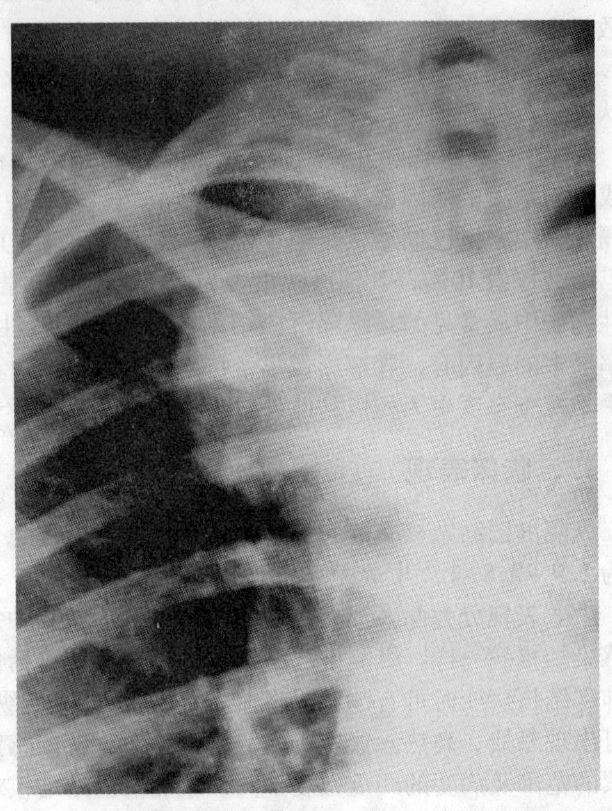

图 16－1－1　纵隔淋巴结结核正位胸像显示右上纵隔旁肿物影

3．纤维支气管镜　怀疑纵隔淋巴结结核，并不一定要做纤维支气管镜检查，施行纤维支气管镜检查的主要目的在于排除纵隔型支气管肺癌，此外也用于确定有无支气管内膜结核和支气管淋巴瘘，同时获取支气管壁粘膜的组织学和细菌学的诊断依据。有人认为纤支镜检查对于纵隔淋巴结结核的诊断有定性作用。国内报告相当多的病例术前未行纤维支气管镜检查，但是在进行了此项检查的病例中，约有 1/3 发现了支气管淋巴瘘。由于纵隔淋巴结结核多位于气管、支气管周围，可通过坏死、液化、破溃等直接向气管或支气管壁侵蚀，从而形成气管或

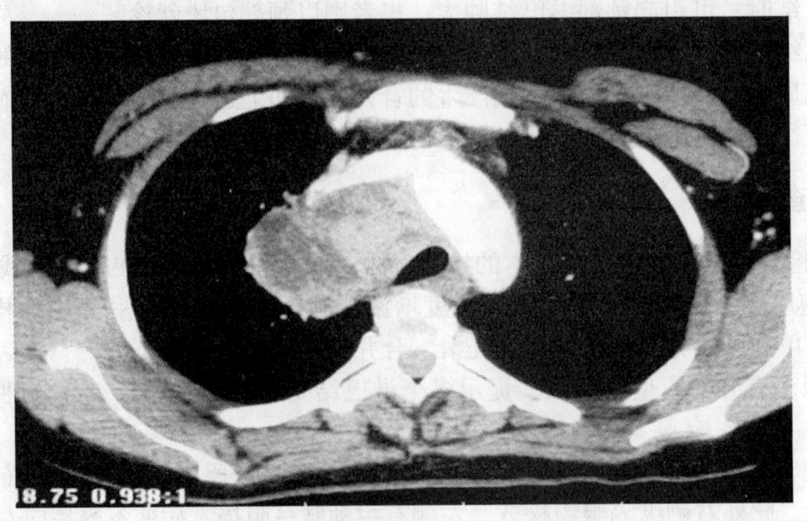

图 16－1－2　纵隔淋巴结结核 CT 像

支气管淋巴瘘。气管、支气管淋巴瘘的镜下表现，可见局部粘膜新生物，呈灰白色或黄白色，多为结节状，质地较韧，活检时出血少，周围粘膜充血糜烂少见。行刷检涂片找抗酸杆菌和取活组织送病理检查即可明确诊断。

4. 结核病免疫学检查 在诊断活动性肺结核的价值越来越受到临床医师的重视，免疫学检查对各种活动性肺结核的诊断具有重要作用。

(1) PPD 试验 PPD 皮试是结核特异性的变态反应，纵隔淋巴结结核患者多呈阳性或强阳性反应。北京胸科医院对 20 例纵隔淋巴结结核进行 PPD 皮试，强阳性者为 60%。而纵隔肿瘤或结节病为阴性。

(2) 抗结核抗体检测 其敏感性为 76.4%，特异性为 88.2%，对诊断活动性结核具有重要价值。北京胸科医院对 32 例纵隔淋巴结结核进行抗结核抗体检测，全部结果均高于正常。

(3) 脂阿拉伯甘露糖 - IgG 抗体检测（结明试验） 脂阿拉伯甘露糖是分离纯化的分枝杆菌胞壁特异性抗原，有较高的免疫原性，其敏感性为 66.3%，特异性为 97.4%，因此，结明试验阳性时即应考虑体内存在活动性结核。

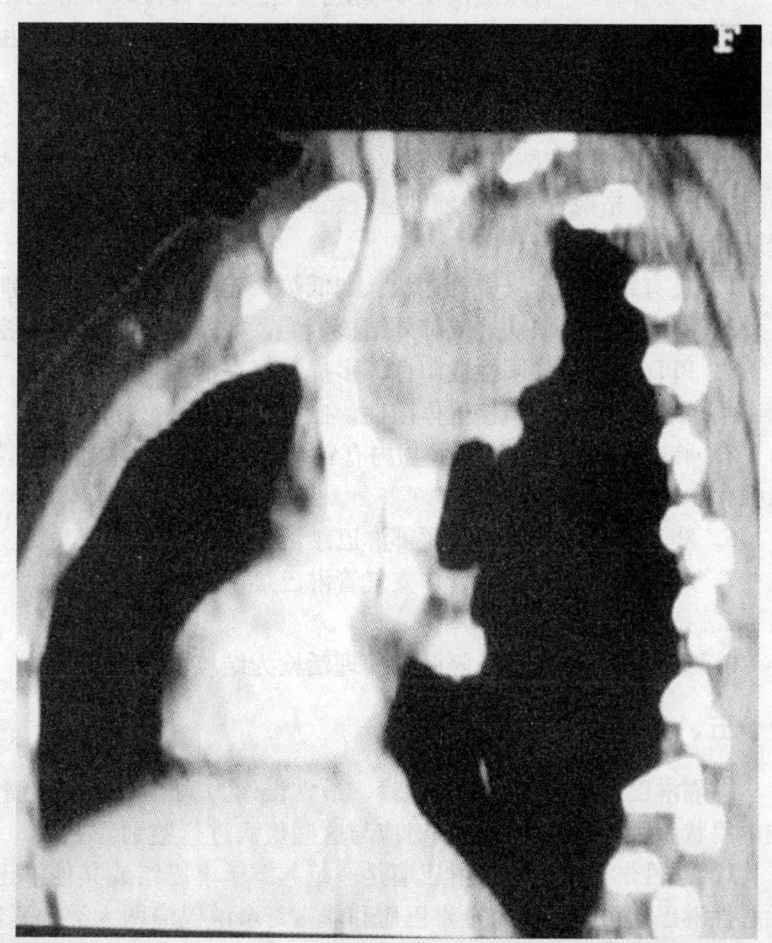

图 16 - 1 - 3 增强后矢状位像显示纵隔淋巴结结核

图 16 - 1 - 1，图 16 - 1 - 2，图 16 - 1 - 3 为一例纵隔淋巴结结核影像学检查。女性，26 岁，咳嗽 6 周，发热 5 周。CT 报告不除外右上叶后段、右下肺背段结核。行电视辅助纵隔镜活检病理诊断“纵隔淋巴结结核”

5. 痰细菌学检查 单纯性纵隔淋巴结结核痰细菌学检查为阴性，当合并有肺结核或气管、支气管淋巴瘘时，痰菌可为阳性。因此痰细菌学检查的结果取决于有无呼吸道内结核病存在，尽管有报道纵隔淋巴结结核的痰菌阳性率高达 29%。

经上述各项检查仍不能确诊的中纵隔肿物，而临床又高度怀疑纵隔淋巴结结核，可以行试验性抗结核治疗，经一阶段抗结核治疗后仍无明显效果，可行纵隔镜检查。有条件的单位，开始就对可疑病例进行纵隔镜检查，而不进行试验性抗结核治疗。

6. 纵隔镜检查 主要用于 R2，R4，L2，L4，R 区的 7 和 10 中纵隔肿大淋巴结检查，对于后纵隔肿物此项检查效果不佳。具体操作为：全麻平卧，取胸骨切迹上方 1cm 处颈部领式切口，长约 2cm。切开颈阔肌分离至气管前间隙，用手指分离探明进入此间隙后，放入纵隔镜沿此间隙向下及左右两侧推移，用分离钳分离解剖周围组织，发现肿物后尽可能将其完整分离，如果周围粘连紧密，不易完整摘除，可分离出部分肿物后进行咬取。怀疑肿物为血管性病变时，应先用针头试穿，证实无误后方可用活检钳咬取，取出组织送病理检查。如发现纵隔肿物为寒性脓肿，可以借助纵隔镜切口进行引流治疗。术毕仔细止血放置引流。传统的纵隔镜检查须在全麻下进行，要求具有一定的技术条件，观察范围有限，且有一定的危险性。目前临床上已普遍开展电视辅助纵隔镜检查，较之传统纵隔镜具有明显的优越性，诊断性高，并发症少，安全而有效。

7．穿刺活检　有人建议在CT指导下经支气管行纵隔淋巴结穿刺活检，对纵隔淋巴结结核的诊断率达85%，但是其主要合并症是穿刺可能造成出血，发生率达77%。

四、诊断

由于纵隔淋巴结结核不易获取到细菌学及病理组织学依据，术前确切诊断比较困难。临床医师应结合病史、体格检查和各项辅助检查结果综合分析，以明确诊断。以下几点有助于纵隔淋巴结结核的诊断：

1．具有结核病全身中毒症状，如低热，乏力，盗汗等，特别是青壮年、女性患者。

2．伴有肺内结核病灶或肺外结核病变，如颈淋巴结核、腹腔结核、生殖系统结核病。

3．PPD皮试呈强阳性或阳性，多提示存在活动性结核疾病。

4．结明试验或抗结核抗体阳性，血沉明显增快。

5．胸部CT显示中纵隔肿物内有钙化灶，或增强时周边不规则厚壁强化、薄壁环状强化及间隔状强化。

6．浅表淋巴结，特别是颈部淋巴结活检为结核性病理改变。

7．纤支镜检发现有气管、支气管淋巴瘘。

8．抗结核治疗有效。

9．纵隔镜检查发现纵隔肿物病理活检为结核性改变。

五、鉴别诊断

纵隔淋巴结结核术前常被误诊，最常误诊为胸腺瘤、畸胎瘤、淋巴瘤、结节病、食管平滑肌瘤、胸内甲状腺肿等，在诊断本病时应与这些疾病进行鉴别。

1．恶性淋巴瘤　恶性淋巴瘤是一组起源于淋巴结或其他淋巴组织的恶性肿瘤。常见的纵隔原发性恶性淋巴瘤可分为霍奇金淋巴瘤和非霍奇金淋巴瘤两大类。恶性淋巴瘤好发于前中纵隔，常有不规则发热，浅表淋巴结呈无痛性进行性增大。X线表现通常以气管旁淋巴结肿大为主，且两侧对称。由于此类肿瘤生长迅速，发现时多数淋巴结已融合成块，使上纵隔向两侧显著增宽。肿瘤边界清楚，密度均匀，无密度减低或钙化。体检常发现肝脾肿大。PPD、结明试验和抗结核抗体均为阴性。恶性淋巴瘤的确诊需要通过浅表淋巴结活检或纵隔镜检查活检病理证实，或骨髓涂片找到里—斯细胞或淋巴瘤细胞。恶性淋巴瘤对放疗或化疗均较敏感，外科的作用仅为明确诊断。

2．恶性肿瘤纵隔淋巴结转移　各种恶性肿瘤均可转移到肺门或纵隔淋巴结。原发恶性肿瘤常见的部位有支气管、腹腔各内脏、乳腺、甲状腺等。原发肿瘤病史，浅表淋巴结活检，有助于转移瘤的诊断。其中以肺癌引起的纵隔淋巴结转移最为多见，X线发现密度均匀，边缘有毛刺或切迹的肺内肿块，伴单侧肺门淋巴结肿大，痰细胞学检查，纤支镜检等可明确支气管肺癌诊断。

3．纵隔良性肿瘤　常见的纵隔良性肿瘤有胸腺瘤、畸胎瘤、胸内甲状腺肿、神经源性肿瘤等。纵隔良性肿瘤多位于前纵隔或后纵隔内，病情发展缓慢，肿块边界清楚，密度均匀，少见肺门及浅表淋巴结肿大。纵隔淋巴结结核多位于中纵隔，当结核病变较大时也可出现在前、中甚至后纵隔。中纵隔内除了淋巴源性肿瘤外，尚有囊肿，如支气管囊肿、食管囊肿等，这些病变临床上主要以压迫症状为主，影像学显示为囊性病变，此外这些肿瘤或囊肿无结核中毒症状，PPD试验、结明试验、抗结核抗体均为阴性。

4．胸内结节病　结节病是原因不明的多系统肉芽肿性疾病，可分为全身多脏器结节病和胸内结节病。胸内结节病最常侵及双侧肺门淋巴结、右上纵隔淋巴结和主动脉窗内淋巴结。典型的X线表现为双侧肺门淋巴结肿大，呈土豆状，边界清楚，常同时伴有右侧气管旁淋巴结和左侧主动脉弓下淋巴结肿大。可伴有肺内网状、结节状阴影。血钙，尿钙及血清血管紧张素转换酶（SACE）活性升高，Kveim 皮肤试验阳性。确切诊断需要浅表淋巴结活检，或纤支镜活检或纵隔镜活检，以及免疫组化和病理检查。结节病对于皮质激素治疗有极高的反应率。

六、治疗

1．内科治疗　纵隔淋巴结结核如能获得早期诊断，给予及时的抗结核治疗，可获得满意疗效。但是纵隔淋巴结结核不易取到细菌学诊断，难以获取药物敏感试验结果，所以临床医师多凭经验用药。用药选择及原则与治疗肺结核相同，即要求早期、联合、规则、足量、全程治疗，尤以联合规则用药和完成计划疗程最为重要。应注意在使用异烟肼和利福平治疗时前 1～3 个月内偶可有“暂时性增大”的报告。只要诊断正确，继续维持原方案治疗，症状可逐渐缓解。

2．外科治疗　按照原则进行正规抗结核治疗，纵隔淋巴结结核均能收到良好的效果。但如果有以下情况应考虑外科手术治疗：

（1）经正规抗结核治疗 3 月以上病灶无好转或继续扩大。

（2）病灶直径在 3cm 以上无明显钙化，或相互融合液化形成寒性脓肿。

（3）出现气管、食管压迫症状或已腐蚀气管、食管壁，造成气管或支气管穿孔、或者食管穿孔，形成气管、支气管淋巴瘘，或者食管淋巴瘘。

（4）不能除外纵隔肿瘤。

（5）伴有肺不张、干酪性肺炎经内科治疗无效。

手术医师常发现典型的纵隔淋巴结结核在右侧气管旁淋巴结，即奇静脉上下，邻近上腔静脉及无名静脉，此处淋巴结多为纵隔的第 2、3、4 组淋巴结，此外第 5、7 组淋巴结也常常受累。术中可见多个淋巴结肿大，淋巴结肉芽组织增生、坏死、干酪样液化或者形成结核性脓疡，数个脓腔可互相连通，最大脓腔可达 10cm×9cm×8cm 大小。此外淋巴结与周围邻近脏器粘连坚实而紧密，特别与血管、气管、食管粘连侵犯更为明显。完整摘除整个病变是最理想的术式，但是大多数情况下，病变不能整块剥离切除干净，手术者能做的是病灶清除术，即切开囊壁，彻底刮除病灶，冲洗脓腔，置放有效引流管，为以后病变吸收创造条件。病灶清除术是临床胸外科医师最常用的治疗纵隔淋巴结结核的方法，操作简单安全，疗效肯定，长期随诊结果满意。

除了开胸手术治疗纵隔淋巴结结核外，近 10 年来有人应用胸腔镜进行纵隔淋巴结结核的诊断，以及切除淋巴结结核的囊壁，清除残腔，并用抗结核溶液冲洗脓腔，取得了良好的治疗效果。

气管、支气管淋巴瘘最常发生在支气管分叉处，也是肺门纵隔淋巴结结核严重合并症，干酪样坏死物大量溢入支气管可造成窒息或结核病肺内播散。若支气管淋巴瘘口较小、无肺内结核病存在，可行单纯瘘口修补并用胸膜或肌肉瓣覆盖。瘘口较大，而且局限在肺叶支气管，可行肺叶切除。对于其他部位瘘口，手术时可采取各种方法，原则是既去除病灶又尽量保留健康肺组织。

需要强调的是，纵隔淋巴结结核常常是全身结核病的继发性病变，为避免纵隔淋巴结结核复发，手术后应常规进行抗结核治疗一年，以巩固外科治疗效果。

（杨爱民　张志庸）

参 考 文 献

1. Peabody JW Jr，Brown RB，Sullivan MB，et al. Mediastinal granuloma：A revised concept of their incidence and etiology. J Thorac Surg，1958，35：384～396.
2. Lyons HA，Calvy GL，Sammons BP. The diagnosis and classification of mediastinal masses：A study of 1782 cases. Ann Intern Med，1959，51：871～932.

3. 徐乐天，孙成孚，吴良洪等. 纵隔淋巴结结核 17 例的诊断与外科治疗. 中华结核和呼吸系疾病杂志，1981，4：69～70.
4. 邱新生，杨玉理，柳和武等. 纵隔淋巴结结核的诊断和外科治疗. 中华胸心血管外科杂志，1991，7：31～32.
5. 刘向阳，张汝刚，张大为. 纵隔镜检查诊断中纵隔肿物的价值. 中华外科杂志，1995，33：510～512.
6. Shivpuri DN, Ban B. Tuberculous hilar and mediastinal adenitis. Am Rev Tuberc, 1957, 76：799～810.
7. Im GJ, Song SK, Kang SH, et al. Mediastinal tuberculous lymphadenitis：CT manifestation. Radiology, 1987, 164：115～119.
8. Weber AL, Bird KT, Janower ML. Primary tuberculosis in chilhood with particular emphasis on changes affecting the tracheobronchial tree. A J R, 1968, 103：123～132.
9. Rana SR, Saxena SB, Gumbs RV. Tuberculous mediastinal lymphadenitis with a chest wall mass. Pediatr Radiol, 1985, 15：127～128.
10. 杨声，郝风景，张力. 肺门、纵隔淋巴结结核的诊断和外科治疗. 中华结核和呼吸杂志，1995，18：230～231.
11. De ugarte DA, Shapiro NL, Williams HL. Tuberculous mediastinal mass presenting with stridor in a 3 month－old child. J Pediatr Surg, 2003, 38：624～625.
12. Equi A, Redington A, Rosenthal M, et al. Pulmonary artery occlusion from tuberculous lymph－adenopathy in a child. Pediatr Pulmonol, 2001, 31：311～313.
13. Sirgh B, Moodley M, Goga AD, et al. Dysphagia secondary to Tuberculous lymphadenitis. S Afr J Surg, 1996, 34：197～199.
14. Desai C, Kumar KS, Rao P, et al. Spontaneous esophagral perforation due to mediastinal tuberculous lymphadenitis atypical presentation of tuberculosis. J Postgrad Med, 1999, 45：13～14.
15. Ohtake M, Saito H, Okuno M, et al. Esophago－mediastinal fistula as a complication of tuberculous mediastinal lymphadenitis. Intern Med, 1996, 30：984～986.
16. Bayindir Y, Sevinc A, Serefhanoglu K, et al. Cervico－mediastinal tuberculous lymphadenitis presenting as prolonged fever of unknown origin. Jnat Med Assoc, 2004, 96：682～685.
17. Khan J, Akhtar M, Von Sinner WM, et al. CT－guided fine needle aspiration biopsy in the diagnosis of mediastinal tuberculosis. Chest, 1994, 106：1329～1332.
18. Amorosa JK, Smith PR, Cohen JR, et al. Tuberculous mediastinal lymphadenitis in the adult. Radiology, 1978, 126：365～368.
19. Moon WK, Im JG, Yeon KM, et al. Mediastinal tuberculous lymphadenitis：CT findings of active and inactive diseas. A J R Am J Roentgenol, 1998, 170：715～718.
20. 李翼文，王玉珍，牛占丛等. 纤维支气管镜对成人结核性淋巴结病的诊断. 中华结核和呼吸疾病杂志，1991，6：358.
21. Ayed AK, Behbehani NA. Diagnosis and treatment of isolated tuberculous mediastinal lymphadenopathy in adults. Eur J Surg, 2001, 167：334～338.
22. Bilaceroglu S, Gunel O, Eris N, et al. Transbronchial needle aspiration in diagnosing intrathoracic tuberculous lymphadenitis. Chest, 2004, 126：259～267.
23. 孙德庆，孟繁学. 并用利福平、异烟肼治疗过程中发生纵隔淋巴结暂时性肿大 10 例报告. 中华结核和呼吸系疾病杂志，1981，4，262～264.
24. Sazuki T, Suzuki S, Kamio Y, et al. Mediastinal tuberculous lymphadenitis diagnosis and treated by thoracoscopy. Thorac Cardiovasc Surg, 1997, 45：140～142.

第二节　纵隔巨大淋巴结增生（Castleman's disease）

一、概述

胸片上显示淋巴结肿大是最常见的纵隔异常，隆突下淋巴结、气管旁淋巴结、肺门区淋巴结肿大更为常见。众所周知，正常淋巴结的大小在 1.0cm 以内，直径超过 1cm 即被认为淋巴结肿大。

纵隔淋巴结增大常见于三大类疾病：淋巴瘤、转移癌及肉芽肿性炎症，此外还有许多其他少见的疾病，包括纵隔巨大淋巴结增生（Castleman 病），即血管滤泡淋巴样增生。HIV 感染者常见纵隔淋巴肿大，通常与感染有关，但也可因淋巴瘤、卡波济肉瘤或其他疾病而致。虽然 CT 及 MRI 可以探测出淋巴结肿大，缺点是不能确切地区分肿大的淋巴结系良性肿大还是恶性肿大，因之，临床上 CT 和 MRI 的作用主要用于指导有创性检查。

巨大淋巴结增生是一种特殊形式的良性淋巴结增生性病变。最初在 1956 年由 Castleman 描述，开始报告的巨大淋巴结增生均在纵隔内，以后发现只要有淋巴结之处都可能出现淋巴结巨大增生，但大宗统计资料显示 71% 增生的淋巴结是在胸部，大多数为纵隔内沿气管支气管树的淋巴结，或肺门的淋巴结，也有在肺的叶间裂。除了纵隔之外，腹膜后、颈部、腋部、肌肉和盆腔等部位均可以是巨大淋巴结增生的常见部位。

多年来有许多名称描述巨大淋巴结增生这一病变，包括血管滤泡性淋巴样增生，淋巴样错构瘤，滤泡淋巴网状内皮瘤，血管瘤病和良性巨大淋巴瘤。这些肿瘤通常位于前上纵隔，它们也可以出现在后纵隔或心膈角，如此又容易与神经源性肿瘤或心包囊肿相混淆。

二、发病原因和机制

巨大淋巴结增生的原因至今并不完全清楚。已经提出的理论有：①增生性反应（炎症）来源；②错构瘤来源；④混合性来源；④免疫反应失调。目前最广泛被人们接受的理论是炎症性来源。

Keller 将它分为两种完全不同的组织学分型：透明血管型和浆细胞型。透明血管型即是 Castleman 最初描述的类型，约占全部巨大淋巴结增生病例的 91%，表现为局限性孤立的无明显症状特征的病变，最常位于纵隔内，临床呈良性病程。组织学的特点是小型透明血管性滤泡和滤泡间有毛细血管增生。第二种类型是浆细胞型，约占 9%，其特征为大型增生性淋巴样滤泡，其间布满大片浆细胞，临床呈侵犯性恶性病程。在临床实践中，这两种类型的病变有时并不容易确切划分，因此，有人提出将其划分三个组织类型，即除了以上两型外，增加了混有透明血管型和浆细胞型两种类型的混合型。

由于目前对此病的治疗尚存在一定困难，最新研究发现白细胞介素 6（IL6）参与其发生机制过程，因而治疗上也出现新的思路。如同以前报告的晚期多发性骨髓瘤患者一样，给予鼠抗白介素 6 单克隆抗体后，局限型 Castleman 病患者的症状明显改善，化验检查结果各项指标转为正常，这是唯一报告的病例，此项治疗期很短，治疗后症状中止，最后经外科手术摘除了肿大淋巴结，患者获得完全缓解。

已经有几种理论来解释 Castleman 病的病理改变和临床特点。慢性低度炎症，免疫缺陷和自家免疫性疾病都被提出是此病的可能发病原因。尽管这些假设报告的证据不多并且多是推测，但是在探寻统一 Castleman 病模型的过程中，有可能最后会发现这种疾病的病因机制。已有的资料提示增生的淋巴结产生过量的 IL6，在局限型和多中心型 Castleman 病的发生中起着重要作用。IL6 是由几种细胞分泌的一种可溶性蛋白，它在介导免疫功能和造血细胞生成方面起一定作用。在 B 淋巴细胞增生并成熟为具有免疫球蛋白分泌功能的浆细胞过程中，必须有 IL6 参与。动物模型显示，细胞素产生失调可造成淋巴结异常，浆细胞增生，淋巴器官多克隆，高 γ 球蛋白血症，这是一种在临床上和组织学上与人类 Castleman 病难以区分的综合征。此外，已经显示从 Castleman 病人摘取的淋巴结能合成大量的细胞素，提示 IL6 合成不适当在这种综合征发生过程中起着一定作用。除了对 B 淋巴细胞的作用外，IL6 也能诱导正常内皮细胞的增生和 AIDS - KS（获得性免疫缺陷综合征 - 卡波济肉瘤）的细胞衍生。最后 IL6 滴度的增加也能解释全身表现，如发热、乏力、贫血、高 γ 球蛋白血症以及浆细胞型 Castleman 病常见的急性期反应。尽管 IL6 滴度升高与 Castleman 病的组织形态学及全身表现有关，但是，认为 IL6 的异常增高就是非何杰金淋巴瘤和卡波济肉瘤等恶性病变唯一和最关键的原因，似乎不太可能。就像任何一种假设，细胞迅速增生更可能经过基因突变才能导致恶性变。很可能是，异常 IL6 驱动淋巴浆细胞增生，仅仅是恶性淋巴瘤发生上的一个阶段。同样，通过释放血管生成因子（包括 IL6），可能促进血管增生，最后产生血管性肿瘤。

综上所述，在浆细胞型 Castleman 病淋巴增生基础上发生淋巴瘤，而在透明血管型 Castleman 病内皮细胞增生基础上发生血管性肿瘤。因之，Castleman 病可以概括为增生与退变的肿瘤性淋巴细胞增生过程，在此过程中由相应的增生淋巴结产生继发性肿瘤。多中心型 Castleman 病存在免疫缺陷状态显示，这种发现可能有助于进一步研究"机会性"恶性肿瘤的发生机制，如 KS 和 B－细胞淋巴瘤。

三、临床表现

巨大淋巴结增生可发病于任何年龄，但临床发现它最常发生在年轻的成年人，发病年龄高峰在 20 岁～40 岁，半数患者年龄低于 30 岁。发病也无人种和性别倾向性，两性发病率相近。至今也未能发现罹患此病的危险因素。

患者多无临床症状，或缺乏特异性的症状。如果出现症状，大多数是因气管或支气管受压所致，如咳嗽、呼吸困难、胸痛、呼吸道感染，咯血和背部疼痛。Feigert 等人描述了一种血管滤泡性淋巴结增生综合征，除了上述的淋巴结增生以外，还有多发性神经炎、肝脾肿大、内分泌紊乱、单克隆 γ 球蛋白病变和皮肤改变（Polyneuropathy，organomegaly，endocrinopathy，Monoclonagammopathy，skin changes POEMS）。

无症状的胸部血管滤泡性淋巴结增生，通常在常规体检胸部 X 线像上发现病变。有的病变本身表现为长期存在的肿块，甚至长达 20 年肿块大小无明显改变或变化甚微。但是在透明血管型和浆细胞型的混合型巨大淋巴结增生，肿块可持续生长，或摘除后肿块复发。所以巨大淋巴结增生的范围可从一端的局限性透明血管型，到另一端有全身表现的浆细胞型。

肿瘤本身最常见的表现为单个、界限清楚的肿块。透明血管型 Castleman 肿瘤，多无明显临床症状，多在常规胸片检查时发现。浆细胞型 Castleman 肿瘤患者常有全身症状，包括发热、盗汗、乏力、贫血、关节疼痛，高 γ 球蛋白血症、血小板增多以及血沉加快等。全身性（多中心型）巨大淋巴结增生在组织学上与浆细胞型密切相关，病情逐渐进展加重，最终可以导致死亡。

浆细胞型淋巴结增生在其病程中可以出现"B"型临床症状，所谓"B"型症状最常见于浆细胞型，但是也可以在透明细胞型出现，这些症状并不直接由肿瘤引起，而是全身性反应，见表 16－2－1。外科切除肿大的淋巴结以后，这些全身症状完全消失，并且有长期疗效。

表 16－2－1 Castleman 病的全身临床表现

血液	
	难治性贫血（PC）
	自家免疫性全血细胞减少（PC）
	血栓性血小板减少性紫癜（HV）
	骨髓纤维变性（HV）
	抗凝性狼疮（PC）
皮肤	
	寻常型天疱疮（PC）
	皮肤卡波济肉瘤（HV）
	肾小球性血管瘤（PC）
肺	
	闭塞性细支气管炎（HV）
	反复胸腔积液（HV）

续表

血液
肾
肾病综合征（PC）
急性肾功能衰竭（PC）
肾小球肾炎（PC）
肿瘤
恶性淋巴瘤（PC，HV）
硬化型骨髓瘤（PC）
重链型疾病（HV）
髓外浆细胞瘤（PC）
结性卡波济肉瘤（PC）
神经
周围神经炎（PC）
脑性假瘤＊（PC，HV）
重症肌无力（HV）
其他
淀粉变性（PC）
生长受限（PC）
颞部动脉炎（HV）
心包积液（HV）
POEMS 综合征（PC）
紫癜性肝炎（PC）

HV 透明血管型淋巴结增生
PC 浆细胞型淋巴结增生
POEMS 多发性神经炎，肝脾肿大，内分泌紊乱，M 蛋白和皮肤改变
＊合并多发性 Castleman 疾病

多中心病变，多中心型 Castleman 病患者的年龄一般较局限型偏大，平均为 56 岁，并且多有全身症状，肝脾肿大和周身淋巴结增大（表 16－2－2）。试验室检查常能发现贫血，血沉快，多克隆高 γ 球蛋白血症，粒细胞增多和骨髓浆细胞增多。与局限性 Castleman 病比较，多中心型临床恶性程度更高，并按以下 4 个病程之一进行：复发缓解，长时间保持稳定，迅速致命和转变为恶性淋巴瘤。组织学检查、临床症状和实验室测定结果并不能可靠地预测某一患者的结果或其临床病程。最新的研究显示存在周围神经病变常提示治疗无效、预后很差。在硬化型骨髓瘤和 POEM 综合征（多发性神经病变、肝脾肿大、内分泌紊乱、M 蛋白和皮肤疾病）的患者也出现 Castleman 病的组织学改变。POEM 综合征最初描述的是日本患者，其为多系统疾病，主要特点为周围神经病变，视乳头水肿，单克隆－多克隆 γ 球蛋白病变，血小板增多，硬化型骨髓病变。患者常有淋巴结肿大，其组织学的特点与浆细胞型改变相似。硬化型骨髓瘤、多中心型 Castleman 病及 POEM 综合征之间的确切分界并不十分清楚，三者之间在组织学和临床特点方面有时混淆并相互重叠。浆细胞型 Castleman 病患者更倾向于为多中心型，有着重要的临床意义。在制定治疗计划前，临床医师应彻底检查其他部位有无淋巴结受累以便确定分期。检查项目包括血浆蛋白电泳，骨髓穿刺涂片，胸、腹和骨盆 CT，骨骼放射性核素扫

描，镓扫描能够提供病变范围极重要的资料，并且能区分多中心型与局限型 Castleman 病。此外，多中心型 Castleman 病患者需要密切随访，因为它们发展成卡波济肉瘤和淋巴瘤的危险性极高。

表 16-2-2 局限型和多中心型 Castleman 病临床表现比较

	局限型	多中心型
年龄	12~72 岁	19~85 岁
平均年龄	23.5 岁	56 岁
表现	偶然，肿块压迫	"B" 症状
组织学特点	HV，PC，HV-PC	PC，HV，HV-PC
淋巴结分布	中心性	周围性
肝脾肿大	无	有
癌变可能性	偶然	常常
临床经过	良性	恶性
治疗	手术切除	化疗
预后	良好，5 年存活 100%	有限，中期存活 26 个月
鉴别诊断	滤泡型淋巴瘤，淋巴结肿大其他原因，AIDS，KS	滤泡型淋巴瘤，AIL，硬化型骨髓瘤，POEM，AIDS，KS

AIDS 后天性免疫缺陷综合征；AIL 血管免疫母细胞淋巴结肿大；HV 透明血管型；HV-PC；混合型；KS 卡波济肉瘤；PC 浆细胞型；POEM 多发性神经炎；肝脾肿大；内分泌紊乱；M 蛋白和皮肤病变。

四、诊断

胸部 X 线平片和胸部 CT 有助于该病的诊断，主要是透明血管型淋巴结增生，70% 的此类肿块位于胸部，特别是前纵隔，当然也可出现在纵隔的其他部位，有时出现在肺裂处，偶尔其表现类似于肺肿瘤或孤立肺内结节。肿块表现为密度均匀、边界清晰、高度血管化，特别是在注射造影剂后进行 CT 扫描，巨大淋巴结增生因病变有丰富的血液供应表现明显增强（图 16-2-1，图 16-2-2，图

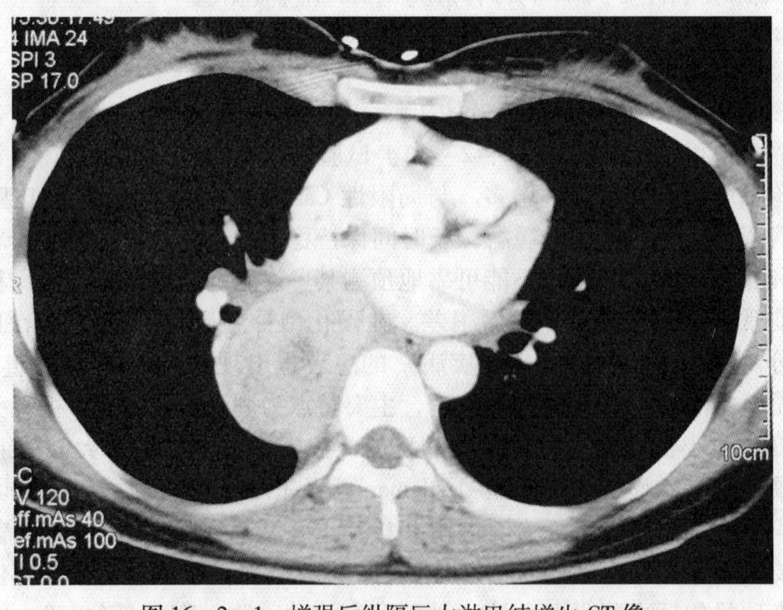

图 16-2-1 增强后纵隔巨大淋巴结增生 CT 像

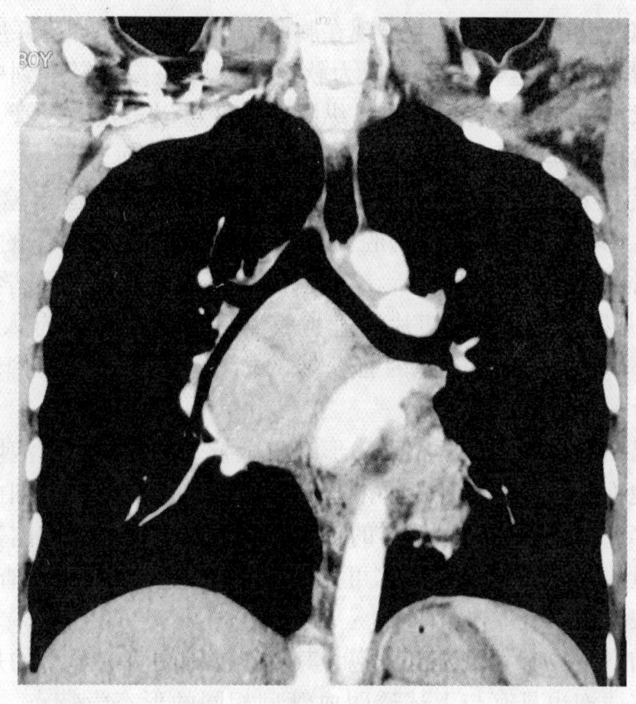

图 16－2－2　增强后冠状面显示纵隔巨大淋巴结增生

16－2－3）。用此可与滤泡型淋巴瘤、胸腺瘤相鉴别，后两者在 CT 上无明显增强。有的巨大淋巴结增生病例可见肿块内存在钙化灶。少见的报告有合并反复胸腔积液。血管造影用于辅助 CT 检查，确定病变血管化的程度，透明血管型肿块的特征性表现是在毛细血管相出现散光延长的致密肿物影，这种方法也用来勾划出已经萎缩的肿块其供应血管的轮廓。

巨大淋巴结增生的病变大小变异较大，一般最大直径于 3～7cm，有完整包膜，或相对来说界限较为清楚。外表面多较光滑，也有呈结节状分叶，提示系几个淋巴结融合而致。

病变内血管十分丰富，并且容易发生广泛出血。有人提出术前进行血管造影同时进行血管栓堵可明显减少出血使手术切除更为容易。一般，病变边界清楚，但也有些病变与周围脏器和组织粘连或浸润，如支气管、肺动脉，个别病变从纵隔内伸展出来进入到叶间裂，甚至呈指状浸润入肺实质。

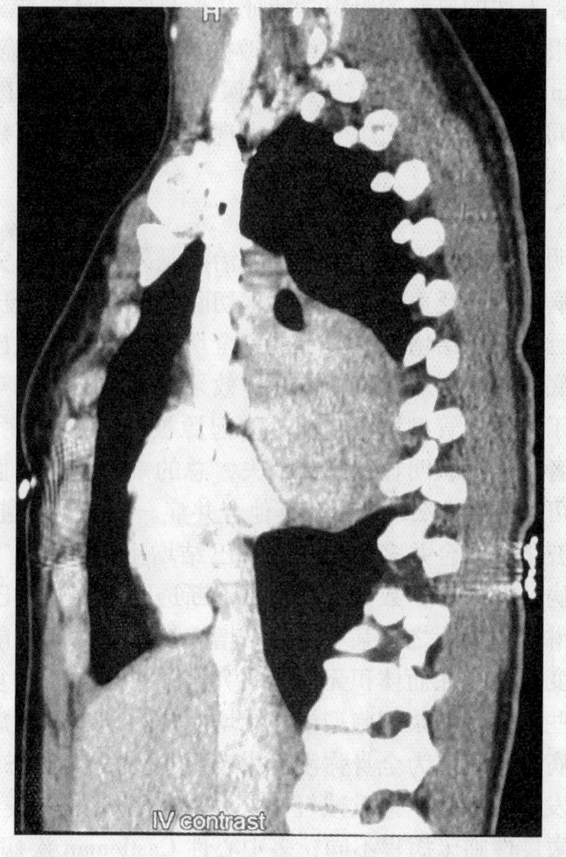

图 16－2－3　同一患者侧位矢状面显示纵隔巨大淋巴结增生

与表现为单一孤立圆形肿块的透明血管型淋巴结增生不同，浆细胞型淋巴结增生通常显示为多发、分散的淋巴结肿大，而且浆细胞型淋巴结增生最常出现在胸腔以外的部位，如肠系膜和腹膜后间隙，或同时累及多个含淋巴结的脏器。CT 上这种病变表现为软组织性肿块，有轻度到中度强化。偶尔 CT 显示卫星样淋巴结肿大或点状钙化，或两者均存在。纵隔内病变可以累及支气管，表现为各种不同的支气管内病变，在支气管镜活检或其他器械检查时 有时可发生大量出血。

术前病理学诊断较为困难。因病变位于纵隔内，位置较深且血运丰富，穿刺活检标本常不成功，或引致活检后出血。纵隔镜检查以及胸腔镜检查亦因顾虑检查操作的出血合并症，不易取得满意的标本或足够的标本供组织学检查诊断。因此，Castleman 病的组织学诊断大多数经手术切除的标本进行病理学检查获得。术中冷冻切片病理检查常常发生误诊，有人统计冷冻切片报告的诊断正确率仅 50% 左右。冷冻切片误诊的原因有获取的标本不适当，或组织标本量太少，难以做出确切诊断。

透明血管型巨大淋巴结增生的病理学特点为形态学上特殊的小淋巴滤泡增生，其掩盖了正常的淋巴结结构，在皮质内滤泡被环形分布的数层小淋巴细胞所包绕，其内带毛细血管穿透生发中心。生发中心常常含有透明膜的碎片，呈现一种涡轮样的外貌，与此相反的是滤泡内基质表现有明显的毛细血管增生，并含有不同数量的小淋巴细胞，偶尔可见到浆细胞。免疫组化检查显示滤泡内 B 淋巴细胞和浆细胞的多克隆轻链表达。

浆细胞型巨大淋巴结增生也有大量淋巴滤泡，其淋巴滤泡更大，显著的是生发中心更为典型的反应性淋巴滤泡增生。偶尔滤泡也具有与上述透明血管型相同的形态学特点。Castleman 病的浆细胞型与透明血管型不同之处在于其扩大的滤泡内带以成熟的浆细胞为主，并构成宽宽的一片。滤泡内基质很少有血管，更多的是高度内皮化的小静脉。淋巴结可以部分受累，未受累的淋巴结表现为开放的窦隙。大多数浆细胞型巨大淋巴结增生的免疫组化检查显示为浆细胞轻链多克隆表达，某些也可有单克隆浆细胞表达，并可合并有血浆 M 蛋白。

尽管上述的典型的组织学特征，但是它们是非特异性的。类似 Castleman 样组织学改变的病例也有大量报告，相同的淋巴结结构改变也出现在类风湿性关节炎，Sjogren's 综合征，药物反应（例如 phenytoin 过敏），淋巴结转移癌，医源性免疫抑制，以及先天性或后天性免疫缺陷综合征（AIDS）。有报告同样的淋巴结组织学改变出现在霍奇金淋巴瘤病例并导致临床误诊。

五、治疗

透明血管型巨大淋巴结增生的治疗是外科切除，完全外科切除可使全部病例达到治愈。但是透明血管型病变有广泛血管存在，手术切除可能引致大量出血，手术者必须谨慎，避免术中、术后发生大出血。巨大淋巴结增生有时不能完全切除，术后可能出现肿瘤局部复发。对于不适宜外科切除或者切除不彻底的患者，放疗可能有一定效果。

由于透明血管型淋巴结增生的起源被认为是良性、自身限制性病变，所以外科手术摘除肿瘤以后，患者临床症状明显缓解或消失，总的来说，透明血管型巨大淋巴结增生手术后的预后良好，5 年存活率可达到 100%，很少有其他合并症。但是有可能发展成血管性肿瘤，类似卡波济肉瘤，尽管典型的卡波济肉瘤合并多中心巨大淋巴结增生，但已有报告卡波济肉瘤样血管肿瘤合并局限性 Castleman 疾病，此外有少数报告在初始诊断透明血管型淋巴结增生以后数年，发展成恶性淋巴瘤、血管性肿瘤或淋巴瘤。因之，某些淋巴结增生病变切除后可能有复发。

病变长期存在而体积无明显增大，外科切除后恢复顺利，均提示这种疾病是一种良性病变特点。但是某些病变，如浆细胞型淋巴结增生却表现有恶性病变的生物学特点，特别是多中心浆细胞型 Castleman 病，它表现为全身弥漫性淋巴结肿大，其形态学与巨大淋巴结增生相同，但患者常有临床症状，如发热、寒战、体重减轻、肝脾肿大，以及免疫功能紊乱和自家免疫性疾病，与典型的 Castleman 疾病良性临床病程不同，多中心性 Castleman 疾病更多表现为恶性疾病，有报告它可合并 HIV 感染，合并感染后常致死亡。因之对于浆细胞型淋巴结增生需要进行密切随诊。

局限型浆细胞型 Castleman 病多可经外科手术切除，并有着较好的预后。与此相反，多中心型浆细胞型 Castleman 病需要全身治疗，而且结果也不佳。一个报告显示整个死亡率为50%，中期存活时间为26个月，在此研究中，最常见的死亡原因是败血症和淋巴瘤。几种免疫抑制剂，单独或联合应用也用于治疗多中心型病变，其疗效不一。

联合激素和细胞毒性的化疗可使临床症状获得暂时改善，但是至今尚没有单一药物或某一化疗方案能使患者获得长期持续症状缓解。从多中心 Castleman 病的恶性行为和和预后很差的角度来讲，已经提出了应当采用更为积极的强有力的化疗。放疗在个别病例上获得成功，对于多中心 Castleman 病，放疗的作用尚未得到肯定。

六、北京协和医院资料

北京协和医院自1998年至2003年，5年内共收治13例经手术切除或淋巴结活检病理证实的巨大淋巴结增生症，全组临床资料和病理诊断见表16－2－3。

表16－2－3　北京协和医院13例纵隔巨大淋巴结增生

序号	年龄（岁）	性别	发病部位	主要症状	全身症状	临床分型	病理分型
1	39	男	后纵隔	左后背痛2年	无	孤立型	透明管型
2	17	女	上纵隔	无	无	孤立型	透明管型
3	28	女	上纵隔	干咳1月	无	孤立型	透明管型
4	38	男	左前纵隔	胸闷胸痛6月	无	孤立型	透明管型
5	37	女	腹膜后	上腹饱胀纳差1月	无	孤立型	透明管型
6	65	女	右腋下	无	无	孤立型	透明管型
7	41	女	纵隔	头晕2年	乏力、发热、腹胀、水浮肿、多腔膜积液 POEMS	弥漫型	浆细胞型
8	25	女	左上腹肿物 小肠系膜	间断发热4年	乏力、盗汗、头晕、腹痛 ESR↑、IgG↑	孤立型	浆细胞型
9	27	女	纵隔、全身淋巴结	间断发热1年	无	弥漫型	浆细胞型
10	43	男	腹股沟、腘窝淋巴结	双下肢麻木	POEMS、痛风	弥漫型	浆细胞型
11	29	男	耳后、全身淋巴结	查体发现 肝脾肿大腹膜后纵隔淋巴结肿大	乏力 消瘦、IgG球蛋白增高	弥漫型	浆细胞型
12	30	女	隆突下	口腔粘膜糜烂、咳嗽1个月	无	孤立型	透明血管型
13	31	男	左肺门、叶间裂	体查发现左肺门肿物3年	无	孤立型	透明血管型

本组13例中，男性5例，女性8例；年龄17～65岁，平均年龄46.3岁；有症状者病程从半个月至4年，尚有2例无明显症状系体查发现。临床分型孤立型淋巴结增生9例，主要表现为局限于纵隔淋巴结或沿支气管树的淋巴结增生。4例弥漫型，表现为除了纵隔淋巴结增大以外，尚有腋下淋巴结、腹腔内淋巴结或腹膜后淋巴结以及全身浅表淋巴结增大。组织学诊断8例为透明血管型，5例浆细胞型。9例孤立型淋巴结增生中仅有1例为浆细胞型，其余8例组织学诊断均为透明血管型。4例弥漫型淋巴结增生的组织学诊断均为浆细胞型。孤立型增生主要表现为干咳，胸痛，肩背痛，其中2例查体发现。弥漫型浆细胞型表现为全身多处淋巴结肿大，包括耳后、腹股沟、腋下、腹膜后、小肠系膜等处淋巴结肿大，此外，患者还有肝、脾肿大和多发性浆膜腔积液。1例合并有POEMS。此外，浆细胞型者多有全身症状，包括乏力，消瘦等症状。

本组6例纵隔孤立型巨大淋巴结增生均行手术完全切除，手术后恢复平稳，顺利出院，3例分别局限在腹膜后、小肠系膜和腋下的淋巴结增生也行手术切除，3例弥漫型者仅行病理活检，明确诊断后予化疗。在切除增生纵隔淋巴结手术中，发现肿物边界清楚，包膜完整，与周围脏器粘连但不浸润周围脏器，肿瘤最大直径10cm。肿块血运丰富，肿瘤表面布满迂曲扩张的血管，2例术中出血近2000ml。纵隔淋巴结增生伴身体其他部位淋巴结增生应行淋巴结活检，明确诊断后进行全身治疗。3例胸腔外局限型淋巴结增生，分别位于腹膜后、腋窝和小肠系膜等部位，均完整切除。本组对4例弥漫型浆细胞型淋巴结增生，在病理诊断明确后采用化学药物和糖皮质激素治疗，2例化疗前有间断发热患者，化疗后体温恢复正常，病情平稳出院；1例伴有双下肢麻木、痛风的全身性淋巴结增生患者，并发POEMS综合征，经化疗后症状有所缓解。1例弥漫型全身淋巴结肿大伴乏力、消瘦患者，合并副瘤综合征，入院后已有闭塞性细支气管炎，虽经多疗程化疗，但是病情未能有效控制，最后因呼吸衰竭死亡。从本组结果看，局限型或孤立型淋巴结增生患者，在手术摘除肿块后，症状消失，勿需其他治疗，仅临床随诊即可。

（张志庸）

参 考 文 献

1. Castleman B, Iverson L, Menendez VP. Localized mediastinal lymph - node hyperplasia resembling thymoma. Cancer, 1956, 9:822～830.
2. Keller AR, Hochholzer L, Castleman B. Hyaline - vascular and plasma - cell types of giant lymph node hyperplasia of the mediastinum and other location. Cancer, 1972, 29:670～683.
3. Olscamp G, Weisbrod G, Sanders D, et al. Castleman disease: unusual manifestation of an unusual disorder. Radiology, 1980, 135:43～48.
4. Latters R, Pachter R. Benign lymphoid masses of probable hamartomatous nature: analysis of 12 cases. Cancer, 1962, 15:197～213.
5. Tuttle RJ, Shier KJ. Angiography of angiomatous lymphoid hamartoma (Castleman tumor) and a suggested pathogenesis. Radiology, 1979, 130:311～315.
6. Frizzera G, Massarelli G, Banks PM, et al. A systemic lymphoproliferative disorder with morphologic features of Castleman's disease: pathological findings in 15 patients. Am J Surg Pathol, 1983, 7:211～231.
7. Mohamedani AA, Bennett MK. Angiofollicular lymphoid hyperplasia in a pulmonary fissure. Thorax, 1985, 40: 686～687.
8. Feigert JM, Sweet DL, Coleman M, et al. Multicentric angiofollicular lymph node hyperplasia with peripheral neuropathy, pseudotumor cerebri, IgA dysproteinemia, and thrombocytosis in women. A distinct syndrome. Ann Intern Med, 1990, 113:362～367.
9. Beck JT, Hsu SM, Wijdenes J, et al. Alleviation of systemic manifestations of Castleman's disease by monoclonal anti - interleukin - 6 antibody. N Engl J Med, 1994, 330:602～605.
10. Francis ND, Hollowood K, Gabriel R. Angiofollicular lymph node hyperplasia. J Clin Pathol, 1988, 41:353～354.

11. Isaacson PG. Castleman's disease. Histopathology, 1989, 14:429～432.
12. Yoshizaki K, Matsuda T, Nishimoto N, et al. Pathogenic significance of interleukin－6 (IL－6/BSF－2) in Castleman's disease. Blood, 1989, 74:1360～1367.
13. Yabuhara A, Yanagisawa M, Murata T, et al. Giant lymph node hyperplasia (Castleman's disease) with spontaneous production of high levels of B－cell differentiation factor activity. Cancer, 1989, 63:260～265.
14. Motro B, Itin A, Sachs L, et al. Pattern of interleukin 6 gene expression in vivo suggests a role for this cytokine in angiogenesis. Proc Natl Acad Sci U S A, 1990, 87:3092～3096.
15. Miles SA, Rezai AR, Salazar－Gonzalez JF, et al. AIDS Kaposi sarcoma－derived cells produce and respond to interleukin 6. Proc Natl Acad Sci U S A, 1990, 87:4068～4072.
16. Gerald W, Kostianovsky M, Rosai J. Development of vascular neoplasia in Castleman's disease: report of seven cases. Am J Surg Pathol, 1990, 14:603～614.
17. Weisenburger DD, Nathwani BN, Winberg CD, et al. Multicentric angiofollicular lymph node hyperplasia: a clinicopathologic study of 16 cases. Hum Pathol, 1985, 16:162～172.
18. Menke DM, Camoriano JK, Banks PM. Angiofollicular lymph node hyperplasia: a comparison of unicentric, multicentric, hyaline vascular, and plasma cell types of disease by morphometric and clinical analysis. Mod Pathol, 1992, 5: 525～530.
19. Frizzera G. Castleman's disease: more questions than answer. Hum Pathol, 1985, 16:202～205.
20. Hsieh ML, Quint LE, Faust JM, et al. Enhancing mediastinal mass at MRI: Castleman's disease. Magn Reson Imaging, 1993, 11:599～601.
21. Kim HJ, Jun GT, Sung WS, et al. Giant lymph node hyperplasia (Castleman's disease) in the chest. Ann Thorac Surg, 1995, 59:1162～1165.
22. York JC, Taylor CR, Lukes RJ. Monoclonality in giant lymph node hyperplasia. Lab Invest, 1981, 44:77A.
23. Stokes SH, Griffith RC, Thomas PR. Angiofollicular lymph nods hyperplasia (Castleman's disease) associated with vertebral destruction. Cancer, 1985, 56:876～879.
24. Paepe MD, Straeten MV, Roels H. Mediastinal angiofollicular lymph node hyperplasia with systemic manifestation. Eur J Respir Dis, 1983, 64:134～140.
25. Pavlidis NA, Skopouli FN, Bai MC, et al. A successfully treated case of multicentric angiofollicular hyperplasia with oral chemotherapy (Castleman's disease). Med Pediatr Oncol, 1990, 18:333～335.
26. Bartoli E, Massarelli G, Soggia G, et al. Multicentric giant lymph node hyperplasia: a hyperimmune syndrome with a rapidly pnogressive course. Am J Clin Pathol, 1980, 73:423～426.

第十七章 纵隔恶性淋巴瘤

一、恶性淋巴瘤简介

恶性淋巴瘤，简称淋巴瘤，是原发于淋巴结或其他淋巴组织的恶性实体瘤。根据病理组织学的不同分为霍奇金淋巴瘤（Hodgkin lymphoma，HL）和非霍奇金淋巴瘤（Non－Hodgkin lymphoma NHL）两大类，此外，依据病理学、免疫组化和分子生物学的特点，在每类中又进一步分成若干亚型。无论是儿童还是成人，恶性淋巴瘤是人体常见的纵隔肿物之一。除了纵隔以外，恶性淋巴瘤还可以累及身体内的许多脏器。

恶性淋巴瘤的病因尚不明确，目前被大家广泛接受的是病毒病因学说，其他可能与其发病的相关因素包括免疫因素、环境因素、慢性炎症等。

恶性淋巴瘤的发病机制至今也不清楚，多数学者认为发生本病是由于慢性抗原刺激，可能还有某些染色体异常或丢失，以及某种基因突变，从而产生异常细胞株，这些异常细胞株在免疫缺陷情况下，或因凋亡受阻，或因逃避免疫识别及清除而不断增殖，最后形成肿块。

纵隔淋巴瘤可以表现为一种单纯局限在纵隔内的孤立性原发性纵隔肿瘤，但是，它更常常是全身性淋巴瘤的一个部分。据大多数组的报告纵隔淋巴瘤约占全身淋巴瘤总数的10%～20%。相对于儿童来讲，成人原发性纵隔淋巴瘤并不多见，恶性淋巴瘤一直是儿童最常见的纵隔恶性肿瘤。

二、纵隔恶性淋巴瘤

霍奇金淋巴瘤和非霍奇金淋巴瘤是两个分别独立的疾病范畴，彼此不同，但是两者又有互相重叠的特点。在诊断这两种疾病时，肿瘤均可以侵犯纵隔。霍奇金淋巴瘤患者确诊时50%～60%有纵隔淋巴结受累，非霍奇金淋巴瘤患者仅20%有纵隔淋巴结受累。

病理组织学上，霍奇金淋巴瘤最主要的特点是在淋巴组织中发现Reed－Sternberg细胞（R－S细胞），同时伴有淋巴细胞、浆细胞、中性及嗜酸性粒细胞浸润、毛细血管增生和不同程度的纤维化。典型的R－S细胞包括呈现双核的镜影细胞以及多核或分叶核的R－S细胞，这些特点具有诊断价值。R－S细胞的胞体巨大，嗜酸性胞质丰富，核周多有空晕，最突出的特点是核内有巨大嗜酸性核仁。此外，核膜较厚，边缘清楚，核染色质淡染。显微镜下霍奇金淋巴瘤组织学特点是在非肿瘤细胞背景下存在少量的R－S细胞。根据R－S细胞形态学、免疫表型以及细胞背景进一步将其分为若干亚型。

非霍奇金淋巴瘤是一组高度异质性的淋巴系统恶性肿瘤，由于本病往往为全身性或广泛分布的病变，因之临床表现十分复杂和多样化，病变进展也缺乏规律性。虽然非霍奇金淋巴瘤与霍奇金淋巴瘤临床表现十分相似，两者仍存在区别，两者的最后鉴别依据病理组织学特点、免疫组化以及必要时行细胞遗传学和基因检测。非霍奇金淋巴瘤的病理组织学特点是淋巴结正常结构消失而为肿瘤组织所代替，恶性增生的淋巴细胞形态呈异形性，无R－S细胞，淋巴结包膜被侵犯。

单纯累及纵隔的恶性淋巴瘤并不多见。据统计此两种类型的淋巴瘤患者，约5%病变仅局限于纵隔内，在全部淋巴瘤患者中，25%～30%是霍奇金淋巴瘤，在周围型淋巴瘤累及纵隔的患者中，50%～70%为霍奇金淋巴瘤，非霍奇金淋巴瘤仅占15%～25%。因此，霍奇金淋巴瘤是最常见的纵隔淋巴瘤，其中最常见的亚型是结节硬化型，它倾向侵犯前纵隔，特别是胸腺。其他细胞类型的霍奇金淋巴瘤通常侵犯纵隔淋巴结而不是胸腺，典型的也不表现为一种单独的原发性纵隔肿瘤。非霍奇金淋巴瘤的两大亚型，B细胞型和淋巴母细胞型淋巴瘤，主要累及前纵隔，也是最常见的原发性纵隔非霍奇金淋巴瘤。

纵隔淋巴瘤通常产生于纵隔淋巴结，但是罕见的情况它也可源于其他组织，如甲状腺也可能是原发性纵隔淋巴瘤的部位。大多数纵隔淋巴瘤位于前纵隔或中纵隔，对于位于前、中纵隔的肿瘤需要进行鉴别诊断的病变包括胸腺瘤、生殖细胞肿瘤和较大的胸内甲状腺肿。

HIV 感染者中，淋巴瘤是胸部常见并发症。HIV 感染患者合并霍奇金淋巴瘤较普通人群要高，但 HIV 合并的淋巴瘤通常为免疫母细胞型淋巴瘤。

长期以来，人们很清楚全身型霍奇金淋巴瘤常常合并纵隔淋巴结受累。近数十年来，纵隔内高度恶性非霍奇金淋巴瘤病例越来越多见，特别是年轻女性患者。

三、临床表现

纵隔淋巴瘤的临床表现各种各样。一个极端是在全身淋巴瘤常规分期评估检查时，偶然发现无症状的微小纵隔淋巴瘤，另一方面，有时又可见到局限于纵隔内巨大肿块型淋巴瘤，并可能造成气道梗阻、上腔静脉阻塞或心脏压塞，严重时甚至威胁患者生命。

存在巨大肿块的纵隔淋巴瘤患者，临床表现通常因纵隔内脏器受到淋巴瘤的压迫或浸润产生。纵隔内包含有几个重要的脏器，如气管、心脏、上腔静脉及分支等大血管、食管和甲状腺，这些脏器可以受到纵隔恶性淋巴瘤的压迫或直接浸润，出现一个或多个这些脏器受累的临床表现。

上腔静脉综合征（SVC 综合征）最常出现在霍奇金淋巴瘤和纵隔大细胞非霍奇金淋巴瘤患者。有上腔静脉综合征时可有上肢、面部水肿，颈静脉怒张和气短。临床医师发现上腔静脉综合征，应当鉴别产生此综合征的原发疾病是什么，这些包括淋巴瘤，胸腺瘤，肺癌，恶性生殖细胞肿瘤和乳腺癌纵隔转移。

其他与纵隔淋巴瘤有关的主诉还有气管直接受压造成的胸闷、憋气、咳嗽。喉返神经受累可致声音嘶哑，食管受压可致吞咽困难，以及心包、胸膜和胸壁受侵可能产生心悸、气短、呼吸困难和胸痛。发热、盗汗和体重减轻则是全身性表现，多见于霍奇金淋巴瘤患者。

虽然许多患者就诊时有发热、乏力等全身症状，或有咳嗽、胸痛等局部症状，但是相当部分的淋巴瘤患者，常常是在胸片上偶然发现纵隔肿物而来就诊。此外，通过详细的体格检查，有时还可以发现锁骨上淋巴结肿大或全身他处浅表淋巴结肿大，或存在胸腔积液或心包积液。值得提出的是，组织学上高度恶性的淋巴瘤（如淋巴母细胞型淋巴瘤），可以在极短时间内增长成巨大肿块，以致患者在数小时或数天内症状迅速恶化。

非霍奇金淋巴瘤与霍奇金淋巴瘤的临床表现在许多方面相同，但是两者仍存在某些差别，两者的区别见表 17－1。

表 17－1 非霍奇金淋巴瘤与霍奇金淋巴瘤临床表现比较

临床表现	非霍奇金淋巴瘤	霍奇金淋巴瘤
发生部位	常见发生于结外淋巴组织	以淋巴结为主
发展规律	血行播散，邻近淋巴结受累少见	向邻近淋巴结扩散
病变范围	较广泛，限于局部淋巴结者少见	常见邻近淋巴结病变
骨髓侵犯	常见	少见
肝侵犯	常见	少见
脾侵犯	不常见	常见

续 表

临床表现	非霍奇金淋巴瘤	霍奇金淋巴瘤
纵隔侵犯	不常见	常见
肠系膜病变	常见	少见
咽环	可见	几乎不见
滑车上淋巴结	偶见	几乎不见
中枢神经系统侵犯	偶见	几乎不见
腹块	常见	少见
皮肤侵犯	偶见，T 细胞型较多见	几乎不见
胃肠道侵犯	常见	几乎不见

四、诊断

诊断纵隔恶性淋巴瘤与其他纵隔肿瘤不同的是，无论是霍奇金淋巴瘤或非霍奇金淋巴瘤，除了需要进行病理类型诊断外，还需要确定淋巴瘤的范围和累及的程度，这也是为了以后制定适当的治疗计划之用。因而纵隔淋巴瘤的诊断程序要求对病变的病理组织学类型，以及对病变的部位、程度和范围进行全面评估。

一般开始评估包括胸部 X 线片和胸部、腹部和盆腔 CT 检查。CT 检查可以区分正常和异常结构，并且可以确定纵隔淋巴结肿大的程度和确切部位（图 17－1，图 17－2，图 17－3，图 17－4）。磁共

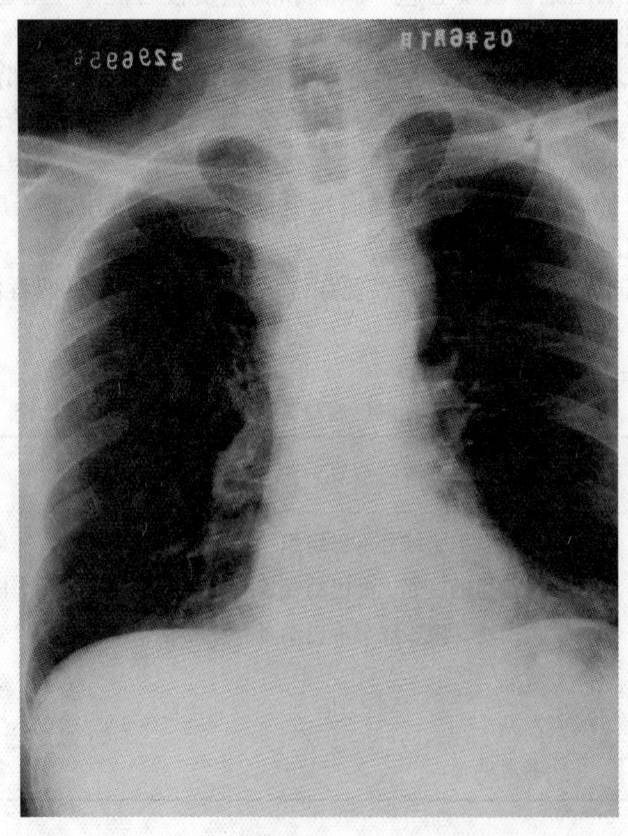

图 17－1　纵隔淋巴瘤患者胸部正位像显示纵隔增宽

振检查（MRI）也用于评估纵隔病变，特别是对那些不能接受碘造影剂的患者或病变邻近大血管需要确定病变与大血管的关系。它较 CT 优越之处是，当病变位于后纵隔时，MRI 可以确定肿瘤有无延伸到椎管内，即是否存在哑铃状肿瘤。但是在确定病理性钙化和病变立体构像方面，CT 仍然是最可靠的检查方法。

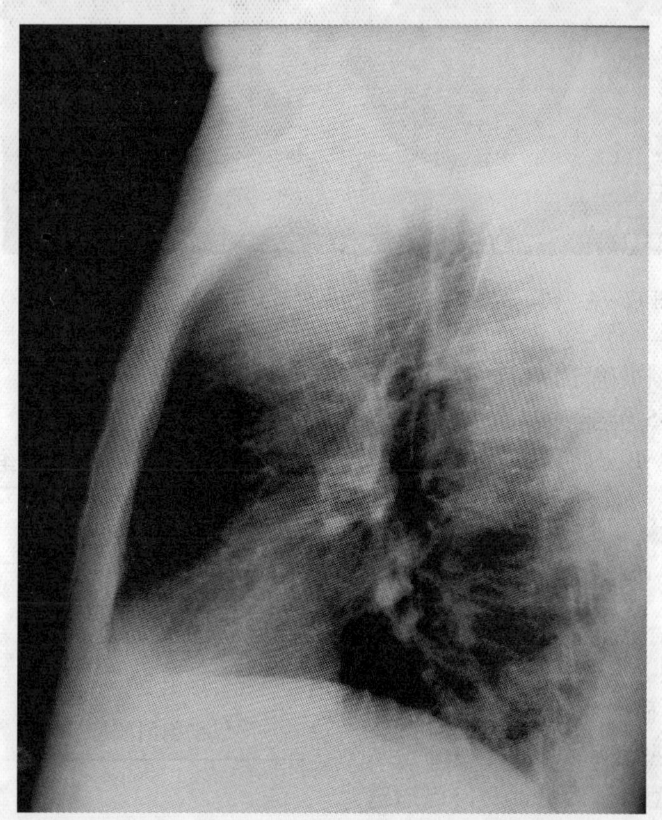

图 17－2　同一例纵隔淋巴瘤患者胸部侧位像

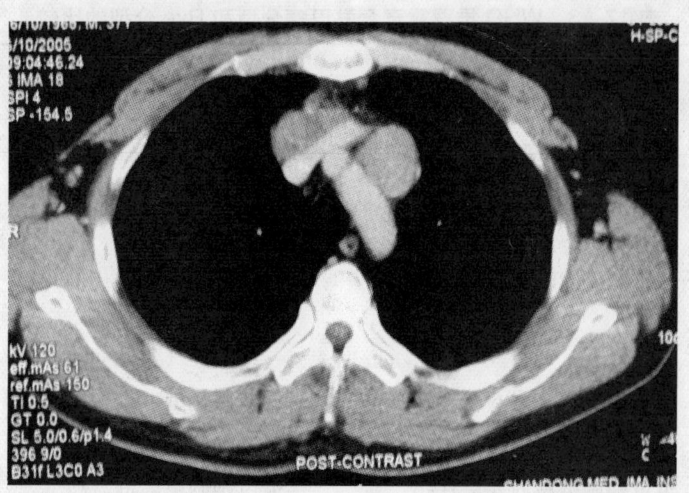

图 17－3　纵隔淋巴瘤胸部 CT 像（主动脉弓水平）

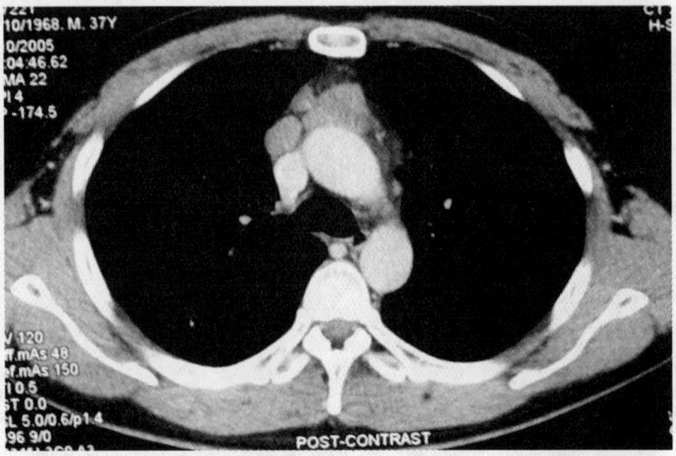

图 17－4　同一例纵隔淋巴瘤患者胸部 CT 像（主动脉弓下水平）

一旦纵隔受累的范围被确定以后，就要进行病变的组织学诊断。1965 年至 1994 年国内外一直采用 Rye 病理分型法，Rye 将霍奇金淋巴瘤分为 4 型（表 17－2）：

1．淋巴细胞为主型。

2．结节硬化型。

3．混合细胞型。

4．淋巴细胞消减型。

1994 年国际淋巴瘤研究组推荐一种新的分型法，即欧美淋巴瘤分型（Real），此种分型从临床、形态学、免疫表型及基因特征对淋巴瘤进行新的分型。最近 WHO 推荐的分型法使霍奇金淋巴瘤分型更趋完善（表 17－3）。

表 17－2　霍奇金淋巴瘤组织学分型和发生率

病理类型	发生率
淋巴细胞为主型	5%～15%
结节硬化型	50%～70%
混合细胞型	20%～40%
淋巴细胞消减型	5%～10%

表 17－3　WHO 推荐霍奇金淋巴瘤分型和 Rye 分型的比较

WHO 推荐分型	Rye 分型
淋巴细胞为主型	淋巴细胞为主型
结节性（占 4%～5%）	结节性（大多数病例）
经典霍奇金淋巴瘤	淋巴细胞为主型
富淋巴细胞经典型（6%）	弥散性（某些病例） 淋巴细胞为主型 结节性（某些病例）
结节硬化型（占 60%～80%）	结节硬化型
混合细胞型（15%～30%）	混合细胞型
淋巴细胞消减型（<1%）	淋巴细胞消减型
不能分型的经典 HL	混合细胞型（某些病例）

非霍奇金淋巴瘤为一组异质性疾病，它包括多种形态特点、免疫表型、生物学特征、发展速度和治疗反应以及预后各不相同的类型，因之此病的病理诊断至关重要。1982 年美国国立癌症研究所（NCI）公布了“供临床使用的非霍奇金淋巴瘤的工作分型”（表 17－4）。由于“工作分型”存在着某些缺点，为了避免其不足，1994 年修订的欧美淋巴瘤分型法对于非霍奇金淋巴瘤进行病理分型，即 REAL 分型（表 17－5）。

表 17－4　非霍奇金淋巴瘤的工作分型（1982）

低度恶性淋巴瘤
小细胞型（SLL）
滤泡性小裂细胞为主型（FSCL）
滤泡性小裂细胞与大细胞混合型（FML）
中度恶性淋巴瘤
滤泡性大细胞混合型（FLL）
弥漫性小裂细胞为主型（DSCL）
弥漫性小裂细胞与大细胞混合型（DML）
弥漫性大细胞型（DLL）
高度恶性淋巴瘤
免疫母细胞型（IBL）
原淋巴细胞型（LBL）
小无裂细胞型（SNC）（Burkitt 样或 Burkitt 淋巴瘤）
其他淋巴瘤
复合型
蕈样肉芽肿病
组织细胞型
髓外浆细胞型
未能分型及其他

表 17－5　NHL 的 REAL 分型法

B 细胞	T 细胞
惰性淋巴瘤（低危、自然病程以年计）	
小淋巴细胞型	小淋巴细胞型
淋巴浆细胞型	
结外边缘带淋巴瘤	
脾边缘带淋巴瘤	
淋巴结边缘带淋巴瘤	
滤泡性淋巴瘤	
侵袭性淋巴瘤（中危、自然病程以月计）	
弥漫性大细胞型	间变性大细胞型（T，NK）
外套细胞型	周围型 T 细胞淋巴瘤

续 表

B 细胞	T 细胞
免疫母细胞型	血管免疫母细胞 T 细胞淋巴瘤
原发纵隔大 B 细胞淋巴瘤	血管中心性淋巴瘤
	肠 T 细胞淋巴瘤
高度侵袭性淋巴瘤（高危、自然病程以周计）	
小无裂细胞瘤巴瘤	T 淋巴细胞型淋巴瘤
Burkitt 淋巴瘤	成人 T 细胞型淋巴瘤
类 Burkitt 淋巴瘤	

随着经验的不断积累、补充和完善，世界卫生组织（WHO）于2000年推荐了非霍奇金淋巴瘤的新分类法（表17－6）。

表 17－6 非霍奇金淋巴瘤 WHO 新分类法

前（B 或 T）	原淋巴细胞淋巴瘤/白血病
	成熟 B 细胞肿瘤
	成熟 T 细胞和 NK 细胞淋巴瘤
成熟 B 细胞肿瘤	
B 细胞 CLL	
B 细胞幼淋巴细胞白血病	
B 细胞幼淋巴细胞白血病	
淋巴浆细胞淋巴瘤	
滤泡型淋巴瘤	
结外边缘区 B 细胞 MALT 型淋巴瘤	
结性边缘区 B 细胞淋巴瘤	
脾边缘区 B 细胞淋巴瘤	
毛细胞白血病	
弥漫性大 B 细胞淋巴瘤（包括纵隔大 B 细胞淋巴瘤）	
Burkin 淋巴瘤	
浆细胞瘤、骨髓瘤	
成熟 T 细胞和 NK 细胞肿瘤	
T 细胞幼淋巴细胞白血病	
T 细胞大颗粒淋巴细胞白血病	
侵袭性 NK/T 细胞淋巴瘤鼻和鼻型	
蕈样霉菌病，Se’zary 综合征	
血管免疫母细胞性 T 细胞淋巴瘤	
周围 T 细胞淋巴瘤（未特别分型）	
成人 T 细胞白血病/淋巴瘤	
间变性大细胞淋巴瘤（T 或 Null 细胞）原发系统性	
原发皮肤间变型大细胞淋巴瘤	
皮下脂膜炎样 T 细胞淋巴瘤	
肠病型小肠 T 细胞淋巴瘤	
肝脾 T 细胞淋巴瘤	

确定肿瘤的病理学诊断首先需要获取病变组织，若发现周身表浅淋巴结肿大，可以进行淋巴结活检。由于大多数纵隔淋巴瘤，病变仅局限在纵隔内，无表浅淋巴结肿大，临床医师不得不进行其他有创性检查。

纵隔内的病变，通常可以在CT、透视或超声波指导下，进行经胸细针或切针穿刺活检。穿刺活检的禁忌证包括怀疑病变为包虫囊肿、血管性病变、晚期肺气肿，或患者为出血素质，或全肺切除后肺动脉高压。完善地经胸细针或切针穿刺活检，高水平的病理学家可以鉴别淋巴瘤和非淋巴源性肿瘤。但是因为穿刺获得的标本较少，难以对于淋巴瘤的分型做出确切诊断。因为治疗方案的差别主要取决于是霍奇金淋巴瘤还是非霍奇金淋巴瘤，或是非霍奇金淋巴瘤的亚型，因之针吸活检通常不足以作为确定治疗计划的依据，多年经验显示经胸细针穿刺活检难以提供真正的恶性组织学分类的资料。若高度怀疑纵隔肿瘤是淋巴瘤，必须进行更多有创操作，以获取足够的病变组织标本，保证病理学的正确诊断。

为了获得足量的组织学标本，可以进行纵隔镜检查，或前纵隔切开术，甚至胸骨正中切开或经典的剖胸术。

历来首选的检查方法是纵隔镜，其操作安全，患者能很好的耐受，诊断率高而合并症极少。Elia曾进行了一项试验，比较纵隔镜与前纵隔切开两种方法对于纵隔淋巴瘤的诊断价值。全组参加试验的95例均进行经胸穿刺活检除外了癌症或感染，最后所有病例均被确定为淋巴瘤。经胸穿刺活检诊断淋巴瘤者仅有12例。全组患者分为4组，22例前纵隔肿瘤施行纵隔镜检查，19例进行颈部纵隔镜检查，剩余的54例被随机分为纵隔镜组和前纵隔切开组。全组诊断正确率，纵隔镜组为80.43%，前纵隔切开组为95.91%，两组比较统计学上有显著差异（$P<0.025$）。9例经颈部纵隔镜检查需要胸骨正中劈开或剖胸以帮助获得诊断。2例行前纵隔切开术的患者需要再次检查性操作。在获得诊断结果方面，纵隔镜和前纵隔切开，这两项检查似乎均有着较高的成功率。尽管前纵隔切开比纵隔镜检查的操作创伤稍大，但前纵隔切开成功率似乎更高一些，特别是对于前纵隔病变。

纵隔内存在巨大肿块的患者偶尔可以出现气道通气受阻，需要气管插管机械通气，但是只要在安全和易行的原则下，就要尽力获取病变的组织学诊断。在这种条件下进行病理活检有时极为危险，所以临床上通常在做出确切病理诊断之前就开始了紧急放疗。需要提及的是，未获得组织学诊断之前就开始紧急放疗，可能会影响以后的组织学确切诊断，同样也就影响了以后最终确定性治疗。另一种方法是快速的内科药物治疗，药物可使肿瘤缩小，使其能安全地接受活检并不破坏其组织学结构。患者可以接受静脉注射单一标准剂量烷化剂，或者一个剂量激素，从而使肿块缩小不影响其恶性特征，此后再进行病理活检分类。这种方法较少改变肿瘤的组织学，不干扰组织病理学诊断，也不影响以后的确定性治疗。

一旦获取了病变的标本，就要立即进行标本制作以确定淋巴瘤的性质。只要临床医师怀疑淋巴瘤，就应将一部分活检标本冷冻储存起来，以备细胞表面标记物测定以及免疫球蛋白基因重组测定，或T细胞受体的研究之用。除了常规的组织学检查以外还要进行血液病理学检查，用以区分霍奇金淋巴瘤与非霍奇金淋巴瘤，也能测定B细胞型肿瘤和T细胞型肿瘤。三种最常见的纵隔淋巴瘤均有其各自免疫表型。

典型的霍奇金淋巴瘤对CD15、CD30表现阳性，纵隔大细胞淋巴瘤为B细胞淋巴瘤，通常对CD45和B细胞血液标记物表现阳性，包括CD19，CD20，CD22。大细胞淋巴瘤对CD30和K/λ表面蛋白也可表现为阳性。淋巴母细胞型淋巴瘤是T细胞型恶性肿瘤，通常累及儿童和年轻患者，对此种淋巴瘤血液免疫标记物反映此细胞的来源，其阳性标记物包括CD45，TdT，CD1和泛T细胞标记物（CD2，CD3，CD5，CD7，CD43和CD45RO）。许多的这些抗体只在新鲜标本冷冻有效，因之所有的标本均要进行冷冻和石蜡包埋两种方法处理，以供临床诊断和科学研究之用。

五、评估和分期

如前所述恶性淋巴瘤可以单纯在纵隔内发病，也可以是全身性淋巴瘤的一个部分。霍奇金淋巴瘤比起非霍奇金淋巴瘤更容易累及纵隔，非霍奇金淋巴瘤患者发病时约有20%纵隔受累，而霍奇金淋巴瘤约有50%纵隔受累。70%霍奇金淋巴瘤女性患者有纵隔淋巴结肿大。非霍奇金淋巴瘤患者可以是T细胞型淋巴瘤，也可以是B细胞型淋巴瘤。一般认为纵隔B细胞淋巴瘤衍生于纵隔淋巴结，而T细胞型淋巴瘤则来自于胸腺组织。播散型淋巴瘤可以累及纵隔，局限在纵隔内的非霍奇金淋巴瘤有两个不同类型：纵隔大细胞型淋巴瘤和纵隔淋巴母细胞型淋巴瘤。

对纵隔存在肿块的患者进行评估，像对每例淋巴瘤患者最初的分期标准一样，这些包括详细的病史，特别注意有无全身症状，如气短、发热、盗汗和体重减轻等。体检应着重检查有无肝、脾和淋巴结肿大。实验室检查包括全血细胞计数和分类、肾功能检查，肝功能测定包括乳酸脱氢酶（LDH）、尿酸检查，有呼吸系统症状者测定动脉血气分析。这里要强调LDH是一项重要的判定预后的指标，因为在高度恶性淋巴瘤，像Burkitt淋巴瘤、弥漫性大细胞淋巴瘤和淋巴母细胞型淋巴瘤，LDH常常升高。患者开始治疗后，要定期追查LDH，若患者对化疗有反应，其LDH指标将降低。

从淋巴瘤的治疗角度看，肿瘤的范围程度（分期）比其组织学分型作用更大。因为所有相同组织学类型患者都应用同样的治疗方式，因之疾病的分期对于选择合适的治疗更为关键。无论霍奇金淋巴瘤还是非霍奇金淋巴瘤，为了分期还要进行某些其他检查，以确定病变的范围和程度，特别是霍奇金淋巴瘤患者，这些对于确定治疗计划和判断预后有着极为重要的作用。确定患者是处于Ⅱ期、Ⅲ期或Ⅳ期病变的检查包括：

1. 胸部、腹部和盆腔CT检查。
2. 淋巴管造影。
3. 双侧骨髓涂片活检。
4. 放射性核素镓骨扫描。

目前国内多数学者沿用1971年的Ann Arbor会议的分期系统（表17-7），描述非霍奇金淋巴瘤的疾病分期也用此分期系统。

表17-7 淋巴瘤的Ann Arbor分期系统

分期	病变范围
Ⅰ期	病变涉及一个淋巴结区域（Ⅰ）或淋巴系统以外的一个器官或部分局部侵犯（ⅠE）
Ⅱ期	病变涉及一侧膈肌的两个以上淋巴结区伴发一个结外脏器或组织的局部侵犯（ⅡE）
Ⅲ期	病变涉及双侧横膈内淋巴结区域（Ⅲ），或伴发结外器官或组织的局部侵犯（ⅢE），或脾脏受累（ⅢS），或以上两者同时存在（ⅢSE）
Ⅳ期	弥漫性或播散性淋巴结外一个或多个脏器受累，有或无合并淋巴结受累

E 淋巴结外部位．S 脾脏

一旦肿瘤的组织学和分期确定以后，就要开始治疗。最常见累及纵隔的淋巴瘤是霍奇金淋巴瘤、淋巴母细胞型淋巴瘤和大细胞型淋巴瘤，后两者为非霍奇金淋巴瘤。

六、常见纵隔淋巴瘤各论

1. 纵隔霍奇金淋巴瘤

（1）临床表现和诊断　霍奇金淋巴瘤是最常见的纵隔原发性淋巴瘤。临床上，其发病有双峰年龄分布，一个发病高峰在青春期和成年早期，另一发病高峰在50岁以上人群。有纵隔受累较无纵隔受累的霍奇金淋巴瘤患者发病年龄要低，有纵隔淋巴结受累的霍奇金淋巴瘤患者平均年龄为29岁，无纵隔淋巴结受累的平均年龄为38岁。性别分布方面，男女两性发病率大致相等，而结节硬化型更多发生在女性，发病率约为男性的两倍，但是病变累及胸腺的男性患者较女性更多见。

典型的霍奇金淋巴瘤患者，淋巴结受累的特点为逐步逐级发生，因而在体检时常可发现颈部或锁骨上淋巴结肿大，20%～30%患者有发热、盗汗，和/或体重减轻等全身症状。

纵隔霍奇金淋巴瘤患者，多数无明显临床症状，大多在胸部摄片时偶然发现纵隔阴影。但是某些患者因纵隔巨大肿块直接侵犯或压迫内脏，症状可急骤发作，出现咳嗽、胸痛、喘息和或吞咽不畅，上腔静脉综合征和胸壁受累者较少见。大多数霍奇金淋巴瘤病变局限在横膈以上淋巴结，诊断时有淋巴结外转移者不足5%～10%。

霍奇金淋巴瘤病理学的特点如前所述，结节硬化型表现为致密的纤维索带将异常的淋巴组织分隔成孤立局限的小结节。大体上表现为淋巴结肿大并聚集而成团块，或者是表面不平呈结节样突出的软组织肿块，其内可以有坏死和出血。此外，胸腺霍奇金淋巴瘤在治疗前后，胸腺内可以出现胸腺囊肿。

67%～76%的霍奇金淋巴瘤患者在胸部X线像和CT像上有异常发现，其中90%表现为双侧不对称结节性改变，这可能是因为肿瘤细胞沿着淋巴管向周围扩散而致，霍奇金淋巴瘤累及胸内淋巴结的分布见表17-8。肿瘤密度可能不均匀，可有低密度和液化样区，提示肿瘤内部有坏死、出血和囊肿形成，但是很少发现有钙化。血管前和气管旁淋巴结是最常见的侵犯部位，偶尔这些部位淋巴结肿大成为发现霍奇金淋巴瘤的唯一证据。只有15%的患者仅有单独一组淋巴结增大，后纵隔淋巴结和心包旁淋巴结受累的病例临床罕见。结节硬化型可能表现为孤立的分叶状前上纵隔肿块，邻近淋巴结肿大对正确诊断较有帮助。12%的霍奇金淋巴瘤直接侵犯肺组织，并且常合并肺门淋巴结肿大。霍奇金和非霍奇金淋巴瘤都可能产生纵隔巨大结节性肿物，偶尔因淋巴回流或静脉回流受阻可合并单侧肺间质水肿。

表17-8 纵隔恶性淋巴瘤胸内异常影像学分布

受累部位	霍奇金淋巴瘤%（164例）	非霍奇金淋巴瘤%（136例）
胸内任何部位病变	67	43
前纵隔	46	13
气管支气管淋巴结	45	13
气管旁淋巴结	40	13
肺门淋巴结	21	8
隆突下淋巴结	11	4
乳内动脉淋巴结	7	1
后纵隔淋巴结	5	11
肺	12	5
胸膜	7	11

MRI图像上，霍奇金淋巴瘤在T1相显示密度相对均匀一致的肿块，或肿块呈低增强信号，相似于肌肉的信号。在T2相为高信号，相当于或稍微高于脂肪的信号。在连续T2相，可能表现高增强信号，相当于肿瘤内水肿、炎症，未完全纤维化或肉芽肿组织。致密纤维化在T2相呈低密度增强信号。巨块型霍奇金淋巴瘤在治疗后常遗留有残余纤维化组织，在CT上它与残留肿瘤组织很难区分。这些

病例在 MRI 的 T2 相可以显示信号从基线开始增强，一个或多个高增强信号区域，相应于肿瘤复发。经过治疗以后，新出现的或增大的纵隔肿块提示肿瘤可能有复发，或治疗后产生的胸腺囊肿，或为胸腺增生。

（2）纵隔霍奇金淋巴瘤的治疗　分期的目的是决定病人是否可以单纯进行放疗。对于早期无症状的霍奇金淋巴瘤，尤其适宜放射治疗。病理上分期为ⅠA 期和ⅡA 期霍奇金淋巴瘤和纵隔内小块淋巴结肿大的患者，合适的单纯外照射可使 95% 患者达到治愈。放疗化疗联合治疗对ⅢA 期患者也可达到 80% ~90% 的治愈率，ⅢB 期病人经单纯化疗或合并放疗可取得 60% ~70% 治愈，Ⅳ期病人联合放疗和化疗治愈率可达 50% ~60%。目前较为一致的观点是对外科分期Ⅰ期和Ⅱ期非巨块型霍奇金淋巴瘤可进行单纯放疗，巨块型或病变周围组织已受累的患者，放疗以后需要进一步化疗。Ⅲ期和Ⅳ期病人主要是化疗，偶尔可合并放疗。但是有症状的 B 淋巴细胞型患者，单纯放疗可使 75% 的患者取得长期无病存活，但是很少能达到治愈。

（3）纵隔巨块淋巴结肿大的霍奇金淋巴瘤治疗　纵隔内有巨块淋巴结肿大，或肿瘤直接侵犯邻近肺组织的霍奇金淋巴瘤，无论在哪一期，单纯放疗或单纯化疗，预后均较差，复发率很高。据统计约有半数病例出现复发，典型地为邻近淋巴结受侵，这些病人用挽救性化疗有可能获得改善。因此，如果考虑给予患者单纯放疗，所有的分期检查结果，包括 CT、淋巴造影和骨髓涂片，都是阴性，那么应该考虑开腹探查。但是联合放疗与化疗就可以减少为确定分期而进行的开腹手术，因为患者接受了全身化疗。目前正在进行的一项临床试验，目的是要确定ⅠA 期和ⅡA 期淋巴结肿大较小的患者，是否仅进行单纯放疗而不需要开腹探查即可。

纵隔巨块淋巴结肿大的定义，是指直立位前后位胸片上，肿大淋巴结超过胸廓直径的 1/3。Stanford 一组报告，Ⅰ期、Ⅱ期和纵隔大块淋巴结患者经单纯放疗，仅有 45% 无病存活率。其他报告显示这些病人单纯放疗的结果同样较差。单纯化疗其结果也不佳。对这些纵隔巨大淋巴结肿块，化疗合并放疗等综合治疗似乎能改善治疗效果。对于单纯放疗不久复发的患者，化疗可以挽救患者生命，但是整个存活期仍低于一开始就联合化放疗者。

联合治疗方案因为患者接受了系统化疗，可免去开腹探查确定分期。临床上已经试用了各种联合化疗程序和不同的化疗方案，以及不同的给药顺序，如先化疗后放疗，或先放疗后化疗，或夹心型治疗，先给半量化疗，再放疗，放疗结束前再给另外半量化疗药。Stanford 大学的 Behar 报告了从 1980 到 1988 年一组 48 例纵隔巨大淋巴结肿大的霍奇金淋巴瘤，只有最初的 10 例患者进行了开腹探查，放疗给予 40Gy 剂量，先给予 15 ~20Gy 以后缩小照射野，化疗方案采用 MOPP（氮芥，长春新碱，甲基苄肼，泼尼松），或 ABVD（阿霉素，博莱霉素，长春花碱，氮烯咪胺），或 PAVE（苯丙氨酸氮芥，长春花碱，甲基苄肼），9 年实际存活率和无复发率分别为 84% 和 89%。其他组报告的联合治疗的结果大致相似。联合治疗加局部放疗也适宜纵隔有巨块淋巴结肿大的Ⅲ期、Ⅳ期霍奇金淋巴瘤患者。

有纵隔巨大淋巴结增大的患者，标准治疗是联合放疗和化疗。需要进一步的临床试验来解决的几个问题是：①化疗和放疗的程序是如何影响病人的结果；②用哪种化疗方案，也即是 MOPP，MOPP/ABVD，或是 ABVD，哪个更好？最近 CALGB 试验晚期霍奇金淋巴瘤的治疗，联合治疗方案 MOPP/ABVD 或单独 ABVD 似乎效果更好，而 MOPP 较 ABVD 方案更好些，因为 ABVD 方案中的阿霉素对心脏的毒性，博莱霉素对肺脏的毒性可因胸部放疗而加重。相反，MOPP 联合放疗增加继发恶性肿瘤危险性，如女性乳腺癌；③当化疗和放疗联合使用时，其两者的剂量是否可以减少？

（4）纵隔霍奇金淋巴瘤治疗的合并症　纵隔淋巴结肿大的 HL 患者，有相当高比例的患者可获治愈，但同时也有较多的病例出现了与治疗有关的合并症，大多数合并症因放射野照射所致，这些合并症包括继发恶性肿瘤发生率增加，特别是乳腺癌，现在 HL 女性患者生存期更长，似乎也增加了乳腺癌发生的危险，尤其是接受过外照射的女性患者。治疗时所有年龄在 30 岁以下的女性危险性均增加，而年龄在 15 岁以下的女性患者危险性最高。接受过 MOPP 化疗方案的女性继发乳腺癌危险性更大。

Hancock 的研究显示，接受过外照射女性死于乳腺癌患者与正常人群相比较，其相关危险为5.1，很清楚，接受外照射女性均要进行密切观察，包括乳腺照像，以查出可能发生的乳腺癌。

外照射也可能出现某些其他合并症，20% ~50%患者发生急性心包炎及心包积液，放疗后也可发生慢性心脏病或心包疾病，如慢性缩窄性心包炎，冠状动脉性心脏病的危险性增加。尽管努力，正常肺脏仍然无法避开照射野，高达20%的HL患者发生急性放射性肺炎，其中少部分将进展到肺慢性纤维化。最后，甲状腺也处在照射野内，可能发生甲状腺功能不全，从甲状腺功能低下到Graves病或恶性甲状腺结节，出现率高达2/3病例。甲状腺功能低下可能是一种晚期合并症，常在治疗5年以后出现。

（5）纵隔霍奇金淋巴瘤治疗后残余肿块　纵隔巨大淋巴结肿块的HL患者治疗结束以后，胸部CT或胸部平片检查常显示有残余肿块，结节硬化型HL这种情况更为多见。临床上的问题是这种肿块是残余肿瘤还是纤维化所致。为了解决这一问题已经采取了多种方法，最简单的方法是定期进行CT检查追踪，一年内每4~12周作一次CT，若连续胸部CT显示肿块无变化，则残余肿块为纤维化。若肿块出现增大，应怀疑为肿瘤，迅速进行肿块活检。放射性核素镓扫描也是一种有用的诊断方法，镓扫描阴性，特别是在治疗前镓扫描为阳性者，则残余肿块是纤维化而不是肿瘤。有报告MRI也可作为鉴别残余肿块是否为纤维化的一种方法。一般来说，连续胸部CT或镓扫描随诊可以提供足够资料证明残余肿块是否为肿瘤。

2. 纵隔非霍奇金淋巴瘤

（1）临床表现、病理特点和诊断：非霍奇金淋巴瘤见于所有年龄组的患者，通常更多见于年龄超过55岁的老年患者，男性稍多于女性，性别比为1.4∶1。85%非霍奇金淋巴瘤发现时已处于疾病晚期阶段。典型的患者均有临床症状，出现全身淋巴结肿大，有或无广泛淋巴结外转移。

大B细胞型淋巴瘤主要累及纵隔，明显作用于年轻成年人，平均年龄为26岁，偶也出现于儿童，无论青年或儿童患者，女性更为多见。这些患者可以呈亚急性发病，也可以肿瘤急症出现，表现有纵隔淋巴结肿块迅速增大的症状和体征。纵隔肿块常直接侵犯上腔静脉、呼吸道、胸壁或邻近结构，但是发病时很少发现胸外受累的征象。

淋巴母细胞型淋巴瘤是侵袭性强、分化高的淋巴瘤，可以表现为原发性纵隔肿瘤迅速增大，通常发生于年龄10~20岁青少年患者，最多见于男性青春期。淋巴母细胞型淋巴瘤可侵犯纵隔，出现相应的症状和体征，包括上腔静脉综合征。淋巴母细胞型淋巴瘤与急性淋巴母细胞型白血病合并纵隔肿块患者，在临床症状和体征方面有很多相似之处，这两种疾病实为同一种恶性淋巴细胞性肿瘤的两种表现，一个为实体相肿瘤，另一个为循环相肿瘤。

病理学上，非霍奇金淋巴瘤的特征是恶性淋巴细胞为主，细胞相对均匀一致。原发性纵隔大B细胞型淋巴瘤主要特征是在纤维组织分隔的基底上由大透明细胞组成。淋巴母细胞型淋巴瘤病理上的特点为均匀一致的不成熟淋巴母细胞构成肿瘤，这些不成熟的淋巴母细胞在细胞学上相似于急性淋巴母细胞白血病，这两种类型疾病都可以表现为大块无包膜的侵袭性肿块，可以侵犯胸腺，也可以侵犯邻近结构。

影像学上，非霍奇金淋巴瘤的特征变化较大，大多数患者淋巴结受累时常有结外转移。不足半数的非霍奇金淋巴瘤胸片可发现异常，约半数患者胸内淋巴结肿大，典型的是孤立淋巴结受累，受累部位不是气管旁淋巴结或血管前淋巴结。非霍奇金淋巴瘤很少侵犯前上纵隔，更倾向远处转移，或/和经血源播散到胸腔、远处淋巴结和结外脏器，以及侵犯中纵隔、后纵隔、心脏旁和隆突后淋巴结。此外也可能出现肺、胸膜和心包孤立转移灶。不足5%患者出现肺部受累，典型的出现在病程晚期，合并或不合并肺门淋巴结肿大。

胸部CT有助于对早期（Ⅰ期或Ⅱ期）非霍奇金淋巴瘤确定病变的范围，有助于胸部X线检查有异常而无胸外转移患者划定放射野，对于已经治疗的患者胸片上有疑问时，CT也可帮助确定肿瘤有无复发。但是对于未经治疗的晚期（Ⅲ期或Ⅳ期）非霍奇金淋巴瘤，或者经治疗后胸片正常者，CT

并没有更多的价值。在CT和MRI的特征方面，非霍奇金淋巴瘤与霍奇金淋巴瘤基本相似。

由于非霍奇金淋巴瘤的变异很大，所以很难对其进行分类。修订后的Ann Arbor分类系统可以应用于NHL进行系统化分类，而组织病理学分类对于预示生物学行为和判断预后，比疾病的解剖范围更为重要。REAL分类将B细胞型恶性非霍奇金淋巴瘤再分为无症状型（以年计算未经治疗的自然病程）或者侵袭型或高度侵袭型（以月或周计算未经治疗的自然病程）肿瘤（表17－4）。无症状型非霍奇金淋巴瘤病理形态表现温和，多局限在淋巴结内，发现较晚，诊断时多处于临床较晚阶段。侵袭型非霍奇金淋巴瘤组织学表现恶劣，倾向于结外局限性侵犯，容易较早发现，比无症状型更可能治愈。典型的无症状型非霍奇金淋巴瘤是一种致命性肿瘤，因为它很容易转变为高度恶性的侵袭性淋巴瘤。

根据组织学分类、病变部位和疾病范围，对NHL进行不同的治疗。无症状型NHL病程长，很少能治愈，经常复发，治疗属于姑息性的，可用局部放疗，必要时合并化疗。侵袭型NHL的治疗主要是联合化疗和/或放疗。骨髓移植可以改善存活率。多数大B细胞型淋巴瘤可以治愈。淋巴母细胞型淋巴瘤，像急性淋巴母细胞型白血病一样，经积极治疗可无瘤长期存活。预后不良的因素包括诊断时肿瘤体积巨大；广泛的结外病变；以及对治疗反应缓慢。约2/3的患者在新的部位出现转移。

与HL比较，伴有纵隔淋巴结肿大的NHL更可能是全身性病变的一部分。NHL通常分为结节硬化型或者弥漫型，并且依其大小和恶性细胞的形态进一步分类。在常规诊断分类中，NHL有10个亚型，还有几个其他组织学亚型尚未包括在常规的分类之中。依病变的细胞学形态以及生物学行为进行组织学分型，可分为低度、中度和高度恶性三种类型。任何一种亚型均可累及纵隔，但是原发性纵隔淋巴瘤最可能是中度分化的淋巴瘤。大约20% NHL在诊断时纵隔淋巴结受累，不足1/3病变局限在纵隔内。滤泡型或低度恶性淋巴瘤很少表现为纵隔巨块淋巴结肿大，或者病变仅局限在纵隔内。纵隔淋巴结肿大作为全身疾病一部分的患者，其纵隔淋巴结肿大非巨块型，应按相应的淋巴瘤亚型处理。有两个独立的NHL亚型，其淋巴结肿大局限在纵隔内，T细胞淋巴母细胞型淋巴瘤，或者是B细胞弥漫性大细胞或免疫母细胞淋巴瘤。

确定NHL分期时，需要进行与HL相同的实验室检查（包括LDH），以及胸部、腹部和盆腔CT扫描和双侧骨髓活检。对于高度恶性淋巴瘤合并有骨髓受累者，或淋巴母细胞型淋巴瘤，还需要进行腰椎穿刺脑脊液检查。NHL患者很少需要做淋巴造影和开腹探查来进行分期，因为大多数患者接受了全身化疗。

（2）纵隔淋巴母细胞型淋巴瘤　T细胞淋巴母细胞型淋巴瘤是一种高度恶性淋巴瘤，它是急性淋巴母细胞型白血病（ALL）的变异，这种病变典型地发生在儿童和年轻人，男性与女性性别发病率比为2∶1。T细胞淋巴母细胞淋巴瘤约占成人淋巴瘤的不足5%，但是占儿童淋巴瘤的1/3至2/3。75%～80%患者表现为前纵隔肿块，并可合并上腔静脉综合征、胸腔积液或心包积液。胸腔积液或心包积液的细胞学检查很少获得阳性发现。因为淋巴母细胞型淋巴瘤也可能累及骨髓，所以它与T细胞急性淋巴母细胞型白血病（ALL）有相当多的重叠，但是淋巴母细胞型淋巴瘤患者，很少有循环血内白细胞减少，或者不成熟淋巴母细胞增加。

T细胞淋巴母细胞型淋巴瘤的细胞来源，很可能是未成熟的T细胞，T细胞ALL的细胞衍生于更为原始T细胞的前体细胞，对于TdT（终末脱氧转移酶）反应阳性，这是淋巴母细胞型淋巴瘤病理上的特征。大多数患者表现有纵隔淋巴结肿块，其他部位淋巴结肿大较少，T细胞淋巴母细胞型淋巴瘤，常见骨髓和中枢神经系统受累，因之所有的淋巴母细胞型淋巴瘤均需检查脑脊液并针对中枢神经系统进行程序化鞘内化疗并头颅脊髓放疗。儿童淋巴母细胞型淋巴瘤几乎是一种T细胞过程，成人80%～90%是T细胞过程。B细胞淋巴母细胞型淋巴瘤相对少见，它常不合并纵隔淋巴结肿大，但常有骨髓受累，病程进展极为迅速是其特征。

用治疗其他淋巴瘤的方案处理淋巴母细胞型淋巴瘤，如CHOP（环磷酰胺，hydroxydaunomycin，长春新碱，泼尼松），预后极差。采用儿童急性淋巴母细胞白血病的治疗方案，可获得明显的疗效。

治疗淋巴母细胞型淋巴瘤的方案，大多数以 anthracycline 为基础的强力诱导并加以巩固的化疗；用鞘内化疗预防中枢神经系统受累；合并或无颅脑放疗；还需要维持治疗。Coleman 报告对 44 例采用 4 期方案治疗的结果，包括诱导化疗、中枢神经系统预防治疗、4 周期诱导巩固治疗、口服氨甲蝶呤和 6 - 巯基嘌呤一年维持治疗。全组完全缓解率为 95%，3 年无复发率为 58%。其他作者也报告了大致相似的结果，但应用上述治疗方案获得的完全缓解率更高。此类患者纵隔常有巨块型肿大淋巴结，却很少采用纵隔放疗，这是因为大多数患者应用全身化疗后已取得完全缓解。一直也未能证明合并纵隔放疗对此种病例的益处。复发的高危因素包括 LDH > 300IU/ml，或Ⅳ期患者。纵隔存在巨大淋巴结肿块、骨髓或脑脊液受累并非预示预后不佳。对于化疗后取得缓解但有高度复发危险的患者，或最终出现复发的患者，应当考虑更为积极的治疗，如骨髓移植。

（3）纵隔大细胞型淋巴瘤　大细胞型或免疫母细胞型淋巴瘤是最常见的成人纵隔原发性非霍奇金淋巴瘤亚型，这种淋巴瘤与其他部位弥漫性大细胞淋巴瘤相比较，似乎在生物学行为和自然病程方面是完全不同的临床类型。此类淋巴瘤患者诊断时病变多局限在胸腔，肿瘤来源于纵隔淋巴结，以后从纵隔淋巴结扩展到胸膜、心包和肺，并出现纵隔巨大淋巴结肿块相应的合并症。已有几大组复习纵隔大细胞淋巴瘤的报告，一般来说，此类淋巴瘤特征有：巨块淋巴结肿大（ > 10cm）；局限在胸腔内；合并胸腔积液和心包积液。与身体其他部位的大细胞或免疫母细胞淋巴瘤相比较，纵隔大细胞淋巴瘤更少见播散。在最大的一组复习文献，Kirn 分析了 57 例患者，诊断时中位年龄为 30 岁，这与其他人报告的结果相似，比典型的大细胞或免疫母细胞淋巴瘤年龄更低，在此项研究中男性稍多一些，而其他报告女性与男性发病率为 2 : 1。

由于肿块局限在纵隔内，因此多表现为急骤发病。病变多局限在胸部，也可以有少见部位的转移，包括肾脏受累的病例越来越多。组织学特点常不典型。纵隔大细胞型淋巴瘤均为 B - 细胞进程，但在 Kirn 分析的一组内，30 例中有 6 例为 T 细胞表型，组织学上明显地为大透明细胞，常有硬化。在 Kirn 研究的全部 57 例中均出现硬化，但是程度变化较大。事实上，几个其他研究，包括 Todeschini 等人的研究，均注意到纵隔大细胞淋巴瘤有广泛硬化，但是硬化的程度不影响预后。这些病人基因重组的研究提出了与 Burkitt 淋巴瘤可能有关。Scarpa 等人研究了 6 例纵隔大细胞淋巴瘤是否存在 c - myc 和 bel - 2，以及在这些肿瘤人群染色体中 Epstein - Barr 病毒（EBV）DNA 的作用。这 6 例无一例有 bel - 2 重组或者 EBV 作用于染色体的证据，3 例有 c - myc 改变，其中 2 例重组类似于皮肤 Burkitt 淋巴瘤，第 3 例重组类似于自发性 Burkitt 淋巴瘤。

历来认为纵隔大细胞淋巴瘤预后都很差，最近的报告提出其预后并不一定如此悲观，早期 Lichttenstein 报告的一组 20% 长期无病生存率，更新报告显示存活率有改善（表 17 - 9），类似于身体他处弥漫性大细胞淋巴瘤。

表 17 - 9　纵隔大细胞淋巴瘤治疗结果

研究者	病例数	巨块型%	完全缓解率	5 年无病存活
Jacobson	30	65%	80%	59%
Todeschini	21	76%	62%	57%
Kirn	57	76%	53%	45%

全部患者接受以 anthracycline 为主的化疗方案，在 Todeschini 一组，用 CHOP 方案化疗无一例获得完全缓解，需要更强力的化疗。其他组病人用 CHOP 方案以及更强的化疗方案，如 MACOP - B 或 M - BACOD 取得了完全缓解。对于纵隔大细胞型淋巴瘤最理想的化疗方案是哪一种，一直没有定论，但是已经证明在治疗他处弥漫性大细胞淋巴瘤方面，CHOP 方案不如强力化疗方案。所有各组均提出

含有阿霉素在内的方案化疗与他处大细胞型淋巴瘤的反应相似。在所有这些研究中，也有个别报告联合应用化疗与纵隔放疗，在 Kirn 研究中，20 例接受了纵隔放疗，合并放疗组的复发率有所减低，但是尚未达到统计学的明显差异。对于纵隔有巨块淋巴结肿大的患者，放疗的作用尚不清楚。Kirn 一组化疗后镓扫描阳性而接受放疗，患者并没有从放疗中获益。

前述的各组均分析了有关预后的特点，在 Jacobson 一组，有巨块肿瘤的患者复发的危险性增加。Kirn 的一组病例更多，显示有胸腔积液或心包积液是独立的最重要的复发危险因素，而积液是否与存在巨块型淋巴结肿大并无必然的联系。差不多有胸腔积液的病人均出现复发，如果无积液存在，巨块型纵隔淋巴结则是复发危险因素。其他复发危险因素还包括存在两个或以上结外转移灶；化疗结束时残留肿块；或化疗结束时^{67}镓扫描仍为阳性；或者 LDH 高出正常 3 倍。诊断时患者存在胸腔积液，或者有两个或以上结外转移灶，提示这种患者复发率较高，应当进行标准化疗及更强有力的化疗方案。

七、结论

纵隔是儿童和年轻人恶性淋巴瘤的好发部位，纵隔恶性淋巴瘤最主要的类型是霍奇金淋巴瘤、淋巴母细胞淋巴瘤和纵隔大细胞型淋巴瘤，表现为纵隔巨大淋巴结肿块，以及相应的临床症状。这些淋巴瘤都是恶性侵袭性的，但是应用化疗，临床有指征时予以放疗，也可以达到治愈目的。审慎的病理学诊断以及确切分期对成功的治疗极为关键。对于每例有纵隔淋巴结肿块的霍奇金淋巴瘤、淋巴母细胞型淋巴瘤或大细胞淋巴瘤，进一步辨识其生物学行为，将促进临床改进治疗此类恶性肿瘤的方法。

（张志庸）

参 考 文 献

1. Silverman NA, Sabiston DCJ. Mediastinal masses. Surg Clin North Am, 1980, 60:757~777.
2. LeRoux BT, Kallichurum S, Shama DM. Mediastinal cysts and tumors. Curr Probl Surg, 1984, 21:1~76.
3. Davis RD Jr, Oldham HN Jr, Sabiston DC Jr. Primary cysts and neoplasms of the mediastinum: Recent changes in clinical presentation, methods of diagnosis, management, and results. Ann Thorac Surg, 1987, 44:229~237.
4. Cohen AJ, Thompson L, Edwards FH, et al. Primary cysts and tumors of the mediastinum. Ann Thorac Surg, 1991, 51:378~384.
5. Vaeth JM, Moskowitz SA, Green JP. Mediastinal Hodgkin's disease. AJR Am Roentgenol, 1976, 126:123~126.
6. Jone SE, Fuks Z, Bull M, et al. Non-Hodgkin's lymphomas. IV. Cliniccopathologic correlation in 405 cases. Cancer, 1973, 31:806~823.
7. Levitt LJ, Aisenberg AC, Harris NL, et al. Primary non-Hodgkin's lymphoma of the mediastinum. Cancer, 1982, 50: 2486~2492.
8. Castellino RA. The non-Hodgkin's lymphomas: practical concepts for the diagnostic radiologist. Radiology, 1991, 178: 315~321.
9. Strickler JG, Kurtin PJ. Mediastinal lymphoma. Semin Diagn Pathol, 1991, 8:2~13.
10. Lichtenstein AK, Levine A, Taylor CR, et al. Primary mediastinal lymphoma in adults. AM J Med, 1980, 68: 509~514.
11. Straus DJ. Human immunodeficiency virus-associated lymphomas. Med Clin North Am, 1997, 81:495~510.
12. Wang CY, Snow JL, Su WP. Lymphoma associated with human immunodeficiency virus infection. Mayo Cli8n Proc, 1995, 70:665~672.
13. Hoffiman O, Gillespie D, Aughenbaugh G, et al. Primary mediastinal neoplasms (other than thymoma). Mayo Clin Proc, 1993, 68:880~891.
14. Ricci C, Rendina E, Venuta F, et al. Surgical approach to isolated mediastinal lymphoma. J Thorac Cardiovasc Surg, 1990, 99:691~695.

15. Elia S, Cecere C, Giampaglia F, et al. Mediastinoscopy VS. anterior mediastinotomy in the diagnosis of mediastinal lymphoma: a randomized trial. Eur J Cardiothorac Surg, 1992, 6:361~365.

16. Dutcher J, Wiernik P. Lymphomas involving the mediastinum and lungs. In: Roth J, Ruckdeschul J, Weisenburger T (eds) Thoracic oncology, 2nd edn. Philadelphia: Saunders, 1989, 448~465.

17. Kaplan J, Mastrangelo R, Peterson W Jr. Childhood lymphoblastic lymphoma, a cancer of thymus derived lymphocytes. Cancer, 1974, 34:521~525.

18. Costello P, Jochelson M. Lymphoma of the mediastinum and lungs. In: Taveraas JM, Ferrucci JT, eds. Radiology: Diagnosis - imaging - intervention (Vol 1). Philadelphia: Lippincott - Raven, 1996, 1~13.

19. Schomberg PJ, Evans RG, O'Connell MJ, et al. Prognostic significance of mediastinal mass in adult Hodgkin's disease. Cancer, 1984, 53:324~328.

20. Rosai J, Levine GD. Tumors of the thymus. In: Firminger HI, ed. Atlas of tumor pathology. 2nd series, fascicle 13. Washington, DC: Armed Forces Institute of pathology. 1976, 191~205.

21. Kim HC, Nosher J, Haas A, et al. Cystic degeneration of thymic Hodgkin's disease following radiation therapy. Cancer, 1985, 55:354~356.

22. Filly R, Blank N, Castellino RA. Radiographic distribution of intrathoracic disease in previously untreated patients with Hodgkin's disease and non - Hodgkin's lymphoma. Radiology 1976, 120:277~281.

23. Edington H, Salwitz J, Longo DL, et al. Thymic hyperplasia masquerading as recurrent Hodgkin's disease: case report and review of the literature. J Surg Oncol, 1986, 33:120~123.

24. Devita VT, Mauch PM, Harris NL. Hodgkin disease. In: Devita VT, Hellman S, Rosenberg SA, eds. Cancer: principles and practice of oncology. 5th ed. Philadelphia: Lippin - cott - Raven, 1977, 2242~2283.

25. Rosenberg S, Kaplan H. The evalution and summary results of the Stanford randomized clinical trial of the management of Hodgkin's disease: 1962~1984. Int J Radiat Oncol Biol Phys, 1985, 11 (2): 5~22.

26. Crnkovich M, Hoppe R, Rosenberg S. Stage 2B Hodgkin's disease: the Stanford experience. J Clin Oncol, 1986, 4: 472~479.

27. Hoppe R, Coleman C, Cox R, et al. The management of stage Ⅰ - Ⅱ Hodgkin's with irradiation alone or combined modality therapy. The Stanford experience. Blood, 1982, 59:455~465.

28. Leslie N, Mauch P, Hellman S. Stage IA to ⅡB supradiaphragmatic Hodgkin; s disease. Cancer, 1985, 55: 2072~2078.

29. Mauch P, Hellman S. Supradiaphramatic Hodgkin's disease: is there a role for MOPP chemotherapy in patients with bulky mediastinal disease? Int J Radiat Oncol Biol Phys, 1980, 6:809~813.

30. Behar R, Horning S, Hoppe R. Hodgkin's disease with bulky mediastinal involvement: effective management with combined modality therapy. Int J Radiat Oncol Biol Phys, 1993, 25:771~776.

31. Hancock S, Tucker M, Hoppe R. Breast cancer after treatment of Hodgkin's disease. J Natl Cancer Inst, 1993, 85: 25~31.

32. Ruckdeschel J, Chang P, Martin R, et al. RadiatioOn related pericardial effusion in patients with Hodgkin's disease. Medicine (Baltimore), 1975, 54:245~259.

33. Boivin J, Hutchison G. Coronary heart disease mortality after irradiation for Ho9dgkin's disease. Cancer, 1982, 49: 2470~2475.

34. Hancock S, Cox R, McDougall I. Thyroid disease after Hodgkin's disease. N Engl J Med, 1991, 325:599~605.

35. Jochelson M, Mauch P, Balikian J, et al. The significance of the residual mediastinal mass in treated Hodgkin's disease. J Clin Oncol, 1985, 3:637~640.

36. Gasparini M, Balzarini L, Castellani M, et al. Current role of gallium scan and magnetic resonance imaging in the management of mediastinal Hodgkin lymphoma. Cancer, 1993, 72:577~582.

37. Harris NL, Jaffe ES, Stein H, et al. A revised European American classification of lymphoid neoplasms: a proposal from the international lymphoma study group. Blood, 1994, 84:1361~1392.

38. Shikano T, Arioka H, Kobayashi RK, et al. Acute lymphoblastic leukemia and non - Hodgkin's lymphoma with mediastinal mass - a study of 23 children: different disorders or different stages? Leuk Lymphoma, 1994, 13:161~167.

39. Rosenberg SA. The non – Hodgkin's lymphoma pathologic classification project. The National cancer institute sponsored study of classification of non – Hodgkin's lymphoma. Cancer, 1982, 49 : 2112 ~ 2135.

40. Coleman C, Picozzi V Jr, Cox R, et al. Treatment of lymphoblastic lymphoma in adult. J Clin Oncol, 1986, 4 : 1628 ~ 1637.

41. Weinstein H, Cassady J, Levey R. Long term results of the APO protocol (vincristine, doxorubicin (Adriamycin) and predisone) for treatment of mediastinal lymphoblastic lymphoma. J Clin Oncol, 1983, 1 : 537 ~ 541.

42. Jacobson J, Aisenberg A, Lamarre L, et al. Mediastinal large cell lymphoma: an uncommon subset of adult lymphoma curable with combined modality therapy. Cancer, 1988, 62 : 1893 ~ 1897.

43. Kirn D, Mauch P, Shaffer K, et al. Large – cell and immunoblastic lymphoma of the mediastinum: prognostic features and treatment outcome in 57 patients. J Clin Oncol, 1993, 11 : 1336 ~ 1343.

44. Todeschini G, Ambrosetti A, Meneghini V, et al. Mediastinal large – cell lymphoma with sclerosis: a clinical study of 21 patients. J Clin Oncol, 1990, 8 : 804 ~ 808.

45. Scarpa A, Borgato L, Chilosi M, et al. Evidence of c – myc gene abnorbilities in mediastinal large B – cell lymphoma of young adult age. Blood, 1991, 78 : 780 ~ 788.

46. Fisher R, Gaynor E, Dahlberg S, et al. Comparison of a standard regimen (CHOP) with three intensive chemotherapy regimens for advanced non – Hodgkin's lymphoma. N Engl J Med, 1993, 329 : 1002 ~ 1006.

第十八章　纵隔脂肪组织增生

一、定义

纵隔脂肪增生是一种纵隔良性病变，主要是纵隔内存在过多的脂肪组织，组织学上这些脂肪组织完全正常，由成熟的脂肪细胞构成，脂肪肿块无包膜，仅是脂肪堆积而成。

纵隔脂肪组织增生本身对机体并不产生严重影响，患者也不会因大量脂肪堆积而致残或死亡。临床上，它的重要性在于，影像学上发现了纵隔内异常低密度肿物影，可能被误诊为脂肪瘤或脂肪肉瘤，甚至开胸手术摘除了一堆脂肪。胸外科医师头脑中应当有纵隔内脂肪组织增生的概念，特别是多发性对称性脂肪增多症，除非有明显临床症状之外，大多数患者不需要胸外科手术处理。

二、发病原因和机制

正常人前纵隔内存在部分脂肪，通常包含在胸腺内或围绕着胸腺。脂肪过多常见于肥胖人群，或者是库欣综合征患者，以及长期应用外源性糖皮质激素或其他药物的患者，有时无以上这些情况，某些患者也可以出现脂肪增生，为原因不明的脂肪增生。

临床上最常见的脂肪增生是长期应用大量皮质激素治疗某些疾病的患者，如慢性肾炎、肾病综合征，慢性阻塞性肺疾病，哮喘，结缔组织病，自家免疫性疾病，脏器移植等。但是临床上的问题是激素应用多少剂量、多长时间可以造成脂肪增生，至今尚无定论。曾有人推论每日服用60mg泼尼松长达数年数月即可产生脂肪堆积。事实上有些患者长期应用大剂量皮质激素以后，并未发现有脂肪大量增生。

纵隔内增生的脂肪，在组织学结构上与身体皮下脂肪无明显区别，这些脂肪质地均匀一致。若影像学上发现肿物密度不均匀，则可能存在有其他原因，如脂肪肿瘤浸润、纵隔炎。有时儿童胸腺增生很大，或成人胸腺未完全退化，仍保持较大的残余胸腺，也可能在前上纵隔表现为脂肪样密度肿物阴影。以上这两种情况不要与脂肪增生相混淆。

纵隔脂肪最常堆积在前上纵隔，除此之外，过多的纵隔脂肪组织也可积存在心膈角（心包脂肪垫）、椎旁沟，或房间沟和室间沟处，或者脂肪堆积在胸膜外。一般来讲脂肪增生并不对周围脏器或组织产生压迫。

三、诊断与鉴别诊断

纵隔脂肪增生的诊断主要依据病史和体格检查，确诊需要通过胸部影像学检查。X线胸部平片上，纵隔脂肪增多症表现为上纵隔轮廓增宽或膨出。CT扫描像上纵隔脂肪增生显示前上纵隔巨大肿物，密度较淡且均匀一致，其密度与皮下脂肪密度相同，CT值为脂肪组织的低密度，呈负值（图18-1，图18-2）。

经皮细针穿刺对某些病例有助诊断，但是纵隔内脂肪增生多存在于前上中纵隔，经皮穿刺往往有一定困难。

在诊断纵隔脂肪增生时需要与纵隔某些其他病变相鉴别。

脂肪瘤是最常见的纵隔间质组织肿瘤，它可发生在纵隔内的任何部位，而最多见于前纵隔，通常有完整包膜，肿瘤多数体积较小，呈圆形、边缘光滑、界限清楚。CT扫描脂肪瘤呈现低密度是其特征，有利于诊断。脂肪瘤内也可以有纤细的纤维间隔，使肿瘤密度变得不甚均匀。除非是巨大脂肪

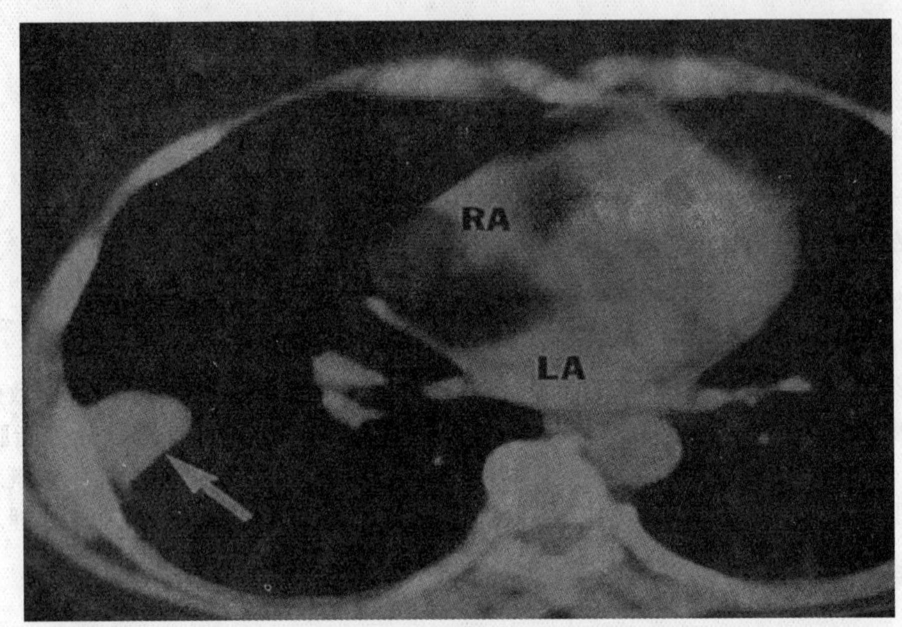

图 18－1 CT 显示胸壁脂肪组织增生（箭头所示）

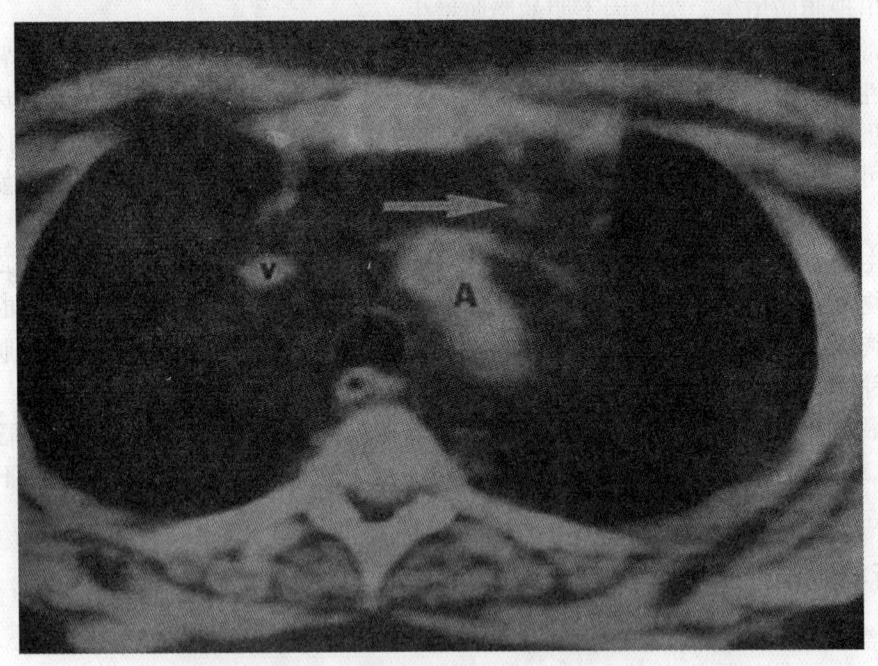

图 18－2 CT 显示上纵隔脂肪组织增生

瘤，一般它对周围脏器不产生压迫。若脂肪瘤组织结构不均匀，出现软组织密度区；或侵犯邻近组织；或肿块周边模糊不清，应注意排除恶性脂肪肿瘤（脂肪肉瘤或脂肪母细胞瘤）或畸胎瘤。

脂肪母细胞瘤主要出现在婴儿和幼儿，通常脂肪母细胞瘤发生在四肢，其次是躯干，很少在纵隔内发现脂肪母细胞瘤，脂肪母细胞瘤主要含有不成熟的脂肪细胞，由纤维组织分隔成小叶，无数小叶构成脂肪母细胞瘤。

良性成熟畸胎瘤是纵隔内最常见的生殖细胞肿瘤，一般它位于胸腺区，偶尔它也可以位于后纵隔。CT 像上畸胎瘤呈现含有脂肪、液体、软组织和钙化的混合性物质，这些特点对诊断畸胎瘤有较大帮助，在成熟畸胎瘤内脂肪成分约占 50% 或更少。有时，可以见到畸胎瘤内充满脂肪性的液体。恶性生殖细胞肿瘤含有大量软组织成分，界限不清，容易与脂肪组织增生相鉴别。

纵隔肉瘤临床罕见，最常见的有四类纵隔肉瘤，分别是神经鞘肉瘤、梭形细胞肉瘤、平滑肌肉瘤和脂肪肉瘤。其中纵隔脂肪肉瘤需要与纵隔脂肪增多症进行鉴别。纵隔肉瘤均由软组织成分构成，在 CT 像上，肿瘤的软组织成分的密度与脂肪增生的低密度明显不同，这样纵隔肉瘤与脂肪增生鉴别并不困难。

胸腺脂肪瘤是来自胸腺、生长缓慢的良性肿瘤，男女两性间患病率无明显差别，发病年龄范围较广，但是临床上最多见于中年男性患者，平均年龄约 27 岁。大约半数患者无明显临床症状。胸腺脂肪瘤体积较大，质地柔软，包膜完整，肿瘤内含成熟的胸腺小叶和脂肪组织，肿瘤由成熟的脂肪细胞和胸腺组织构成。大约 25% 的胸腺脂肪瘤其重量超过 2 公斤。是胸内生长的最大实性肿瘤之一。影像学上，胸腺脂肪瘤显示为巨大前上纵隔肿物，由于其重量较大，肿瘤常坠入前下纵隔，有时肿瘤可占据一侧或双侧胸膜腔。影像学上的特征是肿瘤与邻近脏器常混淆在一起，模仿心脏增大或横膈局限性膨升。而且肿瘤的形态随着患者的体位改变而变化。在胸部 CT 和 MRI 图像上，胸腺脂肪瘤表现为孤立软组织密度影（图 18 -1），典型的特点是肿瘤结构含有脂肪成分与软组织成分，提示肿瘤内混合有胸腺组织和纤维分隔的脂肪组织。此外，解剖学上肿瘤与胸腺密切联结。某些胸腺脂肪瘤的胸腺组织成分减少，相似于单纯的纵隔脂肪瘤。

偶尔，腹腔内大网膜，经胸骨旁疝进入胸腔可表现为前下纵隔脂肪密度的阴影，容易与纵隔脂肪增生相混淆。鉴别的要点是仔细分辨肿物内是否存在纤细的线状纹理，它代表大网膜内的血管，同时，由此也可以与心包脂肪垫相鉴别。同样的道理，腹腔内大网膜也可经食管裂孔疝入胸腔内，或经胸腹膜疝或后天性横膈疝进入胸腔，这些疝入的大网膜均可以表现为脂肪性质的纵隔肿物，鉴别在于认真阅读影像学资料，看除了脂肪之外，是否还含有其他成分，如肠管、胃或脾。此外大网膜经横膈裂孔疝入胸腔更多的出现在左侧后纵隔，右侧因有肝脏阻挡则很少见到。

四、多发性对称性脂肪增多症

多发性对称性脂肪增多症（Multiple symmetric lipomatosis，MSL），又称为 Madelung's disease，它完全不同于上述的脂肪组织增生，临床十分少见。1846 年 Brodie 首次描述了此症的临床表现，以后 1888 年 Madelung 报告了 33 例颈部脂肪组织增生，并确定了该病的特征和命名。自此人们将多发性对称性脂肪增多症也称为 Madelung's disease。

临床上 MSL 是一种缓慢、进行性脂肪组织生长过程，主要堆积在上肢、下肢、颌下、锁骨上等处，脂肪越长越大逐渐形成巨大肿块，以致外观上产生了畸形。纵隔内发生对称性脂肪组织大量增生、堆积也很常见，纵隔内积累的大量脂肪可能压迫纵隔内含气脏器，如气管、食管，特别是压迫气管、支气管，使气道变窄、移位，临床上出现喘鸣、呼吸窘迫或呼吸困难，甚至出现临床急症。纵隔内大量的脂肪压迫食管可产生吞咽不畅。除了纵隔脂肪堆积可造成上腔静脉梗阻外，头颈部广泛的脂肪增生还可以产生舌部脂肪浸润、喉头受压以及颈部活动受限。气管受压还可造成睡眠呼吸暂停综合征，但是纵隔内脂肪通常不积存在前纵隔、心膈角及脊柱旁区。多发性对称性脂肪增生的成分主要是成熟的脂肪细胞（没有核不典型性）浸润肢体的肌肉，或少见的浸润躯干的肌肉。

多发性对称性脂肪增生分为两型，Ⅰ型为局限于某部位的脂肪增生，Ⅱ型为弥漫性脂肪增生。

绝大多数多发性对称性脂肪增生症发生在中年男性，常有酗酒史，此症多合并有脱髓鞘周围神经炎和自主神经炎，以及内分泌紊乱和脂肪代谢紊乱，包括高尿酸血症，高血脂症，甲状腺功能低下和酒精中毒。需要提及的是，此症与应用皮质激素无关的论述也见于报告。曾有报告哮喘患者长期应用激素，产生对称性脂肪增多症，甚至在硬膜下腔也出现脂肪堆积。个案报告支气管粘膜下脂肪堆积，造成了支气管阻塞。当纵隔堆积的大量脂肪在小剂量肝素作用下，可发生小血管或毛细血管出血，产生纵隔血肿，造成临床诊断困难。多发性对称性脂肪增生症患者的血液检查，可发现 HDL 胆固醇高、

LDL 胆固醇低和高尿酸血症。

曾有报告应用大量皮质激素导致食管壁脂肪增生。大量应用激素的副作用之一是脂肪代谢紊乱，发生脂肪向心性移动堆积，产生向心性肥胖。纵隔是脂肪常见的堆积部位，实际上纵隔内每个部位都可能堆积脂肪。食管系纵隔内一个脏器，也有脂肪积存。食管壁内脂肪增生主要在上段食管，延伸到食管上括约肌，偶尔也见于下段食管（图 18－3，图 18－4）。众所周知，食管肌层包括两层，外层为纵形肌，内层为环形肌，上段主要为横纹肌，下段主要为平滑肌。借助于连续 CT 检查发现，在食管的上段肌层之间有大量脂肪增生，致食管腔呈环状、不规则形或马蹄状。分析其原因可能是横纹肌较其他肌肉更容易被脂肪浸润发生萎缩。另外约半数患者应用喷雾吸入激素，喷雾中的激素除了支气管、肺吸收之外，尚有部分存留在咽喉部，从而造成上段食管肌层脂肪过度增生。尽管食管有脂肪增生，但是患者多无吞咽困难症状，大多在胸部 CT 检查时偶然发现。

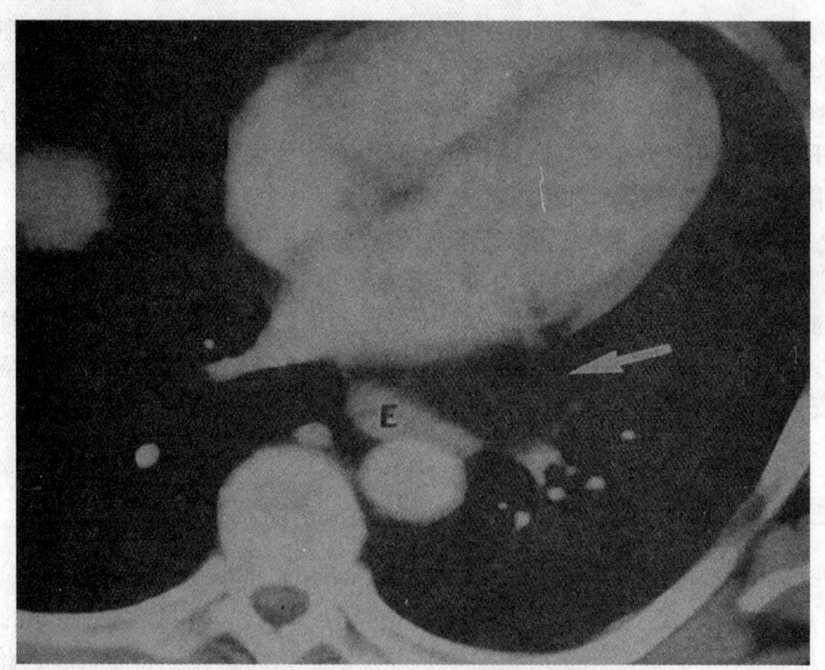

图 18－3　CT 显示食管壁内脂肪增生

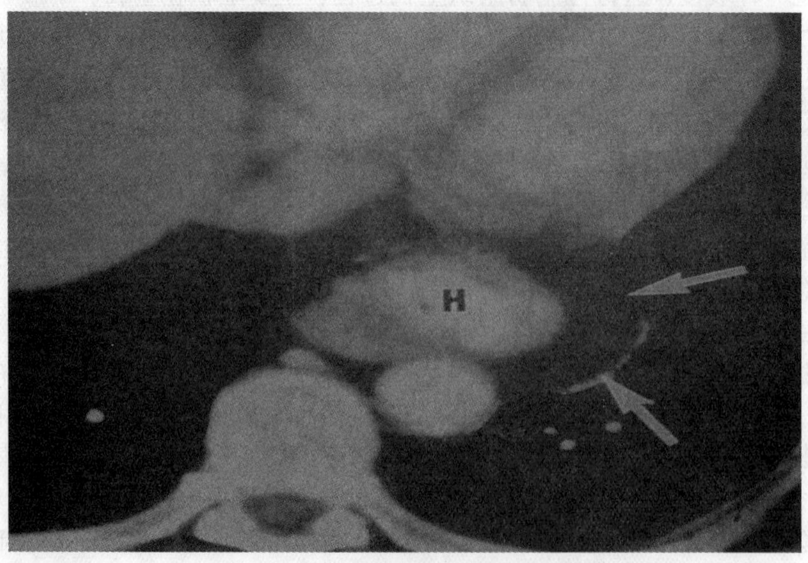

图 18－4　食管壁脂肪大量增生 CT 像

五、治疗

纵隔脂肪增生常有原发病存在，如库欣综合征，以及长期大量应用激素治疗某些疾病，对这些病例应针对其原发病予以相应处理。若患者无明显临床症状，可单纯临床观察随诊，不予特殊处理。若患者临床症状较明显，特别是呼吸道受压，常需进行手术，切除增生的脂肪组织。因脂肪增生症的肿块无包膜，呈浸润性生长，整块完整切除常不容易完成，对此类病例可行大部分切除，或分块切除肿瘤，以减轻和缓解临床症状，同时停止激素的应用。

（张志庸）

参 考 文 献

1. Rosado de Chrisenson ML，Pugatch RD，Moran CA. Thymolipoma：analysis of 27 cases. Radiology，1994，193：121～126.
2. Enzi G. Multiple symmetrical lipomatosis：an updated clinical report. Medicine，1984，63：56～64.
3. Hosins MC，Evans RA，King SJ，et al. "Sabre sheath" trachea with mediastinal lipomatosis mimicking a mediastinal tumor. Clin Radiol，1991，44：417～418.
4. Kohan D，Miller P，Rothstein S，et al. Madelung's disease：case reports and literature review. Otolaryngol Head Neck Surg，1993，108：156～159.
5. Gran Martin A，Gonzalez－Huix F，Ricart Engel W，et al. Multiple symmetric lipomatosis and chronic alcoholism. An Med Intera，1989，6：635～638.
6. Fessler RG，Johnson DL，Brown FD，et al. Epidural lipomatosis in steroid－treated patients. Spine，1992，17：183～188.
7. Carneino E，Bernardes I，Da Silva ML，et al. Epidural lipomatosis secondary to corticotherapy. Acta Med Port，2003，10：179～182.
8. Beduneau G，Quieffin J，Etirnne M，et al. Endobronchial localization of Launois Bensoude syndrome. Rev Mal Respir，2001，18：323～325.
9. Taille C，Fartonkh M，Hoael R，et al. Spontaneous hemomediastinum complicating steroid－induced mediastinal lipomatosis. Chest，2001，120：311～313.
10. Bogaert J，Rosseel S，Verhaegen J，et al. Esophageal lipomatosis：another consequence of the use steroids. Eur Radiol，2000，10：1390～1094.

第十九章 胸内脊膜膨出

一、概述

胸腔内脊膜膨出是一种极少见的后纵隔囊性病变，病理解剖学的改变为过多的脑膜经椎间孔或破坏的椎骨呈球形向外膨出，疝入胸膜腔内，特别是疝入到后纵隔。膨出的脊膜内充满脑脊液，囊壁由硬脊膜和蛛网膜及少许神经组织构成。胸腔内脊膜膨出多位于后纵隔，容易与后纵隔肿物相混淆，偶尔可能造成临床医师误诊误治。对此种病变处理不当，有可能产生严重后果。

二、病因和发病机制

自 1933 年 Pohl 首次描述胸内脊膜膨出以来，至 20 世纪 60 年代末文献报告了 98 例，其中 64% 合并有弥漫性神经纤维瘤病。到了 20 世纪 70 年代末，Erkulvrawart 综述发现约 85% 的胸内脊膜膨出病例合并有弥漫性神经纤维瘤病，或者有弥漫性神经纤维瘤病的家族史。弥漫性神经纤维瘤病是一种染色体显性遗传性疾病，其外显性变异较大，特征为明显的皮肤色斑，多发性神经源性肿瘤和骨骼畸形。最常见的骨骼畸形是脊柱侧弯和脊柱后突畸形。

有人报告胸内脊膜膨出并不常常合并以上这些病变。有人认为合并神经纤维瘤病的骨质改变，如脊柱后突畸形，脊柱侧弯，蝶样椎体，椎间孔扩大和肋骨改变等，均是脊膜膨出的决定性因素。也有人提出即使不存在神经纤维瘤病的其他体征，胸内脊膜膨出也是神经纤维瘤病的一种表现形式。Nanson 提出胸内脊膜膨出是神经纤维瘤发生囊性变的结果，与硬脊膜腔相通只是继发性的改变。这些理论主要是基于脊膜膨出合并神经纤维瘤病的情况下，但是当不合并神经纤维瘤病时，这种理论则解释不通。

胸内脊膜膨出也可能是先天性的，如有的病例出生时即出现胸内脊膜膨出，Miles 提出椎骨和肋骨先天性发育不良，主要是由于间充质生骨节在两个分离的骨化中心延迟分离，造成骨性发育不良。这一观点得到大多数人支持，胚胎发育过程中，脊椎骨和脊膜发育缺陷，使胸椎病变区变得硬脊膜及蛛网膜难以接受蛛网膜下腔的压力。后来在成人期，由于胸内压力与椎管内压力的差别，才形成胸内脊膜膨出。随着囊内脑脊液量逐渐增加，囊壁随之胀大变薄，形成典型的胸内脊膜膨出。但是，大多数病例以前胸部和脊椎影像学正常，以及出生后数月未观察到有脊膜膨出，均不支持先天性发病的假设。

Cross 等人提出了创伤对胸脊膜膨出产生的作用，但是文献上报告以前有过严重胸外伤发生脊膜膨出的患者仅有 5 例，这些病例脊膜膨出也可能是膨出的脊神经袖发生病变造成，脑脊液积聚在胸膜腔，以后反应性结缔组织增生包裹形成脊膜膨出。Osaka 已经提出轻微的创伤对于发生胸内脊膜膨出也会起到至关重要的作用。Sengpiel、Mendeson 和 Kay 提出脊膜膨出产生于神经袖异常的延长，这些过长的神经袖从椎间孔向外伸展，在用力、咳嗽和打喷嚏时，致使硬脊膜下腔向外疝出并逐渐增大。尽管脊髓造影时显示神经袖过长更多见于腰部，但是背部发生脊膜膨出更多，可能是因为胸腔内压力与硬脊膜下腔的压力差别更大的缘故。椎间孔扩大是由于膨出的脊膜不断增大以及脑脊液长期不断搏动作用的结果。

三、临床表现

胸内脊膜膨出症发生率很低，在男性和女性的发病率无区别，约半数患者无明显临床症状，相当部分患者是在偶然体查时发现胸内肿块阴影，或者是在检查与其无关的胸部病变时发现。综述文献材料发现只有25%的患者主诉疼痛，脊髓受累的体征仅出现在10%的病例。当巨大脊膜膨出时，可出现胸闷、后背神经根部剧痛，特别是在婴幼儿患者，可出现咳嗽、呼吸困难等呼吸道症状。发病年龄可分两个年龄段，一种发生在婴幼儿，另一多在40岁和50岁的成年人。

四、诊断

影像学，胸部平片上胸内脊膜膨出症表现为位于后纵隔脊柱旁、边缘锐利的球形肿块，密度淡而均匀，侧位像肿块影与脊柱相重叠（图19－1，图19－2）。常合并有骨质异常，如椎体后部压迫性坏死；肿物所在部位的椎间孔扩大；脊柱后突畸形及脊柱侧弯。典型的胸内脊膜膨出约2～3cm大小，临床上也可见更大的囊肿，文献报告最大胸内脊膜膨出直径可达10～15cm。

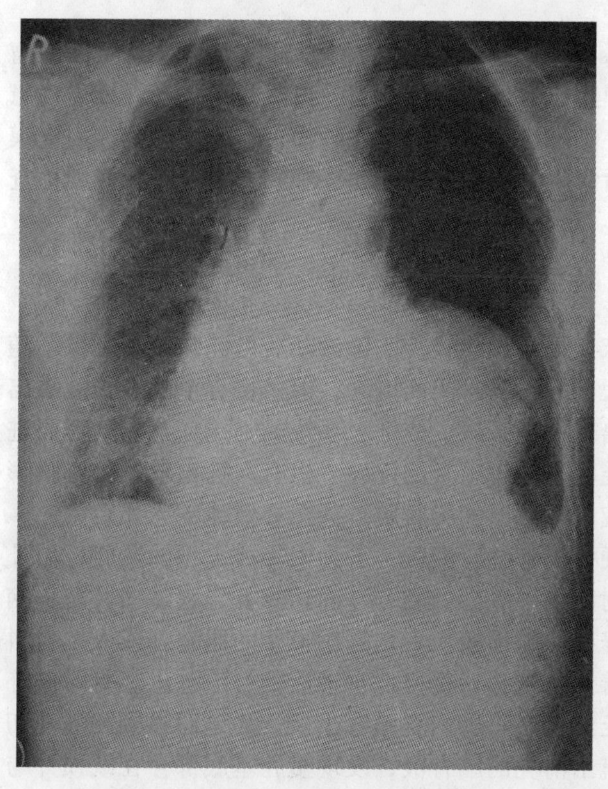

图19－1　胸部正位像显示胸内脊膜膨出

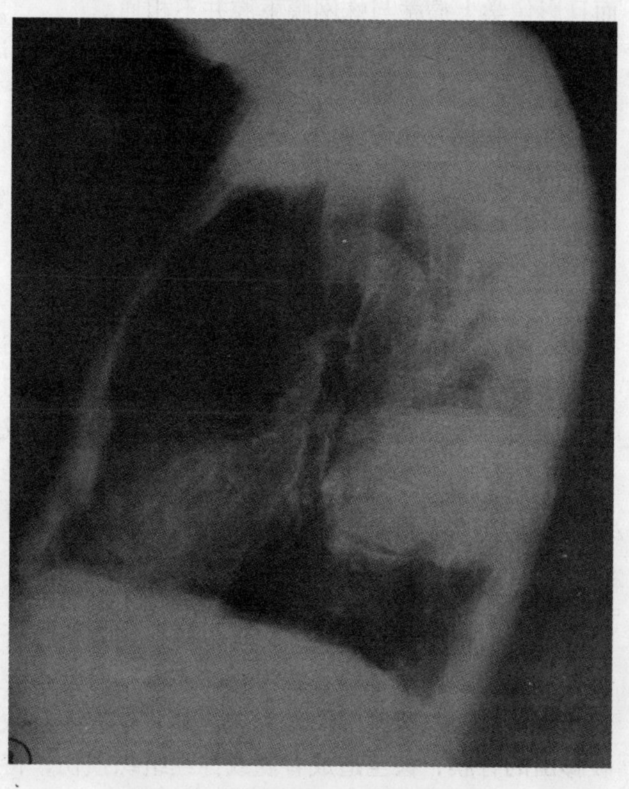

图19－2　胸部侧位像显示脊膜膨出

弥漫性神经纤维瘤病患者后纵隔出现囊性肿块最可能是胸内脊膜膨出。大多数胸内脊膜膨出症患者为意外发现（60%），或因呼吸困难（23%）而就诊。依Miles关于此病的大型综述中，约70%患者影像学上可见脊柱后突畸形、蝶样椎骨和椎间孔扩大。其他影像学异常包括肋骨畸形和脊柱的其他平面也有脊膜膨出。Laws和Pallis竭力强调胸部平片上有邻近肋骨和椎骨的骨质异常足以做出诊断，但是如有下肢轻瘫需要进行脊髓造影以除外丛状神经纤维瘤。椎管脊髓造影检查可以明确膨出的脊膜与脊髓的关系，以及是否存在哑铃状病变，但是脊髓造影因为造影剂稀释而不能显示膨出脊膜腔的真正大小，有时膨出的脊膜囊腔可能被骨质所掩盖。

自从CT、超声波检查和MRI问世，胸内脊膜膨出症的诊断更多地依赖CT和超声检查，正如Healy和Cabooter所推荐，CT上胸内脊膜膨出症表现为脊椎旁圆形低密度的病灶阴影，边缘清晰，对造影剂无增强。肿物与椎管相交通，其密度与脑脊液相同，这些是胸内脊膜膨出的典型影像学表现。CT检查的优点是能更清楚地显示胸内脊膜膨出的大小、边缘以及脊膜膨出的轴向，并显示膨出脊膜内的脑脊液与硬脊膜腔内的脑脊液相连续，呈现为水的密度，或呈特征性水样液体。Weinreb报告应用水溶性造影剂作脊髓造影增强 CT 检查，可获得更清晰的图像。除了影像学检查外，临床医师应进行全面体检，确定有无皮肤色斑存在，有无多发性皮下结节，并取结节活检，确定有无合并弥漫性神经纤维瘤病。

需要与胸内脊膜膨出症进行鉴别的经过椎间孔扩展到脊椎旁的脊髓病变有哑铃状神经纤维瘤，毛细血管母细胞瘤，或者囊状水瘤。此外需要进行鉴别的还有位于后纵隔的神经纤维瘤、神经母细胞瘤和节神经细胞瘤。鉴别要点在于 CT 上的不同特点，这些肿瘤多为实性肿物，其密度与脑脊液不同，而且它们在增强 CT 检查时可有造影剂增强。其实普通的 CT 检查足可以做出诊断，当仍有怀疑时可在椎管内注射 Metrizamide 作脊髓造影增强 CT 检查，由于脑脊液进出脊膜膨出的囊腔内活瓣作用，数小时后造影剂可渗入膨出的脊膜腔内并可维持数日。更容易混淆的是神经鞘瘤囊性变，两者发生部位、形态，以及合并椎间孔扩大均相同，鉴别之处在于神经鞘瘤囊性变的液体为混浊性，密度较高，而且影像学上瘤蒂与蛛网膜下腔并不相通。

临床上大多数胸内脊膜膨出症往往被误诊，Miles 报告 55% 的胸内脊膜膨出被误当神经源性肿瘤而开胸探查。主要原因是开胸手术前未想到胸内脊膜膨出的可能。因此当一位弥漫性神经纤维瘤病患者，或者脊柱有侧弯或后凸畸形者，发现后纵隔有一圆形边缘清晰的囊性肿物，首先应想到胸内脊膜膨出的可能。此外无弥漫性神经纤维瘤病的患者，后纵隔脊柱旁发现一囊性肿物，也应进行详细检查以除外脊膜膨出的可能。

四、治疗

大多数胸内脊膜膨出症因膨出的脊膜较小，临床又无明显症状，明确诊断后可经临床和影像学随诊，不急于外科处理。一般来说，胸内脊膜膨出的大小并不随时间而增大，但是也有个别报告说膨出的脊膜囊进行性增大。若肿物增大、出现疼痛，或出现神经系统、或呼吸系统的临床症状，则需要进行手术治疗。手术治疗可以缓解临床症状，特别是能明显缓解患者的疼痛。也有人提出较大的脊膜膨出在用力、剧烈咳嗽，可突然发生破裂，大量脑脊液流入负压的胸膜腔，甚至导致休克、死亡。

术前若发现囊腔较小，可以经椎板切开入路经硬脊膜外缝合囊颈。若为中等或大型的囊腔，后外侧剖胸入路则更为可取。手术的关键在于如何妥善封闭囊腔底部的囊颈，确切修补脊膜缺损，防止脑脊液瘘。对于小的脊膜缺损，可以直接用囊壁缝合修补。缺损较大者，需用带蒂的肌肉瓣或人工材料修补。实践证明修补脊膜缺损并非易事，常常在完善修补缺损后仍可发生术后脑脊液漏出。有时修补缺损需要神经外科医师协助处理。某些年轻医师缺乏经验，将胸内脊膜膨出误认为是后纵隔肿瘤而切破膨出的脊膜，甚至造成脊髓或神经组织损伤，待流出清亮的脑脊液，发现囊腔基底部存在缺损并与椎管相通，此时才想到是胸内脊膜膨出症。误诊病例因囊壁破损较大，直接修补甚为困难，可能需用人工材料修补。有人提倡应用 cyanoacrylate cement 加固不渗漏缝合，效果良好无合并症，不必用合成材料或自身组织瓣加固修补。

北京协和医院胸外科曾治疗 2 例胸内脊膜膨出症，术前未明确诊断，拟诊为后纵隔神经源性肿瘤开胸手术。术中切开囊肿壁而致清亮的脑脊液流出，才想到是胸内脊膜膨出症，经神经外科医师协助完成修补脊膜缺损，但术后合并脑脊液漏，2 个月后始愈合。另 1 例胸内脊膜膨出囊肿较小，术前曾考虑胸内脊膜膨出症的诊断，手术中完全切除囊肿，用囊壁修补囊颈，患者术后顺利恢复，胸部症状消失，无脑脊液漏发生，痊愈出院。

国内有关胸内脊膜膨出的报告较少，检索仅发现 2 篇外科治疗结果报告，以及少数个案报告、放射科报告，总例数共 15 例。以下介绍 2 例胸内脊膜膨出症，经手术治疗而愈。

病例 1 女性，50 岁，4 年前在一次车祸中伤及背部，损伤较轻，未产生神经根或脊髓的损伤症状，此后她也没有进行任何有关脊髓的影像学检查，很快恢复正常日常生活。2 年前她常诉左胸疼痛，但未进一步检查和治疗。近日因消化不良进行上消化道造影时，发现在第 9 胸椎和第 10 胸椎水平脊柱左侧旁有一圆形阴影。胸部体层像证实肿物存在。为进一步确诊和治疗收入住院。神经系统检查未发现异常，无弥漫性神经纤维瘤病临床体征以及此病的家族史。影像学检查显示第 9 和第 10 胸椎的椎间孔扩大。CT 显示在脊椎旁左侧第 9～10 胸椎水平有一圆形低密度区，其界限清晰，密度与脑脊液相同，并经第 9～10 椎间孔与椎管相通，椎间孔扩大。因为肿物形态及密度特点，初步诊断为胸内脊膜膨出。但是椎管硬膜下腔注射 Metrizamide 却未能显示膨出的脊膜囊腔。患者经后外侧剖胸切口进胸，发现一圆形胸膜外肿物，切开囊壁后，逸出清亮的脑脊液，从胸膜上解剖出囊壁并切除。囊肿的蒂部很大，经第 9 向第 10 椎间孔伸延，将其蒂部从骨性边缘分离，并予直接缝合关闭。未行椎板切除经椎管入路处理囊腔蒂部。术后恢复良好，无脑脊液漏，术后 2 个月疼痛消失。

病例 2　男性，31 岁，因发现左后纵隔肿块入院。患者否认任何呼吸道症状，他每天能跑 3～4 公里。入院前他感到后背模糊钝痛已有 3 个月之久，但无其他不适、乏力、感觉异常、步态不稳或括约肌功能失常。在其 14 岁时即已诊断有弥漫性神经纤维瘤病，当时脊髓造影发现在左胸腔内有一界限不甚清楚的造影剂充盈区，或者“阴影”。在其 26 岁时胸部 CT 扫描发现左椎骨旁肿瘤，但是直到此次住院前，每年放射学随诊未发现肿瘤增大。其父和两个兄弟均有弥漫性神经纤维瘤病。

入院检查患者一般状况良好，生命体征平稳，颅神经无欠缺，周身浅表淋巴结未及，但是在颈、面和躯体可扪及多个软质皮下小结节，相对的四肢皮下结节较少。左手背侧、躯干和腋部可见咖啡牛奶样色斑。除了胸部脊柱后突畸形外全身体检未发现特殊。胸廓前后直径在正常范围，横膈移动度正常，无肋骨或脊柱压痛。步态可疑增宽，无其他神经系体征。生化检查和血化验检查均在正常范围。

胸部 X 线平片发现左上纵隔巨大肿块和脊柱后突畸形，上胸椎骨向前蝶样畸形。胸部脊髓造影显示脊柱侧弯和蝶样畸形。胸部 CT 并造影剂增强扫描发现硬脑膜普遍扩张，左侧第 5～6 胸椎水平胸内脊膜膨出，囊内部分充盈造影剂。CT 扫描同时显示在第 2～3 胸椎和第 3～4 胸椎水平有两个充有液体的脊膜膨出囊腔，左侧卧位脊髓造影肯定这些肿块为囊性肿物。

患者经历后外侧切口剖胸手术，在膨出的脊膜部位行胸膜外解剖囊腔，显露囊肿后，切除了硬脊膜囊壁，用 Cyanoacrylate 材料进行加固密封缝合。术中未发现丛样神经纤维瘤，却见相邻椎间孔广泛侵蚀和肋骨受压破坏。无神经根受压证据，脊髓正常无受损。术后第 2 天左侧胸腔积液自行吸收，无脑脊液瘘。术后随诊 1 年患者生活良好，胸部 X 线复查肿物无复发。

（张志庸）

参 考 文 献

1. Miles J, Pennypacker J, Sheldon P. Intrathoracic meningocele: Its development and association with neurofibromatosis. J Neurol Neurosurg Psychiatry, 1969, 32:99～110.
2. Pohl R. Meningokele im Braustram unter dem Bilde Eines intrathorakalenRund Shattens. Roentgenpraxis, 1933, 5:747～749.
3. Erkulvrawart S, EL Gammal T, Hawkins JB, et al. Intrathoracic meningocele and neurofibromatosis. Arch Neurol, 1979, 36:557～559.
4. Ya Deau RE, Clagett TO, Divertie MB. Intrathoracic meningocele. J Thorac Cardiovasc Surg, 1965, 49:202～209.
5. Cross GO, Reavis JR, Saunders WW. Lateral intrathoracic meningocele. J neurosurg, 1949, 6:423～432。
6. Nanson Em. Thoracic meningocele associated with neurofibromatosis. J Thorac Surg, 1957, 33:650～652.
7. Osaka K, Handa M, Wantanbe H. Traumatic intrathoracic meningocele (traumatic subarachnoid－pleural fistula). Surg Neurol, 1981, 15:137～140.
8. Sengpiel GW, Ruzicka FF, Lodmell EA. Lateral intrathoracic meningocele. Radiology, 1948, 50:512～520.
9. Mendelson HJ, Kay E. Intrathoracic meningocele. J Thorac Surg, 1949, 18:124～128.
10. Maiuri F, Corriero G, Giampaglia F, et al. Lateral thoracic meningocele. Surg Neurol, 1986, 26:409～412.
11. Klatte EC, Franken EA, Smith JA. The radiographic spectrum in neurofibromatosis. Semin Roentgenol, 1976, 9:17～33.

12. O'Neill P, Whatmore WJ, Booth AE. Spinal meningoceles in association with neurofibromatosis. Neurosurgery, 1983, 13 : 82 ~ 84.
13. Laws JW, Pallis C. Spinal deformities in neurofibromatosis. J Bone Joint Surg (Br), 1963, 45B : 674 ~ 682.
14. D'Andrea F, Maiuri F, Corriero G, et al. Postoperative lumbar arachnoidal diverticula. Surg Neurol, 1985, 23 : 287 ~ 290.
15. Healy JF. Lateral thoracic meningocele demonstrated by CT. Comput Tomogr, 1980, 4 : 159 ~ 163.
16. Cabooter M, Bogaerts Y, Javaheri S, et al. Intrathoracic meningocele. Eur J Respir Dis, 1982, 63 : 347 ~ 350.
17. Weinreb JC. CT – metrizamide myelography in multiple meningoceles. J Comput Assist Tomgr, 1984, 8 : 324 ~ 326.
18. Patronas NJ, Jafer J, Brown F. Pseudomeningocele diagnosed by metrizamide myelography and computered tomography. Surg Neurol, 1981, 16 : 188 ~ 191.
19. Ammann JF, Vogt BP. Paraparesis after operatoion for intrathoracic meningocele. J Thorac Cardiovasc Surg, 1993, 65 : 453.
20. Dolynchuk NK, Teskey J, West M. Intrathoracic meningocele associated with neurofibromatosis: case report. Neurosurgery, 1990, 3 : 485 ~ 487.
21. 程邦昌，毛志福，黄杰等. 胸内脊膜膨出症的诊断与治疗. 中国胸心血管外科临床杂志，2003，10 : 310 ~ 311.
22. 王忠武，谷天祥. 胸腔内及膜膨出的诊断和治疗（附 5 例报告）. 浙江医学，2005，7 : 755.
23. 曹振元. 胸内脊膜膨出症误诊误治一例报告. 胸心血管外科杂志，1987，3 : 44.
24. 周飚，詹福生. 胸内脊膜膨出症一例. 中国胸心血管外科临床杂志，2001，8 : 277.
25. 张铸，吴明拜，陈刚. 胸内脊膜膨出误诊一例. 中国胸心血管外科临床杂志，1997，4 : 94.
26. 徐国鸿，王耀程，梁国民等. 胸内脊膜膨出的 X 线平片及 CT 表现（3 例）. 实用放射学杂志，2003，19 : 599 ~ 602.

第二十章　胸内嗜铬细胞瘤

一、嗜铬细胞瘤的命名、分类

嗜铬细胞瘤多发生在肾上腺，出现在胸内的嗜铬细胞瘤少见，此类肿瘤属于副神经节细胞瘤。历史上由于对此类肿瘤的组织来源认识不清，导致分类上的混淆，出现了几种不同的名称，如嗜铬细胞瘤，化学感受器瘤，非嗜铬性副神经节细胞瘤，嗜铬性副神经节细胞瘤，球状细胞瘤、迷走神经瘤、颈动脉体瘤等等。

组织发生学上，神经外胚层细胞在神经管的背部聚集形成神经嵴。神经嵴细胞随着胚胎发育而游走遍及全身各个部位，逐步形成外周神经鞘、周围神经以及周围神经系统的其余部分，包括颅感觉神经节、脊感觉神经节、肾上腺髓质及其他内分泌细胞和内分泌旁细胞。Cohen 将起源于神经嵴的肿瘤分为两大基本类型：①来自神经鞘组织的肿瘤，如神经鞘瘤，神经纤维瘤；②来自神经组织和神经内分泌组织，如神经母细胞瘤，神经节细胞瘤，神经节母细胞瘤和副神经节细胞瘤。

副神经节由神经嵴衍生的组织组成，包括肾上腺髓质及肾上腺以外的嗜铬组织，肾上腺以外的嗜铬组织可以发生自颈部至盆腔的任何部位。20 世纪早期人们曾认为它是一个庞大的同源组织，以后病理学家逐渐认识并且提出，从这种嗜铬组织发生的肿瘤有两种类型，它们的生理学特性和组织化学特性完全不同，如对重铬酸盐的嗜铬反应结果明显不同。两类肿瘤性质截然不同，彼此也毫无关联。一类是非嗜铬性副神经节细胞瘤或者称化学感受器瘤，第二类是嗜铬性副神经节细胞瘤或称有神经内分泌组织的肿瘤（具有分泌儿茶酚胺功能）。

20 世纪 60 年代和 70 年代的早期，随着电镜、生化分析和荧光显微镜技术的发展，这些组织以及它们所产生的肿瘤再次被分为单独一类，即解剖学上广泛而胚胎学上一致的副神经节细胞瘤。1974 年，Glenner 和 Grimely 描述了这种分类的历史上转变，并且综合归纳，阐述了目前大家所接受的分类方法。他们将副神经节细胞分为四类：鳃弓，迷走神经内，主动脉－交感神经，内脏自主神经。

1. 鳃弓副神经节　主要发生在头、颈、上纵隔，以及有关的动脉血管和鳃弓发育的颅神经上，这些包括颈鼓室、颈动脉间、锁骨下、喉、冠状动脉、主动脉－肺动脉间和肺的副神经节（图 20－1 和图 20－2）。

2. 迷走神经内副神经节。

3. 主动脉与交感神经链之间的副神经节，发生在沿颈、胸椎旁沟和腹部（Zuckerkandl 器官）分布的交感神经链内（图 20－3）。

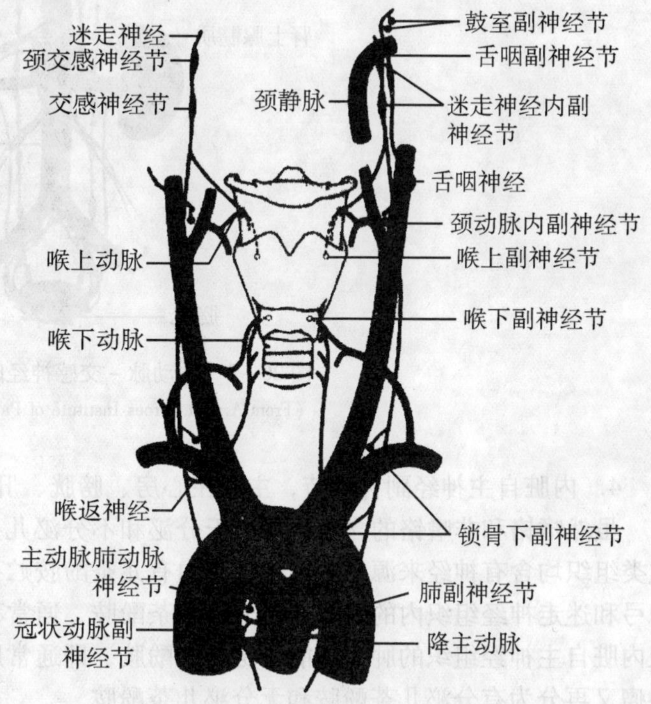

图 20－1　鳃弓和迷走神经副神经节的部位

（From Armed Forces Institute of Pathology）

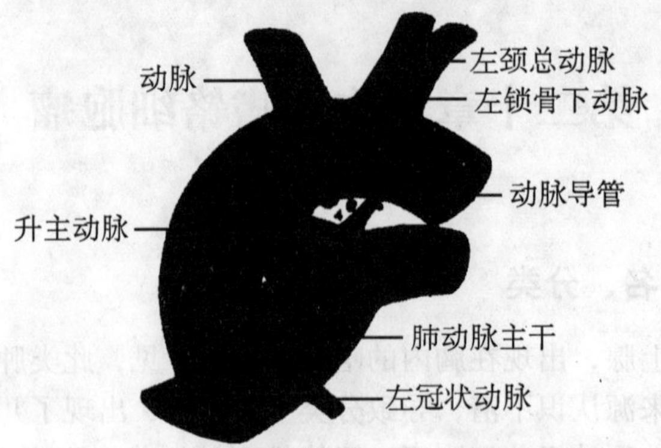

图 20－2　鳃弓系统主－肺动脉副神经节的部位
(From Armed Forces Institute of Pathology)

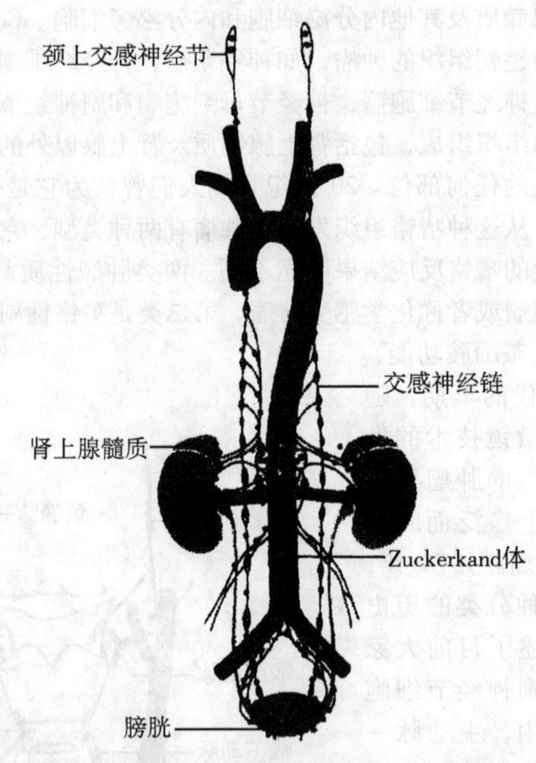

图 20－3　主动脉－交感神经间副神经节的部位
(From Armed Forces Institute of Pathology)

4. 内脏自主神经副神经节，主要在心房、膀胱、肝门和肠系膜血管内。

虽然嗜铬和非嗜铬的含义曾等同于分泌和不分泌儿茶酚胺，但这种等同并不完全正确。实际上，这类组织均含有神经来源的主细胞，其内有儿茶酚胺贮存颗粒，来自这些组织的肿瘤也是如此。来自鳃弓和迷走神经组织内的肿瘤，不分泌儿茶酚胺，通常称为化学感受器瘤；来自主动脉－交感神经以及内脏自主神经组织的肿瘤却能分泌儿茶酚胺，即通常所称的嗜铬细胞瘤。在上述四个分类中每一种肿瘤又再分为有分泌儿茶酚胺和无分泌儿茶酚胺。

自 Glenner 和 Grimely 对副神经节细胞瘤重新分类以来，嗜铬细胞瘤泛指所有能够分泌儿茶酚胺的肿瘤。有些人认为只有那些来源于肾上腺髓质的肿瘤才能称为嗜铬细胞瘤，而那些肾上腺以外组织来源的肿瘤称为肾上腺外副神经节细胞瘤。然而，由于嗜铬细胞瘤一直被广泛用于那些能够分泌儿茶酚胺的副神经节细胞瘤，所以我们仍将继续沿用嗜铬细胞瘤一词，并特指那些能主动分泌儿茶酚胺的肿瘤。任何来源的副神经节细胞瘤都可能具有主动内分泌功能，本章重点讨论胸内副神经节细胞瘤，而不只是胸内嗜铬细胞瘤。

二、病理学

副神经节细胞瘤的大小不一，最大重量可达200g。位于后纵隔的肿瘤常有包膜；位于中纵隔和来自心脏的肿瘤无包膜。副神经节瘤细胞表现为其来源的细胞结构，组织学表现可多样化，一般由卵圆形或多边形主细胞构成，其内含有丰富颗粒的胞质和增大的细胞核。这些细胞被网状蛋白分隔成类器官巢。这种典型的篮状细胞巢被称为“Zellballen”（图 20－4）。用重铬盐染色呈嗜铬性提示其为儿茶酚胺氧化的结果（最常见的是肾上腺外副神经节瘤的去甲肾上腺素）或吲哚胺氧化的结果（如5－羟色胺）。上述四类中任一来源的副神经节细胞瘤在嗜铬染色时或呈阳性或呈阴性，而且这种染色也不能确切地提示肿瘤是否有分泌儿茶酚胺的功能。尽管如此，临床发现嗜铬染色阳性的肿瘤常合并有分泌功能（如嗜铬细胞瘤）；染色阴性的肿瘤常不伴随分泌功能（如许多人称为的化学感受器瘤）。这些肿瘤在免疫过氧化酶染色时存在神经特异性烯醇化酶（NSE）是神经嵴衍生物的又一佐证。

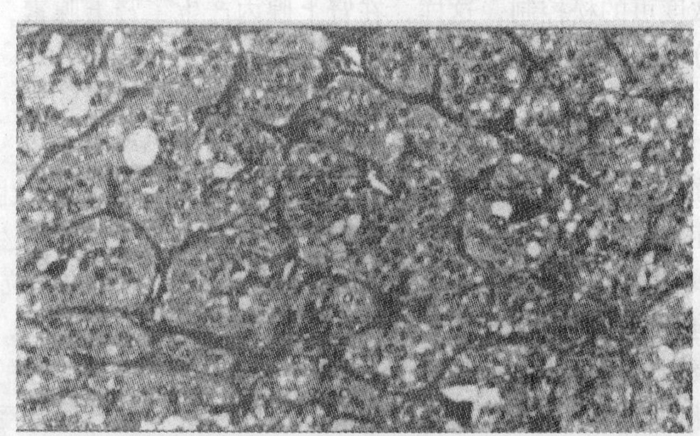

图 20－4 具有激素分泌功能的卵圆形或多边型、含丰富胞质颗粒和增大细胞核的主细胞。这些细胞被网状蛋白分隔成集状。这种典型的篮状集状细胞称为“Zellballen”

20%～50% 副神经节细胞肿瘤为恶性肿瘤。嗜铬细胞瘤的良恶性仅仅基于术中肿瘤外观和长期随访结果来判断，单从组织学特点难以区分嗜铬细胞瘤属于良性或恶性。此外，这类肿瘤的另一临床特点是，有可能为多中心性发生，早在 1950 年 Lattes 就曾描述过。

三、肿瘤发生部位

在全部高血压患者中，发现有副神经节细胞瘤者只占 0.1%～0.01%。成人患者 90% 的副神经节细胞瘤发生在肾上腺，8% 发生在腹部，只有 2% 或更少的病例发生在胸部。如此计算，只有 0.002%～0.0002% 的高血压患者胸内有嗜铬细胞瘤。在儿童患者，发生在肾上腺以外的嗜铬细胞瘤相对较多，约占所有这类肿瘤的 30%。

有儿茶酚胺分泌功能的副神经节细胞瘤，胸内的好发部位在后纵隔椎旁沟。它们起源于降主动脉与交感神经链之间的副神经节或迷走神经内的副神经节。胸内嗜铬细胞瘤很少发生在中纵隔，中纵隔的嗜铬细胞瘤来自鳃弓，或更常见来自内脏自主神经的副神经节。中纵隔的嗜铬细胞瘤最常来自左心房，其次是房间隔，心脏前表面以及心包内的主动脉和肺动脉。

胸内无激素分泌功能的副神经节细胞瘤与嗜铬细胞瘤不同，多见于与鳃弓副神经节有关的中纵隔，很少发生在后纵隔。这一类肿瘤临床很少见，截止至1994年，在全世界相关文献报告中，位于前、中纵隔的副神经节细胞瘤只有100余例。

四、病因与遗传关系

家族性嗜铬细胞瘤典型的表现为双侧肾上腺发病，极少发生在肾上腺以外部位。然而，无分泌功能的副神经节细胞瘤可呈家族性发病。在Ⅱa期或Ⅱb期多发性内分泌肿瘤（MEN）患者中，几乎所有的嗜铬细胞瘤都发生在肾上腺内，且双侧肾上腺发病。在多发性内分泌肿瘤（MEN）综合征患者，很少有报告嗜铬细胞瘤来自肾上腺以外组织。

五、生物化学研究

肾上腺嗜铬细胞瘤分泌肾上腺素和去甲肾上腺素，有些胸内嗜铬细胞瘤也分泌肾上腺素和去甲肾上腺素，但是肾上腺以外的嗜铬细胞瘤主要分泌去甲肾上腺素而不是肾上腺素。去甲肾上腺素分子中N原子的甲基化就转化为肾上腺素（“nor”这个词头是从德语“Nohne radical首字缩写）。这种甲基化在苯乙醇胺－N－甲基转移酶催化下完成，这种酶主要存在于肾上腺的髓质，其酶的活性部分地受到肾上腺皮质产生的高浓度可的松控制，这样，在肾上腺内产生了肾上腺素，这也解释了为什么肾上腺以外嗜铬细胞瘤通常分泌去甲肾上腺素和少量肾上腺素。

六、临床表现

胸内嗜铬细胞瘤的临床表现主要有两个方面，一是肿瘤本身占位压迫产生的症状，二是肿瘤分泌功能造成内分泌紊乱的症状。无分泌功能的副神经节细胞瘤，在胸腔内自由生长，如在肺或椎旁沟，通常在胸部X线检查时偶然发现。肿瘤本身产生的压迫症状与其生长的部位有关。神经系统的压迫症状包括哑铃形肿瘤压迫脊髓，霍纳综合征，喉返神经麻痹，臂丛神经麻痹，膈神经麻痹等。肺部症状可有咳嗽、咯血、呼吸困难，当压迫食管时可有吞咽困难。位于胸膜顶处的副神经节细胞瘤压迫血管可造成上肢缺血和静脉回流障碍，心包内肿瘤可产生心脏压塞和静脉回流受阻。

胸内嗜铬细胞瘤虽然可以产生局部压迫症状，但是临床上主要的表现是因肿瘤分泌去甲肾上腺素引发的症状，少数系分泌肾上腺素产生的症状。50%患者出现顽固性高血压，慢性血容量不足可引起自主性低血压。其他症状还有头痛，心律紊乱所致的心悸、烦躁不安，大汗，面色苍白，胸腹部疼痛，感觉异常，疲乏无力和体重减轻。长期大量的去甲肾上腺素可引起左室肥厚及心肌梗死。儿茶酚胺分泌过多也可引发心肌病，导致心室功能降低产生充血性心力衰竭。

长期观察结果显示，多达50%的副神经节细胞瘤，虽然生长缓慢且无疼痛，却表现为恶性行为。Lamy对其之前文献上报告的所有纵隔内副神经节细胞瘤进行了回顾性研究，发现了100例可供分析的患者，其中27%发生远处转移，56%切除术后复发。对于这些肿瘤应该认为是恶性肿瘤，需采取相应的治疗措施。

七、Carney's三联征

1977年Carney描述了一种发生在年轻女性患者的综合征，即胃平滑肌肉瘤、肾上腺外有功能的副神经节细胞瘤和肺软骨瘤。在他最初的报告中，有两例同时患有这三种肿瘤，一例有胃部肿瘤和腹主动脉旁的嗜铬细胞瘤；一例有胃肿瘤和肺软骨瘤。由于这三种不同部位的肿瘤，每一种都很罕见，Carney认为同时发生三种肿瘤不可能是偶然巧合。2年以后，Carney又收集了15例同时患有以上三种或两种肿瘤的患者，除了一例其余全部是年轻女性，15例中的6例有肾上腺以外嗜铬细胞瘤，其中3例在胸内，3例在其他部位。15例中3例未发现嗜铬细胞瘤，6例患者未行有关嗜铬细胞瘤的相关检查，尽管一例患有高血压。随后的另外24例回顾性分析报告，发现相同的年龄、性别分布。在这组病例中，7例患有胸内嗜铬细胞瘤，2例死于此肿瘤，4例生存者或有局部复发或有远处转移。在这些患者中，无一有家族性肿瘤患病史。由于胃平滑肌肉瘤和嗜铬细胞瘤预后极差，Carney提出，如果发现一位年轻女性患有上述三种肿瘤中任何一种时，应警惕并积极检查，以除外另外两种肿瘤存在的可能。

八、诊断

胸内副神经节细胞瘤，若无内分泌功能，通常缺乏系统症状，它的诊断主要基于肿瘤本身产生的压迫症状，或是肿瘤坏死后引发的症状，或是胸部X线检查偶然发现。胸部平片是获取诊断的首要方法，但是多数病例需要胸部CT扫描或MRI检查确定。此类肿瘤在强化或非强化的CT扫描中均显示与心脏结构相同的密度值，所以MRI检查有其独特的优点，可以更好地显示肿瘤与邻近血管结构的关系。在MRI影像学上需要与胸内嗜铬细胞瘤进行鉴别的有三种纵隔占位性病变，巨大淋巴结增生（Castleman病）、血管瘤和胸内甲状腺肿，这三种病变与副神经节细胞瘤一样有很高的血管密度，可以采用其他检查方法对他们做出鉴别。在MRI的T2和T1加权相下，不同的信号强度可以区分副神经节细胞瘤和其他纵隔肿瘤。T1相呈均一的中等强度信号，T2相也为均一的适度增强的信号是副神经节细胞瘤的特点。有分泌功能的副神经节细胞瘤或胸内嗜铬细胞瘤，在T2相的信号明显增强，从而与无分泌功能的副神经节细胞瘤区分开来。在T2加权相，嗜铬细胞瘤的信号明显增加（相近于或超过皮下脂肪组织的信号），而无功能的副神经节细胞瘤的信号强度呈均匀性略有增加，但低于皮下脂肪组织的信号。

胸内嗜铬细胞瘤早期不容易发现，但是明显的非特异性系统症状最终导致嗜铬细胞瘤的诊断。由于90%该类肿瘤来自肾上腺髓质，而且98%以上的病例肿瘤发生在腹部，临床医师往往忽视了胸部嗜铬细胞瘤的存在，直到病程很久才想到胸部也可能发生嗜铬细胞瘤。测定血液中肿瘤分泌的去甲肾上腺素，尿中儿茶酚胺及其代谢产物增加，初步考虑可能存在嗜铬细胞瘤，但不能确定肿瘤的位置是在肾上腺内、或腹内，或肾上腺以外。选择性采取身体不同部位静脉血化验有助于确定肿瘤的部位，这种分段取血方法提示肾上腺外存在嗜铬细胞瘤，特别需要注意胸部检查，肿瘤可能发生在胸部。

1981年，密歇根大学的Sisson发现对嗜铬细胞瘤有特异性的放射性核素扫描方法，从而简化了嗜铬细胞瘤的诊断及定位。放射性核素碘^{131}I用来产生间位碘苄胍（^{131}I－MIBG），它主要浓聚在嗜铬细胞瘤内的分子。应用^{131}I－MIBG检测了400例嗜铬细胞瘤患者，良性肿瘤的敏感性和特异性分别为78%和99%；恶性肿瘤的敏感性和特异性则分别为92%和100%。胸内嗜铬细胞瘤的检查结果也与此相同。某些其他神经内分泌肿瘤也可以浓缩^{131}I－MIBG。在Shapiro和Sisson的研究中，肿瘤对放射性核素的摄取与组织化学染色的嗜铬粒蛋白有关。此后此研究组的经验又进一步简化了肾上腺以外嗜铬细胞瘤的定位方法。全身的^{131}I－MIBG扫描可以充分显示血管和肾脏，而骨扫描更有助于准确的解剖学定位。对已确定肿瘤范围的局部进行CT扫描可以准确地发现肿瘤及其邻近结构。然而，由于肿瘤本身密度因素，无论是在强化还是非强化的条件下，CT扫描显示肿瘤与邻近心血管结构的密度相近，因此对这种方法必须进行校正以区分肿瘤和纵隔脏器。快速成像或动态CT扫描可以显示彼此密度的差异，其理由是即使血供丰富的肿瘤，其造影剂充盈速度也慢于心脏和大血管。

MRI则不存在CT扫描结果解释上的困难，因而在肿瘤诊断和定位方面，MRI均优于CT扫描。MRI检查可以明确地区分肿瘤及邻近的血管结构。

对于中纵隔内有分泌功能或无分泌功能的副神经节细胞瘤，必须想到肿瘤的血供可能来自冠状动脉。因此，手术切除前对其血供来源要有充分估计，这不仅为了选择手术入路和计划手术方式，也可在必要时行冠状动脉切除和重建。肿瘤由冠状动脉供血，切除肿瘤时也切断了冠状动脉，术后患者可能发生心肌梗死。术前冠状动脉造影的必要性还在于，在某种情况下冠状动脉造影是准确定位肿瘤的唯一方法。对于心脏副神经节细胞瘤，虽然应用^{131}I－MIBG、CT、MRI 确定了肿瘤，但是冠状动脉造影能更准确地显示肿瘤部位以及它的范围。因此，对所有位于中纵隔的副神经节细胞瘤，术前应当充分考虑是否要进行冠状动脉造影。

由上所述，对于嗜铬细胞瘤诊断的程序为：怀疑嗜铬细胞瘤⟶^{131}I－MIBG 大致定位⟶动态 CT 扫描或 MRI 确切定位⟶当肿瘤位于中纵隔时，行冠状动脉造影。

九、治疗

胸内副神经节细胞瘤局部复发和远处转移率达 20% ～50%，因此治疗原则应进行彻底肿瘤切除。

手术有两种入路：剖胸切口和胸骨正中劈开切口。肿瘤位于后纵隔椎旁沟时，后外侧剖胸切口最容易接近肿瘤，肿瘤位于中纵隔或附于心脏时，胸骨正中劈开切口最适宜手术摘除。选择任何一种手术入路都应当想到可能需要体外循环辅助，或者是为了摘除来自心脏的肿瘤，或者是肿瘤血运极为丰富，体外循环可以回收大量的失血。胸内嗜铬细胞瘤，尤其是粘附于心脏的肿瘤，不容易从邻近脏器剥离解剖出来，这一点与腹部嗜铬细胞瘤不同。完成手术的关键是术前准确定位以及明确肿瘤的血供来源，从而合理地设计手术方案。术前准备可按 Montana 所示一步完成，在血管造影时用明胶海绵栓塞住肿瘤的供血血管，不仅减少肿瘤血供，减少了术中出血，也使位于后纵隔椎旁沟的副神经节细胞瘤切除手术的难度明显降低。

心包内嗜铬细胞瘤的好发部位有左房壁、房间隔、心室表面及主动脉－肺动脉间的神经节。随着肿瘤生长，体积增大，血管蜿蜒，血运增加，致肿瘤的起源部位变得模糊不清。若完整地切除这样的肿瘤，术前应做好切除部分心脏或大血管的准备，为此术前必须作好影像学检查。Cooley 曾报告了一例心脏嗜铬细胞瘤切除手术，在心脏离体的情况下切除左房肿瘤，继之再行原位心脏移植。因之，切除心包内嗜铬细胞瘤常规需要体外循环。

切除心包外嗜铬细胞瘤，体外循环也有极大的价值，因为胸内嗜铬细胞瘤粘附于邻近重要脏器，使得手术者无法遵循摘除肾上腺嗜铬细胞瘤的原则，即远离瘤体进行解剖。所以，唯有在体外循环辅助下才能保证术中患者的血压不会有一过性大幅度升高，即使术前已应用了 α 受体、β 受体阻滞剂。在切除这类肿瘤时，一定要在心脏完全停跳下充分显露并准确地切除肿瘤，从而不至于在“血泊”中作业。具体操作是在降温 15℃下，停循环 2.5 小时，每间隔 10 分钟给于再灌注 5 分钟，这样可保证患者神志得以完全恢复。心包内的肿瘤往往浸润主要冠状动脉，此时受累的冠状血管需要切除，同时行冠状动脉搭桥血管重建。所有这些在术前计划时均需考虑到。

一位Ⅱa 期多发性内分泌肿瘤（MEN）的女性患者，在肾上腺嗜铬细胞瘤切除术后 7 年，尿检发现儿茶酚胺含量再次升高，原肿瘤部位不能确定有无复发，Spapen 用了另一种核素确定肿瘤部位，他们使用了^{123}I－MIBG（不同于上述的^{131}I－MIBG）进行检查，结果显示右肺放射性核素摄取量明显增加。开胸后探查，右肺未能触及肿瘤，他们使用了一种便携式高灵敏度的 γ 射线探头来确定肿瘤的位置。切除肿瘤之后重复 γ 射线检查，肺内再无放射性核素聚集区，而切除的标本有大量放射性核素积聚。

所有嗜铬细胞瘤患者接受手术治疗均需承受极大手术风险，某些患者就诊时已发生了远处转移，因之，不能采用手术治疗时，非手术方法或辅助治疗对于有分泌功能的嗜铬细胞瘤患者十分重要。Geatti 报告了采用大剂量^{131}I－MIBG 和 Lugol's 碘阻断甲状腺的摄碘功能，能改善高血压但不能根治。Karasov 报告了一例未能切除的多发性嗜铬细胞瘤患者，应用甲基酪氨酸成功地减少了儿茶酚胺合成。甲基酪氨酸抑制了儿茶酚胺生物合成的限速酶—酪氨酸羟化酶的活性。

对于肿瘤未能切除或已发生远处转移的患者，放射治疗或联合化疗也能取得一定的疗效。但是，唯一能够治愈的治疗仍是彻底切除肿瘤。

术前药物治疗可以帮助减少切除胸内嗜铬细胞瘤操作引起的恶性血压升高。标准治疗包括持续一周服用 α 受体阻断剂（酚苄明）、β 受体阻滞剂（普奈洛尔）。某些病例，除了 α 和 β 受体阻断剂外还加用硝苯地平，这样可以更好地改善术前儿茶酚胺分泌过多的临床症状。儿茶酚胺过量分泌可引起机体外周血管收缩，总血容量不足，术前一日必须注意补充血容量。术前栓塞肿瘤血管能明显降低术中血压。在切除有分泌儿茶酚胺功能的肿瘤时，体外循环虽然不作为常规，但能很好地减少手术操作按压肿瘤所引起血压大幅度波动，同时也能回收术中失血。

十、结果与预后

显微镜下很难区分嗜铬细胞瘤的良恶性，20% ~50% 病例术后可有局部复发或远处转移。因此，临床医师应将所有副神经节细胞瘤视为恶性肿瘤处理，进行彻底切除，方能达到肿瘤完全治愈。许多作者报告了嗜铬细胞瘤术后复发或远处转移，尤其是未能彻底切除的肿瘤。Lamy 回顾性分析了位于前、中纵隔副神经节细胞瘤的文献报告，可供分析的病例 101 例。除去尸检发现的以及未能获得随访的病例之外，可供存活率分析为 79 例。总存活率为 62%，生存期为 98 ±11.7 月（平均值 ± 标准误）。然而，无病生存率仅为 37%，局部复发和远处转移分别为 56% 和 27%。多因素分析显示彻底切除肿瘤是影响预后的唯一指标（图 20 -5）。肿瘤彻底切除的患者，生存率及生存期分别为 87% 和 125.7 ±18.7 月；未能彻底切除肿瘤的患者，生存率及生存期则分别为 50% 和 71.5 ±13.8 月。

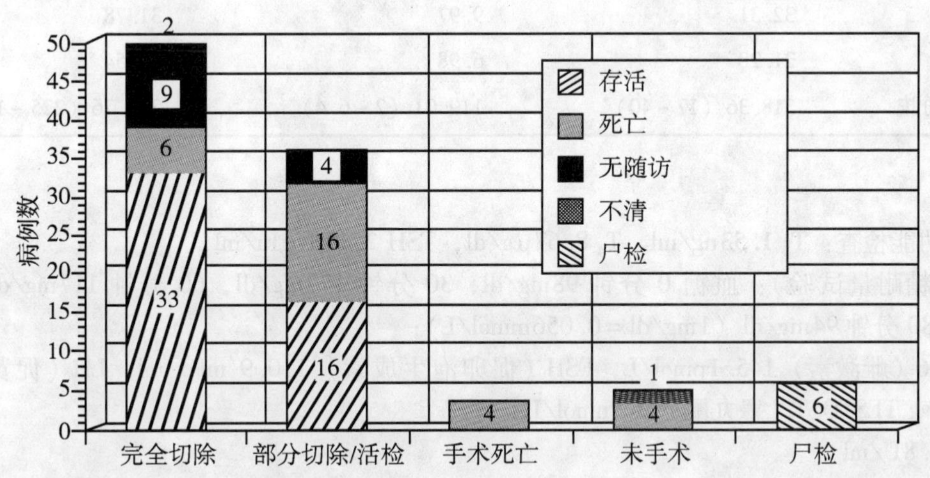

图 20 -5　101 例患者的治疗结果（选自 Lamy AL，et al.　Ann Thorac Surg 1994；57:249 -252）

十一、北京协和医院资料

北京协和医院胸心外科与内分泌科协作，手术治疗 3 例有内分泌功能的胸内嗜铬细胞瘤，其中 1 例位于左后纵隔椎旁沟内，余 2 例肿瘤位于心脏内，此两例在体外循环下成功摘除肿瘤，纵隔一例开胸手术摘除，3 例手术均获得良好治疗效果。因此类肿瘤临床罕见，我们将此 3 例临床资料详细介绍如下。

病例 1　女性，52 岁，1993 年开始出现阵发性头疼、胸闷、憋气，有时伴心悸，出汗，唇色发紫，但无恶心呕吐、视物不清、四肢发凉，一般多于劳累或激动后发生，未测过血压，未进行检查和治疗。其后 2 年发作频繁，2 ~3 次/日，症状时轻时重，2 次到当地医院就诊，诊为“冠心病，神经官能症”，治疗无效（用药不详）。此后 4 年发作次数减少，未予诊治。2000 年因胸闷、乏力在当地医院测量血压为 96/60mmHg。自入院前 3 个月以来，发作次数增加，3 ~4 次/日，头痛、胸闷症状加重，平时也感憋气、乏力，伴手抖、双手麻木，一次发作时测血压为 195/100mmHg，2 分钟后复测血压为 120/75mmHg，同时心率减慢到 60 次/分。上述症状偶在夜间睡眠时突然出现。2001 年 6 月 15

日，在我院内分泌科门诊检查，24 小时尿儿茶酚胺，NE（去甲肾上腺素）为 200.8μg，E（肾上腺素）为 86.5μg，DA（多巴胺）为 295.0ug。“B”型超声检查显示双肾上腺未见异常，盆腔内子宫肌瘤，右附件囊实性肿块。放射性核素^{131}I－MIBG 显像提示“左侧胸腔降主动脉胸段前异常放射性浓聚区，考虑胸腔内嗜铬细胞瘤”。发病过程中，无口干、手足抽搐或瘫软，无多饮、多尿、骨痛、肢端肥大、泌乳等表现。既往病史包括急性黄疸性肝炎、肾结石及阑尾切除术。入院查体血压 120/70 mmHg（双上肢）。余检查无阳性发现。

住院期间患者有多次高血压发作，最高一次达 260/120 mmHg，同时伴头痛、胸闷，持续 5 分钟后自行缓解，每日高血压发作 2－3 次。予以酚妥拉明、卡托普利控制血压，术前控制血压稳定在 110～120/70～80 mmHg（卧位），88～100/66～70 mmHg（立位）。每日发作一次，发作时血压最高 190/105mmHg，体重由 53kg 增加至 55kg。

入院血常规、尿常规、便常规及肝肾功能等各项检查结果均在正常范围。

尿中儿茶酚胺检查结果：

尿儿茶酚胺	去甲肾上腺素（μg）	肾上腺素（μg）	多巴胺（μg）
发作时	32.31	9.97	31.78
对照	21.28	6.98	34.54
24h 尿儿茶酚胺	318.36（17～40）*	119.01（2－6.4）*	225.76（225～104）*

*正常范围

甲状腺功能检查：T_3 1.53ng/ml，T_4 8.67μg/dl，TSH 2.118 μIu/ml；

OGTT（糖耐量试验）：血糖 0 分钟 98mg/dl，30 分钟 177mg/dl，60 分钟 117mg/dl，120 分钟 128mg/dl，180 分钟 94mg/dl（1mg/dl＝0.056mmol/L）；

ESTRAD6（雌激素）145.1pmol/L，FSH（促卵泡生成素）110.9 mIU/ml，LH（促黄体生成素）263.1mIU/ml，TESTOST（睾丸酮）0.5nmol/L。

CA125 6.8U/ml

血清钙、磷和碱性磷酸酶测定：

日期	Ca（mg/dl）	P（mg/ml）	ALP（U/L）
7－16	9.8	4.5	56
7－20	9.5	4.5	55
8－6	9.6	3.5	61

24h 尿 Ca 243mg，P 499.5mg

Ccr（肌酐清除率）54.375ml/min

PTH（甲状旁腺素）34.7pg/ml

卧立位醛固酮实验：

	卧位	立位
RA [ng/(ml/h)]	0.38	4.07
AⅡ (pg/ml)	50.7	86.6
ALD (ng/dl)	7.5	25.4

RA 肾素

AⅡ 血管紧张素

ALD 醛固酮

24h 血压监测：收缩压和舒张压夜间下降率分别为7.32%、7.95%，昼夜节律存在，但下降幅度减少。心率夜间下降率为4.44%，昼夜节律消失。清晨8~12点血压较高，清晨2点33分出现阵发性高血压。

胸部平片：左后纵隔占位性病变。

CT 和 MRI：胸主动脉旁左侧占位性病变，符合嗜铬细胞瘤，与主动脉关系密切。

盆腔 CT：右附件区密度不均匀软组织影，考虑畸胎瘤。

B 型超声：子宫肌瘤，右附件囊实性包块。

UCG 正常，放射性核素全身骨扫描未见明显异常。

入院诊断：高血压，胸内嗜铬细胞瘤，子宫肌瘤，右附件肿物。

经胸外科、麻醉科、ICU、泌尿科多科会诊后，于2001年9月5日在气管内插管吸入和静脉复合麻醉下行左侧开胸探查。术中发现肿瘤位于胸7~8水平，降主动脉与交感神经链之间的脊椎沟处，肿瘤紧贴后胸壁，左肺下叶完全包盖肿瘤。解剖肿瘤表面的左下肺后，显露肿瘤来源于左侧交感神经链，呈"葫芦状"。大小分别为4cm×3cm×3cm 和 3cm×3cm×2cm，暗红色，边界清楚，血供丰富，有不完整的包膜，侵犯后胸壁和降主动脉外膜。锐性钝性解剖将肿瘤从胸壁及降主动脉上完整切除。麻醉诱导及手术过程中血压基本平稳，术中触碰肿瘤时出现阵发性血压增高达220/120mmHg，经加快输液及调整硝普钠用量，血压稳定。术中出血约300ml，输血800ml。术后转入ICU 监护，短时使用多巴胺升压后很快停用。血压稳定于110/75mmHg。术后第1天拔除气管内插管改鼻导管吸氧，并停用任何升压或降压药。第2天经鼻胃管进流质。术后第4天转回普通病房并下床活动。术后病理诊断"纵隔嗜铬性细胞瘤"。术后高血压症状消失，至今随诊5年情况良好。

例2 男性，17岁，主诉高血压和头痛数年，检查发现尿中儿茶酚胺极高。CT 和 ^{131}I－MIBG 未能显示病变，Octreotide 核素扫描（Tc－99m－Oct）和 MRI 确定嗜铬细胞瘤位于心脏内。术前冠状动脉造影发现主动脉根部表面有一血运丰富肿瘤，血供来自右冠状动脉。术前经 α 和 β 受体阻断剂准备后，经正中胸骨切口手术，术中见心脏表面一大小4.5cm×3.0cm 质地柔软、色红肿块，肿瘤似来自主动脉根部，包绕右冠状动脉起始部。在体外循环、心脏停跳下，主动脉右冠状窦和部分肺动脉主干一并切除完整摘除肿瘤，主动脉和肺动脉缺损补片修补。术后患者血动力学稳定，12小时后拔除气管插管。术后病理报告为心脏嗜铬细胞瘤，术后随诊3.5年患者良好。

例3 女性，35岁，主诉为3年来血压高，严重头痛，心悸、出汗。实验室检查发现尿中儿茶酚胺增高，临床怀疑嗜铬细胞瘤。胸、腹、盆腔 CT 结果正常，但是双侧颈动脉体肿瘤。^{131}I－MIBG 未能发现肿物。Tc－99m－Oct 扫描显示在中纵隔和双侧颈动脉体核素异常摄入区。二维超声心动图、MRI 和增强 CT 扫描肯定心脏嗜铬细胞瘤诊断（图20－6，图20－7，图20－8）。冠状动脉造影发现肿瘤有丰富血供，来自冠状动脉回旋支。体外循环下摘除7cmx6cm 大小肿物，质软色红，位于左心耳根部，将肿瘤与连同左心房壁一并切除，切除标本病理诊断为心脏嗜铬细胞瘤。术后患者恢复良好，血尿儿茶酚胺回复到正常水平。

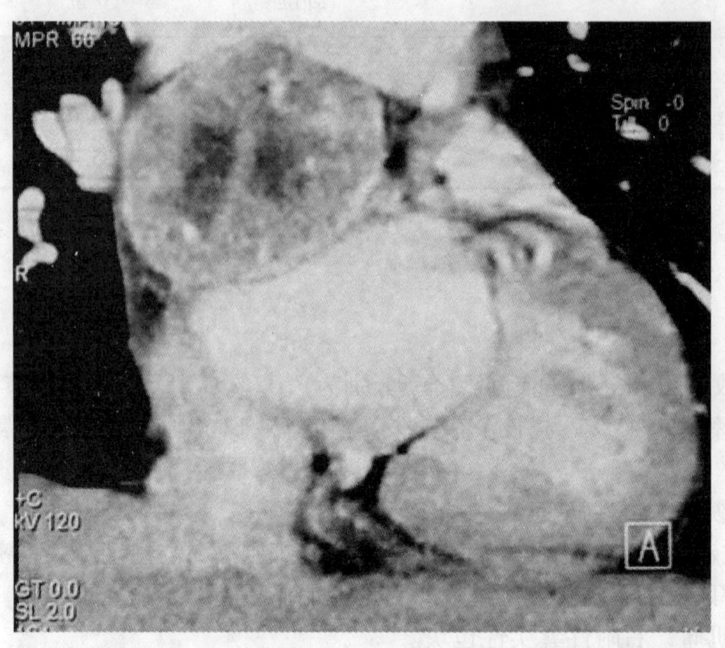

图 20－6　例 3 心脏嗜铬细胞瘤患者冠状位像显示心脏嗜铬细胞瘤

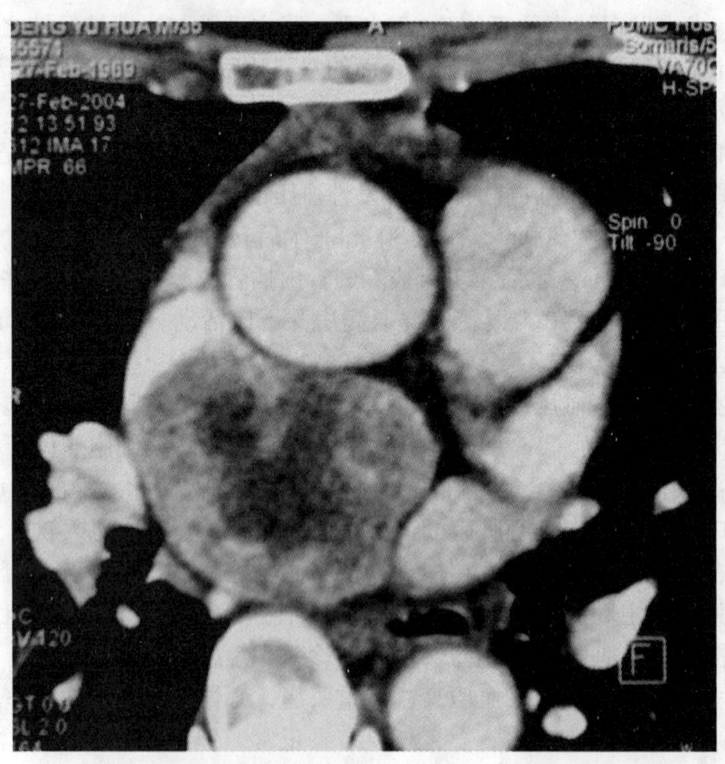

图 20－7　例 3 患者水平位像显示心脏嗜铬细胞瘤

从本院治疗结果，我们可总结出以下几点：

1．嗜铬细胞瘤发生在胸腔内者临床极为少见，患者多在内分泌科经多年治疗高血压、头痛、心悸、出汗等症状，药物治疗无明显疗效，怀疑嗜铬细胞瘤，经 CT、MRI 等检查发现胸内病灶。

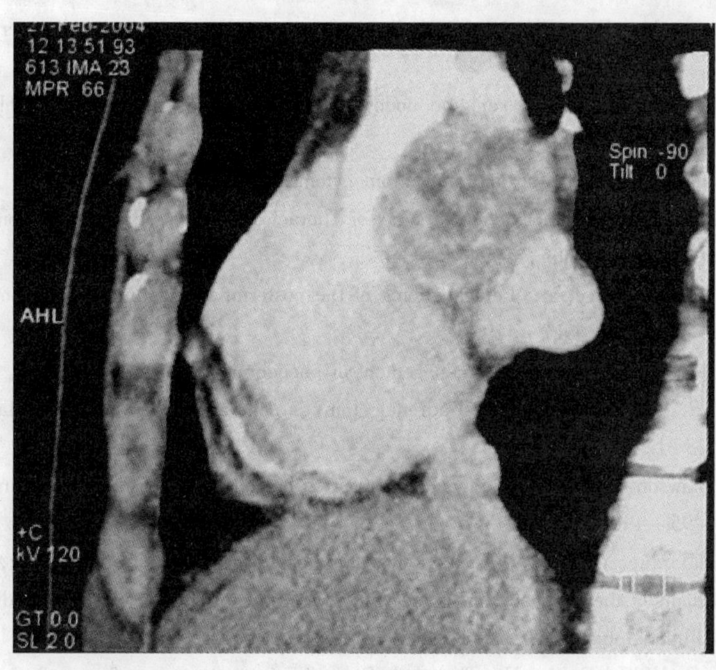

图 20-8 例 3 患者矢状位像显示心脏嗜铬细胞瘤

2. 术前诊断和定位诊断需要特殊的核素检查[131]I-MIBG 和 Tc-99m-Oct。

3. 位于后纵隔的嗜铬细胞瘤可在普通开胸手术摘除，需要注意的是术中监测血压，避免挤压肿瘤引起血压波动，并及时处理。

4. 心内嗜铬细胞瘤至今仅检索到 35 例外科切除病例。术前应进行冠状动脉造影，确定肿瘤的血供，以及供血来自哪支血管。对心内嗜铬细胞瘤需要在体外循环下切除，摘除后的心脏缺损应进行妥善修补。

（张志庸　苏　雷　苗　齐）

参 考 文 献

1. Cohen PS, Israel MA. Biology and treatment of thoracic tumors of neural crest origin. In: Roth JA, Ruckdeschel JC, Weisenburger TH, eds. Thoracic oncology. Philadelphia: WB Saunders, 1989, 520~40.
2. Glenner GG, Grimley PM. Atlas of tumor pathology. Tumors of the extra-adrenal paraganglion system (includingchemoreceptors). Washington, D. C. Armed Forces Institute of Pathology. 2nd Series, 1974, (Fascicle 9): 1~90.
3. Flickinger FW, Yuh WTC, Behrendt DM. Magnetic resonance imaging of mediastinal paraganglioma. Chest, 1988, 94: 652~654.
4. Hodgkinson DJ, Telander RL, Sheps SG, et al. Extra-adrenal intrathoracic functioning paraganglioma (pheochromocytoma) in childhood. Mayo Clin Proc, 1980, 55: 271~276.
5. Lemonick DM, Pai PB, Hines GL. Malignant primary pulmonary paraganglioma with hilar metastasis. J ThoracCardiovasc Surg, 1990, 99: 563~564.
6. Lamy AL, Fradet GJ, Luoma A, Nelems B. Anterior and middle mediastinum paraganglioma: complete resectionis the treatment of choice. Ann Thorac Surg, 1994, 57: 249~252.
7. Shapiro B, Sisson J, Kalff V, et al. The location of middle mediastinal pheochromocytomas. J Thorac CardiovascSurg, 1984, 87: 814~820.
8. Voci V, Olson H, Beilin L. A malignant primary cardiac pheochromocytoma. Surg Rounds, 1982, 88~90.
9. Orringer MB, Sisson JC, Glazer G, et al. Surgical treatment of cardiac pheochromocytomas. J Thorac Cardiovasc Surg,

1985, 89:753 ~ 757.

10. Herrera MF, Van Heerden JA, Puga FJ, et al. Mediastinal paraganglioma: a surgical experience. Ann Thorac Surg, 1993, 56:1096 ~ 1100.
11. Lattes R. Nonchromaffin paraganglioma of ganglion nodosum, carotid body, and aortic - arch bodies. Cancer, 1950, 43:667 ~ 694.
12. Jebara VA, Uva MS, Farge A, et al. Cardiac pheochromocytomas. Ann Thorac Surg, 1992, 53:356 ~ 361.
13. Vander Salm TJ. Mediastinal pheochromocytoma. Society of Thoracic Surgeons, Surgical Motion Pictures. Worcester: University of Massachusetts Medical Center, 1994.
14. Tanaka F, Kitano M, Tatsumi A, et al. Paraganglioma of the posterior mediastinum: value of magnetic resonance imaging. Ann Thorac Surg, 1992, 53:517 ~ 519.
15. Levine SN, McDonald JC. The evaluation and management of pheochromocytomas. Adv Surg, 1984, 17:281 ~ 313.
16. Albanese CT, Wiener ES. Routine total bilateral adrenalectomy is not warranted in childhood familial pheochromocytoma. J Pediatr Surg, 1993, 28:1248 ~ 1252.
17. Farhi F, Dikman SH, Lawson W, et al. Paragangliomatosis associated with multiple endocrine adenomas. Arch Pathol Lab Med, 1976, 100:495 ~ 498.
18. David TE, Lenkei SC, Marquez JA, et al. Pheochromocytoma of the heart. Ann Thorac Surg, 1986, 41:98 ~ 100.
19. Wain JC. Neurogenic tumors of the mediastinum. Chest Surgery Clinics of North America: Mediastinal Tumors. Faber LP and Benfield JR, eds. Philadelphia: WB Saunders, 1992, 121 ~ 136.
20. Carney JA, Sheps SG, Go VLW, Gordon H. The triad of gastric leiomyosarcoma, functioning extra - adrenal paraganglioma and pulmonary chondroma. N Engl J Med, 1977, 296:1517 ~ 1518.
21. Carney JA. The triad of gastric epithelioid leiomyosarcoma, functioning extra - adrenal paraganglioma, and pulmonary chondroma. Cancer, 1979, 43:374 ~ 382.
22. Carney JA. The triad of gastric epithelioid leiomyosarcoma, pulmonary chondroma, and functioning extra - adrenal paraganglioma: a five - year review. Medicine, 1983, 62:159 ~ 169.
23. Margulies KB, Sheps SG. Carney's triad: guidelines for management. Mayo Clin Proc, 1988, 63:496 ~ 502.
24. Sisson JC, Frager MS, Valk TW, et al. Scintigraphic localization of pheochromocytoma.. N Engl J Med, 1981, 305: 12 ~ 17.
25. Shapiro B, Copp JE, Sisson JC, et al. Iodine - 131 metaiodobenzylguanidine for the locating of suspected pheochromocytoma: experience in 400 cases. J Nucl Med, 1985, 26:576 ~ 585.
26. Francis IR, Glazer GM, Shapiro B, et al. Complementary roles of CT and ^{131}I - MIBG scintigraphy in diagnosis of pheochromocytoma. AJR Am J Roentgenal, 1983, 141:719 ~ 725.
27. Spapen H, Gerlo E, Achten E, et al. Pre - and perioperative diagnosis of metastatic pheochromocytoma in multiple endocrine neoplasia type 2a. J Endocrinol Invest, 1989, 12:729 ~ 731.
28. Montana E, Montana X, Morera R, et al. Functioning paraganglioma (pheochromocytoma) of the thorax: preoperative embolization. J Thorac Cardiovasc Surg, 1990, 100:626 ~ 628.
29. Cooley DA, Reardon MJ, Frazier OH, Angelini P. Human cardiac explantation and autotransplantation: application in a patient with a large cardiac pheochromocytoma. Tex Heart Inst J, 1985, 12:171 ~ 176.
30. Chang CH, Lin PJ, Chang JP, et al. Intrapericardial pheochromocytoma. Ann Thorac Surg, 1991, 51:661 ~ 663.
31. Geatti O, Shapiro B, Virgolini L. Late presentation of metastatic pheochromocytoma: a problem case solved by ^{131}I - MIBG scintigraphy. Clin Nucl Med, 1990, 15:101 ~ 104.
32. Karasov RS, Sheps SG, Carney JA, et al. Paragangliomatosis with numerous catecholamine - producing tumors. Mayo Clin Proc, 1982, 57:590 ~ 595.
33. Chimori K, Miyazaki S, Nakajima T, Miura K. Preoperative management of pheochromocytoma with the calciumantagonist nifedipine. Clin Ther, 1985, 7:372 ~ 379.
34. Cruz PA, Mahidhara S, Ticzon A, Tobon H. Malignant cardiac paraganglioma: follow - up of a case. J Thorac Cardiovasc Surg, 1984, 87:942 ~ 944.
35. 苗齐，刘兴荣，马国涛. 心脏嗜铬细胞瘤2例. 中华胸心血管外科杂志，2005，21:4.

第二十一章　胸部原始神经外胚层肿瘤

一、历史回顾

原始神经外胚层肿瘤（primitive neuroectodermal tumor，PNET）是一种少见高度恶性肿瘤，对于它的认识可以追溯到20世纪初。1918年Arthur Purdy Stout报道了一位42岁尺神经肿瘤的患者，手术后病理发现肿瘤由圆形未分化细胞构成，并围聚成菊花团样。1921年James Ewing报道了一例14岁女性尺骨肿瘤的患者，病理检查肿瘤由圆形细胞组成，但组织学难以分类，后来称之为弥漫性骨内皮瘤，并提出此肿瘤来源于内皮细胞。1975年Angervall和Enzinger首次描述了来源于软组织的尤文肉瘤（Ewing's sarcoma，EWS）。同年Seemayer认为原始神经外胚层肿瘤（PNET）与周围神经或交感神经无关，是另一类肿瘤。1979年Askin描述了一例胸部恶性肿瘤，病理发现它由小圆形细胞组成，组织学特性与PNET类似，但还有一些独特的临床病理学外观，将之命名为Askin瘤。

医学研究进入分子生物学阶段后人们认识到，在Ewing肉瘤患者细胞染色体内存在t（11∶22）q（22∶12）的交互性易位。90年代经过大量的实验证明在90%～95%PNET病人体内也有这种易位，从而产生了异常复制。用单克隆抗体O_{13}证明两者免疫表型一致，有相同结构的癌基因表达（C－myc＋，N－myc－）。随着免疫组化、细胞遗传学、分子基因技术的出现，人们逐渐认识到，Ewing肉瘤和原始神经外胚层肿瘤两者可能是同一种类型肿瘤，因发生在不同部位而产生不同的临床表现，统称为PNET/Ewing瘤（下面以E/P简称），属于神经器官外的一组PNET。

二、来源

有关PNET的来源长期以来一直存在争论。提出的可能来源有原始神经嵴细胞，始基种子细胞和原始间叶细胞。目前广为大家接受的是第二种来源学说，系原始干细胞因基因调控失常，先间变后分化或去分化，出现了向神经上皮各个不同阶段进行分化，甚至向间叶组织分化现象，这样可能发生外周神经的PNET，或神经器官以外的PNET，发生在中枢神经系统的肿瘤则出现纷乱繁杂的形态学改变。

三、临床特点

原始神经外胚层肿瘤可分为中枢型肿瘤和外周型肿瘤两种类型，此处重点讨论外周型肿瘤中胸部PNET。

大多数胸部E/P发生在儿童和青少年，平均年龄小于30岁。北京协和医院1999年至2005年共收治PNET患者19例，其中10例发生在胸部，平均年龄22岁。有文献报道，PNET患者的平均年龄与尤文肉瘤（EWS）患者相似，但PNET患者的年龄跨度较大，有相当一部分患者其年龄在40岁以上。在性别分布上，E/P的男性发病率高于女性，但由于此肿瘤临床少见，难有大样本的资料统计，在我院收治的19例患者未发现有明显的性别差异。此外，文献报告世界各地发病的人种差异也不明显，有调查认为美籍非洲后裔从未发现此病。

E/P最多见的发生部位是脊柱和胸壁，其次是下肢，但很少累及骨盆、股骨、后腹膜和双手，也有报道E/P发生在肺、子宫、卵巢、输尿管、膀胱、心肌、腮腺、肾脏等脏器。一般来讲，PNET的生长部位较深，发生在体表的病例较少见。

胸部PNET患者，主要的临床症状是胸痛、胸闷气短和咳嗽三大症状。由于PNET来源于软组织，在生长过程中随着体积增大，可压迫周围的神经、血管，特别是肺脏，出现相应脏器受压的临床症状，胸部肿瘤主要表现为非特异性呼吸道症状和体征。部分患者因肿瘤巨大发生坏死出血，临床上出现发热，甚至咯血。此外，肿瘤侵犯心包时，可产生大量心包积液，出现慢性心脏压塞征象，患者有心悸、气短、不能平卧，颜面水肿、头颈静脉怒张。

四、影像学特点

在普通胸部X线平片上，PENT通常表现为一侧胸壁或胸腔内不透光高密度影，如果肿瘤巨大占据整个胸膜腔，患侧则看不到肺纹理。进一步了解肿瘤的特点需行胸部CT检查。胸部CT可显示胸腔内存在一软组织密度影，或巨大的囊实性占位病变，增强CT可显示肿瘤内有不均匀性强化，同时可发现胸腔积液或心包积液。胸部CT的这些特点主要因肿瘤生长迅速，肿瘤内部发生多灶性液化、坏死，所以放射学诊断常是“胸腔内囊实性占位”，难以给出更确切的诊断，有时误诊为“恶性畸胎瘤”或“胸膜间皮瘤”。

肿瘤大小变异较大，决定于诊断时病期的早晚，平均肿瘤直径为9cm左右，本院收治的患者中最大的肿瘤直径是18cm。MRI检查可确定胸壁肌肉是否受累，但无论胸部增强CT或MRI在确定相邻肺组织是否受累方面，均显不足。各种影像学检查可以帮助临床医师了解肿瘤的部位、大小、质地、与周围脏器的关系，以及血运是否丰富，从而为制定手术方案打下基础。在缺乏病理诊断条件下，影像学检查很难将PNET与恶性畸胎瘤或其他恶性神经源性肿瘤鉴别开来。

五、病理学

肿瘤的大体外观差异很大。一般呈多分叶，质地较软、较脆，肿瘤切面呈灰黄色、灰褐色。肿瘤内部常见大面积坏死、出血或囊腔形成。坏死的面积可能极大，但很少见到钙化。在本院胸外科收治的10例中仅见到1例肿瘤内部有大面积钙化。

约有10%～20%的PNET内部出现某些梭形区域，在这些区域内，其细胞组织形态学表现与原始神经纤维瘤或恶性神经鞘瘤极为相似，若术前细针穿刺到这部分组织，可能导致错误的病理学诊断。因此，PNET的确切诊断结果需要等待石蜡切片和免疫组化检查。临床医师发现，无论细针穿刺活检，还是纤维支气管镜活检，均无法代替大体标本的病理检查结果。在本院胸外科收治的病例中，1例纤维支气管镜活检病理报告“见大量间皮细胞”，2例针刺活检，均报告为“小细胞恶性肿瘤”。8例行术中快速冷冻病理检查，7例报告为“小细胞恶性肿瘤”，1例为“恶性神经鞘瘤”，但最终的术后病理诊断为PNET。

病理标本石蜡切片光镜下可见PNET肿瘤细胞呈圆形，体积小，多个细胞聚集成菊花团样结构。国外有文献报道这种菊花团有的像丝球状(Flexner－Wintersteiner type)，有的像棒球垒。肿瘤细胞核呈圆形或卵圆形，染色质呈颗粒状，核仁不清楚，胞质稀少呈嗜酸性。

目前鉴别PNET的免疫组化指标很多，常用的包括AE1/AE3、NSE（Neuron－specific enolase神经元特异性烯醇化酶）、S－100蛋白、Vimentin、CgA、Syn（突触素synaptophysin）、CD99、LCA（Leukocyte common antigen白细胞共同抗原）等。在这些指标中，某些免疫组化指标具有重要的鉴别诊断意义。在本院收治的10例胸部PNET病例中，所有病例的CD99均为阳性（＋～＋＋＋）。CD99对确诊E/P具有高度敏感性，但它只能作为免疫组化

表21－1 不同肿瘤对CD99表达结果

疾病名称	阳性率
尤文肉瘤、原始神经外胚层肿瘤	95%
T淋巴细胞淋巴瘤	92%
低分化滑膜肉瘤	50%
小细胞骨肉瘤	23%
横纹肌肉瘤	21%
促结缔组织增生的小圆细胞肿瘤	16%
小细胞癌	9%
Merkel细胞癌	9%
神经母细胞瘤	0%

检验的指标之一，缺乏 100% 的特异性。文献报告各种肿瘤对于 CD99 表达的阳性率见表 21 - 1。

其他免疫组化标记物还有 Leu - 7、PGP 9.5（9.5 蛋白基因产物）、CEA、Desmin 等。PNET 表现出的免疫标记物比 EWS（尤文斯肉瘤）多，它们互相之间存在很大重叠性，但是仍有某些免疫组化标记物可用于区分 PNET 和 EWS。

六、诊断和鉴别诊断

目前病理学认为，凡是由原始小细胞构成的分化较差的肿瘤，均应考虑 PNET 可能。仔细寻找有无神经分化的迹象，肿瘤细胞具有 Becker 提出的 8 种分化特点，包括伴星形细胞、神经元细胞、有突胶质细胞、室管膜细胞分化，以及伴有黑色素、肌性成分或神经管样结构，或伴 Fleurettes 和/或 Flexner - Wintersteiner 菊形团结构的小圆形细胞肿瘤，不论出现在中枢神经系统还是外周神经，不论是在神经器官内还是神经器官之外，均可诊断为 PNET。

临床上需要与 PNET 鉴别的疾病很多，包括 T 淋巴细胞淋巴瘤、低分化滑膜肉瘤、小细胞骨肉瘤、横纹肌肉瘤、促结缔组织增生的小圆细胞肿瘤、小细胞癌、Merkel 细胞癌、神经母细胞瘤。在鉴别诊断时，需要寻找肿瘤的特性进行鉴别，例如 PNET 与神经母细胞瘤的不同点在于，PNET 患者血清儿茶酚胺浓度正常。

在 PNET 鉴别诊断上，与胸外科有关的肿瘤是恶性淋巴瘤和小细胞癌。鉴别主要依靠免疫组化检查，恶性淋巴瘤的特异性指标为 LCA 阳性，而 PNET 的 LCA 均为阴性。小细胞癌对 CD99 均不表达，而 PNET 呈弥漫性表达。如果患者 LCA（+），年龄超过 45 岁，病变在胸内应考虑小细胞肺癌，病变位于体表皮肤病变应考虑皮肤神经内分泌癌（Merkel cell carcimoma）。此外，大多数小细胞肺癌和 Merkel cell carcinoma 的免疫组化指标中 CD99 多为阴性。

文献报告和本组经验显示，PNET 多直接侵犯周围脏器或组织，很少有淋巴结受累，外科切除后可局部复发，转移的途径主要是经血行播散，常见转移的部位依次是骨、骨髓、肺和肝脏。本院 1 例骶前 PNET，经泌尿外科手术摘除行 1 疗程放疗后，CT 发现双肺多发（30 余枚）转移灶。

七、治疗和预后

在现代治疗方法应用之前，E/P 患者的预后极差。Angervall 和 Enzinger 在 1975 报道了 35 例 E/P 患者，22 例死于肿瘤转移，主要累及肺和骨骼肌肉系统。Jurgens 报告 E/P 患者的 3 年生存率为 50%。Kushner 发现肿瘤直径 >5cm 的患者 2 年生存率仅为 25%。

手术切除、放疗和多药化疗可以改善肿瘤患者的预后，但是 PNET 对放、化疗均不甚敏感，切除后容易局部复发，肿瘤常经血行转移，临床采取何种治疗手段，效果均不甚理想。有报告 PNET 诊断时已有转移的患者，存活期平均为 8.8 个月。目前认为理想的处理方式是肿物穿刺活检，经组织学、免疫组化、细胞学和超微结构检查，确定 PNET 诊断，继之多药化疗，应用包括长春新碱，阿霉素，环磷酰胺（vincristine，doxorubicin，cyclophosphamide）和最近采用的异环磷酰胺和鬼臼乙叉苷（ifosfamide and etoposide）化疗。化疗后再进行有效的手术切除，从而可最大限度保留患者机体功能。为了预防肿瘤局部复发，术后应给予局部放疗。

Verrill 提出诊断时肿瘤负荷是影响预后的最重要因素，其次是机体对各种治疗的反应。肿瘤大小仅部分影响治疗结果，年龄不是预后的决定因素。本院 10 例胸部 PNET 患者除接受手术外，8 例接受化疗，其中 4 例接受化、放疗。2 例术后未接受任何辅助治疗患者，分别于术后 9、10 个月死亡。4 例接受化疗和放疗者，1 例存活 27 个月死亡，另 1 例存活 17 个月后失访，2 例至今存活已超过 12 个月。4 例单纯接受化疗者，1 例存活已超过 12 个月，另 3 例分别于术后 16、17 和 19 个月死亡。国内报道儿童外周 PNET 患者 5 年生存率为 11.1%，国外报告胸部 PNET 患者 2 年存活率为 28% ~38%，6 年存活率为 14% ~17%。总之，PNET 预后差，即使完整切除病灶，切缘阴性，术后局部复发率仍然很高，术后辅助放疗和多药化疗可以延长生存时间，改善预后。

各国学者试用了多种方法以提高 PNET 患者的长期生存率，有报告显示术前辅助化疗可以延长生存期，提高肿瘤切除率。有人试用化疗合并干细胞移植使肿瘤体积明显减少。这些处理 PNET 的辅助措施能否提高患者长期生存率目前尚无结论。影响 PNET 患者预后的因素，目前较为一致的意见是肿瘤确诊到肿瘤发生转移的间隔时间，肿瘤大小，坏死程度和范围，肿瘤对化疗的敏感程度等等。

八、北京协和医院资料

自 1999 年至 2004 年，北京协和医院共收治 19 例 PNET，其中肝脏、肾上腺、子宫、卵巢、腹膜后、腰椎、脑和下肢的 PNET 共 9 例，胸部 PNET 10 例，国内仅见胸部 PNET 个案报告，以下报告我院胸部 PNET 的临床表现、治疗结果。

本组男 6 例，女 4 例，年龄 5 岁～65 岁，平均年龄 22 岁，30 岁以下 7 例。病程 1 周至 1 年，平均 3.5 个月。主要症状包括咳嗽 3 例，局部疼痛 5 例，胸闷气短 5 例，1 例脊髓受侵致下肢无力、排尿障碍。个别病例出现恶心呕吐、低热或痰中带血。1 例为偶然发现胸壁肿物来诊。6 例肿瘤位于胸腔内，2 例在胸壁，1 例在心包内致大量胸腔和心包积液，患者不能平卧，1 例位于后纵隔并侵入椎管内。术前均行胸部 X 线片和 CT 检查，肿瘤直径最小 6cm，最大 18cm，平均 9cm。2 例经皮穿刺活检，1 例行纤维支气管镜检查。2 例胸壁肿瘤行核素骨扫描。

10 例 PNET 患者均行手术切除，6 例胸内肿瘤有 2 例行肿瘤完全切除，2 例肿瘤大部分切除，另 2 例侵及肺组织行肿瘤和受累肺叶切除。2 例胸壁肿瘤行肿瘤及受侵肋骨切除胸壁重建。1 例心包内肿瘤行肿瘤及心包大部切除，1 例后纵隔哑铃状肿瘤由胸外科与神经外科医师合作同时摘除胸内肿瘤及椎管内肿瘤。1 例为第 2 次手术，1 例行 3 次手术，全组无手术死亡和住院死亡。摘除肿瘤行病理和免疫组化检查确定诊断，10 例 CD99 均为阳性，LCA 均为阴性。术后 4 例接受化疗，4 例行化、放疗，2 例术后未接受任何辅助治疗。术后随诊 6 年，至今死亡 7 例，生存最长 27 个月，最短 9 个月，平均 17 个月。3 例仍在随诊中，生存已超过 12 个月。

典型病例：男性小儿，胸闷、活动耐力下降 1 月入院。胸部 CT 示左胸腔巨大占位。行左胸腔肿物彻底切除。术后 10 个月肿瘤复发（图 21－1，图 21－2，图 21－3）。

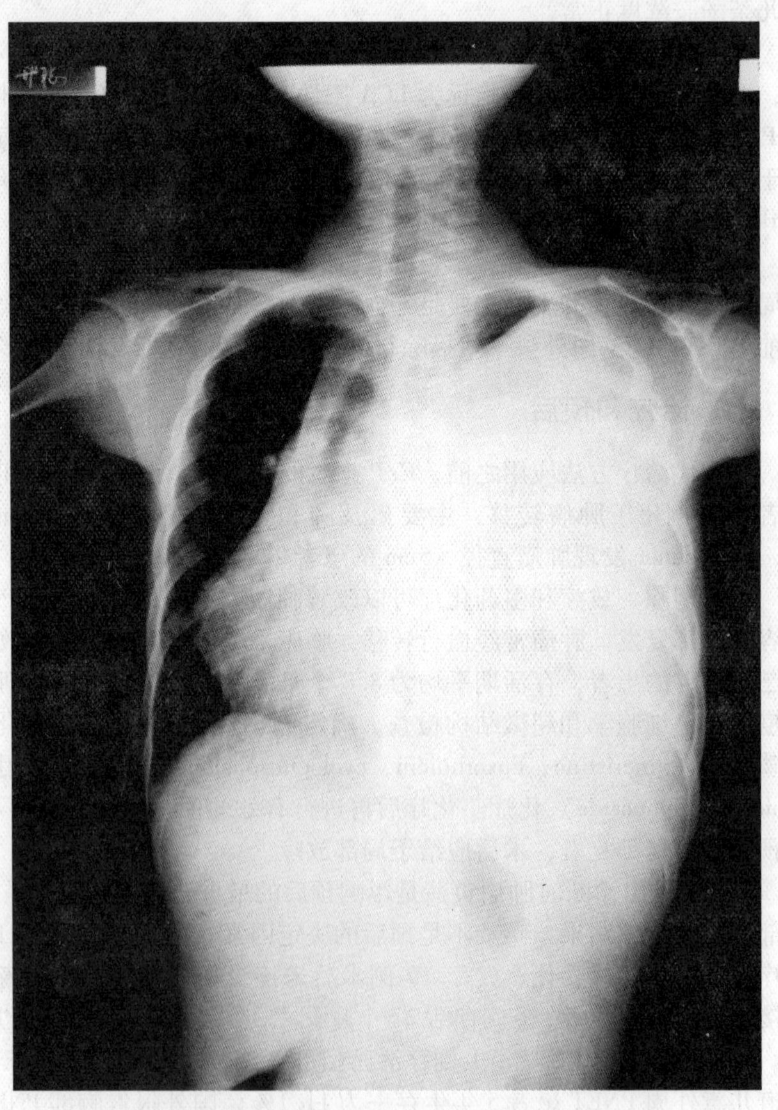

图 21－1 男性，8 岁，纵隔 PNET 正位胸像，显示肿瘤占据纵隔及左侧大部分胸腔，并将气管和心脏推移向对侧

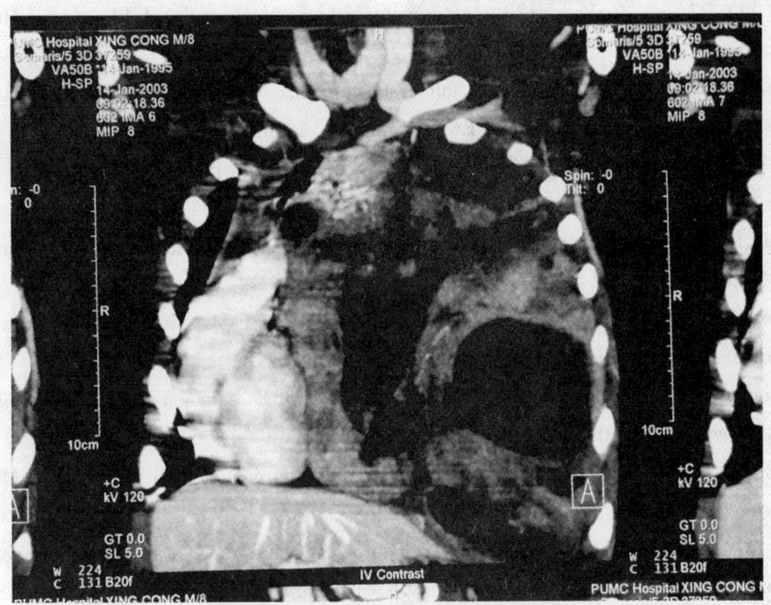

图 21－2　同一例纵隔 PNET 增强后侧位像

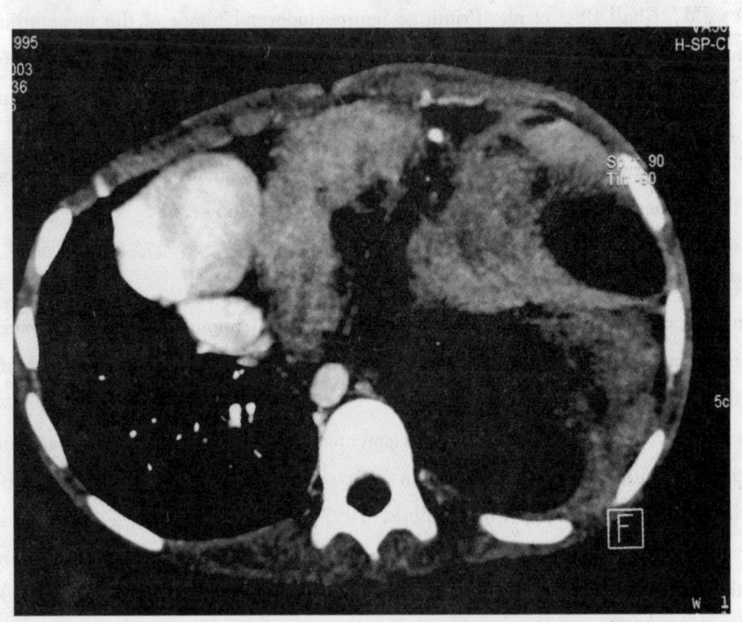

图 21－3　同一例纵隔 PENT 增强后 CT 像

（徐晓辉　张志庸）

参 考 文 献

1. Ewing J. Diffuse endothelioma of bone. Proc NY Pathol Soc, 1921, 21：17～20.

2. Angervall L, Enzinger FM. Extraskeletal neoplasm resembling Ewing's sarcoma. Cancer, 1975, 36：240～251.

3. Askin FB, Rosai J, Sibley RK, et al. Malignant small cell tumor of the thoracopulmonary region in childhood. Cancer, 1979, 43：2438～2451.

4. Ladanyi M, Heinemann FS, Huvos AG, et al. Neural differentiation in small round cell tumors of bone and soft tissue with the translocation t (11; 22) (q24; q12): an immunohistochemical study of 11 cases. Hum Pathol, 1990, 21: 1245 ~ 1251.
5. Fletcher JA. Cytogenetic observations in malignant soft tissue tumors. Adv Pathol Lab Med, 1991, 4:235 ~ 238.
6. Dehner LP. Primitive neuroectodermal tumor and Ewing's sarcoma. Am J Surg Pathol, 1993, 17:1 ~ 13.
7. 徐晓辉，张志庸，崔玉尚等. 胸部原始神经外胚层肿瘤（附10例报告）. 中华胸心血管外科杂志，2006，22：102 ~ 104.
8. Cavazzana AO, Ninfo B, Roberts J, et al. Peripheral neuroepithelioma: a light microscopic immunocytochemical, and ultrastructural study. Mod Pathol, 1992, 5:71 ~ 78.
9. Hartman KR, Triche TJ, Kinsella TJ, et al. Prognostic value of histopathology in Ewing's sarcoma: long – term follow – up of distal extremity primary tumors. Cancer, 1991, 67:163 ~ 171.
10. Hashimoto H, Tsuneyoshi M, Daimaru Y, et al. Extraskeletal Ewing's sarcoma: a clinicopathologic and electron microscopic analysis of 8 cases. Acta Pathol Jpn, 1985, 35:1087 ~ 1098.
11. Kushner BH, Hajdu SI, Gulati SC, et al. Extracranial primitive neuroectodermal tumors: the Memorial Sloan – Kettering Cancer center experience. Cancer, 1991, 67:1825 ~ 1829.
12. Marley DF, Liapis H, Humphrey DA, et al. Primitive neuroectodermal tumor of the kidney—another enigma: a pathologic, immunohistochemical and molecular diagnostic study. Am J Surg Pathol, 1997, 21:354 ~ 359.
13. Gillespie JJ, Roth LM, Wills ER, et al. Extraskeletal Ewing's sarcoma: histologic and ultrastructural observations in three cases. Am J Surg Pathol, 1979, 3:99 ~ 108.
14. Catalan RL, Murphy T. Primary primitive neuroectodermal tumor of the lung. AJR, 1997, 169:1201 ~ 1202.
15. Charney DA, Charney JM, Ghali BS, et al. Primitive neuroectodermal tumor of the myocardium: a case report, review of the literature, immunohistochemical, and ultrastructural study. Hum Pathol, 1996, 27:1365 ~ 1369.
16. Hasegawa SL, Davison JM, Rutten A, et al. Primary cutaneous Ewing's sarcoma: immunophenotypic and molecular cytogenetic evaluation of five cases. Am J Surg Pathol, 1998, 22:310 ~ 318.
17. Winer – Muram HT, Kauffman WM, Gronemeyer SA, et al. Primitive neuroectodermal tumors of the chest wall (Askin tumors): CT and MRI findings. AJR Am J Roentgenol, 1993, 161:265 ~ 268.
18. 孔令辉，刘国正，刘 欣等. 外周原始神经外胚层肿瘤形态学、免疫表型及临床预后研究. 中国肿瘤临床，2003，30:627 ~ 630.
19. Carter RL, Al – Sam SZ, Corbett RP, et al. A comparative study of immunohistochemical staining for neuron – specific enolase, protein gene product 9.5, and S – 100 protein in neuroblastoma, Ewing's sarcoma, and other round cell tumors in children. Histopathology, 1990, 16:461 ~ 467.
20. Horowitz ME, Malawer MM, Woo SY, et al. Ewing's sarcoma family of tumors Ewing's sarcoma of bone and soft tissue and the peripheral primitive neuroectodermal tumors. In: Pizzo PA, Poplack DG (eds) Principles and Practice of Pediatric Oncology, 3rd ed. Lippincott – Raven, Philadelphia, 1997, 831.
21. Llombart – Bosch A, Terrier – Lacombe MJ, Peydro – Olaya A, et al. Peripheral neuroectodermal sarcoma of soft tissue (peripheral neuroepithelioma): a pathologic study of ten cases with differential diagnosis regarding other small, round – cell sarcomas. Hum Pathol, 1989, 20:273 ~ 280.
22. Becker LE. Primitive neuroectodermal tumors View on a working classification. Primary brain tumors. WS fields ed, New York: Springer – Verlay. 1990, 59 ~ 69.
23. Lumadue JA, Askin FB, Perlman EJ. MIC – 2 analysis of small cell carcinoma. Am J Clin Pathol, 1994, 102: 692 ~ 694.
24. Jurgens H, Bier V, Harms D, et al. Malignant peripheral neuroectodermal tumors: a retrospective analysis of 42 patients. Cancer, 1988, 61:349 ~ 357.
25. Ibarburen C, Haberman JJ, Zerhouni EA. Peripheral primitive neuroectodermal tumors: CT and MRI evaluation. Eur Radiol, 1996, 21:225 ~ 232.
26. Antman k, Crowley J, Balcerzak SP, et al. A Southwest Oncology Group and Cancer and Leukemia Group B Phase Ⅱ Study of doxorubicin, dacarbazine, ifosfamide and mesna in adults with advanced osteosarcoma, Ewing's sarcoma and

rhabdomyosarcoma. Cancer, 1998, 82 : 1288 ~ 1295.
27. Craft AW, Cotterill SJ, Bullimore JA, et al. Long - term results from the first UKCCSG Ewing's tumor study (ET - 1): United Kingdom Children's Cancer Study Group (UKCCSG) and the Medical Research Council of Bone Sarcoma Working Party. Eur J Cancer, 1997, 33 : 1061 ~ 1069.
28. Gururangan S, Marina NM, Luo X, et al. Treatment of children with peripheral primitive neuroectodermal tumor or extraosseous Ewing's tumor with Ewing's - directed therapy. J Pediatr Hematol Oncol, 1998, 20 : 55 ~ 61.
29. Verrill MW, Judson IR, Harmer CL, et al. Ewing's sarcoma and primitive neuroectodermal tumor in adults: are they different from Ewing's sarcoma and primitive neuroectodermal tumor in children ? J Clin Oncol, 1997, 15 : 2611 ~ 2621.
30. 黄东生，唐锁勤，王建文等. 儿童外周原始神经外胚肿瘤 9 例临床及病理分析. 中国实用儿科杂志，2003，18 : 745 ~ 746.
31. Contesso G, Liombart - Bosch A, Terrier Ph, et al. Does malignant small cell tumor of the thoracopulmonary region (Askin tumor) constitute a clinicopathologic entity? Cancer, 1992, 69 : 1012 ~ 1020.
32. Saenz NC, Hass DJ, Meyers P, et al. Pediatric chest wall Ewing's sarcoma. J Pediatr Surg, 2000, 35 : 550 ~ 555.
33. Morita S, Igarashi T, Yamada G, et al. Peripheral primitive neuroectodermal tumor in parietal pleura. Nihon Kokyuki Gakkai Zasshi, 1998, 36 : 793 ~ 797.
34. Arai Y, Kun LE, Brooks MT, et al. Ewing's sarcoma: local tumor control and patterns of failure following limited - volume radiation therapy. Int J Radiat Oncol Biol Phys, 1991, 21 : 1501 ~ 1508.
35. Baldini EH, Demetri GD, Fletcher CDM, et al. Adults with Ewing's sarcoma/primitive neuroectodermal tumor. Adverse effect of older age and primary extraosseous disease on outcome. Ann Surg, 1999, 230 : 79 ~ 86.
36. 冉飞武，梁超前，李建彬等. 胸壁原始神经外胚层肿瘤 1 例. 肿瘤学杂志，2003，9 : 375 ~ 375.
37. 宋建兵. 胸部外周原始神经外胚层肿瘤 1 例报告. 实用放射学杂志，2003，19 : 439 ~ 439.

第二十二章　纵隔未分化癌

一、简介

纵隔未分化癌（或分化差癌）这一名词是指纵隔内的上皮细胞肿瘤，因其组织病理学缺乏明显特点，以致无法确定其来源部位。大约10% ~15% 纵隔原发性肿瘤患者在病理活检时诊断为纵隔未分化癌。这一诊断名称涵盖了与通常诊断相异的一组患者，实际上，某些患者还是有明确诊断类型的。此处将其另辟一章单独讨论，就是临床上确有部分病例，病理上无法确定其来源，统称为纵隔未分化癌。所以应当尽最大努力确定这类患者的病理类型，从而根据各种特殊肿瘤的各自特点进行相应的标准化治疗。以前认为所有的纵隔未分化癌患者，无论采取何种治疗方法，预后均很差，而来自Vanderbilt大学的报告显示，采用以铂类为基础的综合化疗可有效地缓解这类患者的症状，某些甚至可以达到治愈。

二、分类

许多类型的肿瘤可以出现在纵隔，有些肿瘤的组织学分化很差，这些分化差的肿瘤包括性腺外生殖细胞肿瘤（精原细胞瘤或非精原细胞瘤），非霍奇金淋巴瘤，恶性胸腺瘤，胸腺类癌，转移性肺癌（小细胞肺癌或非小细胞肺癌），未分化软组织肉瘤，以及其他转移性肿瘤（表22-1）。只有在排除了原发性或继发性肺癌之后，才能将这些病变认为是“纵隔未分化癌”。

表22-1　纵隔未分化癌的鉴别诊断

性腺外肿瘤
精原细胞瘤
非精原细胞性生殖细胞肿瘤
淋巴瘤
非霍奇金淋巴瘤
区域性肿瘤
分化差肉瘤
胸腺肿瘤
胸腺癌
胸腺类癌
恶性胸腺瘤
转移性肿瘤
肺癌
小细胞肺癌
非小细胞肺癌
生殖细胞肿瘤
精原细胞瘤
非精原细胞瘤
肉瘤
肾癌
未分化癌

三、诊断

以上所列这些肿瘤，许多肿瘤存在着特殊的治疗方法，因此在确定治疗以前，重要的是采取各种有效的方法尽力明确这些特殊肿瘤的诊断。详细的病史和全面的体格检查是寻找肿瘤原发部位的重要途径。所有患者均应摄胸部平片，进行胸部、腹部CT检查。大多数情况下，肿瘤常局限于前纵隔（血管前），但是它们也可以累及上纵隔。通过患者的症状和体征特点，进行必要的放射学检查。如果患者的症状和体征缺乏特殊性，盲目无休止地寻找肿瘤原发部位的检查最终证明都是徒劳的。但是，详细的辅助检查（包括超声波检查和女性盆腔脏器检查）偶然也可能发现原发性生殖细胞肿瘤。

除了常规的实验室检查以外，所有患者均应测量血绒毛膜促性腺激素和α甲胎蛋白浓度，因为这些肿瘤标志对恶性生殖细胞性肿瘤诊断有着极为关键的价值。纤维支气管镜检查用于寻找隐性原发性支气管肺癌，特别是那些年高有吸烟史的患者。

经皮细针抽吸或经皮切针活检，常常不能提供足够的组织标本为组织学检查和特殊检查之用，临床上多需要纵隔切开术或纵隔镜获取组织进行活检。通常采取前纵隔切开术或纵隔镜，但是也可根据CT结果来指导检查入路。为了确保获取适当的活检标本，正确地处理标本，进行必要恰当的研究，需要外科、肿瘤科和病理科医师的密切合作和沟通（图 22－1）。

当适当大小的活检标本经光镜检查，发现有大型多形性相互粘附的恶性肿瘤细胞而无确定的组织生长类型，应当进一步检查获取病变的特异性诊断，这些检查包括特殊染色，电镜检查，有可能时进行染色体检查或基因分析研究。

对分化差的肿瘤进行分析时，免疫过氧化物酶染色技术可能有重要作用，人绒毛膜促性腺激素或甲胎蛋白染色阳性结果，提示可能存在恶性生殖细胞肿瘤（即使血液测定这些标志物水平并不升高)。普通白细胞抗原阳性，角蛋白染色阴性提示可能是淋巴瘤。神经特异性烯醇化酶阳性（NSE）和 chromogranin 染色阳性提示神经内分泌癌的可能。

Vimentin 染色和 Desmin 染色阳性提示肿瘤为分化差的肉瘤。S－100 蛋白阳性，Vimentin 阳性和 Desmin 染色阳性提示为黑色素瘤。应用免疫过氧化酶染色技术，可使 20% 这类患者获得特异性诊断。

用电子显微镜分辨肿瘤超微结构的特点，对诊断也有较大的作用，它可有效地鉴别淋巴瘤与癌，并且可以确切地诊断黑色素瘤和分化差的肉瘤。

阐明恶性肿瘤的基因变异，不同肿瘤存在不同的肿瘤标志，因之进行染色体检查和更多的特殊异常基因检查对诊断可能有着更为重要的价值。例如，很大比例的恶性生殖细胞肿瘤，其第 12 对染色体短臂有特殊性异常。现在，已经发现白血病、淋巴瘤和周围型神经上皮类肿瘤（原始神经外胚层肿瘤）存在特异性染色体异常。

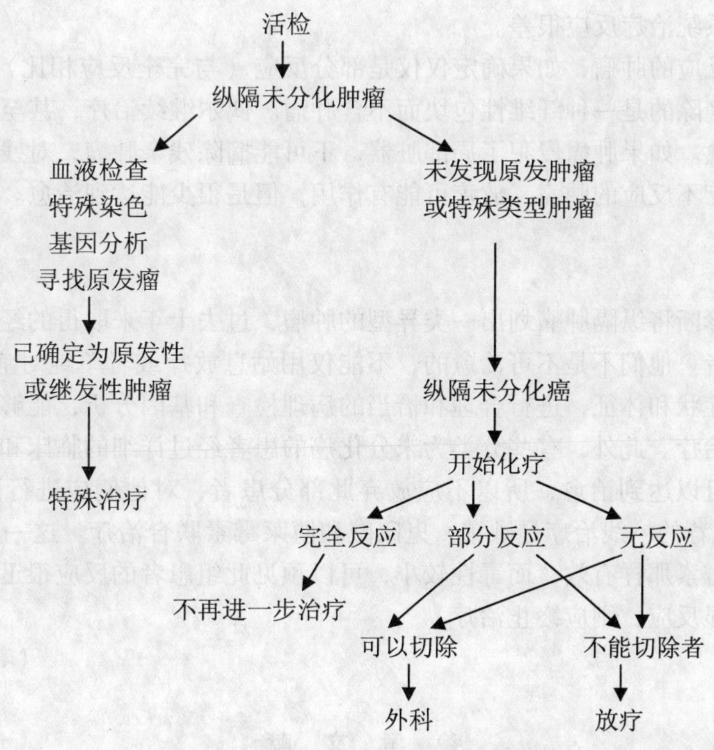

图 22－1　纵隔未分化癌的处理流程

四、治疗

某些纵隔未分化癌无明显特征性的症状和体征，肿瘤体积相对较小、局限于纵隔内，并不侵犯邻近结构，对这些患者应进行完全的肿瘤切除，少部分患者可能达到治愈。完全切除术后进行辅助治疗的作用尚不清楚。

对患者进行诊断性评估，可以确定某些类型肿瘤的治疗。血绒毛膜促性腺激素或甲胎蛋白水平升高的病例，应按恶性非精原细胞性生殖细胞肿瘤处理。患者有支气管内病变，电镜或免疫过氧化酶染色显示神经内分泌特点，应按小细胞肺癌处理，若无神经内分泌特征，则按非小细胞肺癌处理。

大多数纵隔未分化癌患者纵隔内存在巨大不能切除的肿瘤，这些患者需要用非外科手术方法处理。最初人们认为某些患者是未被辨识的性腺外生殖细胞肿瘤的亚型，从经验上予以顺铂、长春新碱和博莱酶素（PVEB）治疗。Vanderbilt 报告一组超过 200 例患者，用顺铂为主的化疗方案，类似于治疗生殖细胞肿瘤的有效方案，36% 病例对化疗有部分反应，26% 病例有完全反应。治疗后随诊平均 5 年，现在全组有 16% 病例无病生存（随诊 1－11 年）。此组实际 10 年存活率为 16%。有性腺外生殖细胞肿瘤临床特征的患者与整个全组病例比较，有着更高的完全反应率和更高的长期存活率(29%)。此组报告的结果与以前报告的结果不同，以前报告原发部位不清的纵隔未分化癌，应用不含顺铂的化疗方案，没有长期无病存活者。

尽管某些高度反应的患者可能是生殖细胞肿瘤，但是测定这些患者的肿瘤标志为阴性，用目前的病理学检查方法还不能确定其病理类型，推测有反应的肿瘤可能属于一组异型的肿瘤。据 Vanderbilt 的经验，对于顺铂为主的化疗方案有反应的肿瘤最后证明是非霍奇金淋巴瘤、分化差的神经内分泌肿瘤和恶性胸腺瘤。这种少见的一组肿瘤可能是唯一对化疗敏感的肿瘤，某些可能代表了以前未确定的肿瘤类型。另一种推测，某些纵隔高度未分化癌，是从隐性原发部位来源的上皮细胞肿瘤，对化疗敏感。原发肿瘤通常对系统治疗反应很差。

在那些对化疗有反应的肿瘤，如果确定仅仅是部分反应（与完全反应相比），应尽力全部摘除残余肿瘤。许多情况下摘除的是一种纤维性包块而不含肿瘤。偶尔继续治疗，甚至在有残余肿瘤存在的情况下，也可达到治愈。如果肿瘤侵犯了局部脏器，不可能摘除残余肿瘤，对残余肿瘤进行放疗可能有一定价值。对于化疗不反应的肿瘤，放疗可能有作用，但是很少能达到治愈。

五、小结

纵隔未分化癌的诊断将纵隔肿瘤划出一类异型的肿瘤，过去十年来取得的经验表明，他们不是毫无治疗价值的一组患者。他们不是不可治愈的，不能仅用姑息放疗或者单纯对症处理。对某些患者，详细分析患者的临床症状和体征，进行合理和恰当的病理检查和基因分析，能够做出特异性诊断，同时也可施行特异性的治疗。此外，有些分类为未分化癌的患者经过详细的临床和病理检查，接受以顺铂为主的积极化疗，可以达到治愈，所以不应放弃此部分患者，对他们应进行试验性治疗研究。目前，由 Vanderbilt 组推荐的一线治疗是顺铂、鬼臼碱和博莱霉素联合治疗。这一化疗方案至少可像顺铂、长春新碱和博莱霉素那样有效，而毒性较小，可以预见此组患者的反应很迅速。但是当一或两个疗程化疗后患者无明显反应，则应终止治疗。

（郭　峰　张志庸）

参 考 文 献

1. Adikins RB, Maples MD, Hainsworyh JD. Primary malignant mediastinal tumors. Ann Thorac Surg, 1984, 38 : 648～659.

2. Hainsworth JD, Johnson DH, Greco FA. Cisplatin based combination chemotherapy in the treatment of poorly differentiated

carcinoma and poorly differentiated adenocarcinoma of unknown primary site：results of a 12 years experience. J Clin Oncol，1992，10：912～922.

3. Hainsworth JD，Greco FA. Poorly differentiated carcinoma of the mediastinum. In：Shields TW（ed）Mediastinal surgery. Philadelphia：Lea and Febiger，1991，225～227.

4. Motzer RJ，Rodriguez E，Reuter VE，et al. Genetic analysis as aid in diagnosis for with midline carcinoma of uncertain histologies. J Nalt Cancer Inst，1991，83：341～346.

第二十三章 间叶组织肿瘤

一、概述

原发于纵隔间叶组织的肿瘤临床上属于少见疾病，如脂肪瘤、纤维瘤、血管瘤、淋巴管瘤以及其他罕见的肿瘤。它们来自结缔组织、脂肪、平滑肌、横纹肌、血管或淋巴管，可以发生在纵隔内任何部位。与身体其他部位的同类肿瘤相比，纵隔间叶组织肿瘤的组织学特点及临床特点并无实质性差别。除非肿瘤特别巨大，否则出现临床症状就意味着病变为恶性。国内外大宗病例报告纵隔间叶组织肿瘤占全部纵隔肿瘤6%以下。King报告儿童纵隔间叶组织肿瘤占10.7%。Wychulis报告在Mayo医疗中心，纵隔间叶组织肿瘤中恶性肿瘤占55%，King报告儿童纵隔间叶组织肿瘤中，85%为恶性。

纵隔间叶组织肿瘤临床表现各异，依据其部位、大小、良恶性而不相同。发生在儿童的间叶组织肿瘤比成人更容易出现症状。

恶性纵隔间叶组织肿瘤，也即临床常称的纵隔肉瘤，临床更为罕见，Burt报告最常见四类纵隔肉瘤分别是神经鞘肉瘤、梭形细胞肉瘤、平滑肌肉瘤和脂肪肉瘤。术前放疗对某些肉瘤可能改善其预后。

目前对于间叶组织肿瘤尚无满意分类方法。一般来说，纵隔间叶组织肿瘤应将恶性神经来源肿瘤去除，恶性神经源性肿瘤常归在后纵隔神经源性肿瘤内讨论。常见纵隔间叶组织肿瘤的分类见表23-1。

表23-1 纵隔间叶组织肿瘤分类

脂肪组织肿瘤
脂肪瘤
脂肪瘤病
脂肪母细胞瘤，脂肪母细胞瘤病
蛰伏脂瘤，冬眠瘤
脂肪肉瘤
血管起源肿瘤
血管瘤
血管肉瘤
良、恶性表皮样血管内皮瘤
良、恶性血管外皮瘤
血管球瘤
淋巴管起源肿瘤
淋巴管瘤，囊状水瘤
血管淋巴管瘤
纤维组织肿瘤
纤维瘤病
纤维肉瘤
恶性纤维组织细胞瘤
低度恶性血管瘤样纤维组织细胞瘤
平滑肌起源肿瘤
平滑肌瘤
平滑肌肉瘤
横纹肌起源肿瘤
横纹肌瘤
横纹肌肉瘤
胸腹膜间叶组织肿瘤和其他少见纵隔肿瘤
良、恶性间质瘤
局限性纤维瘤
钙化纤维假瘤
脂肪纤维瘤，黄色瘤
淀粉样假瘤
弹力蛋白纤维脂肪瘤
滤泡树突样细胞瘤
硬脊膜瘤
室管膜瘤
滑膜肉瘤
骨骼外肉瘤
骨骼外软骨肉瘤
骨骼外骨肉瘤

二、脂肪细胞肿瘤

脂肪瘤是最常见的纵隔间叶组织肿瘤，多见于前纵隔，可以有包膜或者无包膜。无论有无包膜，脂肪瘤均呈圆形、光滑、边界清楚的包块。CT 扫描脂肪瘤呈现低密度影肿块是其特征，有利于诊断。若肿块组织结构不均匀；侵犯邻近组织；肿块周边界限模糊不清；应注意排除脂肪恶性肿瘤，如脂肪肉瘤或脂肪母细胞瘤。

临床上比脂肪瘤更多见的是纵隔脂肪增生，即纵隔内存在过多的脂肪组织，这些脂肪组织无包膜，组织学上完全正常。正常人前纵隔内存在部分脂肪，通常包含在胸腺内或围绕着胸腺。脂肪过多常见于肥胖或库欣综合征患者，或使用外源性糖皮质激素或其他药物，有时其原因并不明确。普通胸部 X 线像上纵隔脂肪增多症表现为纵隔轮廓增宽或膨出，CT 扫描显示阴影呈脂肪组织低密度且均匀，可肯定诊断。一般纵隔脂肪组织增生不会压迫、推移其他纵隔结构。

多发性对称性脂肪增多症，完全不同于上述的脂肪组织增生，十分少见，它可产生气管受压，但是通常不影响前纵隔、心膈角及脊柱旁区的组织结构。

三、脂肪肉瘤

脂肪肉瘤是临床较常见的一种纵隔肉瘤。统计显示其占全部纵隔肉瘤的 9%。一般认为脂肪肉瘤来源于原始间充质细胞，而非脂肪瘤恶变。与良性脂肪瘤的好发部位不同，脂肪肉瘤多见于四肢深部、腹膜后、胸腔等部位。

临床表现特点，脂肪肉瘤多发生于成年人，儿童少见，男性略多于女性。可发生于纵隔内任何部位，但常见于前中纵隔下部及心膈角区，可向一侧或双侧胸腔内突出，甚或向一侧颈部伸延生长。Schweitzer 报告 85% 脂肪肉瘤患者有临床症状，只有 15% 患者在常规胸部影像学检查时偶然被发现。绝大多数患者表现有咳嗽，喘息，呼吸急促和呼吸困难。约半数患者有胸部、背部疼痛或压迫感。其他症状包括有 25% 患者体重下降，15% 患者有上腔静脉综合征。

病理组织学上，大体标本可见脂肪肉瘤通常较大。边界清晰但缺乏完整包膜。肿瘤切面常常显示凝胶状，可有不同颜色，如淡黄色、亮黄色、白色或灰白色。肿瘤某些区域可有局部坏死、出血或囊性变。Klimstra 报告一组脂肪肉瘤病例，肿瘤直径从 6cm 到 40cm，平均 15.7cm，平均重量 1500 克。Enzinger 更把脂肪肉瘤进行病理学分类，分为 5 型：高分化型、类粘液型、圆形细胞型、未分化型和多形性型，其中类粘液型最多见，占 40% ~50%。组织学检查所有肿瘤均包含有数量不等的脂肪母细胞。

纵隔脂肪肉瘤的影像学表现为胸内巨大分叶状团块影。CT 扫描对大部分病例可以明确诊断。CT 检查的特点为纵隔内软组织密度影，或与脂肪性密度、液体性密度混杂存在。测量其 CT 值为负值，或介于水和脂肪之间，常高于良性脂肪瘤的 CT 值。然而，恶性程度很高，含有大量异性细胞的脂肪肉瘤，其 CT 值可达 15 至 20。

脂肪肉瘤一经诊断，如果可能，应彻底手术切除。由于脂肪肉瘤体积较大，缺乏完整包膜，开胸手术切除时需要耐心、慎重，以免损伤纵隔内重要脏器，但是完整摘除并无很大困难，术后经过多平稳顺利。Aubert 曾报道一例低度恶性粘液脂肪肉瘤，采用 VATS 切除术后出现胸腔内转移和种植，故有作者指出 VATS 不适合用于脂肪肉瘤切除，尽管术后可以进行辅助治疗，但是肉瘤的次全切除只能起到短时间的姑息作用。Castleberry 报告放疗、化疗对个别病例有效，然而，对大部分纵隔脂肪肉瘤患者而言，放疗作用有限。

纵隔脂肪肉瘤有假包膜者，其预后好于无包膜呈侵袭性生长的病例。Standerfer 报告有假性包膜、经过彻底切除的纵隔脂肪肉瘤，生存期可达 3 ~17 年。有报道约半数粘液脂肪肉瘤患者表现为局部复发，只有一小部分发生远处转移。高分化型脂肪肉瘤比类粘液型更少侵袭性，圆形细胞型和多形性型脂肪肉瘤则更具有侵袭性，它们可转移到肺、骨和其他器官。

北京协和医院曾有一例纵隔粘液脂肪肉瘤，32 岁女性，主因胸闷气短，胸片发现纵隔肿瘤，CT 显示肿瘤位于中纵隔，大小约直径 5cm，手术完整切除后 5 年肿瘤原位复发，再次切除肿瘤后至今已 10 年，随诊良好（图 23 -1，图 23 -2）。

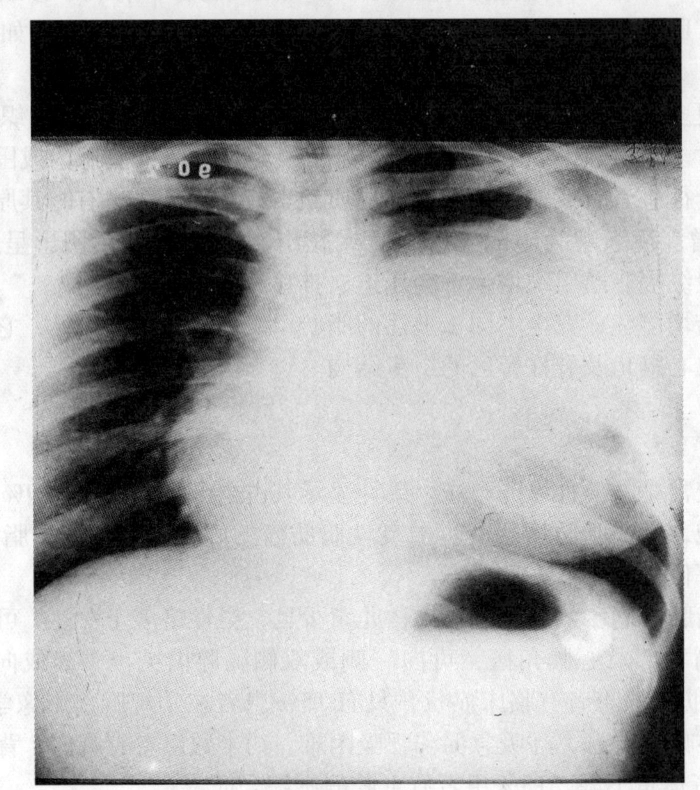

图 23－1 粘液脂肪肉瘤胸部正位像

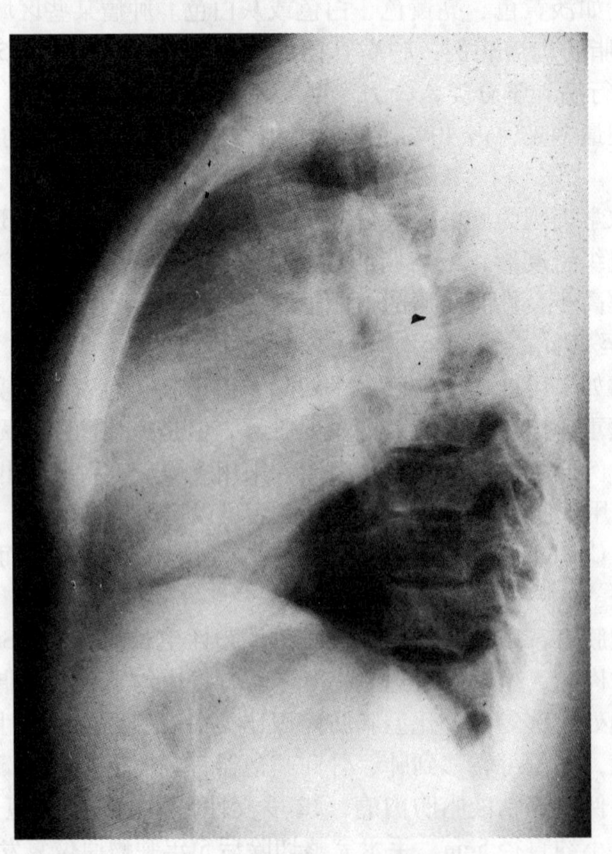

图 23－2 同一例粘液脂肪肉瘤胸部侧位像

四、血管源肿瘤

纵隔血管源性肿瘤约占全部纵隔肿瘤0.5%以下。此类肿瘤可发生于任何年龄阶段，男女比例大致相等。最常见的部位是前纵隔，中纵隔和后纵隔很少发现。Cohen曾报告半数良性血管源肿瘤缺乏临床症状。

血管源性肿瘤分为两个基本类型，第一种主要为血管增生性改变，包括血管瘤和血管肉瘤；第二种以血管外膜、中膜或内膜细胞增生占绝对优势而产生的肿瘤，例如外膜细胞增生为主的良性或恶性血管外皮细胞瘤，起源于中膜平滑肌细胞的血管平滑肌瘤和平滑肌肉瘤，起源于内皮细胞增生的良性或恶性血管内皮细胞瘤和表皮样血管内皮细胞瘤。有关良性血管源性肿瘤已在他章有专门论述，此处不再重复。

五、血管肉瘤

1. 血管肉瘤　血管肉瘤是恶性血管肿瘤，长期以来存在一系列不同名称，如恶性血管内皮瘤，血管纤维肉瘤，血管肉瘤，血管母细胞瘤，血管内皮母细胞瘤和血管内皮肉瘤等等。血管肉瘤通常出现在全身各处，如皮肤、乳腺的皮下组织和深部软组织内。纵隔内恶性血管肉瘤临床上少见。

纵隔血管肉瘤的病因不清。如上所述，其组织来源于血管内皮细胞和向血管内皮细胞分化的间叶细胞。

肿瘤一般无包膜，肿瘤内有广泛出血、坏死，瘤细胞密集，细胞异型性明显，核分裂象易见，细胞一般都被围在网状纤维鞘内，呈实片状，细胞之间腔隙不明显。

血管肉瘤恶性程度高，病程进展迅速，呈浸润性生长侵犯周围脏器，可有广泛淋巴转移，并向远处转移，特别是肺脏转移更常见。肿瘤切除后常在短期内复发，患者生存期较短，预后极差。

2. 上皮样血管内皮细胞瘤　1988年Enzing和Weiss采用血管内皮瘤这一名词，定义组织学表现介于良性血管瘤和血管肉瘤之间的一组血管来源肿瘤。目前，病理学上皮样血管内皮瘤包括了所有起源于血管内皮细胞的低度恶性肿瘤，并把它们分为三个亚型：上皮样血管内皮瘤、梭状细胞血管内皮瘤和所谓的Dabska肿瘤。

上皮样血管内皮细胞瘤虽有以上三个亚型，但是其生物学行为介于良性血管瘤与恶性血管肉瘤之间，有无症状变异较大，但是临床多见有症状的患者，但症状缺乏特异性。

纵隔内上皮样血管内皮细胞瘤瘤体多较大，直径常于5~15cm，故在影像学表现为纵隔内边界光滑或分叶状巨大包块，肿瘤内部密度均匀，有时可有灶性钙化。手术时发现肿瘤可以有完整包膜，或缺乏包膜，并可见肿瘤有局灶性浸润，很少严重侵犯周围脏器。组织学上肿瘤细胞呈圆形或卵圆形，肿瘤内有孤岛或小网状结构，排列在纤维组织基质中，确定这些肿瘤细胞的内皮特性需要免疫组化检查，其对Ⅷ相关抗原因子呈阳性反应，对Ulex europasus抗原呈外源血凝素凝集反应。电镜检查发现细胞内存在Weibel－Pallade小体也证实其来源于血管内皮细胞。

治疗上皮样血管内皮细胞瘤需广泛切除，包括清扫区域淋巴结，转移灶及复发灶均为手术切除范畴。放、化疗对转移灶及复发灶均有效。

3. 血管外皮瘤　血管外皮瘤起源于血管的外皮细胞，其生物学行为有良恶性区分，但是在病理组织学上两者难以区别。有学者认为不能根据组织形态学来判断肿瘤的良恶性，应该将所有的血管外皮瘤均视为恶性肿瘤或潜在恶性肿瘤。Enzinger提出恶性血管外皮瘤的诊断标准：

(1) 核分裂象≥4/10高倍光镜视野。

(2) 瘤细胞丰富，排列密集，瘤细胞幼稚，呈多形性。

(3) 肿瘤内存在出血和坏死性。

血管外皮瘤可发生于身体任何部位，但是以下肢、腹膜后和头颈部最常见，无论良性或恶性血管外皮瘤极少累及纵隔，这一点与肺的血管外皮瘤类似。目前认为纵隔的血管外皮瘤来源于包绕毛细血管周围小动脉的外皮细胞。

血管外皮瘤在发病年龄及性别方面无明显差别，病程长短也不一致，出现症状到确诊历时数年到数十年，提示此类肿瘤生长缓慢。大多数患者无临床症状，疾病后期出现的症状可因巨大肿瘤压迫周围脏器或肿瘤浸润邻近组织有关。总之，从临床表现术前很难提供有诊断价值的线索。

血管外皮瘤的病理学表现，大体观察瘤体呈单发，边界清楚，质地柔软，切面灰白色。如有完整包膜，表现为良性。发现灶性出血、囊性变及坏死，提示为恶性肿瘤。镜下检查良性和恶性血管外皮瘤的组织学特征完全一致，肿瘤主体细胞为多形性，细胞构成增加，镜下发现出血及坏死区提示恶性。

恶性血管外皮瘤可局部浸润呈进行性增大，除局部侵犯外，肿瘤还可转移，转移的主要途径是血行播散，以肺和骨转移常见。

血管外皮瘤的临床表现和影像学特征缺乏特异性，病理组织学检查也不能完全区分良恶性质，故临床过程不可预测，因之治疗原则为手术彻底切除，对于切除不彻底者，术后应密切随诊，并予化疗和放疗等辅助治疗。

六、纤维组织肿瘤

纤维组织在人体内广泛存在，它构成了体内间质，起着支架作用。纤维组织一般由纤维细胞和胶原纤维组成，其中纤维细胞由成纤维细胞衍生分化而来，具有形成纤维组织的能力。纤维细胞、成纤维细胞及胶原纤维三者是纤维组织肿瘤的主要组成成分。

纵隔纤维组织来源的肿瘤少见。Strug 报告一组 106 例纵隔肿瘤仅 3 例系纤维组织来源，纵隔内纤维组织细胞瘤的发病率占全部纵隔肿瘤的 2.8%，其中 1 例良性，另 2 例为恶性纤维组织细胞瘤。国内上海胸科医院报告一组 1796 例纵隔肿瘤，纤维组织来源的肿瘤有 17 例。现在通常将纤维组织细胞瘤分三类：纤维瘤病、纤维肉瘤、恶性纤维组织细胞瘤。

1. 纤维肉瘤　纤维肉瘤的病因尚不清楚。临床此肿瘤多见于后纵隔。纤维肉瘤呈圆形或椭圆形，可生长得很大，通常有假包膜。常见的症状有咳嗽，胸痛，憋气，或进食梗噎感等。临床上偶尔发现体积巨大的纤维肉瘤可分泌胰岛素因子引起患者低血糖发作。

病理学上，纤维肉瘤质地不均，软硬均可出现，切面灰白至褐黄不等。分化良好者切面呈灰白色，质地坚韧，有漩涡状纹理。分化差者切面如鱼肉状，质地柔软，可见出血坏死。镜下所见肿瘤主要由梭形成纤维细胞构成，并含有大量网状纤维及胶原纤维，部分区域有粘液样变，可见核分裂象，细胞呈不同程度异形性。

纤维肉瘤的恶性程度高，多表现为胸腔内持续生长的肿块，并可在纵隔内局部扩散，压迫或侵犯邻近的组织结构，如肋骨、胸椎等，甚至累及重要脏器，但是远处转移少见。手术切除是治疗纵隔纤维肉瘤的有效方法，由于纤维肉瘤浸润性生长，并多累及周围脏器，因而往往不能完整切除，即使手术切除，亦常有肿瘤局部复发倾向。临床医师对此种肿瘤多主张术后予以放疗和化疗。值得一提的是，放、化疗对于纤维肉瘤的疗效并不确定，因此其预后很差。患者多在发现该病几年内，因胸腔内广泛播散而死亡。文献上偶有术后长期生存的个案报道。

2. 恶性纤维组织细胞瘤　Enzinger 和 Weiss 提出恶性纤维组织细胞瘤是成人最常见的软组织肉瘤。常见于肢体末端和腹膜后，很少原发在纵隔内。若发生在纵隔，可出现于纵隔的任何部位，但多见于后纵隔。影像学上纵隔恶性纤维组织细胞瘤表现为类圆形或不规整的肿块，向纵隔一侧突出，大小不等，密度一般较均匀，少数密度不均匀，可伴有钙化。CT 能更清楚地显示肿瘤的各种特点以及与周围组织，特别是与血管的关系，但是纵隔恶性纤维组织细胞瘤缺乏影像学的特征性，临床多容易误诊，一般确切诊断需要病理组织活检。病理组织学分为 5 型：席纹状多形性型，类粘液型，大细胞型，炎症型和类血管型。检查肿瘤大体标本发现，此肿瘤呈果肉状多分叶肿块，切面呈灰色或白色。显微镜下可见肿瘤显示为成纤维细胞和组织细胞的混合体，并包含有多形性巨细胞和炎性细胞。成纤维细胞与波形蛋白可发生免疫反应。

纵隔恶性纤维组织细胞瘤的治疗为尽可能完全手术切除，术后辅助放射治疗有一定疗效。术前采用多种药物化疗和放疗可以使瘤体缩小，便于手术彻底切除。有报道认为对放疗、化疗不敏感患者，应用干扰素可能有某些作用，原因为干扰素能增强细胞免疫功能。纵隔恶性纤维组织细胞瘤切除后容易复发，并可经血行转移到肺，经淋巴系转移到淋巴结。Enzinger 和 Weiss 曾报道此类肿瘤手术后局部复发率为44%，远处转移率为42%。

纵隔内良性纤维组织细胞瘤非常罕见，其特点与发生在肺内的良性纤维组织细胞瘤相似，但是纵隔内良性纤维组织细胞瘤的预后不容易确定，特别是在组织病理学上表现有炎症或肿瘤特征时，其预后不一定良好。病理学大体检查肿瘤有完整包膜，细胞成分为成纤维细胞、组织细胞和多核巨细胞混杂共存。当发现细胞核不典型性、有丝分裂象和坏死时，患者常因肿瘤迅速发展而早期死亡。

3. 纵隔纤维瘤病　纤维瘤病又称硬纤维瘤，在美国，发病率约 3 ~ 4/百万，占所有肿瘤 0.03%，不到软组织肿瘤 3%。年龄从 15 岁到 60 岁之间，青年人多见，中位诊断年龄略超过 30 岁，女性发病为男性 2 ~ 3 倍。Enzinger 将纤维瘤病分为浅表型和深部型。

纤维瘤病的大体形态因部位不同而大小不一，一般直径 5 ~ 10cm，个别报告病变超过 20cm。病变位于肌肉与筋膜相连处时，由于浸润肌肉内生长可以形成界限模糊的结节或条索状肿块。腹腔或盆腔内病变则可形成边界较清楚的圆形或椭圆形肿块，切面粗糙，灰色或灰红色，有编织状纹理，类似瘢痕组织。镜下观察病变界限不清，常浸润周围的肌肉或脂肪组织，肿物由形态一致的梭形成纤维细胞和肌纤维母细胞组成，同时含有大量胶原蛋白。

影像学检查通常显示为软组织肿块，向周围肌肉间和软组织浸润，边界可以清晰，但更多的病例肿物界限模糊不清。MRI 检查对评估肿瘤浸润的范围有一定帮助。

临床上分为腹壁和盆腔型、腹内韧带样型和腹部外型 3 种类型。腹壁和腹内型临床常见，腹部外病例多发生在颈肩背及胸壁等部位，发生于纵隔内的纤维瘤病临床罕见，仅见个案报道。Tam 报道一例 35 岁男性，无临床症状，胸片无意中发现左前纵隔心膈角处有一光滑、边界清楚肿瘤，手术发现肿瘤侵及邻近骨骼肌和脂肪组织。

纤维瘤病名称为良性病变，但是行为上表现为恶性，具有浸润性生长、局部复发倾向，特殊的是它不具有转移能力。治疗原则为彻底切除肿瘤。若切除不彻底，局部肯定复发。此类肿瘤对放疗、化疗不敏感。对复发病例有人尝试采取靶向治疗方法，初步观察结果证实有效，但还需临床积累更多资料进一步研究判断。

七、平滑肌起源肿瘤

严格来说，纵隔血管起源的平滑肌瘤和平滑肌肉瘤不属于纵隔肿瘤的范畴，应归类为大血管肿瘤，因其发源于大血管的中层组织。原发于纵隔内的血管平滑肌瘤或平滑肌肉瘤极为罕见，文献仅报告 10 余例，但这些病例均未经免疫组化和细胞超微结构的确认，故其中不乏可能为神经源性肿瘤的病例。

1. 纵隔平滑肌瘤　食管以外的纵隔平滑肌瘤的来源尚不清楚，最可能的来源是纵隔内小血管壁、上腔静脉壁、肺动脉壁、气管或支气管囊肿壁，或畸胎瘤壁上的平滑肌。纵隔平滑肌瘤为良性肿瘤，偶可因平滑肌肉瘤或其他肿瘤放疗后而发生。女性发生率较高，约为男性的 5 倍，发病年龄在 22 ~ 67 岁，平均为 55 岁。肿瘤位于中纵隔或后纵隔，临床表现可因肿瘤局部压迫周围组织出现相应症状，影像学表现缺乏特异性，术前诊断多较困难。组织学可见肿瘤成份主要是梭形细胞，偶尔可伴有不同程度核分裂象。纵隔平滑肌瘤治疗为单纯手术剜除。

2. 平滑肌肉瘤　纵隔平滑肌肉瘤来源于纵隔内血管的管壁，作为纵隔的原发肿瘤，临床极其罕见。纵隔平滑肌肉瘤多见原发于肺动脉，也有肿瘤起源于上腔静脉、下腔静脉、周围静脉或支气管囊肿壁的报告。因之，此类肿瘤并不能定义为真正的纵隔肿瘤，定义为大血管肿瘤更好。

不同来源的平滑肌肉瘤表现出不同的临床症状。肺动脉平滑肌肉瘤常发生在肺动脉主干，表现为肺动脉血流量减少、右心室负荷增加，严重时可出现右心功能衰竭，CT、增强 CT 和 MRI 显示肺动脉增宽，腔内有肿物生长，放射性核素肺灌注显像表现为患侧血流减少或缺失。上腔静脉平滑肌肉瘤患者可出现上腔静脉梗阻综合征，CT、增强 CT 和 MRI 可以明确上腔静脉内肿瘤的位置和腔内梗阻的程度。

平滑肌肉瘤一经确诊应当进行积极手术治疗，手术需要将肿瘤与大血管壁一起切除，人工血管置换，并予术后辅助放疗。肺动脉主干内的平滑肌肉瘤应在低温体外循环辅助下，进行肺动脉内肿瘤切除或合并肺动脉切除、人工血管置换手术。上腔静脉内的平滑肌肉瘤亦应在体外循环辅助下或静脉转流下进行上腔静脉内肿瘤切除或上腔静脉节段切除、人工血管置换术。单纯纵隔平滑肌肉瘤手术后辅以放疗，患者可获长期存活，但是初次手术行血管置换（特别是腔静脉）要权衡利弊慎重考虑。

八、横纹肌起源肿瘤

1．纵隔横纹肌瘤　单纯横纹肌瘤属良性肿瘤，通常生长于头颈部区域，中年女性外阴和阴道也较常见横纹肌瘤，纵隔内横纹肌瘤临床罕见。

2．横纹肌肉瘤　1854 年 Weber 首次报告了横纹肌肉瘤，它是儿童期常见的恶性软组织肿瘤，约占儿童恶性肿瘤的 5%～8%，为儿童软组织肿瘤发病率的第 1 或第 2 位。

在全部横纹肌肉瘤中，2% 发生于胸腔内，包括肺内横纹肌肉瘤和纵隔内横纹肌肉瘤。横纹肌肉瘤质地较韧富有弹性，肿瘤切面呈苍白色或红褐色，局部可有坏死和囊性变。显微镜下可分四个亚型：胚胎型、葡萄簇型、腺泡型和多形性型。年轻男性的横纹肌肉瘤可与纵隔非精原细胞性生殖细胞肿瘤合并出现，因此临床医师对于可疑患者应检测血中 AFP 和 HCG 水平。

横纹肌肉瘤呈浸润性生长，外科手术多不能完全切除，往往仅限于病理组织活检。化疗对此类肿瘤有一定效果，最常用的化疗药物有阿霉素、环磷酰胺、放线菌素 D、长春新碱等。文献报道化疗对此类肿瘤的有效率为 80%。

九、骨骼外纵隔肉瘤

骨骼外肉瘤包括骨肉瘤和软骨肉瘤，均可发生于胸腔，但是起源于纵隔的骨骼外肉瘤仅见个案报道。国内外均罕见此类肿瘤的大宗病例报告。

1．骨骼外纵隔软骨肉瘤　骨骼外纵隔软骨肉瘤非常罕见。Chetty 报告 1 例青年男性，肿瘤位于右侧脊椎旁，虽经手术切除，但术后很快复发，最终因肿瘤肺部转移死亡。1997 年 Suster 和 Moran 报告了 6 例骨骼外纵隔软骨肉瘤，年龄自 11 岁至 63 岁，中位年龄 32 岁，女性 5 例男性 1 例，其中 2 例无临床症状，其他 4 例主要症状包括背痛、胸痛，呼吸困难和吞咽困难。所有 6 例肿瘤均位于后纵隔。胸部 X 线平片和 CT 显示肿瘤边界清晰，密度不均匀，部分病例肿瘤内部有钙化，增强 CT 显示 4 例有强化，其中 1 例肿瘤部分地包绕气管和主动脉。所有患者均接受彻底手术切除，没有一例显示肿瘤起源于骨组织。大体标本检查肿瘤直径从 5cm 到 12cm 不等，4 例患者肿瘤局限性生长，有薄纤维膜，肿瘤切面呈褐色或白色，质地柔软，并有分叶。另外 2 例无包膜，切面呈粘液胶冻样。镜下检查前 4 例诊断为间质性软骨肉瘤，另 2 例中 1 例为中－低度分化软骨肉瘤，1 例为粘液性软骨肉瘤。间质性软骨肉瘤中的 3 例和 1 例粘液软骨肉瘤接受免疫组化染色检查，角蛋白、表皮膜抗原、癌胚抗原、结合蛋白、肌动蛋白和 CD34 均为阴性，所有细胞波形蛋白呈强阳性，S－100 染色间质性软骨肉瘤阳性而粘液软骨性肉瘤呈阴性。随诊结果，4 例间质性软骨肉瘤中，1 例于术后 8 年死亡，1 例存活 6 年，2 例于术后 3 年、7 年复发。中－低度分化软骨肉瘤病例中 1 例失访，1 例粘液软骨肉瘤患者术后 10 个月肺转移需再次手术处理。

需要与骨骼外纵隔软骨肉瘤进行鉴别诊断的病变包括孤立纤维瘤，滑膜肉瘤和脊索瘤。对于骨骼外纵隔软骨肉瘤治疗原则为手术切除，术后并予以辅助放疗。

2．骨骼外纵隔骨肉瘤　1974年Ikeda报告了1例骨骼外纵隔骨肉瘤，此肿瘤位于中纵隔，第一次手术后复发，经过第二次手术及术后放疗，患者存活了5年。1995年De Nictolis报告了1例骨骼外纵隔骨肉瘤，此例为68岁男性患者，肿瘤位于前纵隔，彻底手术切除，术后存活38个月。1988年Tarr报告1例前纵隔骨肉瘤，CT显示肿瘤中心有高密度钙化，作者认为肿瘤内钙化灶有助于骨肉瘤诊断。Greenwood和Meschter同样报告1例前纵隔骨肉瘤，肿瘤与肺动脉、主动脉弓紧密相连关系密切，但作者没有提及肿瘤的确切起源。

由于外科处理的病例较少，骨骼外纵隔骨肉瘤的预后很难估计，可能与其他骨骼外骨肉瘤的预后大致相似，仅不足25%患者术后可获长期生存。此外，与恶性神经鞘瘤一样，骨骼外纵隔骨肉瘤常常继发于放疗之后，成为放疗后的一个远期并发症，已有多位作者报告了纵隔精原细胞瘤、纵隔霍奇金淋巴瘤等放射治疗后发生继发性纵隔骨肉瘤。

（郭　峰　张志庸）

参考文献

1. Wychulis AR, Payne WS, Clagett OT, et al. Surgical treatment of mediastinal tumors: a 40 year experience. J thorac Cardiovasc Surg, 1971, 62:379~392.
2. Davis RD Jr, Oldham HN Jr, Sabiston DC Jr. Primary cysts and neoplasms of the mediastinum: recent changes in clinical presentation, methods of diagnosis, management and results. Ann Thorac Surg, 1987, 44:229~237.
3. Teixeira JP, Bibas RA. Surgical treatment of tumors of the mediastinum: the Brazilian experience. In Martini N, Vogt-Moykopf I (eds): International Trends in General Thoracic Surgery. Vol 5. Thoracic Surgery: Frontiers and Uncommon Neoplasms. St. Louis: CV Mosby, 1989.
4. King RM, Telander RL, Smithson WA. Primary mediastinal tumors in children. J Pediatr Surg, 1982, 17:512~520.
5. Burt M, Ihde JK, Hajdu SI. Primary sarcomas of the mediastinum: results of therapy. J Thorac Cardiovasc Surg, 1998, 115:671~680.
6. Schweitzer DL, Aguam AS. Primary liposarcoma of the mediastinum: Report of a case and review of the literature. J Thorac Cardiovasc Surg, 1977, 74:83~97.
7. Klimstra DS, Moran CA, Perino G, et al. Liposarcoma of the anterior mediastinum and thymus. A clinicopathologic study of 28 cases. Am J Surg Pathol, 1995, 19:782~791.
8. Enzinger FM, Weiss SW. Soft Tissue Tumors. 3rd ed. St. Louis: CV Mosby, 1995a, 431.
9. Aubert A, Chaffanjon P, Peoch M, et al. Chest wall implantation of a mediastinal liposarcoma after thoracoscopy. Ann Thorac Surg, 2000, 69:1579~1580.
10. Castleberry RP, Kelly DR, Wilson ER, et al. Childhood liposarcoma: Report of a case and review of the literature. Cancer, 1984, 54:579~584.
11. Standerfer RJ, Armistead SH, Paneth M. Liposarcoma of the mediastinum: report of two cases and review of the literature. Thorax, 1981, 36:693~694.
12. Cohen AJ, Sbaschnig RJ, Hochholzer L, et al. Mediastinal hemangiomas. Ann Thorac Surg, 1987, 43:656~659.
13. Enzinger FM, Weiss SW. Soft Tissue Tumors. 2nd ed. St. Louis: CV Mosby, 1988.
14. Enzinger FM, Smith BH. Hemangiopericytoma: An analysis of 106 cases. Hum Pathol, 1976, 7:61~82.
15. Strug LH, Leon W, Carter R. Primary mediastinal tumors. Am Surg, 1968, 34:5~14.
16. Micke O, Seegenschmiedt MH. Radiation therapy for aggressive fibromatosis (desmoid tumors): results of a national Patterns of Care Study Int J Radiat Oncol Biol Phys, 2005, 61:882~891.
17. Tam CG, Broome DR, Shannon RL. Desmoid tumor of the anterior mediastinum: CT and radiologic and features. J Comput Assist Tomogr, 1994, 18:499~501.
18. Mace J, Sybil Biermann J, Sondak V, et al. Response of extra-abdominal desmoid tumors to therapy with imatinib mesylate. Cancer, 2002, 95:2373~2379.
19. Chetty R. Extraskeletal mesenchymal chondrosarcoma of the mediastinum. Histopathology, 1990, 17:261~263.

20. Suster S, Moran CA. Malignant cartilaginous tumors of the mediastinum: clinicopathological study of six cases presenting as extraskeletal soft tissue masses. Hum Pathol, 1997, 28 : 588 ~ 593.

21. Ikeda T, Ishihara T, Yoshimatsu H, et al. Primary osteogenic sarcoma of the mediastinum. Thorax, 1974, 29 : 582 ~ 588.

22. De Nictolis M, Goteri G, Brancorsini D, et al. Extraskeletal osteosarcoma of the mediastinum associated with long term patient survival. A case report. Anticancer Res, 1995, 15 : 2785 ~ 2789.

23. Tarr RW, Kerner T, McCook B, et al. Primary extraosseous osteogenic sarcoma of the mediastinum: clinical pathologic, and radiologic correlation. South Med J, 1988, 81 : 1317 ~ 1319.

24. Greenwood SM, Meschter SC. Extraskeletal osteogenic sarcoma of the mediastinum. Arch Pathol Lab Med, 1989, 113 : 430 ~ 433.

第二十四章 气 管 肿 瘤

一、概述

气管肿瘤不是常见疾病，却是危及人体生命的重要疾病。它能造成气管阻塞引致呼吸困难，是综合医院急诊部门处理呼吸道梗阻时需要进行鉴别诊断的重要疾病。如果对此病缺乏认识，常常误诊为“哮喘”，从而延误及时诊断和有效治疗。几乎所有气管肿瘤患者在确诊前，均在不同的时间、不同的医疗单位被当作哮喘治疗过。所以综合医院的急诊科医师、呼吸内科和胸外科专科医师，对气管肿瘤的临床特征、诊断方法、治疗原则以及预后等方面的知识，应当具有充分的了解和掌握。现代气管外科已经成为一门独立专科，此处仅对这一专题作简要讨论。

二、气管的解剖及生理

喉部以下自环状软骨至气管隆突这一段称为气管，长约10~13cm，有18~22个气管软骨环，平均每厘米两个软骨环。气管前后径（约1.8cm）小于左右径（约2.3cm），所以气管呈扁圆形，软骨环占据前壁和左右侧壁，后壁为膜状部，系软组织成分无软骨。

气管由纤维、肌肉、软骨环及粘膜组成，左右及前后均有伸缩性，上端与喉，下端与左右主支气管相连接。平静时约一半气管在颈部和胸骨切迹以上，一半在胸腔以内。头颈仰伸时，部分胸内气管可伸展到颈部，咳嗽前瞬间胸内压力突然增高，隆突可向上提高达5cm。低头屈颈时，几乎所有颈部气管可深入胸骨柄切迹以下。与成人不同，小儿气管的前后径大于左右径，活动性更大，随着年龄增长，软骨环间纤维组织逐渐变硬，活动性及伸缩性减弱，前后径也小于左右径。胸腔内压力增高时，气管受压，左右壁互相靠近，管腔明显缩小。左右胸膜腔压力不同时，或气管附近存在肿物，气管可向一侧移位或受压变形。

颈部气管位于皮下，胸部气管则位于主动脉及心包之后，以15°角向下、向后斜行，并非垂直下降。这种倾斜的解剖特点在年岁大、肺气肿和驼背时更为明显。

正常时气管环为软骨成分，外伤及手术后气管软骨环可发生钙化。

气管后壁为膜状部，由纤维组织及肌肉组成。膜状部的疏松的结缔组织与食管紧密相贴，所以气管肿瘤向后方生长可累及食管，同样，食管肿瘤向前生长时也可侵及气管，两者相互侵犯最终可产生气管-食管瘘。气管第2~3软骨环前方覆甲状腺峡部，甲状腺经结缔组织和血管而固定于气管两侧，因之甲状腺癌可以直接侵犯气管。

三、发病率

一般说来，原发性气管肿瘤，无论良性或恶性，均不多见。发病率约为2.6/百万，美国每年有600~700例新发现的气管肿瘤病人。Grillo于1978年统计麻省总医院的资料，15年间发现气管肿瘤63例，其中28例原发气管肿瘤和8例继发肿瘤行气管环形切除一期吻合，余气管肿瘤行切除分期重建。Eschapasse收集12个法国医学中心和2个苏联医学中心的原发性气管肿瘤共152例，Koroleva报告了93例气管肿瘤，其中恶性肿瘤76例，良性肿瘤17例。另一组报告43例婴儿及儿童原发性气管肿瘤，恶性只占7%。据统计在全部呼吸道恶性肿瘤中，气管肿瘤仅占0.2%，而喉、支气管及肺部肿瘤的发病率分别是气管肿瘤的75、100及180倍。国内上海胸科医院至1991年已手术治疗气管肿瘤82例，天津肿瘤医院至2000年手术治疗气管肿瘤36例。北京协和医院曾报告1961年至1982年间手术治疗原发性气管肿瘤24例，其中18例为恶性或低度恶性肿瘤。此后自1983年-2002年2月，又收治气管内恶性肿瘤26例，至今总手术治疗气管肿瘤50例。

气管肿瘤病理类型鳞癌占大多数，其次是囊性腺样上皮癌（圆柱瘤）。男性患者多于女性。男性更多患气管鳞癌，而囊性腺样上皮癌和混合性肿瘤在两性别发病分布相当。鳞癌又多见于有吸烟史的男性，发病高峰年龄在60~70岁。囊性腺样上皮癌的发病年龄从30岁到70岁，均匀分布，而其他类型的气管肿瘤在各年龄阶段，包括幼年和少年，都可发现。

虽然气管肿瘤在耳鼻喉科和胸外科文献上均有大量的病例报告，但是由于病例数量相对较少，即使大组报告也未能提供有关治疗长期效果的准确资料。有关气管肿瘤的研究历经多年，在这期间外科手术技术和放疗效果均有明显改进，因之，目前气管肿瘤的治疗结果较前有了巨大的进步和提高。

四、病理分类和特点

依据肿瘤的性质，气管肿瘤可以分为恶性、低度恶性和良性三种。气管恶性肿瘤包括鳞状上皮细胞癌、腺癌和分化不良性癌，其中最多的是鳞状上皮细胞癌。低度恶性气管肿瘤包括囊性腺样上皮癌（又称圆柱瘤）、粘液表皮样癌和类癌，三者中以囊性腺样上皮癌最为多见。气管良性肿瘤包括有平滑肌瘤、错构瘤、乳头状瘤、神经纤维瘤、软骨瘤、血管瘤和涎腺混合瘤。

依据病理细胞的来源分析，来自气管粘膜上皮细胞的有鳞状上皮细胞癌和乳头状瘤，来自粘膜腺体的有囊性腺样上皮癌，来自上皮 Kultschiztsky 细胞的有类癌，来自中胚层组织的有平滑肌瘤，软骨瘤，血管瘤，错构瘤及神经纤维瘤（图24-1）等。上述的乳头状瘤和神经纤维瘤虽属良性，但与其他良性肿瘤不同，切除后可以复发，乳头状瘤可以多发。

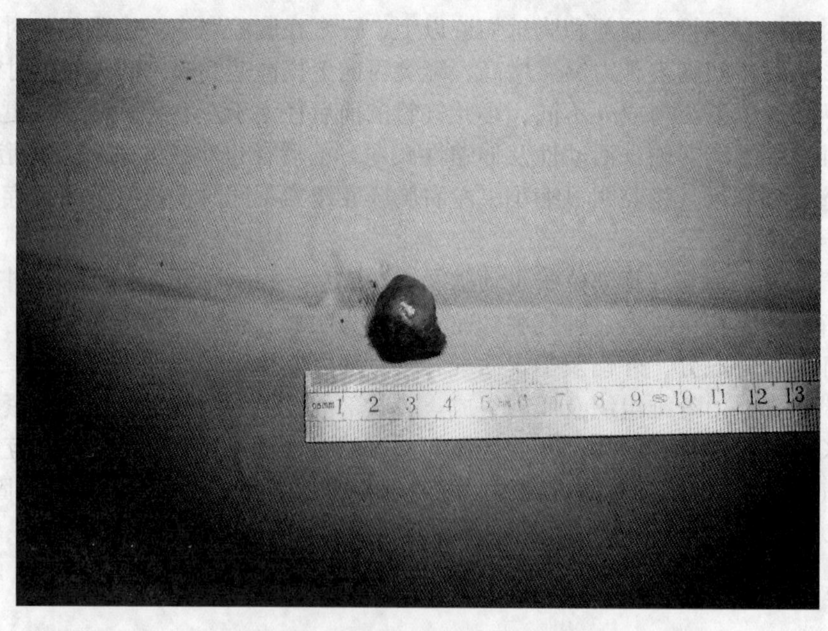

图24-1 摘除的气管良性肿瘤标本

气管肿瘤无论是良性或恶性，多起于气管后壁膜状部，或膜状部与软骨环交界处的两个后角。

气管鳞癌可表现为局限性病变或溃疡性病变，可以发生多点病变，也可向外周呈浸润性生长，向外可直接侵犯喉返神经及食管。气管鳞癌扩散首先是气管附近的淋巴结，然后再侵犯邻近的纵隔结构。有时从病理细胞形态学检查很难鉴别是近侧气管鳞癌向上蔓延到喉，抑或喉部鳞癌向下侵犯到气管。同样侵犯食管或气管的鳞状上皮细胞癌形成的食管气管瘘，病理学上也很难判断肿瘤究属来自气管，抑属来自食管。气管鳞癌在诊断时可能有1/3的患者已有纵隔或肺的转移。Grillo 和 Mathisen 综合大组病例报道，有37%患者诊断时无法手术。在麻省总医院行手术的气管鳞癌病例，40%的患者在既往史或现病史中出现呼吸道鳞癌。

囊性腺样上皮癌，以前称为圆柱瘤，发生在气管比支气管更多见。它起源于粘液腺表皮，外表圆形光滑，可呈息肉状在气管腔内生长，阻塞管腔，此时它虽无完整的粘膜覆盖，但可不形成溃疡面（图24-2，图24-3）。囊性腺样上皮癌可直接侵犯附近淋巴结，也可沿软骨环间的软组织浸润性生长，但它更多的是沿气管粘膜下长距离浸润，其肿瘤界限从外观上很难确定，肿瘤的实际范围通常超过肉眼观察的范围。位于隆突部的囊性腺样上皮癌可向左右主支气管生长。这种肿瘤生长缓慢，很少早期转移。初始系肿瘤膨胀而非侵袭纵隔。晚期肿瘤可以直接侵袭颈部和纵隔结构，也可转移到颈部和纵隔淋巴结，或血行转移至肺、肝和骨。

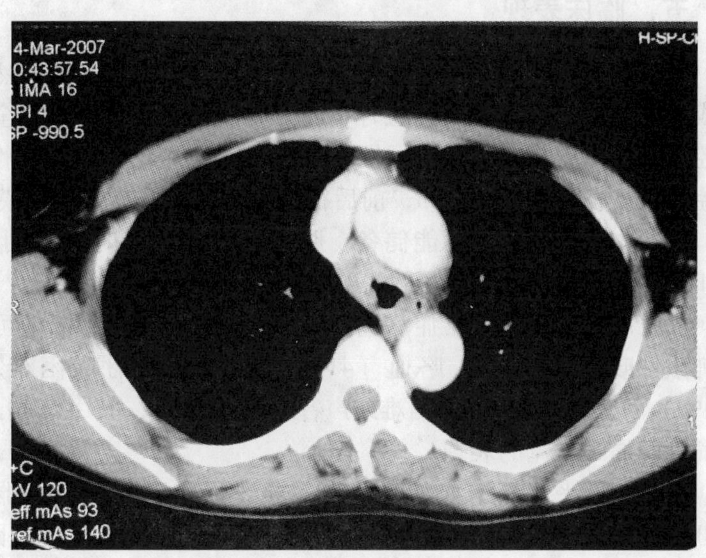

图24-2　气管囊性腺样上皮癌CT像，显示气管腔狭窄

鳞癌和囊性腺样上皮癌是临床上最常见的气管肿瘤，占原发性气管肿瘤的2/3。以往鳞癌被认为是最常见的原发气管肿瘤，然而，最近报道显示的囊性腺样上皮癌是最常见可手术切除的气管恶性肿瘤，其原因可能是现阶段许多气管鳞癌诊断时已经不能切除。

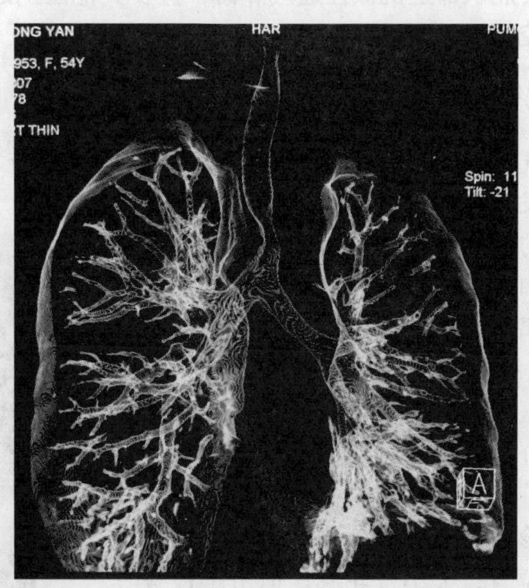

图24-3　冠状位像显示气管囊性腺样上皮癌

图24-2，图24-3示，54岁，女性，因进行性咳嗽、咳痰、憋气，经当地按“哮喘”治疗4月无效来院。胸部CT显示奇静脉上方、正气道隆突上2cm气管右侧壁肿物，气管管腔被肿物阻塞约2/3。纤维支气管镜可窥见肿瘤，但因肿物易出血未能采取病理标本活检。经右侧开胸切口行气管环状切除，气管端-端吻合术。术后恢复顺利，病理诊断“气管囊性腺样上皮癌，侵犯气管全层”

气管乳头状瘤呈簇状生长，根部以细蒂附于膜状部，其外观呈细粒状，脆而易碎，容易脱落。乳头状瘤具有多发性和复发性，给治疗带来一定的困难。错构瘤、软骨瘤均有细蒂附着于管壁，肿瘤表面光滑坚硬，活检钳很难咬到组织材料，所以内镜可窥视到肿瘤但活检不易得到病理证实。临床上偶尔在手术后病理检查才确定诊断，本院即有一例少见的气管肿瘤，行气管环形切除对端吻合，术后病理报告为气管髓外浆细胞瘤，另一例气管内肿物行局部切除，术中渗血极多，经处理后完整摘除肿物，术后病理报告为气管内异位甲状腺。

如前述气管肿瘤病理形态，生长特点，对诊断良性或恶性有一定的帮助，但如活检未获得病理细胞学诊断，则良性、恶性的鉴别诊断还会有困难，有时需术后病理检查确诊。

五、临床表现

气管和支气管肿瘤虽然均发生于呼吸道，但临床症状迥然不同。支气管腔内肿瘤，无论是主支气管或叶支气管，当不完全梗阻时表现为慢性化脓性感染，完全梗阻时则表现为一叶或一侧肺不张。气管腔内肿瘤主要是呼吸道机械性梗阻所产生的症状，如吸气性呼吸困难、喘鸣等。由于气管的特点，管腔较大，横径约为2.3cm，前后径约为1.8cm，有弹性，膜状部和软骨环间的纤维结缔组织伸缩性强，因而本身有较大的功能储备。腔内肿瘤体积小时可无明显症状，只有当梗阻达到管腔的1/2～2/3时，才产生严重通气障碍，出现明显临床症状。

气管肿瘤起病隐匿，症状缓慢发生，通常在明确诊断前可误诊数月之久。最常见的症状和体征包括刺激性咳嗽（37%），咯血（41%），和进行性呼吸困难，如活动后气喘（54%），哮鸣及喘鸣（30%），以及少见的吞咽困难或声音嘶哑（7%），其中哮喘最容易被误诊。长时期难治性哮喘可能是气管肿瘤最常见的表现。

X线胸部平片显示双肺野清晰，导致临床医师确信无器质性肺部病变存在，误以“气管炎”、“哮喘”予以治疗。一旦发生气道严重梗阻，则表现有呼吸困难，发绀，喘鸣。症状往往与体力活动，体位改变，感染及气管内分泌物多少而变化。临床上常常是患者因突然发生急性呼吸困难而来急诊求治。对临床医师而言，遇到有上述症状或难治性“哮喘”的患者，应高度警惕气道肿瘤，进而做出准确诊断。

恶性气管肿瘤可以有声音嘶哑，咽下困难，颈部淋巴结肿大等，但是在肿瘤早期无论良性、恶性病变，主要症状都是机械性通气障碍，甚少其他区别之处。症状严重程度主要取决于管腔内肿瘤体积大小、管腔阻塞程度。

六、诊断

怀疑气管肿瘤的患者应常规进行正侧位胸片检查。如前述胸部透视及胸部平片，不管正位或侧位，均难发现气管内肿瘤。实际上，临床上经常出现的情况是临诊医师未想到气管肿瘤的存在。如果认真仔细阅读，即使是普通胸部平片，偶然也能发现气道管腔内的新生物（图24－4，图24－5）。

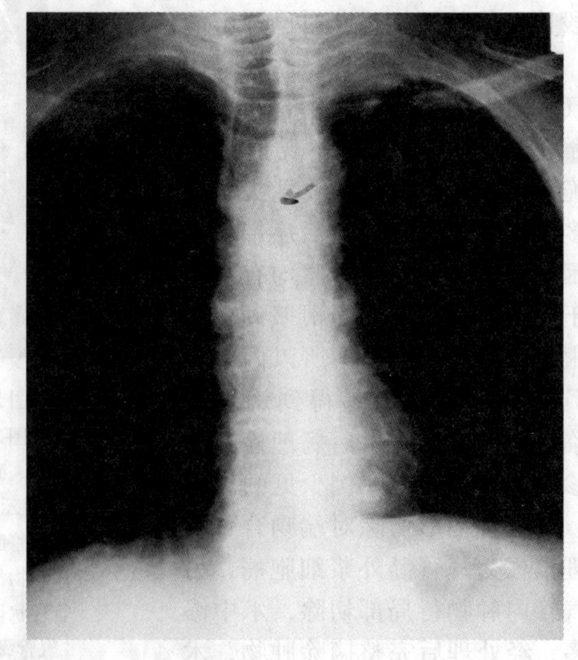

图24－4　正位胸像即可看到气管内肿瘤，（箭头指处）。

高电压X线片、后前位及侧位气管体层相、气管分叉体层相和斜位气管体层相均可能显示气管内肿瘤存在。气管碘油造影对气管肿瘤的诊断具有重要意义，它可以清楚地显示病变位置，大小及轮廓。但由于检查具有一定痛苦，管腔严重狭窄时气管造影还有窒息的危险，所以现在已很少应用。

自胸部CT在临床广泛应用以来，气管肿瘤的诊断变得容易的多。胸部CT对气管肿物检查具有重要意义，它除了显示气管腔内病变的大小、位置、管腔狭窄的程度以外，还可以明确管腔外肿瘤的范围，与周围脏器的关系，显示纵隔内增大的淋巴结，这些对制

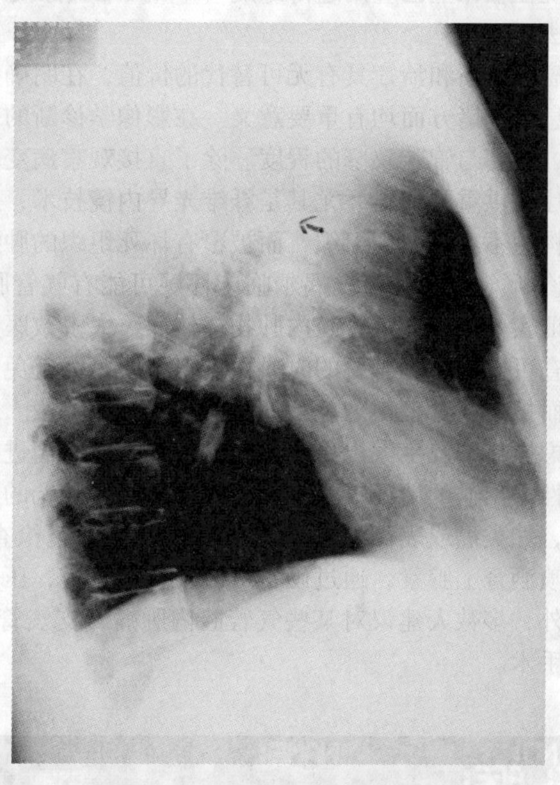

图 24－5　同一例气管肿瘤患者，胸部侧位像也可看到气管内肿瘤

订手术方案有着更重要的价值（图 24－6）。MRI 尽管能多轴位显像，显示病变与纵隔内大血管的关系，对评价疾病程度提供一些帮助，但是在气管肿瘤的诊断和判断手术可切除性方面，相比 CT 而言，MRI 并无更多的优点。

综上所述，对气管肿瘤的诊断作用最简单有效的影像学检查是胸部 CT 和磁共振（MRI），它们可以显示气管内肿瘤以及与周围脏器的关系，但是，在某些方面仍难以满足临床医师的要求，为临床

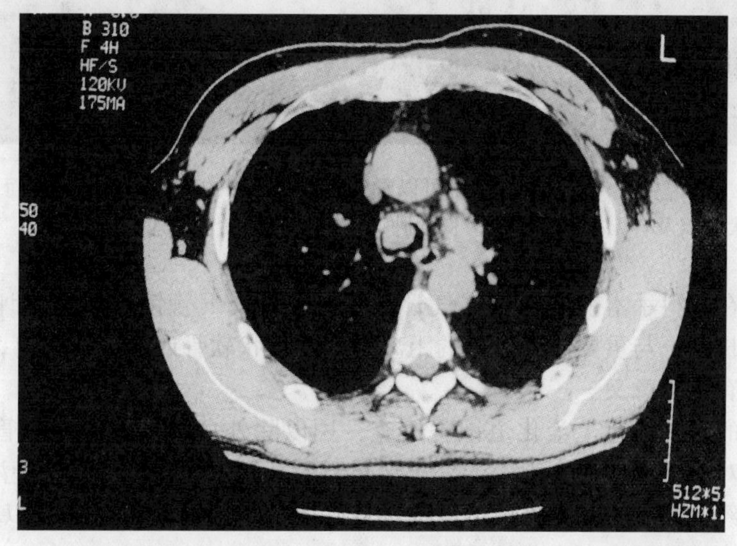

图 24－6　同上例气管神经纤维瘤患者，CT 像能更清楚地显示气管内肿瘤

处理提供更有价值的资料。现在临床上已应用超薄螺旋 CT 和三维成像技术显示气管肿瘤，成为气管肿瘤术前最有价值的诊断方法。

支气管镜检查对气管肿瘤的诊断和治疗具有无可替代的价值，在明确病变、组织学诊断、设计手术方案、解除急性梗阻和姑息治疗诸方面均有重要意义。在影像学诊断的基础上，内镜检查可以进一步确定肿瘤的存在及其位置、长度与管腔狭窄的程度。除了直接观察病变表面结构外，还可以进行病理细胞学组织学诊断，对治疗提供重要资料，尤其是纤维光导内镜技术，患者易于接受。但是内镜活检对质地较硬的软骨瘤、错构瘤不容易取到组织，而被覆有坏死组织的肿瘤或表面粘膜正常的肿瘤同样也难以得到确切的病理学诊断（图 24－7）。偶尔临床怀疑可能有气管肿瘤而放射学检查没有明确诊断，要求支气管镜检查来证实是否存在气管腔内肿物。然而，大多数医师认为如果影像学检查显示肿瘤可以切除，支气管镜检查可以推迟到需要的时候再做，主要是为避免因内镜检查突发急性气道梗阻。另外有医师为获取病理而把支气管镜作为单独地一项初步检查手段。对于气管腔内肿瘤进行支气管镜检查，内镜医师不无顾虑操作中发生大出血的危险，特别是对肿瘤进行病理活检。实际上，有经验的内镜医师活检导致致命性大出血的情况极为少见。然而，需要强调的是对于血管性肿瘤，如血管瘤、动静脉瘘，或某些肿瘤，如类癌或表面血管丰富的肿瘤，行内镜检查时应慎重，并避免进行活检。若意外发生出血，可以喷洒肾上腺素，通过硬支气管镜支撑气道，压迫、吸引积血，或用激光凝血。基于上述可能发生的意外，多数人建议对某些气管腔内肿瘤，支气管镜检查应在手术室内进行，以备必要时可迅速转为开胸手术。

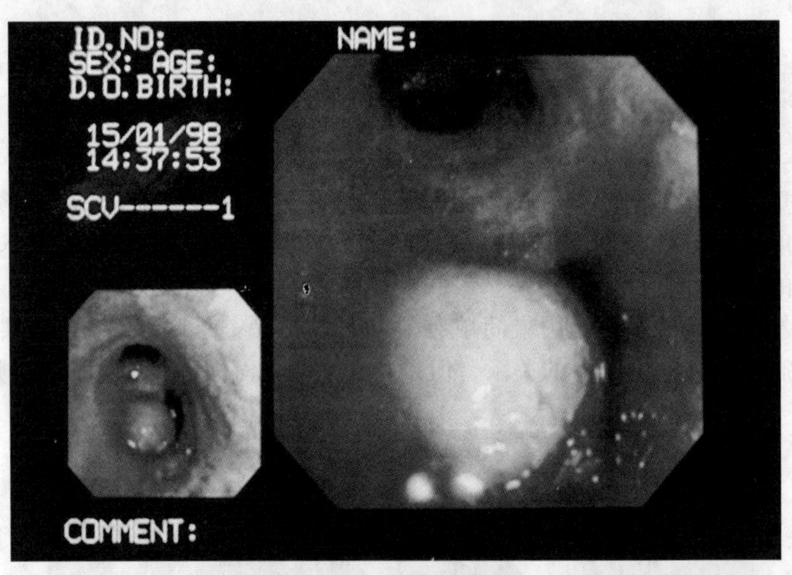

图 24－7　纤维支气管镜可以看到气管内肿瘤的部位、大小、表面状况以及有无根蒂，但是，良性肿瘤不容易获得确切病理诊断

气管肿瘤也可以在外科手术前施行硬支气管镜检查，硬支气管镜可以精确评价肿瘤的位置和范围，仔细测量肿瘤的长度，与重要体表标志的距离，如距环状软骨或隆突的距离，对判断手术可切除性和选择手术入路具有重要意义。

有吞咽困难症状的患者应行上消化道钡餐检查，用以除外食管受累。对气管肿瘤累及食管的病例，术前食管镜检查对除外透壁性食管侵袭是非常必要的。偶尔纵隔镜对气管旁淋巴结受累的评价有一定价值。准备施行经胸的手术，纵隔镜可以提供良好的前气管显露，这样可以避免扩大切除范围，并可进行外科大块肿瘤切除，这一点非常重要。

七、鉴别诊断

气管（包括隆突部）肿瘤最容易被误诊为哮喘和气管炎，胸部透视和胸部平片难以发现气管内病变，单纯为除外气管肿瘤，患者也不易接受内镜检查，这是气管肿瘤常被误诊的客观原因。而对此病较少认识、缺乏警惕则是误诊的主观原因。因之，对原因不明的呼吸困难、气道梗阻，要警惕气管肿瘤存在的可能性。胸部 CT 则是简易、无创的重要诊断手段。此外，在鉴别诊断方面，应想到甲状腺癌侵犯气管时也可引起通气障碍。

八、处理原则

气管肿瘤的患者可能合并严重的气道狭窄、喘息、呼吸困难和阻塞性肺炎。现代气管手术技术使许多肿瘤可以切除，但术前需要解除急性气道阻塞，才能赢得时间，在施行手术前进一步完善设计方案、稳定病情。手术治疗之前吸氧、雾化吸入，控制炎症，消除气管管腔阻塞处的粘膜水肿，都可暂时地缓解呼吸困难。

1. 手术指征　气管肿瘤的治疗以手术切除为主，部分肿瘤对放疗敏感，严重气道狭窄病例禁忌放疗。放疗后一月内进行手术切除对吻合口愈合影响不大，如果放疗后数月再进行手术，预后不佳。

气管良性肿瘤在彻底切除的同时尽量保留气道组织，肿瘤很小或有蒂者，可在支气管镜下摘除，基底用激光根治病灶。良性肿瘤较大可施行肿瘤的气管壁局部切除，较大者须行气管环形切除对端吻合。

气管恶性肿瘤病程长，有明显外侵需先行放疗后再考虑手术切除。甲状腺癌侵犯气管，原则上应一并切除并行淋巴结清扫。

2. 手术禁忌证　气管肿瘤已并发喉返神经麻痹造成声音嘶哑；出现上腔静脉阻塞综合征；身体远处有转移者；肿瘤巨大侵犯纵隔脏器切除后不能进行对端吻合者，均不适宜手术切除治疗。

3. 术前准备和处理方法　手术治疗的目的是彻底切除病变，消除气道梗阻，解除通气障碍。但是要想达到上述目的，须根据气管的特点，病变的性质、范围和部位，权衡利害，采取适宜妥善的治疗方法。有时不能根治肿瘤，或不能完全切除病变，治疗也应缓解气道梗阻，姑息性解除通气障碍，挽救患者生命。手术途径根据病变位置可以经颈部，或开胸进行。

硬支气管镜和活检钳可以切除中心瘤体，使几乎所有呼吸困难的患者瞬间改善呼吸道症状。切开气管直接探查病变既是治疗措施也是诊断方法，这样可以确切了解病变特点及范围，并可采取组织作冷冻切片进行病理诊断。

良性肿瘤可行局部切除，方法简单，安全有效。有细蒂的可电灼根部，或切除少许管壁后修补缝合气管缺损。

窗形切除，也称侧壁切除，适于基底较宽的良性肿瘤，或低度恶性肿瘤。切除后遗留的缺损，可直接拉拢缝合。气管壁切除 4cm 以下时，一般均可缝合，张力不大，术后不致狭窄，也不会产生成角畸形。

气管节段性切除术，也称气管环形切除术，指切除一段气管然后将上、下断端拉拢吻合，切除长度可达 4～6cm。

隆突切除术指切除隆突并重造气道，手术涉及两侧主支气管，适合位于隆突部恶性肿瘤根治性切除。

放疗治疗对鳞癌和囊性腺样上皮癌均有重要帮助，适用于无法切除或切除不彻底的恶性肿瘤。虽然 CO_2 或 Nd：YAG 激光可以作为辅助治疗手段，切除中心瘤体，但 CO_2 或激光单独应用很少获得满意效果。如果疾病的长度或侵袭范围超过了气管切除和重建的范围，气管内支架或 T 管可以提供良好的姑息效果。

九、气管切除和重建

手术彻底切除肿瘤后一期重建呼吸道，几乎是所有气管肿瘤理想的治疗选择。即使是良性肿瘤，由于阻塞气道的危险，不治疗预后也很差。但目前尚没有充分的证据对少见的气管肿瘤的自然病程做出准确的判断。因之，手术切除一期重建适宜大部分气管肿瘤病例。

目前没有气管切除长度的绝对数值。理论上最多可以切除一半气管，一期重建。由于左主支气管被主动脉弓阻挡的限制，通常隆突最多切除 4cm 才能完成重建。高龄、驼背、短颈、颈部活动受限和以前接受手术或放疗的患者气管切除的长度更短。目前，尽管不断探索和努力，还没有气管的理想替代品，人工气管的应用还有很长的路要走。因此对外科医生而言，手术前应仔细权衡切除范围。

Grillo 在麻省总医院治疗了气管内不同种类的肿瘤取到良好的疗效，其报告的手术死亡率为 2%，随诊 1～19 年，90% 的患者无病存活。这些肿瘤中许多是良性肿瘤和低度恶性肿瘤，全部施行根治性切除。然而，在这组病例中包括 9 例恶性肿瘤，其中 3 例（33%）最终死于原发肿瘤。

鳞癌可以同时有局部侵犯和远处转移。在 Grillo 的 70 例鳞癌中，仅 44 例（63%）接受气管切除及重建。7/19（37%）无病生存率超过 5 年，13/17（76%）虽然没有完整随访资料，但术后存活 5 年内。4 例手术后 5 年死于其他疾病，5 年的无病生存率是 11/23（48%）。可以明显发现大部分肿瘤死于术后早期。在这 13 例死亡病例中，3 年内死亡 8 例，5 年内 13 例全部死亡。8 例中有 6 例（75%）淋巴结阳性和 5 例中 4 例（80%）切除断端阳性，均死于肿瘤，而气管原位癌手术后均存活并无瘤生存。在本组切除病例中有 7% 手术死亡率。

囊性腺样上皮癌，临床病程长，转移慢，较难阐述其治疗结果。在麻省总医院的同一组病例中，5/11（45%）术后存活 10 年，16/23（70%）术后存活 5 年。然而，比起鳞癌切除组，这组病例的结果缺乏可靠性。4 例 10 年后死于复发，1 例 17 年后死于复发。与气管鳞癌不同，囊性腺样癌即使残端阳性、淋巴结有转移时，对术后生存期的影响也不明显。切除断端阳性的囊性腺样上皮癌，多为粘膜下和神经周围肿瘤转移，此组病例术后均予以放疗。因之肿瘤的局部复发少见，肿瘤晚期多因为肺、肝和脑转移致命。麻省总医院材料显示，囊性腺样上皮癌手术死亡率为 13%（8/60），其中 4 例系隆突切除重建死亡，另 4 例死于二期手术。而一期非隆突切除气管重建的囊性腺样上皮癌手术，没有手术死亡率。

十、放射治疗

放疗在原发气管肿瘤治疗中有三个作用：根治性治疗、手术后辅助治疗和姑息治疗。由于气管肿瘤病例较少，很少有大宗根治性放疗结果的报道。大部分报道的放疗结果，由于包括了根治性放疗和非根治手术的辅助治疗；各种病理类型气管肿瘤的放疗；以及施以不同的放疗剂量，所以判断实际放疗的疗效存在一定困难。由于客观上存在着外科可切除病变和不可切除病变程度的变化，放疗的效果难以和外科治疗效果进行比较评价。但是有一点很明显，放疗对进展期的肿瘤，效果较差。

一篇综述分析几组未手术而进行根治性放疗的疗效，33%～50% 获得局部控制。气管鳞癌局部控制率为 11%～46%。全部病例局部复发率高达 55%～95%，中位生存期为 10～26 月，5 年生存率为 8%～17%。放射剂量大于 60Gy 的局部控制率明显优于小剂量放疗。对于囊性腺样上皮癌单纯放疗的结果，尚缺乏足够多的资料说明放疗对其的确切作用。据报道放疗并发症为 8%～43%，主要是气管食管瘘（7%～10%）、气道完全阻塞需要有创处理（8%）。放疗死亡率为 8%～13%。所有作者的结论是手术切除和一期重建是可切除气管肿瘤的首选方法。

Grillo 和 Mathisen 对比了外科切除辅助放疗和单独放疗的结果。29 例鳞癌手术并术后放疗，62% 术后 1 年生存，中位生存期 34 月，而单独放疗者一年生存率为 6%，中位生存期 10 月。囊性腺样上皮癌手术加放疗 1 年生存率 84%（38/45），中位生存期 118 月，而单独放疗一年生存率为 25%（3/12），中位生存期 28 月。虽然病例数较少，但 Chow 在 MD Andson 癌症中心也得到相似的结果：手术加放疗中位生存期为61月，单独放疗的中位生存期为26月。很显然这些不是随机试验，接受单独放疗的患者往往认为是不可切除的患者。然而，无法切除的原因通常是病变长度而非肿块大小。目前还没有前瞻性随机对照的试验来比较手术切除和单独放疗对囊性腺样上皮癌的疗效孰优孰劣。

近年来，快速中子放疗对唾液腺的囊性腺样上皮癌疗效满意，治疗气管囊性腺样上皮癌的初步结果较佳，早期结果令人鼓舞，局部反应率达83%，完全反应率为60%。然而，67%（4/6）接受中子放疗的病人术后12～60个月死于肿瘤，剩余2例中的1例有部分反应，随访14个月无病存活。由此可明显看出对囊性腺样上皮癌的治疗，中子放疗比光子放疗效果更好。然而，这些仅是少量患者的初步研究和短期随访结果，而且是病程较长的囊性腺样上皮癌。对可切除的囊性腺样上皮癌患者应接受手术切除和气管重建，同时辅以放疗。高能快速中子束放疗适用于不可切除的囊性腺样上皮癌。

综上可见，放疗在手术后辅助治疗方面具有重要作用。通常对鳞癌和囊性腺样上皮癌仍然首先选择手术切除气管重建。大宗病例报告推荐鳞癌和囊性腺样癌术后予以辅助放疗，即使病理报告淋巴结没有转移和气管断端阴性的病例也应进行。在有高能快速中子束治疗的中心，放疗是囊性腺样上皮癌的辅助治疗选择。

十一、姑息治疗

对无法切除造成气道梗阻的气管肿瘤进行姑息治疗有多种方法，如CO_2或Nd：YAG激光汽化，气管内支架，气管T管，气管切开，肿瘤外照射放疗，短波治疗，冷冻治疗，以及这些方法的综合治疗。硬支气管镜和姑息切除前面已经讨论过，在有经验的内镜医师手上，进行此类操作的并发症和死亡率很低，并且快速有效。某些作者提倡支气管镜下激光汽化，通常合并进行机械性清除肿瘤。一个小样本的试验施行支气管镜下冷冻姑息治疗，但未能获得推广。目前看来激光汽化和支气管镜下切除是最有效的姑息方法。

支气管镜下放置硅树脂气管内支架，T管或T－Y管，以减轻气管内部和气管外部的梗阻病变，合并切除气管内肿块尤为有效。当剜除病变或汽化后，症状可获得暂时缓解，但是气道梗阻很快复发。对于不能通过内镜方法切除而以外部压迫为主要梗阻原因的病例，气管内支架和T管具有长期姑息优点，此外，外照射早期引发气管管壁水肿，造成急性气道阻塞，气管内支架和T管也可提供保护。

体外放疗中位生存期虽然仅有10～26个月，但是它对33%～50%的气管恶性肿瘤患者提供了姑息治疗。快速中子放疗对囊性腺样上皮癌可能有满意的姑息疗效，但美国仅有几个医疗中心可以做。放疗并发症高达8%～43%，放疗通常是无法手术患者的唯一选择。支气管内短波广泛用于支气管内扩散或支气管癌复发，其优点是对局部扩散有症状的支气管提供局部高剂量短波，特别是在外照射已达到极量时。然而，当原发气管肿瘤非常小，姑息治疗的效果难以判断。体外照射因为先前脊髓、心脏、肺已接受过照射的剂量而受到限制，这样支气管内短波治疗可以对恶性肿瘤提供另一种姑息治疗的选择。众所周知，化疗联合放疗对头部和颈部的肿瘤可能有一定疗效，但还没有确切的证据说明化疗对气管肿瘤有明显的效果。

十二、预后

在气管恶性肿瘤当中，鳞状上皮细胞癌预后最差，临床遇到的往往属于较晚期病例，无论是手术或放射治疗均难有长期治愈。囊性腺样上皮癌、类癌和粘液表皮样癌三者之中，以前者最常见，类癌其次，粘液表皮样癌最少见。前两者预后较好，可有长期治愈，切除彻底或切除不彻底辅以放射治疗，均可有长期治愈，达数年或十数年。

正如上述的病理特点所述，良性肿瘤预后颇佳，神经纤维瘤切除后偶可有复发，乳头状瘤切除后，其他部位可再发，但良性肿瘤再切除后均可治愈。

十三、小结

气管肿瘤罕见，当患者有呼吸困难、喘息或难治性哮喘，应高度怀疑本病。硬支气管镜对气管肿瘤的探查、诊断、制订外科方案、缓解急性阻塞和姑息治疗具有不可替代的作用。肿瘤可切除性与否应从局部侵犯程度和肿瘤长度来评价。从气管肿瘤的治疗而言，手术切除肿瘤和气道重建是主要治疗手段。良性肿瘤手术切除可以治愈，而恶性肿瘤的治疗结果则取决于病理类型和病期的早晚。在较大的医学中心，气管和隆突切除手术的并发症和死亡率均可以接受。

放疗是鳞癌和囊性腺样上皮癌手术切除后的重要辅助手段。放疗结合内镜下肿瘤剜除、激光汽化和气管内支架均是常用的姑息治疗手段。以上多种技术的联合应用，对不能手术切除的气管肿瘤，姑息期可达数月至数年，比较无任何治疗而致肿瘤快速进展，这些姑息治疗方法显示出一定的作用。

（郭　峰　张志庸　徐乐天）

参 考 文 献

1. Wood DE. Tracheal tumors. In：Wood DE，Thomas CR，Mediastinal tumor Update，Springers Verlag，Berlin，1995，87 ~ 94.
2. Grillo HC. Tracheal tumors：Surgical management. Ann Thorac Surg，1978，26：112 ~ 125.
3. Gilbert JG，Mazzarella LA，Feit LJ. Primary tracheal tumors in the infant and adult. Arch Otolaryngol，1955，58：1.
4. Young JL. Surveillance，epidemiology and end results. Incidence and mortality rate 1973 ~ 1977. In：US Department of Health and Human Services 1981.
5. Le – Tian Xu，Chen – Fu Sun，Ze – Jian Li. Clinical and pathological characteristics in patients with tracheo – bronchial tumor：Report of 50 patients. Ann Thorac Surg，1987，43：276 ~ 278.
6. 李单青，于洪泉，刘 贞等. 气管内髓外浆细胞瘤. 肿瘤防治杂志，2002，9：407 ~ 409.
7. Grillo HC. Primary tracheal tumors：treatment and results. Ann Thorac Surg，1990，49：69 ~ 77.
8. Grillo HC，Mathisen DJ，Wain JC. Management of tumor of the trachea. Oncology，1993，6：61 ~ 67.
9. Grillo HC. Primary tracheal tumors. Thorax，1993，48：681 ~ 682.
10. Chow DC. Treatment of primary neoplasmas of the trachea：the role of radiation therapy. Cancer，1993，71：2946 ~ 2952.
11. Saroja KR. Treatment of tracheal tumor with high energy fast neutron radiation. Oncology，1993，7：1621 ~ 1622.
12. Marasso A. Cryotherapy in bronchoscopic treatment of trachobronchial stenosis：indication and limits. Chest，1993，103：472 ~ 474.
13. Mathisen DJ. Endoscopic relief of malignant airway obstruction. Ann Thorac Surg，1989，48：469 ~ 473.

第二十五章 心脏肿瘤

一、概述

心脏肿瘤临床少见，大多数为良性肿瘤。在心脏超声和心导管检查出现之前，心脏肿瘤多是在尸检时才诊断出来。随着影像学进步和外科技术的提高，心脏肿瘤患者也有可能获得有效治疗。心脏肿瘤的临床表现复杂，症状常与其他非肿瘤性心脏疾病相像，临床医师对诊断心脏肿瘤常犹豫不决，多以心血管系统异常推荐到心内科进一步诊断检查。因之，临床医师对心脏肿瘤应有足够的警惕性。

心脏肿瘤可分为两类，即原发性心脏肿瘤，和继发性或称为转移性心脏肿瘤。心脏转移性肿瘤比原发性肿瘤更常见，约为20～30倍。在原发性心脏肿瘤中，75%是良性肿瘤，其中心脏粘液瘤占良性肿瘤的50%～60%。

二、心脏良性肿瘤

1．简介　心脏肿瘤有各种各样非特异性临床症状，常见的症状有周身不适，乏力，体重减轻，易疲劳和呼吸困难。依肿瘤在心脏的位置可出现局灶性的症状和体征。

（1）心包受累　肿瘤侵犯心包可产生心包炎或心包积液，出现胸痛，心悸和呼吸困难。其他体征可闻及心包摩擦音和颈静脉搏动明显。心电图和胸部平片可能提示心脏增大。

（2）心肌受累　肿瘤侵犯心肌可能出现各种症状，常有室上性心动过速或室性心律紊乱。肿瘤侵及室壁时，患者可能主诉胸痛，心电图上可能提示心肌梗死。当发生心脏传导系统紊乱，出现房室传导阻滞，偶可能发生猝死。

（3）心内膜受累　左心房肿瘤可能脱入二尖瓣口，造成流出道梗阻和二尖瓣反流，此种症状与二尖瓣病变，特别是二尖瓣狭窄极为相似。

2．粘液瘤　在所有的心脏肿瘤中，最常见的是心脏粘液瘤。多数患者年龄在30至60岁之间，而且70%是女性。75%的粘液瘤发生在左心房，只有25%发生在右心房。大多数粘液瘤为单发孤立性肿瘤，但是，多发粘液瘤，或集中在一个心腔，也可出现在多个心腔。粘液瘤常有纤维血管性根蒂。典型的粘液瘤质地呈胶冻样，有分叶，大小一般在4～8cm。

体格检查符合左心衰竭，听诊可发现肿瘤撞击音，这是因为肿瘤撞击心内膜壁，或者是肿瘤突然停止运动。右侧粘液瘤可以产生右心衰竭症状，如疲乏无力，周围型水肿，肝大腹腔积液，以及颈静脉充盈，这些可能是三尖瓣膜受累所致。右心粘液瘤的另一合并症是肺动脉栓子或肺动脉高压，也可能发生肺动脉栓塞。

心房粘液瘤的主要治疗是外科手术切除。术中粘液瘤碎屑有可能脱落，造成周围血管栓塞和肿瘤播散。已有报告肿瘤局部复发以及远处转移。虽然说心脏粘液瘤是一种良性肿瘤，但是它也有潜在的恶性行为。

3．家族性心脏粘液瘤　现在已经鉴别出粘液瘤的亚型，这些患者可能是家族型，并以一种正染色体显性方式遗传。家族性心脏粘液瘤常合并皮肤色素沉着，这些在合并心脏外内分泌肿瘤已有描述。一般来说，有粘液瘤综合征的患者，更为年轻，更可能有多发性粘液瘤，肿瘤不仅存在左房，而是累及多个心腔。家族性心脏粘液瘤摘除后容易复发。

粘液瘤综合征的某些方面被认定为NAME综合征（nevi，atrial myxoma，myxoid neurofibroma，and blue nevi），和LAMB综合征（lentigines，atrial myxoma，and blue nevi）。合并家族性或复合性粘

液瘤包括皮肤病变（雀斑，黑痣或小痣），皮肤粘液瘤，粘液性囊性纤维性乳腺腺病，库欣综合征，垂体腺瘤，睾丸，甲状腺和子宫肿瘤。血液学异常包括溶血性贫血和血小板减少症。

粘液瘤综合征患者年龄为22～30岁，大多数患者的嫡系亲属表现有综合征中的一种或多种病变，因此，应当对嫡系亲属进行常规心脏超声检查，大约1/3这些患者有单一粘液瘤，摘除后20%可能复发。

4. 心脏横纹肌瘤　横纹肌瘤是第二个常见心脏良性肿瘤，也是儿童期最常见的心脏肿瘤。横纹肌瘤最常合并结节性硬化（一种以错构瘤、癫痫、脑缺陷和腺瘤皮脂囊肿为特征的家族性综合征）。此种横纹肌瘤通常多发，除了累及心房外更多的累及心室。临床表现为心壁或心腔内肿块，并不常见心衰或心律失常。在婴儿期诊断的横纹肌瘤，存活期大多数不超过一年，局限于心室的横纹肌瘤外科摘除效果较好。

5. 纤维瘤　心脏纤维瘤主要是发生在儿童期的结缔组织肿瘤，大多数发生在10岁以前，男女性发病无区别。纤维瘤主要局限在心室心肌。临床表现有胸痛、晕厥和猝死。至少1/3患者可发现心律失常，有病例报告继发于心室节律紊乱而猝死。胸部X线检查可见心脏钙化。Gorlin综合征，主要特征是多发性黑痣性基底细胞癌、下颌囊肿和骨骼异常，可能合并纤维瘤或纤维组织细胞瘤。

心脏纤维细胞瘤呈局限性包块，但是缺乏包膜。像心脏其他良性肿瘤一样，外科手术切除可获得良好长期结果。不能切除的心脏纤维瘤偶尔可进行心脏移植。

6. 心脏脂肪瘤　包括心包在内，整个心脏任何部位都可能发生脂肪瘤。心脏脂肪瘤可累及各种年龄患者，两性别发生率无差别。心肌内脂肪瘤较小常有包膜。心包内脂肪瘤可能很大常产生心包积液。有时脂肪瘤无任何症状，仅表现为心脏增大或纵隔增大。外科切除肿瘤后长期效果极佳。心房间隔脂肪肥厚是成熟脂肪组织无包膜性增生，以致脂肪组织突向右心房。通常出现在肥胖患者、老年人或女性，患此症常见室上性节律紊乱。

7. 心脏血管瘤　心脏血管瘤罕见，主要发生在成年人，并多在尸检时意外发现。心脏所有部位均可发生血管瘤，常见于心壁，血管瘤可表现为弥漫性增生而不是确定的肿瘤，手术时常常不容易全部切除干净。

8. 畸胎瘤　畸胎瘤含有来自于三个胚层细胞的所有成分。它们最常出现在前纵隔，当心脏发生畸胎瘤时，最常见的部位是右心室、房间隔或室间隔。畸胎瘤多有包膜，但是某些畸胎瘤具有潜在恶性。

9. 乳头状纤维弹力组织瘤

乳头状纤维弹力组织瘤罕见，通常来源于心脏瓣膜，偶然来自心室内膜，多是在外科手术或尸检时意外发现。此类肿瘤的合并症包括瓣膜功能不全、猝死和栓塞。栓子来源于肿瘤碎片，或是肿瘤周围形成的血栓。为避免上述并发症，一经诊断需要及时进行外科摘除。

10. 内分泌肿瘤　神经节细胞瘤（嗜铬细胞瘤，化感器瘤）是很少见的心脏肿瘤，它们可出现在左心室的心外膜，是来自于心脏交感神经纤维或异位嗜铬细胞。此类肿瘤可以分泌儿茶酚胺，产生阵发性高血压，它可能合并有嗜铬细胞瘤的症状和体征，临床统称为胸内嗜铬细胞瘤。

三、心脏恶性肿瘤

1. 回顾　心脏肿瘤中约1/4是恶性肿瘤，大多数原发性心脏恶性肿瘤（PMC）是肉瘤。肉瘤生长迅速，出现症状后数周可致死亡，诊断时大约80%患者已有全身转移，心脏间皮瘤的特征是肿瘤迅速浸润心肌。原发心脏恶性肿瘤主要来源于右侧心脏，因之大多数患者有右心衰的临床征象。此外还可有胸痛、发热，有上腔静脉梗阻时，可有面部和上肢肿胀。如果肿瘤侵犯心包腔则迅速发展心脏压塞。心脏恶性肿瘤预后较差，很少有长期存活的报告。

2. 血管肉瘤　血管肉瘤是最常见的心脏恶性肿瘤，出现在40～50岁男性，右心房最容易受累。若肿瘤在房壁内生长，可以发现向心腔内突出的大肿块，造成腔静脉或三尖瓣流出道血流受阻。病理学检查发现肿瘤具有特征性的血管结构。血管肉瘤开始侵犯心外膜层，随之通过心肌浸润心壁，最后累及心内膜。当肿瘤侵及心外膜下脂肪时，可以出现 Kaposi's 肉瘤。

体检时大多数患者表现有右心衰，但是很少能听到病理性杂音。胸部 X 线和超声波检查显示心脏增大和心包积液，同时右心房内有肿块。

肿瘤发展迅速，病程极短，以往病例多在死后才确立诊断。大多数心脏血管肉瘤最终发生转移，转移部位依次是肺、纵隔、壁胸膜、纵隔淋巴结和肝脏。常因肿瘤向外扩展入心包腔造成死亡，其证据是心包腔内发现巨大肿瘤和机化血凝块。

临床上外科医师很少能完全切除心脏血管肉瘤，所以术后必须辅以化疗和放疗。姑息手术可使症状获得立时缓解，手术常需要重建心腔和瓣膜置换。患者在外科手术后生存期很少能超过 6 个月。

3．横纹肌肉瘤　心脏横纹肌肉瘤是第 2 个常见的心脏原发性恶性肿瘤，通常发生在年龄 30～50 岁患者。此类肿瘤出现在所有四个心腔，并均等分布，性别比率也相等。心腔内肿瘤更容易直接侵犯邻近瓣膜，最常受累的是肺动脉瓣或二尖瓣。约半数有心包受累。多数患者表现有心力衰竭的体征。像血管肉瘤一样，外科切除横纹肌肉瘤很少能够治愈，因为大多数患者组织学诊断明确时，肿瘤已经扩散。如有可能，术后应进行化疗和放疗。

4．纤维肉瘤　第三位心脏恶性肿瘤是纤维肉瘤，常出现在 20～30 岁年龄组的患者。女性稍多于男性，左侧更多一些，特别是沿着后壁和/或左心房间隔。二尖瓣常直接受累，最终导致左室流出道受阻。有人提出二尖瓣置换与发生心脏纤维肉瘤之间存在某种关系，但是具体原因尚难以证明。大多数患者表现有左心衰。有人报告术后存活 2 年以上，但是整个存活期很短，因此，外科摘除后应给予以 anthracycline 为基础的辅助化疗和局部放疗。

5．淋巴瘤　心脏缺乏淋巴组织，很难证明心脏的淋巴瘤就是来源于心脏本身，而不是从其他部位转移而来，约 1/4 心脏外淋巴瘤最终转移到心脏。如果认为淋巴瘤是真正的原发性心脏恶性肿瘤，莫若说是淋巴瘤早期心脏转移。大多数心脏淋巴瘤是高分化非霍奇金淋巴瘤的 B 细胞型。心脏淋巴瘤确诊后，主要治疗是联合化疗，化疗有可能达到治愈。由于生前未能诊断出心脏淋巴瘤，化疗的效果也受到一定限制。

6．间皮瘤　间皮瘤侵犯心脏最常见的部位是心包，间皮瘤累及心脏或心包与石棉并无关系。心包的脏层和壁层均可受累，但是很少发生远处转移。患者表现有特征型胸膜疼痛不适，呼吸困难，整个临床表现支持为缩窄性心包炎。心电图显示为舒张期充盈受限，心包穿刺可明确诊断。施行心包剥脱术治疗心脏间皮瘤很少获得成功，放疗对间皮瘤无效，目前也缺乏有效的化疗药物。结果，患者的长期预后在很大程度上决定于药物能否处理舒张期充盈，从而缓解临床症状的效果。

房室结的间皮瘤有可能造成猝死，或是心脏完全停搏或是室颤。此种情况最容易发生在成年女性患者。原发性心脏恶性间皮瘤一般直径小于 15mm。心脏间皮瘤多出现在 10～20 岁，患者通常在青春期或妊娠期被发现心脏肿瘤。为预防猝死有时需要安装心脏起搏器。

四、原发性心脏恶性肿瘤的治疗

1．放疗　外科摘除心脏肿瘤很少能达到切缘阴性，检查切缘可能发现肿瘤距正常心脏组织仅有几毫米，大多数情况下此时已经存在隐性转移，因之术后需要包括辅助外照射在内的多种方法综合治疗。对于肉瘤，每日剂量为 1.8Gy，共 28 次，总剂量达 50.4Gy。有时可以在心脏局部给予 10Gy 的照射量。对于少见的原发性心脏恶性肿瘤如淋巴瘤，15～20Gy 可能更适宜，因为化疗极为有效，放疗的剂量可以减少。治疗范围必须包括整个心包 2cm 边缘，中下纵隔也必须包括在照射野之内，从而也照射纵隔内淋巴结。对于许多心脏肉瘤，anthracyclines，如阿霉素，也表现有良好的效果，化疗与放疗如何程序化目前尚不清楚。

2．化疗　氨烯咪胺和阿霉素对肉瘤是最有效的化疗药，异环磷酰胺是烷基化的环磷酰胺，以前治疗心脏外肉瘤它有明显疗效，在某些中心将其用于一线治疗药物，铂类也显示一定疗效。原发性心脏恶性肿瘤既往体健能耐受联合化疗的患者，对治疗显示反应。存活最长的都是经历外科完全切除的患者。为获得长期存活，术后必须进行辅助放疗。像生殖细胞肿瘤和淋巴瘤一样，单纯化疗也不能确切杀灭肿瘤细胞。同样，随着病程进展，多种药物的耐药性也很快产生。

3. 手术 原发性心脏恶性肿瘤的最主要的治疗是外科手术切除，至今已经施用了多种外科手术方法，手术方式决定于肿瘤的部位和范围。切除前必须确定肿瘤所在心脏组织的部位，所以体外循环心脏停跳下进行手术，可以使术者在无血的环境下直视并细心触摸肿瘤。若肿瘤与重要结构无清楚界限，则可行肿瘤大块切除，以缓解临床症状，也有人试尝了原位或自体心脏移植。

五、原发性心脏恶性肿瘤的预后影响因素

大多数心脏恶性肿瘤都是致命的，某些特点提示其预后较好：

1. 位于单个心腔而不侵犯邻近瓣膜。
2. 组织学检查细胞分裂较少。
3. 无肿瘤坏死。
4. 肿瘤位于左心腔。
5. 术后心脏顺应性好，可进行术后化疗和放疗。

六、心脏和心包转移性肿瘤

心脏转移性肿瘤较原发性肿瘤更多见，差不多所有类型的肿瘤均可以转移到心脏，尸检发现约1/5肿瘤患者有心脏转移，原发灶多为肺、食管或乳腺的恶性肿瘤。50%以上恶性黑色素瘤累及心肌，有报告血液性肿瘤（血液病）转移到心脏，但是不多见。恶性肿瘤心脏转移主要途径是血源性播散，淋巴转移或肿瘤直接侵犯较少见。有广泛肿瘤转移的患者尸检时常发现心脏受累。不足1/3患者表现有心脏症状，合并心脏转移的临床发现包括心包积液，心脏扩大，心室功能不全和心律紊乱。大量心包积液可诱发心脏压塞。

心律紊乱是心脏转移的常见体征，大量的心肌受到肿瘤浸润最终将造成心力衰竭。有些肿瘤转移到心腔内，直接侵犯瓣膜造成流出道受阻。肿瘤从外面压迫冠状动脉，或者冠状动脉内肿瘤栓子堵塞均可产生急性心肌梗死。此外，冠状动脉纤维化或纵隔放疗加速动脉粥样硬化进程，也可以产生心肌梗死。

七、结论

大多数侵犯心腔或瓣膜的心脏肿瘤是从心脏外肿瘤转移而来，这些病变很多处于亚临床状态，某些可以产生临床症状，类似脑血管疾病或者充血性心力衰竭。累及心包时可有胸痛不适，提示存在心包积液。

原发性心脏和心包肿瘤均少见，大部分肿瘤是良性肿瘤，其中左心房粘液瘤最为常见。心脏恶性肿瘤以血管肉瘤和间皮瘤最常见，它们分别发生在右心房和心包。

为了避免患者死后才发现心脏肿瘤，临床医师应有足够警惕性，由于有了2-维超声心动检查、磁共振以及心导管检查，与以往相比较，诊断心脏肿瘤更为容易、更为有效。

无论是良性或恶性心脏肿瘤，首要治疗是外科手术切除，对于原发性心脏恶性肿瘤手术后，心脏状态良好者应辅以化疗和放疗。

八、国内心脏肿瘤外科治疗现况

我国心脏肿瘤的发生率与国外大致相近，也存在某些不同。中山大学经9588例尸检和活体组织检查30万例资料进行回顾性分析，发现心脏、心包肿瘤268例，原发性心脏和心包肿瘤发病率为0.14%，心脏转移瘤为22%。原发瘤主要是粘液瘤，原发性恶性肿瘤9例，包括2例血管内皮肉瘤，

3 例恶性间皮瘤，2 例纤维肉瘤，未分化肉瘤和恶性畸胎瘤各 1 例。继发性肿瘤依次是白血病、肺癌、淋巴瘤和间叶组织肉瘤。

目前我国对于心脏肿瘤的诊断和治疗已达到较高的水平，特别是对心脏粘液瘤的诊治积累了丰富经验。综合国内资料显示，在诊断心脏肿瘤方面，除了临床症状和体征外，常需要胸部 CT，MRI，二维心脏超声等多种综合检查，特别是二维超声检查对于粘液瘤的诊断率最高，但是对于心肌内或心肌外肿瘤的性质较难确定。CT 和 MRI 对于原发性心脏肿瘤的存在、位置和病理结构诊断敏感性较高，CT 对肿瘤侵犯心脏外的检出优于 MRI。MRI 在确定肿瘤对大血管侵犯有其独特的价值。预计未来三维心脏超声则可以做出肿瘤的定性诊断。

手术切除是治疗心脏肿瘤积极有效的方法，良性肿瘤完全切除后可以达到治愈，但是心脏恶性肿瘤很难做到根治性切除，某些病例仅行开胸探查明确诊断。因之，对于恶性肿瘤而言，外科手术目的为解除梗阻，延长寿命，治疗原则是切除肿瘤及周围组织，以缓解临床症状，减少复发。强调手术时应注意保护房室环等心腔内正常结构，减少手术合并症。恶性心脏肿瘤预后极差，多数患者于术后 1～2 年死亡。

恶性心脏肿瘤术后是否应行化疗，目前尚存在不同的意见，为防止恶性肿瘤全身播散，有作者推荐术后化疗。但是也有作者报告术后接受化疗的患者其生存期较未化疗者还短。此外，恶性肿瘤多为肉瘤，其本身对化疗不敏感，但是心脏转移癌化疗效果较好。所以，大多数意见认为，应根据肿瘤的病理类型及患者的身体条件来决定是否化疗和化疗的时机。放疗用于手术后的辅助治疗，或手术未能切除的患者。放疗对患者的生存期延长有统计学意义。Rodiguez 报告 24 例心脏移植治疗心脏恶性肿瘤，肿瘤在心腔有广泛侵犯，但无远处转移，2 年、3 年存活率分别为 45% 和 35%。

国内大组报告以阜外医院一组（1994～2002 年）163 例心脏肿瘤外科治疗结果为著，它反映了我国心脏肿瘤发病率以及总的治疗情况。此组 89%（145 例）为良性肿瘤，其中粘液瘤占 78.5%（128 例），非粘液瘤的良性肿瘤占 10.4%（17 例），恶性心脏肿瘤共 18 例，占 11%（18 例）。

此组材料表明国人左心房粘液瘤发生率高于国外，右心房粘液瘤则低于国外。粘液瘤 128 例中，女性多于男性，平均年龄 46 岁，非粘液瘤性良性肿瘤平均年龄为 29 岁。恶性心脏肿瘤男性稍多于女性，为 10∶8，年龄自 16 岁至 58 岁，平均 39 岁。

非粘液性良性肿瘤中以脂肪瘤、横纹肌瘤和纤维瘤最多见。恶性肿瘤中，原发性肿瘤 14 例以恶性间叶瘤最多见，其次为血管肉瘤。转移瘤 4 例，占 22.2%，其原发肿瘤部位分别是肝脏、肺和生殖系统恶性肿瘤。

国内另一大组报告来自北京安贞医院 147 例心脏原发性心脏肿瘤，时间为 1984～2000 年。此报告内粘液瘤占 94.5%（139/147）。围手术期死亡率降低到 0.03%（4/147）。4 例非粘液瘤良性肿瘤包括横纹肌瘤，脂肪瘤，纤维血管瘤和神经内分泌瘤。恶性肿瘤 4 例，为恶性间皮瘤，平滑肌肉瘤，血管肉瘤和粘液肉瘤。良性肿瘤预后良好，虽然仍有 5 例粘液瘤复发。恶性肿瘤预后差，除 1 例围手术期死亡外，2 例分别于术后 4、5 个月死于肿瘤复发，1 例 14 个月复发，30 个月死亡。

有关临床症状方面，国人心脏良性肿瘤仍以心悸、气短为主诉，恶性肿瘤除以上症状外，还有心包积液、消瘦和进行性右心衰竭。多数作者强调心脏肿瘤临床表现多种多样，缺乏特异性，并随肿瘤部位、大小及性质而不同，临床医师应注意全身症状和心脏体征，警惕少数粘液瘤患者以栓塞或晕厥为首发症状。有些肿瘤在其发病早期无明显不适，随肿瘤增长可出现心肌浸润或阻塞等症状。此外不同肿瘤有其好发部位，粘液瘤多发生于左心房，横纹肌瘤多生长在心室壁，脂肪瘤多位于心外膜下。非粘液瘤良性肿瘤多源于左心室，心脏恶性肿瘤多发生于右心系统。

国内其他大组报告，如福建省立医院报告 142 例心脏肿瘤治疗结果，此组手术治疗 139 例。良性瘤 131 例占 94.2%（131 例），恶性肿瘤 8 例均为心脏原发肿瘤，分别为血管肉瘤 3 例，纤维肉瘤和粘液肉瘤各 2 例，平滑肌肉瘤 1 例。恶性肿瘤早期死亡 2 例，死亡原因为脑栓塞、心律失常，低心排。2 例分别于术后 6、9 个月死亡，1 例因术后长期治疗效果不佳最后进行心脏移植。另一大组为山东报告的自1988－2005年手术治疗134例心脏肿瘤的结果，此组心脏肿瘤占同期心脏手术的2.20%(134/6078)。其中良性肿瘤122例，恶性肿瘤12例。恶性肿瘤中2例为肝癌心脏转移，其余为血管肉瘤7例，恶性间皮瘤2例，梭形细胞肉瘤1例。恶性肿瘤住院死亡4例，3例于术后3年死亡。广州第一军医大学报告126例心脏肿瘤外科治疗结果，这一组内恶性肿瘤5例，分别是恶性间皮瘤2例，横纹肌肉瘤、纤维肉瘤和粘液肉瘤各1例。1例术前不明原因猝死，2例行肿瘤切除，其中1例为姑息切除。1例术后15天死于心脏压塞。随访1例术后2个月肿瘤复发死于右室破裂，2例术后行心包置管化疗，术后10个月死于心力衰竭。

（张志庸）

参 考 文 献

1. McAllister HA，Fenoglio JJ. Tumors of the cardiovascular system. In：Atlas of tumor pathology，2nd series，fascicle 15，Washington：Armed Forces Institute of pathology，1978.
2. Hall RJ，Cooley DA，McAllister JA Jr，et al. Neoplastic heart disease. In：Schlant RC，Alexander RW，O'Rourke RA，Roberts R，Sonnenblick EH (ed) The heart，arteries，and veins，8th edn. New York：McGraw－Hill，1994，2007～2029.
3. Goodwin JF. The spectrum of cardiac tumors. Am J Cardiol，1968，21：307～314.
4. Goldman AP，Kotler MN，Parry WR. Atrial tumors. In：Kapoor AS (ed). Cancer and the heart. Springer，New York：Berlin Heidelberg，1968，101～109.
5. Harvey WP. Clinical aspects of cardiac tumors. Am J Cardiol，1968，21：328.
6. Powers JC，Falkoff M，Heinle RA，et al. Familial cardiac myxoma：emphasis on unusual clinical manifestations. J THorac Cardiovasc Surg，1979，77：782～788.
7. Atherton DJ，Pitcher DW，Wells RS，et al. A syndrome of various cutaneous pigmented lesions，myxoid neurofibromata and atrial myxoma：the NAME syndrome. Br J Dermatol，1980，103：421～429.
8. Koopman RJJ，Happle R. Autosomal dominant transmission of the NAME syndrome (nevi，atrial myxoma，mucinosis of the skin and endocrine overactivity). Hum Genei，1991，86：300～304.
9. Rhode AR，Silverman RA，Harris TJ，et al. Mucocutaneous lentigines，cardiomucocutaneous myxomas，and multiple blue nevi：the LAMB syndrome. J Am Acad Dermatol，1984，10：72～82.
10. Ichiba Y，Nishizaki Y，Tanizaki M. Cushing's syndrome due to primary pigmented nodular adrenocortical disease with cardiac myxomas and mucocutaneous lentigines. Acta Paediatr，1992，81：91～92.
11. Jones KL，Wolf PL，Jensen P，et al. The Gorlin syndrome：a genetically determined disorder associated with cardiac tumor. Am Heart J，1986，111：1013.
12. Jamieson SW，Gaudiani BA，Reitz GA，et al. Operative treatment of an unresectable tumor of the left ventricle. J Throrac Cardiovasc Surg，1981，81：797～799.
13. Thomas CR Jr，Johnson GW Jr，Stoddard MF，et al. Primary malignant cardiac tumors：update 1992. Med Pediatr Oncol，1992，20：519～531.
14. Silverman N. Primary cardiac tumors. Ann Surg，1980，191：127～138.
15. Wilding G，Green H，Longo D，et al. Tumors of the heart and pericardium. Cancer Treat Rev，1988，25：165～181.
16. Herrmann MA，Shankerman RA，Edwards WD，et al. Primary cardiac angiosarcoma：a cclinico－pathologic study of six cases. J Thorac Cardiovasc Surg，1992，103：655～664.
17. Glancey DL Morales JB，Roberts WC. Angiosarcoma of the heart. Am J Cardiol，1968，21：413.
18. Silver MA，Macher AM，Reichert CM，et al. Cardiac involvement by Kaposi's sarcoma in acquired immune deficiency syndrome (AIDS). Am J Cardiol，1984，53：983～989.
19. Klima U，Wimmer－Greinecker G，Harringer W，et al. Cardiac angiosarcoma － a diagnostic dilemma. Cardiovasc Surg，1993，1：674～676.
20. Janigan DT，Husain A，Robinson NA. Cardiac angiosarcoma：a review and a case report. Cancer，1986，57：

852 ~ 859.

21. Miralles A, Bracamonte L, Soncul H, et al. Cardiac tumors: clinical experience and surgical results in 74 patients. Ann Thorac Surg, 1991, 52 : 886 ~ 895.
22. Dein JR, Frist WH, Stinson EB, et al. Primary cardiac neoplasms: early and late results of surgical treatment in 42 patients. J Thorac Cardiovasc Surg, 1987, 93 : 502 ~ 511.
23. Chaudron JMS, Saint - Remy JM, Schmitz A, et al. Rigjht atrium rhabdomyosarcoma. Acta Cardiol, 1977, 32 : 75 ~ 81.
24. Matloff JM, Bass H, dalen JE. Rhabdomyosarcoma of the left atrium. Physiologic responses to surgical therapy. J Thorac Cardiovasc Surg, 1971, 61 : 451 ~ 455.
25. Laya MB, Mailliard JA, Bewtra C, et al. Malignant fibrous histiocytoma of the heart: a case report and review of the literature. Cancer, 1987, 59 : 1026 ~ 1031.
26. Wahba A, Liebold A, Birnbaum DE. Recurrent malignant fibrous histiocytoma of the left atrium in a 27 year - old male. Eur J Cardiothorac Surg, 1993, 7 : 387 ~ 389.
27. Holtzman E, Schiby G, Segal P, et al. Malignant fibrous histiocytoma complicating mitral valve replacement. J Am Coll Cardiol, 1986, 7 : 956 ~ 960.
28. Knobel B, Rosman P, Kishon Y, et al. Intracardiac primary fibrosarcoma. Case report and literature review. Thorac Cardiovasc Surg, 1992, 40 : 227 ~ 230.
29. Ecksteine R, Gossner W, Rienmuller R. Primary malignant fibrous histiocytoma of the left atrium: surgical and chemotherapeutic management. Br Heart, 1984, 52 : 354 ~ 357.
30. Stevens CW, Sears - Rogan P, Bitterman P, et al. Treatment of malignant fibrous histiocytoma of the heart. Cancer, 1992, 69 : 956 ~ 961.
31. Balasubramanyam A, Waxman M, Kazal HL, et al. Malignant lymphoma of the heart in acquired immune deficiency syndrome. Chest, 1986, 90 : 243 ~ 246.
32. Scully RE, Mark EJ, McNeely BV. Case records of the Massachusetts General Hospital: case 4 - 1985. N Engl J Med, 1985, 312 : 226 ~ 237.
33. Zaharia L, Gill PS. Primary cardiac lymphoma. Am J Clin Oncol, 1991, 14 : 142 ~ 145.
34. James TN, Galakhov I. De subitaneis mortibus XXV1. Fatal electrical instability of the heart associated with benign congenital polycystic tumor of the atrioventricular node. Circulation, 1977, 6 : 667 ~ 678.
35. Emami B, Antoniades J. Heart and blood vessels. In: Perez CA, Brady LW (eds), Principles and practice of radiation oncology, 2nd edn. Lippincott, Philadelphia, 1992, 871 ~ 876.
36. Cooley DA, Peardon MJ, Frazier OH, et al. Human cardiac transplantation and autotransplantation: application in a patient with a large cardiac pheochromocytoma. Texas Heart Inst J, 1985, 12 : 171 ~ 176.
37. Murphy MC, Sweeney MS, Putnam JB Jr, et al. Surgical treatment of cardiac tumors: a 25 - year experience. Ann Thorac Surg, 1990, 49 : 612 ~ 618.
38. Burke AP, Cowan D, Virmani R. Primary sarcoma of the heart. Cancer, 1992, 69 : 387 ~ 395.
39. 宋一旋，胡瑞德，姚青松等. 268 例心脏、心包肿瘤病理分析. 中山大学学报，2003，24 : 197 ~ 201.
40. Poole GV, Reyer RH, Holklay KH, et al. Tumors of the heart: surgical consideration. J Cardiovasc Surg, 1984, 25 : 5 ~ 8.
41. Rodriguez CE, Cintron - Maldonado RM, Forbes TJ, et al. Treatment of primary cardiac malignancies with orthotopic heart transplantation. Bol Asoc Med P R, 2000, 92 : 65 ~ 71.
42. 熊长明，柳志红，吴清玉等. 163 例心脏肿瘤分析. 中国循环 2003，18 : 444 ~ 445.
43. 侯晓彤，孙衍庆，陈宝田等. 147 例原发心脏肿瘤外科治疗近远期效果. 中华胸心血管外科杂志，2002，18 : 155 ~ 157.
44. 肖荣冬，翁国星，韩涛等. 142 例原发性心脏肿瘤的诊断和治疗. 中华胸心血管外科杂志，2005，21 : 41.
45. 王正军，李红昕，邹承伟等. 原发性心脏肿瘤的诊断与治疗. 山东医药，2005，45 : 25 ~ 26.
46. 冀亚琦，孙培吾，钟佛添等. 原发性心脏肿瘤的诊断和外科治疗. 第一军医大学学报，2003，23 : 179 ~ 180.

第二十六章　慢性缩窄性心包炎

一、定义

慢性缩窄性心包炎是因为慢性炎症致心包逐渐纤维化增厚、硬化、压缩心脏，引起循环功能障碍的一种疾病。

人们对缩窄性心包炎的认识可以追溯到17世纪，Richard Lower，以及其后的Lancisi（1728）和Morgagni（1761）都对缩窄性心包炎的临床表现进行了细致的观察和准确的描述。伦敦的Norman Chevers对其病理生理发生机制进行了描述，认为心脏表面沉积物以及心包的粘连和缩窄，压迫心肌，限制了心脏的收缩和舒张。Kussmaul（1873）还发现了由于心脏舒张受限而引起的吸气相奇脉及中心静脉压上升，并命名为Kussmaul征。20世纪Hallopeau，Rehn，Sauerbruch等人报道了应用心包剥脱术治疗缩窄性细胞炎。随后人们还对心包剥除范围和程度等问题进行了研究和探讨。

二、病因分析

国外文献报道，心包炎患者病因以非特异性炎症为第一位，回顾国内文献，结核性心包炎仍占绝大多数。虽然有典型结核征象者并不多，但综合临床资料及地域特点，发展中国家近年来结核病发病率并没有明显下降，所以病理报告仅显示非特异性炎症，但对于那些有明确的结核病病史，结核病接触史，一般情况差，低热盗汗，PPD（+++）者，均不能除外结核性心包炎的诊断。其他病因引起的心包炎均有明确的病史，这些包括化脓性心包炎长期迁延，创伤或心脏手术后心包腔积血的机化，肿瘤引起心包缩窄，胸部放疗引起心包缩窄，代谢性胆固醇结晶沉积等。

三、病理解剖和病理生理

心包慢性炎症的病理解剖显示，慢性炎症引起纤维蛋白沉积，纤维组织增生，瘢痕组织形成，使心包的脏层和壁层融合，闭塞心包腔。纤维瘢痕不断增厚，硬化，伴以钙质沉积，不规则钙质瘢块可嵌入心肌内，或积聚成局部硬壳，包裹心脏。

病理过程依病因而不同，可经数月至数年不等，心包纤维化增厚程度不一，由3mm～15mm，一般以心脏下垂部位和搏动较弱部位纤维沉积多，心包最坚厚。有时在下腔静脉入口处形成瘢痕缩窄环。有时房室沟部位局限性缩窄引起类似二尖瓣狭窄的征象。某些结核性感染病例尚显示有典型的干酪样坏死物，或典型的结核性肉芽肿，结核结节，朗格汉斯细胞等征象或抗酸染色找到抗酸杆菌，或聚合酶链反应PCR（+）。心包缩窄，长期束缚心脏，使心肌呈废用性萎缩变性，肌层变薄、水肿、纤维化。

缩窄的心包组织压迫、束缚心脏和大血管根部，使心脏舒张和收缩受限。心室在舒张期充盈不足，在收缩期搏出血量减少。静脉血回流受阻，静脉压上升，静脉怒张，进而导致内脏器官淤血，引起肝脾肿大，胃肠道消化不良，腹腔积液，胸腔积液等。心搏血量减少引起肝、肾、肠道等器官组织灌注下降，影响器官功能。

四、临床表现

慢性缩窄性心包炎的早期症状主要表现为心悸、气短、胸闷、乏力、腹胀、食欲不振等，严重时可出现端坐呼吸，劳累性晕厥，少尿等症状。结核活动者尚可有低热、盗汗、体重减轻。临床上典型的表现为顽固性重度腹腔积液，而四肢水肿相对较轻。

体格检查可见脉压缩小，脉搏细速，奇脉，颈静脉怒张，肝脾肿大，腹腔积液和胸腔积液，听诊心音低而遥远。测量肘静脉压常有明显升高，一般多为 20～40cm H_2O。

实验室检查显示贫血和低蛋白血症。心电图检查提示 QRS 波低电压，T 波低平或倒置，P 波常有增宽、切迹，部分患者可有房颤。

X 线胸部平片可见心影大小正常，侧位片上有时可见心包钙化影，常伴有胸膜腔积液。透视下见心缘僵硬，心搏减弱或消失。胸部 CT 发现心包增厚及心包钙化影有助于诊断，但是应该注意通过 CT 判断心包增厚程度的准确性不如二维心脏超声检查，由于心脏搏动等因素有时会使 CT 心包影像出现伪影，产生假阳性的心包增厚征象。

超声心动图检查可以提供缩窄性心包炎最具特异性的征象，可确定诊断。典型征象包括心包增厚，心房增大，室壁运动僵直感或室间隔抖动；下腔静脉增宽且内径随呼吸变化小于 50%；二尖瓣血流频谱 E 峰值吸气时幅度下降超过 25%。

另外，既往曾采用的右心导管检查，显示心房、心室压力曲线，现在有了超声心动检查，心导管检查已不再用了。

五、诊断和鉴别诊断

顽固胸腹腔积液伴有四肢营养不良，肘静脉压高于正常，心脏超声提示特异性征象，是诊断缩窄性心包炎的关键。需要鉴别的疾病包括：肝硬化腹腔积液，心力衰竭，心肌病等。肝硬化患者应注意观察有无颈静脉充盈，肝脏大小。及时测量肘静脉压可以防止漏诊心源性疾病。心力衰竭和心肌病与缩窄性心包炎的鉴别则需要心脏超声检查来确定。

六、治疗

1．手术适应证和禁忌证　慢性缩窄性心包炎一经诊断，应积极争取手术治疗，剥除禁锢心脏的心包组织，使得心、肺、肾、肝及消化道等重要脏器功能得以恢复。随着围手术期治疗的不断完善，手术经验的不断积累，多数缩窄性心包炎患者均能耐受手术治疗。本院曾有对缩窄性心包炎患者成功地进行一期心包剥脱加冠脉搭桥，心包剥脱加换瓣手术的报告。但是某些高龄、严重心肺功能不全、病程长且已发生不可逆的肝肾功能损害和心肌萎缩者，则不宜行手术治疗。

我们的经验，一般情况极差的患者，包括

（1）术前肘静脉压大于 33 cmH_2O。

（2）血白蛋白水平低于 30g/L。

（3）反复大量胸腔积液，单侧单次抽吸胸腔积液大于 1100ml，或反复抽吸胸腔积液，总量大于 6000ml。

（4）反复大量腹腔积液，单次放出腹腔积液大于 2000ml，或反复抽吸腹腔积液，总量大于 6000ml。

（5）用力肺活量绝对值小于 1L。

以上将构成手术危险因素，这些患者在接受心包剥脱术前需要精细的准备，以顺利安全地度过围手术期。

2．术前准备　术前准备包括：

（1）加强营养，改善一般情况；间断输入白蛋白，提高胶体渗透压，同时加强利尿，减轻组织水肿；定期反复抽放胸腔积液，腹腔积液，有条件可以在手术前夜将胸腔积液、腹腔积液抽净，有效地降低术后回心血量。

（2）不能除外结核性心包炎患者，术前应进行抗结核治疗。

（3）术前不宜应用洋地黄，因为缩窄未解除前，强心药物难以发挥作用，而循环淤滞，排泄障碍易造成洋地黄积蓄中毒。

（4）术前肺功能检查和呼吸锻炼物理治疗甚为重要，由于长期大量胸腔积液，双肺受压萎陷，肺膨胀不全，胸腔积液中的蛋白及纤维素沉积，在肺表面产生透明膜或纤维板，容易产生术后肺不张，限制性通气障碍，通气面积不足，引起术后二氧化碳潴留、低氧血症。术前抽净胸腔积液后进行肺功能测定，用力肺活量绝对值小于1升，应提高警惕。术前抽净胸腔积液后进行深吸气练习有利于肺复张，术中注意探查肺表面有无纤维板，如已有胸膜纤维板形成，应尽量予以剥除。

3. 手术治疗

（1）麻醉　宜采用气管插管，静脉吸入复合麻醉，选用对心肺功能影响小、排泄快的麻醉剂，减少麻醉诱导过程中出现低血压和缺氧。

（2）切口的选择　目前普遍采用前胸正中切口，对两侧心室、上下腔静脉以及左心尖和膈面均可以获得良好显露，胸正中切口不进入胸膜腔，对肺功能影响较小。既往应用的双侧开胸横断胸骨切口及左胸前外侧第5肋切口，目前已很少有人采用。

（3）手术操作　首先于左心室前壁无血管区小心做“十”字切口，徐徐深入切开心包壁层和脏层纤维板至心外膜，可见跳动的心脏向外膨出，此处即为心包剥脱的分界面，循此层面间隙仔细剥离心包，注意剥离过程中避免损伤心肌和冠状血管。心包剥离可交替使用锐性和钝性解剖，以锐性剥离为主。粘连较疏松时，可用手指进行钝性分离。操作宜轻柔。对紧密的粘连，以锐性分离为主，助手牵引心包，术者用手指轻压心脏表面，充分显露增厚心包与心肌交界的粘连，用弯剪或小圆刀将其逐渐切开。在剥离心包过程中若出现心动过缓、血压下降或多发室性期前收缩时，应暂停操作使其恢复，正常后再继续剥离。遇到致密粘连或钙化斑块嵌入心肌时，不要强行剥离，可做孤岛式残留或多处十字切开，以达到松解的目的。包裹性积液及干酪样物质需予以清除，扒刮干净。

心包剥除的顺序应为先左心，后右心；先流出道，后流入道。心包剥除的范围应力求彻底，在保护膈神经的前提下，达到双侧肺静脉水平，心尖应完全游离，上、下腔静脉开口处的心包应充分松解，这对于改善症状，防止术后复发有重要作用。彻底松解上、下腔静脉的含义是指对于上、下腔静脉开口部位增厚的心包组织，不能仅仅切断，而应该至少切除大于2cm的一段，或松解范围超过静脉周径的1/3。上腔静脉外侧要求充分游离，对于下腔静脉的松解，则应将膈面心包尽可能剥除，防止术后再粘连。同时也应严密观察心脏情况，遇有心脏过分膨胀伴收缩无力者手术应适可而止。

尽管体外循环技术日臻完善，但是我们不建议使用体外循环进行心包剥脱手术，理由有三：①应用肝素会增加剥离面的出血；长时间的体外循环破坏血小板和凝血因子；在病变的心房上插管将增加插管部位出血，且止血困难；②体外循环过程中，心肌灌注会受影响，增加术后低心排的发生；③体外循环会使结核播散。

4. 术后处理　术后处理包括：

（1）持续有创动静脉压监测。

（2）控制液体量，慎用胶体，积极利尿。

（3）早期积极应用强心药及血管活性药。

（4）调整电解质平衡，术后早期大量组织间液进入血循环，造成稀释性低血钾，应注意补钾。

（5）治疗心律失常。

5. 主要并发症　慢性缩窄性心包炎行心包剥脱切除术后，主要并发症包括出血，低心排综合征，心律失常和冠状血管损伤等。

术中出血，特别是心房及上下腔静脉入口部位的出血，应慎用心耳钳。因为心房壁菲薄，加之缩窄嵌入的心包，使其极为脆弱，心耳钳钳夹可能使破损加大，甚至造成无法控制的大出血。正确的方法应该是手指压迫，应用5-0 prolene线，带垫片或附近的心包缝合止血。

缩窄性心包炎手术后心衰的原因主要是由于心包长期缩窄引起心脏舒张和收缩受限，心肌失用性萎缩，而心包剥脱后静脉压下降，静脉回流增加。大量组织间隙的液体以及胸腔积液、腹腔积液进入血液循环，产生充血性心衰。防范和处理原则为术前利尿脱水，术中根据心脏膨胀情况决定剥除范围，适可而止，勿矫枉过正。术后控制液体入量，早期应用强心药及血管活性药。我们在实践中还体会到，术后应慎用大量胶体溶液。因为心包剥脱松解后，静脉压下降，已经使大量组织间隙的液体进入循环，应用胶体会进一步增加胶体渗透压，增加回心血量，使心脏负担进一步加重，引起心衰。

七、手术结果与预后

心包剥脱术后近期和远期效果均满意。剥除彻底者，术中即有静脉压下降，动脉压改善，脉压增宽。但是，病程长、病变重、多脏器淤血功能障碍者，术后需要较长的时间才能恢复。术后效果不明显或复发者多为心包切除不彻底，特别是上下腔静脉入口处的心包松解彻底与否。文献报道手术死亡率为5% ~15%，最常见的死亡原因是术后低心排和术中大出血。

八、北京协和医院资料

北京协和医院1991年1月至2003年2月手术治疗缩窄性心包炎共113例。77例（68.1%）为非特异性炎症；仅23例（20.4%）显示有典型结核征象，予抗结核治疗者为78例（69.0%）；外伤性心包炎4例（3.53%）；肿瘤引起3例（2.65%），分别为心包恶性间皮瘤2例，心包血管肉瘤1例；放疗引起心包缩窄2例（1.77%）；心脏手术后心包缩窄2例（1.77%）；胆固醇结晶样心包缩窄1例（0.88%）。本院外科治疗缩窄性心包炎效果满意。手术死亡率6.19%。5例死于术后低心排，其中2例为体外循环下行心包剥脱术后；1例死于术中大出血，出血部位为右房上腔静脉入口处；1例死于术后肺限制性通气障碍，致呼吸功能衰竭。本组78例获得随访，随访时间1~11年。术后均可胜任日常工作和家务，无心包缩窄复发病例。

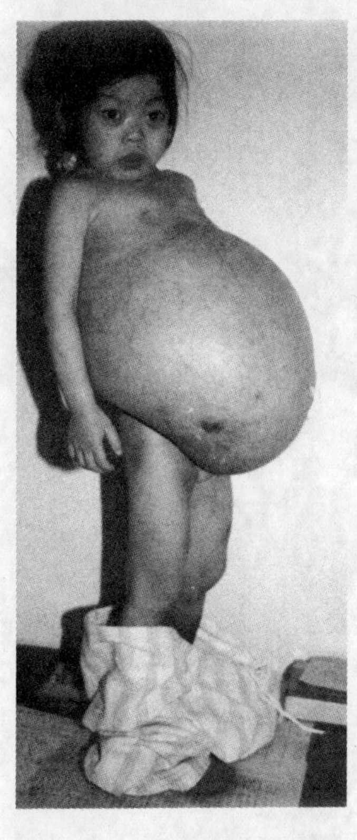

图26-1　缩窄性心包炎术前

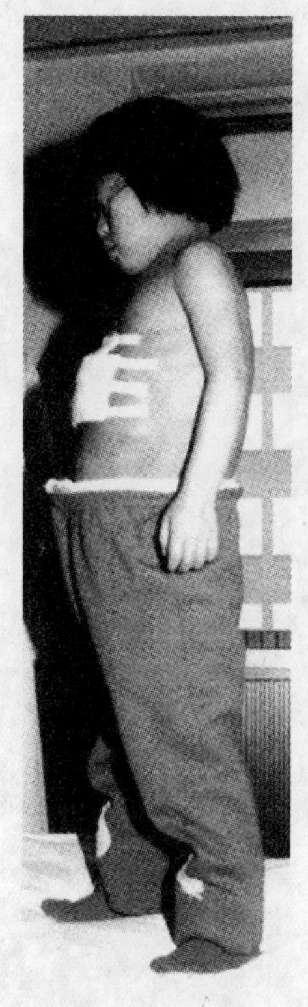

图26-2　缩窄性心包炎术后

看看图 26－1 中的孩子，你知道她患了什么病吗？五岁的女孩曾在外院误诊为肝豆状核变性、幼儿肝硬化、布加综合征等。最后在北京协和医院确诊为缩窄性心包炎。并接受手术治疗。图 26－2 为术后恢复的样子。

（王振捷）

第二十七章　上腔静脉综合征

一、概述

由于上腔静脉部分或完全阻塞，导致头颈、上肢和胸部静脉回流受阻，引起的一组临床征象称为上腔静脉综合征。

根据上腔静脉阻塞部位与奇静脉入口的关系，将其分为3种类型：

1. 奇静脉入口以上梗阻，上半身血液可由颈外静脉和锁骨下静脉，经侧支循环进入奇静脉和半奇静脉，于梗阻下方进入上腔静脉和右心房。

2. 奇静脉和上腔静脉皆梗阻，上半身血液须经侧支循环进入下腔静脉，再返回心脏。

3. 奇静脉入口以下梗阻，上半身血液可逆向流入奇静脉和半奇静脉，汇入下腔静脉，返回心脏。

上述三型中，第Ⅰ型症状最轻，第Ⅱ型症状最重；Ⅰ、Ⅱ型常累及左右无名静脉，增加手术的难度，第Ⅲ型治疗相对方便。

二、病因分析

引起上腔静脉阻塞综合征的病因以恶性病变为主，主要为支气管肺癌以及恶性纵隔肿瘤。右上肺癌或纵隔肿瘤可压迫、侵犯上腔静脉，或引起上腔静脉内癌栓形成；肿瘤所致淋巴结转移也可压迫或侵犯上腔静脉而引起梗阻。良性病变仅占3%以下，包括纵隔炎，纵隔淋巴结炎性肿大和上腔静脉血栓形成等。

三、病理解剖和病理生理

上腔静脉位于上纵隔，由两侧无名静脉汇合而成，向下入右心房，近心端位于心包返折内。其位置较固定、管壁薄弱、腔内压力低，易受邻近病变的侵袭。且后方紧邻气管隆突和肺门，这些部位的肿大淋巴结也可压迫腔静脉引起阻塞。

上腔静脉梗阻引起上半身血液回流受阻，静脉压升高，组织水肿。上下腔静脉间侧支循环形成，主要包括以下4组：

1. 腔静脉组　由奇静脉、半奇静脉、腰升静脉及腰静脉构成上下腔静脉间主要侧支通路。

2. 乳内静脉组　血流经乳内静脉、腹壁上下静脉，到达髂外静脉。

3. 椎旁静脉组　由无名静脉、肋间静脉、硬脊膜脊膜窦及骶髂静脉汇入下腔静脉。

4. 胸壁外侧静脉组　上半身血液经胸壁外侧静脉、腹壁下浅静脉进入股静脉。

另外，双侧无名静脉间可通过颈静脉、锁骨下静脉和颅内静脉进行交通。

四、临床表现

除原发疾病症状之外，患者均有不同程度的头颈及上肢的肿胀，颈静脉怒张，胸壁侧支循环静脉充盈。严重者头面青紫，肿胀，眼睑不能睁开，生活十分痛苦。

另外，上腔静脉阻塞综合征发病有缓急，阻塞程度轻重不同，侧支循环形成多少不等，导致症状轻重不一。发病缓慢，病程长，侧支循环丰富者，症状相对较轻；起病急、梗阻重、侧支循环少者，症状亦重；低头，弯腰，平卧时，可以加重症状。

静脉压测定提示上肢静脉压明显高于下肢静脉压，并超过静脉压正常值。

胸部增强 CT 及血管减影技术，可以了解肿瘤部位、大小，侵犯范围，以及上腔静脉、头臂静脉闭塞的程度（图 27－1）。

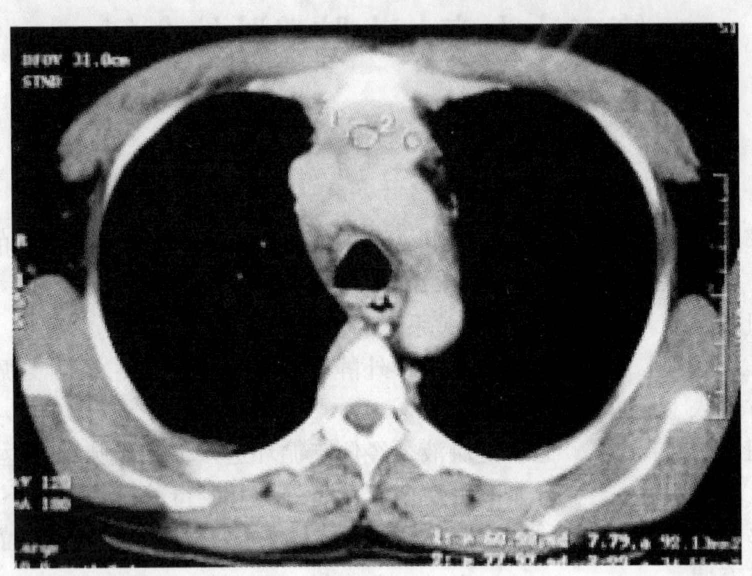

图 27－1　CT 显示前上纵隔肿瘤侵犯上腔静脉

通过锁骨下静脉或颈内静脉注射造影剂，行上腔静脉造影检查，可以准确地显示静脉梗阻的部位、范围、程度，以及侧支循环的情况，对设计手术方案十分有帮助（图 27－2）。

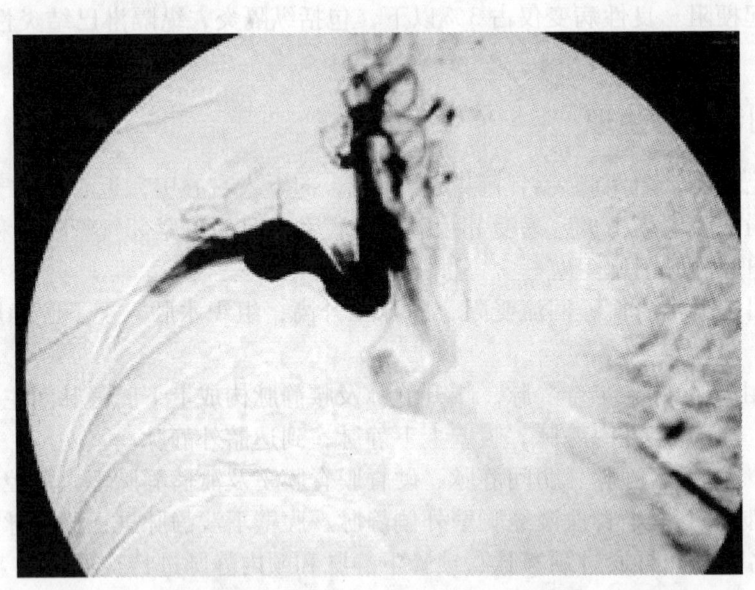

图 27－2　该例患者上肢静脉造影显示上腔静脉完全阻塞

经皮穿刺活检术可以明确病变的性质，以便制定整体治疗方案，确定手术适应证。

五、诊断和鉴别诊断

典型腔静脉阻塞的症状和体征，加之胸部 CT 和上腔静脉造影检查即可明确诊断。值得一提的是术前诊断应尽可能地明确原发病的性质和范围，以便发现一些需要特殊治疗的疾病，如淋巴瘤等，并且除外某些病变范围太广而禁忌手术的病例。

六、治疗

1. 治疗原则 明确原发病的性质，制定合理的治疗方案，力争根治性切除，缓解梗阻症状。

2. 手术适应证 一般认为，肿瘤所致的上腔静脉阻塞多属晚期病例，癌肿很难切除，既往多建议采用非手术治疗。对于上腔静脉综合征的处理我们的观点是：

（1）手术治疗有临床价值。上腔静脉和无名静脉的重建使得静脉梗阻的症状明显改善，肿瘤获得根治性切除，在此基础上，根据肿瘤类型辅以相应的放、化疗，可以减少肿瘤复发，延长生存时间。日本一组48例纵隔肿瘤侵及上腔静脉的患者治疗结果显示，肿瘤是否完全切除，在预后及生存时间上有显著性差异。

（2）对于恶性肿瘤所致上腔静脉阻塞应区别对待。纵隔肿瘤的预后好于肺癌，对纵隔肿瘤所致的上腔静脉阻塞，治疗应该更积极一些，只要估计有手术切除的可能，皆应剖胸探查，尽力切除肿瘤。

（3）关于手术风险。恰当地阻断上腔静脉及无名静脉，特殊情况下应用腔内分流装置或腔外管道以及体外循环技术，手术是安全的。这一点在后面手术技巧讨论中还会提及。

（4）我们强调手术的可行性，还要注意手术禁忌证，避免手术下不了台或单纯开胸活检。姑息手术不利于改善患者的预后。

3. 手术主要禁忌证

（1）患者一般情况差，心肺等脏器功能不能耐受手术。

（2）有明确的远处转移，包括骨转移、脑转移、肝转移等。

（3）病变范围太广，涉及锁骨下静脉及颈总静脉分支以上的血管，或累及主动脉、食管、气管及隆突部位，以及大面积胸骨、锁骨、肋骨受侵，致术后无法闭合胸壁者。文献报告，肿瘤引起上腔静脉综合征，40%无法彻底切除，术前应注意评估。

（4）某些特殊类型的肿瘤如淋巴瘤等，需术前明确诊断，综合分析，联合化疗和放疗，避免单纯开胸手术。

4. 术前准备 包括半卧位，利尿消肿，营养支持，纠正电解质紊乱，改善患者一般状况。

5. 手术治疗 既往保守治疗包括颈外静脉－大隐静脉转流手术，上腔静脉气囊扩张并支架植入术，以及手术无法切除时辅以不同方案的化疗及放疗，但是治疗效果并不满意，主要是症状可以短暂地缓解，但很快复发，目前大多数医师已经很少采用。本章着重讨论肿瘤根治性切除，重建上腔静脉和无名静脉。

（1）麻醉采用气管插管全身麻醉，静脉和吸入复合麻醉。注意应用下肢静脉输液、给药。

（2）切口建议采用前胸正中切口，此种切口较右前外侧切口更好暴露手术野，且能顾及左无名静脉，保留胸壁侧支静脉，减少出血。

（3）有关手术技术，除了争取根治性切除外，主要是上腔静脉阻断的相关问题。

一般认为侧壁钳夹上腔静脉，或钳夹单侧无名静脉，或钳夹慢性阻塞的上腔静脉是安全的，但是完全钳闭不全阻塞的上腔静脉，可产生脑水肿和脑损伤，颅内出血，心排出量下降等并发症。曾有报道上腔静脉阻断时中心静脉压（CVP）可达34mmHg（18～54mmHg）。有时术中即可发现患者出现脸部青紫、肿胀（一般是可逆的）。因此有文章推荐在阻断上腔静脉时应用腔内分流装置或腔外管道以及体外循环转流技术等，或应用缩血管药，增加补液等措施以提高动脉压，保证头颈部、上肢的静脉血回流，使手术更安全施行。

我们认为肿瘤侵犯上腔静脉引起阻塞，病变是逐渐发展的，在此过程中有不同程度的侧支循环建立，且梗阻越重者侧支循环越丰富，阻断静脉越安全。一般来说，短时间（30分钟内）阻断单侧无名静脉无任何损害。但是，应当避免长时间阻断不全梗阻的上腔静脉根部，手术必须阻断时，可考虑分次阻断，或应用一些分流管道装置。在进行双侧无名静脉切除人工血管置换时，先阻断左无名静脉，行左无名静脉至右房的人工血管重建。第二步再阻断上腔静脉，行右无名静脉至上腔静脉根部的搭桥。手术中保障总有一侧静脉回流，避免双侧无名静脉同时阻断，使得手术更为安全。

其他需要注意的是：

（1）上腔静脉入右房部位操作时，防止损伤窦房结和右膈神经。

（2）血管阻断时应用肝素抗凝，具体应用剂量为0.5～1mg/kg体重。

（3）推荐使用带螺纹外支架的人工血管，防止因静脉压低，术后人工血管受压、闭塞。上腔静脉内径一般为18～20mm，无名静脉12～14mm，根据选用的人工血管决定是否预凝，术后予以不同程度的抗凝治疗（图27－3）。

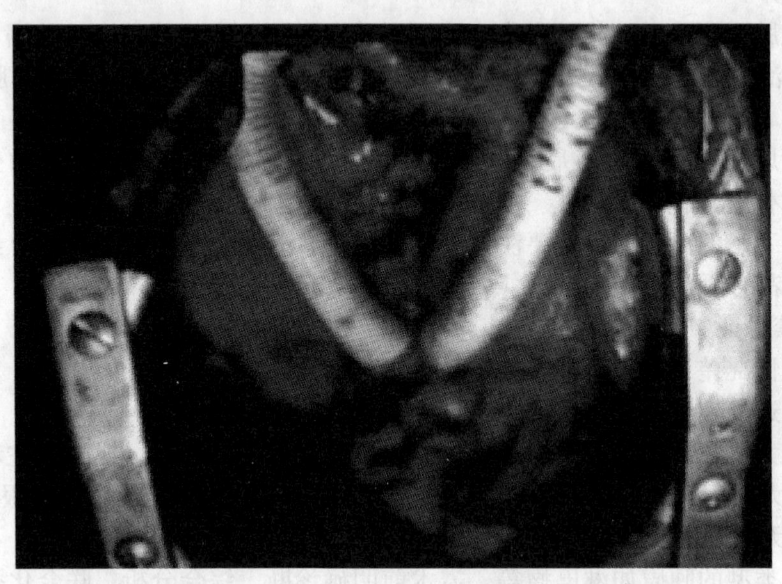

图27－3　切除肿瘤及上腔静脉系统后人工血管置换

5. 术后处理

（1）早期呼吸支持，监测生命体征，注意头臂静脉回流的改善，有针对性预防和控制术后感染。对手术创伤大，术中出血多的患者应注意及时输血纠正。

（2）因术中阻断上腔静脉，术后应注意观察神经系统体征，记录患者清醒时间，问答反应，特别注意发现有无神经系统并发症。

（3）术后24小时无活跃出血者应开始抗凝，成人患者术后早期应用肝素6250单位，皮下注射，q12h，同时监测APTT使之维持在48～64秒。病情稳定后改用华法林3mg，口服，qd，监测INR维持1.8～2.2。术后3个月可改用肠溶阿司匹林300mg，口服，qd，终生服用。

（4）恢复期患者应根据手术情况和术后病理结果，术后给予相应的放、化疗等综合治疗，以提高疗效。

6. 主要并发症

（1）肿瘤无法彻底切除或术后复发。避免此种并发症需要术前认真评估和术后早期辅助治疗。

（2）术后人工血管桥不通。有文献报道，上腔静脉和无名静脉人工血管置换术后，右侧通畅率高，左侧低。其可能原因有：①右侧无名静脉垂直汇入上腔静脉，左侧无名静脉有一定的角度汇入上腔静脉。左无名静脉血管置换时，将近端人工血管直接缝合于右房，可以克服这一点；②胸骨牵开时置换左无名静脉，人工血管过长，关胸时造成人工血管扭曲、受压，从而闭塞。预防方法为吻合前松开牵开器确切测量血管长度即可，同时注意术后有效抗凝；③其他损伤，包括膈神经，喉返神经损伤等。强调手术应尽量避免双侧喉返神经损伤，造成双侧声带麻痹和呼吸困难。若损伤术后将行永久性气管造口。

七、结果与预后

上腔静脉综合征手术治疗的结果取决于肿瘤的性质，病变的程度和肿瘤是否获得根治性切除。综合文献报道，胸部恶性肿瘤侵及上腔静脉，手术切除肿瘤、重建上腔静脉及无名静脉，生存率不同，小细胞肺癌3年、5年存活率分别为26.2%和11.2%；非小细胞肺癌术后5年存活率29%；纵隔肿瘤5年存活率45.5%；姑息性手术术后平均生存时间为1~7个月。可见根治性切除对提高生存率有重要意义，而且纵隔肿瘤的预后优于支气管肺癌。

八、北京协和医院资料

北京协和医院自1991年1月至2000年12月有病历记载的10例纵隔肿瘤引起上腔静脉阻塞综合征患者，采取以缓解症状为主的姑息性治疗，包括颈外静脉-大隐静脉转流手术2例，上腔静脉气囊扩张并支架植入术1例，开胸无法切除单纯活检3例，未手术4例。术后辅以不同剂量的放化疗。此组治疗效果不满意，症状获得短暂缓解，但平均3.6个月梗阻复发，平均生存时间10.2个月，最长19个月。

自2001年1月至2003年5月我们对11例患者尝试了更为积极的治疗措施。在认真术前评估的基础上，力争根治性切除，并行人工血管置换，重建上腔静脉和无名静脉（图27-1，图27-2，图27-3）。本组中，侵袭性胸腺瘤4例，胸腺癌5例，纵隔小细胞癌2例。肿瘤获根治性切除9例，其中2例心包修补静脉壁成形，7例人工血管置换重建上腔静脉和无名静脉。术中左右无名静脉分次阻断，单侧阻断时间22.15±6.29分钟，手术平均出血1342.86±692.48ml。术后早期静脉梗阻症状即改善，无神经系统并发症，1例术后死于肺部感染，其余10例全部健在，存活时间已达6~30个月。平均生存时间已超过既往保守治疗组。

（王振捷）

第二十八章 下腔静脉肿瘤

一、简介

下腔静脉（Inferior Vena Cava IVC）肿瘤是一种少见的临床难题，需要多学科协作共同治疗。局部晚期肿瘤可以直接侵犯下腔静脉，也可能是下腔静脉腔内产生的肿瘤组织，即所谓的瘤栓。下腔静脉肿瘤造成的生理学影响是下腔静脉内血液回流障碍，腔静脉远端的重要脏器如肾、肝等静脉内血流机械性受阻。此外，更为严重的是肿瘤可以循肝静脉播散，或者在心腔内扩散。对任何一例肿瘤侵犯下腔静脉的患者，必须进行详细完整的检查评估，之后确定手术切除的可能性，最后选择最合适的方法以获得最佳的治疗效果。

二、肿瘤组织学类型

侵犯下腔静脉的肿瘤仅限于几种类型的肿瘤组织（表 28－1）。临床上作为原发性肿瘤，这些类型的肿瘤侵犯下腔静脉的发生率很低。

表 28－1 下腔静脉肿瘤的组织类型

肾细胞癌
精原细胞肿瘤
平滑肌肉瘤
平滑肌瘤病
Wilms 肿瘤
肾上腺癌
肝癌
腹膜后肉瘤
透明细胞癌

1．肾细胞癌　肾细胞癌是最常见的侵犯下腔静脉的肿瘤，约有 6% 的原发性肾癌患者，其肿瘤组织侵犯肾静脉和下腔静脉并形成瘤栓。虽然这种生长在血管内的肿瘤具有很高的生物学特性，但是肾细胞癌合并血管内瘤栓并不是影响存活的决定性因素。

2．睾丸精原细胞瘤　发生于睾丸的精原细胞瘤可以在腹膜后形成巨大肿块，大约 1% 的这种病例向下腔静脉内扩散。通常认为腔静脉内肿瘤是化疗后的残余病灶，大多数腔静脉内肿瘤是在重新评估影像学表现或在外科手术时意外发现的。

3．肾上腺癌　5% ~10% 肾上腺癌或 Wilms 肿瘤可直接侵犯下腔静脉，它们也可以沿着静脉回流通路生长，一直侵犯到下腔静脉。Wilms 肿瘤学会的一项组间协作临床试验提示，积极的外科治疗，辅以有效的化疗和放疗，可以改善有肾外侵犯的 Wilms 肿瘤患者预后。

4．下腔静脉平滑肌肉瘤　下腔静脉平滑肌肉瘤是一种源于下腔静脉壁的少见肿瘤，1992 年 Ningoli通过查寻文献及通讯联系方式，把国际注册的 218 例下腔静脉平滑肌肉瘤患者的治疗结果进行了综合报道。他们发现这种肿瘤具有局部侵犯的特性，由于发生率极低以及发生的部位特殊等原因，该肿瘤很难诊断，下腔静脉平滑肌肉瘤的完全切除率仅为40%～60%。

5．静脉平滑肌瘤病　静脉内平滑肌瘤病是一种源于子宫的良性平滑肌肿瘤，肿瘤循子宫静脉可以直接在血管内扩散。这种肿瘤呈缓慢生长过程，常常在良性子宫疾病手术后多年才被发现。瘤栓通常很大，自由漂浮在下腔静脉内，慢性的病变常在一些部位与内膜紧密粘连。

6．原发性肝癌　扩散至下腔静脉的肝癌表明肿瘤已处于晚期阶段，处理极为困难，这不仅由于原发性肝癌恶性程度高，还因下腔静脉的肝内部分直接受侵。累及下腔静脉的肝癌患者生存预后很差，仅有极少数经过高度选择的患者方考虑手术治疗。

三、临床表现

下腔静脉肿瘤患者可以完全没有症状，也可由于血管内瘤栓造成梗阻出现严重肝功能不全和心功能不全的体征。症状和体征与肿瘤局部晚期程度及远处转移范围有关。由于大多数下腔静脉肿瘤是肾癌所致，所以最常见的临床发现是血尿，最多见的症状是侧腹疼痛，很少见到下腔静脉梗阻表现。出现腔静脉梗阻时，患者常主诉长期慢性下肢水肿和疼痛，腹部胀满及浅表静脉曲张。

下腔静脉梗阻后主要依靠侧支循环来维持静脉回心血流。下腔静脉的血流有三个主要来源，肾下的腔静脉，肾静脉和肝静脉，三组静脉汇入下腔静脉的血流量各占25%～30%。下腔静脉回流的旁路侧支较多，取决于梗阻的水平和梗阻的程度。浅表的旁路静脉主要分布在腹膜后、肠系膜、腹壁以及皮肤。下腔静脉有梗阻可表现为皮肤静脉曲张及腹壁静脉丛扩张。深部侧支主要是通过腰椎静脉、奇静脉和半奇静脉系统，这是维持下半身及肾脏静脉回流最重要的侧支循环。

下腔静脉内瘤栓可以顺血流方向播散或侵犯心脏，少数腔静脉瘤栓可以经过右心房、三尖瓣进入右心室和右室流出道。与临床思路不同的是，某些患者心腔内存在多处瘤栓却丝毫没有临床症状。相反地，多数晚期肿瘤患者表现有明显气短、乏力和右心衰竭征象，却无肿瘤或瘤栓侵犯心脏。血管内存在广泛瘤栓的患者，栓子间断脱落引起肺栓塞者临床并不少见。肾癌合并下腔静脉血栓的患者，约7%围手术期出现非致命的栓塞合并症，约10%就诊时已经存在肺栓塞。

原发性肾癌独有的特征是癌栓常沿着回流到下腔静脉的静脉分支进行播散，结果造成腰静脉、对侧肾静脉和肝静脉内瘤栓。广泛肝静脉内瘤栓可引起Budd－Chiari综合征，产生肝功能不全、腹腔积液，以及凝血机制障碍。发现肾癌患者凝血酶原时间延长和胆红素升高时，应警惕肝静脉梗阻引起的肝功能不全。如果出现这些症状，则明显地增加了手术危险性和死亡率。

四、评估

1．CT和MRI　初步评估依赖计算机断层扫描（CT）发现原发性肿瘤或其他疾病（图28－1和28－2）。如果肿瘤毗邻并侵犯下腔静脉，或发现下腔静脉腔内有瘤栓，需要磁共振显像（MRI）检查，它能更确切地判断下腔静脉内有无病变以及病变的范围（图28－3）。与CT比较，磁共振能更好地显示血管结构和血管内病变。另外，MRI可以从轴位，冠状位及矢状位三维成像，更全面地提供瘤栓的位置和大小，不因下腔静脉阻塞程度而影响显像结果。

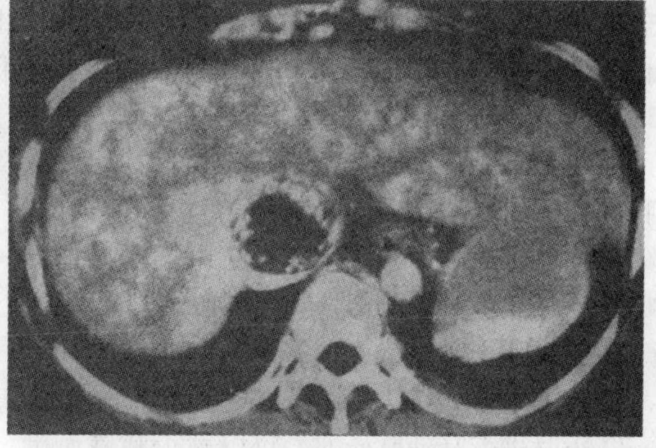

图28－1　CT示肝外下腔静脉内巨大的瘤栓

CT或MRI可以显示腔内栓子膨胀、阻塞引起下腔静脉增宽，对这种影像学发现应当认真对待。相应于这种影像学征象的术中所见为栓子与下腔静脉内膜呈环周状粘连，下腔静脉管壁扩张变薄。这种组织学改变使血管壁易碎，在腔静脉切开或腔静脉缝合时，或将肝脏向侧方牵拉显露时，容易撕裂下腔静脉，尤其当肝脏不能完全游离的时候，最容易发生意外出血。

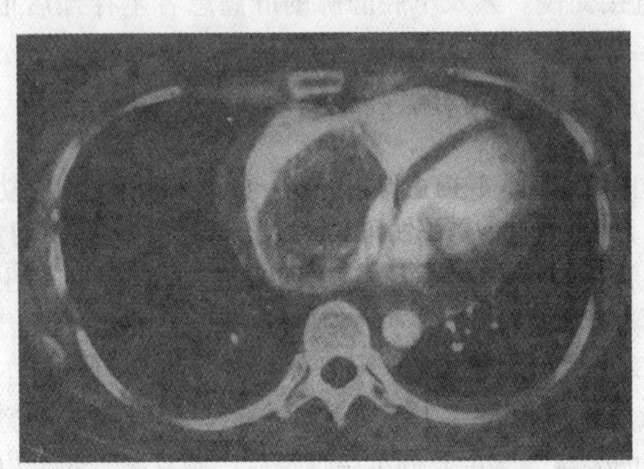

图 28－2　右房内可见源于肾细胞癌的巨大瘤栓

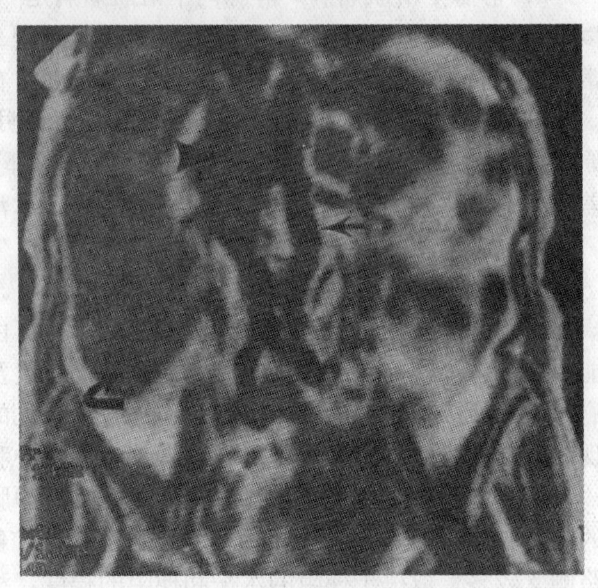

图 28－3　下腔静脉瘤栓的 MRI

2. 经胸和经食管心脏超声检查　经胸腔心脏超声检查可应用于所有肝内、肝上下腔静脉及心内病变。此外术中经食管心脏超声检查（TEE）可用来确定病变的确切位置和范围。麻醉开始后就可置入食管超声探头，在整个手术过程中食管超声探头一直留置在食管中以便反复探测，下腔静脉和心房缝闭完成后，再次确定下腔静脉和心脏内栓子是否完全摘除干净。食管内心脏超声检查通常发现心房内瘤栓自由漂动，有时瘤栓与下腔静脉和心房连接处的心内膜粘连，特别在下腔静脉瓣水平粘连更为多见。

3. 静脉腔内血管超声检查　怀疑肝癌已经侵犯下腔静脉，静脉腔内血管超声是一种十分有用的检查方法，这项技术较 CT 或腔静脉造影有更高敏感性和准确性。对于肝癌侵犯下腔静脉，用其他检查方法不能确定时，静脉腔内超声检查能够做出精确的评估。

4. 血管造影　以前诊断下腔静脉肿瘤多采用血管造影检查，近年来发现，与 CT 和 MRI 比较，下腔静脉造影并无更多的优点。而且，当静脉梗阻危及患者肾功能时，腔静脉造影增加了与造影剂相关的危险性。

5. 术前抗凝治疗　有人曾提倡术前应用抗凝治疗来预防突发性弥散性血管内凝血（DIC），减少肺栓塞发生的危险。依下腔静脉梗阻程度，肝静脉阻塞范围，心房有无血栓及三尖瓣受阻严重性，可能出现不同程度的凝血机制障碍或血小板减少。但是下腔静脉肿瘤病例较少，多数医师尚未遇到 DIC，术前应用抗凝剂的报告尚不多见。

6. 冠状动脉检查　接受肾癌根治性切除，以及在体外循环下行肝上下腔静脉血栓取出术的患者，围手术期有发生心肌梗死及死亡的危险，建议术前对患者心肌缺血状况进行无创性检查，对有冠心病危险因素的患者应进行心脏超声或平板运动试验来评估心肌缺血程度。如果上述无创检查提示存在心肌缺血，则需进一步研究，包括左心导管及冠脉造影。有明确适应证者，可在下腔静脉瘤栓取出同时进行冠脉血管重建手术。

7. 术前血管栓塞　Swanson 报告术前血管栓塞技术。对于原发性肾癌侵犯下腔静脉患者，术前 24～72 小时进行肾动脉栓塞，可以减少肿瘤血供，使瘤栓缩小，顺利进行手术，这项技术已取得了良好效果。

五、处理

治疗下腔静脉肿瘤首选外科手术切除，选择性病例以及有远处转移的病例可进行围手术期化疗和生物学治疗。依据肿瘤局部侵犯的程度和瘤栓近端的水平，可选择以下几种不同的手术方案。

当瘤栓局限于肝下下腔静脉时，阻断下腔静脉的近端和远端即可以将肿物切除。当肝内下腔静脉直接受侵，或者瘤栓扩展到肝内下腔静脉或更高位置时，需要更广泛地游离和显露下腔静脉，可能借助或不借助体外循环（CPB）游离肝脏，有时还可能需要在深低温停循环（DHCA）下完成手术。我们在手术治疗肾癌方面已经取得了较为成功的经验，下文所介绍的技术，在这组病例，依据肿瘤和瘤栓的位置，不断改进和精炼手术技巧，当然这种手术也适用于所有下腔静脉肿瘤患者。

1．外科技巧——切口　患者取平仰卧位，行颈内静脉穿刺置管及另外两个大口径静脉穿刺置管。术前可以放置 Swan－Ganz 导管，如果怀疑肝内血管及心腔内有瘤栓，开始不宜将 Swan－Ganz 导管放入右心。怀疑肝内血管或心腔内有肿瘤，需要进行经食管心脏超声检查，若证实肝内或肝上下腔静脉内有瘤栓，整个手术过程中将食管超声探头持续保留在食管内。

一般通过双侧肋缘下切口（Chevron）或腹正中切口进入腹腔，若心内有病变及肝内下腔静脉有病变，还需加作胸骨正中劈开，或胸骨正中切口并腹正中切口（图 28－4）。彻底详细探查确定有无转移病灶，判断手术切除的可能性。局限性转移灶；肿瘤侵犯腹膜后肌肉组织，或肝脏局部受累，均不影响手术切除下腔静脉肿瘤。

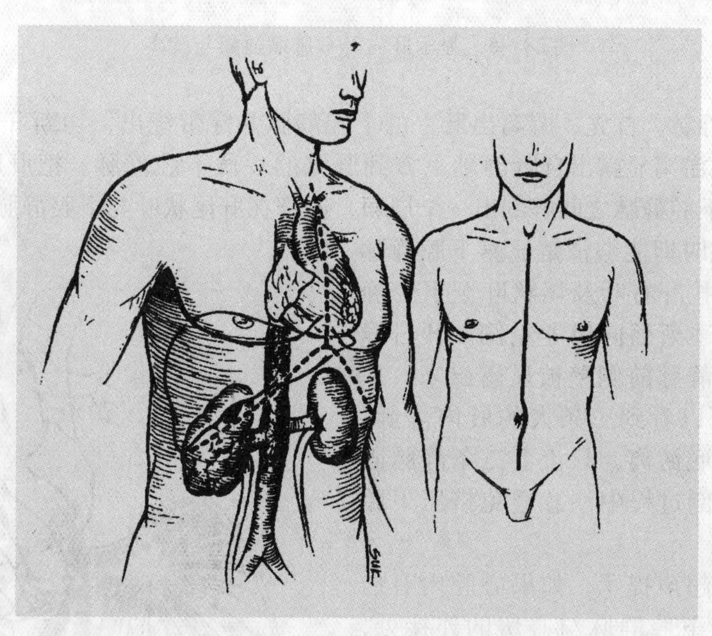

图 28－4　Chevron 切口提供肝后 IVC 最好的显露

2．肝下下腔静脉肿瘤　瘤栓局限于肝下下腔静脉的肿瘤患者，可能时连同原发肿瘤一并整块切除。如果瘤栓局限性侵犯下腔静脉，可以先阻断肾静脉，在瘤栓近远两端阻断下腔静脉，从一侧向另一侧轻柔地翻转下腔静脉，尽可能地找到腰静脉，用布带环绕或 Potts 钳钳闭腰静脉，从而减少下腔静脉切开后血液丢失。如果是原发性肾癌，需充分游离肾脏，在切除瘤栓的同时将肾癌也一并切除。下腔静脉切口作在前壁，通常作受侵部分下腔静脉的袖状切除（图 28－5）。如果原发肿瘤侵及下腔静脉需要切除部分下腔静脉时，首先钳闭下腔静脉，然后用合成血管补片修补，或用人工血管作间位移植。

3．肝内下腔静脉肿瘤　处理肝内或肝上的下腔静脉瘤栓以及心房内瘤栓，需要彻底游离整个肝

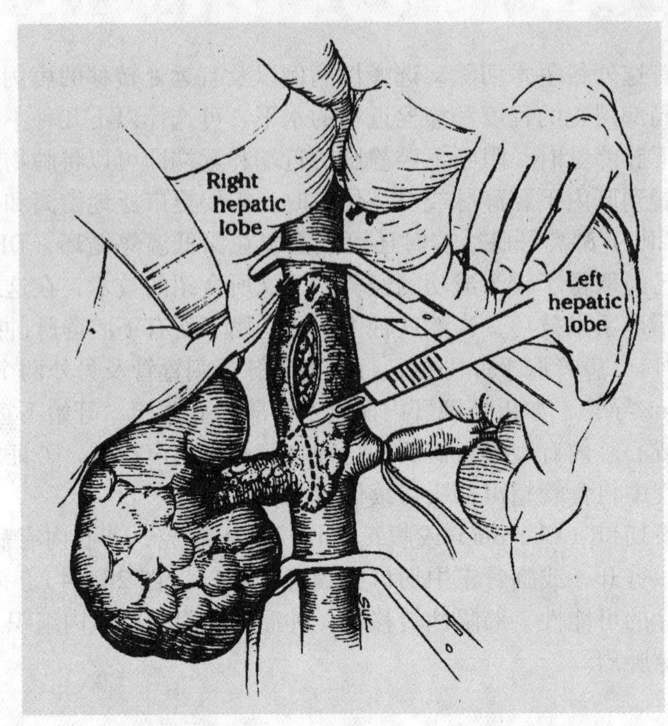

图 28－5　显示肝内 IVC 肿瘤显露与游离

脏才能探查肝内下腔静脉。首先，游离出肝上的下腔静脉并穿带绕出，切断肝韧带（镰状韧带，冠状韧带，三角韧带）。游离显露出自肾静脉下方到肝脏的一段下腔静脉。把肝脏向患者左侧轻柔翻动，在肝右叶内侧与下腔静脉之间解剖出一个层面，同样在肝尾状叶与下腔静脉之间也解剖出类似的层面（图 28－6），此时即能够清楚显露下腔静脉的肝内部分。切断结扎肝右叶及尾状叶至下腔静脉的小分支，将肝脏逐渐翻向患者左侧，肝右静脉及以上部分的下腔静脉前侧壁被显露出来，从肝上下腔静脉前方可以看到三条大的肝内静脉。通常从环周将肝脏彻底游离，只流下三条静脉固定下腔静脉。分离解剖过程中注意避免挤压下腔静脉，以免瘤栓脱落。

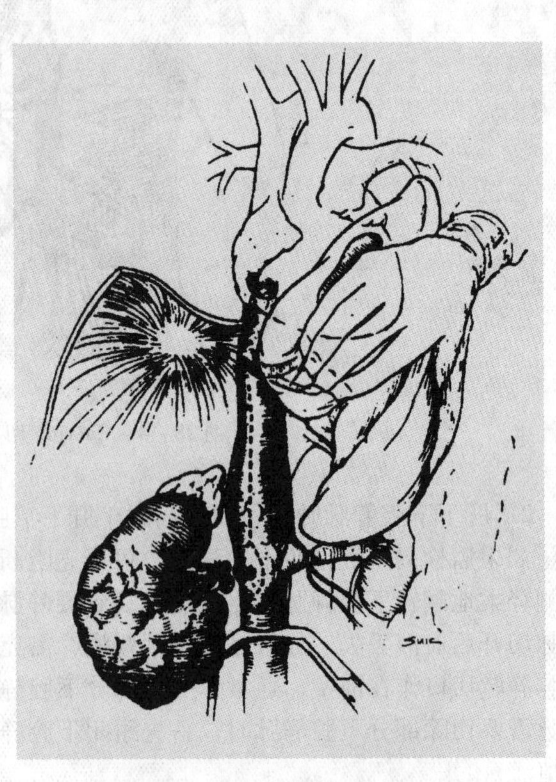

图 28－6　游离肝脏进一步显露 IVC

根据术中经食管超声提示，如果心腔内有瘤栓，或肿瘤恰好位于下腔静脉与心房的连接处，需要清楚地显露肝上下腔静脉，为此应行胸骨正中切开（图 28－7）。在这种情况下，心包及心包膈面都要彻底切开达下腔静脉水平。有时仅仅是一小部分活动的肿瘤突入心房，可以在腔房连接处轻柔地触摸瘤体，将肿瘤推入肝上的下腔静脉内，于腔房连接处置放阻断钳阻断下腔静脉，这样可以不需要体外循环，也不需要切开心房，即可摘除肿瘤及栓子。

肝脏完全游离后，进行 Pringle 操作（即暂时阻断肝动脉血流），1 分钟后肝脏减压，在肿瘤以

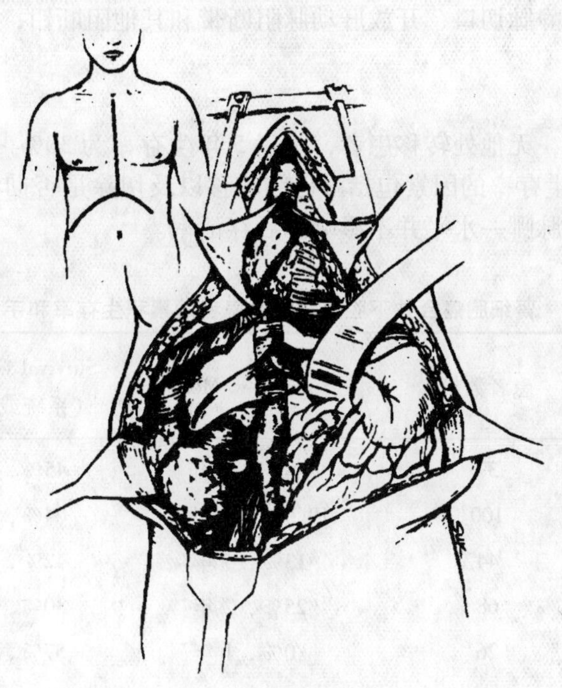

图 28－7　通过同期 Chevron 切口（用于游离肾脏和解剖腹部）及正中胸骨劈开显露 IVC

下的下腔静脉和肝上下腔静脉置放阻断钳。如果肿瘤横跨肾静脉开口，肾静脉也需绕带阻断。置患者于 Trendelenbury（头低足高）体位，将肝脏向患者的左侧翻转，沿下腔静脉的前侧方将其切开至肝静脉水平。尽可能将瘤栓整块切除，有时瘤栓较脆容易破碎，应彻底清除碎屑和残渣。如果瘤栓与内膜有粘连，可以将其直接撕脱，或借助内膜切除刀剥离干净。

肝内下腔静脉栓子全部摘取后，辨清肝静脉，用 4－0 Prolene 线从近端开始缝闭下腔静脉切口。缝至肝静脉以下的下腔静脉时，立即在缝闭水平用血管阻断钳夹闭，去除肝动脉阻断带，松开肝上方下腔静脉阻断钳。此时下腔静脉虽然还没有完全缝闭，但以上操作可以尽快恢复肝脏血流，从而减少缺血时间。继续缝闭剩余下腔静脉切口。需要时，可以进一步行下方腔静脉取栓术及肿瘤清除术。当下腔静脉缝合至肾下下腔静脉水平时，松开静脉阻断钳以开放对侧肾静脉，继续缝合剩余的腔静脉切口直到完全缝闭。

4．摘除心内瘤栓　如果瘤栓已累及心脏，需要借助体外循环进行处理。依次行升主动脉插管，上腔静脉置一静脉插管，于股静脉或双侧髂静脉汇合上方的下腔静脉内置另一个腔静脉插管。如果下腔静脉已完全闭塞，无法放置第二个腔静脉插管，这样将致体外循环流量不足，并行循环降温缓慢，直到切开心房，吸引器持续回收残血，才能改善静脉血回流。

体外循环建立后，中度降温，暂时阻断肝动脉血流，阻断升主动脉，灌注停跳液，心脏停搏。（有时，游离活动的右心房瘤栓可以在体外循环心脏减压后，不需阻断升主动脉即能摘除右房内瘤栓）。阻断钳夹闭栓子下方的下腔静脉。若为肾癌，其对侧的肾静脉也需夹闭。切开右心房壁至肝上下腔静脉水平，切除心腔内所有肿瘤，摘除肝静脉以上瘤栓直至肝静脉水平，并尽可能达到肝静脉下方。通常经肝上的下腔静脉切口可以将肝静脉下方的瘤栓取出。完全摘除肿瘤后缝闭心房，同时体外循环复温，松开升主动脉阻断钳。缝合心房及腔静脉切口时，静脉阻断钳应移至肝上下腔静脉处。腔静脉内残余肿瘤取出后，逐渐开放肝和肾的循环，具体操作同上述肝内下腔静脉取栓术。

对于下腔静脉与右心房连接处的肿瘤，有时不一定需要将肝脏完全游离并向侧向翻动。肝上下腔静脉切口缝闭后，可在肝下下腔静脉前侧切开，并尽可能接近肝静脉。通过第二个下腔静脉切口可以取出剩余的瘤栓，缝合下腔静脉切口、开放肝动脉阻断带和其他阻断钳，均如前所述。

六、生存结果

肾癌合并下腔静脉瘤栓，无他处转移患者，术后5年生存率为30%～72%（表28-2），手术死亡率为2.7%～13%。影响生存率的因素包括淋巴结转移以及切除是否彻底。除了心腔内有肿瘤者预后较差外，瘤栓位于下腔静脉哪一水平并不影响术后存活率。

表28-2 肾细胞癌合并下腔静脉瘤栓患者的累积生存率和手术死亡率

序 列	患者数量	Survival w/Mets	Survival w/o Mets（系统或局部）	手术死亡率
Nesbitt et al., 1997	37	24.6%，5年†	45%，5年	2.7%
Swierzewski et al., 1994	100	19.6%，5年*	64%，5年	N/a
Hatcher et al., 1991	44	13%，5年*	42%，5年	6.8%
Montie et al., 1991	68	25%，2年*	30%，5年	7.4%
Suggs et al., 1991	26	0%，1年*	57%，5年	3.4%
Libertino et al., 1990	71	16%，5年*	72%，5年	N/a
Skinner et al., 1989	53	0%，5年*	40%，5年	13%
Neves, 1986	54	12.5%，5年*	68%，5年	9.3%

* 全身转移±淋巴结转移

† 淋巴结转移并全身转移

Met = metastases

与局限性肿瘤相比，外科处理有血管内播散的Wilms肿瘤，合并症明显增高。术前化疗可以使75%的患者血管内肿瘤体积缩小，从而提高手术切除率。施行术前标准化疗可使术后2年生存率接近70%。对于幼儿Wilms肿瘤侵及下腔静脉和或右心房，化疗、放疗及积极外科切除的联合治疗，可以明显提高生存率，降低肿瘤复发。

下腔静脉平滑肌肉瘤手术切除率为40%～74%，姑息性切除率为12%。很多平滑肌肉瘤起源于下腔静脉的中下部分。影响生存率的因素包括肿瘤位于下腔静脉较上部分；合并Budd-Chiari综合征；下肢水肿；肿瘤向腔内生长；以及肿瘤完全闭塞下腔静脉。Mingoli报告根治性切除最好的5年生存率达56.7%。其他学者报道局部复发率超过35%，5年生存率仅30%。化疗和放疗可以部分地缓解症状，但不能延长预后生存期。

平滑肌瘤病合并下腔静脉瘤栓患者，肿瘤生长缓慢，预后优于其他肿瘤。当平滑肌瘤范围较广时，手术摘除肿瘤可能需要体外循环。平滑肌瘤病属于良性肿瘤，完全切除可以达到治愈。

转移性精原细胞癌引起腹膜后巨块型淋巴结肿大，化疗后行淋巴结肿块切除类似成熟性畸胎瘤摘除，或残余癌组织的摘除手术。肿瘤局部侵犯下腔静脉，以及肿瘤压迫或腔内浸润引起的瘤栓，均需要下腔静脉切除或瘤栓取出术，其5年生存率为50%～70%，采用这种手术方法围手术期合并症发生率很低。

合并Budd-Chiari综合征的下腔静脉肿瘤，手术危险性最大。由于相关凝血疾患，肝功能不全，以及腹腔积液，围手术期合并症超过75%。在最近的一项文献回顾中，恶性下腔静脉瘤栓合并Budd-Chiari综合征患者，术后生存期没有超过1年者。某些作者甚至认为这些患者根本不适合手术。

原发性肝癌累及下腔静脉的患者预后很差。这些患者除原发性肝癌以外，均表现有肝静脉闭塞及肝功能不全，预期生存仅数个月，动脉内灌注化疗通常无效。如果心腔内肿瘤产生临床症状，手术可能使症状获得暂时缓解，但手术危险性与合并 Budd - Chiari 综合征者一样，且有效期更短。个别肝癌病例，采用血管闭塞技术后进行局限性肿瘤切除，合并症发生率尚可接受，术后 5 年生存率为 37.5%。

七、手术有关问题评论

除非心腔内有瘤栓，下腔静脉肿瘤及瘤栓摘除可以不需要体外循环而安全地进行。某些学者提倡采用心脏停跳或不停跳的体外循环，摘除所有肝内及其上方的下腔静脉瘤栓，已经获得良好结果。体外循环心脏停搏情况下，可以在无血的环境下摘除肿瘤及腔内瘤栓。这为手术者提供了下腔静脉最佳显露，相应的问题是全血丢失增加，凝血问题复杂，手术时间延长。心脏停搏的缺陷主要是复温较慢，并行循环时间延长，引起相关的凝血机制障碍，以及术后出血量增多。对于腹膜后手术操作较多的患者，以及下腔静脉阻塞后有广泛侧支循环的患者，应用抗凝剂本身将增加体外循环后出血危险性，在心脏停搏期间危险性更高。很多学者已经注意到术中、术后出血及凝血的并发症。在早期研究中，Marshall 对肾癌患者行肾脏切除和下腔静脉取栓时，15 例病人中 9 例应用体外循环、心脏停搏，平均失血 15 单位，9 位患者中 8 例平均体外循环时间 2 小时，心脏停搏 40 分钟。1 例（11.1%）死于败血症、肾功能和肝功能衰竭，2 例合并肾功能不全，另 1 例发生凝血机制障碍。Shahain 报道应用体外循环及心脏停搏技术治疗了 7 例肾癌无手术死亡，实际平均输血量为 21 ±4.1 单位，1 例发生凝血疾患。Novick 报告应用体外循环和心脏停搏治疗 43 例腹膜后肿瘤并下腔静脉内瘤栓（其中 39 例为肾癌），平均停循环时间为 23.5 分钟（10 ~44 分钟），平均输血 9 个单位（3 ~56 单位），手术死亡率 4.7%，腹膜后出血需要再次手术者占 7%。Hatcher 应用体外循环治疗 8 例肾癌患者，包括 6 例肿瘤已侵犯到右心房，平均体外循环时间 50 分钟，平均输血量 23 单位。当不用体外循环时，摘除肝下的下腔静脉血栓平均失血量为 5 单位，肝内下腔静脉血栓为 14 单位，肝上下腔静脉血栓为 9 单位。Montie 在体外循环下手术治疗 20 例肾癌患者，其中 17 例需要深低温停循环下手术，平均体外循环时间 57 分钟（12 ~150 分钟），停循环时间 7 ~47 分钟，文中没有提到特殊的并发症，但是作者提到的凝血疾患是个很危险问题。Glazer 治疗了 18 例肾癌合并下腔静脉瘤栓累及右心房的患者，所有患者均在体外循环心脏停搏下行肾癌根治和下腔静脉取栓术，以期达到肿瘤彻底切除，1 例术后 14 天死于心肌梗死（5.6%）。Matthews 在体外循环心脏停搏下手术治疗 7 例肾癌侵及下腔静脉患者，无手术死亡和重大并发症发生。此组没有系统评估使用抑肽酶的优点，在心脏停搏患者中应用抑肽酶可能有一定危险。

Stewart 选择性应用非停搏的体外循环治疗肾癌并下腔静脉肿瘤，他们认为如果肿瘤侵及肝静脉以上的下腔静脉，需要体外循环降温至 32℃。如果肿瘤未达到肝静脉的高度，在阻断远端进行肿瘤局部切除同时，可以很好地显露肝内下腔静脉。我们同意 Skinner 和 Langenburg 有关治疗肾癌并下腔静脉肿瘤的结论，即小的心房瘤栓，或肝上下腔静脉瘤栓以及部分肝内下腔静脉受侵，外科处理此类病例不需要体外循环或深低温停循环。如果肿瘤可以被轻柔地推入下腔静脉，利用止血带或阻断钳钳闭下腔静脉与右心房连接处，不需要体外循环就可以切除肿瘤。

某些少见的情况，肿瘤直接侵犯下腔静脉则需要切除下腔静脉，如果切除肿瘤后下腔静脉管腔大小不影响下腔静脉回流，可以直接缝闭修补，否则需人工血管补片修补或带环人工血管间位移植。

下腔静脉切开后，立即就有大量血液流失。瘤栓范围较广、下腔静脉闭塞严重者，失血相对更多一些。这些患者的肾周及下腔静脉周围有丰富的侧支循环，解剖时必须切断这些侧支循环血管。某些方法可用来减少出血，游离下腔静脉时应细心地从一侧向另一侧将下腔静脉翻转以辨识腰静脉，这些侧支血管应该绕线结扎或用 clip 钳夹闭。下腔静脉切开后如果腰静脉持续出血，可直接贯穿缝合。

除非手术一开始就直接遇到肿瘤，大多数情况下可以在术中使用血液回收机（cell saver）。在肾癌合并下腔静脉瘤栓手术时应用血液回收机，可以回收大量血液，甚至切开腔静脉后即可回收血液，直到看见瘤栓碎屑出现时停止。有人担心应用血液回收机可能导致肿瘤播散，但尚无确切证据证明脱落的瘤栓碎屑明显影响生存率。

切除肝内及肝上的下腔静脉瘤栓时，暂时阻断肝动脉血供（Pringle 操作）至为重要。患者一般可以承受45分钟的肝门阻断，最好是阻断30分钟后令肝动脉血流恢复几分钟。还有一些技术用来减少失血，如 Janosko 描述的静脉旁路方法，即在切除下腔静脉肿瘤时，右股静脉置40F插管，右心房置32F插管，中间用离心泵连接形成静脉旁路。对于 Skinner 采用的暂时阻断肠系膜上动脉和肠系膜下动脉的做法，通常认为并无必要。

对肝脏外科医生来说，处理肝脏肿瘤侵犯下腔静脉是一个挑战。手术除了切除原发肝脏肿瘤外，还需要切除部分肝静脉和下腔静脉，以及切除部分胆管和门脉系统。对于合并原有肝脏疾病、肝功能不全，或 Budd - Chiari 综合征患者，这种手术有相当的难度和危险，所以应慎重选择手术适应证。若采用全肝血管阻断等血管外科技术，可以提供满意的显露，有利于彻底手术切除。

从常规外科手术观点看，最理想的手术方式是整块切除肿瘤。然而，很多情况肿瘤侵及下腔静脉时，很难做到整块肿瘤切除。下腔静脉附近的原发肿瘤常常妨碍了下腔静脉的显露，只有将肿瘤先行切除，才能辨识血管并定位。对于较大的肿瘤、外侵的肿瘤或肿瘤累及肝内、肝上的下腔静脉时，在下腔静脉取栓之前，切除原发肿瘤（起源于下腔静脉之外的肿瘤），可以改善下腔静脉的显露。在切除过程中肿瘤被横断，这样做违反了外科基本原则，然而如果不这样做，巨大肿瘤不可能整块切除。采取分步切除肿瘤，先是原发肿瘤，然后是下腔静脉瘤栓，可以使下腔静脉病变显露得更好，切除更安全。有效地控制下腔静脉并顺利地摘除腔内瘤栓。

摘除瘤栓时，需要辨清栓子和内膜之间的解剖平面，为此可以借助内膜剥离器找出这一层面。有些部位的栓子与内膜粘连紧密，切除过程中可能将内膜剥脱，但下腔静脉壁尚保持完整，这种情况不需要血管局部切除并置换。真正肿瘤侵犯下腔静脉壁常出现在肿瘤与受累脏器引流静脉的部位。

有几位学者描述了在切除肿瘤之前或手术完毕放置下腔静脉夹的方法。临床经验显示，术中发生栓塞的危险存在，但不是一个严重的问题。术后腔静脉内膜表面变得粗糙，容易形成血栓并引起栓塞，为此术前发现肾脏以下区域有血栓（良性血凝块或瘤栓），需在相应部位安置 Kimray - Green 滤器或下腔静脉夹。下腔静脉完全闭塞时，可以在肾静脉下方将其结扎。

由于存在相关的凝血疾患及肝功能不全，处理合并 Budd - Chiari 综合征是一个极大的挑战。病变的严重性直接反应在肝静脉闭塞的程度上。肝内下腔静脉内瘤栓不仅限制肝脏的血液回流，而且逆向血流生长，造成栓子沿着小的肝静脉分支扩展，更加减少了肝脏静脉血液回流。静脉淤血及血流速度减慢可以产生良性血栓，血栓形成过程中消耗了凝血因子，促进发生凝血机制障碍。如果不矫正已存在的机械性梗阻，肝脏充血所致肝功能不全及腹腔积液即为不可逆性。所以，一旦解除梗阻，症状立即改善。临床上最困难的问题是术前无法判定腔内栓子的范围。血管造影，腔静脉造影，MRI，CT都不能确定肝静脉内栓子的真实范围和粘连程度。只有在手术中直视下判断确定。如果不能彻底去除静脉内凝块，病变过程及综合征均无法逆转，不彻底的外科手术不能给患者带来好处，反而加重病情恶化。因此，如果上述情况可能存在，开始评估时就需要很好地权衡手术的益处和带来的风险，尤其是存在合并疾病的时候，更应慎重选择。肿瘤已有远处转移则禁忌外科手术。

下腔静脉肿瘤是否选择外科手术治疗，还取决于各医疗中心的设备及外科医师的经验和技术水平。合并有肝功能不全或凝血疾患时，更需要血库、麻醉师、外科医生及监护病房等多学科的通力协作，共同努力，这一点对获得有效满意的治疗更为重要。

国内曾有2篇4例有关下腔静脉系平滑肌瘤病的报告，在体外循环下成功手术摘除右心房和下腔静脉内肿瘤，追踪肿瘤来源于子宫平滑肌瘤，向上侵及下腔静脉并伸延到右心房，其中一例肿瘤长达19cm。作者强调发现右心房或下腔静脉内肿瘤，女性患者，曾有子宫肌瘤切除病史，应警惕下腔静脉系平滑肌瘤病的可能，明确诊断后应予手术摘除。

八、结论

肿瘤侵及下腔静脉，有或无下腔静脉瘤栓均应考虑手术治疗。切除原发肿瘤和摘除瘤栓可以明显地缓解症状，手术风险尚可以接受。大多数患者可以安全地接受手术不需要借助体外循环。目前体外循环技术，或体外循环合并心脏停搏技术，安全有效，死亡率很低，但是进行腹膜后及腹腔内大块肿瘤切除时，出血和凝血的危险性明显增加。肝细胞癌侵及下腔静脉，以及因肝静脉和下腔静脉栓子引起的 Budd - Chiari 综合征，是外科手术的高危人群，预后很差。对这些患者应采取非手术治疗和期待疗法。肿瘤已有转移和下腔静脉有瘤栓或心腔内有瘤栓，也应考虑外科手术，因为去除瘤栓可以缓解症状。任何情况下，从实际出发，针对个体情况调整治疗方案，是一个永远遵循的原则。

（张志庸）

参 考 文 献

1. Swierzewski DJ, Swierzewski JA. Radical nephrectomy in patients with renal cell carcinoma with venous, vena caval, and atrial extension. Am J Surg, 1994, 168 : 205 ~ 209.
2. Hatcher PA, Anderson EE, Paulson DF, et al. Surgical management and prognosis of renal cell carcinoma invading the vena cava. Urol, 1991, 145 : 20 ~ 24.
3. Klein EA, Kaye MC, Novick AC. Management of renal cell carcinoma with vena caval thrombi via cardiopulmonary bypass and deep hypothermic circulatory arrest. Urol Oncol, 1991, 18 : 445 ~ 447.
4. Skinner DG, Pritchett TR, Lieskovsky G, et al. Vena caval involvement by renal cell carcinoma. Ann Surg, 1989, 210 : 387 ~ 394.
5. Staehler G, Drehmer I, Pomer S. Tumor involvement of the vena cava in renal cell carcinoma. Urologe A, 1994, 33 : 116 ~ 121.
6. Morgentaler A, Garnick MB, Richie JP. Metastatic testicular teratoma invading the inferior vena cava. J Urol, 1988, 140 : 149 ~ 150.
7. Maeda O, Yokokawa K, Oka T, et al. Inferior vena cava thrombus after retroperitoneal lymphadenectomy for testicular tumor. Urol Int, 1986, 41 : 318 ~ 320.
8. O'Brien WM, Lynch JH. Thrombosis of the inferior vena cava by seminoma. J Urol, 1987, 137 : 303 ~ 305.
9. Sharifi R, Ray P, Schade SG, et al. Inferior vena cava thrombosis. Urology, 1988, 32 : 146 ~ 150.
10. Dale PS, Webb HW, Wilkinson AHJ. Resection of the inferior vena cava for recurrent Wilms'tumor. J Pediat Surg, 1995, 30 : 121 ~ 122.
11. Mingoli A, Nardacchione F, Sgarzini G, et al. Inferior vena cava involvement by a left side adrenocortical carcinoma: operative and prognostic considerations. Anticancer Res, 1996, 16 : 3197 ~ 3200.
12. Wei CY, Chen KK, Chen MT, et al. Adrenal cortical carcinoma with tumor thrombus invasion of inferior vena cava. Urology, 1995, 45 : 1052 ~ 1054.
13. Mingoli A, Cavallaro A, Sapienza P, et al. International registry of inferior vena cava leiomyosarcoma: analysis of a world series on 218 patients. Anticancer Res, 1996, 16 : 3201 ~ 3205.
14. Monig SP, Gawebda M, Erasmi H, et al. Diagnosis, treatment and prognosis of the leiomyosarcoma of the inferior vena cava. Three cases and summary of published reports. Euro J Surg, 1995, 161 : 231 ~ 255.
15. Okamoto H, Itoh T, Morita S, et al. Intravenous leiomyomatosis extending into the right ventricle: one - stage radical excision during hypothermic circulatory arrest. Thorac Cardiovasc Surg, 1994, 42 : 361 ~ 363.
16. Ricci MA, Cloutier LM, Mount S, et al. Intravenous leiomyomatosis with intracardiac extension. Cardiovasc Surg, 1995, 3 : 693 ~ 696.
17. Nesbitt JC, Soltero ER, Dinney CPN, et al. Surgical management of renal cell carcinoma with inferior vena cava tumor thrombus. Ann Thorac Surg, 1997, 63 : 1592 ~ 600.
18. Nesbitt JC, Gregoric E, Pisters LL. Renal cell carcinoma with Budd - Chiari syndrome. Cont Surg, 1997.

19. Kaneko T, Nakao A, Endo T, et al. Intracaval endovascular ultrasonography for malignant hepatic tumor: new diagnostic technique for vascular invasion. Semin Surg Oncol, 1996, 12:170～178.
20. Swanson DA, Wallace S, Johnson DE. The role of embolization and nephrectomy in the treatment of metastatic renal carcinoma. J Urol, 1980; 7:719～730.
21. Neves RJ, Zincke H. Surgical treatment of renal cancer with vena cava extension. Br J Urol, 1987, 59:390～395.
22. Libertino JA, Burke WE, Zinman L. Long－term results of 71 patients with renal cell carcinoma with venous, vena caval, and atrial extension. J Urol, 1990, 143:294A.
23. Suggs WD, Smith RB, Dodson TF, et al. Renal cell carcinoma with inferior vena caval involvement. J Vasc Surg, 1991, 14:43～48.
24. Montie JE, El Ammar R, Pontes JE, et al. Renal cell carcinoma with inferior vena cava tumor thrombi. Surg Gynec Obstet, 1991, 173:107～115.
25. Lee AC, Saing H, Leung MP, et al. Wilms' tumor with intracardiac extension: Chemotherapy before surgery. Pediatr Hematol Oncol, 1994, 11:535～540.
26. Ritchey ML, Kelalis PP, Haase GM, et al. Preoperative therapy for intracaval and atrial extension of Wilms tumor. Cancer, 1993, 71:4104～4110.
27. Habib F, McLorie GA, McKenna PH, et al. Effectiveness of preoperative chemotherapy in the treatment of Wilms tumor with vena caval and intracardiac extension. J Urol, 1993, 150:933～935.
28. Federici S, Galli G, Ceccarelli PL, et al. Wilms' tumor involving the inferior vena cava: preoperative evaluation and management. Med Pediatr Oncol, 1994, 22:39～44.
29. Donohue JP, Thornhill JA, Foster RS, et al. Vascular considerations in postchemotherapy: retroperitoneal lymph－node dissection. Part I. Vena cava. J Urol, 1994, 12:182～186.
30. Nichols CR, Timmerman R, Foster RS, et al. Neoplasms of the testis. In: Holland JF, Bast RC Morton DL, et al, eds. Cancer medicine. 4th edn. Baltimore: Williams & Wilkins, 1997, 2165～2211.
31. Stewart JA, Carey JA, McDougal WS, et al. Cavoatrial tumor thrombectomy using cardiopulmonary bypass without circulatory arrest. Ann Thorac Surg, 1991, 51:717～722.
32. Novick AC, Kaye MC, Cosgrove DE, et al. Experience with cardiopulmonary bypass and deep hypothermic circulatory arrest in the management of retroperitoneal tumors with large vena caval thrombi. Ann Surg, 1990, 212:472～477.
33. Sakaguchi S, Nakamura S. Venous surgery in resection for abdominal malignancy. Cardiovasc Surg, 1993, 1:122～127.
34. Yu YQ, Tang ZY, Ma ZC, et al. Resection of segment Ⅷ of liver for treatment of primary liver cancer. Arch Surg, 1993, 128:224～226.
35. Kaye MC, Novick AC, Angermeier K, et al. Experience with cardiopulmonary bypass and deep hypothermic circulatory arrest in the management of retroperitoneal tumors with large vena caval thrombi. J Urol, 1990, 143:293A.
36. Glazer AA, Novick AC. Long－term follow－up after surgical treatment for renal cell carcinoma extending into the right atrium. J Urol, 1996, 155:448～450.
37. Marshall FF, Dietrick DD, Baumgartner WA, et al. Surgical management of renal cell carcinoma with intracaval neoplastic extension above the hepatic veins. J Urol, 1988, 139:1166～1172.
38. Shahain DM, Libertino JA, Zinman LN, et al. Resection of cavoatrial renal cell carcinoma employing total circulatory arrest. Arch Surg, 1990, 125:727～732.
39. Matthews PN, Evans C, Breckenridge IM. Involvement of the inferior vena cava by renal tumour: surgical excision using hypothermic circulatory arrest. Br J Urol, 1995, 75:441～444.
40. Langenburg SE, Blackbourne LH, Sperling JW, et al. Management of renal tumors involving the inferior vena cava. J Vasc Surg, 1994, 20:385～388.
41. Janosko EO, Powell CS, Spence PA, et al. Surgical management of renal cell carcinoma with extensive intracaval involvement using a venous bypass system suitable for rapid conversion to total cardiopulmonary bypass. J Urol, 1991, 145:555～557.
42. Noguchi H, Hirai K, Itano S, et al. Small hepatocellular carcinoma with intravascular tumor growth into the right atrium.

J Gastroenterol，1994，29：41～46.

43. Ohwada S，Tanahashi Y，Kawashima Y，et al. Surgery for tumor thrombi in the right atrium and inferior vena cava of patients with recurrent hepatocellular carcinoma. Hepatogastroenterology，1994，41：154～157.

44. 孙衍庆，王天佑，张长淮等. 下腔静脉系平滑肌瘤病 附2例报告. 中华胸心血管外科杂志，1991，7：196～198.

45. 王涌，彭承宏，何忠良等. 下腔静脉平滑肌瘤病累及右心房二例报告. J Practical Oncolgy，2002，17：340～341.

第二十九章　胸主动脉瘤

第一节　定义和分类

胸主动脉瘤是指自主动脉根部至胸降主动脉发生的动脉瘤。当主动脉壁结构变性破坏后，管壁薄弱，局部异常膨大形成动脉瘤。主动脉增粗，直径大于正常血管直径的1.5倍，可以诊断为动脉瘤。一般升主动脉直径大于5cm，或降主动脉直径大于4cm。病因以高血压、动脉粥样硬化和马方综合征最常见，少数是先天性发育不良、感染和外伤所致。根据动脉瘤壁病理改变，分为真性动脉瘤、假性动脉瘤和夹层动脉瘤。

真性动脉瘤瘤壁为全层动脉壁结构，可辨认出内膜、中层和外膜。由多种因素造成，临床上最多见，通常临床所说的主动脉瘤主要指的是真性动脉瘤。假性动脉瘤瘤壁不包括动脉壁的全层结构，部分有动脉外膜和其周围粘连的纤维结缔组织。假性动脉瘤多与主动脉壁感染或外伤有关。夹层动脉瘤是主动脉壁中层裂开，血液在裂开层中流动。本章节重点介绍真性动脉瘤，夹层动脉瘤详见本书主动脉夹层章节。

除了上述病理组织学分类以外，胸主动脉瘤还可根据其发生的部位或病因进行分类。

一、根据部位分类

1. 根部动脉瘤　累及主动脉窦部及窦管交界，可出现冠状动脉开口上移，主动脉瓣环扩大，从而产生主动脉瓣关闭不全，引起心脏扩大和心力衰竭，其中最常见是马方综合征（图29－1－1）。

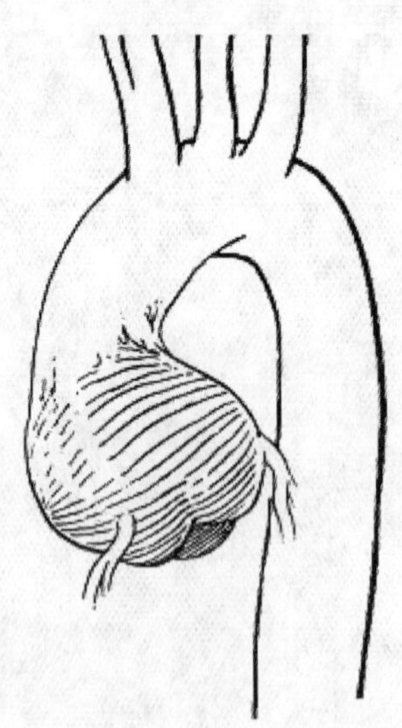

图29－1－1　主动脉根部瘤示意图

2. 升主动脉瘤　累及窦管交界上方至无名动脉开口近端，为梭状动脉瘤。多因主动脉瓣二瓣化畸形、主动脉瓣狭窄引起（图29－1－4）。

3. 主动脉弓部瘤　动脉瘤在主动脉弓部，常累及全弓和头臂血管开口。此种类型动脉瘤与动脉硬化和先天性畸形有关（图 29－1－2）。

4．主动脉峡部瘤　动脉瘤局限在峡部，也可累及主动脉弓远端和左锁骨下动脉开口。狭部瘤是先天性畸形，多合并主动脉弓发育不良、主动脉缩窄和主动脉瓣狭窄。

5．胸降主动脉瘤　自左锁骨下动脉开口以远至膈肌以上胸主动脉的范围。病因多为高血压和动脉硬化（图 29－1－3）。

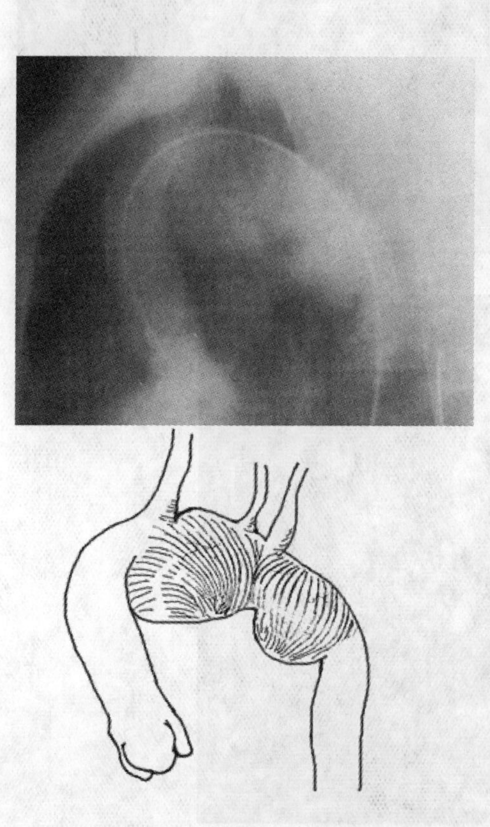

图 29－1－2　主动脉弓部瘤造影和示意图

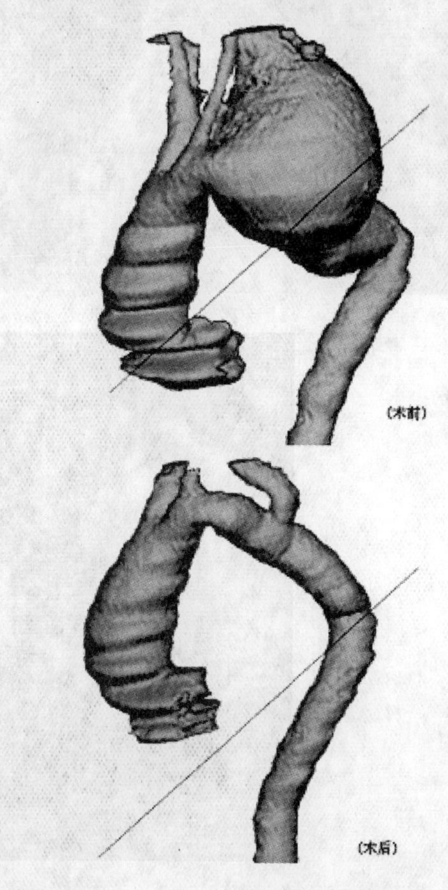

图 29－1－3　胸降主动脉瘤 CT 术前和术后对比

二、根据病因分类

1．动脉粥样硬化性动脉瘤　多位于胸降主动脉，常伴有全身动脉硬化，易合并冠状动脉粥样硬化性心脏病。

2．先天性动脉瘤　多发生在升主动脉或主动脉峡部，常合并主动脉瓣狭窄、主动脉弓发育不良或主动脉缩窄。

3．感染性动脉瘤　多为梅毒感染或心脏、主动脉手术术后感染所致，常位于升主动脉或其他主动脉手术吻合口附近。临床上术后感染是引起假性动脉瘤的常见原因。

4．外伤性动脉瘤　胸部钝性挫伤可造成主动脉损伤引起假性动脉瘤，动脉瘤常发生在动脉韧带附近，胸部闭合性损伤是外伤性动脉瘤的最常见原因。

5．遗传性疾病　多见的是马方综合征，多为主动脉根部瘤合并主动脉瓣关闭不全。

6．其他原因也可引起动脉瘤发生　大动脉炎可引起动脉瘤和主动脉瓣关闭不全，它的特点是窦部扩大，而冠状动脉开口无明显上移，病变常累及主动脉瓣环和冠状动脉开口，若行换瓣手术，瓣周漏发生率很高，另外手术时应注意解决心肌缺血。

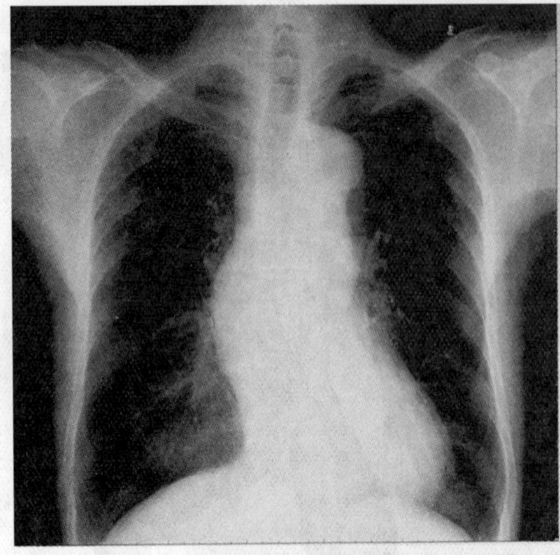
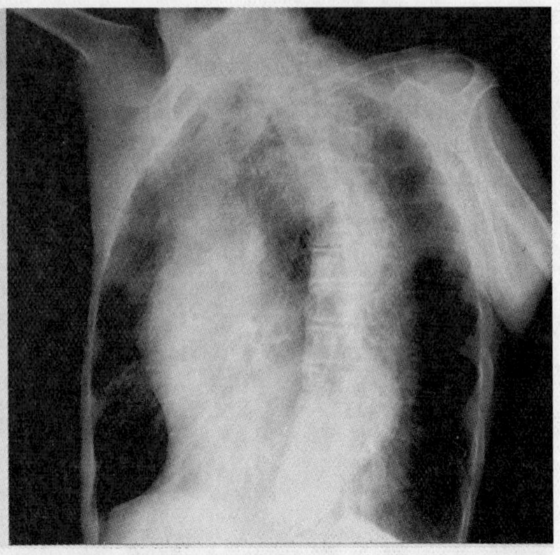
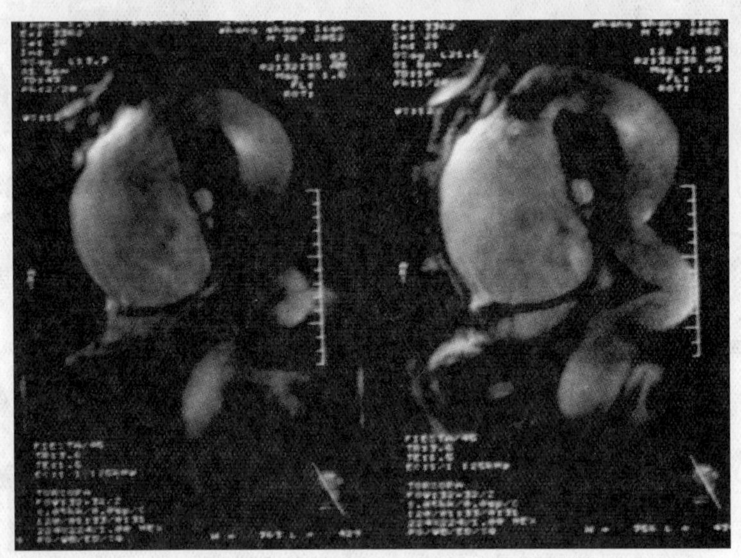

图 29－1－4　升弓部动脉瘤 X 线和 MRI

贝赫切特综合征（旧称白塞病）容易引起假性动脉瘤形成，补片或人工血管替换效果差，术后容易复发，目前临床以腔内人工血管植入术效果最好。

第二节　真性动脉瘤

主动脉瘤是在主动脉壁结构损伤而致管壁变薄的基础上，因管腔内血流冲击，向外膨胀扩张形成，是一种不可逆性扩张。临床上多见于老年人，男性多于女性。

一、病因

发生主动脉瘤的病因很多，以动脉粥样硬化和退行性变最常见。还可有先天性动脉壁薄弱，动脉壁中层肌纤维和弹力纤维发育不良，梅毒、结核、多发性大动脉炎等原因引起动脉壁滋养血管栓塞，导致动脉壁发生退行性变。放射治疗亦可引起动脉壁变性，导致主动脉扩张。

在正常的主动脉壁结构中，中层是承受腔内压力最主要的结构。中层由弹力纤维、胶原纤维和平滑肌细胞组成。弹力纤维决定着血管承受压力作用下的顺应性，胶原纤维决定血管的硬度和抗张力强度。弹力纤维和胶原纤维均源于平滑肌细胞而形成。当各种因素造成弹力纤维、胶原纤维毁损，以及承受超出生理的压力作用时，即可造成动脉壁扩张，由小至大，最后形成动脉瘤。动脉粥样硬化发生动脉瘤的机制可能是动脉硬化斑块和附属血栓影响了内膜和中层经血液吸收营养，引起管壁退变和坏死。此外，动脉硬化斑块脱落后，平滑肌细胞暴露于血液中而激活胶原酶，使胶原蛋白降解，这些病理改变均可以引起动脉管壁结构薄弱。

二、病理生理

主动脉瘤的发病病因和部位不同，引起的合并症也不相同，因而机体发生的病理生理改变相差很大。

根部瘤因主动脉窦及主动脉瓣环扩大，常造成主动脉瓣关闭不全，导致左心室容量负荷增加和心室腔扩大，最后出现心律失常和心力衰竭。弓部及弓降部动脉瘤常出现瘤体对周围脏器的压迫症状。

动脉粥样硬化性动脉瘤外形多不规则，瘤壁厚，可有钙化，腔内多有血栓，偶有栓子脱落可发生周围动脉栓塞。马方综合征和先天性动脉瘤的外形规则，管壁较薄，很少有钙化，腔内多无血栓形成。感染和外伤引起的假性动脉瘤与真性动脉瘤相比，其与周围组织粘连紧密，无完整动脉壁，腔内有大量血栓。

有些动脉瘤会逐渐扩大，压迫周围组织或器官，产生持续性疼痛或影响相关器官的功能。有些动脉瘤因瘤体不断扩大，可突然发生动脉瘤破裂，因大出血而死亡。根据 Laplace 定律，动脉瘤管壁的负载压力和瘤体的半径成正比，动脉瘤的直径越大，破裂的危险也就越大。

三、临床表现

主动脉瘤早期多无症状，75%的患者在体检行 X 线检查或行超声心动图检查时发现。当瘤体增大到一定程度，可以出现疼痛或压迫症状。有的因动脉瘤内血栓脱落引起周围动脉栓塞而发现。

主动脉瘤引起的疼痛主要因为动脉外膜扩张，或瘤体压迫、侵蚀邻近结构所致。疼痛多呈持续性钝痛或胀痛，如果瘤体压迫侵蚀骨质和神经时，疼痛严重。升弓部主动脉瘤的疼痛多位于前胸部，降主动脉瘤的疼痛部位在背部肩胛区。临床上很少发现患者突然剧烈的疼痛，若有则提示瘤体急性扩张或主动脉瘤可能破裂。

不同部位的主动脉瘤可以产生多种压迫症状。升弓部动脉瘤压迫气管或支气管，可以出现咳嗽，呼吸困难；压迫喉返神经可引起声音嘶哑；压迫膈神经导致膈肌麻痹；压迫上腔静脉产生上腔静脉回流受阻。弓降部瘤压迫食管可出现吞咽困难，压迫交感神经链可出现霍纳综合征（Horner syndrome）。巨大动脉瘤可以压迫侵蚀胸椎、肋骨或胸骨可引起剧烈骨性疼痛。

有些动脉瘤内附壁血栓脱落可引起动脉系统栓塞，产生脑缺血，心肌缺血，腹腔脏器缺血和外周动脉缺血等相应的症状。升主动脉根部瘤累及主动脉瓣环，可出现主动脉瓣关闭不全，引起胸闷、憋气等症状。有些动脉瘤破裂，破入心包腔出现急性心脏压塞，破入胸腔可有大量胸腔积血，破入气管，产生大量咯血、窒息，破入食管可出现大量呕血。

疾病早期体格检查可能无明显异常体征。较大的升弓部动脉瘤可能发现前胸部浊音区扩大，有时在胸骨上窝可触及搏动性包块。合并主动脉瓣关闭不全的患者，主动脉瓣区可闻及舒张期杂音，周围血管征阳性，左心室扩大。马方综合征患者常有眼球晶体半脱位引起的高度近视，身高臂长，蜘蛛指，韧带松弛，可有“鸭子步态”等特征性的体征。动脉瘤压迫周围脏器出现临床症状，或有脏器缺血表现时，体检则会发现相应的体征。

四、辅助检查

1．胸部 X 线检查　普通胸部平片检查可发现胸部升、弓部或降部主动脉瘤呈梭形或囊状扩张。若压迫气管、支气管或食管，可见相应管腔狭窄或移位。透视下可以看到扩张性搏动。有的胸部平片即可看到瘤壁钙化。

2．心血管造影和DSA　血管造影和DSA（数字检影）是一项有创性检查，它可明确动脉瘤的具体解剖改变，显示动脉瘤的大小及腔内管壁，以及邻近主动脉分支及周围解剖结构的情况。它也有助于确定有无主动脉瓣关闭不全。

3．超声心动图　超声心动图检查是目前常用的诊断方法，它可以提供心脏结构的可靠依据，具有简单、无创的优点。同时经此检查可以了解主动脉瓣及心功能状况。超声心动图下可见主动脉瘤处动脉内径明显增大，动脉壁厚薄不均，动脉壁运动减弱。对马方综合征引起的升主动脉根部瘤可获得比较明确的诊断。

经食管超声心动图是近数十年来发展的一种有效检查方法，它能准确了解动脉瘤的部位和大小，可发现血管内的多种病变，如血栓、粥样硬化斑块和夹层内膜片。更重要的是在手术中进行食管超声检查，可即刻了解手术效果，这对主动脉瓣成形手术治疗的患者帮助最大。由于肺脏含气的影响，超声检查对胸降主动脉瘤显示欠佳。

4．CT扫描检查　CT，特别是增强CT对动脉瘤的诊断作用越来越大。它可以直观地显示心脏大血管形态学变化，明确瘤体与周围脏器的关系。近些年三维成像CT可以提供瘤体的立体影像。CT检查无创伤，简单易行，并可定期重复进行检查，从而可以了解动脉瘤的变化趋势，为选择手术时机和了解术后改善程度提供了可靠的依据。

5．MRI检查　MRI检查可获得冠状面、矢状面和横断面的三维断层图像，分辨率很高，能清楚显示心室、主动脉分支血管状况。MRI提供的影像与CT接近，且不需使用造影剂，其缺点是检查时间较长，易受呼吸、体位变化等方面的影响。

五、诊断和鉴别诊断

根据患者有疼痛、瘤体压迫或动脉栓塞等临床症状，查体发现搏动性肿物，主动脉瓣区舒张期杂音，提示主动脉存在异常。多数患者在体检时X线检查偶然发现动脉增粗。动脉瘤的诊断主要依靠影像学辅助检查。综合超声心动图，CT，MRI或血管造影的结果可以确定动脉瘤的诊断，同时可清楚显示瘤体周围脏器和血管分支受累的程度。

需要与之进行鉴别的疾病有急性心肌梗死，急性肺栓塞，纵隔肿瘤，肺癌。急性心肌梗死多为急性剧烈胸前区疼痛，有典型的心电图改变和心肌酶学变化，冠脉造影可以确定冠状动脉病变，此外超声心动图或CT检查未发现主动脉异常增粗。急性肺栓塞患者多有胸闷或胸痛，放射性核素肺灌注扫描和肺动脉造影可以确诊，影像学检查未发现动脉瘤形成。纵隔肿瘤和肺癌可以出现胸痛和压迫症状，但是CT和MRI检查可以见到纵隔内实性占位病变，其内无血流充盈。

六、自然病程

胸主动脉瘤自然病程险恶，预后不良。预后差的原因主要是动脉瘤扩张可能发生突然破裂致死，如果同时伴发其他病变，如主动脉瓣关闭不全，高血压，冠心病，脑血管病和糖尿病等疾病，通常会加速病情进展。Pressler和McNamara在1980年报告90例动脉硬化性动脉瘤，因动脉瘤破裂死亡的病例数，明显高于手术组死亡数。胸主动脉瘤平均生存时间小于3年。Mayo Clinic总结他们的材料后认为，未确切诊断的患者74%发生主动脉破裂，主动脉瘤诊断明确者平均破裂时间为2年，非手术患者1年和5年生存率分别为60%和20%。主动脉瘤破裂随瘤体增大而增加，瘤体直径5～5.9cm者，5年破裂发生率为25%，直径6～7cm为35%，直径大于7 cm者破裂发生率为75%。

七、外科治疗

（一）手术适应证　胸主动脉瘤直径大于5cm，或影像学追踪检查发现1年内瘤体直径增大1cm者，不论有无症状，都应采取手术治疗。动脉瘤直径大于7cm时，应限期手术。有下列情况应急诊治疗：

1．动脉瘤破裂或短期内迅速增大。

2．重要脏器明显受压或供血障碍。

3．主动脉夹层。

有些患者因严重主动脉瓣关闭不全引起左心功能衰竭，病情进展迅速，也应急诊手术。手术禁忌则是患者全身其他器官，心、肺、肝、肾等严重功能不全。

（二）术前准备

术前要求患者绝对卧床休息，保持周围环境安静，避免情绪激动，可使用镇痛、镇静剂。保持大小便通畅。控制血压在合适水平，必要时使用硝普钠，可以使用β受体阻断剂，控制心率。术前积极控制血糖和感染。在病床上练习咳嗽和深呼吸。术前戒烟1个月。

（三）手术方法

动脉瘤因其位置和累及范围不同，术式差别很大。

1．常规操作

（1）麻醉和监测：常规气管内插管，静脉、吸入复合麻醉。麻醉过程中应保持血流动力学平稳，尤其在麻醉诱导和开放主动脉阻断钳后，避免出现血压突然升高引起吻合口缝线撕裂。

需要处理主动脉瓣的患者应放置食管内超声探头。手术在体外循环下进行，为了监测体外循环时全身血流灌注情况，需监测上下肢血压。需要指出的是监测桡动脉和足背动脉不能在同侧作锁骨下动脉插管或股动脉插管。可以采用低温体外循环和深低温停循环下完成手术。深低温停循环下手术时，为了解脑灌注情况，可使用经颅超声多普勒、脑电图、脑血氧饱和度等监测检查。

（2）建立体外循环：建立体外循环动静脉插管有数种方法。可以采用股动脉插管和/或右锁骨下动脉插管。目前股动脉插管较为普遍。插管时需要注意以下几点：尽量靠近近端，使动脉插管口径足够大，以保证动脉有足够的灌注流量；作股动脉横切口，防止吻合口狭窄。

右锁骨下动脉插管有以下优点：操作方便；行主动脉弓部手术时，可阻断头臂血管近端，行选择性脑灌注；动脉灌注方向为顺行灌注，接近生理状态。

静脉插管有三种方法，常用的是右心房插管，亦可行上下腔静脉插管，还有经髂静脉至右心房插管。对于一些升主动脉扩张明显或与周围粘连紧密的动脉瘤患者，髂静脉-右心房插管是一个很好的选择。左心引流管多留置在右上肺静脉，若显露右上肺静脉困难，亦可在主肺动脉或左室心尖部留置左心引流管。

（3）脑保护：处理弓部动脉瘤时，常需要完全阻断头臂血管血流，这可引起脑缺血。大脑是人体脏器中对缺血最敏感的器官，因此主动脉弓部手术最常见和严重的并发症是神经系统并发症，在术中必须采用脑保护措施。目前常用的脑保护措施包括深低温停循环和选择性脑灌注。深低温停循环通过降低脑组织的温度，从而减缓脑细胞代谢速度，减少脑组织的需氧量，延长脑组织耐受缺血的时间。通常深低温要求鼻咽温达到18℃。既往研究和临床应用表明，鼻咽温18-20℃时，停循环时间超过40分钟，脑并发症开始增加，超过60分钟，脑并发症显著增加。通常深低温停循环的安全时限为30分钟。若鼻咽温降至15℃，脑组织耐受缺氧时间为60分钟，但降温和复温时间明显延长，相应体外循环时间亦增加，导致相应并发症增加。

选择性脑灌注分为双侧脑灌注和单侧脑灌注。双侧脑灌注为在体外循环降温至合适温度后停循环，经无名动脉和左颈总动脉两个切口插管行双侧脑灌注。单侧脑灌注是经右锁骨下动脉插管，血液经右锁骨下动脉至无名动脉再到右颈总动脉灌注脑部血管。它要求脑基底动脉环完整，否则一侧脑灌注的效果则受影响。脑灌注流量为5~10ml/（kg·min）。右锁骨下动脉插管方法有利于在中度低温下阻断升主动脉血流，先重建主动脉根部，在停循环切开弓部动脉瘤时，再利用右锁骨下动脉作顺行脑灌注。若手术时间较长，可同时行股动脉插管，上下半身分别灌注，以保护脊髓和腹腔脏器。高龄或脑血管发育有异常者，慎用单侧脑灌注。

2. 主动脉根部瘤　动脉瘤累及主动脉窦、瓣环和部分升主动脉，常合并主动脉瓣关闭不全和冠状动脉开口向上移位，通常选择施行主动脉根部替换术。一般在全身麻醉、中度低温体外循环下进行。经股动脉插入动脉灌注管，右心房插入二阶梯静脉引流管，右上肺静脉置左心引流管。经冠状动脉直接灌注心脏停跳液，鼻咽温降到25℃ ~28℃。

手术方法为经典的 Bentall 手术（图 29 -2 -1，图 29 -2 -2）。切开动脉瘤壁，游离左、右冠状动脉开口呈纽扣状，切除主动脉瓣，采用带人造瓣膜的人工血管行根部替换。根据主动脉瓣环直径和远端主动脉直径来选择置换瓣膜的大小和人工血管的直径。近心端吻合多采用间断褥式缝合，若瓣环组织牢固，也可用 3 根 2/0 Prolene 线分别在每个窦口进行连续缝合，注意一定要拉紧缝线，防止漏血。继之在冠状动脉开口对应的人工血管部位各切开一个小口，先行吻合左冠状动脉，后吻合右冠状动脉。为防止术后主动脉根部难以控制的出血，可保留动脉瘤壁，并且不游离冠状动脉开口，而直接与人工血管吻合。这样如果术后有出血，可将瘤壁包裹主动脉根部再与右心房吻合，如此可明显减少主动脉手术后的出血量。最后将人工血管远端和升主动脉近端行端 - 端吻合，若动脉壁薄，可在腔内垫毡片加固，以预防出血。

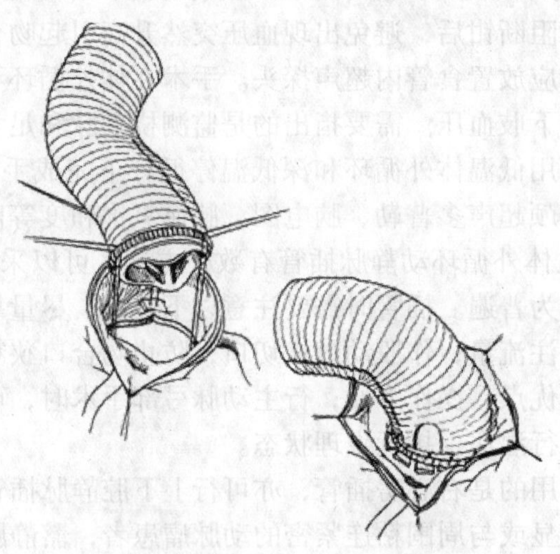

图 29 -2 -1　Bentall 手术示意图

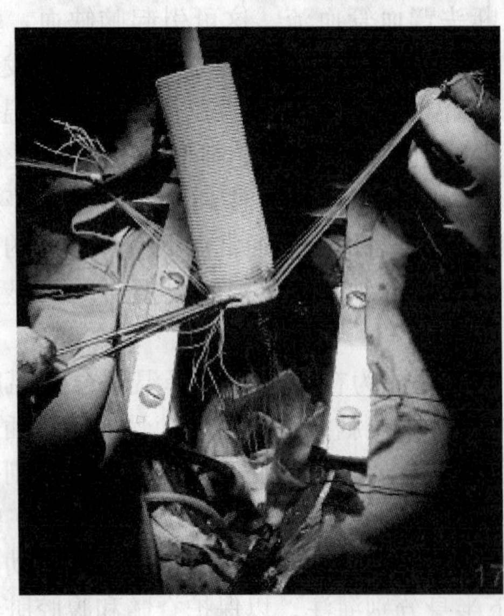

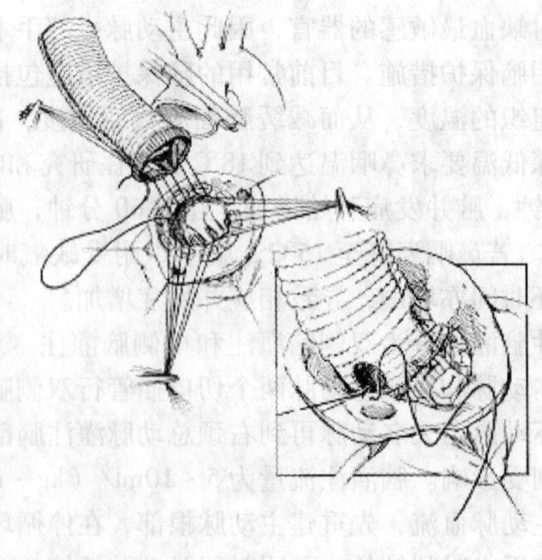

图 29 -2 -2　Bentall 手术示意图

3. 单纯升主动脉瘤　动脉瘤局限在升主动脉，手术可仅行升主动脉替换（图 29－2－3）。手术在全麻、中度低温体外循环下进行。体外循环插管同根部瘤手术操作。如动脉瘤远端需在停循环下开放吻合，还需要在右锁骨下行动脉插管。先游离动脉瘤远端正常的主动脉，在该处置阻断钳。如果瘤体远端无法阻断，需要将主动脉弓的三支头臂动脉分别游离阻断，在停循环选择性脑灌注下行手术。切除动脉瘤壁时，注意避免损伤冠状动脉、上腔静脉和肺动脉，与周围组织粘连紧密处不必强行切除，操作中应避免瘤体内血栓脱落进入左心室或冠状动脉。置换相应口径的人工血管，先吻合近心端，再吻合远心端，注意开放阻断钳人工血管排气务必充分。如果动脉壁薄弱，可加用垫片有效防止出血。

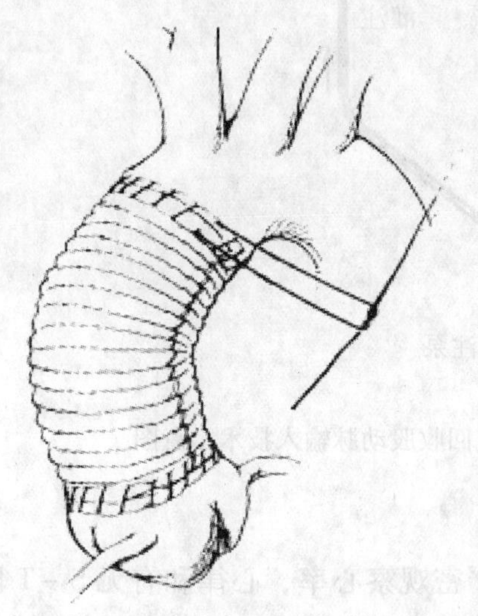

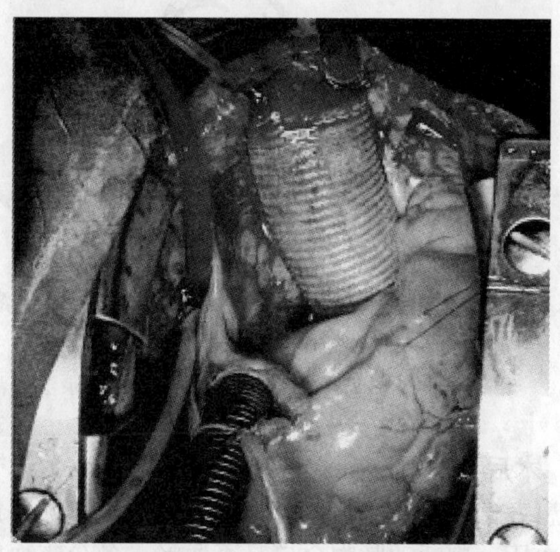

图 29－2－3　升主动脉替换术示意图

4. 主动脉弓部瘤　手术在全麻、中度低温体外循环并全身停循环、选择性脑灌注下进行。体外循环插管除与主动脉根部瘤相同外，还要在右锁骨下动脉插入动脉灌注管，经主动脉根部灌注停跳液。鼻咽温降至 20℃～25℃时，将动脉灌注流量降至总流量的 1/4（5～10ml/kg/min）后，阻断升主动脉和三支头臂血管。人工血管移植先缝合远端的降主动脉吻合口，将保留三支头臂血管起始部的岛状血管片与人工血管行端侧吻合，最后缝合近端升主动脉吻合口。

5. 主动脉峡部瘤和降主动脉瘤　主动脉峡部瘤和降主动脉瘤多数位于左锁骨下动脉以远，少数累及左锁骨下动脉近端。处理此种动脉瘤需要行人工血管置换。手术在双腔气管内插管全身麻醉下进行，不需要建立体外循环。手术应争取在 30 分钟内完成血管吻合。为安全起见，可在阻断动脉之前予全身肝素化，若术中出血多，可用体外循环机吸回术野出血，经股动脉回输入体内（图 29－2－4）。如果估计血管吻合不能在 30 分钟内完成，一般多采用常温下左心转流或股动脉－股静脉转流。少数病例动脉瘤的某一端不能完全游离阻断时，则需要深低温停循环进行手术。此时可行股动脉－股静脉插管，另准备一支动脉灌注管，在吻合完近端血管后插入人工血管，阻断远端后恢复体外循环。

一般患者置右侧卧位，选择左后外侧切口经第 4 或第 5 肋间隙进胸，如果累及整个胸降主动脉，需要分别行第 4 肋间和第 7 肋间隙两个切口。首先游离瘤体远端的降主动脉，再游离左锁骨下动脉，最后游离主动脉弓。阻断时先钳闭主动脉弓，后阻断左锁骨下动脉和瘤体远端。切开瘤壁，先吻合近心端，再吻合远心端，然后由远及近依次开放各阻断钳。术中需要注意肋间血管的处理。开口于瘤体内的肋间动脉，上 4 对肋间动脉可以直接缝闭，其余肋间动脉，尤其是第 8 胸椎以下的肋间血管必须保留。保留肋间血管有两种处理方式：一种是保留肋间动脉开口的瘤壁，纵行切开人工血管，从远端至近端，将人工血管与瘤壁吻合，进行补片成形。另一个方法是将肋间动脉与直径 6～8mm 人工血管行端端吻合，再将此人工血管另一端与替换降主动脉的人工血管进行端侧吻合。

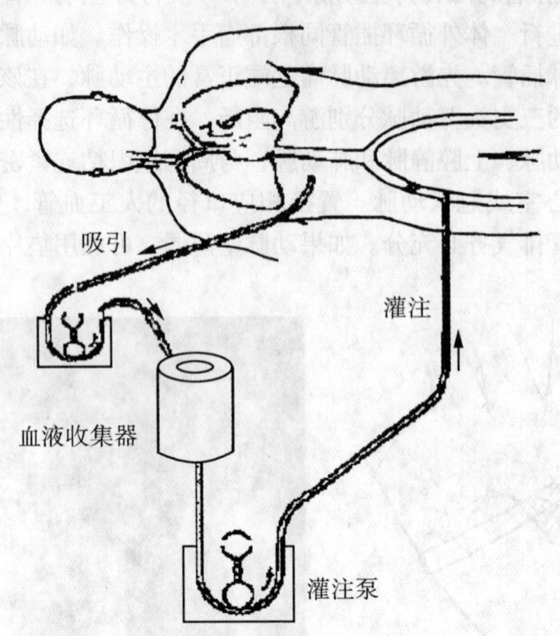

图 29－2－4　常温阻断＋血泵法血液回收股动脉输入技术示意图

（四）术后处理

术后患者送入重症监护室，常规无创心电监测，严密观察心率、心律和有无 S－T 段改变。监测四肢动脉血压，判断动脉吻合口是否通畅，各分支血管是否有阻塞或组织灌注不良。术后应严格控制血压，高血压可能引起吻合口破裂，缝线针孔撕裂出血。控制血压除充分镇静外，可以使用硝普钠、尼卡地平等扩张血管药物。此外，尚需监测中心静脉压和肺毛细血管楔压，有助于了解血容量和心排出量。密切观察尿量，排尿量反映患者的循环状况和肾灌注、肾功能情况。中心体温和末梢体温相差超过 5℃，提示末梢循环不良。

认真观察神经系统的各项功能，注意瞳孔大小和对光反射灵敏度，清醒后四肢活动和病理生理反射情况，定时检查颅神经功能，尽早发现神经系统并发症，早期发现并及时处理神经系统并发症对以后恢复有重要影响。

胸腔引流量和引流液的性状是开胸术后重点观察项目之一。此外，对于行主动脉瓣成形术的患者，还需要监测脉压变化和心脏杂音的改变。主动脉人工血管置换手术创面大，有异物植入，需要严格预防感染，应用强有力的广谱抗生素或联合用药，剂量要足够大，一般应用预防性抗生素 3～5 天。术后早期可能有不同程度凝血机制异常，可予止血药，输注血浆补充凝血因子，并备好血小板。若血管置换使用直径小于 1cm 人工血管，术后需口服华法林抗凝 3 个月。

维持血流动力学稳定是术后患者平稳恢复的关键。患者常因术后血容量不足、心肌损伤、缺氧、酸中毒和心律失常等原因，引起低血压。动脉瘤患者多数不合并器质性心脏病，心功能多在正常范围，因此处理主要是补充足够有效血容量，若仍不能纠正低血压，可应用心肌收缩药物和血管收缩剂。在维持循环系统稳定的同时，需要注意纠正酸碱平衡失调和电解质紊乱。患者术后早期多予呼吸机辅助呼吸，从而减少呼吸做功，减轻心脏负担。待患者神志完全清醒，无呼吸困难，血流动力学稳定，胸腔引流不多时，方可拔除气管内插管。

（五）术后并发症

1．出血　出血是主动脉瘤手术最常见，也是最凶险的并发症。术中及术后出血的原因有血管壁组织脆弱，吻合口缝线容易撕裂血管壁；吻合口多，血管壁张力高，出血后不易自止；手术时间长，体外循环时间长，出血量多，凝血因子消耗过量。预防出血的方法首先是保证血管吻合口严密缝合，组织对合良好，具体是用无创针平顺穿过血管壁全层。其次是术中、术后保持血压平稳，术中使用抑肽酶，及时输入血浆、凝血因子、血小板、纤维蛋白原等可以有效减少渗血量。有时术中发现近端吻合口出血，尤其是主动脉根部后壁有出血时，看不清出血的确切位置，补缝困难。为此可在手术开始时就留下部分瘤壁，手术将毕，发现主动脉根部有出血，可用遗留的瘤壁包裹主动脉根部，并与右心房吻合，作为分流。若主动脉根部缝针针孔出血，又无法控制，可用牛心包补片环绕包裹血管壁，压迫止血。若术后发现胸腔引流量大，估计胸腔内有活动性出血，则应毫不迟疑再次手术开胸止血。

2．脑部和脊髓并发症　脑部并发症也是主动脉瘤手术后常见、严重并发症。患者表现为昏迷、苏醒延迟、定向力障碍、抽搐、偏瘫、双下肢肌力障碍，还可有精神症状。发生的原因为术中气栓或血栓引起脑梗死；脑保护措施不当或长时间低血压，脑灌注不足，引起弥漫性脑缺氧；头臂血管吻合口发生狭窄、阻塞或血栓形成。预防脑部并发症的方法包括选择合适的脑保护措施，尽量采用选择性脑灌注技术。开放阻断钳以前充分排气，仔细清除血栓。尽量缩短体外循环时间和低血压时间。一旦出现脑部并发症，除了维持血流动力学稳定，提高胶体渗透压外，首选甘露醇脱水治疗，同时使用大剂量糖皮质激素，此外应用神经细胞营养药物也是常规的治疗措施。若病情允许可行高压氧治疗。胸降主动脉瘤术后最严重的并发症是截瘫，因脊髓缺血导致的截瘫多出现在术后早期，发生的主要原因是术中脊髓缺血时间过长，关键部位的肋间动脉和腰动脉血供没有恢复。一旦发生截瘫，目前尚无有效的治疗方法。所以关键在于预防，避免脊髓长时间缺血并改善其血供。人体脊髓是阶段性供血，手术范围越广，发生脊髓缺血的概率越大。阜外医院孙立忠教授采用股动脉－股静脉转流和血泵法血液回收经股动脉输入技术后，至今行胸降主动脉手术70余例，未再发生截瘫这一合并症。

3．急性肾功能衰竭　急性肾功能衰竭是动脉瘤手术后又一常见并发症，可能与肾脏耐受缺血能力较弱有关。主要原因为降主动脉夹层累及肾动脉术前即有肾功能不全；术中肾脏缺血、缺氧时间过长；术后肾血管流量恢复不满意等。急性肾功能不全的预防措施包括选择合适的体外循环方法，尽量避免肾脏长时间缺血，肾血管阻断时间不要超过30分钟。维持血流动力学稳定；保持水、电解质、酸碱平衡，加强利尿。一旦发生急性肾功能不全，需予相应处理，必要时进行血液透析治疗。

4．急性呼吸衰竭　主动脉瘤手术后出现的呼吸衰竭，多为Ⅱ型呼吸衰竭。常见原因有长时间体外循环；大量库血输入引起肺毛细血管微栓；术中左心引流不畅产生肺水肿；左侧开胸、单肺通气及术中挤压肺组织；术前存在有肺部疾病如慢性阻塞性肺疾病等。尽量避免以上诱因是保护肺功能、预防术后呼吸衰竭的关键。若发生呼吸衰竭，可采取以下措施，呼吸机辅助呼吸，使用呼气末正压通气（PEEP 8～12cmH$_2$O）改善气体交换；保持血流动力学稳定；适当应用糖皮质激素可降低肺毛细血管通透性，减轻肺水肿；有效预防和控制呼吸道感染。

5．吻合口假性动脉瘤形成　吻合口假性动脉瘤形成多在术后复查时发现，它的发生可能和吻合口感染、血肿有关。预防措施为术中避免使用人造止血材料充填、压迫止血，严格预防和控制感染。吻合口假性动脉瘤可施行破口修补或人工血管替换，也有报告采用腔内带膜支架进行介入治疗。

6．吻合口狭窄　各分支血管吻合口均可能发生狭窄，以头臂血管多见，其发生与吻合技术、人工血管口径选择、血栓形成、及夹层内血栓压迫有关。吻合口狭窄症状明显的患者，应进行手术处理。

7．其他　因为动脉瘤明显扩张，周围组织可能被推移或与动脉瘤粘连紧密，手术解剖过程中容易损伤周围脏器或组织，这类并发症常见的有左喉返神经损伤，乳糜胸，乳糜腹，肺不张，气胸。周围脏器或组织损伤主要在于预防，术中细心操作，仔细辨认、保护这些组织、器官。一旦发生损伤，需要进行相应处理，可行保守性治疗或外科手术治疗。

（六）手术效果

主动脉瘤手术治疗较非手术治疗效果更佳。Crawford报道他们一组接受外科治疗的患者5年生存率为58%，而保守治疗的5年生存率为19%。随着体外循环技术的进步，先进血管材料的应用，以及外科技术和经验的不断增加，以往较高的手术死亡率和严重的并发症明显减低。1994年至2001年阜外心血管病医院手术治疗胸主动脉瘤共410例，主动脉根部瘤133例，5年生存率94.5%。手术治疗升主动脉瘤70例，5年生存率为94%；主动脉弓部瘤124例，5年生存率91%；胸降主动脉瘤83例，5年生存率90%。此结果已经与国际水平相近，国内其他医疗中心在治疗主动脉方面也有较好的成绩。因此，从远期效果看，外科手术是主动脉瘤最有效的治疗方法。

（张 瑛）

参 考 文 献

1. Pressler V, McNamara JJ. Thoracic aortic aneurysm: nature history and treatment. J Thoracic Cardiovasc Surg, 1980, 79:489～498

2. PC Spittell. Clinical fertures and differendial diagnosis. (1980－1990) Mayo Clin proc, 1993, 68:62～65.

3. Crawford ES, Stowe CL, crawford JL. Aortic arch aneurysm. A sentinel of extensive aortic disease requiring subtotal and total aortic replacement. Ann Surg, 1984, 199:742～752.

第三十章　主动脉夹层

主动脉夹层的定义是主动脉内血液经过内膜裂口将主动脉壁中层撕裂为内层和外层并在之间形成假腔。然而临床仍有一部分夹层腔未能发现裂口。主动脉中层裂开多在内1/3和外2/3交界处。起病2周以内者称为急性主动脉夹层。

一、发病率和病因

主动脉夹层的确切发生率尚不清楚，美国报告尸检发现的夹层动脉瘤约0.2%～0.8%。此病多见于50～70岁人群，男性多于女性，约2～5∶1。黑人主动脉夹层发生率高于白人和黄种人，可能与黑人高血压发生率较高有关。北京阜外心血管病医院1994～2000年共手术治疗主动脉夹层患者180例，其中男性150例，女性30性，男女之比为5∶1。

主动脉夹层的病因还不明确，很多患者存在影响主动脉壁中层结构的因素，但是某些主动脉夹层患者，其主动脉壁的改变与年龄相符。所以即使是结构正常的主动脉壁，如果有血液进入其中层，也可以发生弹性纤维板离心性分离。在实验动物主动脉内膜打孔，并未引发主动脉夹层。因此发生主动脉夹层可能非单一因素所致。

以马方（Mafan）综合征为代表的一些遗传性结缔组织疾病，如Turner综合征、Noonan综合征和Ehlers－Danlos综合征，发生主动脉夹层的可能性更大，此类患者发病年龄轻，存在家族性。急性主动脉夹层患者中20%～40%为马方综合征，75%马方综合征患者发生主动脉夹层。最近研究表明马方综合征患者，存在一种纤维原（即一种糖蛋白）合成障碍，它是形成主动脉壁中层弹性组织的重要成分。马方综合征缺失的基因与合成纤维原缺失的基因均位于15号染色体长臂同一区域。

约20%原发性主动脉中层退行性变患者发生主动脉夹层。主动脉壁弹力纤维和胶原纤维退行性变，出现粘液样物质，也称为中层囊性坏死。退行性变也可表现为平滑肌细胞丢失，它使弹性纤维失去支架作用。

某些先天性心血管畸形，如主动脉瓣二瓣化和主动脉弓缩窄也常常合并主动脉夹层。Larson和Edwards调查发现主动脉夹层在主动脉瓣二瓣化畸形的发生率是三瓣叶的9倍。他们认为二瓣化畸形患者合并主动脉壁先天性异常的概率更高。主动脉弓缩窄患者也常发生主动脉夹层，其发生率是正常人的8倍，夹层多位于主动脉缩窄的近端，与该部位血压高有关，夹层几乎不向缩窄的远端发展。主动脉弓缩窄常合并主动脉瓣二瓣化畸形和升主动脉异常也是致病因素。

40岁以下主动脉夹层女性患者，50%发生于怀孕期间。孕妇容易发生主动脉夹层的原因不清楚，可能与妊娠期间血流动力学改变和激素水平有关。

动脉粥样硬化不是发生主动脉夹层的主要因素，但是粥样硬化溃疡有可能发展成原发动脉内膜的裂口，引起主动脉中层的进一步撕裂。

主动脉夹层患者存在高血压非常普遍，主动脉中层是承受主动脉腔内压力最重要屏障，血管壁所受的剪切力是引起主动脉夹层的主要因素。

主动脉壁损伤也是一个诱发因素。某些闭合性钝性挫伤，医源性损伤如心血管的介入治疗、心外科手术中动脉穿刺、插管、钳夹以及主动脉球囊反搏，均有可能引起主动脉壁中层破坏，从而引起主动脉夹层。

主动脉炎症引起主动脉夹层比较少见，但也有相关报告。

吸毒，长期使用可卡因均可引起主动脉夹层动脉瘤，多见于西方国家报告，发病原因尚不清楚，可能与心排量增加、血压升高有关。

二、发病机制

主动脉夹层发生是多种因素共同作用的结果，确切的发病机制并不清楚，目前较为流行的观点有以下4种：

1．主动脉壁中层结构异常　主动脉壁中层结构可因多种因素发生病变，主要是弹性纤维减少和变性，这就降低了主动脉壁顺应性，同时减弱各层之间附着力和主动脉壁抵抗血流横向切应力。弹性纤维成分对维持主动脉壁中层结构的完整尤其重要，将含有丙氨腈和甘氨腈的甜豆喂食动物后，动物的主动脉壁中层弹性纤维明显减少，极易发生主动脉夹层。另外主动脉壁中层内1/3和外2/3的扩张性能不同，内1/3的扩张性不如外2/3层，容易发生分层，这可能是主动脉中层撕裂常位于内1/3和外2/3交界处的原因。

2．高血压　高血压致使血管壁持续遭受较高的横向切应力，容易引起中层结构破坏。动脉壁所受切应力较大的部位，其内膜极易发生撕裂，这是破口好发于升主动脉、主动脉弓及胸主动脉起始段的原因。另外高血压使动脉扩张，也可使中层发生分层。

3．内膜撕裂　在以上两种因素影响下，一旦主动脉内膜发生撕裂，血液将进入动脉壁中层并沿内1/3和外2/3交界处顺行或逆行撕开，形成假腔。初始发生撕裂的内膜破口称为原发破口，多数原发破口位于升主动脉－主动脉窦管交界远端1～2cm范围内；一部分主动脉夹层原发破口位于胸降主动脉上段、左锁骨下动脉开口以远处；少数原发破口在主动脉弓部；罕见原发破口在胸降主动脉下段或腹主动脉。

4．假腔形成　主动脉夹层可以顺行和逆行剥离，形成累及主动脉全长的假腔。原发破口在升弓部的主动脉夹层可逆行剥离至主动脉窦，引起主动脉瓣关闭不全，顺行剥离可累及胸腹主动脉。原发破口在左锁骨下动脉开口以远的主动脉夹层多为顺行剥离。主动脉瓣关闭不全可能是夹层累及主动脉瓣交界，造成瓣叶脱垂，也可能是夹层累及无冠窦及右冠窦，使瓣环及窦管交界处变形，导致关闭不全。夹层很少累及主动脉全周，常常是主动脉周径的1/2～2/3，升主动脉夹层多位于主动脉右前部，弓部夹层约2/3在头侧，1/3在主动脉弓前壁，降主动脉水平夹层常在主动脉左前侧。

主动脉夹层可累及所有主动脉分支开口，引起分支血管狭窄、闭塞，导致相应组织缺血，影响脏器功能。主动脉夹层从主动脉根部至腹主动脉行程中存在从主动脉右前方逐渐转移至左侧方的旋转变化，因此主动脉夹层累及的主动脉分支以冠状动脉、三支头臂血管、左肾动脉、腹腔干、肠系膜上动脉、肠系膜下动脉及髂动脉多见。受累分支血管血供可能有多种情况：假腔压迫真腔，血供减少或完全闭塞；完全由假腔供血；真假腔共同供血。进入假腔内的血流多数经继发破口再次进入真腔，继发破口可以是一个或多个。少数夹层没有继发破口，呈盲袋状。急性期主动脉直径外观变化不明显，假腔内少有血栓，慢性主动脉夹层主动脉直径增粗，假腔扩大，其内有大量附壁血栓。急性主动脉夹层动脉壁很薄，极易破裂，有报道若这部分病人未接受治疗，将有36%～72%死于发病后48小时，62%～91%死于发病后1周。慢性主动脉夹层外膜增厚，与周围组织粘连，发生破裂的可能性在20%左右。夹层破裂的部位多位于内膜原发破口处，因为该处血流剪切力最大。主动脉夹层破裂血液可进入心包腔、纵隔、胸腔、腹膜后。

还有一种特殊的主动脉夹层，其假腔与正常主动脉无相通的破口。此类患者动脉壁显微镜下病理检查显示夹层动脉壁的滋养血管扩张、管壁变薄，血管周围起支撑作用的弹力纤维减少甚至消失，因之此类主动脉夹层的原因系滋养血管破裂出血所致。

三、分型

1．Debakey分型（图30－1）　根据主动脉夹层累及范围，分为三型：

Ⅰ型：夹层累及升主动脉、主动脉弓部、胸主动脉、腹主动脉大部或全部

Ⅱ型：夹层仅累及升主动脉

Ⅲ型：破口位于左锁骨下动脉远端，夹层仅累及降主动脉。此型又分为Ⅲa 和Ⅲb 型

Ⅲa：夹层累及胸降主动脉

Ⅲb：夹层累及胸降主动脉和腹主动脉大部或全部

2. Stanford 分型（图 30－1）　根据主动脉夹层累及范围，可分为：

A 型：累及升主动脉，无论远端至何处

B 型：累及左锁骨下动脉开口以远的降主动脉

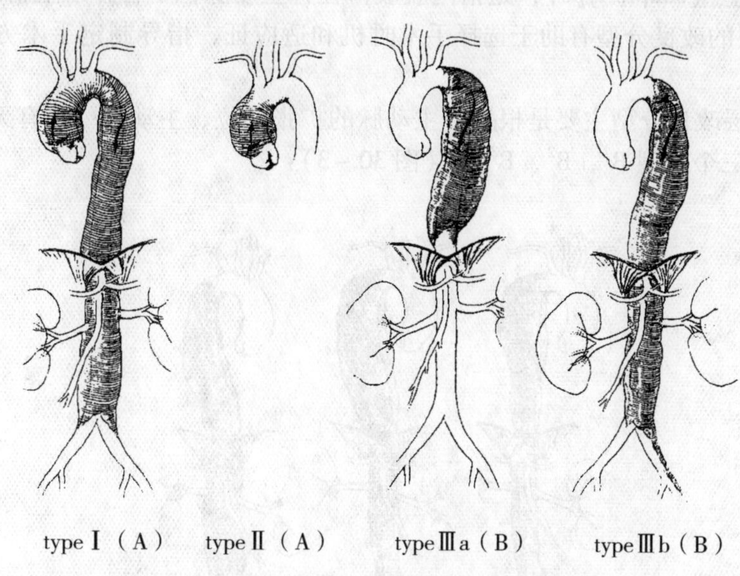

图 30－1　Debakey 分型及 Standford 分型

3. Crawford 分型　慢性远端主动脉夹层的分型，分为四型：

Ⅰ型：夹层累及近端胸降主动脉及部分腹主动脉

Ⅱ型：夹层累及近端胸降主动脉及全部腹主动脉

Ⅲ型：夹层累及远端胸降主动脉及全部腹主动脉

Ⅳ型：夹层累及膈肌以下腹主动脉

4. 改良 Stanford 分型　这是阜外医院孙立忠教授首先提出的，根据主动脉根部、弓部病变，将 Stanford A 型夹层的分型细化，根据主动脉弓部受累情况、降主动脉扩张范围细化 Stanford B 型夹层的分型。

Standford A 型改良分型，根据根部病变程度分为 A^1、A^2、A^3 型（图 30－2）。

A^1 型为窦部正常型，窦管交界和其近端正常，无主动脉瓣关闭不全。

A^1窦管交界及近端正常型
A^2累及冠脉开口和/或
轻中度主动脉瓣关闭不全
A^3窦管交界及近端
严重受累型

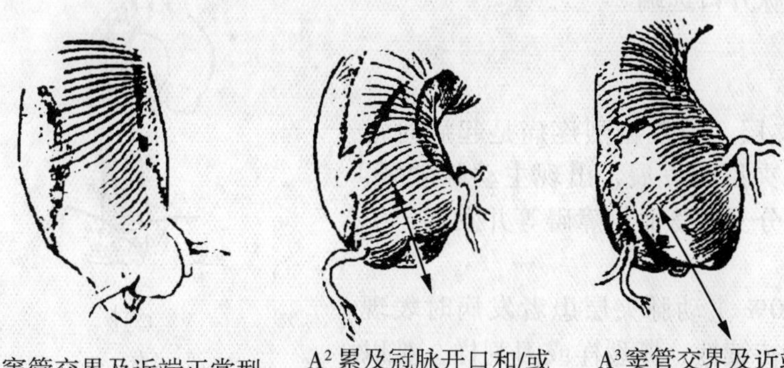

图 30－2　Standford A 型改良分型，根据根部病变程度分为 A^1、A^2、A^3 型

A^2 型为主动脉窦部直径小于3.5cm，夹层累及右冠状动脉导致其开口内膜部分剥离或全部撕脱，有1个或2个主动脉瓣交界撕脱产生主动脉瓣轻－中关闭不全。

A^3 型为窦部直径大于5cm，或3.5～5cm，但窦管交界结构破坏，有严重主动脉瓣关闭不全。

根部病变程度分为复杂型和简单型。

复杂型又称为C型（complex type），符合下列任意一项：①原发内膜破口在弓部或其远端，夹层逆行剥离；②弓部或其远端有动脉瘤形成；③头臂动脉有夹层剥离；④病因为马方综合征。

简单型又称为S型（simple type），是指内膜破口在升主动脉，不合并以上情况。

Stanford A型夹层的改良分型有助于选择手术时机和适应证，指导制定手术方案，对判断预后亦有指导意义。

Standford B型夹层改良分型主要是根据降主动脉的扩张部位、主动脉弓部有无受累。根据降主动脉扩张部位将其分成三个亚型 B^1，B^2，B^3 型（图30－3）：

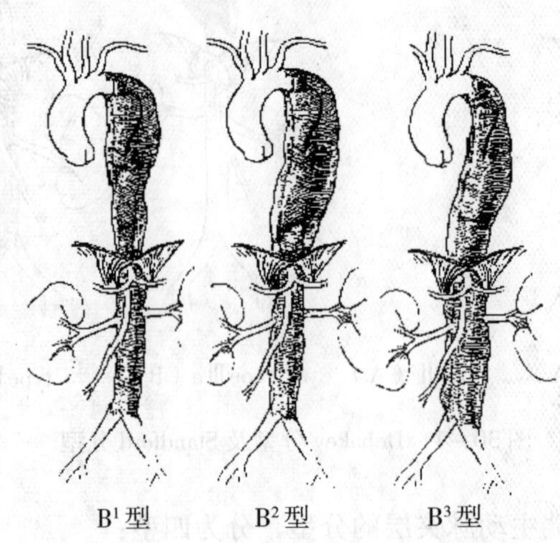

图30－3 Standford B型夹层动脉瘤改良分型，根据降主动脉扩张部位分成 B^1，B^2，B^3 型

B^1 型为降主动脉近端型，降主动脉近端扩张，中－远端直径接近正常。

B^2 型为全胸降主动脉型，整个胸降主动脉都扩张，腹主动脉直径接近正常。

B^3 型为全胸降主动脉、腹主动脉型，胸降主动脉和腹主动脉都扩张。

根据弓部有无受累，分为复杂型和简单型（图30－4）。复杂型又称为C型（complex type），指夹层累及左锁骨下动脉或远端主动脉弓部。简单型称为S型（simple type），指远端主动脉弓部未受累，夹层位于左锁骨下动脉开口远端。

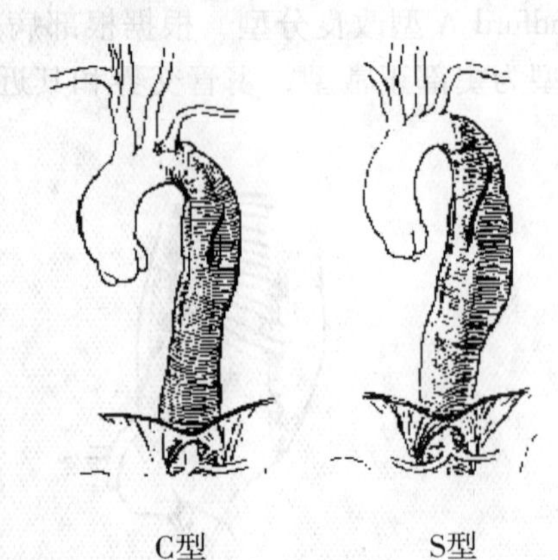

图30－4 Standford B型夹层动脉瘤改良分型，根据弓部有无受累，分为复杂型和简单型

四、临床表现

1．急性主动脉夹层　突发剧烈疼痛是起病时常见症状，随着主动脉夹层的发展，出现主动脉破裂，主动脉瓣反流，重要分支血管血供障碍等并发症，引起相应的临床表现。

（1）症状：近90%主动脉夹层患者发病时表现为突发剧烈疼痛，呈持续性、撕裂样或刀割样，难以忍受。患者表现为烦躁不安，焦虑，恐惧和濒死感。疼痛是主动脉壁中层撕裂所致，所以疼痛的部位与夹层发生的位置相关，并随着夹层的扩展而变化。升主动脉夹层多为胸前区疼痛，渐转移至颈部、背部。降主动脉夹层最初为肩胛部疼痛，可向腰背部伸延。随着假腔剥离停止，疼痛有所减轻。有时疼痛可再次加重，提示夹层又有扩展。

主动脉夹层破裂时患者可表现为急性失血性休克，面色苍白，大汗淋漓，四肢皮肤湿冷，口渴，烦躁。若血液进入心包腔，造成急性心脏压塞，可引起猝死。破入左侧胸腔，引起憋气，呼吸困难；若破入腹膜后间隙，可出现腹痛、腹胀。

主动脉瓣中重度关闭不全可出现急性左心衰竭，表现有胸闷、气短、心悸，咳粉红色泡沫痰及平卧困难等。

重要分支血管血供障碍是常见并发症。冠状动脉受累可有心绞痛、心肌梗死，甚至猝死。头臂干受累可出现晕厥、昏迷、偏瘫。肋间动脉严重缺血可导致截瘫。腹腔脏器缺血可有腹痛、腹胀，消化道出血，尿少等。

还有一些不常见症状，如低热和夹层动脉瘤压迫邻近器官引起上腔静脉阻塞综合征，声音嘶哑，颈部包块，刺激性干咳等。

主动脉夹层可以引起猝死，这是它的特点。主要是主动脉夹层破裂后引起急性心脏压塞或失血性休克，以及夹层累及冠状动脉产生急性心肌缺血，这些均可引发猝死。

（2）体征：多数急性主动脉夹层患者血压正常或血压升高。若有心包压塞或大量失血，可出现面色苍白，四肢末梢潮湿厥冷。外周动脉搏动减弱较多见，无名动脉受累右上肢血压低，左锁骨下动脉受累左上肢血压低，髂血管受累其相应侧的下肢动脉血压低。因此主动脉夹层患者测量四肢血压非常重要。测量各肢体血压可以了解主动脉及分支血管受累情况。

心动过速较为常见，胸骨左缘第2~3肋间及胸骨右缘第2肋间有时可听到收缩期杂音，可能是内膜撕裂后，血流冲击破口所致。合并主动脉瓣关闭不全的患者可以闻及主动脉瓣第二听诊区舒张期叹气样杂音，主动脉瓣区第二心音减弱。心浊音界扩大和心音遥远提示存在心包积液，部分患者尚可听到心包摩擦音。

左侧胸腔有渗液或夹层破入左侧胸腔，左胸叩诊为实音，呼吸音减低。合并急性左心衰的患者，双肺可闻及湿啰音。腹部体征多与腹腔脏器缺血有关。肠缺血坏死时可有腹部膨隆，肠鸣音减弱或消失，肌紧张，压痛和反跳痛等急性腹膜炎体征。左侧腰腹部膨隆及明显压痛应怀疑腹主动脉夹层破裂可能。脑供血障碍时可出现神志淡漠、嗜睡、昏迷、偏瘫，甚至脑死亡。脊髓供血障碍可有下肢肌力减弱或截瘫。

2. 慢性主动脉夹层　慢性主动脉夹层患者，虽然主动脉扩大明显，但缺乏临床症状。出现症状多因扩大的主动脉压迫周围脏器组织所致，可有胸背痛，声音嘶哑，吞咽困难，呼吸困难，反复肺炎等。还可有慢性组织灌注不良引起的症状，如腹痛，肾功能不全，跛行等症状。

五、辅助检查

1. 心电图　大多数主动脉夹层患者心电图正常，若夹层累及冠状动脉开口，可出现S-T段、T波改变，甚至心肌梗死的心电图改变。

2. 胸部X线　可见主动脉结扩大，胸主动脉增宽，心包积液时可有心影增大，主动脉瓣关闭不全可有左心室增大，左侧胸腔积液更为常见。

3. 血液检查　白细胞计数可有轻度增高，红细胞计数及血红蛋白降低。腹腔脏器供血障碍可出现转氨酶、肾素、肌酐和淀粉酶增高。

4. 超声心动检查　可探及分隔主动脉夹层真假腔的隔膜，有时可发现内膜破口，经超声心动检查并可了解主动脉瓣有无关闭不全及其严重程度。经食管超声检查诊断准确性更高，但有诱发夹层破裂的危险，施行该项检查应慎重。

5. CT检查　增强CT扫描可以发现明确的真假腔，显示夹层累及范围，还可见到内膜破口、附壁血栓和分支血管受累情况。CT 图像上真腔 CT 值高，而假腔 CT 值低，这与真腔血流速度快，显像早于假腔有关。

6. 磁共振显像（MRI） MRI 无辐射性，与增强 CT 相比更为安全。MRI 可清楚显示夹层累及范围。在 MRI 图像上真腔呈黑色，信号低于假腔，原因为真腔血流速度更快。

7. 数字减影血管造影术（DSA） 造影可准确、全面地了解主动脉夹层情况，但有一定创伤性，有可能加重或引起主动脉夹层破裂，因此临床使用受到一定限制。怀疑主动脉分支血管受累，应尽量行造影检查。现在随着介入治疗的发展，内膜支架的应用，主动脉夹层行造影检查越来越受到重视。对于急性主动脉夹层累及冠状动脉，或急性夹层合并有冠心病患者，需要同时进行冠脉造影，但冠脉造影有时因夹层影响而不成功，或者引发夹层破裂，操作难度很大。经左侧桡动脉行冠脉造影不易进入假腔，成功率更高。

六、诊断和鉴别诊断

根据突发性剧烈胸痛等典型的临床表现应想到本病可能，经过超声心动、CT 和血管造影等辅助检查，基本可以确定诊断。因为主动脉夹层病情急，发展快，预后差，早期明确诊断至为关键，临床上需要与急性心肌梗死、肺栓塞以及急腹症等进行鉴别。

1. 心肌梗死 急性心梗可有胸前区剧烈疼痛，特异性心电图动态变化，以及心肌酶及肌钙蛋白明显增高等特点。当主动脉夹层累及冠状动脉开口引起冠脉缺血时，鉴别诊断有一定困难。经过超声心动检查、CT 和 MRI 可以明确诊断。

2. 肺栓塞 肺栓塞起病突然，有特征性呼吸困难，存在诱发血栓形成和肺栓塞等因素。胸片、肺动脉造影和肺放射性核素扫描可确定诊断。

3. 急腹症 急腹症起病突然，疼痛多局限在腹部，体检发现腹部有压痛、肌紧张等腹膜刺激征。

七、外科治疗

怀疑或确诊主动脉夹层的患者应立即进行内科药物治疗。内科治疗的目的是控制心排出量和血压，避免主动脉进一步扩张或破裂。主动脉夹层发病初始 48 小时内，主动脉破裂可能性最大。常用的药物有三类：血管扩张剂，β 肾上腺素受体阻断剂和钙离子拮抗剂。血管扩张剂以硝普钠最为常用，钙离子拮抗剂以尼卡地平常用，血压控制在 100mmHg 左右。控制血压稳定后，多数患者疼痛症状明显减轻或消失。应用 β 肾上腺素受体阻断剂目的是减慢心率和减低每搏心排量，控制心率在 60 ~70 次/分，这样可以减少主动脉壁所承受的剪切力。部分疼痛剧烈患者可适当应用镇痛剂和镇静药。

在积极药物治疗同时，尽快明确诊断，确定主动脉夹层累及的范围及分型。

Debakey Ⅰ、Ⅱ型主动脉夹层，发生主动脉破裂和心脏压塞可能性大，临床研究显示手术治疗效果好于药物治疗。由于发病 48 小时以内主动脉破裂可能性极大，因此应立即急诊手术治疗；慢性主动脉夹层可以择期手术。

Debakey Ⅲ型主动脉夹层患者多数年龄大，常合并严重动脉粥样硬化，临床观察显示，此类患者外科手术与保守治疗相比未见明显差别，因此建议对此类型患者首选内科治疗，当出现动脉瘤破裂倾向或影响重要脏器组织灌注时，方考虑手术治疗。临床上有些年迈并合并严重系统疾病患者，不能耐受手术只能采取内科保守治疗。

（一）手术适应证

1. Debakey Ⅰ、Ⅱ型主动脉夹层，无论是急性期或慢性期

2. Debakey Ⅲ型主动脉夹层

急性期：主动脉破裂征象　　　　大量胸腔积液

　　　　　　　　　　　　　　　出血性休克

主动脉破裂倾向　　药物无法控制高血压
疼痛不能缓解
主动脉直径短期内迅速增大
重要脏器供血障碍
慢性期：主动脉直径大于5cm
一年内主动脉直径增大超过1cm
慢性脏器缺血表现
持续性疼痛。

（二）急诊手术指征

1. 主动脉破裂征象或倾向。
2. 心包积血致心脏压塞。
3. 冠状动脉受累导致急性心肌供血障碍。
4. 严重主动脉瓣关闭不全引起急性左心衰。
5. 急性重要脏器供血障碍。

（三）术前准备

主动脉夹层患者多数就诊时病情危重，随时有主动脉破裂可能，因此必须采取严密的监护和及时有效的药物治疗，争取用最短的时间，最简单有效的检查，尽快明确诊断，确定治疗方案。

监护包括血流动力学监测，迅速建立静脉通路，最好是中心静脉通路，常用右颈内静脉，主要目的是避免干扰手术野。桡动脉穿刺监测血压，留置尿管，监测尿量。注意对患者神经系统和腹部体征的观察。术前诊断需要了解主动脉夹层累及的范围，有无主动脉破裂、主动脉瓣关闭不全、重要脏器灌注不良等并发症，这对选择手术时机和术式非常重要。此种手术术中及术后出血量多，术前需备足新鲜血浆和血液。

急性主动脉夹层手术治疗目的是避免患者因为主动脉夹层破裂死亡，或即将破裂导致心脏压塞或出血性休克；重建恢复主动脉重要分支的血流。大多数手术不能将所有假腔去除，因此广义来讲，主动脉夹层的手术是姑息性手术。处理主动脉夹层的原则是去除原发破口；闭合假腔；重建主动脉重要分支的血供。另外累及近端主动脉夹层的患者，手术中还需注意矫治主动脉瓣关闭不全。

（四）手术方法

由于主动脉走行较长，全身所有脏器的血供均来自主动脉，不同部位解剖特点不同，因此不同分型的主动脉夹层手术方法相差很大。

1. Debakey Ⅰ型、Debakey Ⅱ型主动脉夹层

[常规操作]

常规气管插管，静脉、吸入复合麻醉。麻醉过程中应保持血流动力学平稳，尤其在麻醉诱导和开放主动脉阻断钳后避免出现高血压，防止夹层破裂和吻合口缝线撕裂。

需要处理主动脉瓣的患者应放置食管内超声探头。手术在体外循环下进行，监测体外循环全身血流灌注需监测上下肢血压。需要指出的是监测桡动脉和足背动脉不能与锁骨下动脉插管或股动脉插管同侧。体外循环可以采用低温体外循环和深低温停循环。在深低温停循环时，可经颅超声多普勒、脑电图、脑血氧饱和度等检查以了解脑灌注。

建立体外循环动静脉插管有数种方法。因近端主动脉夹层累及升主动脉，不能行升主动脉插管，此时可以采用股动脉插管和/或右锁骨下动脉插管。临床上股动脉插管较普遍，有几点需要注意：尽量靠近近端，动脉插管口径足够大，以保证动脉灌注流量；作股动脉横切口，防止吻合口狭窄；正中开胸尽量选择右侧股动脉切口，有利于二次行胸主动脉置换时使用左侧股动脉进行插管，方便操作；如果夹层累及股动脉，切开股动脉腔有动脉血液流出，即可进行股动脉插管，插入的管腔可能是真腔也可能是假腔，若逆行灌注效果不佳，需重新更换动脉插管位置。

右锁骨下动脉插管有以下优点：操作方便；行主动脉弓部手术时，可阻断头臂血管近端，行选择性脑灌注；动脉灌注方向为顺行灌注，接近生理状态。

静脉插管有三种方法，常用的是右心房插管，亦可行上下腔静脉插管，还可经髂静脉至右心房插管。对于一些升主动脉扩张明显或与周围粘连紧密的动脉夹层患者，髂静脉-右心房插管是一个很好的选择。左心引流管多留置在右上肺静脉，若显露右上肺静脉困难，亦可在主肺动脉或左室心尖部留置左心引流管。

处理主动脉弓部的主动脉夹层时，常常需要完全阻断头臂血管血流，这有可能引起脑缺血。大脑系人体内最不能耐受缺血的器官，主动脉弓部手术最常见和严重的并发症出现在神经系统，因此术中须采取脑保护措施。目前常用的脑保护措施有以下三种：

深低温停循环：通过降低脑组织温度，减缓脑细胞代谢速度，从而减少脑组织需氧量，延长脑组织耐受缺血的时间。通常深低温达到的温度是鼻咽温 18℃。既往研究和临床应用表明，鼻咽温 18-20℃时，停循环时间超过 40 分钟，脑部并发症开始增加，超过 60 分钟，脑并发症显著增加。一般深低温停循环的安全时限为 30 分钟。若鼻咽温降至 15℃，脑组织耐受缺氧时间长达 60 分钟，但是降温和复温时间相对延长，体外循环时间增加，相应并发症也会增加。

选择性脑灌注：分为双侧脑灌注和单侧脑灌注。双侧脑灌注是在体外循环降温至合适温度后停止循环，分别经无名动脉和左颈总动脉开口插管进行双侧脑灌注。也有人在上述两个动脉开口插管同时作左锁骨下动脉开口插管，认为这样做可以使双侧脑灌注供血均匀。但是此种方法术野内管道多，可能影响操作，且经头臂血管开口插管增加了气栓、血栓残屑脱落、夹层内膜撕裂、翻转等出现的可能性，容易引起脑部并发症。

单侧脑灌注是经右锁骨下动脉插管，血液经右锁骨下动脉至无名动脉再到右颈总动脉灌注脑部血管。它要求脑基底动脉环完整，否则另一侧脑灌注会受影响。脑灌注流量为 5~10ml/（kg·min）。右锁骨下动脉插管方法有利于在中度低温下阻断升主动脉血流，先重建主动脉根部，在停循环切开弓部动脉瘤时，再利用右锁骨下动脉作顺行脑灌注。若手术时间较长，可同时行股动脉插管，上下半身分别灌注，以保护脊髓和腹腔脏器。高龄或脑血管发育有异常者，慎用单侧脑灌注。

逆行性脑灌注：经上腔静脉逆行灌注脑部循环后，由头臂血管回流，流量在 400ml/min，上腔静脉压维持在 15-20mmHg。逆行灌注的安全时限在 40 分钟左右。逆行性脑灌注术野血液多影响显露，脑灌注效果欠佳，现在很少应用。

目前大多数医师主张在深低温加脑灌注下进行全弓置换手术更有利于脑保护。

[手术方法]

胸骨正中切口，行弓部手术或头臂血管置换术时，要超越胸骨切迹并向左颈部延伸，利于显露无名静脉。

因 Debakey Ⅰ型、Ⅱ型主动脉夹层累及范围和破口位置不同，手术方法有较大差别。主动脉根部手术可分为升主动脉替换术，主动脉窦部、主动脉瓣成形术，保留主动脉瓣的根部替换术（David 术），主动脉根部替换术（Bentall 术）。弓部手术可分为部分弓或全弓置换并象鼻手术。

主动脉根部处理：

（1）夹层未累及主动脉窦，无主动脉瓣关闭不全，无冠状动脉开口受累，可于主动脉窦管交界处横断升主动脉，断端与人工血管行端-端吻合，4-0 prolene 线全周连续缝合。

（2）夹层轻度累及主动脉根部，包括主动脉窦部直径小于 3.5cm；累及右冠状动脉使其开口处内膜部分剥离或全部撕脱；有 1 个或 2 个主动脉瓣交界撕脱导致轻至中度主动脉瓣关闭不全。此类患者可以行保留主动脉瓣的主动脉根部替换术，或其改良术式，如只替换一个或两个窦（多为右冠窦和无冠窦），同时行冠状动脉开口移植或右冠状动脉旁路移植术。沿瓣环上方 3mm 与瓣环平行波浪状切除窦壁，遇到瓣交界撕脱者可先悬吊缝合，人工血管近心端按主动脉瓣环形状裁剪成波浪状，用 4-0 prolene 线连续缝合于主动脉瓣环上。游离左右冠状动脉开口，将其吻合于人工血管上。关于吻合口的形状，早期 David（图 30－5）将人工血管近心端剪一约为人工血管直径 2/3 的缺口，将缺口起始及终点处稍加修剪成扇贝样，吻合口剪成波浪状，可以更好的与主动脉窦残端相适应，减少吻合口张力，同时与吻合口平面相比，主动脉壁收缩期扩张性能良好，从而给主动脉瓣叶较大的开放空间，减少瓣叶损伤。

人工血管口径选择也很重要，有人以三个瓣叶游离缘平均长度的 90% 作为人工血管的口径，也有理论认为因瓣环及窦管交界扩张，返流血液冲击，主动脉瓣叶游离缘可能有不同程度延长，对此可将三个瓣交界以牵引线悬吊，移动牵引线寻找能使瓣叶对合良好的位置，以能通过此三个交界的圆直径作为人工血管口径。

心脏复跳后必须经食管超声观察主动脉瓣情况，若反流较大，需重新做主动脉瓣成形或换瓣。保留主动脉瓣的主动脉根部替换手术可以避免换瓣导致的并发症，提高患者生存质量。但是存在以后因主动脉瓣关闭不全需再次换瓣的风险。

（3）如果夹层引起窦部直径大于 5cm；或虽窦部直径 3.5～5.0cm，但窦管交界结构破坏，有严重主动脉瓣关闭不全时，需要进行 Bentall 手术。

（4）若夹层远端未累及弓部，可仅行升主动脉置换，用 4－0 prolene 连续端－端吻合。如果夹层累及弓部，需要根据夹层破口位置、累及范围和瘤体直径决定弓部手术范围。

（5）夹层累及升主动脉、主动脉弓，远端假腔较小，主动脉弓部无继发破口，可于无名动脉开口近端横断主动脉，用三明治法或生物胶闭合假腔，再与人工血管行端－端吻合。

夹层累及主动脉弓较大，有继发破口，可行部分弓替换（图 30－6）。方法为在主动脉弓受累以远横断主动脉，人工血管与主动脉弓断端行端－端吻合。夹层若仅累及主动脉弓底部，未累及头臂血管，可将主动脉弓部剪成斜面，同时人工血管远端也修剪成相应形状，端－端吻合即可。

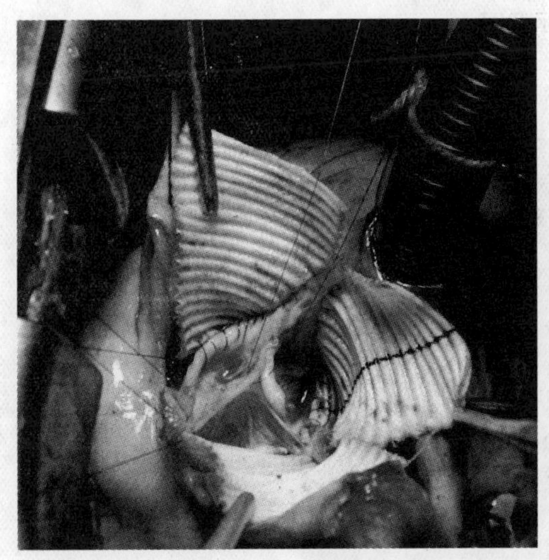

图 30－5 David 术主动脉瓣成形后

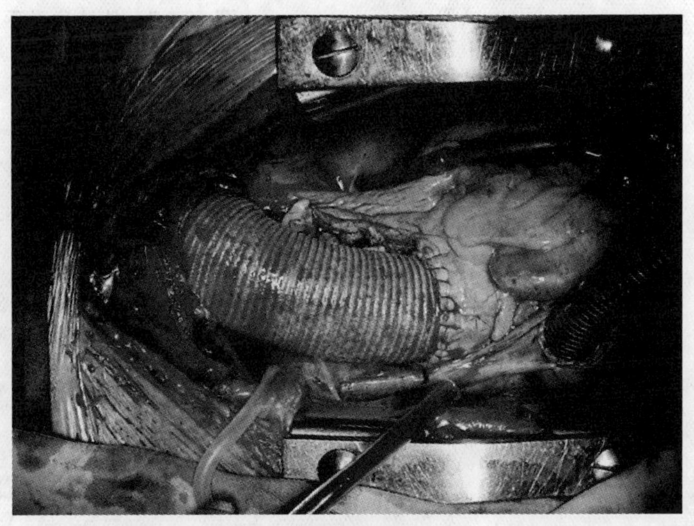

图 30－6 部分弓替换术

（6）根据血管开口受累情况，分别处理头臂血管。若头臂血管开口处有继发破口，则用与头臂血管开口相匹配的人工血管替换无名动脉、左颈总动脉、左锁骨下动脉，远端用 5－0 prolene 线连续缝合，近端与弓部人工血管用 4－0 prolene 连续端－侧缝合。头臂血管开口仅被夹层累及，无继发破口，可将开口处主动脉壁修剪成一个血管片，与主动脉弓部的人造血管行端－侧吻合，夹层部位要用三明治法或生物胶闭合。对于原发破口位于弓部或累及弓部的夹层瘤直径超过 5cm，要行全弓替换。

全弓替换需行右锁骨下动脉和股动脉插管，上下半身分别灌注，在左锁骨下动脉开口远端 1～2cm 处横断主动脉，4－0 prolene 线行人造血管与主动脉远端的连续端－端吻合。头臂血管处理同部分弓处理原则。

(7) 一部分Ⅰ型主动脉夹层，可施行象鼻手术。象鼻手术最早由 Borst 等人在 1983 年报告，开始用来治疗升弓降部主动脉瘤。后来象鼻手术也用来治疗 Debakey Ⅰ型主动脉夹层，主要包括真腔较大或 Debakey Ⅰ型急性主动脉夹层，破口位于弓部或左锁骨下动脉以远，夹层逆行剥离至升弓部。其主要操作是在一期升主动脉和弓部替换时，将一段人工血管置放于降主动脉（图 30－7，图 30－8）。这样在二期行降主动脉替换手术时，可以在常温下将一段人工血管直接与一期手术时置入的人工血管（象鼻）行端端吻合。优点是避免二期手术要游离主动脉弓降部动脉瘤，避免再次深低温停循环。另外在 Debakey Ⅰ型主动脉夹层中，一期手术置入真腔的人工血管，可使受压的降主动脉真腔张开，假腔内血流变缓，有一部分患者假腔内血栓形成，避免了二期手术。目前人工血管已发展到支撑型人工血管“象鼻”（图 30－9，30－10，30－11，30－12，图 30－13），它的优点是有自膨胀特性，可以有效封闭内膜破口，扩大真腔，挤压和消灭假腔 促进血栓形成，操作简单，容易置入，此外更大的优点是在中期随访中发现胸降主动脉可以出现重塑。

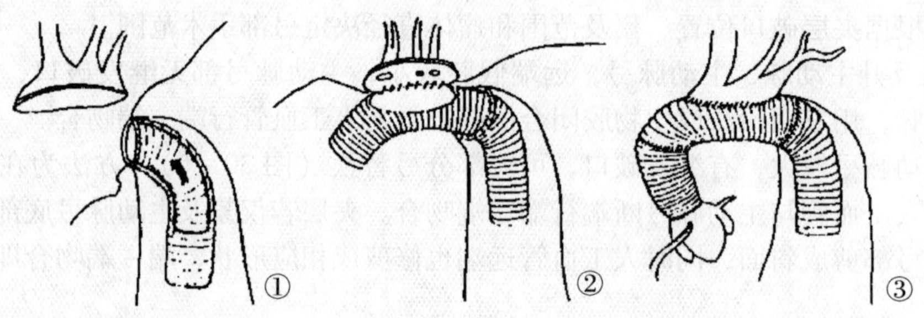

图 30－7　传统象鼻手术示意图

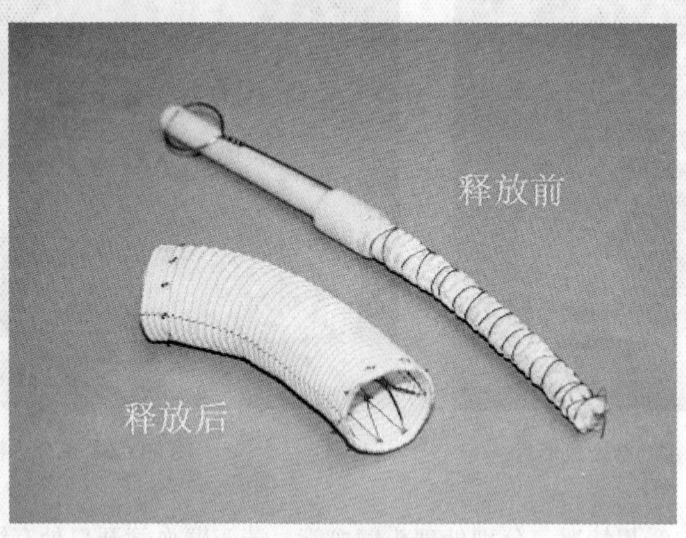

图 30－8　支撑型人工血管

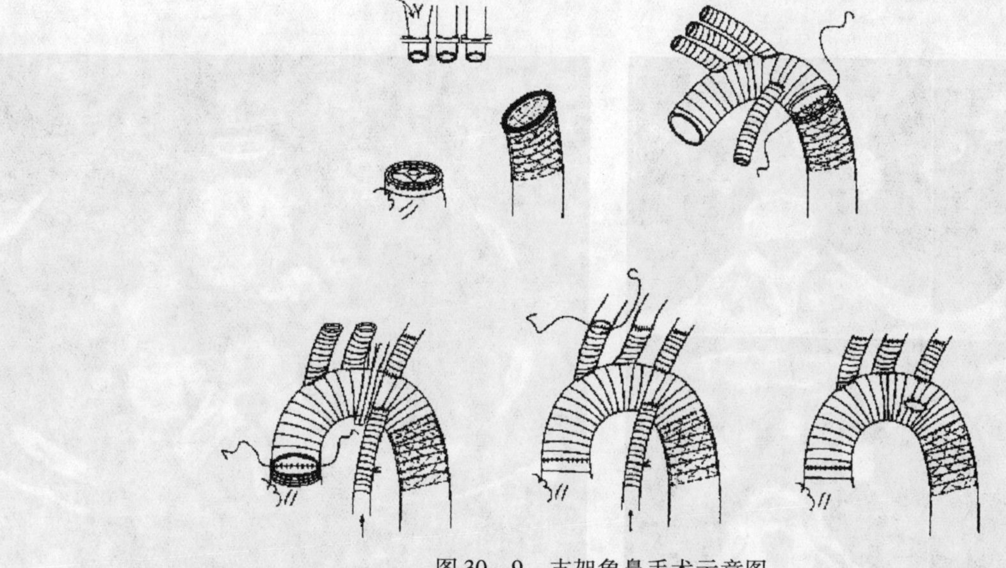

图 30－9　支架象鼻手术示意图

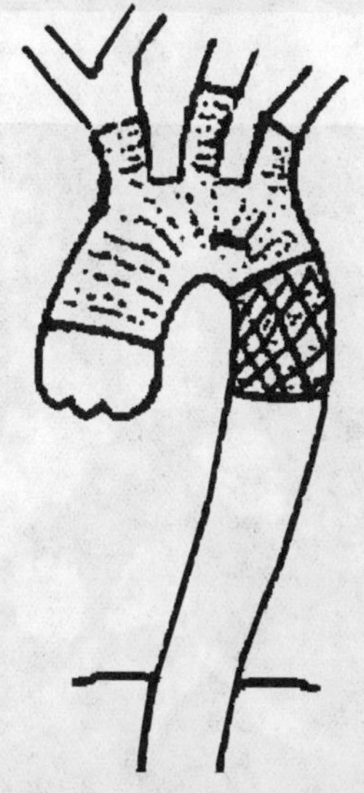

图 30－10　全弓替换＋象鼻手术示意图

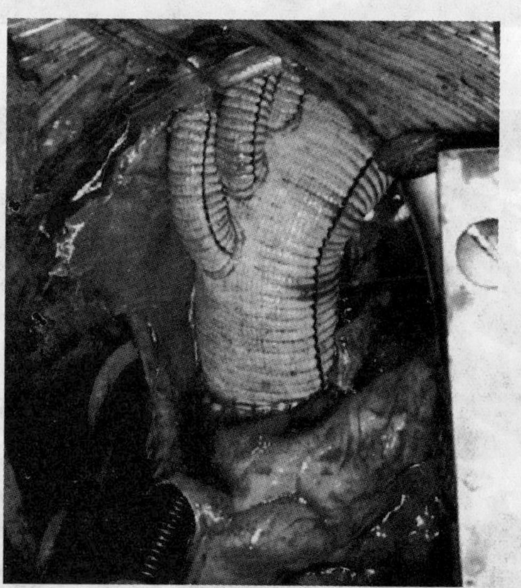

图 30－11　全弓替换＋象鼻手术图解

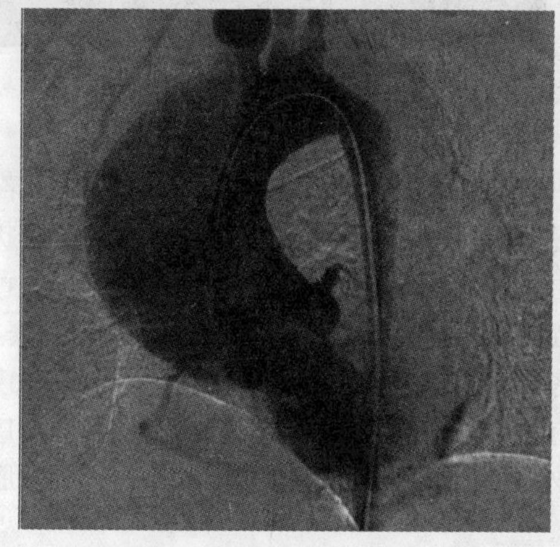

手术前

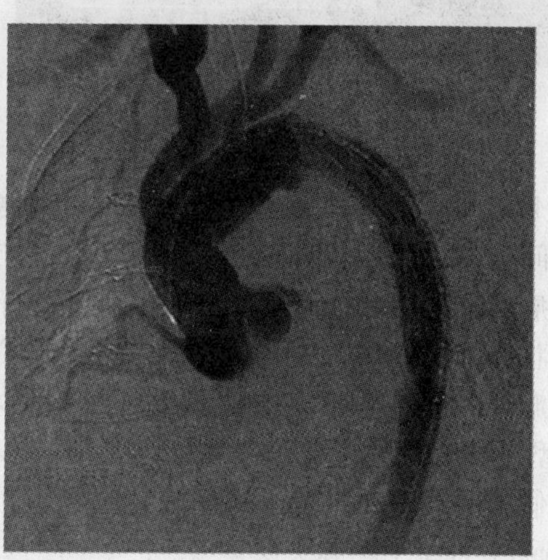

手术后

图 30－12　全弓＋象鼻手术手术前、后造影对比

术前

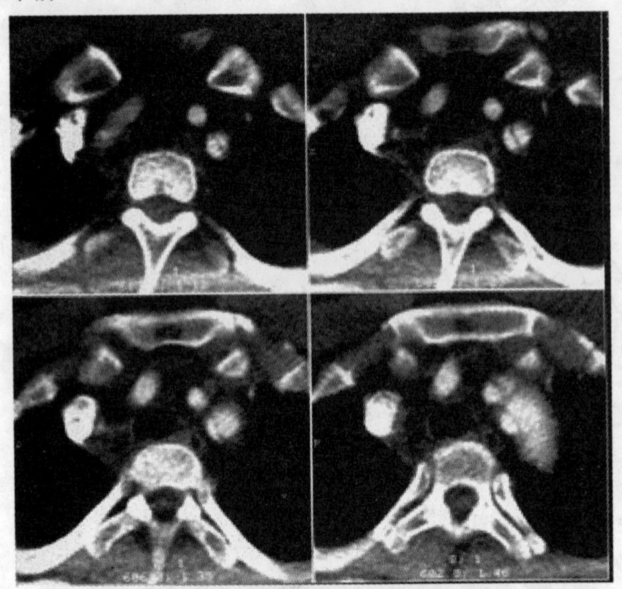

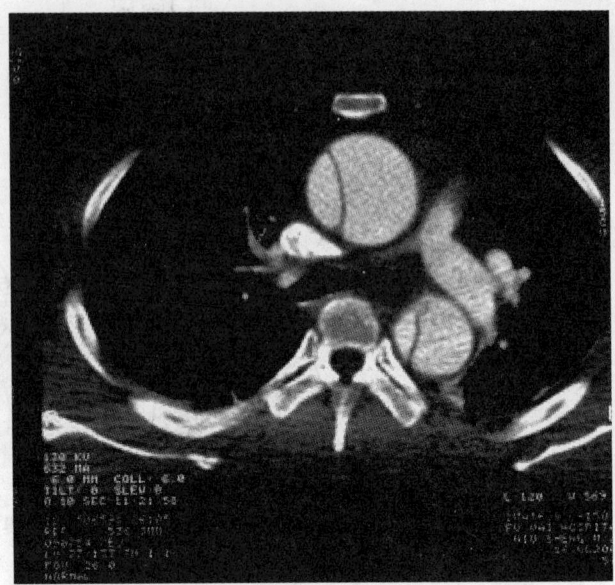

术后

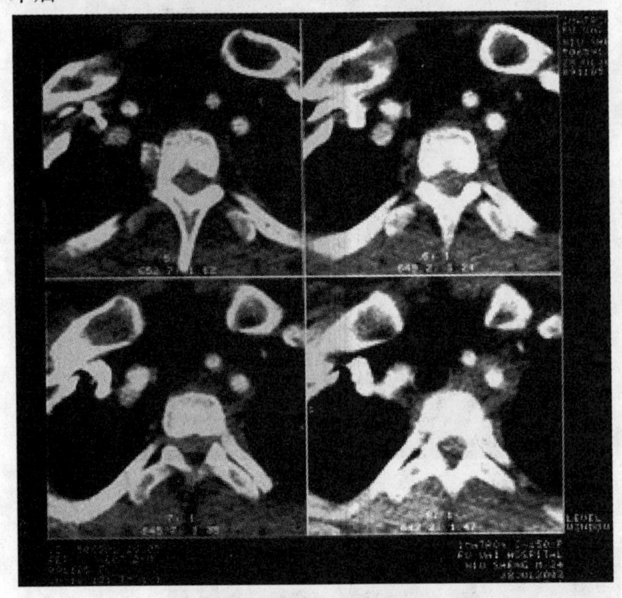

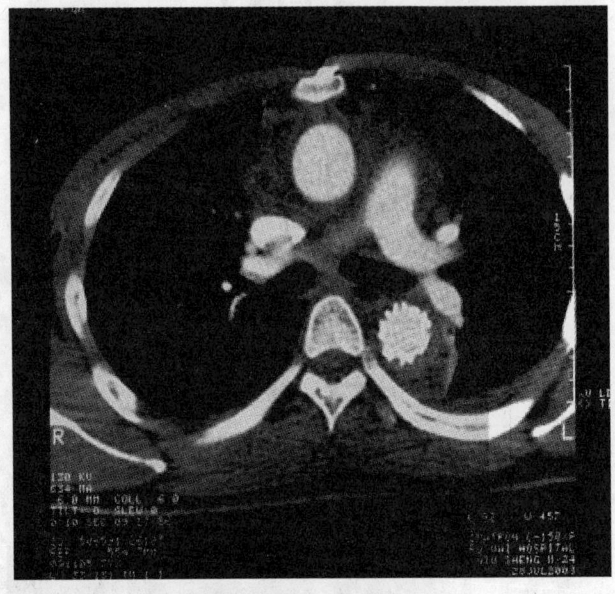

图 30－13　全弓＋象鼻手术手术前、后增强 CT 对比

（8）慢性 Debakey Ⅰ、Ⅱ型主动脉夹层处理原则略有不同。对于近端主动脉根部，若主动脉瓣关闭不全时间较长，瓣叶多明显延长或脱垂，很难进行成形术，需要瓣膜置换。主动脉窦扩张明显或主动脉根部瘤继发夹层时，需用带瓣人工血管进行主动脉根部替换。若仅为无冠窦扩张，可将无冠窦折叠至正常状态，用 4×12 双头针带垫片间断褥式缝合，进行无冠窦成形术；如果无冠窦成形困难，可沿主动脉瓣环的弧度，距离主动脉瓣环 0.3cm 将其剪除，人工血管亦剪成舌状，与无冠窦吻合。Debakey Ⅰ型慢性主动脉夹层，有的假腔较大，并有重要血管分支开口，在处理远端吻合口时，需先剪除部分真假腔的隔膜，再将包括真假腔血管壁的外膜与人工血管行端－端吻合，形成双腔道供血。

2. Debakey Ⅲ型主动脉夹层

[常规操作]

这里主要介绍累及胸主动脉夹层的治疗方法。均采用全麻双腔气管插管。术前估计阻断主动脉在

30分钟以内，可在常温下进行手术。如果夹层瘤游离困难，出血较多，可行股动脉插管，术中出血经血液吸引器回收至体外循环储血槽，经股动脉回输。这样可以节省血液，延长阻断时间，在阻断端远侧输血，可以改善腹腔脏器及脊髓缺血情况，降低肾衰和截瘫的发生率。若估计主动脉阻断时间超过60分钟，需要采用体外循环进行手术。分为股动脉－股静脉插管转流；左心转流；深低温停循环。体外循环临床一般多采用股动脉－股静脉插管，左心耳插管行左心引流。左心转流常用左心房－股动脉转流。在主动脉夹层无法阻断或需要同期行主动脉弓远端替换时，则选择深低温停循环方法。

［手术方法］

取右侧卧位，左胸后外侧切口，经第四肋间进胸，若主动脉夹层远端显露较差或要行全胸主动脉替换，可切断第五肋骨，或再经第七肋间另作切口。游离出左锁骨下动脉和左颈总动脉之间的主动脉弓，于第五、六肋间动脉水平游离一段主动脉，若行全胸主动脉替换，还要在膈肌上2～3cm游离胸主动脉。游离主动脉过程中注意保护迷走神经、膈神经、喉返神经，同时避免损伤肺动脉、食管等脏器（图30－1－14）。

近心端处理：先在左颈总动脉和左锁骨下动脉之间阻断主动脉，同时阻断左锁骨下动脉，再于第五、六肋间动脉水平阻断远端主动脉。纵行切开主动脉壁，探查破口位置、真假腔和左锁骨下动脉开口位置。在血管腔内闭合1～5肋间动脉开口。距左锁骨下动脉开口以远1cm横断主动脉，与口径匹配的人工血管行端－端吻合，3－0 prolene线连续缝合。

远心端处理：因夹层病变情况不同而有所区别。远端主动脉增粗不明显，无局限隆起，可行部分主动脉替换。于第五肋间动脉水平横断主动脉，清除远侧端血栓，用“三明治”法闭合假腔，与人工血管行端－端吻合。如果假腔较大，外壁厚时，可剪除一部分内膜片，人工血管与外壁行端－端吻合，形成双腔道供血。远端主动脉增粗明显，无局限隆起，可行部分主动脉替换，先行主动脉成形术，再与人工血管行端－端吻合。主动脉成形是在膈肌上2～3cm处阻断主动脉，纵行切开胸主动脉夹层，清除血栓并剪除分隔真假腔的内膜片和多余外膜，按照人工血管口径纵行缝合主动脉切口，在第五肋间动脉水平与人工血管行端－端吻合．远端主动脉增粗明显，有局限隆起，要行全胸主动脉替换，在膈肌上2～3cm阻断主动脉，将第6～12肋间动脉开口处主动脉壁修剪成一血管片，用4－0 prolene线与人工血管行端－侧吻合，远侧主动脉与人工血管行端－端吻合（图30－14）。

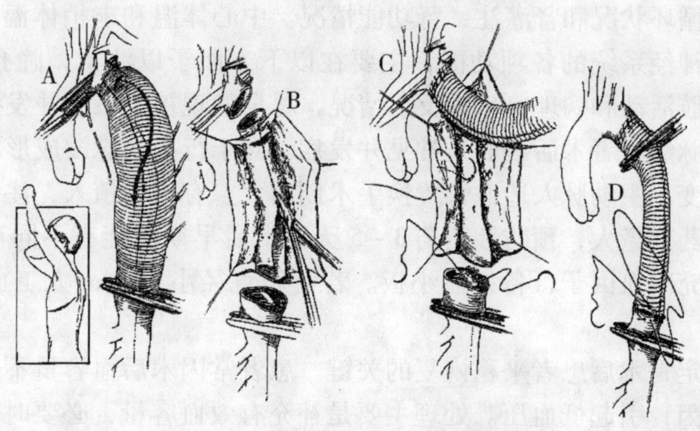

图30－14　全胸降主动脉替换术

八、介入治疗

经皮穿刺血管腔内支架植入术已成为治疗Debakey Ⅲ型主动脉夹层的重要方法。当夹层为降主动脉近端扩张 中－远端直径接近正常，远端主动脉弓部未受累，夹层位于左锁骨下动脉开口远端，可以考虑进行介入治疗（图30－15）。

介入治疗的指征是主动脉瘤直径大于5cm，入口持续存在，假腔进行性扩大，持续性疼痛等，合并有重要脏器功能不全或出现各种合并症不能耐受手术的患者，更适宜采用介入治疗。

在局麻或全麻下，经股动脉或桡动脉先行主动脉造影，确定可植入支架后，在导丝引导下将支撑血管送至合适位置。支架植入时需注意几点：破口位置距离左锁骨下动脉开口至少在1cm以上；一定要将支架放置于真腔；在支架释放时采取控制性低血压和术后控制血压能有效防止支架移位。主动脉严重粥样硬化、钙化，主动脉壁有血肿，或夹层破口大且不规则，或袖套样剥离的患者，以及某些腹腔主要分支受累已造成脏器缺血性坏死的病例，植入支撑型人工血管支架需要慎重。

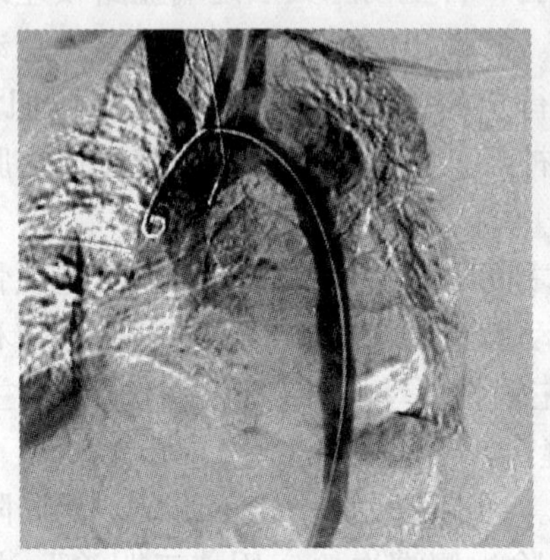
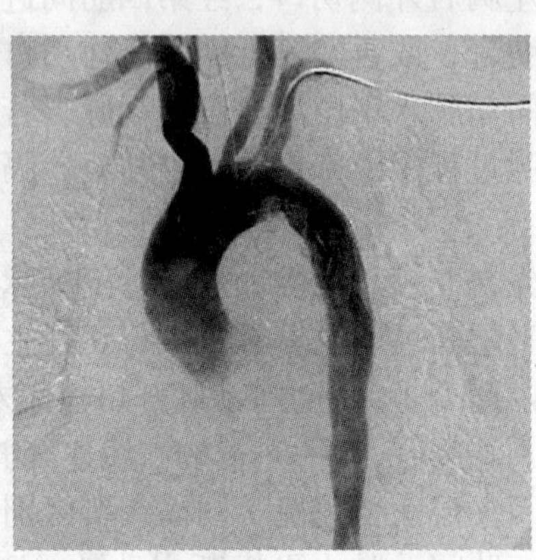

图30－15　介入治疗前、后造影

九、术后处理

术后进入重症监护室，常规无创心电监测，观察心率、心律和S－T段改变。监测四肢动脉血压，了解动脉吻合口是否通畅，各分支血管是否有阻塞或组织灌注不良。严格控制血压，术后高血压可能引起吻合口破裂，缝线针孔撕裂出血，主动脉夹层破裂等，控制血压除充分镇静，可使用硝普钠、尼卡地平等扩张血管药物。监测中心静脉压和肺毛细血管楔压，有利于了解血容量和心排量。密切观察尿量，反映患者循环状况和肾灌注、肾功能情况。中心体温和末梢体温差别大于5℃，提示末梢循环不良。认真观察神经系统的各项功能，主要在以下方面予以注意，瞳孔大小和对光反射灵敏度，术后清醒时间，四肢活动和病理、生理反射情况，尽早发现神经系统并发症并早期处理。注意胸腔引流量，因为夹层动脉瘤患者术后出血是常见并发症。对于行主动脉瓣成形术的患者，还需注意脉压变化和心脏杂音的改变。主动脉人造血管置换手术创面大，有异物植入，注意预防感染，应用广谱抗生素和联合用药，用药剂量大，预防性用药3－5天。术后早期可能有不同程度凝血机制异常，可予止血药，输注血浆补充凝血因子，备好血小板。若使用直径小于1cm人工血管，需口服华法林抗凝3个月。

维持血流动力学稳定是术后患者平稳恢复的关键。患者常因术后血容量不足、心肌损伤、缺氧和酸中毒、心律失常等原因，引起低血压。处理主要是补充有效血容量，必要时使用心肌收缩药物和血管收缩剂。注意纠正酸碱平衡失调和电解质紊乱。术后早期多予呼吸机辅助呼吸，减少呼吸做功，减轻心脏负担，需要等到完全清醒，无呼吸困难，血流动力学稳定，胸腔引流不多时才可拔出气管插管。

十、术后并发症

1．出血　出血是主动脉夹层手术最常见、也是最凶险的并发症。术中及术后出血的原因有血管壁组织脆弱，吻合口缝线容易撕裂血管壁；吻合口多，血管壁张力高，出血后不易止血；手术时间长，体外循环时间长，出血多，凝血因子消耗多。

防止出血的方法首先是血管吻合口缝合严密，组织对合良好，用无创针平顺穿过血管壁全层。术中、术后保持血压平稳，术中使用抑肽酶，及时输入血浆、凝血因子、血小板、纤维蛋白原等可有效减少渗血量。有时近端吻合口出血，尤其是主动脉根部后壁有出血时，看不到出血的确切位置，很难补针，可在手术开始时就预留一部分瘤壁，手术将要结束，主动脉根部有出血时，用剩余的瘤壁包裹主动脉根部，并与右心房吻合进行分流。若有主动脉根部针眼出血，又无法止住，可用牛心包补片环绕包裹血管壁，压迫止血。

2．脑部并发症　脑部并发症也是主动脉夹层手术后常见严重并发症，可表现为昏迷、苏醒延迟、定向力障碍、抽搐、偏瘫、双下肢肌力障碍，还可有精神症状。发生的原因有术前夹层累及头臂血管，已有脑缺血缺氧存在；术中因气栓或血栓引起脑梗死；脑保护措施不当或长时间低血压，脑灌注不足，引起弥漫性脑缺氧；头臂血管吻合口发生狭窄、阻塞或血栓形成，夹层术后再次剥离累及头臂血管。

预防脑部并发症的方法包括选择合适的脑保护措施，尽量采用选择性脑灌注技术；排气充分；仔细清除血栓；缩短体外循环时间和低血压时间。一旦出现脑部并发症，甘露醇脱水治疗仍为首选，同时使用糖皮质激素。维持血流动力学稳定，提高胶体渗透压。应用神经细胞营养药物也是常规治疗之一。若病情允许可进行高压氧治疗。

3．急性肾功能衰竭　急性肾功能衰竭是常见并发症，可能与肾脏耐受缺血能力较弱有关。原因包括术前夹层累及肾动脉已有肾功能不全；术中肾脏缺血、缺氧时间过长；肾血管流量恢复不满意。

预防措施有选择合适的体外循环方法，尽量避免肾脏长时间缺血，肾血管阻断时间不要超过30分钟；维持血流动力学稳定；保持水、电解质、酸碱平衡，加强利尿，必要时行血液透析治疗。

4．急性呼吸衰竭　主动脉夹层手术后出现的呼吸衰竭，多为Ⅱ型呼衰。常见原因有长时间体外循环；大量库血输入引起肺毛细血管微栓；术中左心引流不畅引致肺水肿；左侧开胸、单肺通气及术中挤压肺组织；术前存在肺部疾病如慢性阻塞性肺疾病。

尽量避免以上诱因是保护肺功能的关键。若发生呼吸衰竭，可采取以下措施，呼吸机辅助呼吸，使用呼气末正压（PEEP 8～12cmH_2O）改善气体交换；保持血流动力学稳定；适当应用糖皮质激素可以降低肺毛细血管通透性，减轻肺水肿；有效控制肺部感染。

5．截瘫　因脊髓缺血导致的截瘫多在术后早期出现。产生的主要原因是术中脊髓缺血时间过长，关键部位的肋间动脉和腰动脉血供没有恢复。一旦发生截瘫，无很好的治疗方法。所以关键是避免脊髓长时间缺血，改善其血供。

6．吻合口假性动脉瘤形成　吻合口假性动脉瘤多在术后复查时发现，可能和感染、血肿有关。术中避免使用人造止血材料充填、压迫止血，严格控制感染是有效的预防方法。已形成假性动脉瘤可施行破口修补或人工血管替换，也有采用介入治疗方法使用腔内带膜支架治疗成功的报告。

7．吻合口狭窄　凡是进行吻合的各分支血管均可发生吻合口狭窄，临床以头臂血管多见，它的发生与吻合技术、人工血管口径选择、血栓形成、及夹层内血栓压迫等因素有关。症状明显的患者，应接受手术治疗。

8．其他　在手术中因为夹层瘤扩张明显，周围组织有可能移位或与动脉瘤粘连紧密，周围脏器或组织容易受到损伤。常见的并发症有左喉返神经损伤，乳糜胸，乳糜腹，肺不张，气胸。为避免这些合并症，术中需仔细辨认、保护这些组织、器官。

十一、自然病程和预后

主动脉夹层预后较差，有统计表明，急性主动脉夹层年发病率达10～29/1 000 000人，若这部分患者未接受治疗，将有36%～72%死于发病后48小时，62%～91%死于发病后1周。

早年主动脉夹层手术效果并不理想，并发症多，死亡率高。初始DeBakey Ⅰ、Ⅱ型主动脉夹层手术死亡率为10% -20%。随着对本症解剖、发生机制和病理改变认识的不断提高，体外循环中器官保护的不断完善，以及各种新的替代材料和手术方法不断出现，目前手术死亡率已明显降低。

阜外医院自1994年至2004年间手术治疗Standford A型主动脉夹层共477例，其中升主动脉替换术212例，主动脉瓣或窦成形63例，David手术9例，Bentall手术193例。此外，进行部分弓部替换术399例，全主动脉弓部替换+象鼻手术78例。住院死亡率为4.61%，并发症发生率14.47%。

阜外医院自1994年至2004年间手术治疗Standford B型主动脉夹层231例，部分胸降主动脉替换术44例，部分胸降主动脉替换术+成形术32例，胸降主动脉替换术21例，胸腹主动脉替换术31例，施行介入治疗103例。手术住院死亡率为3.13%，并发症发生率18.75%，其中神经系统并发症为10.94%。采用介入治疗的死亡率为1.94%，并发症发生率2.91%，轻度内漏发生率9.71%。阜外医院大血管外科取得了优异成绩，代表了我国在大血管外科的最高水平，它的手术治疗结果已达到国际先进水平。

（张　瑛　孙立忠）

参 考 文 献

1. Larson EW, Edwards WD. Risk factors for aortic dissection: a necropsy study of 161 cases. Am J Cardiol, 1984, 53: 849~855.
2. Meszaros I, Morocz J, Szlavi J, et al. Epidemiology and clinicopathology of aortic dissection. Chest, 2000, 117: 1271~1278.
3. Borst HG, Walterbusch G, Schaps D. Extensive aortic replacement using "elephant trunk" prosthesis. Thorac Cardiovasc Surg, 1983, 31: 37~40.

第三十一章 纵隔气肿、纵隔血肿和纵隔疝

第一节 纵隔气肿

一、概述

纵隔内存有气体即称为纵隔气肿。纵隔内存在感染或炎症则称为纵隔炎。这两种病变主要是影响纵隔内腔隙、间质以及淋巴组织，它们通常并不侵犯内脏器官。尽管这两种病变可以同时存在，例如食管破裂以后，既存在纵隔感染又有纵隔气肿，但是纵隔气肿这一名词通常是指纵隔内单纯存在异常的气体而并不伴有感染或炎症的病况。纵隔炎这一名词是指纵隔内原发病变是感染或炎症，而不论纵隔内是否存在气体。这两种病变在临床工作中经常会遇到，或者单独发生，或者两者同时合并存在。

纵隔气肿是因为机体内含气脏器穿孔或破裂使得气体逸出到纵隔，偶尔系某种原因使得外界的气体进入到纵隔内。临床实践中，胸外科医师常常应邀去会诊纵隔气肿患者，而纵隔气肿又是机体存在严重异常的危险信号，因之，临床医师对纵隔气肿这一征象应予以高度重视。

二、临床解剖

纵隔内存在含气的器官，如气管和食管，这些含气脏器内存在有许多细菌，此外气道、肺实质随着每次呼吸可吸入无数的细菌、抗原和灰尘，这些细菌、抗原和灰尘可以经过淋巴引流到纵隔淋巴结。其结果是空气，炎症或感染的物质，因为纵隔内脏器结构穿孔或破裂，很容易进入纵隔，或者是沉积在气道内、远侧肺组织内的这些物质经过淋巴系统进入纵隔。

肺泡破裂逸出的气体，或胸腔外的气体如何进入纵隔，进入纵隔后会发生哪些病理生理改变和出现哪些临床症状和体征，参考图 31－1－1 所示的颈、胸、腹软组织结构间隙即可容易理解。与之相似的解剖关系可以允许气体在整个纵隔内自由地穿行，同时也加重了纵隔内感染和其他炎症的扩散。气管、食管和大血管周围的间隙从颈部向胸腔延续，并包绕着纵隔内的这些内脏，其中食管穿过横膈周围间隙与腹膜后间隙相连通。这样就把包围着颈部、胸部和腹膜后脏器的间隙都连接起来。同样在胸壁的胸内筋膜与腹横筋膜之间也存在着交通。此外，在纵隔内，肺门周围的血管和支气管也被间质间隙所包绕，这些间隙向远侧肺实质伸延，最终融入到支气管血管鞘周围的间隙内。

源于上述提到的任何一个脏器内的气体，或者纵隔内任何一个部位的炎症，均可在该脏器周围蔓延并在纵隔内扩展播散。除了纵隔张力性气肿以外，通常纵隔内气体在临床上并不产生严重的后果。但是，许多重要脏器邻近的纵隔组织层面对炎症性损伤变得异常脆弱，容易继发纵隔炎症，结果临床上出现了各种各样受累脏器功能改变的表现，这些功能改变的表现较之炎症本身的症状和体征要严重得多。

三、纵隔气肿

纵隔积气（Pneumomediastinum）指纵隔内积存有空气或其他气体，也称纵隔气肿（mediastinal emphysema）。纵隔气肿是肺泡外积气（或者称肺泡外气体）的一种形式，是气体从呼吸道或消化道逸出的一种形式，肺泡外积气的其他形式还有肺间质气肿、心包积气、皮下积气、腹腔内积气和腹膜

后积气。临床上最常见危及生命的肺泡外积气的是气胸。

纵隔气肿和皮下气肿作为肺泡外积气的一种形式，出现在很多种临床状态中，最早人们是在分娩过程中认识它的。Louise Bourgeois 是法国王后的助产士，在 1617 年她所写的“观察”一书中写道：“我看到她（皇后）尽力控制自己不叫出声来，因为担心她的喉头水肿，所以我恳求她不要这样克制自己。”据 Faust 考证，1784 年 Simmons 描述了分娩过程中 Valsalva’s 动作能引起纵隔气肿和皮下气肿，这是第一份正式医学专业性报道。到了 1927 年已经报告在 130 多位产妇身上出现过这种现象。在此后的 20 年间，Hamman 详细地描述了自发性纵隔气肿的临床特征，Macklin 等人则更充分地阐述了自发性纵隔气肿的病理生理学改变。尽管今天很少有人对这些先驱者的研究再增添什么新的内容，但是纵隔气肿和其他形式的肺泡外积气，在现今各种临床工作中越来越多地遇到。除了前面提到的分娩可发生纵隔气肿以外，还有机械通气、各种重症监护、潜水病、胸部创伤、哮喘等诸多治疗措施均可引发纵隔气肿。

（一）病理生理学 纵隔气肿发生时的临床条件决定了其病理生理改变。纵隔气肿的气体最常见来源于微小肺泡的破裂；也可以来自上呼吸道逸出的气体；以及胸腔内呼吸道或是消化道逸出的气体。内脏间隙的细菌感染也可产生气体，此外，手术和创伤也可将外界空气带进纵隔。纵隔内气体的可能来源归纳在表 31－1－1 中。

表 31－1－1 纵隔内气体的可能来源

上呼吸道

- 头和颈部感染（牙齿感染，涎腺炎，颈淋巴结炎，扁桃腺炎，扁桃腺周围脓肿，面部骨髓炎）
- 骨折（累及鼻旁窦、眶骨、颌骨，其他面骨）
- 粘膜损伤（创伤，手术，气管内插管）
- 牙科手术（拔牙，气钻凿孔）

胸内呼吸道

- 胸部钝性伤或穿透伤
- 异物
- 医源性（支气管镜、支气管内毛刷、经支气管活检、针吸活检）
- 肿瘤

肺实质

- 肺泡直接损伤（穿透性损伤、手术、经支气管活检、针吸活检）
- 肺泡自发性破裂（肺泡和邻近支气管血管鞘之间的剪切力造成）

胃肠道

- 食管穿孔
- 经气腹或腹膜后（胃肠道穿孔、憩室炎、肠壁囊样积气征、内镜检查、活检或感染）

产气菌感染

- 急性细菌性纵隔炎
- 头颈部感染

来自体外气体

- 颈、胸部穿透性损伤
- 外科手术（气管切开、纵隔镜检查、胸骨切开）
- 经胸管引流产生的皮下气肿
- 人工气胸
- 人工气腹

（1）气体源于上呼吸道 气体自头颈部向下扩展到纵隔有几条途径。颈部气体来自咽后壁脓肿早已是众所周知的原因，其他的感染如牙龈脓肿、颈淋巴结炎、唾液腺感染、扁桃体炎以及面部颌骨骨髓炎也可能产生气体造成纵隔气肿。牙源性感染是气体最常见的来源之一。

拔牙或钻牙，特别是拔除下臼齿或者下臼齿钻孔，尤其是使用气动钻钻牙都可能造成纵隔气肿。人们一直认为牙科操作以后产生的纵隔气肿肯定是钻牙造成的，但是单纯拔牙而不使用牙钻，也可以产生大量纵隔气肿和并发症。牙齿拔除后，若口腔内压力增高就可以使大量的空气经牙槽进入颈部软组织。有一个病例生动地描述了这一现象：一名军号手拔牙之后归队马上吹号，结果颈部一下子肿起来了。

鼻窦、眼眶、下颌骨或其他上呼吸道邻近的面部骨骼受伤时，尤其是鼻骨撞伤，很容易导致空气进入颈部筋膜层。此外，凡涉及上呼吸道的手术操作，也可使空气从口咽粘膜裂口、气管或皮肤的破损处进入颈部。气管切开术后常合并纵隔气肿或皮下气肿，一组报告儿童患者气管切开术后纵隔气肿的发生率为43%，一组成人前瞻性研究结果显示气管切开术后纵隔气肿的发生率为13%。

气管内插管操作造成咽下粘膜损伤或气管膜部损伤，或气管插管套囊过度充气都可能造成纵隔气肿。气管创伤或食管破裂产生的纵隔气肿，是因为巨大的压力将空气压入张开的口腔再经破裂的食管或气管进入纵隔。

2. 气体源于胸内呼吸道 胸部钝性伤，特别是车祸中常见的减速伤，容易引起气管、主支气管折断或撕裂，致空气进入纵隔内。这种损伤可以发生在近端气管，但临床上发现它主要发生在距隆突3cm以内范围，其原因可能是气管隆突的位置相对固定，突然刹车使身体多个可活动的部位发生移位产生剪切力。

源自胸内呼吸道气体产生的纵隔气肿，其他可能的来源还有误吸异物造成的穿孔，食管肿瘤和气管肿瘤侵蚀引起的穿孔。纤维支气管镜检查造成的内脏穿孔不像纤维胃镜那么多，但是支气管腔存在梗阻；反复进行支气管腔内治疗；频繁的支气管镜活检，均明显地增加了发生呼吸道穿孔的可能性。

3. 气体源于肺实质 多数情况下纵隔气肿是肺泡破裂造成的。直接损伤肺实质可造成肺泡破裂，如胸部贯通伤使气体从破损的肺组织逸出；肺手术时肺断面的肺泡或终末细支气管可能发生漏气。气管切开或中心静脉穿刺置管，均有可能划破肺组织，使肺泡内气体逸出到纵隔。同样，经皮肺穿刺活检，或经支气管穿刺肺活检都可能是肺泡外气体的来源。然而在大多数情况下，纵隔气肿的气体来源于自发性肺泡破裂。

（1）肺泡破裂的机制 肺泡内压力突然增高，或血管周围间质压力突然降低，就会引起肺泡壁破裂，气体进入支气管血管鞘内。因而只要是肺泡壁内外压力梯度差达到足够大，就可以使基底部的肺泡壁破裂，导致气体进入肺间质（图31－1－1）。这种发生机制容易理解，如在减速损伤以后产生的肺泡外气体，同时，这也可能是在其他临床条件下发生纵隔气肿的机制。虽然有人提出肺内压增加到足够高，可以产生肺泡破裂的假设，但是动物实验表明，跨肺压增高引起肺泡容积增大才是肺泡壁破裂的决定性因素。这一发现也许可以解释为什么打喷嚏和咳嗽很少引起肺泡破裂，这两个动作经胸壁和腹壁的缓冲来对抗一过性跨肺压增高。

肺泡容积增大恰恰遇到外界压力突然减低会导致肺泡破裂。肺泡破裂的机制可能与攀升时肺内气体量增加致使肺泡过度膨胀有关，因此，从低平处突然攀高特别容易发生肺泡破裂。胸内气体体积膨胀的比例较大，例如从水平面下99英尺上浮至66英尺时肺内气体体积膨胀33%，当从水平面下33英尺上浮至水面时，肺内气体则要膨胀1倍。

呼吸机引起的纵隔气肿和其他形式的气压伤，多数因受累肺脏本身存在有肺实质病变所致，许多自主呼吸时发生的损伤也是如此。以上两种情况下，无论是呼吸机辅助通气还是自主呼吸时，发生肺泡破裂的机制是一样的，即在支气管血管鞘内，肺泡和周围间质间隙之间存在着一过性压力梯度增加。一些生前肺脏无病变的人尸检时也常发现肺泡周围和肺泡间隔内存在大泡，依据前面的理论，由于存在大泡，这些人比正常人更容易发生肺泡破裂。

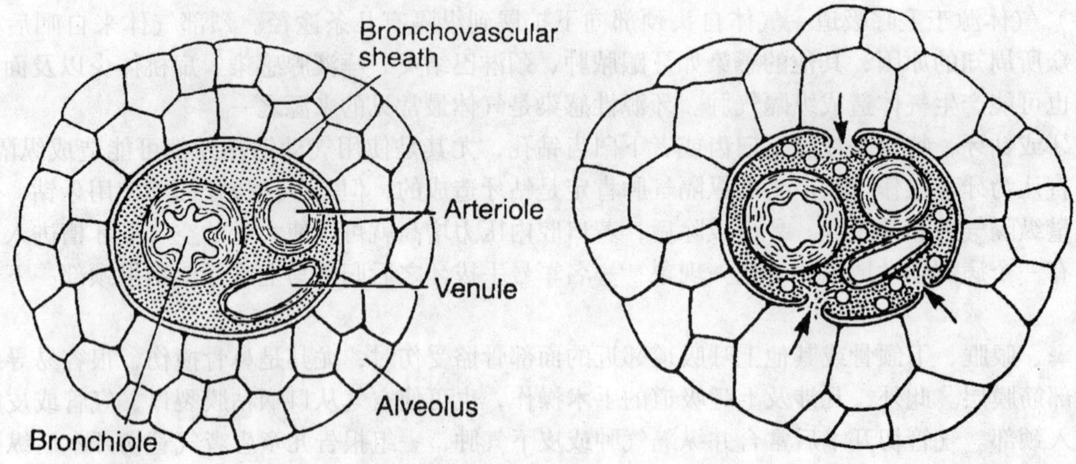

图 31－1－1 图示支气管血管鞘与肺泡壁之间因瞬间压力差导致肺泡气体破入支气管血管鞘

支气管血管鞘 Bronchovascular sheath，小动脉 Arteriole，小静脉 Venule，肺泡 Alveolus，细支气管 Bronchiole

（2）肺泡破裂后气体的扩散 如图 31－1－1 所示，气体进入支气管血管鞘内并局限在那里就会产生肺间质气肿，这是肺泡破裂后最初的结果，也可能是肺泡外气体（肺泡外积气）唯一明显的表现，特别在新生儿发生呼吸窘迫综合征时。根据 Munsell 的理论，Laennec 把这种情况叫做小叶间气肿，很少发现成人有肺间质气肿，临床上对它的描述应归功于 Hamman。

纵隔内的平均压和胸膜腔的平均压一样，但是与肺泡内压和邻近的肺实质压力相比，经常是负压，这种压差使得气体容易随着呼吸运动的挤压而呈现向心性流动。这种机制如图 31－1－2 所示，Macklin 兄弟于 1944 年发表的文章中，令人信服地描述了这种现象，他们通过动物实验首次肯定这一结果。

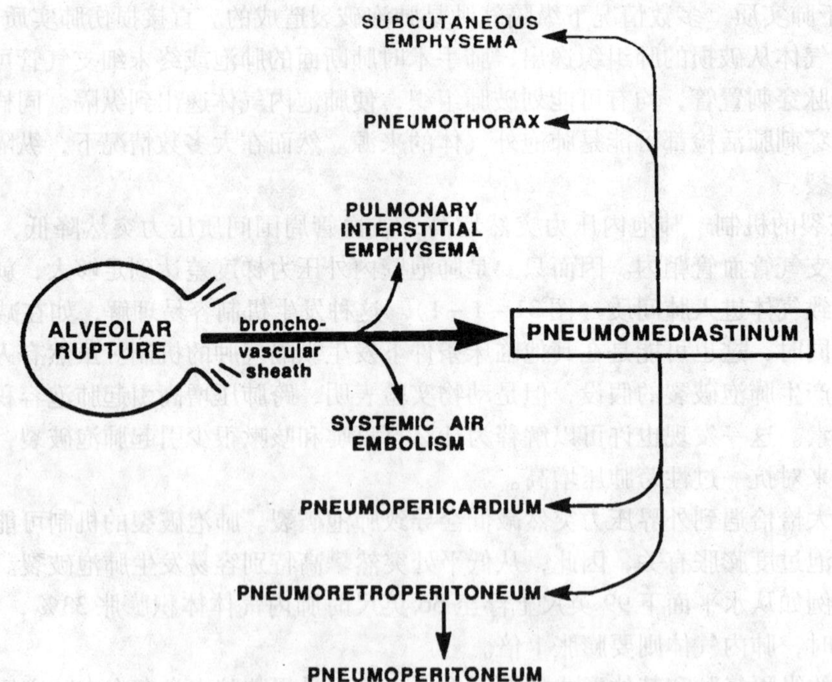

图 31－1－2 显示肺泡破裂所致各种不同形式的肺泡外积气发病机制

Subcutaneous emphysema 皮下气肿，Pneumothorax 气胸，Pulmonary interstitial emphysema 肺间质气肿，Alveolar rupture 肺泡破裂，Bronchovascular sheath 支气管血管鞘，Pneumomediastinum 纵隔气肿，Systemic air embolism 动脉气栓，Pneumopericardium 心包积气，Pneumoretroperitoneum 腹膜后积气，Pneumoperitoneum 腹腔积气

"首先……在肺脏过度膨胀的部位，肺泡基底部的张力增加，气体通过基底部许多微小破裂口进入血管鞘，随即气泡沿着血管鞘走行，并相互融合，体积增加。这种肺间质中的气流运动让人想起涓涓溪流汇成江河。气团通过肺门进入纵隔并使之膨胀，随着气团的不断涌入，可以出现腹膜后积气和前纵隔气肿，有时颈根部和腋部皮下也会出现气肿。某些严重纵隔气肿的病例，一旦撕破纵隔胸膜，就会出现气胸。"

这些经典的观察在后来其他的研究中获得证实，但很少在理论上继续深化或发展。动物实验显示，造成肺间质气肿所需的气道压力一般小于产生纵隔气肿或产生气胸的压力，而且ARDS患者进行机械通气时，纵隔气肿的影像学表现经常先于气胸之前出现。

肺泡外气体可以进入肺间质，也可以进入肺血管内造成动脉气栓。虽然机械通气时常常发生肺泡破裂或其他辅助通气合并症，但很少发生动脉气栓，动脉气栓是潜水病常见并发症。

机械通气与潜水病都可以引起肺泡破裂，为什么发生气栓的几率却不同？这可能与以下因素有关：

1）单位时间内进入循环的气体量多少不同。

2）气体进入体循环处的肺静脉或肺小静脉损伤程度不同。

3）病情危重时判断各种形式的气栓存在一定困难。

4）潜水员直立姿势上升，进入体循环的气体临床上更容易产生明显的脑栓塞。

5）即使不存在肺的气压伤，减压时体循环内可直接形成气泡引致动脉气栓。

虽然普遍认为需要存在心内间隔缺损或肺动静脉瘘的条件下，动脉气栓才能进入静脉系统，实际上无明显这样的缺损，动脉气栓也能进入静脉系统。

肺泡破裂后引发气胸最常见的因果关系如图31-1-1所示。气体一旦进入纵隔，就会沿着阻力最小的路径，穿过疏松的纵隔筋膜和纵隔胸膜进入胸腔。一组机械辅助通气患者先发生纵隔气肿以后才发生气胸的观察材料支持上述模型。Newton和Adams提出了肺泡破裂引起气胸的另一种机制，他们的理论认为气体走行方向不是向心性进入纵隔，而是朝着肺的边缘进行扩散，以胸膜下大泡破裂的形式穿破脏胸膜产生气胸。以上哪一种说法最能说明"自发性气胸"发生的机制，目前尚不能确定。

肺泡破裂产生的肺泡外气体，还可能以腹腔积气或腹膜后积气的形式出现在膈下。纵隔内气体经食管周围疏松的网状间隙向下行，穿过横膈到膈下，进入腹膜后间隙，然后再到达腹膜腔。纵隔内气体也可直接穿过膈肌进入腹腔。Hillman对28例机械辅助通气发生腹腔积气的病例进行回顾性分析发现，19例有皮下气肿，18例有气胸，仅13例有纵隔气肿。配备水下呼吸器的潜水者紧急上浮时，可以有腹腔积气而无纵隔气肿。

4. 气体来自胃肠道　纵隔内气体可来自膈上或膈下的消化道，与纵隔内气体穿过膈肌进入腹膜腔相比，这种情况要少见的多。在Boerhaave综合征中，气体和其他物质可经破裂的食管进入纵隔，此时，纵隔气肿通常伴有纵隔炎。纵隔气肿是食管穿孔的后果之一，食管穿孔可发生在胃镜检查或吞食腐蚀剂造成食管化学性烧伤以后。

腹膜后间隙的空气或其他气体也可扩散至纵隔，虽然少见，但也时有发生。因此十二指肠溃疡穿孔、溃疡性结肠炎、乙状结肠憩室炎、肠壁囊样积气症、"直肠气压伤"，以及乙状结肠镜、结肠镜检查和钡剂灌肠都可能引起纵隔气肿。

5. 外源性气体和其他来源的气体　外界气体进入体内也可能产生纵隔气肿，尤其在正压作用于皮下筋膜层时。例如气管切开时气体可进入颈部软组织，肩部关节镜手术操作时气体可进入胸壁，以后也可进入纵隔。胸腔闭式引流后，气胸可以通过一种不寻常的机制引起纵隔气肿。一旦在某种条件下（胸腔内压力高或胸管侧孔位于皮下），胸管将胸腔与皮肤沟通，气体就能进入皮下组织，渗入颈部，并从上面浸入纵隔。在有张力的条件下进入胸膜腔的气体，很容易直接穿过壁层胸膜进入纵隔，就像当年采用人工气胸治疗结核病一样。

当年采用人工气腹治疗结核病与今天普遍应用腹腔镜，腹腔内缓缓充气都可能发生纵隔气肿。推测进入腹腔的任何气体，可能遵循图 31－1－2 的逆过程，进行移动，从而产生纵隔气肿，其中包括盆腔检查、盆腔灌注、分娩后锻炼、或阴道充气，特别是妊娠期间进行这些检查和操作，均可使气体通过女性生殖道进入腹腔。

由产气菌引起的急性化脓性纵隔炎也可在纵隔内产生气体。临床上更常见的是纵隔气肿与化脓性纵隔炎有关，这些纵隔炎可与胃肠道相通（如 Boerhaave 综合征），或与呼吸道相通（如坏死性肺炎或头、颈部软组织感染），或来自外界的气体（创伤性纵隔炎或胸骨切开后纵隔炎）。

（二）临床环境和综合征

肺泡破裂后引起的纵隔气肿多见于两种临床环境中：自发性纵隔气肿；气压伤（正压通气或其他外界施压肺扩张产生纵隔气肿）。有两个引人注目的临床综合征值得分别讨论，一个是心包气肿（或称心包积气），气体局限在心包内，某些情况下具有重要的病理生理意义。另一个是体循环气栓，此时常见受累微小血管的并发症。

1. 自主呼吸时纵隔气肿　有时自我改变呼吸方式，引起肺容量增加或肺内压的突然变化，都可能诱发肺泡破裂。一个典型的例子是吸食大麻后引起的纵隔气肿。用力吸气使肺达到最大容积后，强大压力作用在已关闭的声门上可能是上述现象的发生机制。吸食可卡因也可引起同样的并发症，吸食者在自身用力吸气时，通常让同伴用一个纸筒将可卡因用力吹入吸食者口内，这样在自身吸气的基础上又增加了额外的压力。曾有报道两名大学生从废弃的气罐中吸取笑气取乐，结果引起纵隔气肿。

有报告医学院学生作肺功能测定后出现了纵隔气肿和皮下气肿，同样在海军基础训练课程中，健康的年轻人跳舞、大呼大叫、大笑、唱歌等动作也发生了纵隔气肿和皮下气肿。此外，吹号、吹气球、爬山等活动也可在健康人群发生纵隔气肿。某些登山运动员发生的肺泡破裂与其“自己控制压力呼吸”方式有关，这是二战期间用来训练飞行员的课程，其具体操作是：慢而深的吸气，而后上下嘴唇靠近，用力吹出肺内气体。这样做的目的在于使更多的氧进入血液，但它同时也可能引起肺泡破裂。Vosk 和 Houston，所报道的病例都是同一登山协会的成员，都进行过“自己控制压力式呼吸”的攀登训练。

紧张或用力时下意识的自我调节呼吸方式比前面所讲的“自控压力呼吸”更为常见。正如本节开篇时提到的世界上第一例有记载的纵隔气肿是在分娩时发生的，这一分娩并发症后来被反复多次引用。除分娩外，过食性呕吐、妊娠剧烈呕吐、糖尿病酮症酸中毒、癫痫引起的长时间肌痉挛、体育比赛、剧烈咳嗽等临床环境也可引起纵隔气肿。有理由推测，任何引起胸内压力短暂剧烈波动的活动都可能导致肺泡破裂，造成纵隔气肿。另外打喷嚏、呃逆、用力排便也是诱因之一。

局部气道梗阻可使受累肺组织过度扩张，最终引起肺泡破裂，出现前面所提到的各种形式的肺泡外气体。最容易见到这种情况是因异物、血块或肿瘤产生的气道梗阻病例，同时它也可以解释在气道梗阻和肺实质病变时出现的肺泡外积气现象。无论是儿童还是成人，纵隔气肿是哮喘发作的并发症早已叙述。虽然哮喘发作时并不常规作胸部 X 线检查，但纵隔气肿并不少见，有记录报告儿童哮喘发作时拍摄的 479 张胸部 X 线片中，5.4% 可见纵隔气肿。

常见的合并纵隔气肿的肺实质病变，包括肺不张、细支气管炎、肺炎、感冒、麻疹以及源于恶性软组织肿瘤的肺转移瘤。

正如前面提到的，肺泡破裂是突然减压产生的常见并发症。肺泡外气体可能是潜水气压病或高压氧舱减压的临床症状，航空旅行时气压突然改变也可出现肺泡外气体。

尽管“自发性纵隔气肿”或其他形式的肺泡外积气患者，从病历上几乎都可找到诱发因素或潜在的疾病，但是确实存在最终未能查清诱因或内在疾病的“自发性纵隔气肿”病例，它们被认为是 Hamman 综合征。最早描述的这种综合征的患者是一名 51 岁的内科医生，在他身上没有发现任何易感因素。后来 Hamman 又报道了几例真正的“特发性”纵隔气肿病例。

2. 外界正压所致的纵隔气肿　产生肺泡外积气的另一类临床环境是外界所施的胸腔内正压（表 31－1－1），在这一类临床范畴中，大家最熟悉的是机械辅助通气产生的“气压伤”。其实，从某种程度上讲这个名词是个误称，因为起决定作用的不是气道内高压，而是肺泡的过度膨胀。

不论是正压通气还是严重肺功能障碍的患者，机械辅助通气中经常会见到肺泡外积气。正压通气时发生的肺泡破裂是肺实质存在病变或气道梗阻区域的肺泡过度膨胀的结果。施行机械通气治疗的疾病本身容易发生肺泡破裂；设定的潮气量超过15ml/kg，再加上呼气末正压 PEEP 的条件较高，都容易造成气压伤。事实上，Gammon 等人发现，急性呼吸窘迫综合征（ARDS）最容易合并气压伤。在所有机械通气的病人中，ARDS 是唯一与气压伤有关的独立危险因素。将前面提到的气道压与气压伤之间的单变量关系联系起来，气道压力仅是肺损伤（功能障碍）程度的标志，而不是肺气压伤的直接危险因素。最近的研究发现急性呼吸窘迫综合征有气压伤和无气压伤的患者，其气道压及潮气量无明显差异，这项研究进一步支持了前面的假说。事实上，肺部基础病变的严重性、气道梗阻程度和呼吸机使用的特殊设定，这三者联合起来导致肺内高压和肺泡过程膨胀，最终造成肺泡破裂，形成肺泡外积气。

至今已有几种不同的机械通气模式，其目的都是为了减少发生气压伤。其中包括压力限制型机械通气（吸气压力支持，压力控制通气，气道压力缓释通气）和高频通气。通过上述通气模式希望能减小气压伤是基于理论的推断，目前还没有发现压力限制型与容量限制型两种通气模式有对照的临床研究结果。高频喷气式通气似乎减少了婴儿肺间质气肿的发生率，但是并没有真正减少肺泡漏气。其他研究发现儿童和成人行高频通气时，肺气压伤的发生率无明显差异。

另一种通气模式是采用传统的容量限制型通气并选择某些参数以避免肺泡过度膨胀（和反复开闭肺泡）。这种保护性通气策略，初始设计的目的为减少呼吸机引起的微小肺损伤，现在它也有可能减小气压伤的发生。两个随机分组实验对这种通气参数与传统的通气参数进行了比较，但所得到的有关产生气压伤的结果相互矛盾，因而是非结论性的。

对动物实验的理论分析和研究表明，慢慢地吸气，在吸气高峰时作短暂停顿，可使

表 31－1－2　肺泡破裂的临床环境

自主改变呼吸模式
吸食大麻、可卡因
肺功能测定
爬山
吹奏乐器
叫喊、呼号、歌唱
训练及非自主改变呼吸模式
分娩
呕吐
癫痫发作及持续状态
剧烈咳嗽、打喷嚏、呃逆
举重、体育竞技比赛
用力排便
肺基础病变
哮喘
肺不张
支气管炎
肺炎
感冒
麻疹
结核
硅沉着病（矽肺）
异物
肿瘤
减压、气体膨胀
潜水
航空旅行
外源性胸腔内正压
机械通气
气道持续正压
心肺复苏、麻醉或转运中手控通气
仪器设备工作异常，氧疗或麻醉时连接不良
Heimlich 手法
减速性损伤
特发性病变（Hamman 综合征）

气体在肺内达到最理想的分布和最佳氧合。然而在临床实践中这种方法的价值令人怀疑，甚至有些冒险。延长吸气时间就会缩短肺排空时间，这样气体可滞留于肺内，产生内在性呼气终末正压，尤其当气流受阻或需要大通气量时，这种动力性气体滞留将导致肺过度膨胀、肺泡破裂和明显的气压伤。临床观察表明，严重哮喘发作时，任何想增加通气量的措施（不管是某种特殊的通气模式），都将合并内在性呼气终末正压的压力增高和气压伤。

无创正压通气比起传统的机械通气引起的气压伤少，可能因为无创正压通气处理的疾病较轻，应用的气道压力也较低。间歇正压通气处理重症哮喘时能引起致命的气胸，但它不像其他模式的机械通气那样有很高的肺泡破裂发生率。与之相似，通过面罩实现气道持续正压很少引起纵隔气肿，一项回顾性分析表明其发生率仅为1∶331。

不适当的过度手控通气，或高压充气或充氧都容易引起气压伤。气压伤是心肺复苏过程中手控通气常见并发症，不单因为静脉穿刺置管伤及肺组织，也可因肺过度膨胀所致。有气管插管的患者在转运过程中，如果氧气管道连接不当，可能造成呼气受阻，导致致命的气压伤，同样的错误也可能发生在麻醉和手术过程中。除此之外，其他麻醉因素引起的肺泡破裂情况也是多种多样，大多数是由于不经意的过度通气和机械性呼气梗阻造成。

即使没有开放性胸外伤或肋骨骨折移位，减速性损伤通常也会导致肺泡外积气。虽然减速性损伤多由车祸引起，但是胸部冲击伤或自高处落水时声门关闭也可发生。另外，窒息时用 Heimlich 手法复苏也可引起纵隔气肿。

3. 心包积气　肺泡破裂后气体可以进入心包形成心包积气，或称心包气肿。心包气肿可能是肺泡外积气在胸片上唯一可见的证据。成人很少见心包气肿，婴儿更多见，特别是用机械辅助通气治疗婴儿呼吸窘迫综合征时，心包气肿是一种致命的并发症。成人机械通气引起的心包气肿，很少影响到血流动力学发生改变，因为与婴儿相比，成人的心包与纵隔其他部分不容易发生交通。然而一项较全面的文献复习显示，成人或婴儿的心包气肿均可造成心脏压塞，在他收集81篇文献252例心包积气中，发现37%的心包积气明显引起血流动力学改变，这些患者主要是婴儿和严重胸外伤成人，其余病例的临床环境多种多样。某些情况下，紧急心包抽气减压是挽救生命的重要措施。曾有报告一例成人在心脏手术后进行持续正压通气过程中，突然出现危及生命的心包气肿，这无疑改变了纵隔和心包间的组织层面，中止持续正压通气后心包气肿自行吸收。

肺间质气肿通过“气体阻塞”形式引起血流动力学改变，是婴儿机械通气的另一个并发症，它的临床表现与心脏压塞相似。从本质上说，肺泡外积气在肺内蓄积到足够大量，就会压迫气道，导致远端气体滞留，从而影响肺血流，出现急性肺源性心脏病。

4. 动脉气栓　异常气体进入肺血管将产生体循环或动脉气栓。这在潜水病中尤其多见，约3%的潜艇救生训练队员发生过气栓，并常伴有纵隔气肿。如果有哮喘等易感因素存在，即使从游泳池底浮出水面也可能发生气栓。临床表现取决于气栓量的多少及分布，脑血管气栓常可致命。

机械通气很少引起动脉气栓这样的并发症，偶尔发生，一般是婴儿多于成人，成人出现动脉气栓多发生在肺部贯通伤或开胸手术后。曾有报告从氦气压力罐中吸入氦气取乐，结果引起了致命的气栓。

体循环气栓也可以发生在非肺泡破裂的环境下，这些包括胸腔出血、人工气胸治疗肺结核和其他各种医疗条件下，医源性因素包括：体外循环，半直立位行颅内或颈部血管手术和血液透析等。一个很奇怪的病例是，在飞机升空时，充满气体的支气管源性囊肿破裂引起气栓。

（三）临床表现和诊断

1. 症状、体征和实验室检查　纵隔气肿患者常见的症状是胸痛，可能是气体在扩散过程中牵拉纵隔组织所致。约80%～90%“自发性”纵隔气肿患者有胸痛，这也许可以解释一些健康的年轻人突然出现无原因的胸痛，这种疼痛特征性的部位在胸骨后，随运动、呼吸、体位改变而加重，常放射到背部、肩部或上肢，不适感可能会延伸到颈部。咽后部或喉周围的气体扩散可能会出现吞咽困难或发声困难，其典型的表现是发出食热土豆的声音，半数病例可出现呼吸困难。如果气体进入腹膜后或腹膜腔可引起腹部不适，这种情况不多见。

50%的病例体格检查时在颈部和锁骨上区可有握雪感。因纵隔内存有气体致心脏浊音界叩不清楚，此外，还可以观察到发绀和颈静脉怒张。纵隔气肿最典型的体征是 Hamman 征，即在心前区听到与心跳同步的摩擦音或卡嗒音，吸气和左侧卧位时增强。Hamman 摩擦音就像两个气球相互摩擦时发出的声音一样。尽管 Hamman 认为这种声音是纵隔气肿有诊断意义的特殊体征，但在胸部 X 线片上，未发现纵隔气肿而有气胸征象的患者，偶尔也能听到这种摩擦音。听诊时发现的第二个体征是心包气肿患者出现典型的 bruit de moulin（水车轮声），这是心包内既含有气体又含液体，两者相互撞击发出的一种金属散落音，一组报告在 159 例心包气肿患者中 57 例听到此杂音。

无感染也无其他疾病的情况下，单纯纵隔气肿的患者常有低热。这种伴有轻、中度白细胞升高的低热可能是由于气体在组织间隙扩散产生的反应性炎症。一组报告 23 例单纯纵隔气肿，16 例白细胞超过 1 万，5 例超过 2 万，不经任何处理 1 ~ 2 天后白细胞均恢复正常。

某些纵隔气肿患者无心脏病，但心电图可有改变，其中包括普遍性低电压、非特异性电轴偏移、ST - T 波改变和胸侧导联 ST 段抬高。这些变化在气胸患者也可观察到，可能与纵隔结构移位有关。

2. 放射学特点　在正位胸片上最常能发现纵隔气肿，无明显皮下气肿时，纵隔气肿是肺泡外积气的一种确定表现。当看到沿左侧心缘存在线状纤细透光区时（图 31 - 1 - 3），就可以明确诊断。其他常见的体征有主动脉结突出，系其周围包绕着透光区而致，或是“横膈连续征”，即存在一条从一侧横膈穿过心脏下缘一直延伸到另一侧横膈影的连续透光线（图 31 - 1 - 4）。在侧位胸片上更容易看

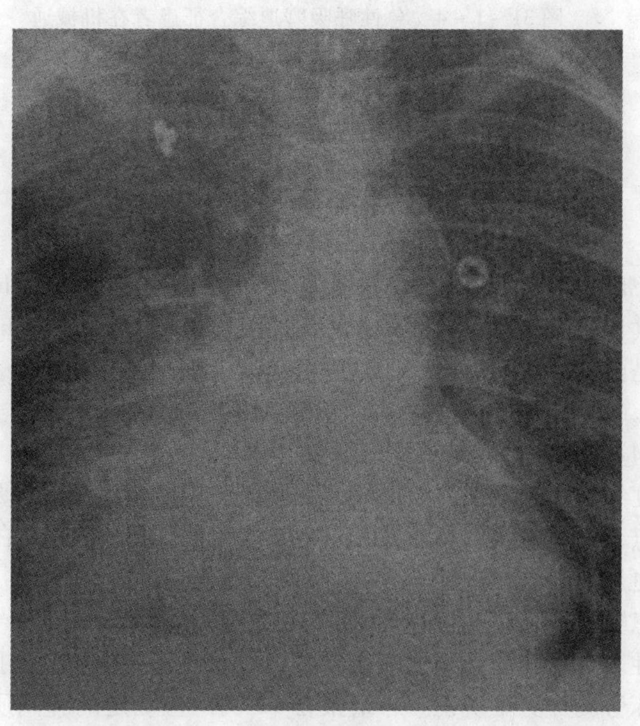

图 31 - 1 - 3　男性，47 岁，因右下肺炎收入院，治疗过程中出现纵隔气肿。胸片可见左侧纵隔胸膜因积气而移位

到纵隔内的气体，侧位胸片能更清楚地显示胸骨后积气以及垂直的透光线条勾划出主动脉、肺动脉及其他纵隔内结构，此外还可有其他多种多样的表现。

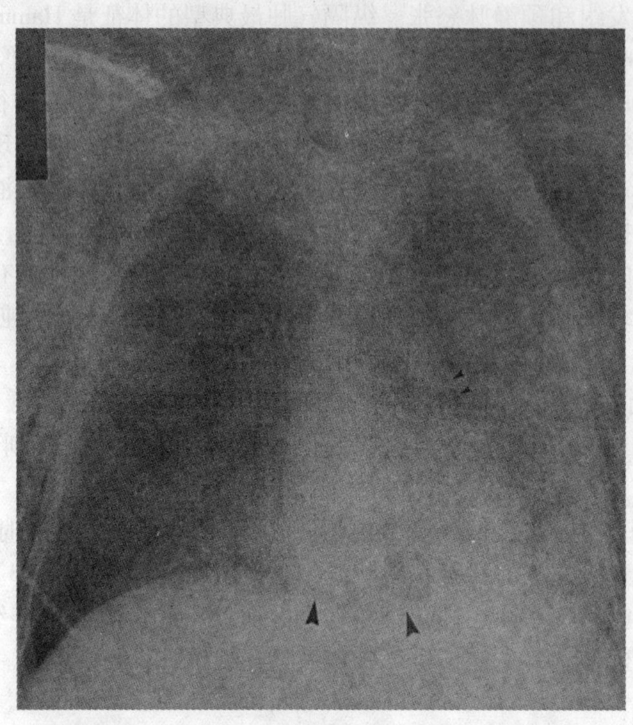

图 31－1－4　急性呼吸窘迫综合征患者在机械通气治疗中发生纵隔气肿，图中所示为连续膈肌征——胸片中膈肌轮廓从左侧到右侧连续可见，同时可见推移纵隔胸膜的气体（小箭头），以及胸壁和颈部软组织皮下气肿

有时由于视觉 Mach 带现象的混淆，致使发现纵隔气肿更为困难。“Mach 带” 指的是 X 线片上物体边缘明显的透光区域（阴性 Mach 带）和不透光区（阳性 Mach 带）。Mach 带所展示的影像在 X 线片中其实并不存在，它是由于视网膜边缘区抑制所引起的人视觉的某种错觉。如果将邻近物体的轮廓遮住，消除强烈的对比，Mach 带就会消失。在某些情况下，由于纵隔边缘与邻近气体对 X 线的透过度不同而产生的 Mach 效应，反而更容易察觉出纵隔气体。

有时纵隔气肿与轻度气胸很难鉴别，如果气体在胸膜腔内能自由游动，那么侧卧横照摄片会发现气体上升到胸腔的最高点，而纵隔内气体很少随体位改变而变化。呼气末拍摄的 X 线片，纵隔内气体和气胸的气体影像都更加清晰。

呼吸窘迫综合征的患婴，X 线片上可以看到肺间质内的气体（肺间质气肿），这在成人很少看到。肺间质气肿的特征性表现是胸膜下肺大疱或囊肿，以及血管周围积气。血管周围积气的征象较难鉴定，尤其是危重病人床旁胸片更难辨识。一组报告 12 例尸检确定的肺间质气肿病例，仅 3 例生前胸片中有确切的 X 线表现。

皮下气肿在胸片上通常表现为颈部或皮下组织内的条纹影或袋状影。它常能勾划出胸壁组织的轮廓，使胸肌清晰可辨（图 31－1－5、31－1－6、31－1－7）。机械通气患者常合并皮下气肿和纵隔气肿，发生率约为 7%。正压通气时发生的皮下气肿和纵隔气肿，临床上是一个极其重要的危险信号，约半数以上患者最终发展为气胸。

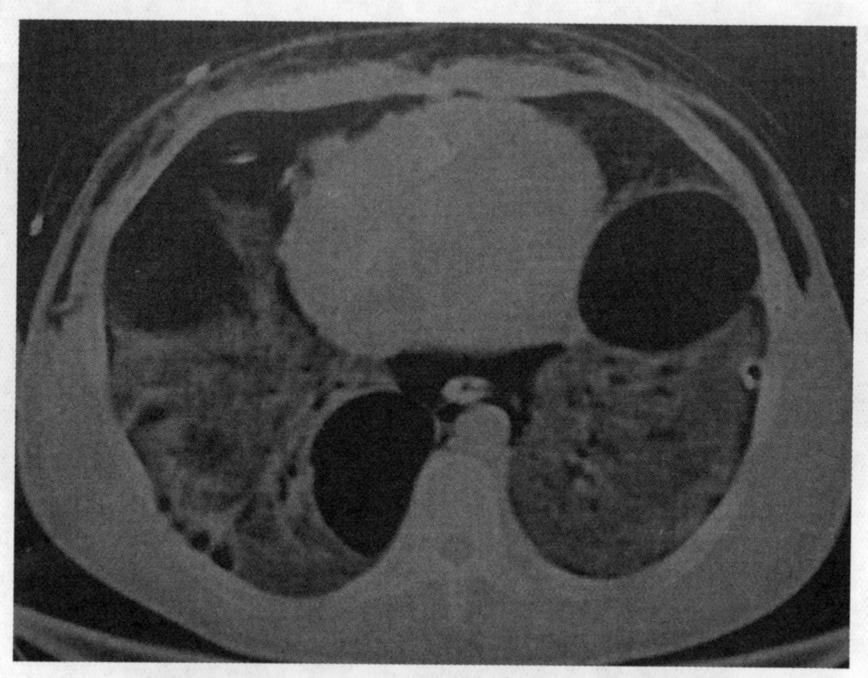

图 31－1－5　严重急性呼吸窘迫综合征患者在机械通气治疗中并发纵隔气肿、皮下气肿，CT 所示中纵隔、后纵隔均可见气体影

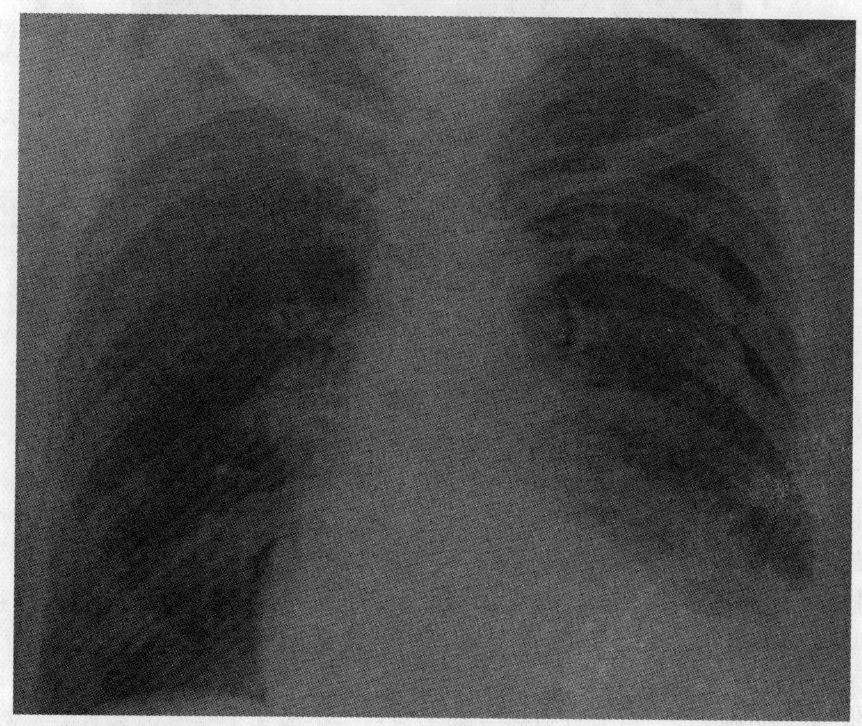

图 31－1－6　64 岁女性，外伤性食管穿孔后 16 小时，胸片显示纵隔气肿及左侧液气胸

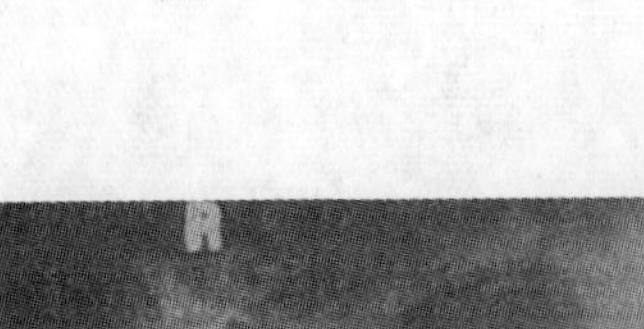

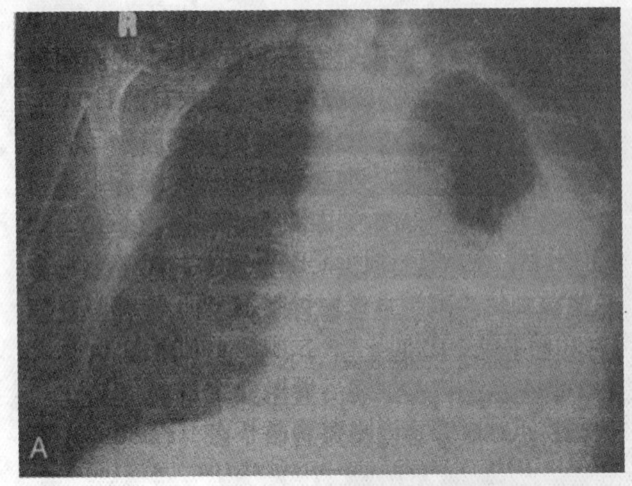

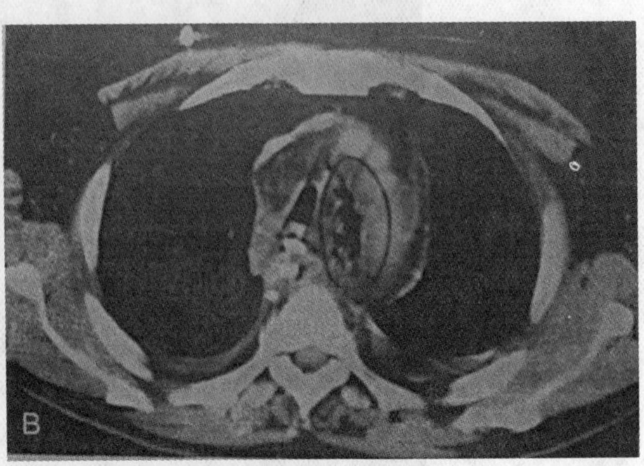

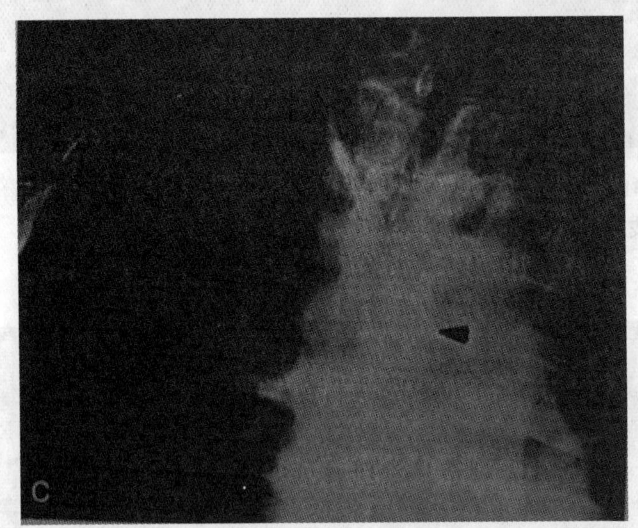

图 31－1－7　74 岁男性，中心静脉管头端侵蚀破入纵隔引起纵隔炎

A　胸片所示纵隔增宽，左上纵隔透光性增高，左侧胸腔积液，中心静脉管尖向内侧偏移

B　胸部 CT 可见气管及增强大血管间隙的纵隔含气脓肿（图中用椭圆标出）

C　从导管可以抽吸出血液，但是从导管注入造影剂能够直接进入纵隔（箭头所示）

（四）治疗方法

1．纵隔气肿的自然病程　多数纵隔气肿病例，气体扩散到整个纵隔，以后从胸腔逸到皮下组织间隙。有时，皮下气肿范围很大令患者和医师都感到惊恐，但实际上皮下气肿本身并无任何危险，没有必要通过外科治疗来缓解。只要原发漏气口闭合，气肿会在 2～3 周以后自行吸收。根据不同临床情况，其他类型气肿有时需要处理，但实质上处理目的主要是缓解气体机械性压迫产生的生理功能障碍。

2．自发性纵隔气肿的处理　自发性纵隔气肿多数与一个或多个易感因素有关，例如支气管痉挛、感染、异物，去除了这些易感因素，自发性纵隔气肿会逐渐自行吸收。疼痛和其他症状可对症处理，很少需要特殊治疗。有些作者建议吸入高浓度氧气可加速气体吸收，其实吸入普通氧气能提高动脉血氧分压就足够了，对于大多数病例而言，没有必要吸入高浓度氧气。曾有人用高压氧舱治疗潜水训练合并症，但目前来看，纵隔气肿还不是高压氧疗的适应证。

纵隔气肿很少引起人体病理生理改变，但在少数严重病例它可能导致循环衰竭，历史上曾有两例纵隔气肿致循环衰竭而死亡报告。人们常常提及作皮肤和皮下穿刺或者切开以排出积气，临床实际上很少需要这样做。Munsell 重新复习了 150 多年前 Laennec 医师描述的一次车祸抢救过程。一小男孩被粪车轧伤了，法国著名医师 Laennec 被召去会诊，他详细描述了这个 4 岁男孩如何被抬入帐蓬，一根蜡烛照明，Laennec 分别在伤者的颈部、锁骨上区和前胸插入小木棍，随即，一股快速有力的气体涌出，竟吹灭了蜡烛，刚才还奄奄一息的小孩逐渐恢复过来。对于这样简易的紧急减压措施，现代医学除了用消毒的针头替换小木棍以外，也没有什么更好的改进。

还有一些威胁生命的纵隔气肿，经外科急救立即缓解的病例，它们同样是可信的但缺乏详尽的描述。虽然书本上都提到用外科手段处理大面积、有症状的皮下气肿，但仔细查阅文献发现，实际上外科处理的病例并不多。迄今为止曾采用过的外科手段有：用针抽吸纵隔气体；颈部纵隔切开；锁骨下皮肤切开；胸骨劈开或胸骨完全切除。有人提倡施行气管切开，有人反对，认为气管切开属于治疗禁忌。临床上极少见的情况是，气道阻力越来越高或影响到循环系统的功能，如出现休克或急性上腔静脉梗阻，有经验的临床医师会积极地采取有创性方法进行治疗，比较稳妥和保险的作法是在胸骨上窝作一小切口直达纵隔筋膜层，帮助纵隔内气体有效排出。

3. 正压通气所致纵隔气肿的处理　历来正压通气患者出现纵隔气肿和皮下气肿是临床医师最为关注的问题。不合并张力性气胸的纵隔气肿，通常无生理意义，但是有可能纵隔气肿迅速进展为张力性气胸。机械通气患者出现气胸需要立即放置胸腔闭式引流管，有些医师赞成一发现有肺泡外积气就预防性留置胸腔闭式引流管。这种方法不一定合理，因为在这样的患者放置胸管有一定风险和并发症，但患者床旁应准备好胸腔闭式引流包，以备出现张力性气胸时急用。

只要可能就要尽快离断正压通气，这对于呼吸机辅助通气引起的各种肺泡外积气的患者来说，有莫大的益处。除此之外，推荐几种判断方法，这些判断方法虽然没有临床研究支持，但从理论上讲能减小气体进入纵隔。潮气量应设置在 10～12ml/kg 以内。尽量减小 PEEP，有可能就要停止。调节吸气流量和时间来降低胸内平均压。同时，如果临床条件允许，用触发压力限制型通气（即吸气压力支持）或低频间断强制型通气取代强制性容量限制型通气。监测整个胸廓有效顺应性，尤其在 PEEP 治疗过程中，可以帮助减小额外肺泡破裂发生的可能性。

隐性 PEEP 或者说“固有的 PEEP”可能加重气体的泄漏，这种情况一经发现应立即采取措施，这些措施包括减少每分钟通气量，增加吸气高峰流速和使用抗压缩的呼吸机管道，其目的为减少吸气时间。最后，机械通气时如果出现支气管痉挛和其他引致气体滞留的可逆性原因，都应该予以积极相应的处理。

气管、支气管破裂引起的肺泡外积气需要尽快确诊并立即进行外科修补。胸部钝性伤患者，有广泛软组织皮下气肿，气道出血或者置放胸管后数日气胸无改善，特别是胸片上显示萎陷的肺组织从肺门坠落，均应当考虑气管、支气管断裂的可能。有这些情况存在，应该进行急诊纤维支气管镜检查以尽快明确诊断。

新生儿机械通气时发生的心包气肿是一种内科急症，应立即排气减压。大多数作者推荐用心包引流管引流。成人张力性心包气肿很少见，心包穿刺可缓解症状，随后还应密切观察其变化和转归。

四、小结

对于纵隔气肿，一旦去除病因或中止疾病进程，大多数纵隔气肿最终都会消退。虽然儿童和成人自发性纵隔气肿复发的病例都有报告，但极为少见。

胸膜腔内积气能诱发局限性嗜红细胞性炎症，称为“反应性嗜红细胞性胸膜炎”。对纵隔内发生的这种现象已有描述。一项研究对 63 例重症肌无力患者，在胸腺切除术前一周进行诊断性纵隔充气，其中 29 例患者在切除的胸腺内发现有“组织嗜红细胞性肉芽肿”。这一有趣的发现提示，发生在其他临床环境下的纵隔气肿，也可能存在类似的改变，然而这种改变是一直存在的呢，或有什么临床意义，目前尚不清楚。

纵隔气肿，即纵隔内存有空气或其他气体，虽然可以出现在许多不同的临床情况下，但总的来说它并不多见。造成纵隔气肿的气体多数来源于肺，但是它也可以源于上呼吸道或胃肠道（特别是来自于食管）。少见的情况是胸部穿透性损伤造成纵隔气肿，或是因产气杆菌感染造成纵隔气肿。纵隔气肿最初的症状是胸骨后疼痛。只有胸部放射学检查发现纵隔内存有气体方可建立诊断。处理纵隔气肿主要取决于有效地治疗原发病，很少需要外科直接处理纵隔气肿，如排气减压或心包积气减压。

（张志庸　张　恒）

参考文献

1. Maunder RJ, Pierson DJ, Hudson LD. Subcutaneous and mediastinal emphysema: Pathophysiology, diagnosis, and management, 1984, 144:1447~1453.
2. Faust RC. Subcutaneous emphysema during labor. Northwest Med 1940, 39:24~26.
3. Hamman L. Spontaneous mediastinal emphysema. Bull Johns Hopkins Hosp, 1939, 64:1~21.
4. Hamman L. Mediastinal emphysema. JAMA, 1945, 128:1~6.
5. Macklin MT, Macklin CC. Malignant interstitial emphysema of the lungs and mediastinum as an important occult complication in many respiratory diseases and other conditions: An interpretation of the clinical literature in the light of laboratory experiment. Medicine, 1944, 23:281~352.
6. Turnbull A. A remarkable coincidence in dental surgery. BMJ, 1900, 1:1131.
7. Flood TR. Mediastinal emphysema complicating a zygomatic fracture: A case report and rewview of the literature. Br J Oral Maxillofac Surg, 1988, 26:141~148.
8. Wiot JF. Tracheobronchial trauma. Semin Roentgenol, 1983, 18:15~22.
9. Sridhar KS, Hussein AM, Patten JE. Spontaneous pneumomediastinum in esophageal carcinoma. Am J Clin Oncol, 1990, 13:527~531.
10. Pierson DJ. Alveolar rupture during mechanical ventilation: Role of PEEP, peak airway pressure, and distending volume. Respir Care, 1988, 33:472~483.
11. Melamed Y, Shupak A, Bitterman H. Medical problems associated with underwater diving. N Engl J Med, 1992, 326:30~35.
12. Grim PS, Gottlieb LJ, Boddie A, et al. Hyperbaric oxygen therapy. JAMA, 1990, 263:2216~2220.
13. Gammon RB, Shin MS, Groves RH, et al. Clinical risk factors for pulmonary barotraumas: A multivariate analysis. Am J Respir Crit Care, 1995, 152:1235~1240.
14. Taylor J, Dibbins A, Sobel DB. Neonatal pneumomediastinum: indications for, and complications of treatment. Crit Care Med, 1993, 21:296~298.
15. Munsell WP. Pneumomediastinum. JAMA, 1967, 202:689~693.
16. Hamman L. Spontaneous interstitial emphysema of the lungs. Trans Assoc Am Physicians, 1937, 52:311~319.
17. Gammon RB, Shin MS, Buchalter SE. Pulmonary barotraumas in mechanical ventilation. Patterns and risk factors. Chest, 1992, 102:568~572.
18. Spencer MP, Oyama Y. Pulmonary capacity for dissipation of venous gas emboli. Aerosp Med, 1971, 42:822~827.
19. Baskin SE, Wozniak R. Hyperbaric oxygenation in the treatment of hemodialysis associated air embolism. N Engl J Med, 1975, 293:184~185.
20. Newton NI, Adams AP. Excessive airway pressure during anesthesia: Hazards, effects, and prevention. Anaesthesia, 1978, 33:689~699.
21. Hillman KM. Pneumoperitoneum - A review. Crit Care Med 1982, 10:476~481.

22. Rose DM, Jarczyk PA. Spontaneous pneumoperitoneum after scuba diving. JAMA, 1978, 239 : 223.
23. Mirzayan R, Cepkinian V, Asensio JA. Subcutaneous emphysema, pneumomediastinum, pneumothorax, pneumopericardium, and pneumoperitoneum from rectal barotraumas. J Trauma, 1996, 41 : 1073 ~ 1075.
24. Lipuma JP, Wellman J, Stern H. Nitrous oxide abuse: A new cause for pneumomediastinum. Radiology, 1982, 145 : 602.
25. Vosk A, Houston CS. Mediastinal emphysema in mountain climbers: Report of two cases and review. Heart Lung, 1977, 6 : 799 ~ 805.
26. Eggleston PA, Ward BH, Pierson WE, et al. Radiographic abnormalities in acute asthma in children. Pediatrics, 1974, 54 : 442 ~ 449.
27. Pierson DJ. Barotrauma and bronchopleural fistula. In Tobin MJ (ed): Principles and practice of Mechanical ventilation. New York: McGraw - Hill, 1994, pp 813 ~ 836.
28. Weg JG, Anzueto A, Balk RA, et al. The relation of pneumothorax and other air leaks to mortality in the acute respiratory distress syndrome. N Engl J Med, 1998, 338 : 341 ~ 346.
29. Kacmarek RM. Methods of providing mechanical ventilatory support. In Pierson D, Kacmarek R (ed): Foundations of respirtory Care. New York: Churchill Livingstone, 1992, 953 ~ 972.
30. Amato MB, Barbas CS, Medeiros DM, et al. Effect of a protective - ventilation strategy on mortality in the acute respiratory distress syndrome. N Engl J Med, 1998, 338 : 347 ~ 354.
31. Stewart TE, Meade MO, Cook DJ, et al. Evaluation of a ventilation strategy to prevent barotrauma in patients at high risk for acute respiratory distress syndrome. Pressure - and Volum - Limited Ventilation Strategy Group. N Engl J Med, 1998, 338 : 355 ~ 361.
32. Branson RD, Hurst JM, DeHaven CBJ. Mask CPAP: State of the art. Respir Care, 1985, 30 : 846 ~ 857.
33. Cummings RG, Wesly RLR, Adams DH, et al. Pneumopericardium resulting in cardiac tamponade. Ann Thorac Surg, 1984, 37 : 511 ~ 517.
34. Zaugg M, Kaplan V, Widmer U, et al. Fatal air embolism in an airplane passenger with a giant intrapulmonary bronchogenic cyst. Am J Respir Crit Care Med, 1998, 157 : 1686 ~ 1689.
35. Whitley MA, Pierson DJ. Does this patient have a pneumomediastinum? Respir Care, 1986, 31 : 1151 ~ 1153.
36. Westcott JC, Cole SR. Interstitial pulmonary emphysema in children and adults: Roentgenographic features. Radiology, 1974, 111 : 367 ~ 378.
37. Gordon CA. Respiratory emphysema in labor: With two new cases and review of 130 cases in the literature. Am J Obstet Gynecol, 1927, 14 633 ~ 646.
38. Askin FB, McCann BG, Kuhn C. Reactive eosinophilic pleuritis: A lesion to be distinguished from pulmonary eosinophilic granuloma. Arch Pathol Lab Med, 1977, 101 : 187 ~ 191.
39. Halicek F, Rosai J. Histioeosinophilic granulomas in the thymuses of 29 myasthenic patients: A complication of pneumomediastinum. Hum Pathol, 1984, 15 : 1137 ~ 1144.

第二节　纵隔血肿

一、概述

纵隔血肿是纵隔内发生出血，血液或血块积存在纵隔内，形成的纵隔肿块，又称为纵隔出血。

纵隔本身无血管因而也不会出血，但是纵隔内解剖结构上有众多脏器，有许多大血管，包括升主动脉、主动脉弓、头臂大血管、左右无名静脉和上下腔静脉，以及无数小动脉、小静脉和毛细血管。这些血管在经受胸部严重创伤，特别是钝性伤，容易发生破裂出血。纵隔手术后出血可产生纵隔血肿，某些有创性操作，如静脉穿刺，操作不慎也可造成血管损伤，引起纵隔出血和血肿。无明显外伤或所谓“自发性纵隔血肿”也不少见。此外罕见的药物诱发出血造成纵隔血肿也见于文献报告。在某些循环系统疾病状态下，如高血压、动脉硬化等疾病，或抗凝治疗、溶栓治疗过程中，以及出血性疾病，血管可自发性破裂引致纵隔出血或血肿。另外，也有报告无出血性疾病不明原因的纵隔血肿。

二、病因和发病机制

纵隔出血最常见的病因是钝性胸外伤或胸部穿透性伤；主动脉夹层、主动脉瘤破裂；或者是在胸部手术或有创性操作之后。

胸部钝性伤后纵隔出血的发生率约为2.5% ~10.7%，致伤原因有交通事故伤、高处坠落伤、重物砸伤和挤压伤，并且多合并有胸部其他损伤，如肋骨骨折，胸骨骨折，血气胸，肺挫伤等。同时胸部钝性伤还可能伴有腹部或身体他处严重损伤。

胸部和颈部的穿透性伤可造成大动脉或大静脉撕裂，而胸部钝性伤可造成主动脉或大静脉横断，以及胸内血管损伤，如胸廓内动脉、奇静脉撕裂。通常主动脉横断的部位最常见于左锁骨下动脉发出处远侧，其次常见的横断部位是无名动脉发出处之近端，第三个是主动脉瓣环上方。大动脉或大静脉发生撕裂伤或横断后，出血迅猛、量大且急，可致急性纵隔填塞或心脏压塞，或大量血胸，造成循环功能急骤衰竭，患者往往因未能被运送到有条件的医疗中心获得及时诊断或救治而死于发病现场。

大多数胸部钝性伤之后发生的纵隔出血，是因为纵隔内小血管破裂所致，如胸骨骨折戳伤胸膜小血管，高压冲击下胸内压增高，使纵隔内小静脉破裂出血，以及心包壁或周围组织小血管破裂出血。此类纵隔出血的速度和出血量均不如上述大血管破裂严重，手术时常常不能确切辨识出血的血管。临床上能获得有效诊断治疗的多系此类胸外伤纵隔出血的患者。

胸部大手术，特别是体外循环下进行心脏或大血管手术，术后可能发生严重的心包内出血或纵隔出血，其原因与体外循环下手术全身肝素化有关。其他与临床操作有关的纵隔出血，还有血管造影时发生大血管撕裂；中心静脉穿刺置管或动脉插管意外穿透血管壁；血管内支架或其他血管内器械（下腔静脉伞）磨损蚀破血管；气管切开后气管内套管长期压迫蚀破无名动脉；以及经支气管穿刺抽吸活检等均为医源性纵隔出血的常见原因。

自发性纵隔出血或血肿临床也并非罕见，常与以下的诱发或加重因素有关：

1. 纵隔肿瘤，最常见的是胸腺瘤、恶性生殖细胞肿瘤、甲状旁腺腺瘤、胸骨后甲状腺肿和畸胎瘤，以及少见的血管源性肿瘤，这些肿瘤可以发生瘤内出血破入纵隔，有时类似主动脉瘤破裂。

2. 突然持续高血压，可致主动脉夹层、假性动脉瘤或动脉瘤破裂。无主动脉瘤，无胸部钝性创伤，也无主动脉夹层时，自发性胸主动脉破裂出血病例，自1961 ~2000年英文文献也已报告18例。

3. 出血性疾病，抗凝治疗、溶栓治疗、尿毒症透析、肝功能不全凝血机制障碍、或血友病患者。

4. 胸内压力暂时性急骤增高，像咳嗽或呕吐时发生的胸内压一时性增高。通常认为其发生纵隔出血的病理生理机制是纵隔内小静脉破裂。小血管破裂一般造成小量纵隔出血，临床上呈良性过程，症状很快消退，不遗留远期后遗症。

三、临床表现

纵隔出血的临床症状和体征依据不同的病因变异较大。常见的症状有胸骨后疼痛并放射到背部或颈部，胸闷、憋气。随着纵隔内积存血液的增多，纵隔脏器，主要是大静脉，受压的症状和体征越发明显，这些包括呼吸困难、颈静脉充盈或怒张、发绀，以及因血液渗入到颈部软组织内而出现的颈部淤斑。若失血量很大也可因失血造成循环功能不全。大量纵隔内出血可产生纵隔填塞，主要表现为心动过速、低血压、尿量减少、右侧和左侧心脏充盈压相同，最终造成右心室功能衰竭。纵隔填塞的发生过程比心脏压塞更加隐蔽，因为纵隔较心包有更大的容积，因而危害更大，预后也差。因此诊断纵隔填塞的主要目的是在循环功能不全发生之前及时做出诊断。

四、诊断

诊断方法包括胸部平片、胸部CT、MRI、超声波和血管造影。

胸部平片显示上纵隔增宽；正常的主动脉弓弧形影消失；前上纵隔出现软组织阴影是诊断纵隔出血的三个基本指标。有人提出气管旁带增宽超过5mm，主动脉弓上水平的上纵隔宽径超过8cm，主动脉球弧弓变浅或消失均提示纵隔血肿存在。

超声心动图检查可显示纵隔内有液性暗区，并提供心内结构有无异常或病变，心包内有无积液或心脏压塞。

胸部CT扫描，特别是增强CT扫描，对诊断纵隔出血或血肿有重要的价值。它可以显示纵隔包块的大小、范围，内含有血液或血凝块，确定有无心包积血或心脏压塞，确切地显示血肿与大血管的关系，尤其是大血管内有无假腔存在。

胸外伤多发生在基层医疗单位，也是抢救外伤的第一线医疗中心，胸部平片、B型超声波检查和胸部CT对于纵隔出血的诊断率分别为75%、66%和83.3%，提示这三项辅助检查对于胸部损伤造成的非大血管破裂所致纵隔出血的诊断有着重要作用。

MRI检查对于纵隔血管性病变的诊断有着特殊价值，它除了具有增强CT的诊断作用外，还可以从三维空间显示病变特点，特别是对于大血管病变的诊断，有代替血管造影的趋势。

对于某些自发性纵隔出血或血肿的病例，动脉或静脉血管造影可用于确定出血血管的部位，以及血管内膜有无撕脱或夹层，有无动脉瘤存在，为确切诊断和选择治疗方法提供有价值的资料。当然进行血管造影检查需要有一定的条件，这一检查也有带来某些合并症的危险，因之需要认真、慎重选择适应证。

近十余年来，各种检查方法的不断改进，对于纵隔血肿及其原因的诊断更趋完善和准确。经食管超声检查可发现主动脉损伤直接和间接证据，直接征象有：①主动脉壁条纹增厚；②出现假性动脉瘤；③主动脉出现夹层；④主动脉血肿；⑤主动脉呈梭形变和⑥主动脉完全梗阻。间接征象有①主动脉直径稍有增加；②多普勒检查其彩色血流受阻；③主动脉探头距离增加和④直接探到纵隔血肿。有作者报告对于严重钝性胸外伤而致胸主动脉或其大分支破裂患者，经食管超声定量测定纵隔血肿获得一定的信息。其方法为在主动脉峡部超声测定食管壁与主动脉前侧壁的距离（Ⅰ）和主动脉后外侧壁与左侧脏胸膜距离（Ⅱ），此项结果的敏感性为80%，特异性为92%，阳性预测率和阴性预测率分别为86%和89%。但是当食管超声探头不能探及之处，应警惕并需要进一步检查，以除外其大血管分支损伤的可能。

增强螺旋CT对胸部钝性伤造成胸主动脉破裂的诊断有重要价值。一组报告7820例胸部钝性伤，1104例（14.3%）施行了胸部增强螺旋CT，发现118例（10.7%）有纵隔出血，24例（20.3%）有胸主动脉损伤的直接证据。增强螺旋CT对临床随诊有100%敏感性，99.7%的特异性，其阳性预测率和阴性预测率分别为89%和100%，全部诊断率为99.7%。因此增强螺旋CT能确切探及纵隔血肿的有无、部位以及获得主动脉损伤的直接证据。Wicky报告用螺旋CT（SCT）主动脉造影诊断创伤性主动脉损伤，获得极佳的诊断效果，他报告自1992～1997年对487例胸部钝性伤患者进行SCT主动脉造影检查，其诊断胸主动脉损伤的标准有：①纵隔血肿；②主动脉周围血肿；③主动脉壁形态不规则；④主动脉假性憩室；⑤主动脉内膜剥脱和⑥主动脉夹层。结果其中14例（2.9%）被诊断主动脉损伤，随诊473例无假阴性结果。此项检查的敏感性和特异性分别达100%和99.8%。

对于胸外伤患者，临床医师遇有下列情况下，应考虑有纵隔出血或血肿的可能：

1. 有明确的胸部外伤史，尤其是胸部闭合性损伤。

2. 临床上出现有胸闷、憋气、胸痛、呼吸困难、心动过速和血压下降等呼吸循环功能障碍。

3. 胸部平片显示上纵隔增宽、主动脉球弧弓变浅或消失。

4. 超声波检查纵隔内存在液性暗区。

5. 胸部 CT 显示纵隔内有液体密度的阴影并压迫周围组织和脏器。

对于有高血压病史，或正在抗凝治疗、溶栓治疗，或凝血机制有障碍患者，出现胸部疼痛、憋气、不适等症状，要想到纵隔出血或纵隔血肿的可能性，应进行必要的检查，包括胸部平片、超声波检查、胸部 CT 扫描。有适应证时应行增强 CT、MRI 检查。

与外科操作有关的纵隔出血或血肿病例，因为多有外科操作或手术史，出现临床症状常能及时发现并诊断。

四、治疗

依据产生纵隔出血的病因、出血量、出血速度，或纵隔血肿的大小、部位、对邻近脏器或组织产生压迫症状的严重程度，采取不同的治疗方法。

胸部钝性伤后小的纵隔血肿无需治疗，可以自行吸收。

中等量血肿如出现轻度心、肺功能障碍，可以在超声波或 CT 引导下，进行穿刺抽液，这既是诊断性的也是治疗性的，有时从纵隔内仅仅抽出 200cc 血液，就可使患者症状获得明显改善。有的中等量纵隔出血病例，经一次穿刺即可治愈。但是纵隔穿刺有一定危险性，若反复穿刺有可能刺破血管，另外，若纵隔内为凝血块，穿刺可能无效。

外伤性纵隔内大量出血或血肿，需要进行手术治疗，其主要目的是清除纵隔内淤血和血块，减轻对纵隔脏器的压迫，并修补损伤的血管。对于胸部、颈部穿透性损伤严重威胁患者生命时，可以急诊行手术探查，不必非等到血管造影确诊之后才开胸。

与临床操作有关的纵隔内出血，根据出血的量和速度，可先行保守治疗，无效则需行手术处理。心脏手术后发生的纵隔出血，依心外科常规处理。偶尔在 CT 引导下放置导管行纵隔引流，某些纵隔出血的病例也可获得有效的治疗，无明显合并症。

自发性纵隔出血的治疗变化较大，若为高血压患者发生动脉瘤破裂或主动脉夹层，需请心外科专科处理。若系抗凝治疗、溶栓治疗或凝血机制障碍发生的纵隔血肿，一般内科保守治疗多有明显疗效，很少需要外科手术处理。

近年我们成功地处理一例外伤性纵隔血肿，简要报告如下：

患者男性，38 岁，被铁屑击伤前颈部 2 天并声嘶 1 天于 2005 年 4 月 12 日入院。查体患者一般状况稳定，右颈根部胸骨切迹上缘有 1cm 伤口。胸部平片示上纵隔增宽；CT 片可见左前上纵隔气管旁金属异物（图 31－2－1），血肿占据上纵隔，主动脉弓三支血管受压移位，心影无增大。入院诊断：纵隔金属异物、纵隔血肿。2005 年 4 月 14 日急诊开胸探查，左颈及胸正中“Γ”形切口，纵劈胸骨柄至第 4 肋间，开胸后发现纵隔血肿从上向下延续，累及胸腺、纵隔胸膜，并伸延到左无名静脉后方。清除血肿后探查，发现无名动脉左侧方有一间隙，可扪及金属异物。清除血凝块过程中，突然涌出大量鲜红血液，立即填塞压迫，同时扩大切口。考虑损伤的动脉破裂出血，需行体外循环辅助。于左股动脉和右心房分别插管建立部分体外循环，降压、降温。去除压迫纱垫，持续吸除出血并回收，进一步解剖。发现距离起始部约 1cm 处的左颈总动脉有一长 0.8cm 不规则裂口。阻断钳钳闭左颈总动脉根部，5－0 Prolene 缝线修补裂口数次不成功，遂决定截除损伤段血管，用 Gortex 人工血管行主动脉弓－颈总动脉架桥术。术毕检查吻合满意，无渗血，左颈动脉血流通畅。取出金属异物，切除双侧纵隔胸膜，并彻底冲洗，置双侧胸腔引流。术后恢复顺利，声音嘶哑好转，12 天痊愈出院。从本例我们可以获得如下经验教训：①遇到外伤性纵隔血肿应想到大血管（特别是大动脉）损伤可能性；②术前仔细阅读胸部增强 CT，必要时行动脉造影检查，怀疑大动脉破裂应备体外循环；③术中始发现大血管破裂，勿惊慌或盲目钳夹，迅速用纱垫压迫暂时止血，迅速建立体外循环。充分显露术野，辨清损伤血管，根据损伤部位、范围和严重程度，进行血管修补或切除部分血管行人工血管置换，可获得满意结果。

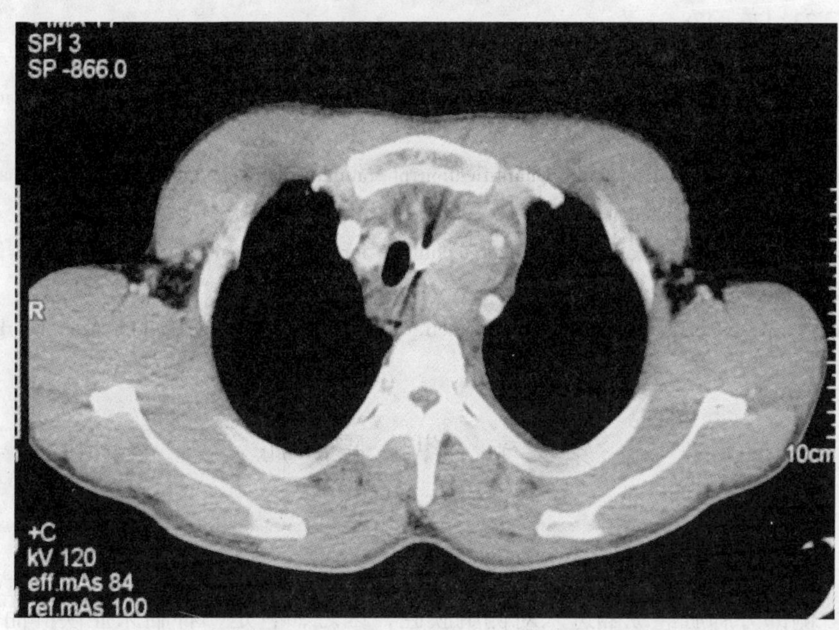

图 31－2－1　外伤性纵隔血肿，除了纵隔血肿外尚可见纵隔内金属异物

（张志庸　郭　峰）

参 考 文 献

1. 江吕泉，孙 江．创伤性纵隔血肿的特点和处理．中国胸心血管外科临床杂志，2000，7：139～140.
2. Mirvis SE，Shanmuganathan K，Buell J，et al．Use of spiral computed tomography for the assessment of blunt trauma patients with potential aortic injury．J Trauma，1998，45：922～930.
3. Athanassiadi K，Gerazounis M，Moustardas M，et al．Sternal fractures：retrospective analysis of 100 cases．World J Surg，2002，26：1243～1246.
4. Tasi FC，Fang JF，Lin PJ，et al．Blunt trauma induced thoracic artery injury：case report．Changgeng Yi Xue Za Zhi，1999，22：666～670.
5. Shkrum MJ，Green RN，Shum DT：Azygos vein laceration due to blunt trauma．J Forensic Sci，1991，36：410～421.
6. Kim J，Ahn W，Bohk TH：Hemomediastinum resulting from subclavein artery laceration during internal jugular catheterization．Anesth Analg，2003，97：1257～1259.
7. Kucera RF，Wolfe GK，Perry ME：Hemomediastinum after transbronchial needle aspiration．Chest，1986，90：466.
8. Magara T，Onoe M，Yamomoto Y，et al．Massive mediastinal bleeding due to spontaneous rupture of the vertebral artery in Von Recklinghausen disease．Jpn J Thorac Cardiovasc Surg，1998，46：906～909.
9. Gomelsky A，Barry MJ，Wagner RB：Spontaneous mediastinal hemorrhage：a case report with a review of the literature．Md Med J，1997，46：83～87.
10. Templeton PA，Vainright JR，Rodriguez A，et al．Mediastinal tumors presenting as spontaneous hemothorax，simulating aortic dissection．Chest，1988，93：828～830.
11. Pugnale M，Portier F，Lamarre A，et al．Hemomediastinum caused by rupture of a bronchial artery aneurysm：successful treatment by embolization with N－butyl－2－cyanoacrylate．J Vasc Interv Radiol，2001，12：1351～1352.
12. Yokoyama H，Ohmi M，Sadahiro M，et al．Spontaneous rupture of the thoracic aorta．Ann Thorac Surg，2000，70：683～689.

13. Taille C, Fartoukh M, Houel R, et al. Spontaneous hemomediastinum complicating steroid - induced mediastinal lipomatosis. Chest, 2001, 120:311 ~313.
14. Willimas JA, Presbury G, Orenstein D, et al. Hemothorax and hemomediastinum in patients with hemophilia. Acta Haematol, 1985, 73:176 ~178.
15. 段建福，林依明. 外伤性纵隔血肿的 X 线诊断. 中外医用放射技术，1994，11:50 ~51.
16. Goarin JP, Catoire P, Jaquens Y, et al. Use of transesophageal echocardiography for diagnosis of traumatic aortic injury. Chest, 1997, 112:71 ~80.
17. Vignon P, Rambaud G, Francois B, et al. Quantification of traumatic hemomediastinum using transesophageal echocardiography: impact on patients management. Chest, 1998, 113:1475 ~1480.
18. Wicky S, Capasso P, Meuli R, et al. An efficient technique for the diagnosis of traumatic aortic injury. Eur Radiol, 1998, 8:823 ~833.
19. Luntz M, Nusem S, Kronenberg. Management of penetrating wound of the neck. Eur Arch Otorhinolaryngol, 1993, 250:369 ~374.

第三节　纵　隔　疝

一、概述

纵隔疝是指一侧部分肺脏经纵隔进入对侧胸膜腔，因之，它是一种临床症候群而不是一种独立的疾病。除了肺脏可以疝入对侧胸膜腔外，某些其他脏器也可疝入一侧胸膜腔，临床上最多见的是食管部分切除后，胃替代食管恢复消化道连续性，在颈部或胸膜腔内进行食管胃颈部或主动脉弓上吻合，位于纵隔内的胸腔胃，严重扩张时可以疝入对侧胸膜腔。

一侧肺脏多经过纵隔薄弱部位疝入对侧胸膜腔，常见的薄弱部位有 3 个：前上纵隔、后上纵隔和后下纵隔。前上纵隔是两侧肺脏最为接近之处，具体的来说，从第 1 至第 4 肋软骨水平，特别是以胸骨角作为中心，前方为胸骨，后方是大血管，心脏在其下方。后上纵隔是另一个纵隔薄弱部位，它恰与前上纵隔相对应，只是在后方，它在主动脉弓和奇静脉之上，约在第 3 至第 5 胸椎水平，前方为食管、气管和大血管，后方为脊柱。最后一个纵隔薄弱部位为后下纵隔，其上为主动脉弓、奇静脉和第 5 胸椎，前方为大血管和心脏，后方为降主动脉和脊柱，下方为横膈。在 3 个纵隔疝疝入胸膜腔的薄弱处，临床上最常见到的是经前上纵隔疝入胸膜腔。

当胸腔胃形成纵隔疝时，一般来说多有纵隔胸膜撕裂，左右胸膜腔之间形成交通，为纵隔疝形成提供了发生的条件。

二、病因和发病机制

胸膜腔有两个重要的生理特点：密闭和负压。密闭的内容有三：①胸膜腔与外界大气不相通；②胸膜腔与胸内脏器不相通；③两侧胸膜腔彼此也不相通。负压的含义是无论在吸气相或呼气相胸膜腔永远保持在负压状态，吸气时胸内压力为 $-8cmH_2O \sim -10cmH_2O$，呼气时为 $-4cmH_2O \sim -5cmH_2O$，凭借胸腔内的负压，肺脏进行不间断的舒缩，产生呼吸运动。除了与外界保持负压状态以外，两侧胸膜腔之间也需要保持压力的平衡，当一侧胸膜腔的压力超过对侧压力，或者是一侧胸膜腔的压力低于对侧，两侧胸膜腔的压力不平衡，高压力可使纵隔向对侧移位，主要是气管和心脏移位，同时胸腔内的高压造成肺组织经纵隔薄弱处向对侧移位，肺组织外尚有纵隔胸膜包盖，故形成纵隔疝。这种情况临床上最多见于张力性气胸，巨大肺大疱，张力性肺大疱，局限性阻塞性肺气肿，大量胸腔积液，巨大肺囊肿，明显地都是一侧胸膜腔存在巨大的占位性病变，从而经纵隔疝向对侧。

除了一侧胸腔内病变使得该侧容积增大外，另一种情况是一侧胸膜腔因病变而致容积缩小，压力减低，使得纵隔移向患侧，随之健侧肺过度膨胀并疝入患侧。如先天性一侧支气管或肺不发育或发育不全，一侧全肺不张，一侧全肺切除后，肺结核致一侧损毁肺，慢性脓胸瘢痕收缩等。

如前所述，食管胃胸内或颈部吻合术后胸腔胃，经过后下纵隔路径可疝入对侧胸膜腔。

纵隔疝与纵隔移位并不完全相同，纵隔疝是指部分肺组织或其他脏器越过胸中线伸延到对侧胸腔，纵隔的位置可以保持不变。纵隔移位则是纵隔，主要指心脏和气管因各种原因从胸中线的位置偏移向一侧胸腔，随同纵隔的移位，部分肺组织或其他脏器也可以移向对侧胸腔。所以我们在谈到纵隔移位时，多不特别强调纵隔疝存在与否。在诊断纵隔疝时多指肺组织或胸腔胃疝到对侧，也不强调纵隔移位的有无。

三、临床表现

纵隔疝的临床症状取决于引起纵隔疝的原发性疾病，以及纵隔疝的严重程度，它本身无明确的特征性的症状和体征。

婴幼儿先天性支气管或肺不发育，或发育不全造成的纵隔疝，平时一般无明显临床症状，当健肺发生感染，多经胸部 X 线检查才发现纵隔疝。有的无先天性肺或支气管发育异常的患儿，当肺部发生严重感染时也可造成纵隔疝。先天性支气管肺发育不全患者，在青春发育期可出现活动后心慌、气短，胸闷，憋气，咳嗽，甚至呼吸困难。这些呼吸系统症状均缺乏特异性。严重的纵隔疝影响到循环功能时，可出现心悸、气短、活动受限，甚至肢端水肿。体格检查可能发现气管、心脏位置偏移，两侧胸廓不对称，患侧胸廓塌陷，心尖搏动移向患侧，呼吸音减低、消失，或呈管状呼吸音（传导所致），对侧呈过度轻音，呼吸音增强。

胸胃纵隔疝多出现在颈部吻合或胸内弓上吻合，纵隔疝大多数疝入到右侧胸膜腔。主要症状为术后早期餐后出现胸闷、心悸与间歇性恶心呕吐。体查发现主要是右侧胸部呼吸音明显减低，叩诊上方呈过鼓音，下方为浊音。

四、诊断

确诊纵隔疝主要依靠影像学检查。胸部平片上可以发现胸廓不对称，患侧肋间隙狭窄，肺野出现局部过度透亮区，系疝入的为肺组织，肺门周围肺纹理稀疏。健侧肺透光度增强，肺纹理增重。心脏、纵隔向患侧移位。胸胃纵隔疝可见右胸内有巨大气液平面，肺组织被压缩。CT 对诊断纵隔疝有重要价值（图 31－3－1），它可确切显示纵隔疝的位置、范围和严重程度，同时也可以显示造成纵隔

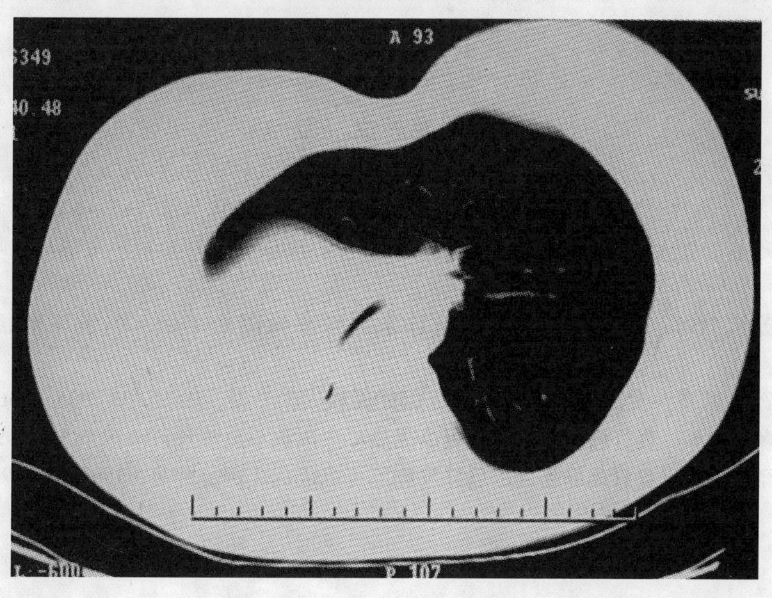

图 31－3－1　CT 像显示纵隔疝

疝的原发疾病，如先天性支气管肺发育畸形，肺部感染，或者胸胃纵隔疝。

影像学检查足够确定纵隔疝诊断，不需要进行其他特殊检查。临床上有时施行某些检查主要用于诊断原发疾病。支气管不发育患者，在纤维支气管镜检查时可见隆突消失，镜下找不到一侧支气管开口，或支气管开口呈裂隙状，健侧支气管角度变小变直。

胸胃纵隔疝患者，上消化道钡餐造影常可发现吻合口下方有较大的囊状区突向右侧胸腔，胃粘膜规整，边缘整齐，有时胸胃远端呈“S”状扭曲，胸胃内存在较大的气液平面。送入胃管后抽出大量胃内容物，再次摄胸部平片发现膨胀扩张的胸胃缩小，可以证实胸胃纵隔疝的诊断。胸胃纵隔疝的严重性在于确定有无存在绞窄，胸腔胃发生绞窄时其胃内容物呈大量咖啡样液体，临床症状恶化提示胃壁可能坏死、穿孔，继发严重纵隔感染或胸腔内感染可危及患者生命。

五、治疗

纵隔疝本身并不是一种独立的疾病，它是各种原因产生的一种症候群，因此纵隔疝本身并不需要治疗，解除纵隔疝的症状需要处理其原发病。由于造成纵隔疝原发病的原因不同，治疗有时较为简单容易，有的则较为复杂，甚至有的纵隔疝仅仅是一种诊断问题，无法进行治疗。如张力性肺大疱可以即时行肺大疱穿刺减压，以缓解呼吸窘迫。巨大肺囊肿、巨大肺肿瘤和慢性脓胸纤维化以及损毁肺可进行相应的手术治疗。对于一侧先天性支气管、肺不发育或发育不全造成的纵隔疝，治疗需要慎重。

胸胃纵隔疝常常是在急性胃扩张产生症状时，才需要处理。一般胸胃纵隔疝除了进食后患者感到胸闷、胀满感外，并无其他特殊不适。此时不需要进行特殊处理。当患者出现临床症状，或发生急性胸胃扩张时，应禁食水，予有效胃管抽吸，减少胃内容物量。静脉输液供给营养，维持水、电解质平衡。经此治疗，一般均可恢复。若怀疑胸腔胃发生绞窄，应急诊开胸探查，将胸胃还纳复位，并固定于食管床，或固定在后胸壁。若胸胃较大过长呈“S”状，可拆除胸胃于横膈的缝线，将过多的胸胃回纳入腹腔，重新固定胸胃于新裂孔。

避免胸胃纵隔疝重在预防。因为其发生的原因很多，如食管癌处于晚期与周围粘连，术中不得不切除部分对侧纵隔胸膜，致左右胸膜腔相通，胸腔胃容易疝入对侧胸腔。技术上欠缺，如胸胃固定不牢，胸胃过大过多致远端胸胃呈“S”状扭曲。术中损伤迷走神经致术后胃排空障碍，加之术后胸胃引流不畅，胸胃过度膨胀。针对以上发生原因，在手术时应注意几点：胸胃不应留在胸腔过多过长；胸胃较大应予缝缩；牢靠固定胸胃于后胸壁或食管床上；术中尽量避免损伤迷走神经；术后有效胃肠减压。

（张志庸）

参考文献

1. 安郁英，祝 海，谢 鸣．支气管肺囊肿纵隔疝一例．中华外科杂志，1994，32：605～605.
2. 王振菊，张秀慧，樊 忠．先天性无右肺畸形右肺纵隔疝右位心误诊为气管异物．中华耳鼻喉科杂志，1996，31：52～52.
3. 苏振立，樊英荣，苏广慧等．先天性右支气管及肺未发育并纵隔疝1例．中华耳鼻喉科杂志，1997，11：124～124.
4. 林如珍，叶 红．婴幼儿肺炎并发纵隔疝20例分析．福建医科大学学报，1999，33：335～336.
5. 王延明，臧玉林，袁玉朝等．食管癌切除术后胸胃纵隔疝．中国胸心血管外科临床杂志，1996，3：97～97.
6. 周云生，徐建勋．经食管床胃食管颈部吻合术后并发胸腔胃纵隔疝2例．肿瘤，1997，17：98～98.

第三十二章　纵隔外伤

第一节　气管支气管外伤

严重的胸部钝性伤和穿透伤均可造成气管和支气管撕裂和离断。气管、支气管损伤分为两大类，一类是外力引起胸部闭合性创伤所致，见于交通事故、胸部撞击伤，常合并身体其他处较严重损伤。另一类是外力直接作用在气管和支气管而引起，如枪击伤、锐器伤等。另外医源性原因也可造成气管、支气管损伤，如气管切开、长期气管内插管所致的气管狭窄、气管－食管瘘、气管－无名动脉瘘等，医源性气管损伤所占比例较小。

一、解剖特点

气管是一后壁略平的圆筒形管道，上起自环状软骨下缘，下止于气管隆突并与两侧主支气管相连，长度为10～13cm，平均11cm。气管由18～22个气管软骨环及其膜状壁构成，结缔组织和平滑肌组织将气管软骨环相互连接。（图32－1－1、图32－1－2）。

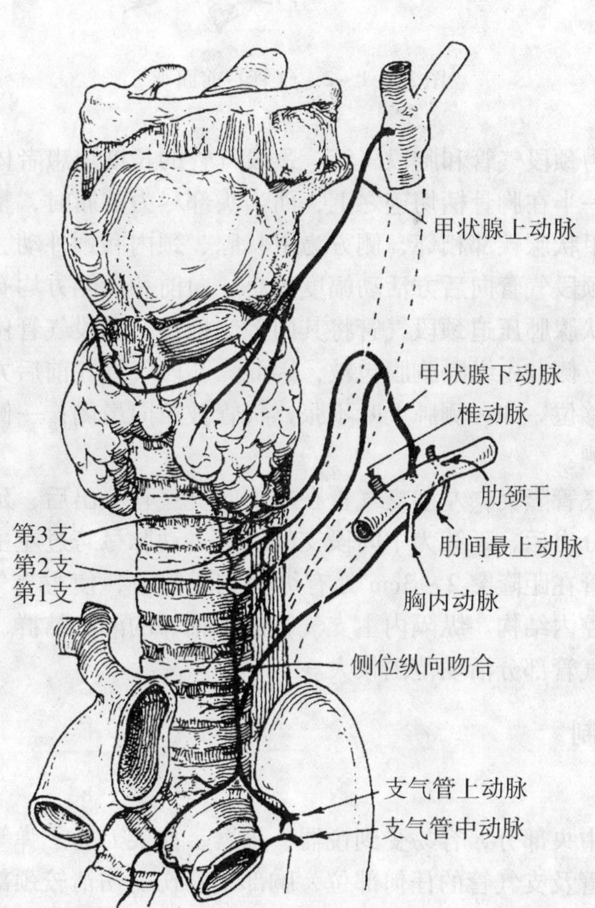

图32－1－1　气管左前面观

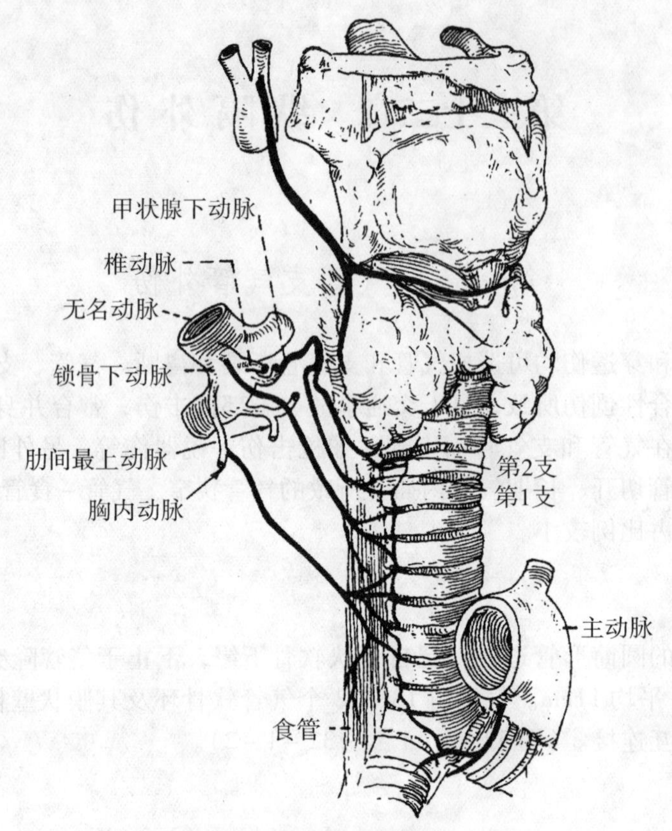

图 32－1－2 气管右前面观

根据气管所在部位分为颈段气管和胸段气管。颈段气管的长度依患者体位可有明显变化，当头部尽力后仰时，气管长度的一半在胸骨柄切迹之上，而当头部尽力前屈时，整个气管可进入纵隔内。颈段气管前方与颈前皮肤和甲状腺峡部相邻，侧方为甲状腺、颈内和颈外动、静脉及颈部肌肉，后方与食管相贴。由于颈椎关系颈段气管向后方活动幅度较小，向前和向侧方均有较大的活动度，临床上常可见到一侧巨大结节性甲状腺肿压迫颈段气管将其向健侧推移。胸段气管位于主动脉和心包之后，在隆突水平后邻胸椎前筋膜，侧方由纵隔胸膜包被，因此，胸段气管在前后方向活动度有限，临床上较常见的是胸段气管向侧方移位。如一侧肺上叶不张，气管被拉向患侧；一侧张力性气胸或大量胸腔积液，胸段气管则被推向健侧。

两侧主支气管均起自气管隆突，左主支气管在左上叶支气管分出后，延续为左下叶支气管，而右主支气管在右上叶支气管分出后，延续为中间段支气管。主动脉弓跨过左主支气管，奇静脉弓形跨过右主支气管，两侧主支气管在距隆突 2～3cm 处有纵隔胸膜附着，使主支气管近端成为纵隔内结构，而主支气管远端则属胸膜腔内结构。纵隔内主支气管由于相邻的淋巴结群、大血管和心包围绕，其活动度极小，而胸腔内主支气管部分活动范围较大。

二、病因及发病机制

（一）病因

胸部气管位于纵隔内中央部分，容易受到锐器、火器，如尖刀、子弹等所致的纵隔内气管、支气管损伤，损伤可发生于气管及支气管的任何部位，胸部气管伤的伤情较颈部气管伤严重得多。由于常合并相邻心脏、大血管损伤，因大量失血和循环衰竭导致患者死亡，这类伤者常来不及送至医院。

各种钝性伤均可以造成气管损伤。胸部闭合性创伤是气管、支气管损伤的主要原因，而后者是胸外伤早期死亡的重要原因之一。胸部闭合性创伤常见于胸部挤压伤或撞击伤，如车祸、塌方、高处坠落等引起，损伤严重时，可同时发生气管、支气管断裂。胸部闭合性创伤可引起纵隔内气管支气管的损伤，但发生率较低，Andy 等报告一组自 1973 至 1996 年间 265 例气管支气管损伤，其中车祸引起的机械性损伤最为常见，占 59%。76% 的患者纵隔内气管裂伤发生在距隆突 2cm 之内，43% 的病例损伤位于右主支气管近端 2cm 以内。外伤性气管损伤可有三种不同类型，即在气管软骨环之间横形裂开，约占全部气管伤的 74%；气管膜状部纵行撕裂，约占 18%；复合性气管损伤，约占 8%。

（二）发生机制及分类

纵隔内气管损伤发生的机制尚不完全明了，目前大致有三种学说：一种学说是胸前壁受到前后方面撞击时，与胸壁壁层胸膜相邻的肺组织被横向拉伸，双肺分别向两侧移动，继而引起隆突部拉伤、撕裂。另一种学说是胸部受压时，声门紧闭，屏气，使气管内压力骤增，大气道内的压力最大，最容易引起气管隆突附近支气管损伤。第三种学说是气管、支气管和肺的位置相对固定，外伤时，在支气管的固定点出现较大剪切力，此剪切力作用于隆突附近，引起气道损伤。

由于以上可能的机制，气管损伤可发生在气管支气管树的任何一处，临床上右侧损伤多于左侧。Tanaka 等报告一组病例，59% 的受伤部位接近隆突，其中，88% 位于右主支气管。右侧损伤多数在主支气管纵隔胸膜包被点与上叶支气管开口之间，左侧多数在主支气管主动脉弓下缘水平。损伤的破裂口首先发生在主支气管软骨和膜状部联合处。尚无证据表明隆突附近的气管支气管损伤与死亡率相关，但是得到及时治疗的右支气管损伤的死亡率却比左侧要高。此外，支气管损伤诊断的延误，并不意味着无法成功修复，临床发现几乎 90% 的气管支气管损伤患者是在受伤一年后得到成功治疗和修复。

根据外伤性支气管断裂的损伤部位将其分为两型，Ⅰ型为损伤的支气管近端开放于胸膜腔内；Ⅱ型为损伤的支气管近端或裂口不与胸膜腔相通。Ⅰ型支气管断裂容易出现气胸、血胸等胸膜腔合并症，Ⅱ型支气管断裂则以纵隔气肿为主。支气管断裂时，部分肺的通气功能丧失，造成较大的血液分流，故两型支气管断裂均会出现呼吸困难和发绀。

气管或支气管断裂后，气体外溢或有血液、分泌物阻塞气道，可影响呼吸功能，或同时并发张力性气胸，引致呼吸衰竭死亡。

支气管断裂还可分为部分性断裂和完全性断裂两类，断裂近端可与胸膜腔相通或与胸膜腔不相通。支气管部分性断裂气道仍有通气，裂口处血凝块附着，以后可形成肉芽组织，造成支气管程度不同的狭窄。狭窄远端排痰受阻，容易发生感染，如果处理不及时，将发生肺脓肿或脓气胸。最终将进行肺切除术。相对应的是主支气管完全断裂，常因分泌物、肉芽、纤维组织增生，断端封闭、远端肺与外界不相通而被隔绝，形成肺不张，但不发生感染，呼吸道被粘液充满，可以保持数年、十数年。晚期手术时，吸除滞留的分泌物后，肺脏仍能复张。许多病例报告，肺不张可以持续数月至数年而不发生肺部继发感染，为晚期支气管重建提供了有利条件。作者经治一位 19 岁女学生，春游时不慎坠入山崖下，3 天后被人发现，双手指末端均被严重冻伤、挛缩，半年后体检时偶然发现右肺不张。纤维支气管镜检发现右主支气管被肉芽状新生物完全堵塞，遂行支气管对端吻合手术治疗，术后右肺完全复张。

三、临床表现

根据支气管裂口大小，裂口是否与胸膜腔相通，支气管裂伤后的不同时间，其临床表现也各不相同。支气管断裂在临床上主要表现为呼吸困难、发绀、纵隔气肿、咯血、气胸或张力性气胸、血胸。这些临床症状取决于支气管断裂的部位和断裂支气管近端闭合的早晚。

（一）呼吸困难和发绀

呼吸困难是外伤性气管、支气管破裂的主要症状，约占 75%。呼吸困难的原因是气管、支气管破裂引起单侧或双侧气胸，尤其是张力性气胸。下呼吸道被血液和分泌物阻塞影响肺通气功能，此外合并大面积肺挫伤以及气管、支气管粘膜水肿等，均严重干扰患者呼吸功能。严重者因缺氧而出现发绀。偶尔支气管断裂合并气胸的患者，放置胸腔引流管后，由于吸入气体直接从胸管溢出，反而使呼吸困难加重。

（二）咳嗽和咯血

可出现在伤后早期，较小的气管、支气管裂伤，表现为无痰干咳。部分伤者有咯血，多为少量或中量，大量咯血少见，但多数有咳泡沫状痰或伴有粘液的血性痰。

（三）气胸

多数患者伴有气胸，可以是单侧性或双侧性气胸，少数患者可迅速发展为张力性气胸威胁生命，导致迅速死亡。部分患者合并血管和肺破裂而表现为血气胸。如果主支气管破裂而纵隔胸膜完整，气体无法进入胸膜腔，这时可仅有纵隔气肿和程度不同的皮下气肿，而不出现气胸，从而导致临床漏诊。

（四）纵隔气肿和皮下气肿

当主支气管破裂入纵隔而胸膜完整时，皮下气肿是最常见体征。皮下气肿首先出现在颈部胸骨切迹上方，继而迅速发展蔓延至颈、头面部、肩部、胸腹部，甚至全身。当严重的纵隔气肿对心脏大血管产生压迫，部分患者因极度呼吸困难、缺氧，可出现休克或昏迷。

四、诊断

气管和支气管损伤的初期不容易诊断，胸部严重外伤后，迅速出现明显呼吸困难、咯血、气胸、纵隔及皮下气肿，经有效闭式引流后仍不能控制气胸时，应考虑到气管、支气管断裂的可能。最可靠的诊断气管破裂的方法是纤维支气管镜检查。如果能仔细了解病史，认真查体，本病的早期诊断仍有可能。进行必要的辅助检查则有利于迅速诊断。在这里强调纵隔气肿和下颈部气肿具有重要临床意义，即使患者不合并气胸，也是提示气管破裂最敏感的征象。

（一）胸部 X 线检查

摄胸部 X 线正侧位相以及卧位 X 线相是最简便而有效的辅助检查。普通胸部 X 线相可以看到广泛皮下气肿、纵隔气肿、气胸、血胸等影像学征象。公认的创伤性支气管断裂的典型放射学征象有纵隔及下颈部气肿和肺下垂征，即不张的肺脏上缘下降至肺门水平之下。但是临床医生发现这两个放射学征象并不常见。伤后晚期，诊断主要依靠支气管分叉体层像及支气管碘油造影，可以清楚显示盲袋状的支气管近端或狭窄的支气管段。近 20 年来胸部 CT 的广泛应用，对于外伤性气管或支气管断裂的迅速诊断有极大帮助。

（二）纤维支气管镜检查

所有临床上怀疑有气管损伤的患者，均应及早进行纤维支气管镜检查，这样不仅可以发现支气管断裂的部位，还可以判断裂口大小，对早期明确诊断和及时治疗均有较大的帮助。从而可以预防延误诊断造成死亡或其他并发症。如果必要的话，可在手术室内进行支气管镜检查，以便诊断后能尽快对气管或支气管破损进行修补。早期进行纤维支气管镜检查，可以发现那些临床症状不典型、支气管断端被凝血块或组织块所阻塞的不典型病例。

五、治疗

（一）治疗原则

气管、支气管损伤一经确诊，除以下三种情况外，都应立即进行剖胸探查修补裂口，早期裂伤修补可以获得良好肺复张。

1. 纤维支气管镜检查明确裂伤长度占管腔周径的 1/3 以下，经胸腔闭式引流后肺能立即复张并能持久者，可以继续观察。

2. 气管裂伤在 1cm 以下，可经气管插管用低压气囊堵塞裂口，或将气管插管放至裂口远端以旷置裂口，使其自行愈合，7 天～10 天后拔管观察。

3．患者一般情况差，严重呼吸困难和心功能不全，不宜立即进行手术者，应先做气管切开，清除呼吸道内分泌物，必要时辅助呼吸。

支气管断裂合并肺部感染不能作修补术的患者，如果裂口远端无感染，则不论创伤多久，应尽可能行支气管重建术，以恢复肺功能。长期肺不张，尤其是有肺部阻塞性炎症者，常伴有肺纤维化，后者为不可逆性病变，肺功能不能恢复，则需行肺切除手术。

（二）手术治疗

外伤性支气管断裂，理想的外科治疗是重建支气管，在少数情况下，由于肺脏损伤过重或继发感染，肺功能丧失成为毁损肺，可考虑行肺切除术。

一般手术采取双腔气管插管，或用单腔插管而将其插入健侧支气管内，以便在患侧开胸后仍能维持正常单肺通气。

1．颈段气管损伤　颈段或上胸段气管裂伤，可采取颈部手术入路。如患者无呼吸困难时，取平卧位，肩部垫高，头部后仰。在局部麻醉下，或气管内插管全身麻醉下，作颈部低位领状切口（图 32－1－3）自两侧胸锁乳突肌的内侧缘，分开颈前肌群、胸骨舌骨肌和胸骨甲状肌至中线，显露气管，进行探查。注意有无与呼吸一致的漏气声。气管创伤后因断裂远端收缩，其裂口常位于气管两侧后角，即软骨环两端与膜状部交界处。解剖分离应紧贴气管壁进行，避免损伤喉返神经和气管两侧纵行供应血管。找出气管裂伤部位后，先将裂伤周围清创，修剪气管破口，用 4－0 不吸收缝线全层间断缝合破口。检查缝合处严密无漏气，再用周围软组织覆盖，放置橡皮片引流，缝合切口。

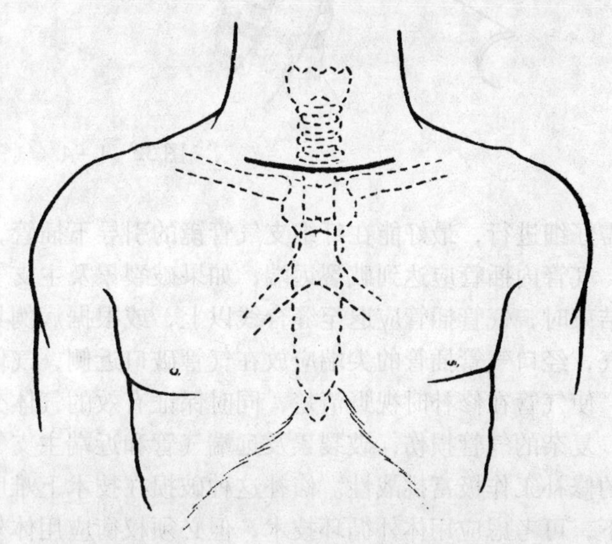

图 32－1－3　颈部低位领状切口

如果气管完全断裂，远端气管退缩入纵隔内，可用组织钳钳夹住远端气管边缘，尽快但轻轻拉出，注意避免过多损伤气管。清除远端气管内分泌物和血凝块，使远端气管通畅。若患者一般情况不稳定，或预计要行较大的清创术，可在远端气管内插入消毒之气管插管，机械辅助呼吸维持通气。然后修整气管断端，作对端吻合。其方法是，先在远侧断端距边缘 1cm 处缝 2～3 根牵引线，从纵隔内提出气管远端，用 3－0 或 4－0 不吸收缝线（如 Prolene），全层间断或褥式缝合两断端，进针点一般距边缘 0.3～0.5cm，最好不将所有缝线安排在气管的同一水平面上，以免张力过大拉伤气管。如果可能，尽量将缝线缝在软骨环上，安置好所有的缝线，并呈放射状排开，麻醉师根据患者情况，插入经口气管插管至吻合口上方，将患者头颈屈曲，取出远端气管内插管，送入经口气管插管，并进行通气。逐一将吻合口缝线打结，去除牵引线，检查是否漏气，并用周围软组织覆盖包被吻合口（图 32－1－4）。

锐器伤常伴气管组织缺损，增加了修补和重建的难度。缺损不大者经过充分游离能无张力地进行修复。创伤累及环状软骨时，修补的难度较大。如果气管完全断裂，由于炎症的影响，急诊进行吻合容易发生管腔狭窄，可用腔内置硅胶 T 管的方法防止术后瘢痕狭窄，其横支经吻合口以下的造瘘口引出，能达到支撑和固定的作用，但 T 型管上端不宜超过声门，以免发生误吸。

2．胸段气管损伤　胸段气管破裂的修补和颈段一样，麻醉师的通力配合非常重要。经口气管插

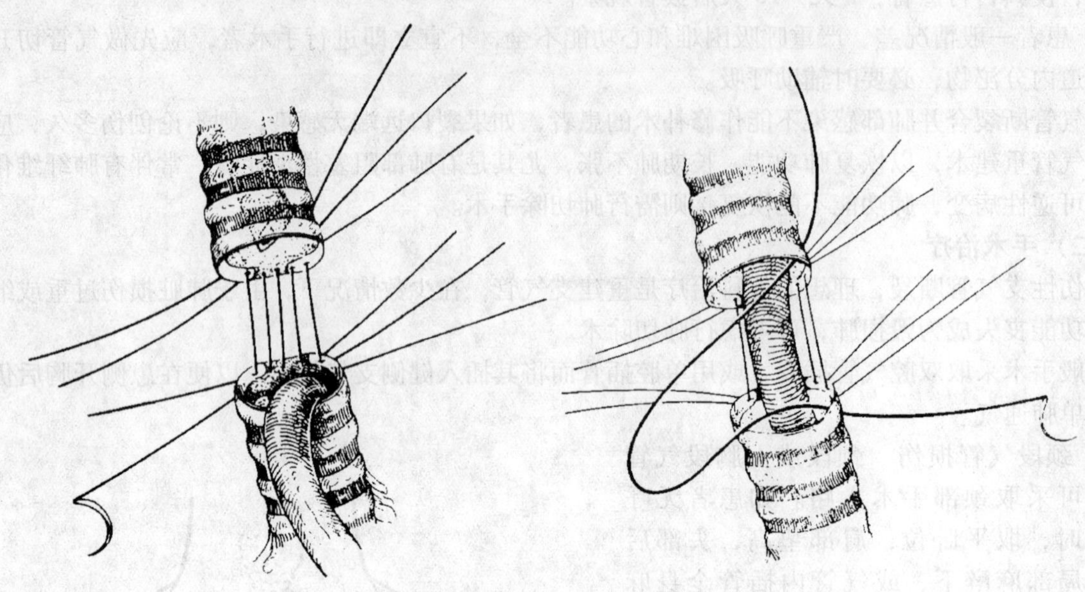

图 32－1－4 气管断裂修补

管需仔细进行，最好能在纤维支气管镜的引导下插管，以免加重气管破裂口扩大。如果破裂局限在气管，气管内插管应达到破裂远端；如果破裂累及主支气管，气管插管应达到破裂的主支气管远端。手术结束时，气管插管应退至缝合线以上，或根据病例具体情况而决定气管插管的位置。如果应用高频通气，经口气管插管的尖端应放在气管破口近侧，气体流入管的尖端放至破口的远端，这种形式的通气，使气管在修补时视野清楚，同时保证有效的气体交换。

复杂的气管损伤，破裂累及远端气管和近端主支气管时，或合并其他复合伤，如大血管损伤，外科的修补工作极富挑战性。修补这种破损在技术上难度较大，要同时进行呼吸和循环支持。在这种情况下，可考虑应用体外循环技术，但必须权衡应用体外循环的益处与全身肝素化可能引起多发性创伤患者出血的危险。

修补气管横行破裂，一般应用不吸收缝线间断缝合，气管纵行破裂可采用连续缝合方式。对于复合性气管损伤，包括气管和主支气管损伤，有人使用高频通气，采用正中切口，建立上、下腔静脉和股动脉的体外循环，牵拉开无名动、静脉，主动脉弓，和右肺动脉，显露气管和两侧主支气管，用 4－0 不吸收缝线固定两侧主支气管和气管膜状部，缝闭气管膜状部破损，然后缝合气管纵行撕裂，再吻合主支气管损伤，最后用周围软组织片或心包片覆盖气管损伤裂口修补处。伴有食管裂伤者，应同时予以修补。较小的食管破口，在手术中往往不易找到，可采用胃管充气办法，逐段寻找食管的破裂部位。

晚期并发症是气管吻合部狭窄，可因破裂部位的血运破坏、组织增生形成瘢痕，或因缝线反应周围组织肉芽肿所致。

3. 主支气管断裂　创伤性支气管断裂，理想的外科治疗是修补裂伤重建支气管，少数情况由于肺组织损伤严重或反复继发感染，发生不可逆性损伤，可考虑行肺切除术。麻醉采用双腔气管插管，或单腔插管而将其插入健侧支气管内，以便在患侧开胸后维持正常单肺通气。患者取侧卧位，患侧后外侧经第 5 肋间或第 6 肋床切口进胸。右主支气管断裂手术时，先切断奇静脉，显露隆突部和主支气管，锐性分离，争取保留迷走神经。左主支气管断裂则经左侧开胸，在主动脉弓下显露左主支气管。急性期纵隔血肿的部位往往提示支气管断裂部位。在支气管断裂晚期患者进行手术时，先环形切开远端支气管，或切除断端周围的瘢痕组织，充分吸引出远端支气管内无菌性、粘稠的分泌物，修剪支气管两侧断端，进行无张力支气管吻合。支气管缝毕充分膨肺，使肺完全复张，同时检查吻合有无漏隙。支气管断裂时间较长者，肺脏表面多有不同程度的纤维素沉积，形成脏胸膜纤维板。支气管吻合完毕，应当尽量剥除肺表面沉积的纤维组织，并请麻醉师持续正压通气使肺充分复张。若肺不能复张，应检查气道梗阻原因，予以解除。确定肺无法复张，或丧失呼吸功能，则应行肺切除术。

（王 鹏）

参 考 文 献

1. Shaw RR, Paulson DL, Kee JC, Jr. Traumatic tracheal rupture. J Thorac Cardiovasc Surg, 1961, 42:281~287.
2. Grillo HC, Bendixen HH, Gephart Y. Resection of the carina and lower trachea. Ann Surgery, 1963, 158:889~898.
3. Cooper JD, Grillo HC. Experimental production and prevention of injury due to cuffed tracheal tubes. Surg Gynecol Obstet, 1969, 129:1235~1239.
4. Martin - de Nicolas JL, Gamaz AD, Cruz F, et al. Long tracheobronchial and esophageal rupture after blunt chest trauma: Injury by airway bursting. Ann Thorac Surg, 1996, 62:269~275.
5. Dedo HH, Fishman NH. Laryngeal release and sleeve resection for tracheal stenosis. Ann Otol Rhinol Laryngol, 1969, 78:285~290.
6. Mulder DS, Rubush JL. Complications of tracheostomy: Relationship to long - term ventilatory assistance. J Trauma, 1969, 9:389~395.
7. Grillo HC. Surgery of the trachea. Curr Probl Surg, 1970, July:3~11.
8. Andrews MJ, Pearson FG. The incidence and pathogenesis of tracheal injury following cuffed tracheostomy with assisted ventilation. Surg Gynecol Obstet, 1973, 136:113~119.
9. Thoms AN. Management of tracheoesophageal fistula caused by cuffed tracheal tubes. Am J Surg, 1972, 124:181~192.
10. Marquette CH, Bocquillo N, Ronmihac D, et al. Conservative trearment of tracheal ruptue. J Thorac Cardiovasc Surg, 1999, 117:399~406.
11. Grillo HC. Surgical treatment of post - intubation tracheal injuries. J Thorac Cardiovasc Surg, 1979, 78:860~867.
12. Perelman MI, koroleve N. Surgery of the trachea. World J Surg, 1980, 4:583~591.
13. Borrie J, Redshaw NR, Dobbinson TL. Silastic tracheal bifurcation prosthesis with subterminal Dacron suture cuffs. J Thorac Cardiovasc Surg, 1973, 65:956~963.
14. Rossbach MM, Johnson SB, Gomez MA, et al. Management of major tracheobronchial injuries: a 28 - year experience. Ann Thorac Surg, 1998, 65:182~190.
15. Baumgartner FJ, Ayres B, Thener C. Danger of false intubation after traumatic tracheal transection. Ann Thorac Surg, 1997, 63:227~231.
16. Neaf AP. Tracheobronchial reconstruction. Ann Thorac Surg, 1973, 15:103~108.
17. Brantigan CO, Grow JB. Cricothyroidotomy. Elective use in respiratory problems requiring tracheostomy. J Thorac Cardiovasic Surg, 1976, 71:72~77.
18. Grillo HC, Moncure AC, McEnany MT. Repair of inflammatory tracheoesophageal fistula. Ann Thorac Surg, 1976, 22:112~119.
19. Urschel HC, Razzuk MA. Management of acute traumatic injuries of the tracheobronchial tree. Surg Gynecol Obstet, 1973, 136:113~124.
20. 江世慧，刘士辰，王健新等. 创伤性支气管断裂误诊分析. 临床放射学杂志，1995，14:279~284.
21. Barclay RS, McSwan N, Welsh TM. Tracheal reconstruction without the use of graft. Thorax, 1957, 12:177~186.
22. Al - bazzaz F, Grillo HC, Kazemi H. Response to exercise in upper airway obstruction. Am Rev Respir Dis, 1975, 111:631~637.
23. Ching NPH, Ayres SM, Spina RC, et al. Endotracheal damage during continuous ventilatory support. Am Surg, 1973, 15:103~110.
24. Barmada H, Gibbons JR. Tracheobronchial injury in blunt and penetration chest trauma. Chest, 1994, 106:74~81.
25. Belsey B. Resection and reconstruction of the intrathoracia trachea. Br J Surg, 1950, 38:200~206.

26. Silen W, Spieker D. Fatal hemorrhage from innominate artery tracheostomy. Ann Surgery, 1965, 162：1005～1011.
27. Huh J, Milliken JC, Chen JC. Management of tracheobronchial injuries following blunt and penetrating trauma. Ann Surgery, 1997, 63：896～903.
28. Deslruriers J, Ginsberg RJ, Nelems M, et al. Innominate artery rupture. A major complication of tracheal surgery. Ann Thorac Surg, 1975, 20：671～680.
29. Crouch RD, Nelson LE. Hawley PC, et al. Onlay patch repair of tracheobronchial rupture. Ann Thorc surg, 1997, 64：1158～1162.
30. Cantrell JR, Folse JR. The repair of circumferential defects of the trachea by direct anastomosis：Experimental evaluation. J Thorax Cardiovasc Surg, 1961, 42：589～594.
31. Pearson FG, Andrews MJ. Detection and management of tracheal stenosis following cuffed tube tracheostomy. Ann Thorac Surg, 1971, 12：359～367.

第二节 食管损伤

食管损伤是一种由于器械或异物引起的以食管穿孔、破裂为主要病变的疾病。小的食管穿破伤为食管穿孔，较大的食管撕裂伤为食管破裂。虽然食管损伤的发生率相对较低，但其临床表现复杂、治疗方法多样，它一直是胸外科医师面对的较棘手的临床问题。即使现今采用了先进的诊疗手段、广谱抗生素和较好的营养支持，食管损伤的死亡率仍然很高。食管全长的任一部位穿孔都将是消化道最致命的损伤之一，也将向临床医师发出巨大的挑战。

一、分类与病因

食管损伤的原因有多种，大体上分为机械性损伤和化学性损伤。化学性损伤主要是强酸或强碱造成食管腐蚀性烧伤。机械性损伤又可分为腔内损伤和腔外损伤，近年来随着应用食管腔内仪器进行诊断和治疗广泛开展，医源性食管损伤在这类疾病中所占比例明显增大。此外根据食管损伤的部位又分为颈段食管损伤、胸段食管损伤和腹段食管损伤。常见原因分类如下。

（一）医源性损伤

1．腔内操作

（1）食管镜。

（2）扩张导管。

（3）气囊扩张。

（4）食管静脉曲张用硬化剂治疗。

（5）食管内置入导管（胃肠减压管、三腔管、支架、拉网）。

（6）气管内插管。

2．腔外操作

（1）纵隔镜

（2）手术损伤：①甲状腺切除；②食管平滑肌瘤剔除；③近侧胃迷走神经切断；④全肺切除术。

（二）外源性创伤

1．食管挫伤

2．穿透伤（切割伤、枪伤）

3．食入腐蚀物质引起的损伤

4．吞入异物导致的损伤

5．周围感染导致的损伤

6．其他

食管腔内损伤多在食管内或通过食管进行诊断和治疗的器械操作过程中发生，采用硬食管镜发生的并发症远比纤维食管镜高。患有膈上憩室、贲门失弛缓症或食管狭窄患者进行检查或操作，如果不小心更易发生食管损伤。国内一组报道3070例进行上消化道内镜检查，14例发生食管穿孔，发生率为0.45%，在食管内进行治疗性操作更容易发生损伤，其中因导管扩张造成食管损伤为0.25%，气囊扩张治疗贲门失弛缓症为1%～10%。在内镜下注射硬化剂治疗食管静脉曲张发生穿孔率为1%～4%。食管癌狭窄姑息性食管内置管发生穿孔7.9%～11%。郑松柏报道83例用三腔管压迫止血治疗胃底食管静脉曲张出血，发生食管损伤穿孔6例，占7.4%。在我国食管损伤的病例中，食管异物或取出异物发生食管穿孔占相当比例，有报告高达62.1%～75%，特别是在基层医疗单位。在大城市医院以医源性损伤为主，占60%～70%。这个数字同西方发达国家相比差别不大。近年来采用经食管心脏起搏、食管内超声诊断引起的食管损伤也有报告。食管穿孔可以发生在食管的任何部位。无病变食管发生穿孔占40%。

食管腔外损伤主要由于胸部或颈部挫伤或穿透性枪伤、刀伤，多与胸部或颈部的其他损伤同时存在。食管附近进行手术也可引起食管损伤，有报道经前路行颈部脊髓手术、纵隔镜检查、甲状腺切除、食管平滑肌瘤剔除、近侧胃迷走神经切断术、食管裂孔疝修补和肺切除术等均可能发生食管损伤。

二、病理和发病机制

食管缺乏浆膜层，与消化道其他部位解剖不同，缺少了浆膜层中抗张力胶原和弹力纤维使之容易受到损伤。颈段食管后壁粘膜被覆一层很薄的纤维膜，中段食管仅被右侧胸膜覆盖，下段被左侧胸膜覆盖，周围没有软组织支持，加上正常胸腔内压力低于大气压，这些均是食管易于损伤的解剖因素。医源性食管穿孔的部位多位于食管的三个解剖狭窄段，最常见的是环咽肌和咽括约肌连接处的颈段食管，约50%的食管穿孔发生在环咽部Lannier三角，这个三角由咽括约肌和第5、6颈椎水平的环咽肌构成。当有颈部骨刺和颈部过伸时，极易发生此处食管穿孔。第二个容易穿孔的部位是胸上段食管，这个部位食管腔相对狭窄，部分同肺门、主动脉弓及左主支气管固定。第三个易于损伤的部位是食管远端与胃连接处。其他还有梗阻病变的近段、食管癌侵犯的部位以及进行检查或扩张部位的食管。用三腔管治疗食管静脉曲张时，由于食管囊充气量过大，压迫时间过长，或胃囊滑入食管均可发生食管穿孔。

发生食管穿孔的原因也与患者的体质、年龄以及患者是否合作有关。术前没有很好的镇静，未做钡剂造影，操作者缺乏经验，缺乏耐心，在整个检查食管过程中没有保持谨慎态度，或未在直视下进行操作均有可能造成食管损伤。食管穿孔后口腔内含有的大量细菌随唾液咽下，酸度很强的胃液、胃内容物在胸腔负压的作用下，容易经过穿孔部位流入纵隔，胃内容物的污染和消化液腐蚀可导致严重的急性纵隔炎。当食管穿孔穿破纵隔胸膜可进入胸膜腔，引起胸腔内化脓性炎症。无论是纵隔化脓性感染或胸腔内感染，均可迅速引起机体的反应，表现为体温升高、心率增快，甚至引起中毒性休克。

三、症状与体征

食管穿孔主要临床表现有颈部或胸骨后剧烈疼痛，吞咽疼痛，吞咽困难，呕血，口咽部出血。检查可发现发热，呼吸困难，心率增快，血压下降，休克等。除一般的感染征象和胸腔积液、积气征外，颈部穿孔常有颈部捻发音，有时胸段食管穿孔亦出现颈部捻发音，心前区听诊可闻及纵隔摩擦音。不同原因引起食管损伤的症状和体征不同，穿孔的部位、大小，穿孔后就诊时间以及污染程度，均明显影响着临床表现。

（一）颈部食管穿孔

颈部食管穿孔常发生在食管后壁薄弱处，由于食管附着的椎前筋膜限制了污染向侧方扩散，因此穿孔后最初颈部可无炎症表现，几小时后口腔或胃内的液体经过穿孔处进入食管后间隙，并沿着食管平面进入纵隔，引发纵隔急性炎症，此时患者诉述颈部疼痛、僵直，呕吐出含血胃内容物以及自觉呼吸费力、呼吸困难。

体格检查发现患者体弱，有不同程度的呼吸困难。通常可听到经鼻腔发出的粗糙呼吸声。颈部触诊发现颈部僵硬和皮下气肿产生的捻发音。全身性感染中毒症状常在穿孔 24 小时后发生。

（二）胸部食管穿孔

与颈部穿孔不同，胸段食管穿孔直接引起纵隔污染，可迅速发生纵隔气肿和纵隔炎。尽管穿孔早期仅是纵隔污染，但包裹在纵隔腔内的感染可迅速发展为坏死性炎症过程，产生急性化脓性纵隔炎，出现全身感染中毒症状，未经及时有效处理可致死亡。当薄层纵隔胸膜被炎症穿破，消化液及胃内容物经破口流入胸膜腔，造成污染，产生胸膜腔积液，形成胸膜腔化脓性炎症。中上段食管穿孔常穿破进入右侧胸膜腔；下段食管穿孔则常穿破进入左侧胸膜腔。食管穿孔后引起的胸膜腔炎症和大量胸腔积液，临床上表现为一侧胸腔剧烈疼痛，呼吸时加重，致不敢用力呼吸，疼痛并向肩胛区放射，同时患者感到食管穿孔部位有明确的吞咽困难。受累侧胸腔上部叩鼓音，下部叩浊音，不同程度的液气胸的体征，病侧呼吸音消失。少数病例可伴有气管移位，纵隔受压的张力性气胸，纵隔及胸腔的炎症产生对膈肌的刺激，可表现为腹痛、上腹部肌紧张、腹部压痛，应注意同急腹症相鉴别。全身表现可有低血容量，体温升高，心率增快，然而心率增快与体温升高不成比例。全身感染中毒症状、呼吸困难程度轻重不同，取决于胸膜腔污染的严重性、液气胸的量以及是否存在气道受压等因素。

纵隔镜检查产生的食管损伤不容易诊断，有时患者已发生了纵隔炎和皮下气肿，甚至病理报告活检组织内有食管粘膜或食管肌肉时，才做出食管损伤或穿孔的诊断。

（三）腹部食管穿孔

腹段食管因其位置较隐蔽，外源性损伤少见，然而腔内损伤，特别是医源性操作所致损伤并非罕见。腹段食管损伤，胃内容物进入游离腹膜腔，主要引起腹腔污染，临床表现为急性腹膜炎的症状和体征，与胃十二指肠溃疡穿孔表现很相似，此外，应该强调胸段食管远端发生损伤也可以表现上述种情况。有时腹段食管穿孔产生的污染可能不在腹腔而在腹膜后，使得确切诊断更加困难，产生此种混淆是由于腹腔段食管与膈肌相邻近，常有上腹部疼痛和胸骨后钝痛并放射到肩部较典型的特征。

尽管食管穿孔有这些临床表现，但是由于穿孔的部位、大小及污染程度的不同，以及临床医师的知识水平和临床经验差别，最初首诊医师误诊的病例并非少见。关键的问题是临床一线医师应当想到食管损伤的可能性，再借助其他各项辅助检查即可以明确诊断。在做出诊断时应与其他疾病进行鉴别，如胃、十二指肠溃疡穿孔，胰腺炎，心肌梗死，主动脉夹层，肺炎以及自发性气胸等。

四、辅助检查方法

（一）X 线检查

食管穿孔的部位和原因不同，胸部 X 线平片表现也不相同。颈段食管穿孔平片可以发现颈部筋膜层含有气体，气管移位，食管后间隙增宽，正常的颈椎生理弯曲消失。某些病例食管后间隙可出现气液平，颈部、纵隔气肿以及气胸、气腹。胸段食管穿孔平片可发现纵隔影增宽，纵隔内有气体或气液平，胸腔积气或液气胸。腹段食管穿孔可发现膈下出现游离气体。普通 X 线检查中约 12% ~33% 病例缺乏提示食管穿孔的 X 线征象，此外穿孔后摄片时间明显影响其影像学表现。

（二）食管造影

许多患者就诊时并非都具有典型症状，而表现为严重的呼吸困难、低血压、败血症、休克、昏迷，或是模糊不清的急腹症或胸部急症。因此应对怀疑有食管穿孔而一般情况允许的患者用食管造影检查肯定诊断。对于普通 X 线像提示可能食管穿孔的病例也需应用食管造影检查来明确穿孔，以及穿孔的部位和大小。在透视下口服造影剂可以显示食管腔、食管穿孔的部位和食管远端有无狭窄。口服碘油造影剂刺激性小，效果较好。如使用钡剂一旦漏出食管外，手术清除困难。Foley 等介绍先用水溶性造影剂，如果没有看到瘘口，再加用钡剂来进一步明确诊断。需要强调的是，尽管食管造影检查作为常规诊断手段，但是仍有10%的假阴性存在，因此食管造影结果阴性时也不能完全除外食管穿孔。

（三）纤维光导食管镜检查

对于食管穿孔采用纤维胃镜检查，临床上仍存在争议，关键的问题在于内镜检查的适应证和检查的时间。对胸部创伤、异物引起的食管损伤内镜检查有重要诊断价值，当食管造影阴性时，用纤维光导食管镜可发现较小的食管穿孔，并直接看到食管损伤的程度，提供准确的定位，也有助于治疗的选择。但是，当临床表现和食管造影已明确食管穿破，则无需再施行有创性内镜检查，以免附加检查使穿孔扩大、加重纵隔和胸膜腔污染，造成治疗困难。

（四）CT检查

现在胸腹部CT检查已在临床上普遍应用，当临床怀疑有食管损伤存在而X线像和造影检查又不能提示确切的诊断依据时，进一步无创性诊断操作包括胸部或腹部的CT检查。对于胸部外伤，特别是胸腹部复合伤患者，食管造影检查结果“正常”，应根据病史、体检和CT检查结果综合判断。

当CT影像有以下征象时应考虑食管穿孔的诊断：

1. 围绕食管的纵隔软组织内有气体存在。
2. 纵隔或在胸腔内紧靠食管存在液气平面，并与充气的食管相通。
3. 胸腔积液特别是一侧液气胸。

以上任何一项存在时均提示食管穿孔可能，应进一步做食管造影以肯定诊断、明确穿孔部位，指导治疗选择。此外CT检查对保守治疗疗效进行评估，有助于临床医师下决心采取手术治疗。

（五）其他

食管穿孔患者因唾液、胃液和大量消化液进入胸腔，在进行诊断性胸腔穿刺时，抽得胸腔液体检查其pH低于6.0，淀粉酶含量升高，是一项简单而有诊断意义的方法。怀疑食管损伤的病例口服小量亚甲蓝后，可见引流物或胸腔穿刺液中呈现蓝色，同样有助于食管穿孔的诊断。

五、诊断

食管穿孔后的并发症和死亡率与发病到诊断时间有明显关系，因此早期、迅速做出食管穿孔的诊断极为重要。对所有进行食管内器械操作后出现颈部、胸部或腹部疼痛的患者，首先应想到发生食管穿孔的可能。存在Mackler三联症，即呕吐、下胸痛、下颈部皮下气肿时更应警惕食管穿孔，做进一步检查。胸部创伤，特别是食管附近有创伤的患者，应进行常规检查，必要时做以上辅助检查，除外食管损伤。临床一线医师重视并想到这种疾病发生时，结合有关病史、症状、体征及必要的辅助检查，对食管穿孔病例多可做出及时、正确诊断。少数病例早期未能及时诊断，直至后期出现脓胸，甚至在胸腔穿刺或胸腔引流液中发现食物残渣方诊断食管穿孔，但为时已晚。

六、治疗原则及方法

（一）治疗原则

对于食管损伤可以采取手术治疗或非手术治疗。但是无论采用哪一种方法治疗，其目的在于①防止经破口进一步污染周围的组织；②清除已存在的感染；③恢复食管完整性和连续性；④维持机体的营养。要达到这4个目的，需根据：①损伤食管的情况（食管损伤处组织是否正常）；②原发疾病是良性还是恶性；③是否伴有穿孔远端梗阻；④纵隔及胸腔污染程度；⑤患者的营养状况；⑥食管损伤到治疗的时间等等条件，选择不同的治疗方法。

（二）手术治疗适应证

手术治疗的选择与以下因素有关：损伤原因；损伤部位；是否同时存在其他食管疾病；穿孔到诊断的时间；穿孔污染程度；炎症蔓延的严重性；是否存在邻近脏器损伤；患者年龄和全身状态；以及就治医院的条件和医生技术水平。对于诊断时间早，纵隔、胸腔污染轻，穿孔较大，患者年龄较轻，全身情况较好，穿孔伴有气胸、胸腔积液、气腹、纵隔气肿或有纵隔液气平，有异物存留，伴有食管恶性疾病和食管远端有狭窄，以及非医源性的食管损伤，应该首先选择手术治疗。

现在对食管穿孔越来越倾向采用非手术治疗方法，其理由有以下几个方面：

1. 大多数食管穿孔是因器械损伤引起，与自发性食管破裂相比较，器械损伤产生的污染较轻且局限。

2. 多可早期获得诊断。

3. 新的抗生素能有效地控制穿孔引起的感染。

4. 在 CT 指引下，能经皮准确置入引流管。

5. 胃肠外营养和肠道内营养有效地维持患者体质。

此外，许多保守治疗方法既是治疗手段，又是观察病情变化的方法，同时又是手术治疗必不可少的术前准备。

对以下情况可以首先采用非手术治疗：

1. 器械引起损伤穿孔，特别是颈部食管穿孔。

2. 溃疡性狭窄扩张引起的穿孔或食管静脉曲张硬化剂治疗后，以及食管周围有纤维化形成，限制纵隔污染。

3. 食管穿孔到诊断已间隔数日，症状轻微。

4. 早期获得诊断的局限性小穿孔。

5. 穿孔后未经口进食，污染限于纵隔或纵隔与壁层胸膜之间。

6. 脓腔获得有效引流，穿孔对胸腔污染小。

7. 穿孔部位不在肿瘤部位、不在腹腔、不在梗阻的近端。

8. 症状轻微，无全身感染迹象。

（三）保守治疗

1. 禁食　怀疑或一旦诊断食管损伤，应立即停止经口进食、进水，并嘱患者尽可能地减少吞咽动作。事实上要求患者绝对不做吞咽动作是不可能的。

2. 胃肠减压　有人提出选择性胃肠减压，认为放入胃肠减压管使食管下段括约肌不能完全关闭，有可能加重胃反流，但多数人认为应常规使用胃肠减压，以减少胃液潴留和反流到食管，增加污染。临床采用多孔鼻胃管，将鼻胃管侧孔置于食管穿孔的上下缘，达到有效吸引防止外渗。除胃肠减压外有时还需经鼻腔间断吸引口咽部分泌物。

3. 有效抗生素　食管穿孔后引起的主要病理改变是食管周围组织炎症感染，如纵隔炎，胸膜炎或腹膜炎，因此一旦怀疑有食管损伤应早期选用广谱有效抗生素，并在细菌药物敏感试验基础上调整抗生素，抗生素使用至少持续 7 ~ 14 天。

4. 维持营养　食管穿孔治疗时间较长，往往需要长时期停止经口进食，因此不论是采用保守治疗或者手术治疗，都需要维持患者营养，可以进行胃肠外营养，如中心静脉置管，或胃肠道内营养，如外科术后空肠造瘘。

5. 及时纠正和维持机体水、电解质平衡。

6. 食管灌洗　1986 年 Santos 报道经食管灌洗治疗 8 例食管破裂成功的经验，其中 3 例首选手术治疗失败后，改用食管灌洗而治愈。国内陈维华报道了用同样方法灌洗食管治疗胸内食管破裂的经验。其具体做法是将胸腔引流管置入脓腔达漏口处，负压吸引。用呋喃西林溶液漱洗口腔，再口服含抗生素的无菌盐水（如庆大霉素），每小时 50 ~ 100ml。晚 10 时到晨 6 时停服，胸腔引流液体污浊或量较多时，增加口服量。一旦引流量减少，引流液转清，即开始进食牛奶、豆浆，每次进食后服抗生素，用无菌水冲洗食管，防止食物残渣在食管腔外存留。引流量少于 30 ~ 50ml 时，行食管造影或口服亚甲蓝，证实瘘口封闭，X 线胸片无积液，改为开放引流，逐步退出引流管。这种方法有利于肺早期膨张，消灭胸内残腔，促进食管早期愈合。上述方法虽有其优点，但是临床医生仍担心经口进食加重裂口扩大影响愈合，有人采用不经口进食，鼻胃管持续减压，经胸腔引流管用生理盐水或抗生素溶液反复灌注冲洗。

（四）手术治疗

手术治疗的原则是清除所有炎症和坏死的组织；根据穿孔的不同部位，用适当方法确切闭合穿孔；矫正并除去食管穿孔远侧梗阻；恢复消化道的连续性。当损伤发生在食管梗阻的近段或梗阻部位，或诊断过晚（一般超过 24 小时），禁忌直接修补食管损伤。此外，防止继续污染纵隔及胸膜腔，维持机体营养则更为重要。

1. 手术切口入路

（1）颈段穿孔：小的颈部食管穿孔，处理仅需要在穿孔附近置一引流，瘘口往往可自行闭合，不必做复杂手术处理。引流的方法是沿胸锁乳突肌的前缘做纵行切口，在颈内动静脉前方直接显露食管，放入软橡皮引流片，并从切口下方另戳孔引出。在颈椎前水平需采用钝性剥离，因为在此部位的穿孔，如果处理不当，可使穿孔向下扩展，使感染蔓延到纵隔。

（2）胸段穿孔：处理中上段食管穿孔可经第 4～5 肋间隙进胸，下段穿孔则经 6～7 肋间隙进胸。若无胸膜腔污染，中上段食管穿孔可经右侧剖胸，下段穿孔经左侧剖胸。若食管穿孔已穿破胸膜腔，则应从破入的一侧胸膜腔进胸，更方便手术处理，有利于胸膜腔引流。

（3）腹段穿孔：腹段食管穿孔如果无胸膜腔污染，手术探查可直接经上腹部正中切口进行。不论穿孔在什么部位，显露食管后，可通过食管内的导管向食管腔内注入亚甲蓝或注入气体来确定穿孔的部位。

2. 手术治疗方法

（1）引流：不论采用哪种治疗方法，有效的引流都是必不可少的，特别是存在广泛炎症和患者全身情况不佳时，必要时应在 CT 引导下置入引流管。引流方法在颈部穿孔和胸部穿孔患者均有明显效果。此外，如果对一期修补手术是否成功有怀疑，或用于修补裂口的加固组织不可靠，也应在修补局部加放引流。有效引流可使肺早期膨张，修复成功的机会加大。

对于大段胸部食管穿孔，有人采用自食管穿孔处放入一个 6～10cm 长的 T 形引流管，围绕 T 管闭合穿孔，使之产生一个可控的食管皮肤瘘作持续负压吸引，3 周后形成窦道再拔除 T 管。这种方法用于裂口长，污染严重的病例。

单纯纵隔脓肿亦可采用经椎旁切口行胸膜外纵隔引流。

（2）一期缝合：一期缝合不论是否用周围组织进行加固，是外科手术治疗食管穿孔常用的方法。对早期诊断的患者，有明确手术适应证，应行急诊手术，缝合修补食管穿孔。要想达到食管穿孔一期缝合成功，术者不要急于修补食管裂口，首先解剖穿孔周围粘连，彻底清除无活力的组织，再切开食管肌层，充分暴露粘膜层损伤。大多数良性病变穿孔的粘膜正常，手术时将穿孔边缘修剪成新鲜创缘，较大的穿孔应探查纵隔，仔细找寻穿孔边缘，用 2－0 的可吸收缝线，也可以用不吸收的细线，间断缝合穿孔的食管粘膜，再缝合食管肌肉层和纵隔胸膜，缝毕置放引流。实践证明，分层闭合粘膜和肌层是手术修复成功的关键。缺乏良好的显露和严密地缝合是术后发生食管瘘的主要原因。

如果损伤时间较长组织产生水肿，可以仅闭合粘膜层，同时彻底冲洗和清除污染的组织，用粗大口径的胸管进行闭式引流。7～10 天后行食管造影，如果没有造影剂外溢，则可恢复经口进食。食管穿孔时间超过 24 小时，或局部污染、炎症反应严重、组织有坏死时，应只做局部引流，不修补穿孔，因为此时修补往往失败。一期闭合最好选择在健康的食管组织进行修补。当存在远端梗阻时，单纯一期闭合无效，必须同时解决梗阻，才能获得成功的修复。

（3）加固缝合：由于一期缝合食管损伤有裂开和瘘的可能性，特别是当患者从穿孔到治疗时已隔了几个小时，因此有必要采用加固缝合的方法闭合食管穿孔。在胸部有许多组织可用于这种加固缝合，特别是用食管周围有炎性反应增厚的胸膜。其他可利用的组织还有网膜、膈肌瓣、心包脂肪垫、折叠的胃壁等。膈肌瓣不易坏死，有一定的张力，弹性较好，再生能力强。取全层 12cm 长，5～7cm 宽，基底位于食管处，向上翻起，用于食管下段的修复。缺损的膈肌切口可直接缝合。在使用带蒂的肋间肌瓣时，其基底部在内侧、椎旁沟处，并要有足够的长度，用于包绕食管的修复，不论用哪一种组织修复加固，这种组织最好是用在修复的食管壁之中，而不是简单覆盖修复（图 32－2－1）。

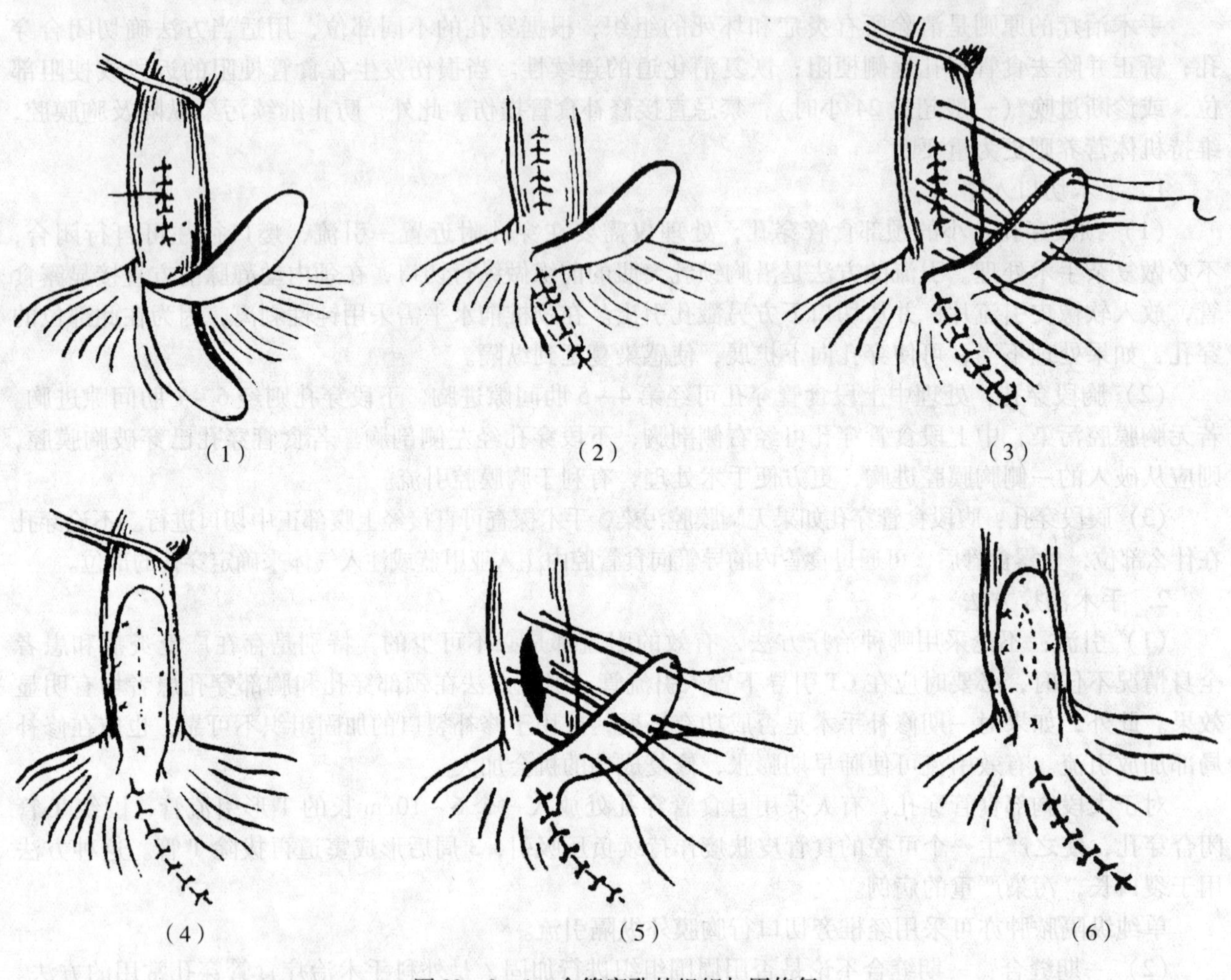

图 32－2－1　食管穿孔的组织加固修复

(4) 同时处理食管疾病：穿孔发生在狭窄或肿瘤的上段，穿孔远段有梗阻，这种穿孔几乎不能自行愈合。在患者的情况能够接受手术、病变的食管又可以切除的情况下，最好的处理办法是手术切除病变的食管。食管切除后，采用一期还是二期消化道再建，须根据污染的情况和患者的情况决定。Matthew 等建议，一旦决定做食管切除，应做颈部吻合，因为颈部吻合易于操作。当病变或肿瘤不能切除时，在大多数病例食管穿孔将是致死的并发症。如同时存在贲门失弛缓症，或严重的反流性食管炎时应争取尽可能同时解决。

(5) 食管外置：食管外置或旷置的手术近年来已很少使用，只有在患者的营养状况极度不良时，用前述种种方法均不适合或无效的病例，才用颈部食管外置造瘘术或胃造瘘减压术。这种手术包括：缝闭贲门，胸段食管自颈部拔出外置以减少胸内污染，后期再做空肠或结肠代食管术。

七、术后处理

术后持续胃肠减压，吸引口咽部和胃内的分泌物，静脉维持营养和水电解质平衡，保持胸腔引流通畅，继续使用广谱抗生素控制感染，注意观察并及时处理可能出现的并发症如肺或膈下脓肿，以及吻合口瘘或修补处食管瘘。还应积极治疗其他并发症，如吸入性肺炎、化脓性心包炎以及纵隔炎症腐蚀大血管引起的大出血。

八、预后及疗效

食管穿孔后引起死亡的因素受穿孔的原因、部位，食管是否已存在病变以及是否得到及时治疗和治疗方法等的影响。早期及时诊断，正确治疗的大多数患者预后较好。Mark 的经验在 24 小时内治疗的病例 92% 存活，其中创伤引起穿孔的 100% 存活；异物引起的损伤 94% 存活；医源性损伤 84% 存活。而 >72 小时治疗的病例 69% 死亡。颈部损伤易于诊断，预后较好，死亡率为 6% ~10%。死亡率低的主要原因是由于在这个区域污染和炎症不易迅速扩散，和较少胃内容物反流。而胸腹部食管损伤引起的死亡率分别为 34% 和 29%。国内陈胜秋对一些 30 ~35 小时就诊的主要是异物和医源性损伤的病例采用手术治疗，治愈率达 94.1%。不同方法治疗对预后也有影响，采用早期手术修复治疗的死亡率为 0 ~54%，平均为 15%。Gouge 等在 99 例患者中采用一期缝合加固修复死亡为 6%，食管瘘的发生率也从以前的 39% 下降到 13%，在这一组中采用其他方法治疗的死亡率较高，例如食管外置为 39%；单纯引流为 34%；食管切除为 29%。这组采用非手术治疗的死亡率为 22%。采用非手术治疗组患者则因治疗有的是医师选择的；有的是患者拒绝手术等不同情况，其结果很难分析比较。Erwall 报道采用手术治疗死亡率为 16%；非手术治疗死亡率为 12%，相差不大。

死亡的主要原因是严重感染、呼吸衰竭和胸主动脉破裂引起大出血。

（王　鹏）

参 考 文 献

1. Wesdorp IC, Bartelsman JF, Huibregtse K, et al. Treatmentaloesopgageal perforation. Gut, 1984, 25 : 398 ~405.
2. 郑松柏，顾同进. 三腔管压迫致食管胃坏死穿孔 6 例. 中华内科杂志，1991，30 : 367 ~372.
3. Pass LJ, LeNarz LA, Shreiber JT. Management of esophageal gunshot wounds. Ann Thorac Surg, 1987, 44 : 253 ~259.
3. Moghissi K, Pender D. Instrumental perforations of the oesophagus and their management. Thorax, 1988, 43 : 642 ~648.
4. Swedlurd A, Traube M, Siskind NB, et al. Nonsurgical management of esophageal perforation from pneumatic dilation in achalasia. Dig Dis Sci, 1989, 34 : 379 ~386.
5. William G, Jones I I, Robert JG. Esophgeal perforation: a continuing challenge. Ann Thorac. Surg, 1992, 53 : 534 ~539.
6. Han SY, McElvein RB, Aldrete JS, et al. Perforation of the esophagus: correlation of site and cause with plain film findings. AJR, 1985, 145 : 537 ~542.
7. Foley MJ, Ghahramani GG, Rogers LF. Reappraisal of contrast media used to detect upper gastrointestinal perforation: comparison of ionic water soluble media with barium sulfate. Radiology, 1982, 144 : 231 ~238.
8. Stineer B. Advances in esophageal perforation with reference to gastroscopy. Dtsech Med wochenschr, 1999, 124 : 370 ~379.
9. Backer CL, LoCiero J, Hartz RS, et al. Computed tomography in patients with esophageal perforation. Chest, 1990, 98 : 1078 ~1085.
10. Endicott JN, Molony TB, Campbell G, et al. Esophageal perforations: the role of computerized tomograpy in diagnosis and management decisions. Laryngoscope, 1986, 96 : 751 ~756.
11. santos GH, Frater RWM. Transesophageal irrigation for the of mediastinitis produced by esophageal rupture. J Thora, Cardiovasc surg, 1986, 91 : 57 ~63.
12. 陈威华，渝韶松. 食管灌洗治疗胸内食管破裂. 中华胸心血管外科杂志，1991，7 : 252 ~258.
13. 陈军，汤洪生. 损伤性食管破裂的急诊处理. 胸心外科杂志，1985，1 : 164 ~172.
14. 吴松昌. 食管穿孔的外科治疗. 中华外科杂志，1985，23 : 230 ~236.
15. Dicks JR, Majeed AW, Stoddard CJ. Omerntal wrapping of perforated esophagus. Dis Esophagus, 1998, 11 : 276 ~283.
16. Gouge TH, Depan HJ, Spencer FC. Experience with the Grillo pleural wrap procedure in 18 patients with perforation of the thoracic esophagus. Ann Surg, 1989, 209 : 612 ~618.
17. Matthews HR, Mitchell IM, McGuigan JA. Emergency subtotal oesophagectomy. Br J Surg, 1989, 76 : 918 ~924.

18. Mahmoud S, Prudham R, Eidra S, et al. Oesophageal perforation: a dangerous but potentially curable condition. Postgrad Med J, 1998, 74:418~423.
19. Gold DM, Rowe PH. Latrogenic oesophageal perforations: a clinical review. Ann R Coll Surg Engl, 1998, 80: 302~303.
20. Mark RB, James EL, Potlethwait RW. Diagnosis and recommended management of esophageal perforation and rupture. Ann Thorac Surg, 1986, 42:235~241.
21. 陈胜秋，刘锟．食管穿孔的诊断与治疗．中华胸心外科杂志，1990，6:39~44.
22. Ferguson MK, Reeder LB, Olak J. Outcome After Failed Initial Therapy for Rupture of the Esophagus or Intrathoracic Stamoch. J Gastrointest Surg, 1997, 1:34~39.
23. Erwall C, Ejerblad S, Lindholm CE, et al. Perforation of oesophagus: a comparison between surgical and conservative treatment. Acta Otolaryngol, 1984, 97:1850~1857.

第三节　胸导管损伤

胸导管损伤主要表现为淋巴液外溢造成的乳糜胸、乳糜水肿和乳糜漏。大量乳糜液的丢失可以造成严重的代谢紊乱，甚至死亡。

一、胸导管外科解剖

胸导管是全身最大的淋巴管，它引流下肢、盆腔、腹部、左半头颈、左侧胸部和左上肢的淋巴液，即全身5/6的淋巴液经胸导管汇入静脉。胸导管起始于腹膜后间隙的乳糜池，经后纵隔上行于脊柱右侧降主动脉与奇静脉之间，在第5胸椎水平跨向左侧，最后在左颈根部注入左静脉角（图32-3-1），但有2%的人缺乏胸导管。

胸导管起始于乳糜池。乳糜池为一球形结构，长径3~4cm，横径2~3cm，位于膈下腹膜后间隙，降主动脉的右后方，贴近脊柱，相当于第1~2腰椎水平，但也可发现于第10胸椎至第3腰椎之间。位于第12胸椎和第1腰椎体平面者占81%。乳糜池是胸导管起始段的膨大部分，由左、右腰干和肠干淋巴管汇合而成。乳糜池的出现率约为70%，其位置高低与肠干的汇入部位有关：当肠干注入左右腰干汇合处时，乳糜池的出现率最高；约30%的人缺乏明显的乳糜池。

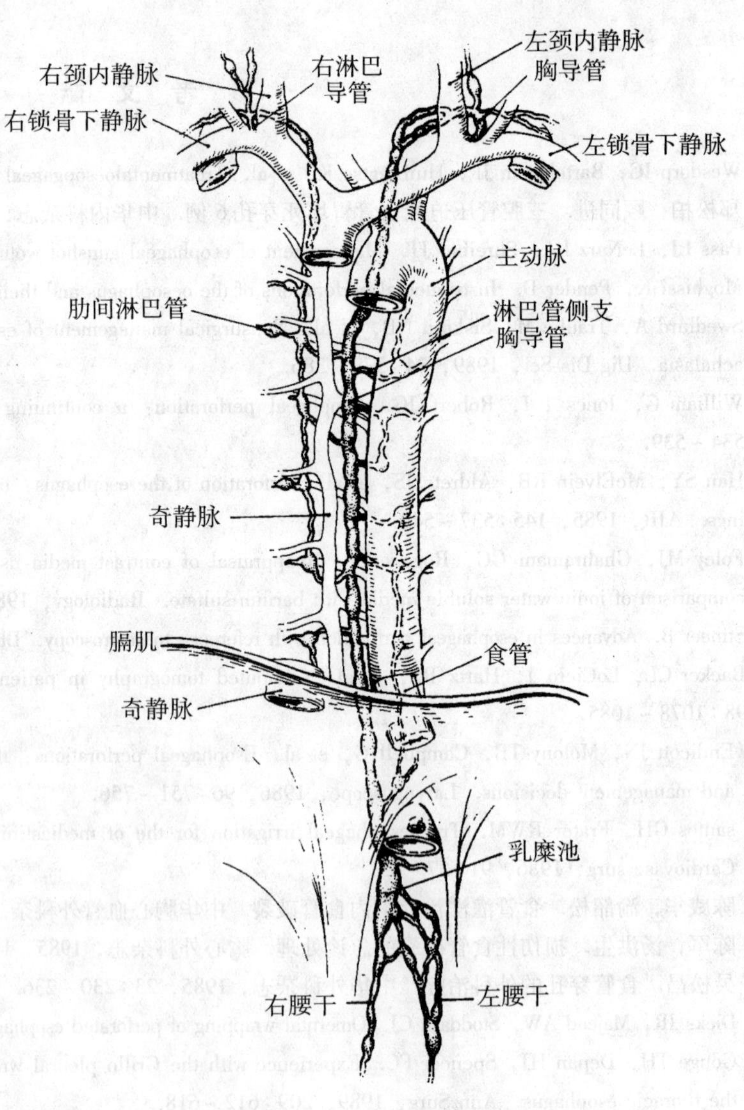

图32-3-1　胸导管正常解剖

胸导管经膈肌主动脉裂孔进

入后纵隔，紧贴椎前筋膜上行。在主动脉裂孔至第4～6胸椎水平，胸导管位于脊柱中线的右前方，行进于降主动脉和奇静脉之间，右肋间血管之前，食管后方（图32－3－2），部分或全部被右侧纵隔胸膜覆盖。此段胸导管损伤，淋巴液常漏入右侧胸膜腔，产生右侧乳糜胸。在第4～6胸椎水平，胸导管逐渐从胸主动脉、主动脉弓和食管的后方越过中线行至脊柱的左前方。在主动脉弓后方，胸导管几乎紧贴在食管筋膜的后面，故行食管切除手术越过主动脉弓时，容易伤及此段胸导管。胸导管在上后纵隔内沿脊柱左前方继续上行，至第3胸椎高度时，出现于主动脉弓上方，位于食管及左喉返神经之左，左锁骨下动脉之右；颈长肌之前，左迷走神经和左颈总动脉之后，从上纵隔穿出胸廓出口后进入颈根部。胸导管胸段向左偏斜的位置常有个体差异，偏斜范围在胸11至胸3椎体水平，儿童多在胸4～5椎体水平、成人多在胸5～6椎水平偏斜。

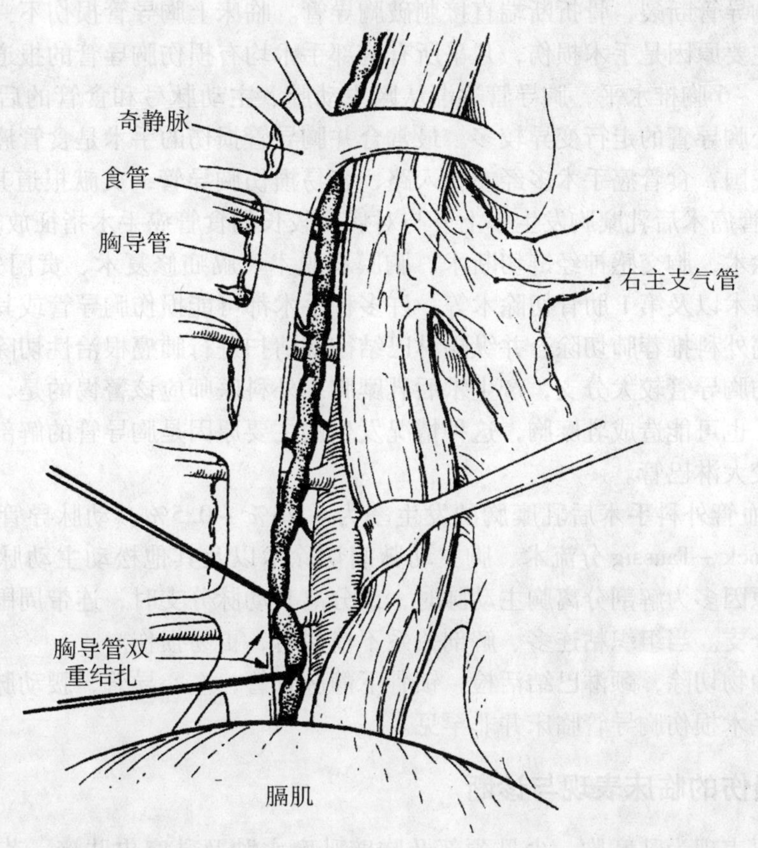

图32－3－2　显示膈上胸导管位于降主动脉与奇静脉之间，并结扎胸导管

胸导管胸段多为单干（73%），有的人胸下段为两根，上行后变为一根（17%），个别人胸导管为两根（5%）。胸导管胸段约有6～21对瓣膜，平均8.6对，瓣膜间距约为20mm。胸段胸导管有时存在淋巴结，常位于奇静脉与胸主动脉之间，食管及主动脉的深面，淋巴结与胸导管之间以短的交通支相连。

胸导管由上纵隔穿出胸廓上口，进入颈部，在左颈血管鞘之后，左前斜角肌、左椎动脉和左膈神经之前，越过左锁骨下动脉和胸膜顶，在左无名静脉之后上行至左颈内静脉之后，弓状绕到颈内静脉外侧，进入静脉角。胸导管各段口径不同，平均为3.8mm。

二、胸导管损伤的原因

胸导管损伤可见于钝性伤、穿透伤或外科手术操作损伤。临床上以医源性损伤最常见，约占90%。胸导管的任何部位均可以发生损伤，但确定损伤部位常有困难。

颈、胸部的刀刺伤、子弹穿通伤可造成胸导管损伤。危及生命的严重脏器损伤往往掩盖了胸导管损伤，因之开胸探查时，必须想到并注意有无胸导管损伤。作者曾治疗一例外伤性乳糜胸患者，左锁骨下缘刀刺伤深入胸腔，入院诊断为血胸，第二天胸腔引流出乳白色液体400ml，始诊断为乳糜胸，经右胸 VATS 胸导管结扎术治愈。

闭合性损伤造成胸导管破裂最常见的机制是，胸导管位置相对地固定于脊柱前方，脊柱突然过度伸展造成胸导管受到牵拉，以及右膈脚对胸导管的剪切作用，致胸导管在膈肌上缘处破裂。文献也有报道脊椎骨折合并胸导管断裂，骨折断端直接刺破胸导管。临床上胸导管损伤不一定伴有肋骨骨折。

胸导管损伤的主要原因是手术损伤，几乎所有胸部手术均有损伤胸导管的报道，尤其多见于左胸上部的手术。在第4~6胸椎水平，胸导管逐渐从胸主动脉、主动脉弓和食管的后方越过中线行至脊柱左前方，而且该处胸导管的走行变异较多。最常合并胸导管损伤的手术是食管癌切除食管胃弓上吻合或颈部吻合。在我国，食管癌手术多经左胸入路，容易损伤胸导管，文献报道其发生率为0.9% ~2.0%。近年来，食管癌术后乳糜胸发生率上升与对病变较长的食管癌手术指征放宽有关。

后纵隔肿瘤切除术，胸交感神经链切断术、胸膜剥脱术、膈疝修复术、贲门失弛症 Heller 手术、胸廓出口综合征松解术以及第1肋骨切除术等，许多种手术都可能损伤胸导管或其主要分支，造成术后乳糜胸。日前肺癌外科推荐肺切除合并纵隔淋巴结彻底清扫进行肺癌根治性切除，尤其是左全肺切除术，有时可能损伤胸导管较大分支，产生术后乳糜胸。外科医师应该警惕的是，在远离胸导管解剖位置进行手术操作，也可能造成乳糜胸，这种情况发生的主要原因是胸导管的解剖变异，或者是损伤了与胸导管相连的较大淋巴管。

Joyce 报道，心血管外科手术后乳糜胸的发生率为0.25% ~0.5%。动脉导管切断缝合术、主动脉缩窄切除术、Blalock - Taussig 分流术、胸主动脉瘤切除术以及其他松动主动脉弓的手术，均较容易伤及胸导管。其原因多为解剖分离胸主动脉时，或分离其动脉分支时，连带周围组织过多，切断或损伤了胸导管或其分支。当组织粘连多、解剖关系不清楚时，更易损伤。

颈部或锁骨上肿物切除，颈淋巴结活检，锁骨下静脉置管，左心导管，腰动脉造影等也可能损伤胸导管。脊柱外科手术损伤胸导管临床并非罕见。

三、胸导管损伤的临床表现与诊断

胸导管损伤主要表现为乳糜胸，少见颈部及胸壁乳糜水肿及乳糜皮肤瘘。若为外伤性胸导管损伤，根据穿透伤部位容易诊断。临床更多见的胸导管损伤表现为伤后乳糜胸。

外伤性胸导管损伤症状出现较早，往往伤后早期即出现胸腔积液，开始为血性，易被误诊为血胸，出血控制后胸腔引流液量不减，且由清亮变混浊，由淡红色变为淡黄色，随着进食（尤为高脂食物）胸液逐渐变为牛奶样液体。

胸腔内大量乳糜液积集对周围脏器产生压迫，肺组织萎陷，纵隔向对侧移位，腔静脉回流不畅，患者感到胸闷、气急和呼吸困难。静脉回心血流受阻引致循环血容量减少，心排血量降低，出现心率增快，血压偏低，患者主诉心悸、气急、头晕和乏力等症状。长期大量的脂肪丢失造成低蛋白血症和电解质紊乱，患者可表现有严重脱水、酸中毒，消瘦等营养不良体征。乳糜液中含有大量淋巴细胞和免疫球蛋白能抑制细菌生长，故乳糜胸很少伴发胸膜腔感染。

闭合性损伤造成胸导管裂伤部位多在膈肌上方，乳糜液先聚积于后纵隔，形成纵隔乳糜肿，随张力增大继而破入胸膜腔。临床上可见右侧乳糜胸，或左侧乳糜胸，或同时有左右双侧乳糜胸，决定于胸导管裂口的位置。因此，胸导管损伤后常有一个潜伏期，数日或数周不等，甚至长达数月，临床才出现乳糜胸。一般来讲，潜伏期越短，胸导管损伤程度越重。反之，损伤程度较轻。个别情况下，纵隔乳糜肿可以自愈。潜伏期过后，患者可突然发生胸闷、气短、呼吸困难，甚至出现发绀，检查发现患者心率增快，脉搏减弱，血压降低等类似休克的症状。继而表现为胸腔大量积液，穿刺抽液最初为血性液体，以后逐步变为典型的乳白色乳糜液。胸部手术后乳糜胸的主要临床表现为术后胸腔引流液异常增多，每天超过500ml。由于术后禁食，胸腔渗血渗液等原因，最初引流液很少表现为典型的乳白色，多为淡红色或淡黄色。由于有胸腔引流管，胸液及时引出，故无明显胸内脏器受压症状。有些患者则在拔除胸腔引流管以后，或开始进食后，才出现大量胸腔积液。

四、乳糜胸的诊断

开放性胸外伤造成胸导管损伤往往同时有其他脏器严重损伤，有的未能获得及时抢救即死亡，尸检发现胸导管破裂。有的伤后剖胸探查手术时，其他内脏损伤掩盖了胸导管损伤，术时未能发现以后出现乳糜胸才确立诊断。不合并其他脏器损伤的单纯胸导管伤临床上少见。

（一）病史

有胸部外伤史或胸部手术史。

（二）体格检查

胸腔积液的速度是一有助临床诊断的线索。躯体过度伸展后胸导管损伤，食管切除弓上吻合术或胸主动脉手术后医源性损伤，如果胸腔引流液量超出一般平均液量，或在进食后引流量明显增多，每天达700～1200ml时，应考虑乳糜胸的可能。

（三）胸液检查

确切诊断乳糜胸需要胸液的化验检查。典型乳糜液外观呈乳白色、无味、不易凝固，放置后分为3层，上层为黄色奶油状脂肪层。脂肪颗粒可以溶于碱或乙醚，因之乳糜液中加入乙醚可使其变澄清，乳糜液经苏丹Ⅲ染色可发现橘黄色脂肪滴，此两项检查阳性结果可以确定乳糜胸诊断。

测定乳糜液内细胞数发现以淋巴细胞为主，检测其脂肪含量高于血浆，蛋白含量低于血浆内含量。然而，由于手术后，尤其是食管癌手术后较长时间禁食，初始胸液外观和内容多不典型，一般开始可能为淡血性清亮的胸液，以后转变为橙黄色血浆样液体，进食后呈现乳糜样胸液。早期或未进食时检查胸液，苏丹Ⅲ染色检查的阳性率也不高，仅50%左右呈现阳性。有时黄色较稠的乳糜液可被误认为是脓液，但是乳糜液无异味，细菌培养阴性。对此革兰染色有助于鉴别诊断，乳糜中的细胞主要是淋巴细胞，而非中性粒细胞，且培养无细菌生长。基于乳糜液中绝大多数是淋巴细胞，如果测定胸液中淋巴细胞计数在90%以上，具有诊断价值。需要提及的是，外伤性胸导管损伤时乳糜液可以混有红细胞和其他血液成分。

恶性肿瘤或感染引起胸膜病变，或进食特殊食物可形成假性乳糜液，系含有卵磷脂蛋白复合物，也可呈乳白色，然而它仅含微量脂肪，苏丹Ⅲ染色后找不到脂肪颗粒，其胆固醇及蛋白含量亦较乳糜液低。

一般来讲，乳糜液内胆固醇与甘油三酯比例小于1，非乳糜性胸腔积液其比值大于1，如果胸液中甘油三酯含量大于1.24mmol/L，99%的可能性为乳糜液。如果甘油三酯含量小于0.56mmol/L，则乳糜胸的可能性仅为5%。如果甘油三酯含量介于中间，需要做脂蛋白电泳来鉴定乳糜微粒。

（四）特殊检查

某些特殊检查方法可以确定外伤性和医源性乳糜胸的诊断，并可确定损伤部位以及裂口大小。这些检查操作比较复杂，仅在有条件的较大医疗中心应用在某些病例。

1. 淋巴管造影　通过下肢或精索淋巴管造影，可以显示腰淋巴管、乳糜池、胸导管的走行和形状，可以确定胸导管裂口的位置和乳糜瘘的严重程度。

通常采用经淋巴管直接穿刺造影法，先在足趾趾蹼间注射染料混合液，常用的染料有0.5%靛胭脂（indigecarmine）或0.5%伊文思蓝（Evans blue）。在足背找到蓝染的淋巴管，切开皮肤，将淋巴管分离出来，直接用细针（25～27号）进行淋巴管穿刺，以每分钟0.2ml的速度注入造影剂（30% mvodil或37% ethiodol）6～9ml，注射完毕立即摄片，观察淋巴管的图像，16～24小时后再摄片观察淋巴结图像。Sachs报告了用双足淋巴管造影诊断胸导管撕裂伤，将10ml乙碘油自足背淋巴管注入，1～2小时后摄胸腹部X线片（图32－3－3）。这种方法的缺点是有可能引起肺水肿、淋巴管炎，极少数情况下还可能有脑栓塞（油栓）的危险。

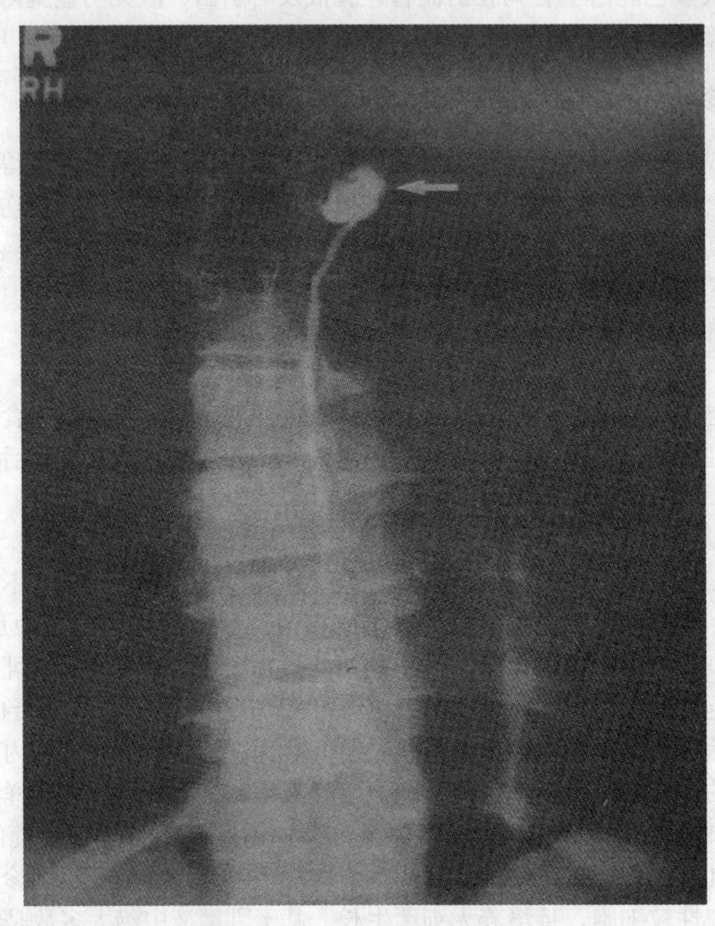

图32－3－3 胸导管造影像

2. 染料注射法 于股部皮下注射靓脂性蓝染料后，连续抽取胸液检查是否蓝染，若有蓝染可协助确定乳糜胸诊断。

3. 放射性核素显像 口服经^{131}碘标记的脂肪后，在胸部进行放射性扫描检查，若放射性计数明显增高，则可明确乳糜胸的诊断。此外尚有^{99}T硫化锑胶体放射性核素检查，皮下注射3小时内淋巴管可以显影，此检查能够显示梗阻，但对于确定破口位置作用有限。

五、治疗

在临床应用胸导管结扎手术以前，人们多采用保守疗法治疗外伤性和手术后乳糜胸，即反复胸腔穿刺抽液并维持营养，但是过去保守疗法的死亡率高达50%，而非外伤性乳糜胸无一例生存。后来曾有人试行将乳糜胸的胸液经静脉回输，结果因发生严重过敏反应很快被废弃不用。1934年Heddner提出胸导管瘘的愈合机制是瘘口周围的胸膜腔闭塞而非损伤胸导管的本身愈合，主张胸腔内注入各种刺激物质，促使胸膜腔闭锁从而治疗乳糜胸，由此产生了各种胸膜腔粘连闭锁疗法。后来，有人用银夹夹闭胸导管，控制乳糜液的漏出，或在颈部直接结扎胸导管从而获得成功。

1948 年，Lampson 介绍了胸导管结扎术，使外伤性或医源性乳糜胸的死亡率从 50% 下降至 15%，但是对于非外伤性乳糜胸的死亡率仍无明显下降。

由于上述治疗上的困难，预防乳糜胸显得非常重要，手术前应估计到发生胸导管损伤可能性，采取妥善措施预防，术中及时发现胸导管损伤并予相应处理。作者行中上段食管癌手术时，无论经左胸还是经右胸入路，均常规低位结扎胸导管，数十年来无一例发生术后乳糜胸。

（一）保守治疗

虽然外科胸导管结扎术对乳糜胸的治疗有立竿见影的效果，但是手术毕竟是一种创伤，它给患者带来较大的损伤，也需要医患双方承担较大的风险。因之，对于所有乳糜胸病例均需进行一段时间的保守治疗，特别是那些较轻的、引流量不大的外伤性乳糜胸，初始可以采取保守治疗，不必立即开胸手术处理。保守治疗的原则是充分胸腔引流促使肺尽快复张，从而消灭胸内残腔，有利于胸膜脏层与壁层粘连，以利胸导管或其分支的破口早日闭合，此外通过高蛋白、高热量、低脂肪饮食或肠道外营养，以及输血、补液减少乳糜液的外溢而促使治愈。胸腔穿刺是胸腔引流的重要环节，我们体会多次胸腔穿刺不如粗管胸腔引流加低压吸引效果好。

保守治疗中，重要的是营养支持和纠正水、电解质紊乱。彻底禁食、完全肠外营养效果较好。进食任何食物或液体均可刺激胃肠道，增加淋巴回流量，从而增加胸导管漏出量，致漏口长期不愈。

保守疗法一般持续治疗 1 周，观察患者有无好转倾向。如果胸腔乳糜液量平均每日超过 500ml，提示保守治疗失败，应及时采取手术治疗。如果胸腔乳糜液量每日低于 250ml，再继续观察一周，若引流量无明显减少，则下决心行手术治疗。

在保守治疗同时，还可采用胸膜腔闭锁疗法，胸膜腔充分引流后注入各种制剂，包括高张葡萄糖液、四环素、5－氟尿嘧啶、顺铂、白细胞介素Ⅱ等刺激胸膜腔产生无菌性粘连，促使胸导管瘘口闭合。

（二）手术治疗

1．手术时机　乳糜胸保守治疗持续多久才决定进行外科治疗，目前尚无明确标准，内科与外科医师之间，外科医师之间，不同的医疗中心均存在不同标准。Wiiliams 和 Burlord 以及 SelJe 提出。在采取手术结扎胸导管之前，最多保守治疗 14 天。在此段时间内，25% ~50% 的瘘口可自行愈合，其余的 50% ~75%，需要外科治疗。我们倾向于非手术治疗的时间应当短一些，特别是新生儿和较虚弱的患者．因为活动性胸导管瘘造成淋巴细胞、抗体和蛋白大量丢失，长时间保守治疗可致患者体力下降，难以承受开胸手术。如果每天引流量超过 500ml，且持续已 2 周，即表明保守治疗无效，需要采取手术处理，除非存在其他病变或手术危险性很高，如椎体骨折，无法切除的肿瘤，或者多器官损伤等。对于医源性乳糜胸，我们的实践作法是一经诊断即剖胸结扎胸导管，与保守治疗不确定的胸导管自行闭合相比，这种做法的优点是患者体力消耗较轻，疗效可靠，手术操作简单，创伤小，恢复快。如果认为胸导管已自动闭合，在拔除引流管前，应试验性给予高脂肪饮食，以确定胸导管完全闭合。

2．手术方法　治疗乳糜胸有许多种方法，其中最关键的是有效结扎胸导管和其较大分支。为了增加结扎胸导管与分支的可靠性，有人提出采取膈肌上方大块结扎胸导管。为避免乳糜胸复发，有人提议在结扎胸导管同时进行胸膜粘连固定术。其他人提出结扎胸导管后再用纤维蛋白胶粘堵等辅助措施。

理论上讲，外科治疗胸导管破裂应找寻裂口两端，进行确切有效缝合关闭。但是临床经验表明，外伤性乳糜胸，特别是医源性乳糜胸，寻找胸导管裂口并非易事，大多数情况下找不到裂口，有时因寻找裂口可能损伤食管胃吻合口，产生其他合并症。有时经胸导管结扎术后仍不能控制乳糜胸，有人建议行全胸膜剥脱术，乳糜液胸腹腔转流术等，这样的一是手术创伤太大，二是疗效不肯定，均未能获得临床医师认可。胸导管奇静脉吻合术是一种最理想的治疗方法，但是临床应用很困难，一是需要找到胸导管裂口近端，此外需要显微外科技术，目前仅仅是理论上的一种治疗方法，相信将来会成为治疗胸导管确切有效方法。为了减少开胸手术对患者的损伤，近十余年来电视胸腔镜外科逐渐成为开胸手术有效替代手段，VATS 可成功地进行胸导管结扎并施行胸膜腔固定术，目前在某些单位或某些医师它已经代替了开胸手术治疗乳糜胸。

结扎胸导管手术从哪侧进胸？许多医生喜欢从患侧开胸，希望能够容易缝扎胸导管瘘口。实际上情况并不像人们希望的那样理想，前次手术造成胸膜腔内广泛粘连，纵隔淋巴结清扫以后，胸腔胃的阻碍，以及长时间乳糜液浸润纤维化等等原因，使得寻找瘘口极为困难。但是，从右侧开胸在膈肌上方更容易找到和结扎胸导管。膈上胸导管的位置较为固定，通过右侧开胸切口，去除胸膜上的纤维沉着，松解下肺韧带，在膈上牵开食管，即可看见位于降主动脉与奇静脉之间椎体前面的胸导管。若能解剖出胸导管，在其近端予牢靠结扎和缝扎。若不能发现确切的胸导管，大块结扎也不失为一种治疗手段。Vanpevnis 提出，60% 以上的患者，第 12 到第 8 胸椎之间，胸导管只有一条。也就是说，有 40% 的患者，胸导管的尾端是多支结构。因此，用不吸收缝线大块结扎，即将奇静脉和降主动脉间所有组织一并结扎，可以避免漏掉较大的分支。经右胸膈上结扎胸导管无论对于经哪一侧乳糜胸都更为可靠和有效。需要注意的是不要刻意直接关闭瘘口，非要在直视下结扎胸导管，因为你可能根本找不到胸导管。

胸导管结扎完毕，临床医师常常会进行胸膜腔固定术或胸膜腔粘连术，以促使胸导管漏口尽快闭合。常用的方法是在胸膜腔表面均匀喷洒滑石粉，造成化学性胸膜炎症，有助于脏胸膜与壁胸膜粘连形成。有人曾提出滑石粉有造成肿瘤发生的可能，建议改换其他制剂，替代的还有化疗药物，如顺铂，氟尿嘧啶，博莱霉素等。四环素曾在临床上应用取得较好的治疗效果，但是四环素对胸膜产生的刺激性疼痛，使患者难以忍受，目前已很少有人用四环素闭合胸膜腔，若用需在其中加用利多卡因局部麻醉剂。

（王　鹏）

参 考 文 献

1. 张振湘主编. 淋巴外科学. 北京：人民卫生出版社，1984，14～18，109～116.
2. 钟世镇主编. 显微外科解剖学. 北京：人民卫生出版社，1984，213～219.
3. 王天佑等. 胸部手术后乳糜胸. 中华医学会胸心血管外科学会编. 国际胸心血管外科临床专题讲座（西安），1988，39～44.
4. Worthington MG，De Groot M，Genning AJ，et al. Isolated thoracic duct injury after penetrating chest trauma. Ann Thorac Surg，1995，60：272～278.
5. 张志庸，孙成孚，徐乐天. 乳糜胸. 国外医学. 外科学分册，1984，4：217～223.
6. Lam KH. Chylothorax following resection of the esophagus. Bri J Surg，1979，66：105～112.
7. 黄国俊. 食管癌和贲门癌. 实用肿瘤学. 第三册. 北京：人民卫生出版社，1979，318～325.
8. 王其彰等. 食管癌术后乳糜胸. 中华肿瘤杂志，1982，4：194～201.
9. Negre E. Les chylothorax postoperatories dans lachirurgie du cancer deloesophage. Ann Chir Thorac Cardiovasc，1976，15：205～211.
10. Joyce LD. Chylothorax after median sternotomy for intrapericardial cardiac surgery. J Thorac Cardiovasc Surg，1976，71：476～482.
11. Tandon RK. Chylothorax after repair of ventricular spetal defect. J Thorac Cardiovasc Surg，1968，56：678～683.
12. 常赁文. 体外循环手术后乳糜胸二例. 胸心外科杂志，1987，3：212～216.
13. 张仁富. 胸骨正中切开径路心脏直视手术后乳糜胸. 中华胸心血管外科杂志，1990，6：215～219.
14. Ross JK. A review of the surgery of the thoracic duct. Thorax，1961，16：12～18.
15. Blomstrand R，Thorn NA，Ahrens EH Jr. The absorbtion of fats Studied in patient with chyluria. Am J Med，1958，24：958～964.
16. 王天佑等. 胸心手术后乳糜胸. 中华外科杂志，1990，28：218～225.

17. Lampson RS. Traumatic chylothorax：A review of the literature and report of a case treated by mediattinal ligation of the thoracic duct . J Thorac Surg，1948，17∶778～787.
18. 连长江，王熔. 常规结扎胸导管预防食管癌术后乳糜胸 附308 例分析. 长治医学院学报，1977，11∶222～226.
19. 闻国强等. 食管癌手术胸导管损伤及乳糜胸的防治. 实用肿瘤学杂志，1995，9∶28～30.
20. 张安庆等. 胸导管结扎预防食管癌术后乳糜胸. 中华胸心血管外科杂志，1995，11∶167～172.
21. 李志明等. 常规胸导管结扎预防食管癌术后乳糜胸. 中国胸心血管外科杂志，1997，4930∶138～142.
22. Hashim SA. Treatment of chyluria and chylothorax with Medium－Chian Ttiglyceride. New Eng J Med，1964，270∶756～761.
23. Fekete F，Prandi D，Lortal－Jacob JL. Les chylothorax postoperatoires chirurgie oesophagienne. Ann Chir，1972，26∶947～952.
24. Selle JG，Snvder WH，Schreiber JT，et al. Chylothorax：Indications of surgery. Ann Surg，1973，177∶245～250.
25. Ferguson MKN，et al. Current concept in the management of postoperative chulothorax. Ann Thorac Surg，1985，40∶542～548.
26. Robison CLN，et al. The management of chylothorax. Ann Thorac Surg，1985，30∶90～93.
27. 孙衍庆，金旦年等. 乳糜胸及其外科治疗. 中华外科杂志，1963，11∶148～152.
28. 王云杰等. 用^{131}I－脂肪判断开胸术中胸导管损伤的实验研究. 中华外科杂志，1987，25∶96～101.
29. 蔡振杰等. 食管癌切除术后并发乳糜胸7 例报告. 实用外科杂志，1984，4∶215～219.
30. Sieczka EM，Harvev JC. Early thoracic duct ligation for postoperative chylothorax. J Surg Oncol，1996，61∶56～63.
31. 黄国俊等. 乳糜胸的诊断和治疗问题. 陕西新医药，1985，14∶3～6.
32. Miyamura H，Watanabe H，Equchi S，et al. Ligation of the thoracic duct through transabdominal phrenotomy for chylothorax after heart operation. J Thora Cardiovasc Surg. 1994，107∶316～321.
33. Merrigan BA，Winter DC，O'Sulliivan GC. Chylothorax. Br J Surg，1997，84∶15～20.
34. 姬尚义. 小儿麻疹疫苗胸腔内注射治愈心内直视手术乳糜胸一例. 中国循环杂志，1987，2∶389～395.

第四节 心脏大血管损伤

无论在战时或和平时期心脏大血管外伤均不少见，位于上界为锁骨、下至肋弓、两侧锁骨中线之间范围的“心脏损伤危险区”，任何损伤均可能伤及心脏和大血管。轻者容易被漏诊，严重心脏外伤可迅速造成死亡。此外，心脏大血管损伤可能被其他严重合并伤所掩盖，延误及时诊断和治疗。

心脏大血管外伤的种类很多，通常分为开放性穿透伤、闭合性钝伤和医源性损伤三大类。

一、心脏开放性穿透伤

心脏开放性穿透性损伤是由一类强力、高速、锐利的异物穿透胸壁或者从它处进入心脏造成的损伤。少数因胸骨或肋骨骨折断端猛烈移位穿刺心脏引起。心脏穿透伤均有心包破损，有时心脏有多处伤口，这在刺入伤和枪弹伤中尤为多见。

（一）病因

1．高速异物所致的损伤　高速异物通常指枪弹、弹片、尖刀等高速、锐利的异物穿透胸壁伤及心包、心脏所致。这在战时尤为多见，平时也可见到。此类损伤常与胸部、腹部外伤同时存在，是穿透性心脏损伤最常见的原因。

2．胸骨或肋骨骨折　胸骨或肋骨骨折断端猛烈向内移位，穿透心脏引起的损伤，多由交通事故或工业事故所致。

3．其他原因　其他少见心脏穿透性损伤的原因还有心导管检查、介入性心脏治疗、心包穿刺及食管异物等也可造成心脏穿透伤。偶也见到肋骨固定钢针移位造成心脏损伤。

（二）病理解剖

心脏穿透性损伤的病理改变取决于损伤的部位、裂口大小，以及心包破损的程度。心脏穿透性损伤的部位以右心室最常见，约占47%，其次为左心室（34%）、右心房（14%）和左心房（10%），心内结构和冠状动脉损伤较为罕见。左心室破裂伤引起的心包内出血和功能损害，显然比右心室的严重，而且预后更差。

（三）病理生理

心脏位于纵隔纤维心包囊内，悬吊于大血管根部，并固定于膈肌，穿透性心脏损伤可引起大量出血，致心包、纵隔、胸腔积血，或逸出体外。心包腔快速积血50～100ml，可引起急性心脏压塞，甚至心脏停搏。急性心脏压塞时心包腔内压力升高，影响心脏舒张，使回心血量受阻，心排出量减少。早期心脏压塞时交感神经兴奋性增高，使血管收缩，心率增快，心肌收缩力相应增加，暂时尚能维持一定水平的动脉压。随之，主动脉压力下降和冠状动脉供血减少，从而造成心肌缺血，收缩力下降，引起心力衰竭甚至心搏骤停。

心包腔内压力升高，特别当有凝血块时，可压迫和堵塞心脏伤口防止大量失血，从而为患者送至医院争得时间。但静脉压升高可导致颅内压升高，脑血流量减少而加重脑缺氧。肾脏缺血可引起肾功能损害，因此有些病例虽心脏伤修复成功，仍可能死于脑缺氧或肾功能衰竭，或多脏器功能衰竭。

（四）临床表现

根据心脏外伤的部位、大小和心包损伤的程度，可有以下三种不同的临床表现：

1. 心包和心脏伤口均保持开放，心脏出血可畅通地外溢，从胸壁伤口流出或流入胸腔、纵隔或腹腔，而心包内无大量血液聚集。临床上主要表现为出血性休克，患者出现全身冷汗、口渴、脉搏细速、呼吸浅弱、血压下降、烦躁不安等休克症状，大量出血通常导致伤员迅速死亡。

2. 心脏伤口较大而心包伤口较小时，出血不能充分外流，可引起急性心脏压塞。急性心脏压塞可表现有周身冷汗、面唇发绀、呼吸急促、颈部浅静脉怒张、血压下降、脉搏细速及奇脉等。某些患者出现典型的Beck三联征：心音遥远，收缩压下降和静脉压升高，存在此征对急性心脏压塞的诊断极有帮助。但一般仅35%～40%的患者具有以上全部典型体征。临床实践发现，静脉压升高出现的最早，动脉压降低出现于晚期。心脏穿透性损伤造成心脏压塞时，心包内积血量并不多，仰卧位血液聚集于心脏后部的心包腔内，所以心音遥远较少见，但常见奇脉。急性心脏压塞有其两面性，一方面，它可以暂时止住心脏裂伤出血，为患者赢得些许时间，另一方面，如不及时解除，则很快造成循环衰竭。

3. 心脏伤口小，尤其是心肌的斜行刺伤，裂伤可自行闭合，出血停止，病情趋于稳定。但也可在数天或数星期后，因血块溶解或脱落而再度出血，引起延迟性心脏压塞征。伤后数天或数周突然出现心脏压塞征，心包穿刺抽出不凝血液，应怀疑为此种可能。

（五）诊断

1. 外伤史　任何胸壁心脏危险区的穿透伤，以及颈根部、上腹部、腋部、后胸壁或纵隔的穿透性损伤，应高度警惕心脏损伤的可能。致伤器种类、受伤部位、致伤力大小与方向等对诊断有较大帮助。同时需要仔细检查伤道。在心血管介入性诊断和治疗过程中，若发现心导管尖端进入异常径路，或有脱出心脏大血管管腔征象者，均应高度警惕心脏穿透伤的存在。

2. 症状和体征　已有明显心脏压塞或有内、外出血症状的患者，做出临床诊断比较容易。但有的患者初期情况良好，尚可以自行步人急诊室，数分钟或数小时后病情突然恶化，迅速进入重度休克状态。故对任何胸部穿透伤患者，入院后均应仔细观察，严密注意病情变化，及时进行急救处理。

对于任何胸腹部外伤患者，估计失血量与病情不符，或经足量输血而无迅速改善者，应高度怀疑心脏压塞。此外，临床上初期低血压经补充血容量后迅速改善，但不久再度出现低血压，甚至发生心脏停搏者，也应考虑存在心脏压塞，须尽快诊断采取有效治疗。

心脏间隔或心脏瓣膜损伤时，心前区或心脏瓣膜区听诊可闻及相应的心脏杂音，甚至扪及震颤。

心脏传导系统损伤时，可有心动过缓或传导阻滞。

静脉压的测定对鉴别心脏压塞和急性失血有很大帮助。中心静脉压升高是心脏压塞早期体征之一。如果有胸内大出血，低血容量尚未纠正，周围静脉压上升、颈静脉怒张而奇脉不明显，即使出现循环衰竭，中心静脉压仍可正常。迅速补充血容量后，中心静脉压即可异常升高，大于15cmH2O时有诊断价值。中心静脉压需反复测量并做到：调整好测量零点；测量时管内的水柱应随呼吸而波动；在患者安静状态下测量。

3. 超声心动图和多普勒检查　对诊断心脏穿透伤提供极有价值的资料，急诊不宜搬动的患者，也可在床边安全检查。超声心动图可观察心包内有无液平面，心脏有无异物，同时可估计心包积血量。当心包内积血已凝固时，容易误诊。超声多普勒检查可观察到随心脏收缩有无向心外喷血的小破口，同时可以观察有无合并心内结构损伤。

4. X线检查　胸部X线检查对于诊断心脏大血管损伤作用有限。胸部平片可以显示血胸、气胸、金属异物或其他脏器的合并伤存在，如胸片显示心影扩大或心包内存在液平面，则有诊断意义。目前胸部CT临床广泛应用，CT能够清楚地显示心脏结构的损伤，有无气胸、胸腔积液或心包积液，对于胸部、心脏、大血管损伤的诊断有极大帮助。

5. 心电图　诊断无特异性，如有电压降低，S-T段改变，可协助诊断。此外，心电图还可显示在创伤和治疗过程中有无心律紊乱、房室传导阻滞等。

6. 心包腔穿刺术　对心脏压塞的诊断和治疗均有很大价值。心包腔穿刺抽出血液结合创伤史即可做出诊断。对于急性心脏压塞患者，即使抽出20~40ml积液也可明显改善症状。进行心包穿刺时需注意勿损伤心肌。另外，当心包腔内血液凝结时，可出现假阴性，值得临床医师注意。

需要强调的是，对于诊断明确的胸内大出血，怀疑心脏损伤者，应紧急剖胸探查，勿需进行上述各种检查、以免失去救治机会。

（六）治疗

自从1896年Rehn首次对一名心脏刀刺伤患者修补缝合获得成功后，对心脏穿透伤的治疗方法曾有很大的争议。Blalock和Ravitch认为严重病例大多立即死亡，因而倾向采用心包穿刺术治疗。而另外一些学者主张心包穿刺治疗失败后，行外科手术。近年来，各国学者一致认为对于心脏创伤病例，有条件时尽量采取手术治疗。清除心包腔内血块和积血，修补缝合心脏裂口，从而及早解除心脏压塞，控制出血，并可以预防并发后期缩窄性心包炎发生。

目前较为统一的治疗原则认为穿透性心脏损伤已经影响到机体血流动力学均应尽快手术治疗，以尽早解除心脏压塞，控制出血，预防并发症。

1. 抗休克治疗　迅速置入中心静脉测压管，快速静脉输血、补液，补充血容量，有效支持血液循环，这是抢救成功的基础。经以上处理血压仍较低时，可适量给予升压药物（如多巴胺、异丙肾上腺素等），以增加心肌收缩力。注意保持呼吸道通畅，如呼吸道欠通畅或神志昏迷，应迅速气管插管进行机械辅助呼吸。存在大量血胸或血气胸，行胸腔插管闭式引流，促使肺膨胀改善呼吸。

2. 心包腔穿刺减压术　一旦确诊有心脏压塞，应紧急行心包穿刺术，这种操作可使某些垂危患者症状立刻改善，有立竿见影的效果。若心包内继续出血，单纯一次心包穿刺后病情仍会恶化，如穿刺针附有塑料导管，可留置导管直至开胸手术。心包穿刺时患者采取半卧位（30°~50°），穿刺点以左侧肋缘下近剑突处为最理想，针头连接50ml针筒，方向朝向左肩胛角，针头刺入有落空感提示已穿入心包腔，吸引时可见鲜红色血液。可采用细径心包穿刺针或带塑料导管的套管针，为避免穿刺损伤心肌，可在心电图（ECG）监测下进行，将心电图导电极（胸导）连于穿刺针末端，当穿刺针碰到心外膜时，可见ECG的S-T段抬高，这样可防止误伤心肌。有时穿刺较迟，血液在心包腔内已凝结，致抽吸困难或未能抽得血液，应警惕这种假相。经心包穿刺急救后，应尽快准备开胸手术。

3. 手术治疗

（1）手术适应证：心脏穿透伤，伴心脏压塞或出血性休克进行性加重患者，或穿刺减压后心脏压塞症状迅速复发，均应立即手术治疗。如循环已停止或一般状况不佳，可在急诊室内开胸手术。有条件经详细检查诊断无疑，尤其有心脏压塞症状或出血导致循环障碍，须急诊手术处理。

（2）术前特殊处理：如果刺入心脏的致伤物如尖刀，仍留在胸壁，手术前不宜急于拔出。术前已出现心脏骤停，须紧急开胸作心脏挤压，解除心脏压塞，并以手指暂时控制出血部位，改善心排血量。再行其他处理。注意对于心脏穿透性损伤患者，体外心脏按摩不仅无效，而且有加重心脏压塞之虞。

（3）麻醉：采取气管内插管全身麻醉为宜。手术开始时，给以少量浅麻醉，并大量充分供氧。深度全身麻醉可扩张周围血管，正压通气进一步影响静脉血回流，容易诱发心脏停搏。因此，麻醉诱导时就要作好紧急开胸准备，并在胸膜切开前不行间歇正压呼吸。对于病情危急、神志不清者，可不用麻醉或采用局部麻醉。

（4）体位和切口：取平卧位，受伤侧肩部抬高30°，广泛前胸皮肤消毒。切口选择根据穿透伤的路径与伤情，要求能良好显露心脏伤口。最常采用的切口为左胸前外切口，经第四肋间进胸，必要时可切断第四、五肋软骨，以增加显露。穿透伤入口在右侧者，则采用右侧前外切口。如一侧显露不佳，可延长切口横断胸骨，并结扎胸廓内血管。怀疑有心包内大血管损伤者，宜做胸骨正中切口。前述剑突下心包穿刺除用于诊断和急救外，也可在拟定手术时实施，一旦发现心包积血，可向上延长切口，做胸骨劈开。

（5）心脏修补术：心脏压塞时心包张力极高，一旦切开减压，血液涌出，患者即可有血流动力学上的改善，应迅速补充血容量。扩大心包切口，清除血块。显露心脏伤口，局部暂时止血，然后进行修补缝合。心房伤口多数可用无创钳钳夹止血再行缝合。较大的心脏裂口，缝合时可能再次引起失血，应迅速补充血容量，稳定循环，以便有充裕的时间进行细致的伤口修补。修补方法很多，据具体情况以及各位医师偏好选择采用。

1）裂口较小，用手指按住裂口后，手指稍向下移，显露裂口上端，即以1－0或2－0的Prolene线穿过指尖处裂口的全层心肌，但不穿透心内膜层（图32－4－1），助手立即结扎缝线，使裂口对合，以恰好止血而不撕裂心肌为宜。如此逐步间断缝合，按压的手指逐步移开，直至整个裂口关闭为止。

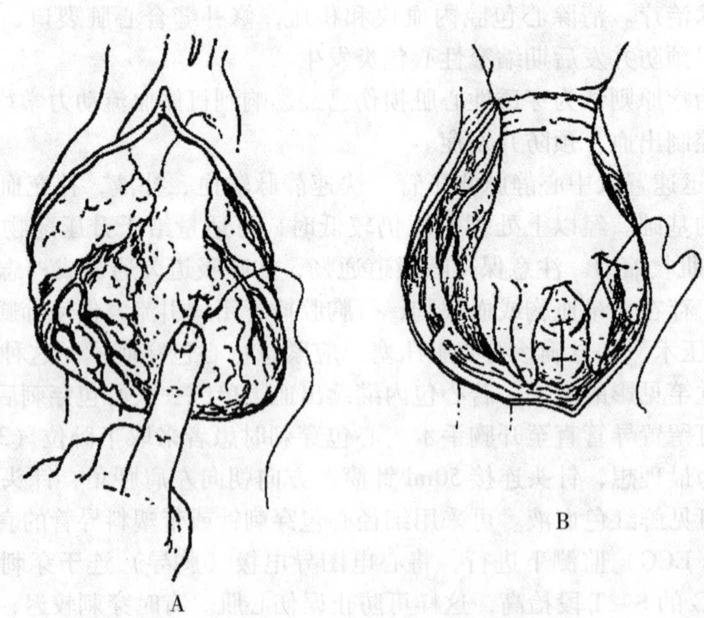

图32－4－1 心脏缝合法

A 以手指压住裂口，再以缝针穿过裂口的两侧边缘，单线缝合。

B 助手用手固定心脏，手指分开显露心脏伤口，以便术者缝合结扎。

2）裂口稍大，手指按住裂口后，裂口两侧作牵引缝线（图 32－4－2），将此牵引线交叉牵拉止血，再在直视下间断缝合裂口，最后牵引缝线可予抽除或轻轻相互结扎。

3）心肌裂口较大，用手指堵塞裂口暂时止血。先在裂口周围做一荷包缝合。逐步退出手指，轻轻收拢缝线结扎，关闭和缩小裂口，然后再轻按裂口表面止血。按上述方法在指尖处边缝合边后移，直至全部缝合完毕为止。裂口靠近冠状动脉时，可采用心包片或涤纶片衬垫作褥式缝合，将缝线针从冠状动脉下穿过心肌，缝合裂口时应避免损伤冠状动脉（图 32－4－3）。

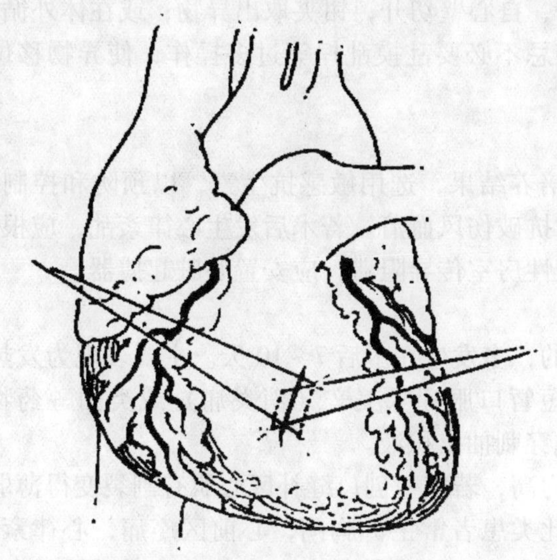

图 32－4－2　交叉牵引线止血法。裂口两侧放置平行线，随后将线交叉牵拉控制出血并缝合。

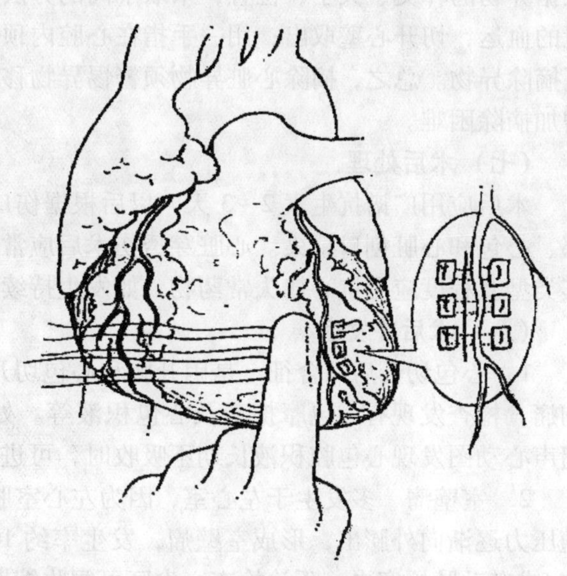

图 32－4－3　褥式缝合心脏裂口。裂口临近冠状血管时，采用褥式缝合，缝针在手指和冠状血管下穿过心肌缝合裂口。

4）心肌裂口过大，难以直接缝合，可用心包或带蒂肌肉填补，再做褥式缝合。或阻断上下腔静脉回血 60～90 秒，在心脏充盈血量减少时，迅速安置缝线，于再次阻断时结扎缝线。若估计心脏裂伤直接缝合有较大困难，最妥善的方法是立刻建立体外循环进行修补。在左胸切口的病例，可在右心室流出道或肺动脉插入静脉回流管，于降主动脉或股动脉插入动脉供血管，在完全或部分循环辅助下进行裂伤修补。

5）冠状动脉裂伤可用 6－0 Proline 线直接修补。如裂伤结扎后，远端血液供应受到障碍，心肌色泽变白，须采用大隐静脉或胸廓内动脉作冠状动脉旁路移植术。

6）如怀疑心脏后壁有伤口，应广泛切开心包，以手掌轻轻翻起心脏，显示后壁，寻找裂口，给予修补。在缺氧、酸血症、低血容量状态下，移动心脏极易引起心律失常和心脏停搏，对此应提高警惕。心房后壁伤口，由于技术原因，不易直接缝合，可以用填塞止血法，或在循环辅助下修补。

7）心房裂口，用无创伤血管钳钳夹后，予以缝合。一般用 4－0 或 3－0 丝线作间断缝合或连续缝合即可。

8）如果打开心包时，发生心脏停跳，应立即行心脏按摩，心腔内注射 1∶1000 肾上腺素 2～3ml，同时将左肺向前牵开，暴露降主动脉，并将降主动脉阻断，以利于冠状动脉和脑部的血液供应。尽快修补伤口，待心脏复跳有力时，逐渐将降主动脉阻断钳开放，注意操作时勿损伤食管。

9）腔静脉的损伤多数可以切线位钳夹止血并缝合。如不能直接缝合可以先经右心耳作内分流再缝合修补。

10）心内结构的修复，心脏伤口修复后常规触摸心壁，出现震颤提示心内结构有损伤。可能为房间隔或室间隔穿孔，或心脏瓣膜损坏。在急诊条件下，一般对于心内结构损伤暂不修补，除非心内结构的破坏直接影响患者的存活。待术后患者情况稳定后，经超声心动图、心导管或造影检查确切诊断后再性妥善修复。此外，对于无血流动力学意义的心内结构破坏可不予修复。无论急诊修复或二次手术修复，通常均需在体外循环下进行直视手术。

11）心脏异物摘取，摘取心脏异物成败关键，除了定位准确，还取决于手术操作者的技巧。由于心脏是运动的器官，金属异物如子弹、弹片或金属碎屑可存留于心肌内或心腔内，随血流推动移位，有可能造成肺动脉或体循环栓塞，此外，心脏手术操作本身更可能使异物位置变动。手术医师应根据异物的种类、大小、位置，采取不同的方法摘除，如钳夹异物露于心外部分而取出；暂时阻断心肌的血运，切开心壁取出；用一手指在心腔内顶住异物，自心壁切开，钳夹取出异物；或在体外循环下摘除异物。总之，摘除心脏异物须警惕异物移位，切忌不必要乱摸乱捏等过多操作，使异物移位，增加摘除困难。

（七）术后处理

术后应用广谱抗生素2~3天，以后根据伤口细菌培养结果，选用敏感抗生素，以预防和控制肺部、心包和心脏创口感染。心脏穿透伤术后应常规注射抗破伤风血清。若术后发生心律紊乱，应根据其类型及程度应用抗心律失常药物，如发生持续性完全性房室传导阻滞，应安置心脏起搏器。

（八）术后并发症

1．心包切开后综合征　是因开胸和心包切开引起的，多发生在术后7~10天。主要表现为发热、胸痛，检查发现有心包摩擦音及心包积液等。处理可短暂口服吲哚美辛（消炎痛）或类固醇药物。超声心动图发现心包腔积液长期不吸收时，可进行心包穿刺抽出积液。

2．室壁瘤　多发生于左心室，因为左心室腔内压力高，若室壁创口缝补区心肌有割裂变得薄弱，随压力逐渐向外膨出，形成室壁瘤，发生率约10%。此类患者常主诉胸闷，心前区疼痛，心律紊乱和/或有动脉栓塞史。听诊检查心尖区可闻收缩期喷射性杂音。约半数患者无症状。术后随访过程中胸部X片发现左心室局部膨出，心电图有心肌梗死波形，确定诊断需依靠超声心动图和左心室造影检查。确诊室壁瘤以后应即手术治疗，因为不处理室壁瘤将有可能发生破裂及动脉栓塞，室壁瘤切除手术后效果满意。

3．冠状动脉瘘　心脏穿透伤修补后出现的冠状动脉瘘大多数为冠状动脉右心瘘，如冠状动脉-右心房瘘，冠状动脉-右心室瘘和冠状动脉静脉瘘。多数患者无明显症状，若出现症状主要为胸闷、心悸和气短，在心前区可听到双期或连续性心脏杂音，超声心动图和多普勒检查一般均可提供诊断证据。必要时可作冠状动脉造影，能更清晰地显示病变冠状动脉的起源、形态、行径以及与心腔分流部位，为手术决策提供翔实资料。当瘘口分流量大或出现心功能不全，可在体外循环下实施瘘口缝闭术。

4．冠状动脉瘤　临床很少发现冠状动脉瘤，因为冠状动脉瘤有破裂或血栓阻塞可能，诊断后应予治疗，可实施冠状动脉瘤切除，主动脉-冠状动脉旁路移植术。

（九）手术效果

直到近年，心脏穿透伤应以手术治疗为主的观点，才被各国学者所接受。各国学者报道的心脏穿透伤手术治疗效果不一，死亡率在5%~20%不等。死亡率差别主要取决于受伤的类型和严重性，患者到达医院的早晚和当时的循环状况，以及开胸时有无心脏骤停。

大部分（60%~80%）心脏开放性损伤患者，受伤后不久因急性心脏压塞和大量出血而死亡。因而，及时有效地急救措施直接关系到患者的生命。轻度、小的心脏损伤，如尖刀等锐器引起的心包和心肌小裂伤（<0.5），心肌内出血常可自行停止愈合，或经心包穿刺减压后治愈。相反，枪弹造成的心包或心脏伤，通常伤口大，出血多而急剧，需立即手术修补缝合，但常因未能送达医院而死亡。

累及两个心腔的损伤较单心腔损伤更为严重。综合228例手术结果，总死亡率达79%，治愈率仅21%。在死亡病例中，以左心房和左心室同时受伤的死亡率最高，达93%。右心房和左心房创伤的死亡率较低为55%。合并其他脏器损伤的复合伤，病情更为险恶，死亡率更高。在合并伤中以肺部损伤最多见，其次为肝、食管、脾、胃与下腔静脉等。因此，凡是心脏损伤危险区内的穿透性损伤，无论病情是急骤还是平缓，都应及时诊断、有效处理，在诊断过程中密切观察病情变化，一旦需要，应采取有效措施挽救患者生命。

二、心脏闭合性损伤

（一）心肌钝挫伤

心脏钝挫伤大多是因前胸壁受到剧烈地撞击所致的心脏损伤，它包括心肌挫伤、心肌破裂和心包损伤。这类损伤大多无胸壁开放性损伤或骨性胸廓骨折。随着经济发展，汽车数量的剧增，因驾驶汽车急拐弯或急刹车所致的心脏钝挫伤不断增多，被称为“汽车转弯症”，此种占交通事故伤的15%～17%。

1．病因

（1）直接作用：一定单向力的作用，如司机前胸撞于方向盘上，拳击，高速物体直接撞击等，直接作用于心前区，造成心肌钝性挫伤，此种损伤临床最为常见。

（2）间接作用：当腹部或下肢突然遭受挤压，大量血液急骤涌入心脏和大血管，致心腔内压力剧增，引起心脏损伤或破裂。

（3）减速作用：快速运动的人体突然减速，如飞机堕落或高速行驶汽车急刹车时，心脏受到惯性作用被挤压于前胸壁或脊柱之间，从而造成心脏损伤。

（4）挤压作用：心脏被直接挤压于胸骨和脊柱之间而受伤。

（5）震荡作用：心脏受到强烈的震荡，可产生严重的心律紊乱和功能失调，其机制可能是迷走神经和交感神经及传导系统受刺激的结果，心肌本身可无明显损伤。

临床上心脏损伤往往是几种力量同时作用的结果。如车祸中驾驶员常遭受减速、直接、间接与挤压等同时或连续作用，造成心脏损伤。

2．部位 心脏瓣膜的损伤多见于主动脉瓣和三尖瓣，偶尔也可见二尖瓣撕裂，肺动脉瓣很少受损。冠状动脉损伤，多见于左冠状动脉前降支或右冠状动脉，依损伤的程度可出现血栓形成、管腔闭塞，或冠状动脉破裂出血，可导致死亡。

心包损伤很少单独存在，多合并心脏其他损伤，单纯心包损伤有心包挫伤、心包撕裂等。心包损伤又分胸膜心包撕裂和心包横膈部撕裂两种，前者往往呈纵向，位于膈神经前方或后方，左侧更为多见。

3．病理解剖 心肌挫伤的病理解剖改变其严重程度和范围可以变异很大，从心外膜下或心内膜下呈现点片状出血性淤斑，到大块心肌出血和透壁性出血性心肌坏死。心外膜下出血多位于冠状动脉周围，尤其在左冠状动脉前降支或右冠状动脉主支的周围。出血程度自小片淤斑至大片挫伤引起弥漫性渗血。这些损伤大多可自行愈合，不遗留瘢痕或有很小瘢痕，对心肌功能无明显影响。严重的心肌钝挫伤，可导致广泛的心肌坏死，发生心肌即刻破裂或延迟破裂，或形成室壁瘤，导致伤后长期心功能不全。挫伤的心肌外观呈现暗红色出血区，但和心肌梗死表现不同，从正常心肌到损伤的心肌中间无移行区，相关冠状动脉一般也无粥样硬化病变表现，心肌挫伤的病变范围与冠状动脉分布亦无关系。在伤后24小时内，损伤区心肌纤维间隙有大量红细胞、水肿和肌纤维溶解断裂，此外还可能有心肌细胞坏死和多核白细胞浸润。

4．病理生理

（1）心肌挫伤可以发生多种心脏节律紊乱，损伤造成心肌心电活动立即停止，随后心室、心房和房室结的电活动才依次出现，直至恢复窦性节律。恢复时间与损伤程度直接相关。并可以出现类似心肌缺血和心肌梗死的S－T段和T波改变。

（2）重度心肌挫伤的早期血液流变学可导致血液凝固性增高和纤溶性下降，这可能是血管内皮细胞广泛损伤和/或发生血栓性病变的危险信号，并可进一步导致微循环障碍及心肌缺血，加剧心肌水肿和继发性心肌损害。

(3) 心肌挫伤患者的冠状动脉可出现灌注异常，导致或加重挫伤区心肌组织坏死，或心肌穿破引起迟发性心脏破裂。广泛的心肌挫伤和坏死后常出现纤维性增生，亦可能引起心衰或发展为室壁瘤、室间隔穿孔，以及与心肌梗死后相同的血流动力学变化，致心脏贮备功能下降，心排出量降低。

5. 临床表现　心肌挫伤的临床表现，决定于心肌挫伤的范围、程度及是否合并有心脏其他损伤，如心包破裂、室间隔穿孔等。有时临床表现很难反映出心肌挫伤的真实情况，如致命的心律失常可致死亡，然而心肌挫伤程度并不严重。

心肌挫伤，轻者可无明显症状，或仅出现心律失常，多为持续性窦性心动过速和期前收缩。轻度至中度者可出现典型的“心绞痛”，或难以忍受的心前区剧烈疼痛，常向左侧肩部放射，冠脉扩张药物不能缓解，同时伴有心悸、气短、呼吸困难或休克。有时心绞痛延迟出现，伤后6~8小时或数天后出现，甚至半个月至1个月后才出现。心前区疼痛、呼吸困难或休克等症状可能是一过性的。重度心肌挫伤可出现心包积血，甚至心脏压塞、心力衰竭，多见于合并有心脏其他损伤患者。心肌挫伤患者很少能发现阳性体征，偶尔心脏听诊发现心律不齐，心音遥远，或心包摩擦音，以及合并伤的相应体征。

心肌挫伤最常合并心律失常。临床上可观察到各种心律失常，常见的是房性或室性期前收缩，阵发性房性心动过速少见；若出现室性心动过速、心室颤动或单纯室性节律常致死亡。心律失常的类型与心肌挫伤部位有关。右侧胸部受力者易出现房室传导障碍或窦性心动过缓，可能与伤及右房或传导系统有关。左侧胸部受力者，室性心律失常更多见。心电图检查可显示一过性或持续性异常，颇似心肌梗死，但显著区别是心律恢复到正常节律远比心肌梗死为快，如S-T段升高持续1个月以上或固定不变，应考虑并发室壁瘤形成或冠状动脉损伤。严重的心肌损伤可发展成室壁瘤或迟发性心脏破裂，以至出现严重心律失常、心力衰竭或心脏压塞。

6. 辅助检查

(1) 心电图检查：常见的心电图改变为窦性心动过速，室性期前收缩，短暂房室阻滞或束支传导阻滞。心电图的图形改变有S-T段抬高，T波低平或倒置，有时颇似心肌梗死图形，但由异常恢复到正常的时间远比心肌梗死为快。

(2) 胸部X线检查：心影一般无明显变化，若心影扩大，应排除心包积血引致的征象。

(3) 二维超声心动图检查：二维超声心动图检查能直接观测心脏结构改变和功能变化，心肌挫伤在二维超声心动图中表现为心腔大小和结构大致正常，挫伤区心肌可见局部搏动减弱，节段性射血分数下降，有时可探查出心包腔内积液征象。

(4) 核素心肌显影术：近几年来心肌断层显像用于诊断心肌挫伤，取得较大进展：

1) 单光子发射计算机断层成像（single photon emission computed tomography，SPECT）：发现心肌挫伤最多见于前侧壁远端和心尖部，其次为下壁近端，而且心律失常与心肌挫伤灶的部位，数目及大小有一定关系。

2) ^{111}In（铟）-抗肌凝蛋白抗体显像：其原理是心肌挫伤时心肌细胞遭到破坏，肌凝蛋白丝暴露，注入^{111}In（铟）标记单克隆抗体与之特异性肌凝蛋白得以紧密结合，病变区显影成像效果清晰，诊断心肌挫伤特异性较高。

3) 心血池显像：包括放射性核素心血管造影，可精确测定左右心室射血分数，观察室壁节段运动，评估心脏功能和心脏解剖结构状况，有助于诊断心肌挫伤。

(5) 血清酶学测定：

1) 肌酸磷酸激酶（CPK）及其同工酶（CPK-MB）：多在心肌损伤后6~24小时达到高峰，至72小时逐渐恢复正常。伤员入院后需在最初24小时或48小时内每8小时测一次，若CPK-MB/CPK≥200U/L时，应考虑发生了心肌损伤合并症。除心肌外其他肌肉损伤也可释放CPK-MB，因此，心肌与其他肌肉损伤所测 CPK－MB 的交叉反应可达 20%，因此血清酶 CPK－MB 测定结果可能出现假阴性和假阳性反应，临床医师在分析结果时应慎重。

2）心脏肌钙蛋白 T（tropnin T，TnT）：Mair 通过临床对比研究发现，伤后 48 小时内进行系列心脏肌钙蛋白 T 测定，可作为心肌损伤血清酶学诊断的新标准。心脏肌钙蛋白与骨铬肌肌钙蛋白仅有 1%～2% 的交叉反应，其特异性优于 CPK－MB，正常时 TnT≤0.1U/L，当 TnT≥1U/L 时，心肌损伤诊断可以成立。目前这方面相关报道不多，尚需进一步研究。

6．诊断

（1）详细询问受伤史，警惕并尽早进行必要的辅助检查，是提高心肌挫伤早期检出率的关键。

（2）心电图是帮助心肌挫伤诊断的最简单方法。注意，正常心电图不能排除心肌挫伤。

（3）经胸超声心动图在诊断心肌挫伤及其并发症，评估心肌损伤程度方面，是一种简便、快速、实用的无创伤检查方法。但是严重的胸壁损伤限制了经胸超声检查。近年来经食管超声心动图检查可准确地诊断心肌挫伤及其并发症，克服了经胸检查的局限性，并适用于各种危急情况下，充分观察心脏内结构变化，影像清晰敏感性高，在评价心肌病变和功能方面，是一项较理想的检测手段。

（4）心肌核素断层显像用于心肌挫伤诊断有较大发展前景，将可能成为重要诊断手段之一。

（5）心肌酸磷酸激酶（CPK）及其同工酶（CPK－MB）增加，是心肌细胞损伤特异而敏感的指标。但存在假阳性和假阴性反应，需注意鉴别。关于心脏肌钙蛋白，是一种特异性优于 CPK－MB 诊断心肌损伤新方法，目前已用于心肌挫伤的诊断，尚有待进一步积累经验。

尽管目前有以上多种无创方法用于心肌挫伤诊断，但尚缺乏 100% 的敏感性和特异性方法。临床报告心肌挫伤发生率差异很大，正反映出尚缺乏一种诊断的“金标准”。

在闭合性胸部创伤中，心肌挫伤最常见，而需要特殊治疗者不多。因而许多学者认为心肌挫伤诊断本身并不重要，重要的是能否预测和早期识别出将要发生心肌挫伤并发症的“高危”患者，以及对可能危及生命的并发症和后遗症进行防治，在心肌挫伤诊断和鉴别诊断时必须抓住这个环节。目前，根据胸腹部创伤史，系列的心电图和血清酶学检查，结合二维超声心动图和/或核素心肌显像进行综合分析，乃是广泛用于诊断心肌挫伤及其合并症的重要手段。

7．治疗　处理心肌挫伤主要是非手术治疗。对无血流动力学改变的轻度心肌挫伤只需镇痛，休息和心电监测。近几年研究认为，对于心肌挫伤者若单光子发射计算机断层成像检查阳性，则需要收入重症监护病房进一步监测和治疗。对可疑心肌挫伤患者的合理处理是：入院监测 24 小时，系列检查心电图和心肌酶学（CPK－MB），若心电图和血流动力学都稳定，24 小时后停止监测。若有冠心病史，持续监测直到血清酶学测定除外心肌梗死。若血流动力学不稳定，或可疑心肌挫伤合并症，应进一步作二维超声心动图或核素心肌显像检查，直到明确诊断。有低心排时给予适当正性肌力药物治疗，直至病情稳定。心肌挫伤后房性或室性心律失常，心脏压塞，冠状血管损伤，急性心肌梗死，体、肺动脉栓塞以及心内结构损伤等并发症，可能在伤后 48 小时～72 小时，或更长时间才出现，一旦发生，必须及时予以相应治疗。

（二）冠状动脉损伤

1．定义　本节讨论的冠状动脉损伤是指非穿透性胸外伤中发生的冠状动脉撕裂，血栓形成，或冠状动脉瘘。大多数损伤见于左冠状动脉前降支和右冠状动脉，而位于心后壁的左回旋支很少受到伤害，单纯性冠状动脉损伤临床上甚为少见。

2．病理

（1）冠状动脉血栓形成与闭塞：多发生于左前降支，造影时可有左室壁节段性收缩异常及心肌梗死等表现。

（2）冠状动脉破裂：钝性心脏损伤所致单纯性冠状动脉破裂其后果严重，主要危险是急性心包积血和压塞，而不是心肌梗死。

（3）冠状动脉瘘：钝性损伤产生的冠状动脉瘘均可出现冠状动脉－心腔分流，除造成不同程度急性心功能障碍外，瘘口远侧的冠状动脉供血区可发生心肌窃血性改变。若为冠状动脉心腔瘘，右侧心前区可闻及特征性连续性心脏杂音。

3. 临床表现：钝性冠状动脉损伤常因合并心肌挫伤或心脏破裂，所以临床表现主要为急性心脏压塞或失血性休克，诊断或处理不及时往往导致迅速死亡。单纯性外伤后冠状动脉血栓形成可造成心肌缺血或心电图上呈现心肌梗死图形，可有心绞痛存在，若受伤前患者无冠心病历史，心电图正常，此时应高度怀疑冠状动脉闭塞或血栓形成，进行选择性冠状动脉造影检查，可以进一步明确诊断。

4. 诊断　外伤性冠状动脉损伤的临床症状和体征一般无特征性。受伤前无心脏病史，心电图正常，伤后心前区出现连续性心脏杂音，和/或心电图上呈现心肌梗死图形，均提示冠状动脉损伤。心电图，胸部X线摄影，三维超声心动图，以及心肌酶谱对闭合性心肌挫伤以及有无心脏压塞有诊断价值，但对冠状动脉损伤的诊断缺乏定性意义。对这类伤员若高度怀疑冠状动脉损伤，特别怀疑冠状动脉闭塞或血栓形成，应及早进行选择性冠状动脉造影检查。

5. 治疗

（1）冠状动脉闭塞和血栓形成：对外伤性冠状动脉血栓形成的处理，与治疗缺血性心脏病急性心肌梗死相似，包括冠状动脉腔内成形术和冠状动脉旁路移植术。对此类患者还需注意长期观察，注意有无心肌梗死后延迟性室壁瘤等合并症。

（2）冠状动脉破裂：一旦确诊冠状动破裂应立即手术处理，冠状动脉口径小于1mm者可予以结扎，大的冠状动脉破裂则应在体外循环下作冠状动脉旁路移植术。

（3）冠状动脉瘘：冠状动脉瘘可以引发充血性心力衰竭，心绞痛或心内膜炎，一旦诊断成立，可在急性创伤反应期过后进行瘘口修复手术，手术修复瘘口预后良好。

对于冠状动脉损伤，治疗效果往往取决于病变程度，特别是心肌梗死范围，以及梗死区心肌可逆性程度及手术时机。

（三）心脏破裂

严重的闭合性胸部损伤，造成心室或心房壁全层撕裂，心腔内血液射入心包腔，或经心包裂口流入胸膜腔，可出现急性心脏压塞或失血性休克，甚至造成患者迅速死亡。

1. 病因　一般认为当外力作用于心脏后，心腔容易发生变形，并吸收能量，当应力超过心壁耐受度极限时即出现心脏破裂。

2. 病理及病理生理　外伤性心脏破裂部位最多见于心室和心房的游离壁，心房破裂亦可出现于上下腔静脉入口相对固定部位。可以在受伤即刻破裂，或在伤后两周内挫伤区心肌软化坏死发生延迟性破裂。立即破裂者皆由于大量血液经心脏破口进入心包腔，造成急性心脏压塞而死亡。如心包同时有撕裂，血液进入胸膜腔可引起大量血胸、失血性休克致死。估计心脏破裂合并心包撕裂约占10%～33%。心脏裂口因堵塞的凝血块脱落或挫伤心肌软化灶坏死而穿孔，称为继发性心脏破裂。

3. 临床表现　心脏破裂常发生于严重胸腹部闭合伤，有时外观可无明显外伤痕迹，患者出现严重循环功能障碍。其临床表现为急性心脏压塞，当合并低血容量休克时，症状可以不典型，静脉压也可在正常范围内。

此类伤员伤情发展迅速，预后不佳，左室破裂可在数分钟内死亡；右室破裂可在30分钟内死亡；心房破裂，特别当有凝血块暂时堵住心脏破口时，伤员可以获得较长时间生存，并能得到诊断和救治机会。

4. 诊断　临床医师遇到以下情况，均提示心脏破裂可能：

（1）低血压或低血容量的临床表现和创伤程度不呈比例。

（2）对输血输液无反应的持续性低血压。

（3）尽管有胸管引流，仍不能减轻血胸的临床征象。

（4）足量补液后仍然存在持续代谢性酸中毒。

（5）低血压伴中心静脉压升高或颈静脉饱满。

总之，在严重闭合性胸部或腹部外伤后，若出现严重循环功能障碍，特别是与失血量不相称的低血压或短时间大量血胸，应考虑心脏大血管破裂。此类伤员心电图检查可呈现新的 S－T 段和 T 波的缺血性改变，或有心肌梗死图形。胸部 X 线平片和二维超声心动图检查，可提示有无心包积血或大量血胸的存在。对高度怀疑心脏破裂病例，不宜作更多的无益检查。应毫不犹豫进行手术探查，在术中进行最后诊断和鉴别诊断。

5．治疗　紧急开胸解除急性心脏压塞和修补心脏破裂口，是抢救心脏破裂唯一有效的治疗措施。

（1）术前准备：手术成功的关键是对一切严重胸部闭合伤均应警惕心脏破裂的可能性，及时明确诊断和积极处理。

1）对疑有心脏破裂患者，立即进行心包穿刺术，对于某些危重患者，即使从心包腔抽出 20ml 积血，也可暂时使症状得到缓解。在手术准备同时进行心包穿刺术，或剑突下心包切开术，暂时缓解心脏压迫，可以增加患者对手术的耐受性。

2）尽速静脉切开，进行输血补液，严密监测动脉压和中心静脉压，以及抗休克治疗

（2）手术方法：手术应在全身麻醉和气管插管下进行，由于处于低心排出量或休克状态下，患者对麻醉用药耐受性极差，容易在诱导过程中发生心搏骤停，应高度警惕。一般采用仰卧位胸骨正中切口，可良好显露 4 个心腔和升主动脉，以备建立体外循环，必要时还可将切口向下延伸到上腹部进行剖腹探查。左胸前外侧切口也有优越性，此切口进胸快，必要时可横断胸骨以增加手术野的显露。

心脏破裂的止血和缝合方法：

1）指压止血缝合法：心脏裂伤小，术者可用左手食指先压住心脏破裂口，以带小垫片 3－0 无损伤线全层心肌褥式缝合，或间断缝合直至裂口完全闭合。

2）冠状动脉下缝合止血法：裂伤位于冠状动脉附近，缝合止血时应小心避开冠状动脉。可通过冠状动脉深层做褥式缝合，以防止缝扎冠状动脉导致心肌缺血。

3）应用无创血管钳临时钳闭伤口缝合法：对心耳或心房游离壁伤口修复时，可采用这种修补方法，操作简便有效。

4）体外循环下修补法：对于室壁大面积撕裂，或同时合并心内结构损伤者，需在体外循环下进行修补。

（3）注意事项

1）麻醉诱导开始以前，外科医生需做好准备，一旦发生心搏骤停，应及时开胸急救。

2）心脏闭合性损伤可能是全身多发伤的一部分，特别像心脏破裂这一类严重创伤，所以必须对患者作出全面诊断，或边抢救，边检查他处有无合并伤，以防漏诊。

（4）术后处理　术后常规放置心包或胸腔引流管 48～72 小时，并按照心脏手术常规处理。注意严密观察创伤反应及积极治疗合并症。

（四）室间隔破裂

1．病因　严重闭合性胸部损伤可造成心室间隔穿破，导致左、右心室相交通。一般为单个破口，偶尔也可以有多个破口。多发生于受伤瞬间，称原发性室间隔破裂。偶尔可继发于外伤性室间隔缺血和坏死，称为继发性室间隔破裂。

2．病理和病理生理　闭合性胸部创伤所致室间隔穿孔常于伤后立即发生，多位于邻近心尖的肌部间隔，可以是单一的撕裂伤，偶尔也可以出现多发性缺损。钝性伤所致室间隔缺损常合并心肌挫伤和室壁瘤，偶尔也可以合并心内其他结构损伤和胸主动脉撕裂等。与先天性室间隔缺损一样，闭合性胸外伤所致室间隔穿孔可以发生明显的经左心室到右心室的分流。与先天性室间隔缺损不同之处是，创伤性室间隔缺损一旦出现，右心室因突然接受大量左向右分流，心排血量下降和很快出现右心衰竭，肝大，水肿和肺淤血，严重者可以迅速导致死亡。

3．临床表现　创伤性室间隔缺损可以无胸壁外伤征象。轻度创伤病例均有心慌、气急，多数病例可能出现进行性心力衰竭，有的呈心绞痛发作或出现严重心律失常。这些症状可迅速导致心源性休

克而死亡。

特征性的体征是在胸骨左缘第 3 ~4 肋间可以听到粗糙的全收缩期吹风性心脏杂音，并伴有收缩期细震颤。这种特征性收缩期杂音可以在创伤后数小时到数天后出现，多于伤后 4 ~12 天出现，这是由于伤后心排血量降低，经由室间隔缺损的血流量很少，或与室间隔延迟性破裂有关。少数轻型患者心杂音在伤后 1 ~4 个月始被发现。

胸部 X 线平片可显示心影正常或稍扩大，肺纹理有不同程度增加，心导管检查和左室造影可以发现心室水平左向右分流。

心电图常有非特异性的 ST 段和 T 波改变，随病情进展可出现电轴右偏，右束支阻滞或呈现左室、右室或双心室肥厚。

二维超声心动图检查可见心室间隔连续中断，彩色多普勒在心室水平出现左向右分流，超声检查不仅能测定分流量大小，而且可以确定穿孔部位和数目。

4. 诊断　胸部创伤后，发现收缩期心脏杂音和心电图不正常征象，应该考虑创伤性室间隔缺损的可能，同时需要与房室瓣腱索和乳头肌断裂，以及瓣叶撕裂所造成的房室瓣关闭不全，进行鉴别并予以排除。

二维超声心动图和彩色多普勒检查能进一步确定创伤性室间隔缺损的诊断，排除或确定有无合并心脏其他损伤。一般情况下可取代心导管检查和心血管造影检查。

心导管检查若发现在右室水平血氧含量明显高于上、下腔静脉和右房，肺动脉压升高，提示室间隔缺损的诊断，此外并可了解血流动力学改变，被列为当前可供选择的检查方法。

5. 治疗

(1) 手术时机选择：室间隔裂口小，分流量少，无明显症状，而且症状可用药物容易控制，应首先考虑药物治疗 2 ~3 个月，若在此期间室间隔缺损无自行闭合征象，可在伤后 3 个月左右进行室间隔缺损修补术。对创伤后有持续性或进行性心功能不全和肺动脉压高者，则应尽早（伤后 2 周内）进行手术修复。早期手术的弊端是患者常合并其他部位损伤，心肌亦有挫伤，常伴有低心排和/或心律失常存在。室间隔破裂周边组织出血、水肿严重，且间隔组织脆弱，不易满意修补，术后容易发生残余分流。因此多主张尽可能于伤后 2 ~3 个月择期手术。

(2) 术前准备：室间隔破裂往往是由于严重胸部闭合伤所造成，常有心肌挫伤和其他合并伤存在，术前必须全面检查，对合并伤也应进行合理处理。

早期即出现急性或进行性心力衰竭病例，要加强强心利尿治疗，有低心排或心源性休克者，术前应静脉滴注多巴胺类正性肌力药物，或应用主动脉内球囊反搏术，以维持血压和保证冠状动脉灌注。

(3) 手术操作：手术在体外循环下进行，择期室间隔缺损修补术可经右室切口进行。一般应用带涤纶小垫片缝线和涤纶补片进行缺损修补。若缺损较小，亦可不用补片，单纯应用涤纶垫片缝线作间断缝合。

较大的室间隔缺损影响血流动力学稳定，需要在创伤后及时修补者，此时心肌挫伤尚存在，而且破口大多都邻近心尖的室间隔肌部，修复时必须注意对挫伤心肌组织的处理。先在心尖部少血管区平行左前降支作一小切口，由左室面探查室间隔破裂部位，并判定有无心肌挫伤及其程度。应用带小垫片的无创伤缝线，穿过无挫伤的室间隔缺损边缘组织作间断褥式缝合，由右室面进针，将修补室间隔缺损补片的后缘缝合、固定并结扎于左室面。

用带小垫片的间断褥式缝线于冠状动脉前降支右侧经右室壁穿过室缺补片前缘，再穿过左室切口左缘，结扎缝线后室间隔缺损和左室切口即完全闭合（图 32 -4 -4）。

(4) 术中注意事项：1）伤后需立即进行修复手术者，由于常有心肌挫伤或合并伤的存在，增加了手术复杂性和危险性，术中必须注意合并伤的处理，以防漏诊造成危害。

2）作左室切口时注意不要损伤冠状动脉，切口不宜过大，避免影响左室功能。

3）若患者血流动力学不稳定，心功能低下时，围手术期可考虑应用主动脉内球囊反搏支持。

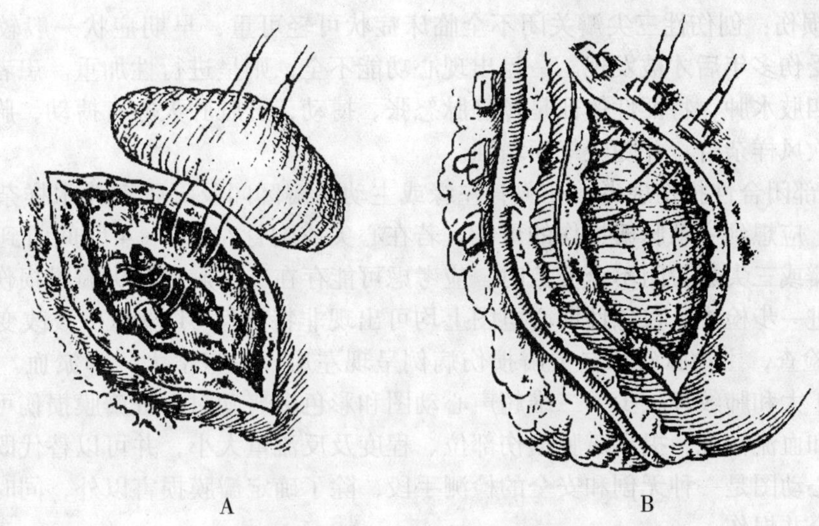

图 32－4－4　室间隔破裂的修补

手术成功的关键取决于创伤程度，诊断和手术是否及时、完善。若伤情允许延迟到创伤后 2～3 个月内择期修补，较为安全，且危险性小，效果良好。伤情严重，被迫在伤后早期进行修补者，由于手术期间心肌挫伤仍存在，或可能尚存在合并伤需要处理，血流动力学不稳定，因之手术效果将受到一定影响。

（五）心脏瓣膜损伤

1．病因　心脏瓣膜损伤常为严重闭合性心脏伤的一部分，单纯心脏瓣膜损伤比较少见。其发生率依次为主动脉瓣、二尖瓣或三尖瓣。主动脉瓣处于关闭状态时突然遭受主动脉内高压的冲击，可发生瓣叶撕裂或瓣环交界处撕裂，根据外力强度可以出现一个瓣叶或一个以上瓣叶撕裂，在房室瓣撕裂时还可导致乳头肌或腱索断裂，这些均可引起急性瓣膜关闭不全。

2．病理及病理生理　主动脉瓣撕裂后，可立即引起主动脉瓣关闭不全和不同程度的反流，从而增加左室容量负荷，出现急性左心衰竭和肺水肿，若不积极手术矫正，平均寿命约为 40 个月。

二尖瓣膜位于心脏后方，瓣膜和腱索韧性较好，二尖瓣膜损伤发生率较低。二尖瓣腱索和乳头肌撕裂或瓣叶破裂亦发生在心室舒张期，此时血管流出道受阻，心室内压突然增高，引起二尖瓣损伤，左室内血流反向流入左房，重者可立即发生急性肺静脉淤血，肺水肿和低心排出量综合征，若二尖瓣损伤不严重进入代偿期，则表现为类似慢性风湿性瓣膜病的血流动力学变化。

三尖瓣位于低压腔，创伤破裂后病情变化相对缓慢，三尖瓣关闭不全和瓣环进行性扩大，引起右室血流在收缩期反流入右心房，进入肺内血流减少，腔静脉压升高，并可迅速出现肝大，腹腔积液，和充血性心力衰竭征象。有些病例随着右房压力升高，造成未闭卵圆孔扩大。导致右向左分流，临床可出现发绀。

3．临床表现

（1）主动脉瓣损伤：临床症状主要取决于主动脉瓣损伤程度或关闭不全程度。伤后患者可有胸痛、气短，有时也可延期出现，并伴有左心衰竭、肺水肿。体格检查在主动脉瓣区和胸骨左缘第三肋间可闻及舒张期泼水样杂音，伴“海鸥鸣”和其他主动脉瓣关闭不全征象，如水冲脉和股动脉枪击音等。

（2）二尖瓣损伤：临床症状亦取决于二尖瓣膜损伤程度。患者伤后常主诉有胸痛、气急，在心尖部和胸骨左缘常可听到粗糙的全收缩期杂音。创伤早期伴低血压时，杂音较轻，甚至被忽略，随着心排血量增加，心脏杂音逐渐明显。早期可无充血性心力衰竭，但也可能很快出现。若伤后数小时内未造成死亡，二尖瓣膜关闭不全的血流动力学得到代偿，其临床表现和病程可类似慢性二尖瓣病变。

（3）三尖瓣损伤：创伤性三尖瓣关闭不全临床症状可轻可重，早期症状一般较轻，患者能较好耐受，有的病例受伤多年后才被发现。一旦出现心功能不全，则呈进行性加重。患者有气短、容易疲乏、腹腔积液和四肢水肿，特征性体征是颈静脉怒张、搏动，肝脏肿大亦有搏动，胸骨左缘第三－四肋间可闻收缩期吹风样杂音，并随吸气而增强。

4．诊断　胸部闭合性损伤患者，在胸骨左缘或主动脉瓣区闻及舒张期泼水样杂音，出现主动脉瓣关闭不全征象，应想到主动脉瓣损伤的可能。若在心尖或胸骨左缘3～4肋间听到收缩期吹风样杂音，并伴有二尖瓣或三尖瓣关闭不全征象时，应考虑可能存在二尖瓣或三尖瓣膜损伤，对这类患者必须提高警惕，作进一步检查。在急性期心电图上均可出现非特异性ST段和T波改变，或有束支传导阻滞。胸部X线检查，主动脉瓣和二尖瓣损伤病例呈现左房、左室增大，肺淤血。三尖瓣损伤则表现为右房、右室扩大和肺纹理减少。二维超声心动图和彩色多普勒对心脏瓣膜损伤可以进行确诊，根据心脏瓣膜结构和血流情况，提示瓣膜损伤部位、程度及反流量大小，并可以替代既往采用的心血管造影检查，超声心动图是一种无创和安全的检测手段，除了确定瓣膜损害以外，同时它也可以排除心脏其他结构有无合并损伤。

5．治疗

（1）手术时机和方法选择：

1）若心腔血液反流量小，病情相对稳定，可等待创伤反应后，包括心肌挫伤恢复后，再行手术较为安全。

2）伤后出现进行性心功能不全，则应尽早手术处理。

3）对于二尖瓣损伤造成关闭不全，可分为两种情况：①乳头肌断裂产生的二尖瓣关闭不全，临床症状出现早且严重，并可立即造成死亡，应急症手术处理；②腱索断裂、瓣叶撕伤或二者兼有产生的二尖瓣关闭不全，临床征象出现较为缓和，不采取手术处理也可生存较长时间，可择期手术治疗。

（2）术前准备：心脏瓣膜损伤后，最终将会出现心功能不全或心力衰竭，因此首先应积极治疗和改善心功能状态。合理应用正性肌力药物和血管扩张剂，保持循环稳定。择期手术准备和一般心脏瓣膜手术相同。

（3）手术方法选择：对于主动脉瓣损伤，大多数病例需要行瓣膜替换术，仅对少数瓣膜交界撕脱病例可施行交界成形术。

对于二尖瓣和三尖瓣膜损伤，是进行瓣膜替换抑或成形术，应通过术中探查结果决定，瓣叶撕裂或腱索断裂一般多考虑修复手术，严重的乳头肌断裂需行瓣膜置换。

（六）外伤性室壁瘤

1．病因及分类　闭合性胸部创伤后产生的室壁瘤，是一种少见的并发症。根据室壁瘤形成机制大致可分为两类，一种是严重挫伤的心肌坏死后穿破，形成假性室壁瘤，这类室壁瘤仅含心包及心包外围组织并无心肌纤维。另一种是由于冠状动脉损伤和闭塞引起，或挫伤区心肌坏死瘢痕形成，室壁变薄向外突出形成真性室壁瘤，构成瘤壁除纤维结缔组织外，尚有部分残余心肌纤维。

2．病理　创伤后室壁瘤形成的病理改变，不同类型其瘤壁结构各异，但都在心腔压力持续作用下，使局部逐渐向外膨出，开始是失去收缩力，很快产生反向搏动。病理生理改变与缺血性心脏病心肌梗死后形成的室壁瘤相似，严重影响心脏排血功能，据Laplace定律，心脏为了保持正常排血量，必须提高张力并大于正常的数倍，因此心肌耗氧量异常增高，瘤壁越来越薄。此外，瘤腔内可有血栓形成，而瘤壁，尤其是假性室壁瘤，随时都有穿破致大出血和死亡的危险。

3．临床表现　临床症状缺乏特异性，主要临床征象有充血性心力衰竭，心律失常，动脉栓塞，心前区出现搏动性包块，但是部分患者甚至无明确主诉，也无任何症状。胸部检查发现心脏扩大，较大的室壁瘤在心前区可闻及收缩期吹风性杂音和第二音分裂。并有心功能不全征象。

4．诊断　外伤后心电图呈缺血性改变和透壁性心肌梗死波形，同时出现心源性休克，反复发作的心律失常，应警惕存在外伤性室壁瘤可能。在随访中胸部X线片显示心影逐渐扩大，临床上应考虑室壁瘤诊断，二维超声心动图和心血管造影检查有助于明确诊断。

5. 治疗　创伤性室壁瘤，特别是假性室壁瘤，若不切除预后不良，因之手术是唯一有效的治疗方法。

（1）手术适应证：

1）室壁瘤巨大，出现持续难以控制的充血性心力衰竭。

2）室壁瘤，特别假性室壁瘤有穿破征象。

3）反复发作动脉栓塞。

4）出现频繁发作室性期前收缩。

（2）手术方法：室壁瘤切除术均应在体外循环下进行，一般先将瘤体顶部切开，进入心腔彻底清除附壁血栓，从瘤腔内分清瘤体边界，切除瘤壁时沿正常心肌留下一窄条瘢痕组织，一般用3－0涤纶线作间断褥式缝合，纵形闭合室壁切口，切口两侧均各采用一长条垫片垫于缝线下方以防心肌割裂，第二层应用连续缝合（图32－4－5）。

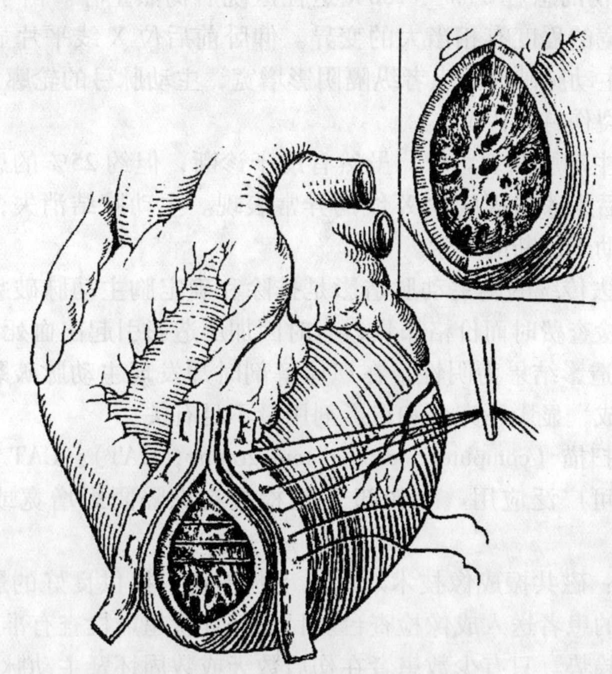

图32－4－5　左室室壁瘤切除和应用2个长条垫片缝合术

（3）治疗效果：外伤性室壁瘤若不手术，主要死亡原因是严重心律失常，进行性心力衰竭和心脏破裂。室壁瘤切除后，剩余的心肌良好，手术的近期疗效和远期疗效均为满意。

（七）胸主动脉破裂

1. 病因及分类　和平时期胸主动脉伤多见于闭合性损伤，战时多为穿透性伤。发生率一般为6%～10%。创伤性主动脉破裂可发生在任何部位，但主动脉峡部为多发部位，发生率在36%～54%；8%～27%发生在升主动脉；8%～18%发生在主动脉弓部；11%～21%发生在胸部降主动脉，腹主动脉的发生率几乎为零；多发性破裂的发生率为6%～18%。偶在无名动脉起始部和锁骨下动脉引起破裂。创伤性主动脉破裂通常分为三种类型：

（1）主动脉部分或完全断裂，此类患者因为急性大量出血，数分钟内即引起死亡。

（2）局部血肿形成，由于主动脉外膜和纵隔胸膜的暂时性压迫，形成血肿。但伤后1～3周内随时可因大出血死亡，多在伤后24～48小时血肿破裂。此类患者有一个较长的生存时间，如果能够及时明确诊断，迅速开胸和修补裂口，可以获得长期生存。如存在胸膜粘连，可阻止胸膜腔积血。

（3）主动脉内膜与中层撕裂而外膜完整，可形成假性动脉瘤，生存数年不产生任何症状，也未被发现。许多患者只是在作胸部X线检查，才发现主动脉假性动脉瘤存在。

2. 临床表现　严重胸部创伤的患者均应考虑主动脉破裂的可能性。高速运行车辆引起的严重撞击伤，或因驾驶员急骤减速造成的车祸，主动脉破裂的发生率均较高。但是低速运行的交通事故如挤压伤，也可引起主动脉破裂。确定性的诊断必须施行多种可靠的诊断方法。主动脉断裂患者病情重笃，完全断裂者往往来不及送达医疗中心即死亡，临床一线医师能够见到的多为主动脉不完全断裂者，或局部已形成血肿，或形成假性动脉瘤患者。30%左右的患者有呼吸困难、背痛、上肢血压较下肢血压升高，约20%的患者在肩胛骨间区可闻及收缩期杂音。

3. 诊断

（1）胸部X线检查：标准的后前位胸部X线平片检查，主动脉峡部破裂的患者显示纵隔阴影增宽（>8cm），这个部位损伤的患者84%～100%送往医院后仍然生存。由于胸部X线投射的平面与患者的体位，纵隔阴影增宽的程度有相当大的变异。仰卧前后位X线平片显示正常纵隔的阴影较直立后前位宽。80%～90%主动脉破裂的患者纵隔阴影增宽，主动脉弓的轮廓消失。因而气管偏移合并纵隔阴影增宽是主动脉破裂伤有力佐证。

胸部X线平片上显示主动脉撕裂影像，虽然有助于诊断，但约25%的患者在入院时纵隔阴影正常，随病情进一步发展，后来才出现胸片X线的异常表现。主动脉结消失，主动脉窗闭合，左肺尖部血肿和气管偏移均是有助于诊断的线索。

（2）主动脉造影：过去传统的胸主动脉造影是排除和确定胸主动脉破裂的确定性诊断技术，这种技术存在一定的缺陷，检查费时而价格昂贵；有时因加压造影引起出血死亡，造影本身合并症的发生率为10%。有时主动脉造影结果为阴性，在尸体解剖时却发现主动脉破裂。产生这种假阴性的原因可能是与撕裂处血栓形成，显影不充分和造影剂用量不足有关。

（3）计算机轴位断层扫描（computerized axial tomography，CAT）：CAT扫描为无创性影像诊断技术，较主动脉造影价廉，可广泛应用。当胸部X线检查有纵隔阴影增宽或其他阳性征象者，应作CAT检查。

（4）磁共振成像技术：磁共振成像技术对胸主动脉损伤可提供良好的影像学诊断，临床上困难的问题是很难将这种危重的患者送入成像检查台。目前经食管超声检查有准确性较高、移动方便等优点，有代替磁共振技术的趋势。只有少数患者在伤后数天或数周怀疑主动脉破裂的患者，才考虑作磁共振成像检查。

（5）经食管超声心动图检查：经食管超声心动图检查（TEE）可获取胸主动脉全程可靠的影像，缺点是因气管和左主支气管的干扰，在升主动脉远端3～5cm处和弓部显像较差。TEE检查比经胸超声心动图检查更为敏感和具有特征性的表现；同时还可以准确地检查出并存的心肌挫伤、心包积液和瓣膜病变。TEE可以在急诊室应用，也可在手术室检查。多平面TEE探头可以沿着一个旋转轴从不同角度探测，获得各横断面的断层影像。5mm赫兹超声转换器可以显示1～2mm的解剖结构，实时影像可以评价解剖结构的活动和生理的异常。多普勒超声心动图可增强诊断的准确性，了解不同主动脉平面的血流征象。

血管内的超声检查已用作主动脉破裂的诊断方法，目前积累的经验尚少。

4. 治疗　伤员到达医院时病情常危重，首先必须建立呼吸通道、输液途径，同时进行心电和血流动力学监测，配血和积极施行抗休克治疗。当有急性心脏压塞时，需立即进行心包穿刺术。若伤情允许，术前尽快作磁共振或CT或主动脉造影检查，有条件的中心还可进行二维超声心动图检查或经食管超声心动图检查，从而尽快明确主动脉破裂部位，裂口大小，并注意有无心脏合并伤存在。此外尚需排除身体其他脏器损伤，如颅内出血和腹腔内出血等，急诊处理宜分清轻重缓急和处理程序。

（1）降主动脉破裂修复术：降主动脉破裂多位于峡部，临床上可出现双上肢高血压，两侧股动脉搏动减弱或消失。

1）手术指征：当怀疑主动脉破裂大出血时只要技术和设备条件许可，均应进行手术探查。

2）术前准备：积极加强抗休克治疗，同时做好充分血源和自家输血准备，注意检查有无合并颅脑、脊柱和腹腔脏器等损伤，进行相应处理。在双腔气管内插管同时准备体外循环。

3）麻醉和体位：静脉复合麻醉下手术，侧卧剖胸体位。

4）修复方法：一般用标准后外侧切口，经第4肋骨床或肋间隙进胸。开胸后先清除血块，寻找出血口，暂时压迫止血。经探查进一步判明伤情后，酌情采用下述方法分别进行修复。

• 直接阻断血流缝合法：适合于裂口小，可以直接进行修补，并预计能在30min内开放循环者。先于左膈神经前切开心包，从心包内分离升主动脉、主动脉弓、弓降部，由近向远游离，在左锁骨下动脉近侧主动脉上和左锁骨下动脉近侧先各绕一套带而不进入血肿内，再从血肿下方环降主动脉绕另一套带，以完成控制出血的准备。然后游离病变上下端主动脉，各置一无创性动脉阻断钳，暂时阻断降主动脉血流。尽速切开纵隔血肿，探查与修补主动脉破口，用3－0无创缝线缝合主动脉裂口，或施行对端缝合。

• 插管外转流下修复法：此方法适用于降主动脉完全离断或需移植人工血管者，因其阻断主动脉时间较前者为长。先游离并阻断左锁骨下动脉及其近侧的主动脉和病变远侧的胸主动脉，以达到临时止血目的。近侧在升主动脉上以3－0无创线缝置两层荷包线，分别套人细橡皮管备插管用。用主动脉插管或转流管经荷包线圈内戳孔，插入导管，收紧荷包线，固定转流导管，管内预充含有肝素的等渗盐水。于降主动脉远侧用同样方法进行插管，注意排除管道内积气。开放插管和转流后，切开纵隔血肿，探查胸主动脉裂口，清创和修整，主动脉裂口整齐和无缺损者，应用3－0无创缝线行对端吻合术。损伤严重时，选用适当口径的人工血管以间置移植术修复主动脉缺损。一般可应用3－0缝线用连续缝合法。主动脉损伤修复完成后，停止外转流。拔出转流管，收紧缝线，作结扎。检查吻合口和创面有无出血点，彻底止血，缝合纵隔胸膜，安置闭式引流管，按常规关胸。

• 体外循环分别灌注法：当降主动脉损伤十分严重，病情判断不清时，可经股静脉插粗管至右心房作静脉引流，而将动脉灌注管插入股动脉和主动脉弓或升主动脉，在实现头臂干和腹腔、下肢充分灌注下修复降主动脉损伤。需要快速降温时可加作右房插管。

5）术中注意事项：

• 降主动脉一般可以安全阻断30分钟，在此期间内能够完成修复者，阻断远端的主动脉可以免于灌注。如估计阻断时间较长，则必须加用转流术以保护脊髓和相关内脏器官。外转流导管口径应大于7.5mm，其流量可达2000ml/min以上，以保证肾脏与脊髓有充分的灌注。如周身无多发脏器损伤，在阻断血管前应用全身肝素化（1mg/kg，iv），否则应对转流管道预先充满肝素溶液，防止开放转流后发生凝血。

• 游离升主动脉和升主动脉插管有困难时，合理的变通办法是作左室－主动脉分流或左室－股动脉分流。在左室心尖少血管区应用2－0带垫片双针无创缝线预置两个荷包缝线，将预先用肝素溶液充盈好的插管，经荷包缝合的主动脉戳口插入。应用左室－主动脉分流时，心脏舒张期有少量血液经分流管道反流（小于15%）。应用左室－股动脉分流时，由于转流外管道较长，最好选用内壁经肝素处理的管道或专用导管更为适宜。

• 应用导管作外转流的优点是操作比左心转流简单，不需全身肝素化，特别适用于合并有颅脑损伤或合并有出血危险的患者，但不宜选择左锁骨下动脉作为外转流的近端插管部位，因其血流有限并可影响椎动脉供血，加重颅脑损伤。当阻断降主动脉进行外转流期间，必须持续监测右上肢和双下肢血压，并维持上下躯体血流灌注平衡。

• 术中应用双腔气管插管，高浓度供氧，使左肺完全萎缩，有利于主动脉的显露和分离，这种选择性肺萎陷对伴有左肺挫伤时尤为重要。

6）并发症：

• 肺炎、肺不张、肺功能不全和 ARDS 是术后常见并发症。术中应用双腔气管内插管有助于预防此类并发症。术后应继续注意监测和防治肺功能不全，适当延长机械辅助呼吸时间，必要时作气管切开。

• 对于脊髓缺血时间超过半小时患者，应注意预防下肢瘫痪。

• 术后高血压可能持续数天之久，这是主动脉峡部心脏神经丛受到刺激所致，严重者应予降压治疗。

• 术后出血，当术后发现纵隔血肿形成，或进行性扩大，或出现大量血胸时，应再次开胸止血。

• 密切观察并防治心律失常、肾功能不全和感染。

（八）升主动脉损伤的修复

外伤性升主动脉穿孔或破裂常因合并严重的心脏损伤，或合并急性心脏压塞而死亡，故罕有接受治疗者。

1．体位和麻醉　患者取仰卧位。气管内插管全身麻醉，要求麻醉诱导平稳，少用或不用对循环系统抑制的药物。对病情危重者，应先在局麻下作右股动、静脉插管，建立部分体外转流后再进行麻醉诱导和气管插管。

2．手术方法　手术采用胸骨正中切口，升主动脉损伤破裂口多位于心包内，故在切开心包前要作好控制主动脉出血的准备。切开心包后，对出血部位先施行手指压迫止血。升主动脉前壁的破口常可用 4－0 带垫片的无创伤不吸收线直接缝合。如破口在后壁，也可用手指自前向后施压止血，并迅速建立体外循环，在心脏停搏情况下显露动脉损伤处进行修复，酌情进行直接缝合、补片修复，或人工血管移植。

3．术中注意事项

（1）此类患者一般都有急性心脏压塞，循环很不稳定，从麻醉诱导时就应做好一切紧急开胸、外循环以及复苏的准备。

（2）抢救过程中出现心搏骤停，应避免胸外心脏按压，需立即开胸切开心包减压后，进行直接心脏按摩，复苏后继续手术处理。

（3）升主动脉包括主动脉弓枪弹伤，弹片可作为异物进入颈动脉、髂动脉或股动脉，要注意追踪检查。

4．术后处理：升主动脉损伤合并或不合并心脏或肺挫伤的术后处理，与一般心脏手术或肺手术后处理无明显区别。术后监测指标包括：生命体征各项指标，血管充盈状态，心排出量，心电图，尿量，胸腔引流量，动脉血气分析，凝血功能等。术后应注意成分输血，新鲜冻干血浆和血小板的补充。定期作床边 X 线拍片检查。静脉注射广谱抗生素至少 5 天预防感染的发生。

（九）主动脉弓及其分支损伤的修复

主动脉弓及其分支破裂多见于胸部穿透性损伤，偶尔亦见于胸部闭合性伤。

1．诊断要点　在胸部 X 线摄片上发现同侧上纵隔阴影增宽，同侧桡动脉和/或颈动脉搏动消失或减弱，同时出现严重内出血、心脏压塞或气管受压等征象，应高度怀疑主动脉弓或其分支损伤。确诊需要主动脉造影、MRI 或手术探查发现。

2．主动脉弓损伤　外伤性主动脉弓破裂患者很难送达医院，来院者应在积极心肺复苏的同时施行股－股体外转流，降温，并迅速开胸和切开心包，尽量以指压法止血。继之作右房插管，以增强体外循环力度和降温速度，降温至 25℃左右停循环，对动脉损伤作直接缝合修补，或补片，或血管移植术。

3．无名动脉损伤　在胸部闭合性损伤中，无名动脉从主动脉弓发出处撕裂伤，其发生率仅次于主动脉峡部损伤。由于损伤远侧脉搏可以正常，而其症状、体征和胸部 X 线表现缺乏特征性，临床诊断极为困难。

4．手术方法　手术取平仰卧位，气管内插管全身麻醉。取胸骨正中切口并向颈部延长，经此胸颈联合切口可以充分显露主动脉弓及其分支。纵形切开心包，从心包内游离无名动脉根部，并绕以阻断带以备控制近端出血。显露主动脉弓前上方，注意先游离和牵开左无名静脉，继之在无名动脉远端分别游离出右锁骨下动脉和右颈总动脉，各绕一阻断带以备控制远端出血。对单纯无名动脉破裂，可自破裂口插入 Prott－Inahara 双球囊导管，远侧置入颈总动脉，近侧插入主动脉弓内，以肝素盐水充满球囊略作牵引，出血顿止。通过内转流管使右颈动脉血流保持通畅，中间管道可用于测压。如仍有出血，可将右锁骨下动脉加以分离和钳夹，此时可从容地对无名动脉施行修复，常为补片移植术（用大隐静脉或人工血管）。必要时，也可在升主动脉和颈总动脉之间插好外转流管，然后阻断无名动脉根部、右颈总和锁骨下动脉，施行以上手术，包括清理血肿、修整创口和补片移植术。当合并气管或食管伤时，在修复血管后，应取胸大肌或胸锁乳突肌瓣移植于修复的血管、气管和食管伤之间，并加强抗感染措施。

5．注意事项

（1）无名动脉破裂后常形成假性动脉瘤，在作胸部正中切口和牵开胸骨时，动作务必轻柔。

（2）某些病例可能同时存在主动脉弓或其他分支损伤，必须注意探查并予相应处理。

（3）合并严重主动脉弓损伤时处理已如前述，也可经股动脉和两侧颈动脉分别插管，建立体外循环，降温至 20～28℃，分别对脑和躯干同时进行灌注。两侧颈动脉灌注流率为 400～800ml/min，灌注压控制在 16kPa（120mmHg）。待主动脉弓破裂口的出血完全控制后，清除局部血肿和修整破裂口，然后应用人工编织物对弓部损伤作相应处理。

6．并发症　无名动脉阻断后，脑缺血和肢体瘫痪发生率可达 25%。对此，除术中注意采取预防措施外，如头部置冰帽，术后应加强监护，控制高热及避免缺氧发生。

（王　鹏）

参 考 文 献

1. Exadaktylos AK，Duwe J，Eckstein F. The role of contrast－enhanced spiral CT imaging versus chest X－rays in surgical therapeutic concepts and thoracic aortic injury：a 29－year Swiss retrospective analysis of aortic surgery. Cardiovasc J S Afr，2005，16：162～165.

2. Makaryus AN，Manetta F，Goldner B. Large left ventricular pseudoaneurysm presenting 25 years after penetrating chest trauma. J Interv Cardiol，2005，18：193～200.

3. Bernardis V，Kette F，Blarasin L. Isolated myocardial contusion in blunt chest trauma. Eur J Emerg Med，2004，11：287～290.

4. Mori F，Zuppiroli A，Ognibene A. Cardiac contusion in blunt chest trauma：a combined study of transesophageal echocardiography and cardiac troponin I determination. Ital Heart J，2001，2：222～227.

5. Bansal MK，Maraj S，Chewaproug D. Myocardial contusion injury：redefining the diagnostic algorithm. Emerg Med J，2005，22：465～469.

6. Mujicic E，Kulic M，Pasic M. Rupture of interventricular septum as consequence of diaphragmal heart attack. Med Arh，2005，59：205～206.

7. Idu MM，Reekers JA，Balm R. Collapse of a stent－graft following treatment of a traumatic thoracic aortic rupture. J Endovasc Ther，2005，12：503～507.

8. Trachiotis GD，Sell JE，Pearson GD. Traumatic thoracic aortic rupture in the pediatric patient. Ann Thorac Surg，1996，62：724～731. discussion 731～732.

第五节 现代胸部创伤治疗进展

一、胸部创伤的历史

自从外科学发展以来，医学家们一直对胸部创伤这一课题有着极大兴趣。埃及文献就有关于胸部外伤的记载，希波克拉底曾描述肋骨骨折后咯血。Homer 对心脏穿透性损伤的致死性做过重新统计。Ambroise Pare 描述了肋骨骨折的并发症和皮下气肿。William Beaumont 经治过一位有名的患者 Alaxus St. Martin，Martin 曾经历了漫长的肺疝治疗，康复以后才完成了经典的慢性消化道瘘的实验。到了 20 世纪，胸部战伤死亡率一直居高不下，导致对于胸部创伤进行系统、有效的治疗（表 32 –5 –1）。两位世界闻名的领导人里根总统和拉宾首相都曾被子弹射中了胸部，接受了胸科手术治疗。医疗器械、诊断手段、药物以及医疗体系的完善，促进了胸部创伤治疗的重大进展。

表 32 –5 –1 胸部战伤的死亡率

克里米亚战争	79%
美国内战	62.5%
法 – 普战争	55.7%
第一次世界大战	24.6%
第二次世界大战	12%
近期平民资料	4% ~7%

二、胸部创伤的流行病学

目前美国每年 150 000 例创伤致死的患者中，25% 为胸部创伤所致，另外 25% 患者死亡或因合并有胸部外伤，或因其他创伤引起胸部并发症成为致死的主要因素。LoCicero 和 Mattox 报道，美国每 10 万例胸部创伤中，40 人死亡，世界上其他 26 个国家的资料是每 10 万例胸部创伤中有 52 人死亡。胸部创伤的发生率如表 32 –5 –2 所示。

表 32 –5 –2 三个时期胸部创伤发生率

	瑞士 1983 年	MOTS – USA	美国新奥尔良 1960 年
胸壁伤	54%	45%	39%
血胸	21%	25%	28%
肺损伤	21%	26%	16%
混合性损伤	18%	21%	7%
气胸	20%	20%	–
连枷胸	13%	5%	
大血管损伤	–	–	10%
心脏损伤	–	–	5%
膈肌损伤	–	–	5%

重度胸部创伤中胸主动脉损伤最为严重，北卡莱罗纳州的创伤登记显示，在 39 个月期间，创伤登记的有 26617 例，其中 908 例发生了 1148 处血管损伤，58 例有胸主动脉损伤。

三、胸部创伤进展（术前处理）

对于创伤患者的处理，不论是在创伤发生现场、创伤中心急诊抢救室，还是创伤急救中心、手术室、加强监护病房，都已经有了长足的进步。最显著的进步表现在以下几个方面：认识到对胸部创伤应进行限制性补液（不论是在受伤现场还是在急诊室、手术室）；胸部血管损伤的手术入路选择；改进外科危重患者的护理等。最重要的提高是对于胸部伤及全身伤治疗入路观念上的转变。

（一）急诊治疗、急救中心和复苏

全部外伤患者中，不足 10% 的患者是重度伤，需要在地区创伤中心处理。然而，这些病例需要直接送往地区创伤中心，不应在当地非创伤中心的急诊室为稳定病情而过久停留。在送达创伤中心之前进行过度的复苏措施，如使用直升机运输，补充大量晶体液，气胸患者穿刺排气，心包穿刺，以及使用抗休克裤等等，均未能显示这些措施能够提高生存率，减少并发症。已有资料表明，在急救中心的复苏阶段，审慎补液；尽量不使用白蛋白；以及经直接观察来评估患者病情等等，才是治疗胸部创伤的有效方法。

对于某些伤后立即送来的胸部创伤患者，在急诊室施行紧急开胸已经成为了标准治疗。最初在急救中心急诊开胸的病例很多，前些年开胸指征放的比较宽。创伤后有心脏骤停的伤员，入院前需进行体外心脏按摩，体外按摩过程中要密切监测。有材料表明，无气管插管患者体外心脏按摩超过 4 分钟，有气管插管患者超过 10 分钟，最终结果均是死亡。若对心脏穿透伤患者施行紧急开胸直接心脏按摩，生存率可望提高到 30%。

过去在急诊室，有时在手术室，常采用剑突下心包切开术来帮助临床诊断心包积血，同时也缓解了心脏压塞症状。现在外科医师在急诊室进行腹部超声检查，即腹部创伤超声检查（FAST），可以诊断心包积血，而且常在心脏压塞症状出现之前就可以做出诊断，这样可避免了剑突下心包切开术。采用心包穿刺术来缓解心脏压塞的症状不仅不可靠，而且还可能造成医源性心脏损伤。许多创伤外科医师以及胸外科医师均认为，在目前医疗条件下，对于创伤性心包积血患者进行心包穿刺，无论是为诊断或治疗目的，既无必要也无帮助。

许多医院都有带戳孔器的胸腔引流管，但大多数创伤中心的临床指南已将这种胸腔引流管删除了。因为这种戳孔式胸腔引流管管径小，侧孔少，对于血胸的引流效果不及其他类型的胸管。而且约 25% 患者可能存在某种程度的胸膜粘连，使用带戳孔器的胸管容易造成医源性肺损伤，还有可能伤及胸部及上腹部的其他脏器。

面对胸部外伤患者，在急救中心就要决定是否需要手术处理。急诊开胸探查指征主要基于体格检查、监测结果、内镜发现以及影像学表现（表 32－5－3）。目前对于胸部创伤的评估方式和治疗方法都发生了变化，以前大家常常提及的开胸探查指征已出现了争论，现代临床医师无必要刻板地进行开胸探查（表 32－5－4）。需要注意的是，某些胸部创伤患者开始认为不必手术处理，在随后的一段时间内病情发生了变化，又需要进行开胸探查 3（表 32－5－5）。

表 32-5-3 急诊开胸指征

病情急剧恶化，血流动力学不稳定
胸管放入瞬时引流出血性胸水≥1500ml
胸内活跃性出血>200ml/h
心脏压塞
存在确定的胸腔出口处血管损伤
开放性胸部创伤
确定的胸主动脉损伤
确定的食管损伤
确定的气管、支气管损伤
胸腔大量漏气

表 32-5-4 有争议的创伤开胸探查指征

子弹横穿过纵隔而病情稳定
子弹嵌入血管内（可经血管内镜取出）
取出重要器官附近的子弹
选择性的腹部创伤
开腹手术前控制胸主动脉

表 32-5-5 创伤晚期开胸探查指征

血胸大量血块积聚
慢性创伤性膈疝
确定的创伤后严重心腔内损伤
保守治疗无效的长期乳糜胸
创伤性动静脉瘘
创伤性动脉-支气管瘘或动脉-食管瘘
肺内血肿继发感染
忽略性气管、支气管损伤
创伤性气管-食管瘘
无名动脉-气管瘘
慢性创伤后假性动脉瘤

（二）手术室处理

只有15%的胸部外伤患者需要正规的开胸手术。在手术室内处理创伤患者存在着手术野显露和如何修补的问题，这与确定的胸部手术操作完全不同，也与确诊的心脏病甚至复杂血管疾病的手术完全不同，对于外科手术医师来说这是一个严峻的挑战。如何摆放体位和选择切口对于胸部外伤患者显得更为重要。外科医师必须考虑到所有可能受伤的部位，包括头、颈、腹、腹股沟、四肢。因为在处理胸部伤的过程中可能需要同时处理这些部位的损伤，在摆放体位时就应想到上述情况。在实际工作中我们常常根据估计可能的损伤和/或已记载的损伤来选择切口。

1. 前外侧开胸术 前外侧开胸切口适用于绝大多数胸部外伤患者。经此切口可以很容易探查心脏、肺门、膈肌和大多数胸内大血管，甚至可以阻断降主动脉。如果合并肠管损伤，还可以另外做腹部切口。通常置患者仰卧位，这样颈部、腹股沟和四肢均可以顾及到。如果术中发现后纵隔的食管或降主动脉也有损伤，可以先处理前侧胸内损伤，然后关闭前外侧切口，再做后外侧切口，这样可以在充分显露的条件下修补后纵隔损伤。

2. 双侧前外侧开胸术　双侧分别行前外侧剖胸切口（两切口互不相连），便于处理两侧胸腔内损伤。这种切口术后合并症较少，最适合怀疑双侧胸腔均有损伤而一侧胸腔仅行探查即可的病例。

3. 胸骨横断双侧前外侧开胸术　如果显露前纵隔或上纵隔病变有困难，首先采用左前外侧剖胸切口，然后将切口向右延长，横断胸骨到右侧前胸，操作时需注意在较高处离断胸骨，以便更充分地显露纵隔，也为了以后容易关胸。这种切口被形象地称作“蛤壳状切口”。所有上纵隔的血管，心脏的各个部分，都可以通过这一切口进行修补。经此切口也很容易建立体外循环。横断胸骨的切口一般用 Gigli 锯，注意施行这种切口时需结扎双侧乳内动脉。

4. 左后外侧开胸术　处理下段食管伤、降主动脉损伤和胸导管损伤最理想的入路是左后外侧剖胸切口，此切口也适用于左侧慢性凝固性血胸、脓胸以及左侧膈疝。

5. 右后外侧开胸术　右后外侧剖胸切口适用于近段食管伤和气管分叉处损伤的处理，这种切口最适合探查奇静脉，实际上绝大多数奇静脉损伤往往是在前外侧切口开胸时被发现的。

6. 剑突下心包切开术　尽管一些急诊医学和创伤医学的文章常引用这一术式，但是许多创伤科和胸外科医师还是不喜欢这种腹部“小孔”对于潜在胸部创伤的治疗效果。腹部超声检查能清楚显示心包病变，这在很大程度上减少了单纯为诊断目的而进行的剑突下心包切开术。即使确实存在心脏损伤，这种剑突下切口也无法获得满意的显露，仍需要进行正规的开胸探查。剑突下心包切开的唯一指征是心脏损伤和/或心包积血时紧急减压。如果在入院初期心脏压塞的体征未表现出来，而且主管医师也未怀疑到这点，而在进行腹部手术时出现严重的心脏压塞症状，唯一的急救措施是切开膈肌打开心包。

7. 胸骨正中切口　许多胸外科医师都推荐胸骨正中切口，包括那些很少处理创伤患者的胸外科医师，但是经胸骨正中切口处理胸部损伤有很大的局限性，仅应用在少部分胸部创伤患者。前胸两乳头之间的刺伤，升主动脉损伤或主动脉分支大血管损伤，采用这种切口可以获得最好的显露。胸部后侧及外侧的创伤通常伤及肺和肺门，此时，胸骨正中切口不能满意地显露手术野，妨碍了外科医师处理这些部位的损伤。

8. 胸骨正中切口合并颈部或锁骨上切口　处理胸廓出口处大血管复合伤的患者，常常需要将胸骨正中切口向上延伸至颈部或锁骨上区，从而获得更好的显露，便于阻断损伤血管的近端、远端，满意地施行血管重建手术。对于缺乏处理创伤经验的外科医师来说，处理胸出口结构损伤时，最保险的是获得最佳显露的那种切口。

9. 滑动门切口或书形切口　20 世纪 60 年代，滑动门切口被描述为处理胸腔出口处血管损伤的手术入路，经此切口容易阻断近端血管并进行血管重建，特别是处理左锁骨下动、静脉损伤时最为方便。采用这种切口手术耗时长，术野显露较小且不能再扩大，需要一个助手用力牵拉胸壁切缘，对臂丛神经造成很大的牵张力并致损伤，产生该侧上肢痛觉减弱或丧失，因此，目前不鼓励采用这种切口进行胸外伤处理。

10. 胸腹联合切口　20 世纪五六十年代许多教科书上都提到采用胸腹联合切口处理上腹部和胸部创伤，胸腹联合切口作起来比较费时，要切断肋弓，切开横膈，对于胸腔显露较差，术后切口疼痛明显，有时肋弓断端愈合不佳，影响术后呼吸功能，现在已经不提倡经这种切口处理胸部（腹部）损伤。

11. 左侧前胸第二/三肋间切口　极少数情况下，锁骨下动脉或腋动脉损伤时，经锁骨上入路阻断其远端血管之前，可行左侧前胸第二三肋间切口，用于阻断胸内部分的左锁骨下动脉近端，从而容易处理血管损伤。

四、当代胸外伤急诊处理某些特殊进展

（一）入院前转送观念——处理的变化

美国创伤外科医师学会推荐区域性创伤治疗，表现了对创伤患者提供恰当治疗的能力有了明显的进步。不论在市区还是郊区，都分布有资格的创伤中心，这样在当地抢救室“稳定病情”的情况不再发生了。这样的创伤中心可为严重创伤患者提供了更多的生存机会。在这些地区不鼓励用直升飞机急救转送，即使是有直升飞机运送伤员条件的医院。一项研究显示，把患者用私人汽车迅速送到当地的急救中心，要比现场急救人员在急救车内进行抢救，效果更好。在入院以前急救过程中，进行穿刺抽吸心包积血，或胸腔排气减压等治疗措施，仍存在较大争议。对于怀疑有胸部创伤患者禁止使用抗休克裤（MAST），对于大多数创伤患者也不适用。

（二）补液观念的改变

在术前处理躯干部损伤时，最大的观念改变是摒弃了在急救车内或抢救室内补充大量晶体液进行复苏。已有资料表明对于躯干部穿透伤和伤后低血压患者，补充过量的晶体液不能提高生存率，反而增加并发症的发生。这一概念对于钝性伤患者是否有价值，现在正在研究之中。在过去二十年中，用补充大量晶体液抢救胸部钝性伤患者，比通常实际上限制晶体液输入，造成更多的呼吸系统并发症。

（三）影像学技术

对一创伤患者预先做出评估，需要将传统的影像学检查，如普通胸部平片，与新出现的临床可应用的影像学技术，进行审慎的平衡。毫无疑问，在创伤中心复苏室内，床头小型 X 线机即可拍摄常规的仰卧位（偶尔立位）胸片，为创伤外科医师提供尽可能多的信息，供他作出判断，以及需要在急诊室、手术室或监护病房进行处理的治疗方案。将所有的影像学结果综合分析，是作出决定的第二步。具有讽刺意义的是，目前在许多医院内，很多的急诊科医师和放射科医师往往热衷于那些新的复杂的检查，而忽略了最常用的最基本的影像学检查资料，如此耗费了大量的时间、资源和经费。

（四）腹部快速超声

前面已经讨论了腹部超声检查对心包积血的诊断提供了有价值的资料。目前创伤外科医师都已经掌握了这项技术，长期以来超声诊断仪是日本和欧洲创伤外科医师必备的医疗检查设备，现在大家都认识到超声诊断仪也是美国和其他国家创伤中心的必备之物。有了超声诊断仪，在中心静脉压升高之前或心脏压塞症状出现之前，外科医师就已经探查出明显的心包积血。

（五）造影检查

动脉造影一直是评估胸主动脉钝性伤，或胸廓出口穿透伤或钝性伤的金标准。外科医师必须要求多方位投照，确保观察到所有可能存在的异常，只有通过动脉造影检查，才能发现无名动脉与左颈动脉一起撕脱的情况。而且，只有通过动脉造影，某些血管异常，如血管环、导管性憩室，以及右锁骨下动脉从降主动脉异常发出等，才能被发现。外科医师必须掌握这些异常情况知识，一旦手术中发现有这些情况，可以做到满意的处理。不过，对于主动脉穿透性损伤，动脉造影检查无任何帮助，因为主动脉内造影剂浓度太淡，无法显示小的穿透伤破口，除非是 X 线束恰好直对着动脉破裂口。

（六）螺旋 CT

临床医师对胸部创伤患者常常过分使用 CT 检查，某些影像学医师偏爱新式的螺旋 CT 快速扫描来评估可能存在的胸内大血管损伤，而且对一些病情稳定的患者，常常又重复进行昂贵的动脉造影检查。CT 扫描可能遗漏许多（并非少见的）异常情况以及合并损伤。对于胸部创伤晚期并发症，特别是肺部感染合并症，CT 扫描有极为宝贵的价值。用螺旋 CT 扫描进行胸部血管重建，目前正在评估之中。

（七）经食管超声心动检查（TEE）

经胸和经食管进行超声检查来判断心脏功能，以及探查大血管损伤，临床应用越来越广泛。已有资料显示，它能很好地显示心内分流（这种分流在胸部物理检查时也有所怀疑）。外科医师正在利用

经食管超声心动检查作为主动脉壁异常的筛选工具。由于受到胸廓出口和升主动脉等部位盲区的限制，经食管超声检查的价值仍是一种筛选方法，而不能作为特异性确切诊断目的。

五、手术方面的进展

（一）肺切断术

穿透性肺损伤需要开胸探查，其肺实质组织往往有严重损害。以往这样的患者多接受保守治疗，或仅将体表的入口和出口重叠缝合。对于穿透性肺损伤，以及支气管内压力升高的患者，致命性动脉空气栓子对患者是严重的威胁。施行肺切断术，即不管肺段的正常解剖关系，在肺穿透伤口两侧放置两把大号血管钳，于两钳之间切断，然后严密重叠缝合肺切缘，从而达到止血和防止漏气的目的。或者是目前应用的直线切割缝合器可以更满意地完成肺切断术，伤员能够很好耐受，且无明显合并症发生。

（二）胸主动脉损伤选择性延期手术

在过去十年中，一部分诊断明确的胸主动脉损伤患者，因病情不稳定，伤后初期采取非手术治疗（表 32－5－6）。最近，已经报道了大约 300 例诊断明确的急性降主动脉钝性损伤，进行了有目的延期手术。所有这些患者都符合表 32－5－6 中所列的标准。每一例伤后血流动力学稳定期均超过 6 小时，而且无纵隔血肿。283 例中有 5 例在等待手术期间死于主动脉破裂，其中 2 例死于内科降低后负荷和控制血压治疗阶段。另外 3 例死于主动脉血肿破裂，出现在高血压已经控制，降低后负荷的治疗已经停止之后。因此，对选择性病例，伤后血流动力学稳定已经超过 6 小时，收缩压不超过 120mmHg，纵隔“情况稳定”的患者，外科医师正在考虑将手术推迟数小时、数天甚至数周、数月后进行。

表 32－5－6 胸主动脉损伤急诊手术禁忌证

伤后十天内哥拉斯哥昏迷评分≤6
头部 CT 显示出血
PT/PTT≥1.5 正常时间
血流动力学不稳定
左肺无法萎陷

（三）主动分流还是钳夹/修补胸主动脉损伤

什么是围手术期血管远端处理和主动脉阻断时保护脊髓的最佳方法，一直存在着争议。一些统计学设计提出（并不恰当）主动脉“安全”阻断时间为 30 分钟，超过这一时间可能会出现截瘫合并症。另外一些医师提出若在主动阻断期间采用主动脉分流，数据显示截瘫很少发生。目前至少有四种围手术期入路，这些是常规体外循环，被动分流，主动分流以及单纯钳夹阻断。前三种方法都过分地增加了手术复杂性。Sweeny 报道了从一个中心收集的资料，所有的病例均采用单纯钳夹/修补方法，其结果与统计中心分析的最好病例（主动分流）相似或更佳。因此，没有哪一种围手术期治疗方案是最好的或是最糟的，在任何一位外科医师的手上，哪一种技术都同样获得相当成功。

（四）心脏伤的闭合

心脏穿透伤的病例报告数正在逐渐增加，通常在急救中心急诊开胸手术就能够成功地修补心脏损伤。但是在这种急诊手术中手套破损率达到 85%。城市环境中，创伤患者经常罹患病毒性疾病携带某些病毒，如肝炎病毒或偶尔 HIV 等。急诊开胸手术时，用大号针单丝线在心脏跳动的情况下缝合心脏破损，或其他助手进行直视心脏按摩时，最容易发生手套破损。在手术室使用闭合器闭合心脏创口，可以降低手套破损率，并有次序地加固心肌缝合缘，效果良好。这种有实用价值的技术值得推广。

（五）胸廓出口血管损伤的处理

大量报告显示处理胸廓出口血管损伤有许多种方法，但都很复杂。上纵隔血肿与主动脉峡部血肿容易鉴别，后者主要出现在左侧胸腔，掩盖了主动脉结，而上纵隔血肿经常表现为气管空气影前面的纵隔血肿影，或左侧或右侧，总是紧贴中线。无名动脉损伤，或近侧颈动脉损伤，或锁骨下动脉损伤都可以表现为这种血肿影。罕见的情况是初始评估病情时，血管突发破裂可能表现为这样的纵隔血肿影。必要时，需将患者转运到上级医院。手术操作包括经胸骨正中劈开切口显露，血管重建可以用单纯血管搭桥，而不需要低温、转机泵血和肝素化。

（六）气管内支架

支架技术正在兴起和迅速发展。目前有许多新型的金属支架，可用于气管、支气管软化或狭窄的患者，也广泛地用于其他各种疾病。病情不稳定而无大量漏气的病例，气管或支气管内放置支架可以争取时间，使患者从其他合并伤中，包括肺挫伤，恢复过来。

（七）血管支架

过去几年，人们对于血管支架的兴趣不断增加。血管检测技术，以及病变部位应用各种补片和支架技术都有了很大改进。对于胸腔出口血管损伤的患者，特别是慢性创伤性降主动脉瘤患者，安放血管支架的例数越来越多，成为解决这种复杂问题的有效方法，这一技术正在逐渐被外科医师掌握。

（八）电视辅助胸腔镜外科（VATS）清除凝固性血胸

对于机化性血胸，在其演化为纤维胸之前早期进行清除是大家公认的原则。用胸腔镜（VATS）早期清除胸内凝血块是最理想的内镜技术应用之一。对于怀疑有横跨纵隔的弹道伤而病情处于稳定的患者，胸腔镜也是一种理想的评估工具，通过胸腔镜可以了解胸腔内情况，决定是否行开胸手术，并指导摆放体位、选择切口。

（九）清除血管内异物

已有报告开胸，偶尔借助体外循环，来清除血管内异物，其效果最好。但是栓塞于右心室和肺动脉内的异物可以成功地通过介入放射学方法取出。介入放射科医师、介入心内科医师、消化内镜科医师组成协作小组，与胸外科医师、创伤科医师一起为胸部创伤患者提供最理想的治疗。

六、观念的改变

（一）改进无效治疗检测

对于晚期心脏疾病、肿瘤以及退化性疾病的患者，治疗无效是众所周知的。对于创伤患者，治疗无效可见于各年龄段，而且无法预料。在实际工作中极为重要的是要迅速采取正确的复苏措施，以便争取时间做出合理判断——病情有无可能逆转。另一方面，外科医师一定不要给那些治疗绝对无望的患者带来新的不幸，或是人为地浪费金钱以及肉体的痛苦，如致命性头颅损伤或不可逆的心脏、血管损伤。

（二）人造血液

随着人们对输入库存血可能带来某些疾病的恐惧日益增加，关于复苏过程中什么是最恰当的液体的讨论，促使了红细胞替代品研制迅速发展。最近，正在进行一项多中心临床实验评估琥珀酰水杨酸结合无人体血红蛋白基质溶液的效果。目前至少有三项其他技术正在进行实验室检测，以发现能够给组织输送氧气、增加氧释放，而不产生氧自由基和血管活性问题的人造血液。

（三）食管外置

在早年教科书和文献中已经提出，食管广泛损伤最好采用食管外置方法处理。其作法是在食管与胃交界处阻断，颈部行食管端或侧造口术。某些情况下，在胸入口处阻断食管。目前认为，食管外置这种方法合并症较多。处理广泛食管损伤的另一种办法，像处理食管瘘一样，可采用食管腔内置入T形管，或者甚至将食管撕脱出来，这样做较食管外置效果更好。

（四）心肌挫伤

心肌挫伤这个词一直被滥用，几十年来在创伤评分中占了很大比重。前胸部钝性伤可能或者确实造成明显的心脏损伤，其中可能有严重的心脏破裂，间隔损伤、主动脉冠状瓣损伤，或冠状动脉损伤，甚至出现心包撕裂。这些解剖结构上的损伤与心电图、酶指标、经食管超声、核素检查的结果无确切相应关系。人们强烈要求出版全新的心脏创伤命名方法，确定心脏不同程度和不同部位的损伤。

（五）体循环空气栓子

体循环空气栓子是胸部创伤和/或创伤复苏过程中少见并发症，它更常是医源性的，发生在支气管内压超过60torr，而且毗邻的细支气管和肺小静脉有损伤的患者。一旦冠状动脉、降主动脉、脑循环内出现空气栓子，死亡率非常高。对此合并症处理的最好方法是预防，避免通气袋内压力过高，或者买那种有开关的通气袋，将气袋内压设置于40cm H_2O。

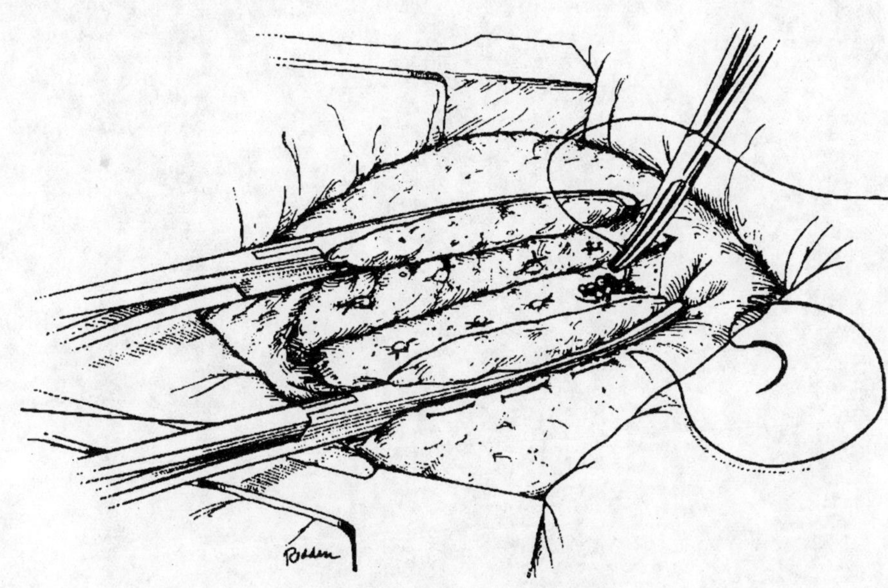

图 32-5-1 肺刺伤后进行肺切断术

（张 恒 张志庸）

参考文献

1. LoCicero J, Mattox KL. Epidemiology of chest trauma. Surg Clin N Am, 1989, 69:15~19.
2. Durham LA, Richardson RJ, Wall MJ, et al. Emergency center thoracotomy: impact of prehospital resuscitation. J Trauma, 1992, 32:775~779.
3. Resources for the optimal care of the injured patient: 1993. Chicago: American College of Surgeons, 1993.
4. Demetriades D, Chan I, Cornwell E, et al. Paramedic versus private transportation of trauma patients. Arch Surg, 1996, 131:133~138.
5. Mattox K, Bickell W, Pepe P. Prospective MAST study in 911 patients. J Trauma, 1989, 29:1104~1112.
6. Bickell WH, Wall MJ Jr, Pepe PE, etal. Immediate versus delayed fluid resuscitation for hypotensive patients with penetrating torso trauma. N Engl J Med, 1994, 331:1105~1109.
7. Rozycki GS, Shackford SR. Ultrasound: what every trauma surgeon should know. J Trauma, 1996, 40:1~4.
8. Wall MJ Jr, Hirshberg A, Mattox KL. Pulmonary tractotomy with selective vascular ligation for penetrating injuries to the lung. Am J Surg, 1994, 168:665~669.
9. Mattox KL. Red river anthology. Trauma, 1997, 42:353~368.

10. Sweeney MS，Young DJ，Frazier OH，et al. Traumatic aortic transection：eight ~ year experience with the "clamp – sew" techniques. Ann Thorac Surg，1997，64 : 384 ~ 389.

11. Von Oppell UO，Donne TT，DeGroot MK etal. Traumatic aortic rupture：twenty – year metaanalysis of mortality and rise of paraplegia. Ann Thorac Surg，1994，58 : 585 ~ 593.

12. Mattox KL，Funt LM，Carrico CJ. Blunt cardiac injury（formerly termed "myocardial contusion"）. J Trauma，1992，33 : 649 ~ 650.

13. Graham JM，Beall AC，Mattox KL，et al. Systemic air embolism following penetrating injury to the lung. Chest，1977，72 : 449 ~ 454.

第三十三章 膈肌疾病

第一节 膈 疝

膈疝（diaphragmatic hernia）是腹腔内或腹膜后内脏器官通过膈肌裂孔或膈肌缺损部位疝入胸腔形成。膈疝分为：

1. 先天性膈疝 主要有胸腹膜疝、胸骨旁疝。

2. 食管裂孔疝 滑动性裂孔疝、食管旁疝和混合性疝。

3. 创伤性膈疝 包括膈肌非穿透伤或穿透伤所造成的、手术后并发或膈下感染引起的膈疝。

一、食管裂孔疝

1. 概述 食管裂孔疝指部分胃囊经膈食管裂孔进入胸腔所致的疾病。临床分为滑动型、食管旁型和混合型三种类型，其中以滑动型食管裂孔疝最为多见，约占食管裂孔疝的75%～90%。裂孔疝的发病原因和机制解释如下。

2. 发病原因和机制 食管下段由膈食管膜包绕，膈食管膜为一弹力纤维膜，连接食管下段与膈食管裂孔，此外，食管下段食管胃连接部分别由上、下膈食管韧带、胃膈韧带固定食管裂孔处。食管裂孔疝的发生原因可为先天性因素，如横膈脚的发育不足，食管－横膈韧带薄弱，但近年认为后天的原因是更主要的因素，如肥胖、习惯性便秘、慢性咳嗽、过量进食、平卧、弯腰、妊娠、剧咳、猛抬重物、长期佩带宽腹带等致腹压增高有关。食管裂孔疝可见于各年龄组，老年人发病率较高，可能与年龄大食管胃韧带松弛有关。

3. 临床表现 食管裂孔疝多见于中年男性，临床症状是因胃食管反流或裂孔疝的并发症引起。滑动型疝很少引起症状，只有合并病理性反流时才出现症状。食管旁疝可引起症状而无反流，症状产生因并发症所致。主要临床特点是进食时过早感到饱胀，大量进食后呕吐、上腹不适、吞咽困难。吞咽困难是因疝出的内脏压迫食管而致。疝入胸腔的内脏挤压肺脏并占据胸腔的一部分，可引起饭后咳嗽和呼吸困难。如并发疝内容物梗阻、绞窄、坏死或穿孔，则患者有胃肠道梗阻等一系列症状，严重者可致死。

4. 诊断与鉴别诊断 食管裂孔疝主要依靠特殊手法进行胃肠X线钡餐造影检查确诊。嘱患者平卧或头低位，钡剂充满胃腔后，加压上腹部并令患者屏气。注意贲门与胃的位置有无变化及反流程度，还要注意食管下段粘膜的炎症指征，有无溃疡和狭窄。

滑动型裂孔疝的X线征象是：①膈上出现疝囊；②膈上见有蒂状牵引的胃粘膜影；③疝囊壁上方出现食管胃环（亦称B环）和A环（相当于食管前庭部上缘的肌肉收缩环）升高、收缩（图33－1－1，图33－1－2，图33－1－3）。

必要时可行腹部加压造影，从而显现疝囊。X线检查滑动型食管裂孔疝漏诊率较高，原因与其X线征象形态多变，以及检查者对本病的各种X线征象缺乏认识，或者未采取最佳的卧位体位有关。

胃镜是诊断食管裂孔疝的重要方法，具有确定诊断的价值。胃镜检查可以直接观察食管、胃腔内形态和特征性标志，并可获取组织学的证据。特别是检查过程中患者有恶心、呃逆反应，使腹压一过性增高，能使隐匿的食管裂孔疝表现出来。

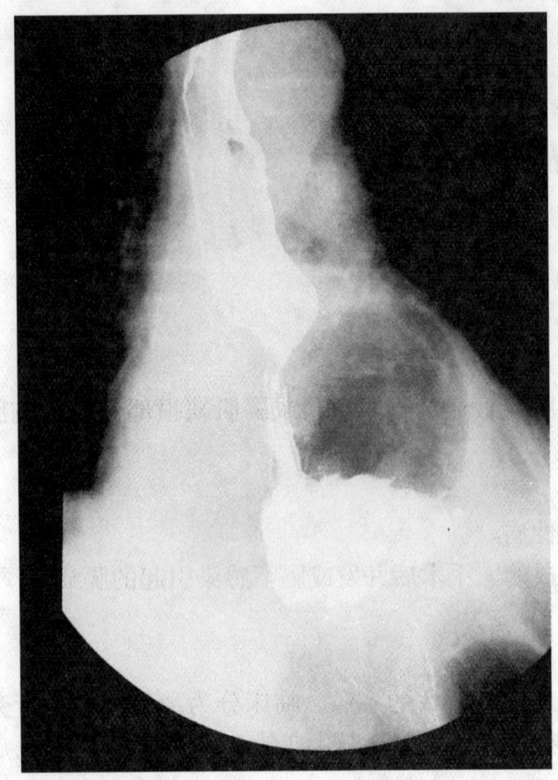

图 33－1－1 滑动性食管裂孔疝
73 岁女性，自述胸背部疼痛 1 年，气短 3 月来诊。上消化道吞钡造影显示食管裂孔疝。

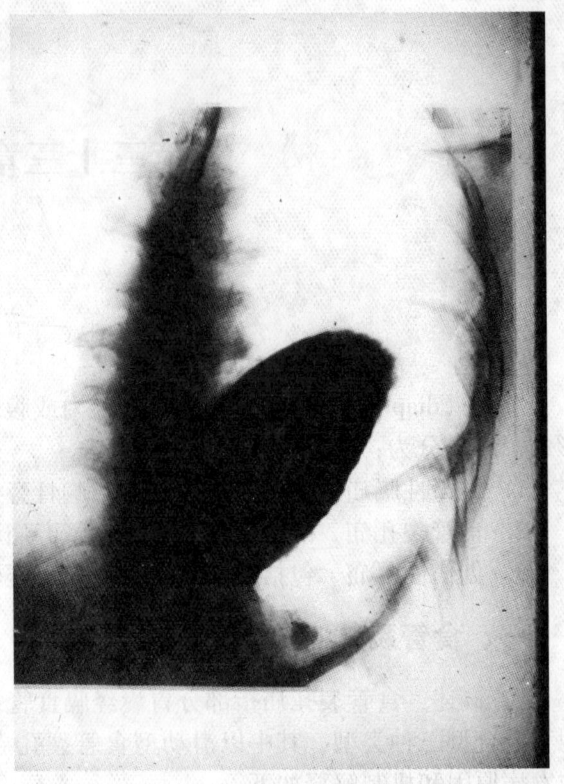

图 33－1－2 同一例上消化道吞钡造影显示食管旁疝，胃底位于胸内

内镜检查可见胃底变浅、His 角变钝或消失，贲门口宽大松弛，橘红色胃粘膜疝入食管腔。门齿至齿状线小于 38cm，或齿状线上移大于 3cm，这两种胃镜特点表示齿状线已上移至横膈裂孔以上。值得注意的是，齿状线的高低可因身高、性别而异，它为一相对值。齿状线至膈裂孔压迹间距，不受身高和性别的影响，为一绝对值。因此，齿状线至膈裂孔压迹间距是诊断食管裂孔疝的最可靠依据。齿状线与膈裂孔压迹间的距离超过 3cm 是诊断食管裂孔疝的主要依据。

食管裂孔疝患者中，约 1/3 并发食管炎，表现为食管下端粘膜充血、水肿、红斑甚至糜烂溃疡，其上覆盖白色纤维素性渗出物，个别病例出现食管远端狭窄。临床发现一人常兼有几种形态改变，食管炎最终可导致出血及梗阻。慢性食管炎是继发于食管裂孔疝最常见的伴随病变，可能是因食管胃连接区抗反流机制失调，致胃酸、胃蛋白酶、胆盐及胰酶等反流至食管内引起粘膜损伤所致。故对有食管炎表现的病例，应详细观察有无食管裂孔疝的特征性表现，以提高食管裂孔疝的诊断率。

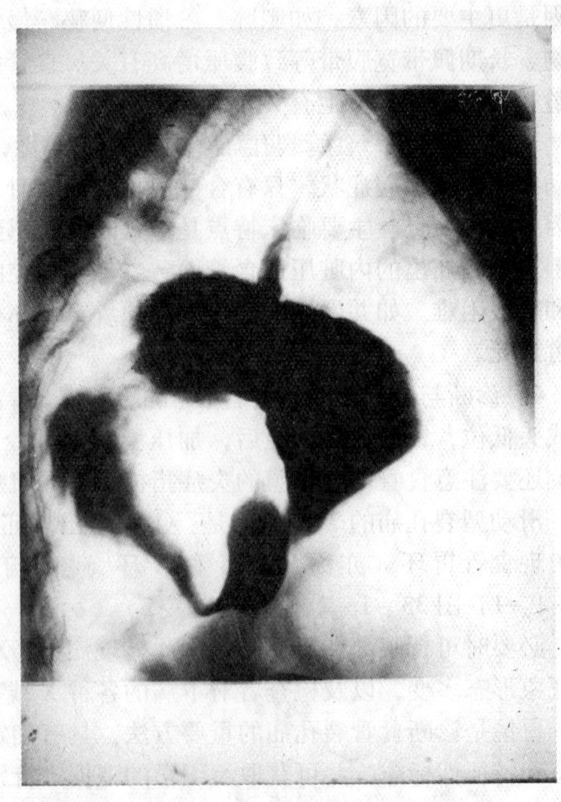

图 33－1－3 同一例造影显示食管旁疝，贲门位置不变但胃底翻上位于胸腔内

诊断反流性食管炎常采用食管测压和 pH 值测定。我国正常人食管测压检查结果发现，食管下括约肌 2～4cm 压力区其腔内压力为 2.26±0.62kPa（17±4.7mmHg），而裂孔疝患者此压力常降低到 0.66～1.3kPa（5～10mmHg），提示此压力容易引起胃液反流。测 pH 值时将电极头置于食管胃交界处上方 5cm 处，嘱患者深吸气后摒气或腹部加压诱发胃液反流，如食管内 pH 值等于 4 时，提示有明显反流，此时患者出现类似食管炎的症状。

诊断食管裂孔疝和反流性食管炎需要与贲门癌、胆石症、溃疡病、冠心病等进行鉴别。

5. 治疗

（1）手术适应证 X 线检查提示裂孔疝但无临床症状则不需治疗。

大多数滑动性食管裂孔疝患者症状较轻，可采用内科治疗，降低腹腔内压力以及减少胃液反流。具体措施包括调节饮食、减肥，少食多餐，饭后短时间勿卧位，夜眠时抬高床头。服用制酸剂和胃粘膜保护剂。

外科治疗食管裂孔疝主要考虑其合并症及可能发生的并发症，并非基于其解剖缺损本身。巨大疝内容物挤压肺脏，尽管无症状，也应及早手术。对滑动型裂孔疝而言，合并严重食管炎和食管溃疡，内科治疗无效；合并食管狭窄；顽固性和反复出血或由于反流引起反复肺部感染，均应采取手术治疗。食管旁疝和混合型疝，以及多脏器疝可能并发胃壁或其他疝出的腹内脏器急性嵌顿和绞窄，应及早手术。手术目的是修补疝孔，以免再次形成裂孔疝；设法增加食管下段括约肌功能以形成抗食管反流的屏障。

（2）手术方法选择 治疗反流性食管炎及并发症的方法很多，选择哪种手术方式应考虑的因素包括胸部径路或腹部径路哪种更有利；以前是否进行过抗反流手术；是否需要合并作食管切除或食管肌层切开；以及患者体质状况如何。

对广泛和严重的食管炎患者，胸部径路有利于游离食管并容易进行胃底操作。以前曾做过抗反流手术，由于游离食管不够充分而失败需再手术时，采取胸部径路为佳。肥胖患者，经胸部切口暴露较充分，容易处理合并的肺部或纵隔疾病。食管炎已被控制又不太肥胖患者，第一次行抗酸手术操作时，可采用腹部径路。

修补裂孔疝及纠正胃食管反流的手术有多种，包括胃底折叠术、部分胃底折叠术、解剖性修补及使用韧带肌瓣修补等操作。传统开胸途径手术效果良好，长期随访效果较好。近年来许多学者报道采用电视辅助腹腔镜进行裂孔疝修补及抗反流手术，结果显示腹腔镜治疗食管裂孔疝安全、有效，此外，电视辅助腹腔镜手术治疗裂孔旁疝及混合型疝也有一定优点，但是也有人认为腹腔镜下修补裂孔疝复发率较高，长期疗效如何还有待观察随诊。因此，具体哪种治疗方法更佳还需进一步研究。

二、胸腹膜疝

1. 概述 腹内脏器通过膈后外侧的胸腹膜孔疝入胸腔则称胸腹膜疝，Bochdalek 于 1848 年首次报告此疝，又因其位于横膈的后外侧，故称 Bochdalek 疝或后外侧膈疝。胸腹膜疝是胎儿期发生的一种膈疝，幼婴儿发病率约占活婴的 1/4000，同时常合并其他畸形。在成年人此疝罕见，男女发生率比为 2∶1。胸腹膜疝多发生于左侧，约占 90%。原因为右横膈有肝脏保护，且在胚胎发育期右侧 Bochdalek 孔闭合较左侧为早，故右侧胸腹膜疝较少见。疝内容物有小肠、结肠、肾脏、脾脏、胃、肝脏和胰脏（图 33－1－4，图 33－1－5）。

2. 发病原因和机制 膈肌的胸腹膜裂孔位于后外侧，左右各一，呈三角形，尖端指向膈的中央部。胚胎时期，横膈的形成使胸腹膜腔分隔开，在胚胎第 8～9 周内完成。膈肌由多部分组成，其中外侧部由胸腹膜皱襞和胸壁肌肉组成，膈肌最后闭合的部分就是后外侧部三角区，左侧比右侧闭合更晚。膈肌在发育过程中出现障碍，膈肌的胸腹膜裂孔延迟闭合，或肠管过早转入腹腔，腹内脏器容易经此孔脱出。缺损大小不一，大者仅见胸壁残留膈肌边缘，形成胸腹膜疝。

3. 临床表现 胸腹膜疝成人患者多无症状，或症状推迟很久才出现，目前认为成人 Bochdalek

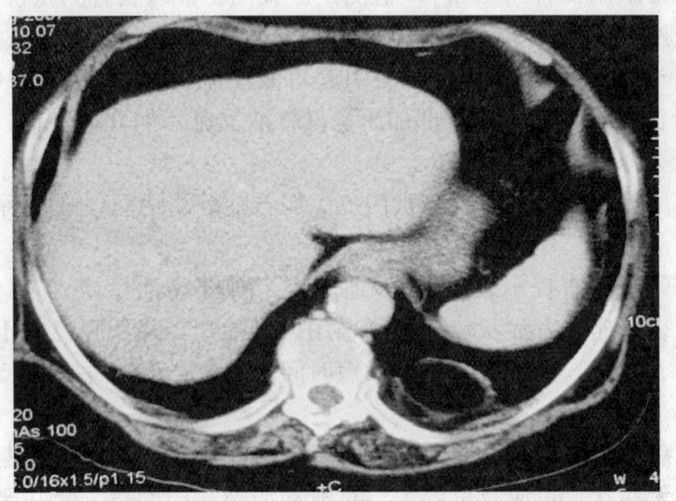

图 33－1－4 CT 显示胸腹膜疝

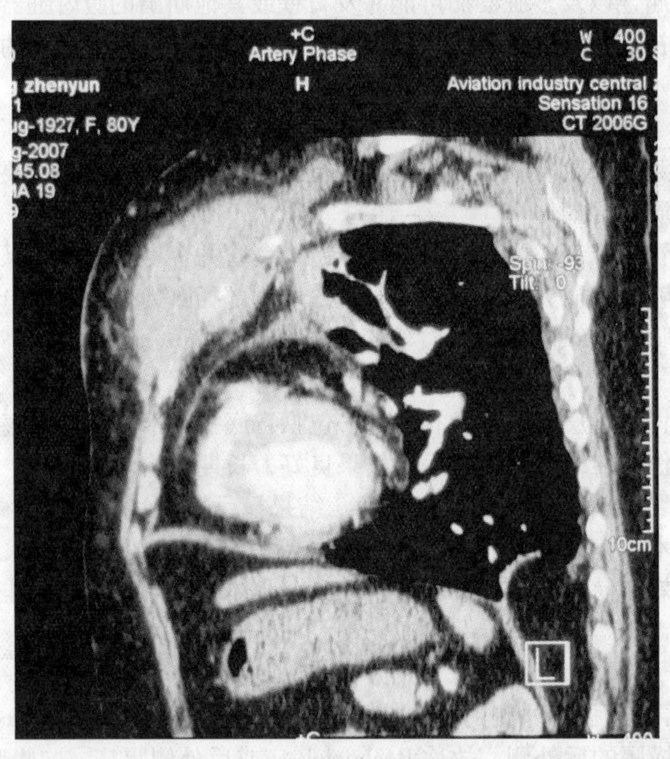

图 33－1－5 侧位像显示后纵隔胸腹膜疝

图 33－1－4 和图 33－1－5 示，80 岁，女性，胸片偶然发现后纵隔阴影，胸部 CT 清楚显示后纵隔胸腹膜疝。

疝并非罕见疾病而是被忽略了或未被报道。这是因为疝孔被肝脾等实质性脏器堵塞或疝入组织为大网膜，当器官转位或腹压增高时，实质性器官首先疝入胸腔，随后空腔脏器才继续疝入胸腔，产生严重症状。当出现脏器绞窄坏死时，可出现休克症状。疝入的空腔脏器可为胃、大肠、小肠，此时若产生胃肠道梗阻多为绞窄性，病情重笃凶险。

4. 诊断 X 线胸片容易显示胸腹膜疝，典型者在后纵隔出现液气平及肠袢，加之纵隔移位，横膈影消失，可获得诊断。CT 扫描是最准确可靠的诊断方法。此外，临床常应用超声波检查进行诊断。超声诊断胸腹膜疝的要点为：①纵隔移位，心脏被挤到右侧胸腔；②胸腔内可见成团的肠管，长时间观察可见蠕动；③胸腔内可见胃泡，腹腔内看不到。

5. 治疗 成人后外侧膈疝罕见。当腹内压力增高时，可使狭窄的后外侧裂孔变宽，腹内脏器容易疝入胸腔内。临床症状加重常常因为疝入的肠管发生了梗阻或穿孔。疝入到胸腔内的内脏常有粘连，因之处理成人胸腹膜疝以经胸路径修复为宜。近年来有报道应用电视辅助胸腔镜或腹腔镜进行修补胸腹膜疝，取得较好疗效。

三、胸骨旁疝

1. 概述 在横膈的胸骨部与肋骨部之间有一小三角形区域的膈肌缺损（即胸肋三角），此处发生的疝称为横膈疝、胸骨旁疝或胸骨后疝。1769 年 Morgagni 首先描述了腹腔脏器经此裂孔疝入胸腔。胸骨旁疝占所有需要外科处理横膈疝的3%。疝出物有大网膜、横结肠、胃、小肠、肝左叶或横结肠并部分网膜，临床上以大网膜、横结肠疝入多见。疝内容物常自剑突侧方的右侧胸肋三角处疝入，而且常有完整的疝囊。90% 胸骨旁疝发生在右侧，8% 在左侧，2% 为双侧。本病常合并有先天性心脏病、胃肠道旋转不良等先天性疾病。成年女性发生此症较多，且与创伤有关。

2. 发病原因和机制 胸肋三角处缺乏肌纤维，两层浆膜之间往往只有结缔组织，造成该处膈肌缺损或异常薄弱，上述原因和胚胎期膈肌发育不全是 Morgagni 疝的主要原因，而肥胖、创伤或怀孕而导致腹内压增加可能是引起成人 Morgagni 疝的继发原因。

3. 临床表现 新生儿和儿童患者多有呼吸窘迫或肺部感染症状，但是胃肠道症状较少见。大多数成人患者常在 40 岁后才被发现，半数以上患者无明显症状。在有症状的患者，腹部症状主要是上腹不适、腹胀和呕吐，胸部症状则有憋闷、咳嗽气短等脏器受压表现。因为疝囊颈较小，如有嵌顿可出现急性或慢性结肠梗阻症状。

4. 诊断和鉴别诊断 胸骨旁疝主要表现为前下纵隔肿块，因之大部分患者术前多能明确诊断。

胸部 X 线表现为胸骨后、前心膈角肿物或液气平面，腹内压增加时可见腹腔脏器疝入，如果肠管疝入，钡餐造影或灌肠检查可以确定诊断。如疝内容物为大网膜则表现为右心膈角处逐渐增大的肿物。

CT 是主要诊断手段。胸部及上腹部增强 CT 可见到心脏旁脂肪密度软组织肿块，网膜血管细线状阴影与腹内脂肪相连，CT 值为 –75 ~ 120Hu 之间，依疝入的内容物性质不同，此可与脂肪瘤或心旁脂肪垫区别。有时 CT 可见不正常的高位横结肠影，易于诊断。

如怀疑肝左叶疝入可以用 B 型超声、磁共振或放射性核素肝扫描证实。采用诊断性气腹可以显示出疝囊的轮廓并能分辨出疝内组织，目前临床很少应用。孕妇产前超声检查如发现胎儿吸气时腹内容物进入胸腔或胸内出现囊性或实性肿物均提示本病，但与先天性膈肌缺如和膈肌膨升不易区别。

5. 治疗 Morgagni 疝可以发生嵌顿或绞窄造成肠坏死、肠穿孔而危及生命，一旦确诊即应手术治疗。不论经胸还是经腹途径进行膈疝修补，各家报道其疗效均为满意。经腹手术处理的优点为，术前若能明确诊断，最佳入路是上腹正中切口直至剑下，疝内容物容易还纳，腹内脏器如有损伤处理方便，并且可以进行满意修补。经胸手术修补的优点为术野显露充分，容易修补疝囊，并发症很少，此外，经胸径路还可以处理心包粘连，避免了开腹手术时因心包粘连造成的灾难性后果。如果术前胸骨旁疝的诊断尚不能确定，不能排除前纵隔肿瘤，应行右前外侧切口进胸，这样病变暴露充分，疝内容物还纳后，胸肋下缺损可直接缝合。

近年来，有报道前纵隔肿物诊断不清时可先用胸腔镜探查。国外文献报道在胸腔镜或腹腔镜下行胸骨旁疝修补术取得了好结果。Minneci 报道在 12 例患者中，10 例开腹修补，2 例在腹腔镜下用补片修补，均取到良好效果，作者认为腹腔镜创伤小，恢复快，可以取代传统的开腹途径，是值得提倡的好方法。

第二节 膈肌肿瘤

一、概述

膈肌肿瘤属于少见疾病。Grancher 于 1868 年首次报道一例无症状原发膈肌良性纤维瘤。良恶性膈肌肿瘤发病率大致相等，膈肌良性肿瘤包括囊肿、纤维瘤、脂肪瘤，其中以脂肪瘤最常见。膈肌最常见的恶性肿瘤为肉瘤。除原发肿瘤外，继发性膈肌肿瘤并不少见。来自胸内和腹内恶性病变均可直接侵及膈肌，任何侵犯或转移到胸膜、腹膜的病变也可累及膈肌。主要恶性肿瘤包括间皮瘤、肺癌、侵袭性胸腺瘤、肝癌、食管癌和卵巢癌。良性病变如子宫内膜异位症偶也可累及膈肌。Wiener 和 Olafsson 总结了从 Grancher 以来共 84 例原发膈肌肿瘤，Weksler 又增加了 22 例，这篇迄今收集最多膈肌肿瘤的文献共报告了 106 例，患者年龄分布从 18 个月到 76 岁，平均年龄 48 岁。男女比例 1.1∶1。良恶肿瘤比例 3∶2。主要良性肿瘤依次是囊肿（支气管来源、间质来源占 17.7%），脂肪瘤（11.2%），神经鞘瘤（5.6%）。恶性肿瘤依次为纤维肉瘤（9.3%），平滑肌肉瘤和其他肉瘤（各 4.7%）。左右侧膈肌肿瘤发生率大致相等。

二、发病原因和机制

基于膈肌的胚胎来源，膈肌肿瘤以间质肿瘤多见。原发性膈肌肿瘤大多起源于膈肌腱部或前方肌层部分，生长方式以向胸腔和腹腔双侧生长为主，少数可仅向单侧体腔生长。

三、临床表现

良性肿瘤多无症状，在查体 X 线检查时偶然发现。恶性肿瘤常有胸痛，肿瘤较大挤压肺脏可引起呼吸困难，侵犯膈神经时疼痛可放射至肩部和上腹部，肿瘤侵犯肺组织可有咳嗽、咯血或气短。肿瘤向腹腔生长可产生胃肠道症状和肝区疼痛。Weksler 报道在新增加的 22 例中，36% 无症状。有症状病例中，27% 有胸痛，22% 出现腹痛，9% 有咳嗽，9% 发现有杵状指，仅有 1 例主诉背痛占，另 1 例发现胸腔积液合并发热。10 例良性肿瘤中 6 例无临床症状；而 12 例恶性肿瘤中仅 2 例无临床症状。在膈肌肿瘤患者发现杵状指，提示此膈肌肿瘤可能为神经源性肿瘤（神经鞘瘤、神经纤维瘤、神经纤维肉瘤）。McClenathan 报道 13 例膈肌原发神经源性肿瘤中有 4 例出现杵状指或关节肿胀，手术后症状和体征消失。

四、诊断

横膈区解剖较为复杂，膈肌病变术前往往诊断不清。它容易与肝脏、肺、纵隔特别是与肝脏病变相混淆。膈肌肿瘤常以发生点为中心，向各个方向发展，累及周围的组织、器官，有时很难与膈上、膈下、肺脏基底段、心脏、纵隔等处的肿瘤鉴别开来。

X 线检查发现膈肌上有边缘光滑的球形或块状阴影，恶性者呈分叶状，随膈肌上下活动，肺、肝和脾受肿瘤挤压而移位。恶性肿瘤侵犯膈神经，引起膈麻痹，横膈升高且无运动，常伴有胸腔积液或腹水。CT 是目前诊断膈肌肿瘤的主要方法，大部分病例经 CT 检查可以确诊，但是当肿瘤巨大致周围结构不清，CT 亦难以确切诊断。

以往把人工气腹作为重要的检查手段，近年来很少采用，多由 CT 或 MRI 代替。临床上 MRI 从三维方向显示肿瘤，对诊断膈肌肿瘤确有一定作用。

国内曾有个案报告膈肌神经鞘瘤，患者因劳累后胸部闷胀不适检查，发现于心膈角处椭圆形 3cm ×4cm ×8cm 大小肿物影，其密度均匀，无钙化，膈肌局部呈弧形隆起，外侧膈肌运动正常。手术切除后检查，肿物有包膜，软组织硬度，切面灰白，部分有出血，镜下检查细胞梭形，呈栅栏状排列，并有粘液性变，诊断为膈肌神经鞘瘤。

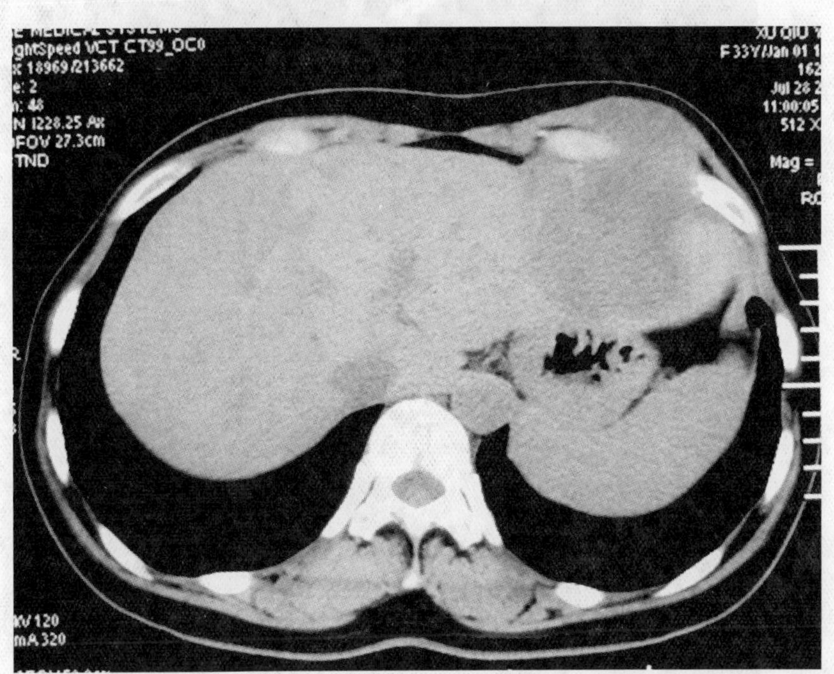

图 33－2－1　CT 显示来源于左叶膈肌的肿瘤

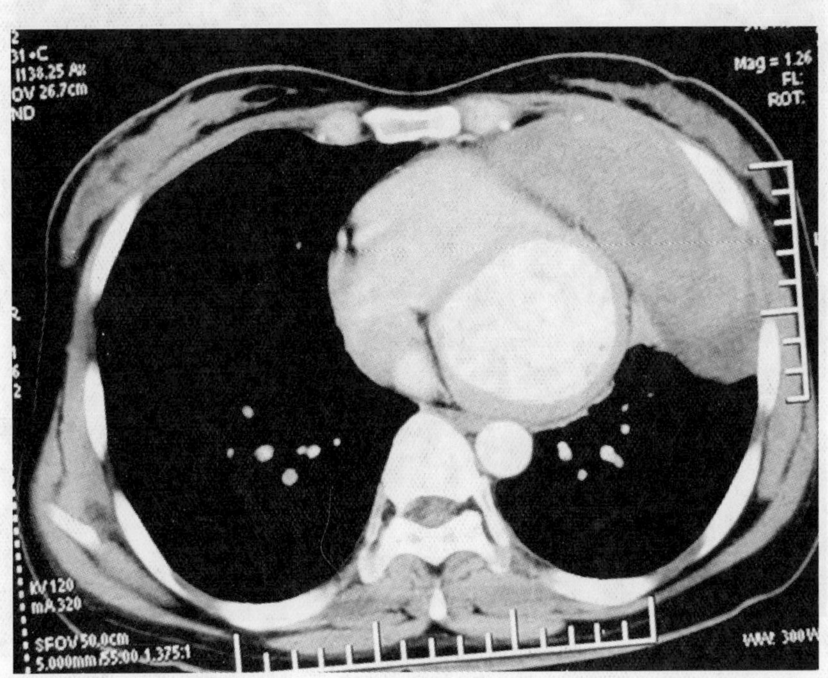

图 33－2－2　同一例增强 CT 显示左膈肌肿瘤

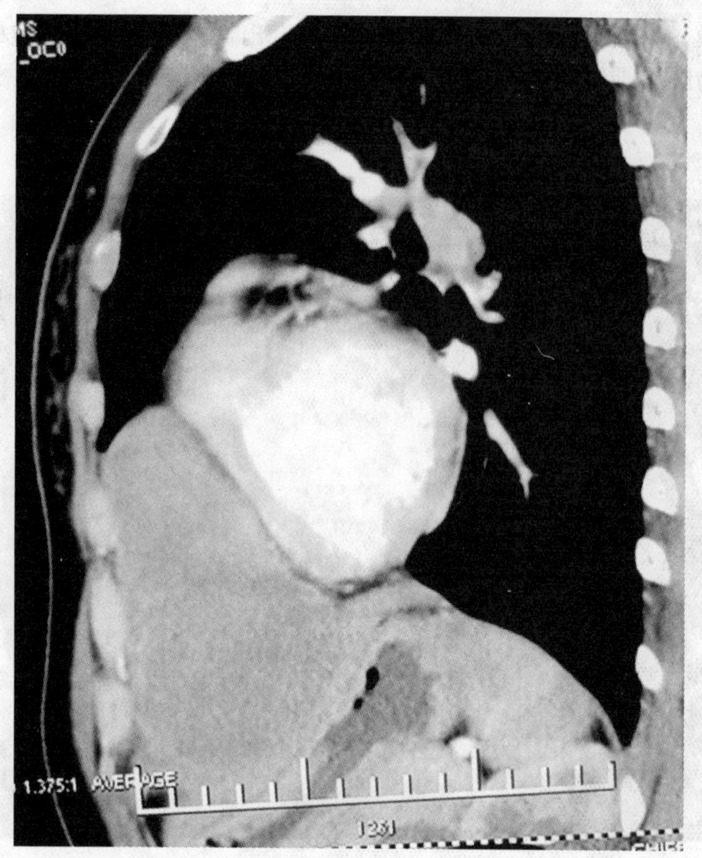

图 33－2－3　同一例患者侧位像显示左膈肌肿瘤

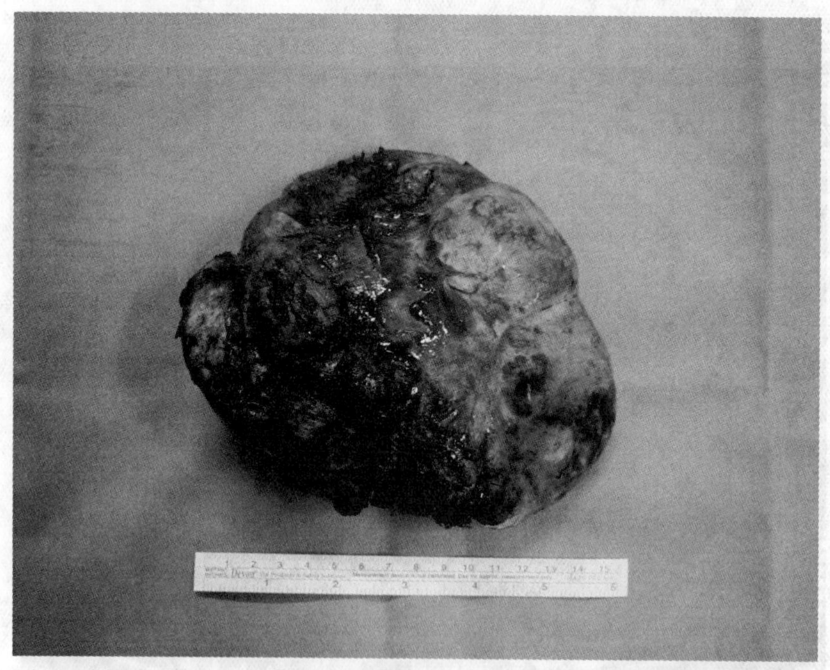

图 33－2－4　同一例左膈肌肿瘤手术切除标本，病理诊断为纤维瘤

图 33－2－1 至图 33－2－4，女性，33 岁，自感左季肋部不适 2 年，发现左前胸壁肿物 1 个月入院。CT 显示左前下胸腔内肿物，大小 18cm × 15cm × 12cm，椭圆形，与膈肌和前胸壁分界不清。行左后侧切口开胸，手术发现肿瘤来源于膈肌胸骨部和肋部，侵及膈肌、心包和部分肋骨。完整切除肿瘤、部分心包和肋骨，涤纶片修补缺损膈肌、心包和胸壁。术后病理诊断“膈肌纤维瘤”。

本院近日曾完整切除一例膈肌肿瘤，术前因肿瘤巨大不能确定其来源。手术发现肿瘤表面光滑，与周围无明显粘连，追踪其根部，发现来源于膈肌的胸骨部和肋骨部，侵犯心包、肋骨和大部分横膈。完整切除肿瘤及受累组织，缺损部分用涤纶布行心包、横膈以及胸壁修补。术后病理报告为“膈肌纤维瘤。”（图 33－2－1，图 33－2－2，图 33－2－3，图 33－2－4）。

膈肌良性肿瘤除了上述实性肿物外，还有膈肌囊肿。先天性膈肌囊肿是极为少见的膈肌病变，为纵隔良性囊肿的一种，左侧多于右侧。其发病机制一般认为在胚胎发育 3～7 周时，发育异常的腹侧原始前肠组织细胞脱落或移走到膈肌，在相应部位形成囊肿，囊肿上皮分泌作用产生囊内液，使其逐渐增大，形成闭合性囊肿。囊壁仍保留原始组织的结构，其壁厚薄不均，内壁较光滑，外壁为结缔组织、弹力纤维、平滑肌、粘液腺体以及软骨等。X 线平片可见从膈顶突入下肺野的圆形或椭圆形块状影，其轮廓光滑，密度均匀，有宽基底与膈肌紧密相连。CT 检查可见突出于膈肌的大块影，增强扫描囊壁呈均匀性强化。MRI 加权相上为高信号影，因囊内浆液多，在 T1 加权相显示低密度影，T2 加权相为高密度影。

五、治疗结果和预后

一旦明确膈肌肿瘤，均应采取手术治疗。一般说来，大多数肿瘤较小，切除和重建膈肌并不困难。偶尔在扩大切除或缝合有张力时，需要补片替代膈肌缺损。切除后重建一般用不可吸收材料修补，如 Marlex 和 Gortex 等可用来作修补材料。修补左侧膈肌缺损时应避免腹腔脏器疝入胸腔，右侧由于肝脏保护，疝入的机会较少。有人用肌肉瓣替代膈肌进行修补，但手术操作较繁琐，大多数医师不愿采用。

良性肿瘤和囊肿切除后，效果良好，随诊多年无复发。膈肌恶性肿瘤切除后常常需要进行放疗或化疗，以预防肿瘤复发或转移。Weksler 报道 10 例良性膈肌肿瘤，除 2 例外均接受手术治疗，效果良好。12 例恶性膈肌肿瘤患者，均接受手术治疗，只有 2 例（平滑肌肉瘤和卵黄囊瘤）患者接受术后化疗，1 例平滑肌肉瘤患者接受术后放疗。5 例膈肌肿瘤切除后膈肌重建，4 例行一期膈肌缺损修补，1 例用 Marlex 补片。9 例获得长期随访，其中 4 例于术后 7～16 个月死于肿瘤复发，1 例存活 10 年，4 例术后无瘤存活 1～8 年。

第三节 膈 膨 升

一、概述

膈膨升又称膈肌膨出症，由 Petit 于 1774 年首次描述，Beclard 于 1829 年定名。男女发病率相当，成人胸片检查其发病率约 1/1 万，左侧发病明显高于右侧，为 8∶1～9∶1。膈膨升的定义通常有狭义和广义两个范畴，狭义的定义是指由于胚胎横膈内肌肉组织发育异常，导致膈肌先天性缺陷引起的膈肌膨出，称为先天性（或原发性）膈膨升。广义的概念通常用来指膈肌纤维因发育不良、萎缩而异常的抬高，包括不明病因、不明部位的膈神经损伤造成的膈肌抬高，称为获得性（或继发性）膈膨升。

二、发病原因和机制

膈膨升临床少见，确切原因仍不十分清楚。通常说来，先天性膈膨升或新生儿的膈膨升可能来自胎儿时期膈肌先天性发育缺陷。成人膈膨升病因复杂，如外伤或手术引起，神经、肌肉病变或感染性疾病，肿瘤以及不明原因的特发性膈膨升。

三、临床表现

严重的新生儿单侧膈膨升，临床主要表现为重度呼吸功能不全症状，主要因同侧肺受压萎陷，引起低氧血症。治疗上首先需要纠正酸碱失衡，呼吸支持，维持生命体征平稳，当患儿情况稳定后，实施外科手术治疗。然而，临床上患儿更常见表现为进食困难、发绀、反复发作肺炎和呼吸困难。成人膈膨升最主要的临床表现是呼吸系统症状，Wright 报道一组膈膨升病例，当患者仰卧位时，症状更加明显，通气功能包括 FEV_1、肺容量、肺活量等均明显低于预计值。实际上，症状的严重程度与膈肌受损范围大小有关，完全性膈膨升症状严重，而部分性膈膨升症状轻微或完全无症状。

四、诊断和鉴别诊断

完全性膈膨升最显著的特点是新生儿急性呼吸功能衰竭，对这些患儿，非常重要的是应首先除外先天性膈疝或产伤引起的膈神经麻痹，特别是后者可不必手术等待其自然恢复。然而临床上发现往往只有手术才能明确诊断。

成人膈膨升患者，胸片显示膈肌明显抬高，上抬的膈肌形成一条从纵隔到肋缘拱形弧线，同时合并肺容量减少和纵隔向对侧偏移。由于胃被向上牵拉，胸片上可发现抬高的胃泡；如果胃底位置改变，则显示部分或完全性胃扭转（图 33-3-1，图 33-3-2）。胸部 CT 能更清楚显示（图 33-3-3）。胸部透视有助于排除心包囊肿或纵隔脂肪过多这些常位于心膈角易于与膈膨升混淆的病变。CT 对膈膨升诊断有一定帮助，可以排除肝脏、肺脏原发病变；但对膈疝的鉴别缺乏特异性。

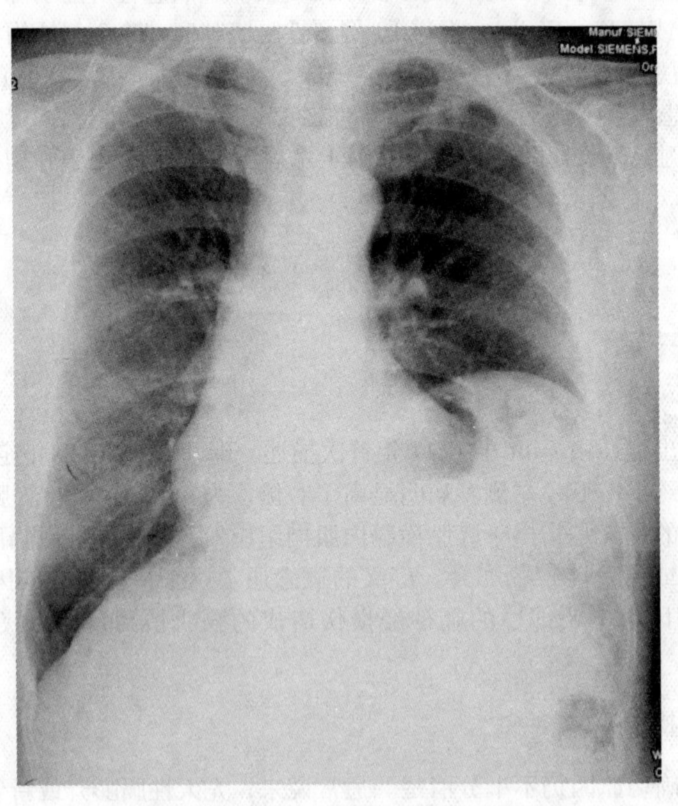

图 33-3-1　左侧膈膨升术前正位胸像

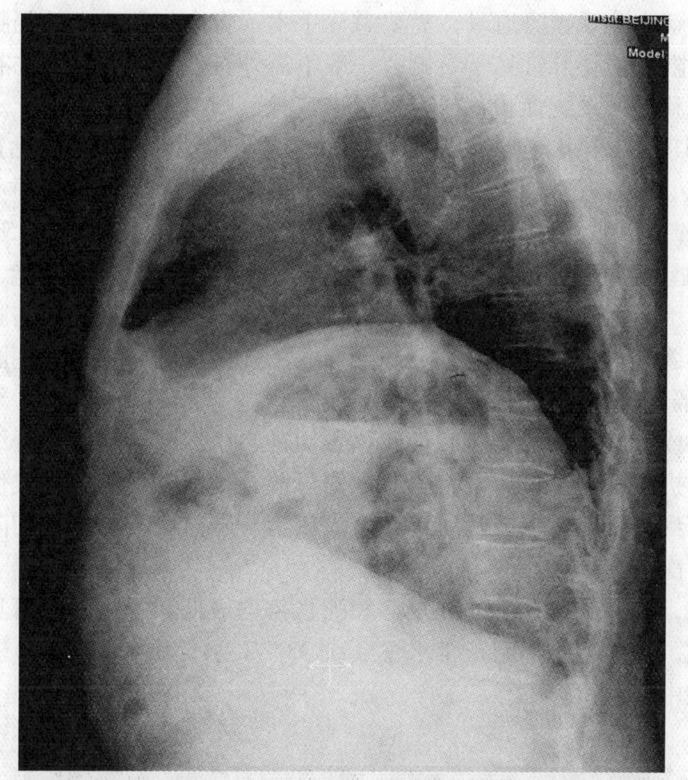

图 33－3－2 同一例左侧膈膨升术前侧位胸像

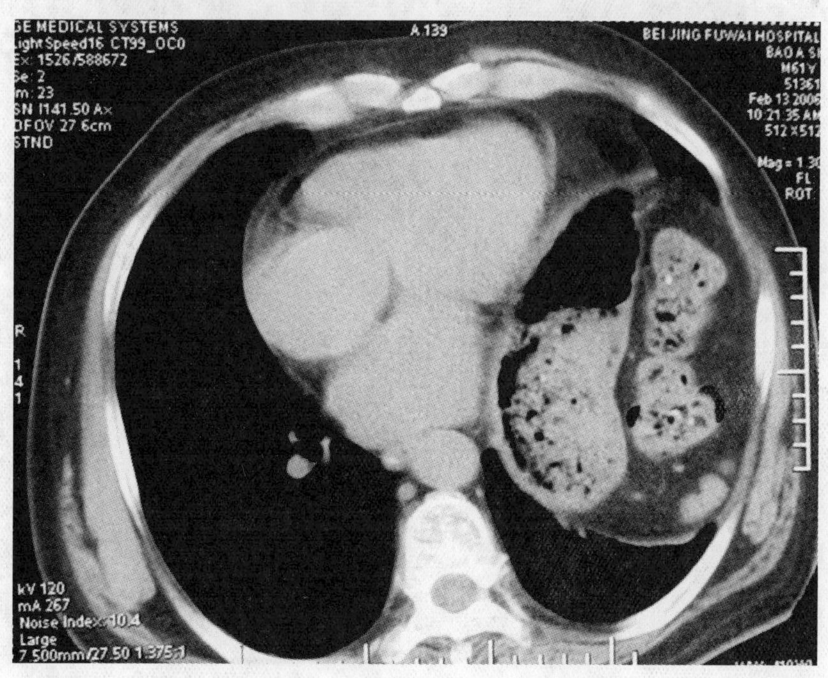

图 33－3－3 同一例左侧膈膨升术前 CT 像

五、治疗

完全性膈膨升造成新生儿呼吸窘迫时，需要急诊手术。青少年和成人的膈膨升一般来源于完全或不完全的膈肌麻痹。局限性膈膨升常见于右侧，一般不需外科处理。如果合并有巨大疝或完全性膈膨升，患者存在呼吸系统和循环系统症状，或有胃肠道症状，则需考虑手术治疗。

手术通常采用经胸切口，经第8或第9肋间隙或肋骨床入胸。游离胸腔内粘连，在膈肌周边距肋骨边缘数厘米处切开膈肌，将变薄的膈肌伸展拉紧，行折叠式缝合，或切开膈肌重叠缝合，最后将膈肌重新固定在肋骨边缘的胸壁上。重叠缝合要点是前后方向两端至肋骨边缘；缝合5－6针，每针5－6褶；使用不吸收缝线；全层缝合，直到膈肌缩减至正常高度；如果膈神经分支有功能，应避免损伤。

重叠缝合的优点为不需切开膈肌，最小限度损伤膈肌本身；最小程度损伤膈神经及其分支。术式简便易行有效。缺点是缝合时盲目穿过膈肌，有可能损伤腹腔脏器。Kimura 报道以此种膈肌折叠缝合方式手术治疗 30 例膈膨升，均获得满意疗效。

叠瓦式缝合可经胸或经腹，沿膈肌前后径经膈顶切开膈肌，或切除部分纤维化变薄的膈肌，再将两侧膈肌切缘呈叠瓦式折叠缝合，最后再将膈肌内侧缘缝合到胸壁上。该术式优点是可以防止损伤腹腔脏器，且将膈肌缝合到胸壁上可保证膈肌达到最大张力。缺点为不易掌握切除的范围，有可能过度牵拉造成薄弱的膈肌再次损伤。

无论何种缝合方式，膈膨升修补术的并发症和死亡率均极低，术后随诊可见横膈明显降低，但是无论采取何种手术方式，横膈均难达到正常水平（图33－3－4，图33－3－5）。目前采用折叠式缝合或叠瓦式缝合均在许多中心施行。

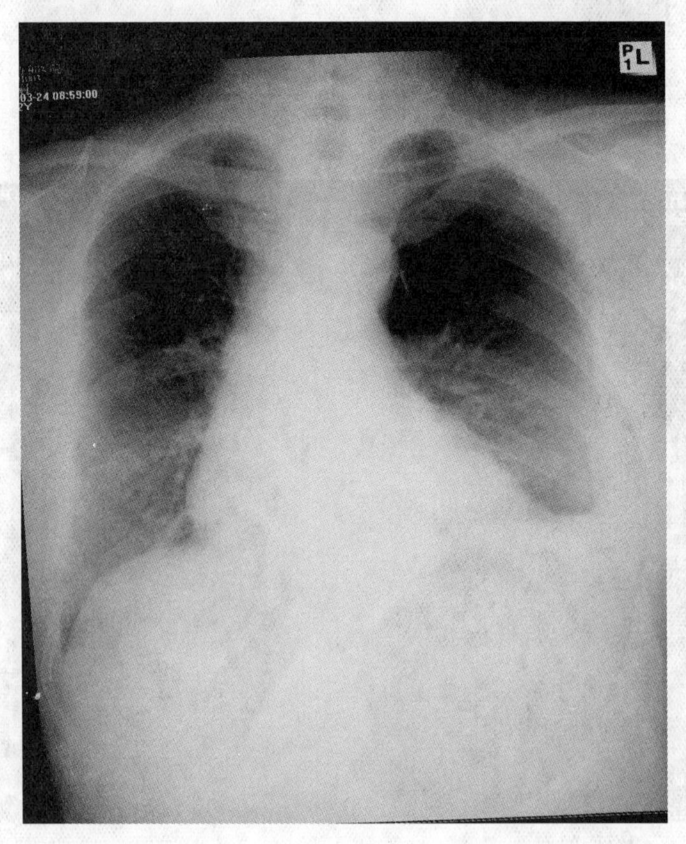

图33－3－4　同一例左侧膈膨升折叠术后胸部正位像，显示左膈已明显降低

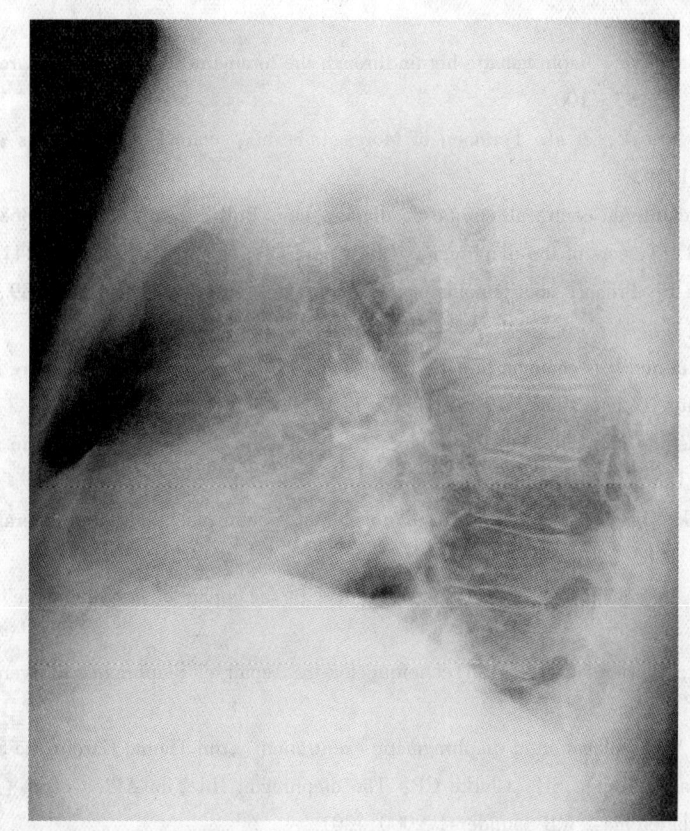

图 33－3－5　同一例左侧膈膨升术后胸部侧位像。

图 33－3－4，图 33－3－5 男性，54 岁，诉胸闷、活动后气促 3 个月入院。术前胸部平片和 CT 像均显示左膈叶明显升高，诊断左膈膨升。开胸行膈肌叠飞式折叠手术。术后症状改善，胸部正侧位像显示左横膈较术前降低 1－2 肋间，基本回归正常位置。

近年来采用 VATS 进行膈膨升手术报道较多，Mouroux 报告结果显示胸腔镜手术优于常规开胸术。Knight 也支持胸腔镜手术，但报告的例数较少。Hazelrigg 强调除非手术医师积累大量胸腔镜手术经验，采用胸腔镜施行膈膨升手术应慎重。近来 Mouroux 又发表了用 VATS 进行膈膨升修补的前瞻性研究结果。总之，开胸手术或是 VATS 两者的结果比较还需要更长时间随诊。

（郭　峰）

参 考 文 献

1. Patel H J，Tan BB，Yee J，et al. A 25－year experience with open primary transthoracic repair of paraesophageal hiatal hernia. J Thorac Cardiovasc Surg，2004，127：843～849.
2. Targarona EM，Balague C，Martinez C，et al. The massive hiatal hernia：dealing with the defect. Semin Laparosc Surg，2004，11：161～169.
3. Rice GD，O'Boyle CJ，Watson DI，et al. Laparoscopic repair of Bochdalek hernia in an adult. ANZ J Surg，2001，71：443～445.
4. Kilic D，Nadir A，Doner E，et al. Transthoracic approach in surgical management of Morgagni hernia. Eur J Cardiothorac Surg，2001，20：1016～1019.
5. Hussong RL Jr，Landreneau RJ，Cole FH Jr. Diagnosis and repair of a Morgagni hernia with video－assisted thoracic surgery. Ann Thorac Surg，1997，63：1474～1475.

6. Dalvi AN, Rege SA, Ravikiran CS, et al. laparoscopic repair of Morgagni hernia in adult. Indian JGastroenterol, 2001, 20 : 70.

7. Kuster GG, Kline LE, Garzo G. Diaphragmatic hernia through the foramen of Morgagni: laparoscopic repair case report. J Laparoendosc Surg, 1992, 2 : 93 ~ 100.

8. Minneci PC, Deans KJ, Kim P, et al. Foramen of Morgagni hernia: changes in diagnosis and treatment. Ann Thorac Surg, 2004, 77 : 1956 ~ 1959.

9. Grancher M. Tumeur vegetante du centre phrenique du diaphragme. Bull Soc Anat Paris, 1868, 4385 ~ 4386.

10. Weksler B, Gingsberg R. Tumors of the diaphragm. Chest Surg Clin Nor Am, 1998, 8 : 441 ~ 447.

11. McClenathan JH, Okada F. Primary neurilemoma of the diaphragm. Ann Thorac Surg, 1989, 48 : 126 ~ 128.

12. 孙正德，张青梅. 膈肌神经鞘瘤. 包头医学院学报，2001, 17 : 247.

13. Rusch VW. Mesothelioma and less common tumors. In Pearson FG, Deslauriers J, Ginsberg RJ, et al (eds): Thoracic Surgery. New York: Church Livingstone, 1995, 1083 ~ 1105.

14. Tanaka F, Sawada K, Ishida I, et al. Prosthetic replacement of entire left hemidiaphragm in malignant fibrous histiocytoma of the diaphragm. J Thorac Cardiovasc Surg, 1982, 83 : 278 ~ 284.

15. Wright CD, Williams JG, Ogilvie CM, et al. Results of diaphragmatic placation for unilateral diaphragmatic paralysis. J Thorac Cardiovasc Surg, 1985, 90 : 195 ~ 198.

16. Kimura K, Tsugawa C, Malsumoto Y, et al. Use of pledget in the repair of diaphragmatic anomalies. J Pediatr Surg, 1991, 26 : 84 ~ 86.

17. Mouroux J, Padovarri B, Poirier NC, et al. Technique for the repair of diaphragmatic eventration. Ann Thorac Surg, 1996, 62 : 905 ~ 907.

18. Kright SR, Clarke CP. VATS placation of diaphragmatic eventration. Ann Thorac Cardiovasc Surg, 1998, 4 : 240 ~ 243.

19. Hazelrigg SR: Commentary: Knight SR, Clarke CP: The diaphragm. In Yim APC, et al (ed): Minimal Access Cardiothoracic Surgery. Philadelphia: WB Saunders, 2000, 301.

20. Mouroux J, Venissac N, Leo F, et al. Surgical treatment of diaphragmatic eventration using Video ~ Assisted Thoracic Surgery: a prospective study. Ann Thorac Surg, 2005, 79 : 308 ~ 312.

第三十四章　纵隔肿瘤的放射治疗

目前放射治疗学广泛地应用于临床，尤其在肿瘤治疗中发挥了重要作用，成为肿瘤综合治疗的重要组成之一。WHO 在 2004 年的《世界肿瘤报告》说，今后数年将是全球肿瘤高发年分，发病率将增加 50%，到 2020 年每年将新增 1500 万病例。据统计，我国目前每年平均约有 150 万人新患肿瘤，每年约有 80 万人死于肿瘤，而其中死于肿瘤复发或转移的占 83%，所以本着循证医学的态度，全面地分析病情，根据患者的机体状况结合肿瘤的组织学病理类型、肿瘤的分期和预后，按照合理有序的治疗原则综合现有治疗方式，争取最大程度地消灭肿瘤，并尽可能地保存器官功能，努力提高患者的生存率、改善患者的生活质量，是每一位临床医务工作者的首要任务。

一、发展简史

1895 年德国物理学家伦琴首次发现了 X 线，次年居里夫妇发现了镭，并提出“放射性”概念。1899 年法国的 Becquerel 意外地被镭灼伤了皮肤，使科学家们开始对辐射线对生物体的作用进行研究，此项研究为今日分次放射治疗奠定了理论基础，也使镭得以应用于医学领域。1905 年美国的 Abbe 开创了组织间插植疗法。1922 年 Coutard 和 Hautant 用 X 线治愈了晚期喉癌，从而使放射治疗得到医学界的重视。1928 年第二届放射学会议确定了放射剂量单位—伦琴。1930 年，英国 Paterson 和 Parker 建立了曼彻斯特系统，描述了组织间插植的计量分布规律，推动了后装放疗的发展。1953 年 Gray 阐述了氧在放射治疗中的增敏作用。1941 年在回旋加速器中制造出了“钴”，并于 1948 年投入临床使用。20 世纪中期 Johns 研制了^{60}钴治疗机，它成倍地提高了肿瘤放射治疗的疗效。1955 年 Kaplan 在斯坦福大学安装了直线加速器，进一步完善了放疗设备并减低了放疗副作用。20 世纪 70 年代以来，模拟机、CT、MRI 和治疗计划系统相继问世，明显提高了临床放疗精度和效果。1968 年瑞典的 Elekta 公司研制出世界上第一台 γ 刀。1985 年美国的 Larsson 和意大利的 Colombol 发明了 X 刀。源于 20 世纪 50 年代末期的适形放射治疗理论，随着计算机的快速发展，图像重建功能的不断改进，正逐渐成为本世纪肿瘤治疗新的发展方向。

我国早在 1920 年北京协和医院就有了浅层 X 治疗机，1923 年上海法国医院安装了 200kV 深层 X 治疗机，同年协和医院安装了 500mg 镭及放射性氡发生器。解放后我国的放射治疗事业得到快速发展，1949 年我国在北京、上海等地只有 5 个放疗单位。而仅 2003 年一年全国新安装加速器就有 100 多台。20 世纪 90 年代中期我国引进了 γ 刀技术和设备，并在此基础上开发出有自主知识产权的世界上第一台旋转式头部 γ 刀。随后又自行研制了体部 γ 刀和 X 刀。2005 年从美国引进的质子治疗系统在山东省万杰医院正式启用，使我国肿瘤治疗技术又上了一个新台阶。但是我们也要看到，我国与发达国家在放疗设备普及上存在着很大差距，缺乏高素质的放疗科医师和放射物理师的问题也急待解决，我国放射治疗学事业的发展仍然任重道远。

二、肿瘤的综合治疗

根据世界卫生组织（WHO）1991 年的统计资料显示，近 40 年来恶性肿瘤治疗结果已有很大地进步，5 年生存率达到45%，其中手术占22%，放疗占18%，化疗占5%。肿瘤治疗方式分为局部治疗和全身治疗，局部治疗主要是手术和放疗，全身治疗主要是化疗、生物免疫治疗和中医药治疗，此外目前还有一些其他治疗方法。

（一）手术治疗

自从19世纪80年代Haisted首创乳腺癌根治术以来，外科手术在肿瘤治疗中一直占据着主导地位。局限性肿瘤大多数首选外科切除，它具有直观、快速的优点，以及优良的根治率。但是，手术也存在某些缺点，如手术具有较大风险，对患者身体条件要求较高，某些肿瘤如侵犯大血管的肺癌、食管癌、胸腺癌等难以做到根治性切除。此外，很多肿瘤发现时就已经有淋巴结转移或血行转移，以及手术操作可能发生肿瘤种植、医源性扩散可能等。

（二）放射治疗

对放射线敏感和中度敏感的肿瘤通过放疗能够获得根治性效果，如鼻咽癌和纵隔恶性淋巴瘤、精原细胞肿瘤等，很多肿瘤通过放疗可以提高治愈率，减少肿瘤复发和转移，如食管癌、肺癌等。此外，姑息性放疗和辅助放疗，可以使部分晚期肿瘤患者缓解症状、提高生存质量，如肺癌引起的咯血、纵隔肿瘤所致上腔静脉压迫症状、肿瘤骨转移引起的疼痛等。放射治疗的局限性主要是肿瘤细胞对放射线的敏感性不一，掌握放疗操作的精确度存在一定困难，放疗对周围组织和脏器的损伤，以及放疗本身的副反应等。

（三）化学治疗

早在1865年，就有人尝试使用Fowler制剂治疗白血病，但进展缓慢。肿瘤化疗的发展出现在20世纪40年代，Huggius使用雌激素治疗前列腺癌从而获得诺贝尔奖，继之美国耶鲁大学使用烷化剂治疗霍奇金淋巴瘤获得成功，开辟了肿瘤治疗的新途径。由于恶性肿瘤是一种全身性疾病，单纯的局部治疗往往不能获得令人满意的结果。化疗作为一种全身治疗方式有着广阔的前景。对某些肿瘤，如儿童急性淋巴细胞性白血病、弥漫性大细胞型非霍奇金淋巴瘤和绒癌等有着很高的疗效，化疗成为这些肿瘤的首选治疗方法。另外某些肿瘤，如肺小细胞癌、生殖细胞肿瘤等对化疗也较为敏感。但是，全身化疗本身存在着针对性不确切，疗效不确定，肿瘤细胞耐药性，以及化疗药物的毒副作用，这些缺点一直制约着化疗对肿瘤治疗的发展。

（四）生物治疗

从1891年Coley首次将毒素应用于肿瘤治疗开始，至今生物治疗已有百余年历史。由于相关学科滞后，生物治疗的发展缓慢。20世纪80年代随着分子生物学、免疫学、肿瘤细胞学等学科的快速发展，逐渐形成了肿瘤生物学治疗（包括基因治疗）体系。

生物治疗肿瘤的方法主要有：

1. 以肿瘤疫苗为主的特异性主动免疫治疗，目前取得一定效果的包括一些免疫原性较强的肿瘤如黑色素瘤、肾癌、前列腺癌等相关疫苗。

2. 被动免疫治疗抗体研制，这方面较为成功，代表制剂有抗CD20单抗－美罗华（rituximab），于1997年率先得到美国FDA批准用于非霍奇金淋巴瘤的治疗。1998年上市的用于HER－2阳性转移性乳腺癌的抗癌基因蛋白：抗Her－2/neu单抗－何塞亭（herceptin）。

3. 基因治疗，具有代表性的方法有肿瘤增殖病毒疗法和抗端粒－端粒酶疗法，目前正在实验性地应用于前列腺癌、恶性胶质瘤。

4. 肿瘤血管生成抑制疗法、骨髓移植等。以上这些方法整体上还处于实验研究和临床实验阶段。相对于其他肿瘤治疗方法，它们更具人性化的特点而成为21世纪肿瘤治疗的新的热点。

（五）中医中药治疗

中医认为肿瘤发生是全身功能状况失衡所致的局部反应，治疗上强调辨证施治，从整体出发，以扶正为主，调理免疫功能，增强机体抵抗力，从而达到改善患者生存质量、提高生存率的目的。中医中药不能直接去除肿瘤或杀灭癌细胞，近期疗效不显著等因素，其整体发展一直相对滞后。

（六）其他治疗

1. 加温疗法　属于局部治疗，源于19世纪末期，近20年随着生物学发展有了一定进步。尤其在设备上，应用了射频、微波、超声等现代化加热设施，扩大了该项技术的应用范围。加温疗法的机制是在局部加温时，正常组织通过循环系统增加血流，保持正常温度，肿瘤组织的血管因为过度扩张，加热状态下不能有效散热，局部温度持续增高，当超过43℃时，发生肿瘤细胞复制酶变性，DNA聚合酶受到抑制及DNA损伤，引起蛋白凝集，从而达到治疗目的。另外，通过加热刺激免疫系统提高对肿瘤的免疫力和加热导致肿瘤细胞凋亡的理论仍处于探讨阶段。加热疗效与加热温度和持续时间相关。目前加温疗法主要有应用于肺癌的局部加温以及应用于食管癌、直肠癌的腔内加温。加温疗法的缺点主要有局部测温困难、加热温度和加热范围不易控制、温度不均衡，这些导致了疗效不确定和并发症发生。

2. 光化学治疗、冷冻治疗　由于起步晚，理论还不完善，尚缺乏多中心研究结果的支持，目前还处于起步阶段。

（七）与放疗有关的综合治疗

1. 手术综合放疗

（1）术前放疗：术前放疗的目的是减少癌细胞扩散、淋巴结转移和缩小瘤体，以提高手术效果，并可使原来不能手术切除的肿瘤转为可手术切除。纵隔肿瘤治疗不常用术前放疗，有时可用于非淋巴系肿瘤而单纯手术有困难的患者，放疗采用小剂量照射，结束后2~3周施行手术。

（2）术中放疗：1909年Beck首先在腹部肿瘤手术中应用放疗，自20世纪70年代开始，随着放疗设备飞速发展，特别是电子束在术中放疗的应用，使该技术疗效有了明显提高。术中放疗是指术中完整或姑息性切除肿瘤后，根据瘤床范围，放置合适的限光筒，隔离保护周围正常组织，对瘤床或局部残留的肿瘤以及淋巴引流区进行一次性大剂量电子线照射。电子线的能量根据术中测量肿瘤深度而定，多数采用预防剂量20~25Gy，治疗剂量30Gy。术中放疗的优点是既能使肿瘤局部得到有效剂量，又能较好地保护周围重要器官和正常组织。但是从放射生物学理论上看，此种方法使肿瘤细胞失去了分次照射时再氧合及再分布机会，因此肿瘤较大，乏氧细胞较多时，疗效不好。此外，术中放疗应在放疗室内进行，如此术中放疗操作繁杂，多次搬动患者，放射性污染机会大，目前多限于腹部肿瘤治疗。某些单位施行食管癌切除术中放疗，其结果与术后放疗相比较，统计学上无明显差别。

（3）术后放疗：术后放疗一般用于手术切除不彻底有残留病灶，肉眼所见怀疑仍有肿瘤残存，淋巴结有转移和肿瘤恶性程度高但对放射线敏感的患者。纵隔肿瘤治疗中常用于侵袭性胸腺瘤术后辅助放疗，以及术前估计不足术后有肿瘤残存的患者（术中需行金属夹标记）。术后放疗一般在术后2~3周开始，视患者一般情况，使用剂量应偏大，若术前已进行放疗者应适当减少术后放疗剂量。

2. 放疗与化疗综合治疗的理论基础及应用　化疗药与放疗作用于癌细胞的不同亚群，对放疗敏感性差的肿瘤细胞存在着对化疗药的敏感性。化疗药可改善肿瘤的氧化或血供，提高对放疗的敏感性，如5-Fu作为增敏剂辅助放疗可提高头颈癌、直肠癌、胰腺癌的生存率，顺铂和阿霉素也被证实有不同程度的增敏作用。在放疗间期应用化疗药，可在一定程度上延缓肿瘤细胞分裂、增殖的过程，弥补局部治疗存在的不足。在某些肿瘤治疗中，化疗可在不影响疗效的情况下降低放疗剂量，减轻放疗副反应，如20世纪60年代早期，霍奇金淋巴瘤放疗采用40~44Gy扩大野照射，现在文献报告提示，早期非巨块型病变在有效的化疗后，给予20、30和40Gy照射剂量，4年治疗生存率无显著差异。Manch对比霍奇金淋巴瘤患者单独放疗或放疗+化疗治疗时也证明，缩小照射范围明显降低晚期并发症发生。

3. 放疗综合其他治疗　主要与中医中药、生物免疫和热疗的综合治疗。祖国医学中固本扶正的中草药可以有效地改善放疗患者免疫力，提高生活质量。北京市肿瘤医院采取以活血化瘀中药辅助放疗治疗鼻咽癌，结果显示其治愈率和局部复发控制率均有明显改善。加热疗法不仅可以杀伤对放射线抗拒的S期细胞，而且能改善肿瘤乏氧细胞的血流，进一步提高其对放射线的敏感性。此外，还可通过抑制DNA损伤修复来抑制被放射线损伤的肿瘤细胞修复，所以常被用于放疗的辅助治疗。加热疗法的具体作法为与放疗同步，每周一次，放疗后1小时进行，每次加热治疗的温度保持在42.5℃左右，维持40分钟。

三、纵隔肿瘤放射治疗适应证和禁忌证

（一）适应证

简单地说，凡是对放射线有一定敏感性的肿瘤均可进行放射治疗。但是，在选择放疗方案时，应遵循肿瘤治疗原则，考虑肿瘤治愈的可能性、放射性损伤发生率及患者的全身情况，综合判断分析，施行个体化治疗，才能制定正确的治疗方案。

1．单纯放射治疗

（1）根治性放疗：纵隔肿瘤的治疗方法主要是手术切除，根治性放疗适应证是对放射线高度敏感的纵隔恶性淋巴瘤、纵隔恶性生殖细胞肿瘤、晚期无法手术切除的恶性胸腺瘤。早、中期肿瘤经过根治性放疗后多能达到治愈肿瘤、保留器官功能的目的。因纵隔解剖的特殊性，需要精确定位，合理选择放射野和放射剂量，并定期复查，根据肿瘤对治疗的反应及时修订治疗计划。务使肿瘤在获得根治性剂量同时，尽可能地保护正常组织和器官，避免发生放射性心包炎等严重并发症。

（2）姑息性放疗：针对晚期肿瘤复发和转移病灶实施放疗，可以达到减轻症状、延缓病情、提高生活质量的目的。姑息性放疗主要用于肿瘤骨转移和软组织浸润所引起的疼痛；纵隔肿瘤引起的食管、呼吸道梗阻症状；巨大肿瘤影响患者的生活质量。多采用单前野或前后野对穿照射，剂量应控制在20~40Gy/2~4周。

（3）诊断性放疗：临床中很少应用诊断性放疗，主要应用于无法取得病理诊断又不适合手术的患者，可进行试验性放疗，以判断其放射敏感性。但是此种放疗有较大盲目性，且有可能改变肿瘤的细胞形态，增加以后诊断困难。

（4）急症放疗：有上腔静脉综合征且压迫症状明显的急症患者可行急症放疗。如位于前纵隔的巨大肿瘤，压迫症状明显、手术困难，且风险过大的患者。对此类患者可以先行放疗以求暂时缓解症状，再着手制定合理治疗方案。照射野包括原发灶、纵隔、两侧锁骨上区。剂量从小剂量开始逐渐过渡到常规剂量。也可采用超分割照射，一般病灶区总剂量为40~50Gy，有病理诊断者应根据病理类型制定放疗计划。

2．联合其他治疗手段的综合放疗　侵袭性胸腺瘤、胸腺癌、胸腺类癌等胸腺肿瘤放疗的效果逊于手术，故对这些肿瘤首选手术切除。大多数中、晚期肿瘤手术难以做到根治性切除，或术后复发危险性较大，或因其他原因不能手术，可次选放疗或在术前、术后进行放疗以提高疗效。有些肿瘤如恶性生殖细胞肿瘤，可在充分化疗后进行放疗，有耐药性残余肿瘤时再进行外科切除。

（二）禁忌证

1．存在脏器穿孔。

2．有活动性结核。

3．患者一般情况差，恶液质、血象过低。

4．重要器官，如心、肺、肝、肾等功能衰竭。

5．有广泛远处转移、对放射线不敏感的肿瘤，如间叶组织肿瘤、纤维肉瘤等。

6．放射治疗后严重损伤部位的复发性肿瘤。

四、常用放疗设备、照射方法和剂量

（一）常用设备

1．X线治疗机　主要是指利用400kV以下X线治疗肿瘤的装置。基本原理为高速运动的电子作用于钨等重金属靶，发生特征性辐射、韧致性辐射，从而产生X线。基本结构有X线管球、调整X线球管高度及方向的机械装置、治疗床、控制系统等。临床上400kV以下X线机主要应用于体表肿瘤，或浅表淋巴结转移性肿瘤的治疗或预防性照射。

2．^{60}钴治疗机　^{60}钴治疗机是目前最常用的体外照射设备之一，它利用放射性核素^{60}钴发射出的

γ射线来治疗肿瘤。与X线治疗机相比，^{60}钴在衰变过程中放出两种γ射线，γ射线与物质的作用以康普顿效应为主，与X线机相比其优点是射线穿透力大于深部X射线，射线的建成深度位于皮下5mm处，所以皮肤剂量小，皮肤反应较轻，骨损伤程度也低；^{60}钴射线旁向散射少，放射反应较轻；此外其经济可靠、维修方便，目前被广泛应用于深部肿瘤的放疗。基本结构包括^{60}钴机头（钴源）、遮线器装置、准直器系统，以及机架、平衡锤、治疗床、控制台等。^{60}钴治疗的主要缺点是^{60}钴半衰期较短（5.25年），经过数年需更换^{60}钴源，放置时亦有少量放射线逸出，而且投射半影较大，精确度不够高。

3．放射治疗加速器　加速器的种类较多，常用于放射治疗的加速器有直线加速器、电子感应加速器、电子回旋加速器。目前最常用的加速器是电子直线加速器，近年已逐渐在临床放射治疗中占主导地位。作用机制是利用微波电场沿直线加速电子，然后发射高能X线或高能电子束（也叫β线），射入人体治疗肿瘤。电子束治疗占全部放射治疗患者的10%，其余90%为高能X线治疗。相对于^{60}Co治疗机和深部X线治疗机的能量恒定而言，加速器依靠调节射线的能量来调整X线、电子线射入人体组织的深度，保护深部组织。直线加速器操作方便，射出的剂量率高，临床使用中可以根据肿瘤的位置选择适宜的能量及穿透深度的射线，从而克服了^{60}Co治疗机半影大、半衰期短和放射防护方面的缺点。

4．模拟定位机　传统模拟定位机是模仿加速器、^{60}钴治疗机等各种放射治疗机，在放射治疗过程中工作状态和机械性能的专用X诊断机，是常规的放疗定位机。

目前较为先进的CT模拟定位系统是将螺旋CT、激光投影定位装置和三维立体治疗计划系统三者通过网络相互连接，将肿瘤定位、制定治疗计划以及模拟实施三者结合起来，从而确定最合理的三维立体治疗计划，同时完成精确定位，进一步提高了放疗准确度，减少了放射线对正常组织的损伤。

5．近距离治疗机　用于近距离照射的机器又叫后装治疗机。现代近距离治疗技术主要由治疗计划系统和治疗系统两部分组成。目的是把高强度的微形放射源（目前使用的都是放射性核素，包括^{226}镭、^{137}铯、^{60}钴、^{198}金、^{32}磷、^{125}碘及^{192}铱）送入人体腔内，或在手术过程中插入肿瘤组织内，进行近距离照射，从而有效地杀伤肿瘤组织。主要方法包括腔内及管内照射、组织间插入、术中置管和敷贴照射等。与外照射治疗相比，它可以加大局部照射强度并且更好保护肿瘤周围正常组织，从而避免严重并发症，目前在放射治疗中广泛地应用。其主要特点有：①后装技术；②放射源微型化，程控步进电机驱动；③高活性高剂量率治疗；④微机治疗计划设计。

（二）照射方法和剂量

1．照射方法

（1）体外照射亦称远距离照射，为主要放射治疗方法。包括X线治疗机、^{60}Co治疗机和直线加速器。^{60}钴治疗机和直线加速器一般距人体80～100cm进行照射。目前认为肿瘤放疗的合适能量是^{60}钴γ射线和4～25MV的加速器产生的X射线。最常用的放射野是矩形野和不规则野。

（2）体内照射亦称近距离照射。可以单独使用也可以配合体外照射使用，包括腔内、管内、组织间插入、术中和敷贴治疗。主要包括：①腔内或管内放疗适用于子宫颈癌、气管癌、鼻咽癌、食管癌等；②组织间插入照射适用于舌癌、颊粘膜癌、脑瘤、头颈部肿瘤和前列腺癌等；③术中植管，术后照射；如脑瘤、软组织肉瘤等；④敷贴治疗：用于早期视网膜母细胞瘤、眼黑色素瘤等。

2．照射剂量　常规放射剂量多采用每周5次（周末休息2天），每天1次，每次2Gy。通常使用的治疗剂量：鳞癌60～70Gy/6～7周，腺癌70Gy/7周以上，未分化癌50～60Gy/5～6周。

Fletcher曾指出肿瘤放疗有效剂量标准为，亚临床病变剂量不低于50Gy；小病灶（直径<3cm）剂量不低于60Gy；病灶直径3cm时不低于75Gy；体积更大时不低于100Gy的剂量。但实际工作中，放射治疗的剂量取决于肿瘤细胞对不同射线的敏感性，肿瘤大小，肿瘤周围正常组织对射线的耐受性等因素。现在倾向于先适当扩大照射野，使可能存在的亚临床病灶得到控制后，再针对肿瘤缩小射

野，使其达到治疗剂量。对于大的肿瘤，因血运和乏氧细胞导致敏感性差的问题很难通过单次大剂量照射解决，所以更趋合理的办法是分次照射和与手术或化疗等方法相结合的综合治疗。

五、放射损伤和治疗

理论上只要放射剂量足够大，任何肿瘤细胞都可以被消灭。但如果剂量超过了肿瘤周围的正常组织和器官所能承受的临界剂量，就会使正常组织或器官受到伤害，严重的会使器官丧失功能，甚至直接导致死亡。所以要合理应用放疗的照射野和剂量，预防合并症，在正常组织能够耐受的情况下，最大限度地杀灭肿瘤细胞。放疗主要合并症，或称为放射毒性包括以下几种。

（一）皮肤反应和损伤

常见的是皮肤色素沉着、头发脱落以及皮肤红斑、瘙痒、疼痛和脱皮等干性皮炎表现，若处理不当、继发感染可出现糜烂、渗出等湿性皮炎和放射性溃疡。主要预防措施为保持受照区洁净；尽量暴露照射野，减少遮盖，对照射野皮肤减少刺激。治疗方法是处理湿性皮炎，一般不需停止照射。

（二）消化系统放射反应和损伤

1. 急性放射性食管炎　见于颈部、胸部肿瘤进行放射治疗的患者，多发生在放射治疗开始后7～15天。表现为胸骨后灼痛感，吞咽不适或吞咽困难。治疗措施为进流质饮食，减少平卧，避免食物反流从而加重食管粘膜的损伤。

2. 急性放射性胃炎和急性放射性小肠炎　多发生在腹部放疗时，出现急性胃炎或急性肠炎等相应的消化道症状。

3. 急性放射性肝炎　全肝照射的耐受剂量应为30～35Gy，照射3～4周，局部照射（小于正常肝体积的25%）时耐受剂量可达到55Gy，当超过耐受剂量，特别是与化疗药物并用时，易发生急性放射性肝炎。它多出现在疗程结束后6～8周。临床表现有恶心、乏力、肝脏肿大，出现腹腔积液，黄疸，肝功能异常，碱性磷酸酶升高等。治疗主要以保肝对症治疗为主，给予高蛋白、高热量饮食，限制钠盐摄入，应用保肝药物。皮质激素对放射性肝炎的作用还有待进一步探讨。

（三）放射性肺损伤

1. 急性放射性肺炎　肺组织受到照射后出现急性渗出性炎症即为急性放射性肺炎。其发生与肺受照射体积和照射剂量相关，其他原因包括患者个体差异、吸烟、基础肺疾病、肺功能以及使用化疗药等。它常见于胸部放射治疗照射剂量30～40Gy，3～4周后，6周左右达到高峰，以后逐渐消退。轻者不产生症状，重者有低热、盗汗、胸痛、呼吸困难等，如治疗不及时可能出现高热、呼吸衰竭甚至死亡。查体相应部位叩诊为浊音，听诊可闻及胸膜摩擦音，肺功能检查显示肺弥散功能和肺顺应性降低。X线胸像可见少量胸腔积液，肺部片状阴影，CT还可见肺间质密度增高等表现，因放射性肺炎属于一种超敏反应，所以肺照射野以外区域也常常受累。

急性放射性肺炎的治疗包括：

（1）止咳、祛痰、吸氧，应用支气管扩张剂。

（2）合并感染时根据药敏结果选用大剂量抗生素。

（3）使用肾上腺皮质激素减轻炎症反应和水肿，常使用强的松30～60mg/d、2～4周后逐渐减量。

（4）近年来，放射保护剂的应用增大了正常组织的耐受剂量。Antonadou的临床研究显示amifostine可明显降低放射性肺炎以及肺纤维化的发生率。

2. 放射性肺纤维化　放射性纤维化为肺实质的纤维性变，常发生于照射后2～4个月，可持续数年。主要症状为持续性、刺激性干咳及肺功能减退。无特异性治疗，处理同急性放射性肺炎。

（四）神经系统放射性损伤

1. 全脑放疗后急性反应　全脑放射后可引起脑水肿、颅内压增高，患者出现头痛、恶心、呕吐等症状。临床处理主要是对症治疗。

2. 放射性脊髓炎　脊髓耐受照射剂量为40Gy，放疗后早期可出现暂时可逆性脊髓炎，为脊髓神经纤维脱髓鞘改变，大多数在放疗后数月内发生，患者低头、屈颈时出现电击样（Lhermitte 征）症状，约持续4～8个月，一般可以自愈。脊髓照射损伤的晚期表现为脊髓横贯性损伤，这是一种永久性损伤，为神经细胞缺血性坏死软化。患者可以出现偏瘫或截瘫，伴膀胱或肠麻痹。放射性脊髓炎要以预防为主，即保证照射野确切范围以及合适的照射剂量。急性期治疗可给予激素、神经营养及扩张血管药物等。

（五）造血系统损伤

放疗后产生造血系统损伤，盆腔野照射发生几率高于胸部照射，主要表现为白细胞和血小板的降低。当白细胞数量低于 $2.0\times10^9/L$、血小板低于 $80\times10^9/L$ 时，应该中止放疗，同时预防感染，给予升高白细胞药物，输注新鲜血浆或血小板。

（六）其他

除了上述各系统损伤外，放射治疗后还可能发生某些其他损伤。继发性肿瘤是指放疗后在放射野区域内发生的肿瘤，一般多出现于放疗后10年以后。其他放射损伤还有甲状腺功能减退、口腔干燥症、放射性心包炎、放射性肾炎、性功能减退等，这些均需要积极预防和处理，从而将放射治疗的损伤降低到最小程度，提高患者的生存质量。

六、放射治疗新技术

（一）伽玛（γ）刀

属于立体定向放射治疗设备，于1968年首先在瑞典研制成功，它由179个 ^{60}Co 作为放射源。目前临床应用的是第三代γ刀，放射源由201个 ^{60}Co 放射源（每个 ^{60}Co 放射源有20个直径1mm ^{60}Co 源）组成，总活性达6400居里，从不同方向通过限光筒聚焦，等中心照准，对肿瘤组织实施单次大剂量照射，从而杀灭肿瘤，其过程属于立体定向放射手术（stereotactic radiosurgery，SRS）。治疗中通过计算机、CT等精确立体定位手段以及多方向照射方式，使病灶中有高剂量的放射线，而周围正常组织放射线很少，较常规放疗获得了更理想的焦皮比（单位体积内病变组织与健康组织所受剂量之比）。因为较大肿瘤中乏氧细胞的放射敏感性差，适于分次放疗，所以伽玛刀治疗主要用于体积较小的颅内良、恶性病变（≤35mm）。因受呼吸、循环因素的影响难以保持精确的定位，所以在纵隔肿瘤治疗中很少应用。近年来，在颅内大肿瘤、胸部肿瘤放疗中，根据立体定向放射治疗（stereotactic radiotherapy，SRT）概念，曾尝试用小野、分次照射靶区的放射治疗技术，将单次大剂量分为4～8次进行，有助于提高疗效和减少γ刀治疗后并发症。1996年9月我国自行研制的旋转式γ刀在剂量可调性与靶区精准性方面取得了很大进步，在此基础上开发的体部γ刀已经开始进行纵隔肿瘤的治疗，并在胸腺瘤、淋巴瘤的放疗中取得了很大进展。

（二）X刀

也是立体定向放射治疗设备，始于20世纪80年代，是利用CT/MRI和DSA的影像资料来绘制靶区仿真立体图像，经过计算机的剂量设计后，通过专用的准直器，由加速器多平面旋转照射使高能X射线集中于靶区，达到与γ刀相同的治疗目的。其适应证与γ刀相似，但操作复杂，且精准度略差（误差：X刀为±0.5mm，γ刀为±0.1mm）。优点是价格较γ刀便宜，且不需更换钴源，放射污染轻。此外可重复安装，适于分次照射。X刀靶区大，对形状不规则肿块的疗效优于γ刀，因此在胸部、腹部及盆腔肿瘤的应用上较γ刀更为广泛。

（三）三维适形放射治疗（3 – Dimension Conformal Radiation Therapy，3 – DCRT）

早在1959年，日本Takahashi就提出适形放疗的理论，是指从平面上使照射野形状与靶区形状相一致。经过不断探索，在上世纪末发展到由二维平面定位过渡到三维立体定位的三维适形放疗（3 – DCRT）。其所采用的铅挡模块和多叶光栅（遮光器）能够随靶区的形状而适形变化，使高剂量分布区的形状从三维方向上与对应的肿瘤截面形状相一致，从而得到较常规放疗更合理的焦皮比。对某些与重要脏器或大血管关系密切而难以手术切除，或常规放疗效果不佳的纵隔肿瘤，以及某些放射敏感性差的肿瘤，三维适形放疗提高了放射治疗效果，减少了对周围正常组织的放射损伤。

（四）调强适形放射治疗（intensity modulation radiation therapy，IMRT）

1988年由瑞典物理学家首先提出，与适形放射治疗区别在于，适形是指高剂量分布区的形状从三维方向上与对应的肿瘤截面形状相一致；而调强是指根据肿瘤具体情况，利用高清晰度断层CT扫描和逆向三维治疗计划系统进行剂量分布设计，以使肿瘤表面和内部各点所受剂量更均匀、更合理，并具有可调性。IMRT已成为21世纪放射治疗的发展方向。其不足之处为机械成本昂贵，技术复杂，对精确度要求高，操作难度大。优点是可以提高放疗肿瘤局部照射剂量，更有效地杀灭肿瘤细胞，提高局控率和生存率，而且可以更有效地保护正常组织和器官、减少放疗并发症、改善生存质量。在前列腺癌、早期原发非小细胞肺癌等的临床治疗中，这些优点已得到有力地证明。

（五）快中子治疗

中子于1932年被发现并于1938年开始应用于癌症治疗，但因较重的并发症致发展缓慢。快中子是在回旋加速器中产生的重粒子，对乏氧细胞的杀伤力大于常规射线，尤其适于一些分化好、生长慢的肿瘤。现在认为对头颈部肿瘤、软组织肿瘤的局部控制较好。需要进行快中子治疗的患者约占全部放疗患者的10%～15%。快中子疗效最好的是腮腺恶性肿瘤、前列腺癌、软组织肿瘤和骨肉瘤。我国高能所已于1989年将快中子治疗装置应用于临床。

（六）质子治疗

质子是由质子加速器产生的重粒子，优点为穿透性强，剂量分布及适形治疗的效果优于光子（深部X射线、^{60}Co产生的γ射线），旁散射少，利于保护周围正常组织。适用于眼部肿瘤、颅底脊髓瘤及低分化软骨肉瘤等。以前因价格昂贵只有少数发达国家拥有，我国山东省于2005年从美国引进了质子治疗系统并已正式启用。

（七）四维放射治疗技术［tempero – spatial（4D）radiotherapy optimization techniques］

在进行三维放射治疗的过程中，通过等中心移位技术、呼吸门控系统来改善因器官移动特别是因呼吸、循环运动而导致靶区不稳定的问题，但效果仍不理想。2004年北美肿瘤放射治疗年会（ASTRO）和欧洲肿瘤放射治疗年会（ESTRO）有报告，为解决上述问题，肿瘤四维放射治疗技术已经开始应用。就是把时间因素加入到放疗设计计划过程中，以求在运动中对肿瘤进行跟踪照射，这就是四维放射治疗。美国2004年Jack Fowler奖颁给了研究4D优化系统的年轻科学家，可以看出，此项技术将有助于胸、腹部肿瘤的放射治疗，也将给21世纪放射治疗发展带来新的契机。

七、常见纵隔肿瘤的放射治疗

（一）胸腺瘤

1．放疗适应证　①浸润性胸腺瘤切除术后；②浸润性胸腺瘤未能完整切除、仅行活检及晚期患者；③部分胸腺瘤的术前放疗；④复发性胸腺瘤治疗。

2．放射源　^{60}Co或高能X线或电子束线。

3．放疗范围　局部瘤床外源外照射1cm（包括胸腺肿瘤和可能被浸润的组织或器官），对已有明确心包转移或心包积液者，应先给予全纵隔、全心包放疗，给予肿瘤剂量TD30～35Gy/3W～3.5W后，局部瘤床加量。如已有胸膜或肺转移结节，应用全胸膜照射，或行半胸放疗。半胸放疗TD15～20Gy/2W～3W后，局部瘤床和转移结节加量。如系明确转移性胸腔积液，而转移结节不明显，可采用同侧胸膜电子束旋转照射。

4. 放射剂量和方法　单纯放疗剂量，病理组织学以淋巴细胞为主型 TD50～55Gy/5～6w，上皮细胞为主型或混合型的给予 TD60～70Gy/6～7W。大多数认为，对手术完整切除的浸润型胸腺瘤，术后放疗剂量为，淋巴细胞为主型 TD40～45Gy/4～5w；上皮细胞为主型 TD45～50Gy/4－5w。对不伴重症肌无力的胸腺瘤放疗时，一般分次量为 TD2Gy，每周 5 次；至少每周透视一次，了解肿块缩退情况，对肿块明显缩小者，应在剂量达 30～40Gy 后及时缩野，避免放射性肺炎的发生。当合并重症肌无力时，放疗应慎重，放疗前应先用药物控制肌无力，放射剂量开始要小，可从 TD1Gy 起，缓慢增加剂量至 TD2Gy/次，治疗中或治疗后要密切观察肌无力的病情变化，一旦加重应及时处理。

5. 三维适形放疗　利用 4 个左右固定适形野或其他照射野也可以得到很好的效果。

（二）恶性纵隔生殖细胞肿瘤

1. 纵隔精原细胞瘤　精原细胞瘤对放射线极为敏感，对原发于纵隔的精原细胞肿瘤应以手术首选，术后予以放疗。开始给予全纵隔及瘤床肿瘤吸收剂量 30～35Gy（1.8～2Gy/次，5 次/周）3～3.5 周后，缩野局部瘤床加量，总量达肿瘤吸收剂量 50～55Gy/5～5.5 周。双锁骨上区预防性照射肿瘤吸收剂量 50Gy/5 周。对于巨大、局部晚期的肿瘤，完整切除率小于 50%，主张单纯放疗，局部控制率优于外科手术。单纯放疗长期生存率 50%～70%，无复发生存率 54%，局部失败率 10.5%。Kersh 报告的 13 例接受纵隔放疗，发现完整切除再加术后放疗的生存率为 100%。Kiffer 和 Saudemanz 指出纵隔精原细胞瘤未能完整切除者，术后放疗也能取得好的疗效。

2. 纵隔非精原细胞性生殖细胞肿瘤　对放射线敏感性低，单纯放疗后可能出现局部高复发率和全身转移，因此放疗不是首选治疗手段。手术后是否行放疗，取决于肿瘤的病理类型，放疗对胚胎癌或畸胎癌有一定作用，常用剂量为 40～50Gy/4～5 周，对肿瘤残留者剂量可追加至 50～55Gy/5～6 周。

（三）神经母细胞瘤

胸内神经母细胞瘤切除后，预后较其他部位的神经母细胞瘤为佳。本病对放疗比较敏感。早期肿瘤完整切除后可不放疗。若切除不彻底则应予放疗。对于Ⅲ期肿瘤尽可能切除，术中置银夹定位，术后放疗。肿瘤巨大者，术前先行化疗。Ⅳ期肿瘤患者术前行诱导化疗，延期手术，术后再放、化疗。目前已经不主张使用预防性的全身放疗。因本病多为婴幼儿，故需控制放疗剂量，剂量过大将影响患儿发育，甚至造成发育畸形。一般婴幼儿总量为 12～15Gy，幼儿为 20～25Gy，儿童为 25～35Gy。

（四）胸腺类癌

胸腺类癌的治疗效果相对较差，主要因为肿瘤大，淋巴结转移较多，以及与心脏大血管关系密切，手术较难彻底切除，但手术后局部放疗加药物化疗可使患者的生存时间明显延长。Wick 提出应尽可能彻底切除，或姑息性切除，术后再辅以放、化疗。原发癌或转移癌经放疗后，肿物可有不同程度缩小。但是 Lowenthal 的研究显示这种肿瘤对放疗敏感性不高，高度恶性的胸腺类癌，生长快，给予放疗可使肿瘤缩小，症状改善，然而肿瘤往往很快复发并可发生远处转移。

（五）纵隔恶性淋巴瘤

1. 霍奇金淋巴瘤（HD）

（1）Ⅰ或Ⅱ期霍奇金淋巴瘤：

1）单一放疗：对于早期 HD，放疗是标准治疗，特别适用于早期无症状的 HD。95% ⅠA 或Ⅱ期患者，有纵隔淋巴结肿大且体积较小者，用适当斗篷野放疗可达到治愈。ⅠA－B 期采用次全淋巴结照射。ⅡA－B 期采用次全淋巴结或全淋巴结照射。侵及颌下或上颈淋巴结，应加双侧耳前淋巴结预防照射。文献证明，对于早期 HD 病例，用大野照射治疗疗效优于小野治疗，提高早期无病生存率，降低放疗后复发率，但存活率无明显改善。有人对Ⅰ期和Ⅱ期纵隔巨大肿物病变采用次全淋巴照射、低剂量肺预防照射和 2 个周期的化疗，发现其生存率高，局部复发率和胸部受侵则较低，心包炎的发生率也较低。

2）剂量分配：

• 斗篷野：由于纵隔淋巴结位于前中纵隔，颈部淋巴结位于前部，而脊髓偏后，为使肿瘤得到较高的剂量而减少脊髓照射剂量，可采用前后野剂量比为2:1，为了保护脊髓，在后野照射设计上颈段脊髓用铅块保护，胸段脊髓用层铅进行保护。累及野是在患有膈上HL患者中最常用的治疗范围，包括颏下区、颈部、锁骨上区、腋区、肺门和纵隔淋巴结。

• 斗篷和主动脉旁（MPA）+/-脾照射野：作为次全身淋巴结或淋巴组织照射，斗篷和主动脉旁照射野除了斗篷野照射外，还包括主动脉旁淋巴结照射。

• 累及区照射　当患者纵隔受累时照射范围应包括纵隔、肺门、隆凸下和内侧锁骨上淋巴结，全量照射为36~44Gy。Kaplan认为早期HD患者，接受大剂量（40~44Gy）扩大野照射，无进展率明显高于低剂量扩大野照射和累及野照射，且局部病变控制率与照射剂量呈正相关。增加剂量可提高疾病控制作用。德国霍奇金淋巴瘤研究组随机试验结果显示30Gy足以治疗亚临床病变。低剂量组复发率显著减低，生存率显著提高。在化疗（COPP/ABVD）2疗程后，同分期HL患者接受20、30、40Gy，对非大块病变部位进行放射治疗，4年成功治疗生存率无显著差异，提示放疗与有效化疗连用时，可相应减低放疗的剂量。

（2）Ⅲ、Ⅳ期霍奇金淋巴瘤放疗：基本原则是根据化疗失败后情况决定是否放疗，也就是大部分病变在原发部位复发者可进行辅助照射。巩固性放疗对于降低局部复发风险有着重要作用。组织学类型为结节硬化型、大块淋巴结累及而非Ⅳ期疾病的患者，可考虑加用放疗。其他Ⅲ、Ⅳ期病变可行单一化疗，若原发病变能在合理照射范围内进行，根据照射野大小、原发病变范围、对化疗反应或未行化疗等情况，可考虑应用20~30Gy进行累及区巩固性照射。有证据表明晚期病例巩固性放疗有一定疗效。放疗后再复发患者，经挽救性化疗，大部分患者可获长期生存。

（3）依组织学分型放疗：一般认为结节硬化型（NS）和结节淋巴细胞为主型（NLP）霍奇金淋巴瘤，其预后远比混合细胞型（MC）和淋巴细胞消减型（LD）为佳。但Stanford的研究表明，对大野放疗和联合程序治疗（CMT）的患者，组织学类型不再是影响生存率和复发率的重要预后因素。

（4）放疗作为止痛治疗：晚期或复发的霍奇金淋巴瘤患者，除进一步全身治疗外，局部照射可减少痛苦且延长疾病控制，使患者全身放松。放疗能够有效地镇痛，减小肿块和解除梗阻，提高晚期患者的生活质量。在曾经照射过的区域内和邻近部位出现复发，仍可进一步照射，尤其是只给中等量的初始照射剂量（25~30Gy）的患者。生长迅速、化疗难治性肿瘤，可考虑一天两次放疗。

2. 非霍奇金淋巴瘤（NHL）　非霍奇金淋巴瘤对放疗也显示敏感，但复发率高。所以仅在低度恶性组中的临床Ⅰ、Ⅱ期，以及中度恶性组中病理Ⅰ期的患者，可单独使用放疗扩大野或仅用累及野。通常情况下放射治疗周期为每周放疗5次，大约5~6周完成。

对于低度恶性NHL组中的Ⅰ、ⅡA期患者，首先放疗，给予次全淋巴结照射，取扩大野，根治量。ⅡB、Ⅲ期主张联合化疗为主。

对于中度恶性NHL组中的ⅠA、ⅠB、ⅡA；进行全淋巴结照射（TN1），剂量45~50Gy，然后化疗。对ⅡB、ⅢA期患者行3周期化疗，而后放疗，再化疗（夹心式治疗）。ⅢB期及Ⅳ患者首选联合化疗。

对于高度恶性NHL患者，因其发展快、病程短，极易殃及中枢神经系统及骨髓，预后差，应大剂量化疗或放疗，联合骨髓移植或外周血干细胞移植。

（庞鸿垠）

参 考 文 献

1. 朱广迎，罗京伟，李丹琼．放射肿瘤学．北京：科学技术文献出版社，2003.
2. 王毓銮，米振国，王晋芬．现代非霍奇金淋巴瘤学．北京：人民军医出版社，2003.
3. 沈志详，朱雄增，陈秋生．恶性淋巴瘤．北京：人民卫生出版社，2003.
4. 李佩文，王沛，王瑞林．恶性肿瘤术后治疗．北京：人民卫生出版社，2002.
5. 蒋国梁，王颖，王中和．现代肿瘤放射治疗学．上海：上海科学技术出版社，2003.
6. 张福泉，邱杰，胡克．协和诊疗常规．北京：人民卫生出版社，2004.
7. 周道安，王思阳，郁志龙．新编放射治疗学，上海：复旦大学出版社，2005.
8. 殷蔚伯，谷铣之，陈东福．肿瘤放射治疗学第三版．北京：中国协和医科大学出版社．2002.
9. 王国民，宋美芳．邱灏．肿瘤三维适形与束流调强放射治疗学．上海：复旦大学出版社，2005.
10. 徐燮渊，俞受程，曾逖闻．肿瘤综合治疗学．北京：人民军医出版社，2001.
11. 段德溥，秦文瀚．现代纵隔外科学．北京：人民军医出版社，2001.
12. 张熙曾，宫立群，于振涛等．纵隔肿瘤学．北京：中国医药科技出版社，2004.
13. 胡逸民．肿瘤放射治疗物理的进展．中国医学物理学杂志，2002，19：194～197.
14. 吴一龙．恶性肿瘤治疗方法的发展及其认识论意义．医学与哲学，1994，11：9～11.
15. 于尔辛．中医治疗癌肿的思路．肿瘤，2001，21：419～421.
16. 胡玲，劳绍贤，陈蔚文．中医药治疗肿瘤的特点探微．中国中医基础医学杂志，2002，8：10～12.
17. 前振超．肿瘤生物治疗的某些新进展和新领域．国外医学生理病理科学与临床分册，2002，22：535～537.
18. 郑明民，王秀，赵一虹．立体定位（向）放射治疗进展论述．临床肿瘤学杂志，1996，1：67～70.
19. 祝淑钗，万均，陈秋立．立体定向放射治疗的现状及发展．中国医疗器械杂志，2000，24：102～104.

第三十五章 电视胸腔镜在纵隔疾病诊断和治疗中的应用

第一节 胸腔镜外科的发展历史

传统胸腔镜的历史悠久，其应用也持续了相当长时间。1910 年，瑞典内科教授 Jacobareus 首先将改良的膀胱镜用于胸腔疾病的治疗。于局麻下他用这种改良膀胱镜，即后来的胸腔镜，切断胸膜腔内粘连带，作为人工气胸的辅助，治疗空洞性肺结核取得成功。此后这种方法逐步成为临床治疗空洞性肺结核的有效方法之一，在世界范围内获得广泛推广。1946 年朱烨在国内报告了用胸腔镜检查胸内疾病及胸腔电灼术，此后，该项技术在国内获得了一定程度的应用。随着 20 世纪 40 年代链霉素等有效抗结核药物的问世与临床应用，无论在国外或国内，传统胸腔镜技术在外科的作用逐渐减弱并陷入低谷，在长达 30 余年的过程中未见明显发展和进步。

伴随着科学技术的发展，特别是电子、光学研究的巨大进步，胸腔镜技术也获得现代化改进。20 世纪 70 年代起，胸腔镜成为肺和胸膜疾病的诊断与治疗工具，诊治技术有了较大的提高。除了胸膜、胸腔、肺部和胸壁病变以外，还扩大到纵隔、心包、心血管和食管病变。在胸腔镜直视下进行诊断、活检，还可施行止血、激光、切除等治疗操作。此外，对于儿童胸部疾病的诊断和治疗，胸腔镜也有一定效果。临床上除了硬质胸腔镜外，纤维支气管镜、关节镜、纵隔镜、腹腔镜也用来代替胸腔镜，进行胸部疾病的诊断和治疗，在一定程度上提高了胸部疾病的诊断正确率和微创治疗的效果。勿庸置言，各种腔镜均有其各自的优点和缺点，胸腔镜在诊断和治疗胸部疾病方面仍无可替代。至 80 年代中期，现代内镜照明和信息采集处理技术应用于腔镜，突破了传统腔镜存在的视野狭小、操作困难的局限性，内镜技术得以飞越发展，1986 年，诞生了世界上首台电视内腔镜。

1987 年 3 月，法国里昂市 Philppe Mouret 医师为 1 例女性患者成功地施行了电视辅助腹腔镜下胆囊切除术，这是世界首例电视腔镜下进行的脏器摘除，很快这项新技术在世界范围得到广泛普及。1991 年初我国开始引进该项技术，三年后，电视辅助腹腔镜胆囊切除手术累计已达万例。1991 年 Lewis 和 Landreneu 分别报道了电视辅助胸腔镜技术（video assisted thoracoscopic surgery，VATS）。1992 年，我国内地已经有零散的电视辅助胸腔镜手术报道，此后该项技术进入了快速发展和普及期。国际和国内各种电视辅助胸腔镜外科会议、学习班相继举办，进一步推动了该技术的开展和应用。电视辅助胸腔镜技术开始以诊断为主转变为以治疗为主。电视辅助胸腔镜外科作为一种微创外科技术和工具，在肺外科、食管外科、纵隔外科、心脏瓣膜外科、冠状动脉外科等诸方面得到迅速应用和推广，开创了现代微创外科的新时代。20 世纪 90 年代后期，声控胸腔镜（AESOPE）与机械臂控制系统（ZEUZ）问世，并在心脏外科的临床应用，开辟了机器人胸腔镜手术时代。该技术具有更高微创性和操作精确性，其发展趋势令人瞩目。

第二节 电视辅助胸腔镜外科的手术设备

电视辅助胸腔镜外科的手术设备包括手术仪器、手术器械和内镜耗材三部分：

1. 电视胸腔镜仪器

（1）光学系统：透镜系统，光源。

（2）传输系统：光纤，图像处理器和耦联器。

(3) 显示系统。

(4) 其他辅助系统：录像机，刻录机。

2. 手术器械

(1) TROCAR：规格，密闭/开放。

(2) 抓钳。

(3) 分离钳。

(4) 剪刀。

(5) 施夹器。

(6) 内镜拉钩。

(7) 持针器。

(8) 标本袋。

(9) 冲洗吸引器。

(10) 卵圆钳。

(11) 推结器/打结器。

(12) 内镜电刀。

(13) 超声刀/氩气刀。

(14) 激光器。

(15) 电钩。

3. 内镜耗材

(1) 内镜切开缝合器。

(2) 钛夹。

第三节　电视辅助胸腔镜外科的基本要求和技巧

电视胸腔镜手术除了要求有扎实的胸外科基本功外，其手术操作具有一定的虚拟性，要求较强的空间立体感。目前的透镜显像系统为平面成像，操作空间立体感须经过一定的训练才能够逐步建立。经过训练后方能适应镜像下操作，避免错误和不必要的损伤。因此，胸腔镜外科医师首先是能够独立开展常规手术的胸外科医师，又经过相关胸腔镜理论学习、动物实验或模拟器操作训练，在有经验的胸腔镜外科医师指导下，逐步由易到难，从简单到复杂，由助手到独立操作，最后能熟练地开展胸腔镜外科手术。

一、VATS 纵隔肿瘤手术原则、适应证和禁忌证

电视胸腔镜手术的适应证非常广泛，大部分比较简单的纵隔肿瘤摘除手术均可经胸腔镜完成，若辅助小切口开胸（video - assisted mini - thoracotomy，VAMT），则可完成大部分纵隔外科手术。

1. 纵隔肿物探查和活检术　电视胸腔镜进行探查的优点为探查的范围广泛，可进行多个部位活检，更全面获取肿瘤组织，同时能详细观察肿瘤周围结构受累情况。

探查范围应包括整个胸膜腔，前、中、后纵隔，胸壁、肺、膈肌表面，尤其是后肋膈角，以避免遗漏种植转移灶。探查结果需明确病变的性质、范围、侵袭程度、彻底切除的可行性等。探查目的主要在于纵隔肿瘤的定性和评估。活检目的主要对于纵隔肿物已经进行穿刺活检而无法定性，或根本无法进行穿刺活检的病例。否则，应首选 CT 引导下穿刺活检，从而以最小的损伤获取病理诊断，尤其是术前检查估计手术无法彻底切除的纵隔肿瘤或病变。对于上腔静脉综合征患者，首选 CT 引导下纵隔肿物穿刺活检，纵隔镜手术列为禁忌。电视胸腔镜探查活检术虽可以进行，但由于纵隔空间结构狭小，受这种限制探查结果往往不理想。

2．纵隔病变电视胸腔镜切除术　大部分比较简单的纵隔手术均可在电视胸腔镜下完成，需要满足如下几个条件：

（1）良性病变，或早期（无明显外侵或转移）的恶性病变。

（2）占位性病变直径以小于3cm为宜，此类肿瘤手术完整摘除较容易。若占位病变直径大于5cm，一般不考虑胸腔镜手术，可采用微创小切口手术，或电视胸腔镜辅助微创小切口手术（VAMT），以保证手术彻底和标本完整。例外的情况是对于纵隔囊性病变，电视胸腔镜手术不受肿物大小限制。

（3）电视胸腔镜手术的难易程度及安全性，除了与病变性质、大小有关，还受到肿瘤生长部位的影响。因此，结合操作者的经验，综合考虑，不可强求。安全第一是手术的永恒原则。

3．电视胸腔镜手术适应证

（1）前纵隔肿物：如胸腺病变，胸腺瘤，胸腺增生，胸腺囊肿，畸胎瘤，心包囊肿，毛细血管瘤，良性生殖细胞性肿瘤等。胸骨后甲状腺肿因位置高，血供特点，经胸腔镜多难以完成切除。

（2）中纵隔病变：如前肠源性囊肿，淋巴源性肿瘤等。

（3）后纵隔病变：主要是神经源性肿瘤。此外，在后纵隔VATS还包括胸导管结扎，交感神经链切断等手术操作。

4．电视胸腔镜手术的禁忌证

（1）严重胸膜腔粘连，心肺功能严重受损不能耐受术中单肺通气，手术相对复杂，或勉强单肺通气而血流动力学不稳定。

（2）气道畸形、梗阻等无法施行双腔插管及单侧通气。

（3）其他严重系统性疾病不能耐受全身麻醉和胸内手术。

（4）肿瘤具有明显侵袭性表现而开胸手术可以完全切除；哑铃型神经源性肿瘤。

（5）电视胸腔镜手术不能符合肿瘤学治疗原则。

（6）术中出现严重合并症或并发症，应及时终止手术或转为开胸手术。

二、术前准备

电视胸腔镜手术的术前准备与开胸手术基本相同。电视胸腔镜手术属于精细操作手术，要求术前对病变有深入细致的研究，认真设计探查孔和操作孔的位置，从而大大简化手术操作难度。因此，术者在术前应作好充分思想和技术准备。另外，随时做好中转开胸手术的准备，不仅要求器械护士做好器械及心理准备，让患者及其家属充分理解这一点更为重要。电视胸腔镜手术需要满意的双腔插管技术，麻醉师术前应巡视患者，确定双腔插管的可行性以及插管的型号大小，并备好纤维支气管镜以在需要时辅助插管和术中随时精确调整双腔插管位置。

三、麻醉

通常采用全身麻醉，双腔支气管插管，以满足术中单肺通气的要求。少数情况下，如儿童手术，可采用单侧支气管插管。

电视胸腔镜手术对麻醉插管的要求较高，不仅要求术侧肺完全萎陷，而且随时可以进行术侧肺通气，否则将能影响手术操作，或者难以保证手术质量，甚至不能完成VATS。在摆好手术体位，消毒之前，有条件的单位麻醉师最好用细支气管镜重新确定或调整双腔插管的位置，同时吸除痰液，保证气道通气畅通无阻。对于严重肺气肿，肺塌陷欠满意的患者，可以如腹腔镜那样，适当加用胸腔正压（不大于15cmH_2O），或者由麻醉师协助，在术侧支气管内置入细吸痰管，持续负压吸引，有利于气体排出肺脏，肺完全陷闭。此外，麻醉师可以用纯氧通气置换出肺泡内氮气，亦有利于术侧肺尽快完全塌陷。

术中麻醉用药亦有一定技巧。单肺通气后血氧分压以及氧饱和度良好维持，主要基于术侧肺塌陷后，肺泡低氧而引起的肺血管收缩作用（Hypoxic pulmonary vasoconstriction，HPV），属于肺的自身血管调节作用。HPV 增加了不张肺的血管阻力，使血流转向通气肺组织，改善了通气－血流匹配，从而不会发生明显低氧血症或高碳酸血症。某些药物，如异氟烷，氟烷，硝酸甘油，硝普钠等，可以抑制 HPV，引起低氧血症。

此外，使用某些新的通气技术，如，呼气末正压通气（PEEP，通常不超过 10cm H_2O），高频通气等，也能改善术中低氧血症。

目前胸科手术常规使用全身麻醉，偶有联合使用硬膜外麻醉以减少麻醉药用量和术后止痛。由于胸腔镜手术创伤小，术后疼痛较轻，合并应用硬膜外麻醉不如单纯全麻简单有效，临床上一般不常规推荐联合麻醉。

四、体位与切口

1. 原则　电视胸腔镜手术体位的摆放与切口设置是相互统一的，二者对手术的成败均至关重要。纵隔肿瘤及囊肿有其相对固定的好发部位，这对于体位的摆放和切口的设置较为有利，尤其是对初学者来说更容易些。总的原则是依据病变的部位（前后、高低）和手术的性质（探查、切除）来确定。患者的躯干中间部位抬高，摆成折刀样，增加肋间隙宽度和扩大手术野，减少损伤，便于操作。此外，为方便手术操作术侧上肢常需悬吊以增加腋下区的显露。

一般三个切口即可满足手术要求，少数情况下，可以作两个或四个切口，有些手术甚至一个切口即可完成，如带有操作通道的镜头孔。有些较复杂手术可能需要辅助小切口才能完成。

2. 体位

（1）正侧卧位：适用于中纵隔内肿瘤及囊肿的手术，或上纵隔淋巴结摘除活检。此体位术野显露满意，且便于转为常规开胸手术。上纵隔手术时可将床头抬高 30°～45°，使上叶肺下垂。

（2）左（右）前斜卧位：视情况将患者身体摆成 30°或 45°仰卧位，使肺脏及纵隔结构依重力作用后移，增加前纵隔空间，便于探查及手术操作。这种体位适用于前纵隔手术，如胸腺肿瘤手术，心包囊肿摘除和心包切除等。

（3）俯卧位：同仰卧位相反，将患者体位适度前俯，使肺脏和纵隔结构前移，增加后纵隔显露。适用于后纵隔手术，如神经源性肿瘤切除，交感神经链切断，隆突下淋巴结活检，前肠源性囊肿切除等。

（4）仰卧位：双上肢外展固定，根据需要，头侧可适度抬高。多用于双侧胸腔同期手术，可以通过旋转抬高手术床一侧达到一定侧向角度。如双侧胸腔镜胸腺摘除手术，双侧交感链切断术，或其他双侧病变的一期手术等。此体位的优点是不需重新摆体位、消毒，节省时间。缺点是显露欠理想，故适用于经验丰富的电视胸腔镜术者。

3. 切口设置：切口设置是电视胸腔镜外科的重要一环，也是手术前认真研究设计的主要内容。切口设置得当，手术已然成功一半。因之，术者必须对病变在胸腔的空间位置以及与之比邻的内脏结构的相对方位了然于胸。由于肋骨结构的排列特点，胸腔镜的照明、器械操作均以 180°平行移动为限，不能转弯或弯曲角度很小。因之切口设置的第一个原则是经该切口的器械能够直接到达病变；由于胸腔相对狭小，以及器械间需要同步配合操作，切口设置的第二个原则是经各个切口的器械能有效配合避免相互干扰。考虑到微创、美观和安全的要求，切口设置的第三个原则是尽量减少损伤，不破坏体表美观，同时兼顾可能转为开胸手术时切口的需要。

具体来讲，切口的设置需尽量符合“垒球场”样布局。经各个切口的器械均同向指向病变，避免镜像操作，各个切口间距离不能太近。镜头切口设置于距病变最远处。第 1 切口（镜头孔）应根据病变位置以及膈肌水平高低来确定，第 2、3 切口可于内镜初步探查后，直视下定位及操作，更有利于准确定位，避免意外损伤。也可以用 5ml 空注射器穿刺肋间协助观察位置是否合适。此外，后胸壁肋间隙较窄，操作不变，容易增加损伤，切口设置应避免过于靠后。切口的大小为 2cm 左右。若需要附加小切口，作保护胸肌的微创切口，一般设在腋下区，长度不超过7cm，轻微牵开肋间隙即可。

五、电视胸腔镜手术操作基本技术与技巧

1. 制作手术切口（port） 这是电视胸腔镜手术操作的第一步，切口一般沿肋间方向，靠近下肋骨上缘或肋间中间位置，以减少对肋间血管、神经的损伤。切开皮肤后，少量出血予电凝止血，然后以血管钳钝性沿肋间方向分开肌肉，直至胸膜腔，操作应逐步、有层次渐进，切忌猛力戳入胸膜腔。不要急于置入Trocar，若胸膜腔存在粘连，可能会损伤肺脏。此时可以食指或小指经切口探查周围是否有粘连。若有粘连，可略扩大切口，用手指进行切口周围的钝性分离，再置入Trocar。多数情况下皮下组织或肌肉有少量出血或渗血，不需特殊处理，置入Trocar后即可压迫出血处，达到止血目的。对于脓胸手术，各个切口制作完成后，可借手指钝性分离，使各切口之间完全通畅，增加胸内空间，便于器械置入操作。

2. 粘连松解 很多情况下，胸腔内或病变周围组织或多或少存在粘连。胸腔内粘连基本分为陈旧性粘连，如膜状粘连、带状粘连、胼胝样粘连，以及较新鲜的浸润性粘连几种。对于膜状粘连，因肺塌陷在张力牵引下，可以电钩或电刀作快速剥离。对于隐蔽处的膜状粘连可用“花生米”作钝性剥离。粘连带没有明显血管时，可以直接电凝切断，或用超声刀切断。若存在较粗大的血管，或有血管明显可见，可以超声刀低档直接切断，或用钛夹双重夹闭，或用推结器打结结扎。对于胼胝样粘连，若较局限，且无重要结构，可以电灼或剪刀直接处理，若范围较大或有重要结构，估计损伤可能性较大，最好转为开胸或辅助小切口予以分离。新鲜的浸润性粘连，一般多不严重，分离解剖较为容易，可灵活使用以上各种方法处理。

3. 镜下结扎、缝合 镜下结扎有多种打结方法，也有专门的打结器供使用。我们的经验是，使用美国外科公司制造的推结器，经套管打结，简单、方便、经济、实用。先在体外打好结，再推至待结扎处即可。镜下缝合需要特制的内镜持针器，最好使用带线的一次性缝合针，以免缝合针或线在操作过程中脱落或扭结。一般作单针贯穿缝合，或8字缝合，或褥式缝合。镜下缝合需要进行训练和反复多次练习，才能操作熟练，配合默契，运用自如。

4. 病变探查 病变部位获得良好显露后，开始进行器械探查。一般用长卵圆钳，推动或平扫病变表面，使术者确切感觉病变的部位、质地、大小、活动度，以及与周围脏器的关系，从而对病变的良、恶性，切除的可能性做出评估，指导下一步处理方案。有时病变位置较深，或与周围脏器界限不清，可能需要在镜下进行一定操作后，才能完成探查，最后做出可靠判断，对此应有足够的耐心和细心。否则有可能导致轻易放弃胸腔镜手术机会，进行不必要的开胸探查。

第四节 电视胸腔镜手术在纵隔病变的临床应用

电视胸腔镜外科是一项需要先进设备器械，要求较高的技术和技巧才能完成的手术操作。除了电视辅助设备和镜下操作器械以外，对于操作者来说，首先要求术者有开胸手术基本功，熟悉胸内结构与解剖，以及在危急情况下应急处理的经验与判断力。在此基础上，经过模拟操作培训和带教训练，本着由易到难的原则，逐步独立开展胸腔镜手术。纵隔肿瘤有其特定的好发部位，因此，通过特例示范学习，可以达到举一反三的效果。

一、前纵隔手术（胸腺切除手术）

胸腺摘除手术是电视胸腔镜外科的较好适应证。胸腺区是纵隔肿瘤的好发部位，有许多种胸腺肿瘤发生于此，摘除这些肿瘤可在胸腔镜下完成。与传统胸部正中切口手术比较，胸腔镜手术有着明显的微创优势。与纵隔镜比较，胸腔镜外科的视野扩大，操作安全，切除彻底，有更多的手术适应证。

1. 基本解剖　胸腺周围有心脏大血管、膈神经等重要脏器，但其本身血供差，此外，成人胸腺多已退化萎缩成脂肪组织，这是手术的有利条件。胸腺的动脉血供主要来自胸廓内动脉的分支、心包膈分支和甲状腺下动脉的小分支，这些动脉血管细小且不恒定，临床意义不大，电灼处理即可。胸腺的回流静脉称为中央静脉，一般左叶和右叶各1支，汇入左无名静脉，或左右无名静脉交角处，静脉较粗需要认真处理，可用钛夹夹闭或超声刀切断。处理静脉时应避免损伤无名静脉，以免发生严重大出血。对于重症肌无力或其他相关免疫疾病的治疗，施行胸腺切除已是目前一致的意见。电视胸腔镜手术切除胸腺其疗效可靠，操作安全。手术适应证、禁忌证、麻醉、围手术期处理与常规手术基本相同。以下重点介绍重症肌无力 VATS 胸腺切除的手术操作。

2. 麻醉和体位　临床多采用双腔气管内插管麻醉。由于重症肌无力患者对非去极化肌肉松弛剂高度敏感，使用时可能加重肌无力或出现肌无力危象，应禁止使用。对去极化肌松剂反应，不同重症肌无力患者可能存在差异性，使用时亦应酌情调整剂量，有时依靠单纯加深吸入麻醉剂来维持。

伴有胸腺瘤的重症肌无力患者，原则上应采取肿瘤一侧的手术入路。若肿瘤居中，或不伴有胸腺瘤者，一般采用右侧手术入路。经右侧入路便于显露上腔静脉、双侧无名静脉；避开了主动脉弓、心脏对术野的遮挡，增加手术操作空间。因此手术多采用右侧抬高 30°～45°侧仰卧位，右上臂悬吊固定。

3. 切口设置　胸腺切除的手术范围仍有争议，一般包括胸腺、前纵隔脂肪、心膈角脂肪、颈根部脂肪，以及无名静脉后方和上腔静脉内侧脂肪，两侧以膈神经为界。由于手术切除范围广泛，切口设置需要兼顾上、下、前、后。一般取腋前线3肋间、腋中线5或6肋间、锁骨中线稍外侧5或6肋间设置三个切口。上述切口位置并不固定，术中可以随时变换便于手术操作。必要时可加作第4切口，或者将前下方切口适当扩大，有助置入器械协助推移心脏和升主动脉，增加手术野（图35－4－1，图35－4－2，图35－4－3）。

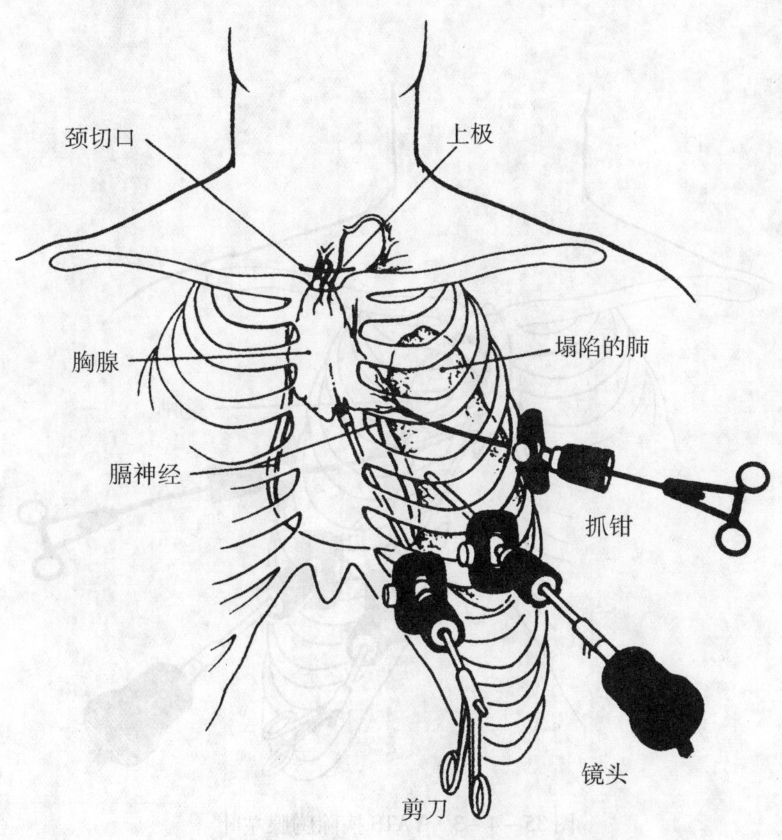

图35－4－1　VATS 摘除胸腺左叶

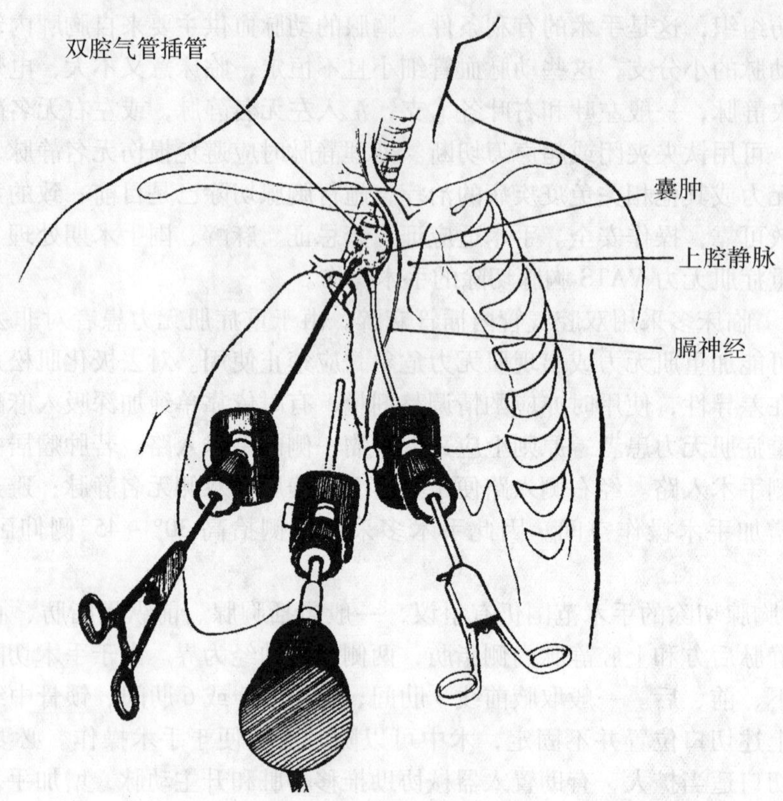

图 35－4－2　VATS 摘除胸腺右叶

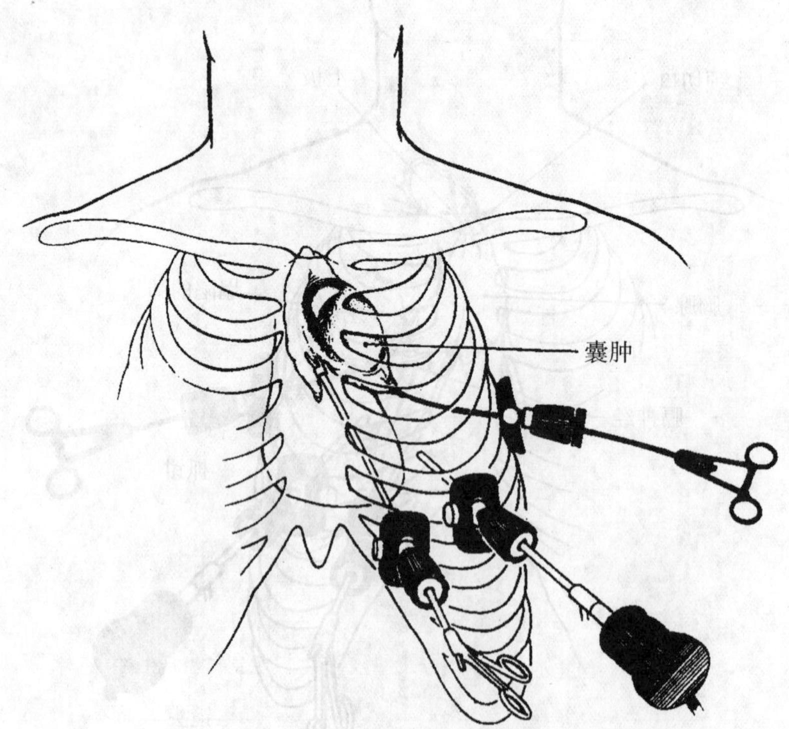

图 35－4－3　VATS 摘除胸腺左叶

4. 手术方法

（1）探查：首先要求满意的肺塌陷，使手术野有良好显露。胸腔内尤其是前纵隔旁是否有粘连，前纵隔脂肪、心膈角脂肪是否过度沉积、肥厚，均影响手术探查的效果。探查需明确胸腺的界限，胸腺大小以及有无肿瘤。

（2）切除顺序：若前纵隔、心膈角脂肪有明显沉积，可以先切除前纵隔、心膈角处脂肪组织，以获得良好的显露。然后再切除胸腺组织和对侧心膈角脂肪组织。

（3）手术操作：以右侧膈神经前沿为界，切开纵隔胸膜，以胸廓内血管为标志，切开胸骨后纵隔胸膜折返。从右侧胸腺下极开始解剖，并向内、向上作牵引，以钝性为主，结合锐性解剖，将右叶胸腺从心包及血管鞘剥离。向右牵拉胸腺左叶，显露其下极，由此开始边牵拉边钝性剥离胸腺左叶，纤维条索或小血管以电刀或超声刀处理。两下极剥离到接近无名静脉即可。

游离胸腺上极，由于胸骨后间隙狭小，主要血管分支汇集，此处操作务必耐心细致。先钝性剥离去除胸骨后脂肪组织，完全切开胸腺包膜，将胸腺上部向下慢慢牵拉，并向上推移胸腺包膜组织，胸腺上极多可完整剥离。若牵拉受阻，多因胸腺包膜未完全切开所致。上极与甲状腺下极有悬韧带相连，有时需要电刀或超声刀切断，同时也有止血作用。

处理胸腺静脉，将胸腺右叶提起并向左牵拉，可见左无名静脉下壁有1－3根胸腺回流静脉（中央静脉）。此静脉本身并不粗，但若处理不当，可能引致无名静脉或上腔静脉撕裂，甚可发生致命性大出血。因此，处理胸腺中心静脉务必小心不可盲目。可以用超声刀慢档切断或以钛夹夹闭后离断。有时胸腺静脉回流入左右无名静脉汇合处或者汇入上腔静脉，需认真辨识，操作时应考虑到可能存在的血管变异。

对侧心膈角的脂肪组织位置较深，显露欠满意，应采用钝性方法剥离，边牵拉，边推移，逐步将脂肪去除。要求尽量避免使用电刀或钛夹，以免损伤膈神经。

（4）移出标本：切除的标本可以分成几个部分，作好标记分别放入标本袋内，自切口取出。

5. 术后处理　术后处理与VATS开胸手术相同。

6. 争议的问题

（1）手术彻底性：采用电视胸腔镜进行扩大胸腺切除治疗重症肌无力一直存在争议。主要集中在它是否能如经典胸部正中切口那样做到标准的扩大切除。研究表明，异位胸腺生发中心在前纵隔分布广泛，包括前纵隔脂肪、颈根部、肺门部、心膈角等。Jaretzki和Wolff曾描述胸腺可存在于自舌骨至膈肌不同水平的颈部或纵隔部位，以及肺门水平的膈神经外侧，少见的胸腺组织还可孤立存在。这些解剖变异对治疗重症肌无力的胸腺切除术有一定意义。胸腺组织残留在罕见部位可能是术后疗效不满意的原因之一。胸腺组织是否完全切除干净，与重症肌无力的症状改善明显相关。从纵隔解剖以及实践经验来看，电视胸腔镜手术对颈根部、对侧膈神经附近、对侧心膈角等处的脂肪清除存在一定的困难和盲目性。为了尽量达到手术彻底性的要求，有作者采用同期双侧VATS，甚至三切口手术，即同期双侧VATS，加颈部切口，以求达到彻底摘除所有的胸腺组织、残余组织以及异位胸腺组织的目的。

（2）手术效果：从目前有限的临床报道来看，VATS扩大胸腺切除治疗重症肌无力的效果与常规开胸手术相当，统计学上两者之间无显著性差别。当然，进一步的研究比较需要大样本、规范化对照和更长期随诊，才能最终得出令人信服的结论。

二、中纵隔病变手术（囊肿、淋巴结）

中纵隔淋巴结肿大最多见，其次是囊肿。淋巴结肿大主要见于淋巴结所处的部位，上纵隔、肺门、隆突下、主动脉窗、主动脉弓旁等部位。纵隔囊肿主要为支气管囊肿、心包囊肿。纵隔囊肿为良性病变，偶尔可能有局灶性恶变。由于内皮的自分泌作用，囊肿不断增大，对纵隔结构产生的压迫症状是手术的重要指征。囊肿一经发现，应择期手术切除。纵隔淋巴结肿大的病理学诊断是临床常见难题，单纯影像学难以做出确切的鉴别诊断，多需要摘取淋巴结进行组织学或免疫组化检查。纵隔或肺门淋巴结有其固定的解剖位置，但多较隐蔽。一般情况下电视胸腔镜可完成大部分病例的淋巴结切除，显露良好时可以完整切除肿大的淋巴结，这是 VATS 的良好适应证。此外 VATS 可以同时进行多处淋巴结活检，包括纵隔镜不能达到的部位，这也是 VATS 优于纵隔镜之处。

1. 麻醉和体位　全麻双腔插管。一般摆放为侧卧体位，根据病变的位置，如靠前或偏后，适当后仰或前屈，需适当调整角度，便于显露视野，增大操作空间。心包囊肿多位于心膈角，其他囊肿位置靠近膈肌时，应将显示器置于足侧，从而避开膈肌对视野干扰，以及“镜像操作”带来的操作不便。

2. 切口设置　切口设置的原则同前，主要依据病变的位置进行设计（图 35－4－4）。

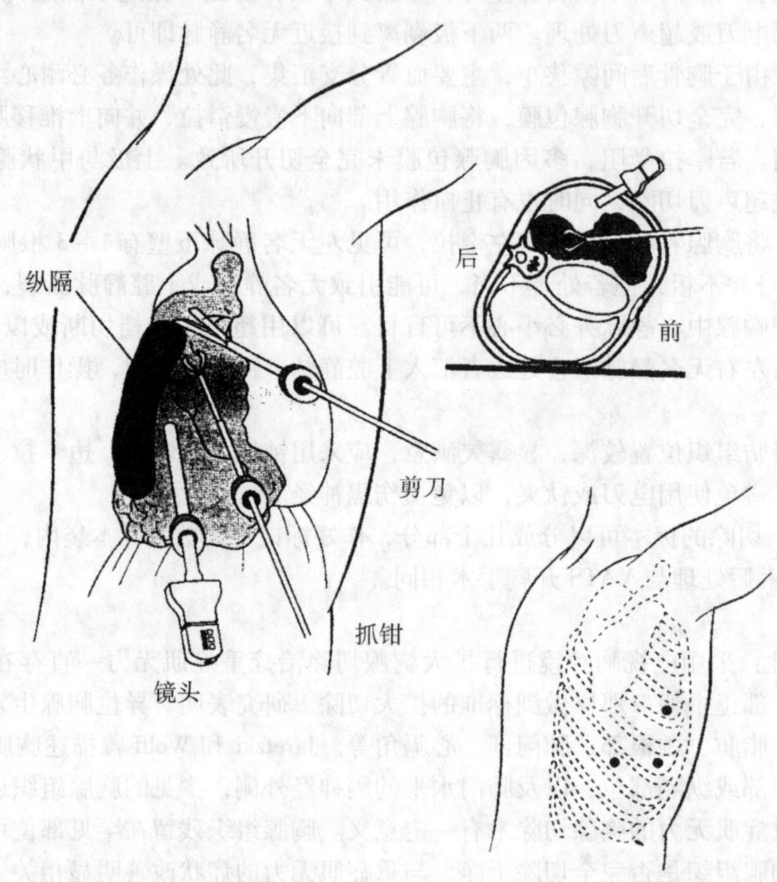

图 35－4－4　VATS 摘除中纵隔肿瘤

3. 手术方法

（1）纵隔囊肿摘除：纵隔囊肿的性质有时不易确定，但是可依其所处位置判断。心包囊肿多在心包旁紧贴胸壁和横膈，囊内容物为清亮水样液体。胸腺囊肿有时也可距离胸腺很远到达中纵隔。前肠源性囊肿，主要是支气管囊肿、肠源性囊肿（食管囊肿、肠囊肿、胃囊肿）和神经管前肠囊肿，各种纵隔囊肿的位置和内容物变异很大，有时为清亮液体，有时为绿色或棕褐色粘稠样液体，临床医师难以区分为食管囊肿或支气管囊肿，需要术后病理诊断鉴别。神经管前肠囊肿多位于后纵隔，有时可深入到椎管内。

纵隔囊肿体积较小，粘连不重，只要细心解剖剥离，多可以完整切除。囊肿体积较大，占据较大部分纵隔或胸腔空间，妨碍手术操作。此时可以预先作减张处理，即将囊肿壁切开小孔，吸除囊内容物，再将囊肿壁作完整切除。囊肿与周围组织紧密粘连，解剖剥离困难，亦可先减张处理，以便牵拉囊壁，再作完整切除。有时部分囊壁与重要脏器如心房、气管/支气管膜部粘连紧密，强行完全切除风险太大，可以残留部分囊壁，以电灼或碘酒烧灼破坏囊壁内层上皮，防止术后上皮分泌囊肿复发。

剥离囊肿时，需要锐性与钝性解剖相结合。先用电刀或超声刀切开纵隔胸膜，显露囊肿，再用分离钳牵拉囊壁，逐步作囊肿周围的钝性剥离。剥离的工具可以是吸引器或“花生米”等。囊肿周围相连的较小滋养血管，可用电刀直接烧灼处理，较大的滋养血管，用超声刀直接处理或钛夹夹闭后切断。囊肿有致密粘连，剥离时需要耐心进行锐性解剖，尽量作完整切除。有的囊肿存在短细蒂部，可以超声刀处理或钛夹夹闭后切断。

手术结束前，应仔细检查创面，彻底止血。

囊内容物一般为无菌性液体，应尽量避免污染胸膜腔。将标本放入无菌袋内取出。

（2）肿大淋巴结摘除：中纵隔内分布有多处淋巴结，常见淋巴结肿大，临床对肿大淋巴结性质的鉴别尚存在一定困难，因而纵隔淋巴结活检或切除肿大淋巴结，是胸外科医师常常需要处理的问题。对于广泛淋巴结肿大，如肉芽肿性病变，淋巴瘤等，电视胸腔镜手术目的仅限于明确诊断，获取活检标本即可，不需摘除全部肿大淋巴结。术中送冷冻病理检查，确保取材足够、满意、可靠。对于疑难、复杂和广泛的纵隔淋巴结肿大的诊断，务必获取多处活检标本，增加病理诊断的可信度。局限性淋巴结肿大，应争取完整切除，除了诊断以外还可达到治疗目的，如局限型纵隔巨大淋巴结增生（Castleman's disease）。

摘除纵隔肿大淋巴结时，若周围粘连不重，可完整切除。术中可见的淋巴管应予夹闭或超声刀处理。Castleman's disease 血供异常丰富，应先处理周围包膜血管，使用超声刀处理更为妥善。若胸腔镜摘除有困难，应及时转为开胸手术或小切口辅助，以减少出血和手术并发症。肿大淋巴结粘连严重，或病变部位显露不满意，完整切除风险较大，仅采取病变组织活检，此时可以电灼切开淋巴结包膜，用大咬钳咬取大块组织送病理检查，创面以电刀止血即可。

电视胸腔镜下游离解剖淋巴结的要点：

- 淋巴结表面组织应尽量分离到确切层次，以显露淋巴结与周围组织间隙。
- 达到确切解剖层次后，以钝性剥离淋巴结为主，如使用吸引器游离周围组织。
- 肿大淋巴结有明显粘连，应紧贴淋巴结进行锐性解剖或电刀游离粘连组织。
- 游离肿大淋巴结应适当牵拉上腔静脉、奇静脉、肺脏、支气管等，以增加术野显露。

电视胸腔镜摘除肿大淋巴结手术一般无明显淋巴漏发生，细致耐心解剖也不产生明显合并症。

三、后纵隔病变手术（神经源性肿瘤摘除、自主神经切断）

1．神经源性肿瘤摘除术　后纵隔的空间相对较大，发生于后纵隔的肿瘤较为单纯，适宜电视胸腔镜下手术摘除。常见的后纵隔肿瘤为神经源性肿瘤，包括良性和恶性两大类。良性神经源性肿瘤有神经纤维瘤、神经鞘瘤和神经节细胞瘤。恶性神经源性肿瘤有恶性神经鞘瘤、神经纤维肉瘤和神经母细胞瘤。一般认为，肿瘤直径小于5cm，界限清楚，无明显恶性征象，均为电视胸腔镜手术的良好适应证。

术前CT扫描是纵隔肿瘤的常规检查。若怀疑病变累及椎管或椎间孔，应进行MRI检查，明确是否存在“哑铃形”病变。肿瘤外侵致椎间孔明显扩大或破坏，或存在“哑铃形”病变为电视胸腔镜手术的禁忌。对此种肿瘤应果断行开胸手术，并请神经外科协助，一期完成椎管内外肿瘤摘除手术。

电视胸腔镜摘除后纵隔肿瘤操作要点：

- 沿肿瘤周边切开纵隔胸膜。
- 肿瘤解剖以钝性推移、剥离为主。
- 明显的结缔组织带或滋养血管应以超声刀或电灼处理。
- 肿瘤蒂部多与肋间结构有关，应以超声刀或电灼或钛夹处理。
- 神经节细胞瘤多可见交感神经链从肿瘤旁或上方穿过，可将其剥离推开或切断；若肿瘤位置靠近胸腔顶部，为避免损伤交感神经链的星状神经节，可以沿神经节下缘夹闭后剪断，防止术后发生霍纳综合征。

术后常见的合并症是交感神经链损伤，导致同侧躯体无汗或体温稍高。一般半年后多可恢复或代偿。少见的合并症是霍纳综合征，应尽量避免发生。此外，摘除后纵隔神经源性肿瘤手术偶可发生脑脊液漏，多因摘除肿瘤时损伤肋间神经袖，撕裂硬脊膜所致。

2. 自主神经切断术　自主神经切断或切除术在治疗血管神经性疾病的作用，有着悠久历史，并已经在临床得到证实。随着药物治疗学进步，目前自主神经切断术或切除术主要用于治疗手汗症、雷诺氏病、先天性长 QT 综合征、癌性上腹痛（内脏大小神经节切断术）等方面。全迷走神经切断术治疗溃疡病主要用于顽固性、复发性、消化性溃疡，手术可以经胸腔入路或经腹腔路径。

自 20 世纪 90 年代以来，电视胸腔镜技术的发展以其微创优势为自主神经疾病的外科治疗重新注入活力。电视胸腔镜操作简便、疗效确切。在镜头放大作用下，交感神经链很容易辨认，即使是肥胖患者解剖交感神经链也不困难。

（1）电视胸腔镜治疗手多汗症的操作要点：

- 交感神经链定位：交感神经链位于脊柱两侧肋骨头后纵隔胸膜下，呈白色长链状结构，电视胸腔镜下多能清晰显示，容易寻找。
- 星状神经结定位：为交感神经链的胸内最上方神经节与颈下神经节融合而成。位于第一肋骨表面，呈“猫爪样”结构，表面常有脂肪垫覆盖，不难辨认。
- 星状神经节保护：星状神经节明确定位后，应避免在星状神经节表面分离；避免使用电刀；星状神经节的夹闭切除范围应在下 1/3 内。
- 切除范围：治疗多汗症交感神经链切除范围仍有争论。较为统一的意见是除了切断或切除神经节及主链以外，交感链周围的灰、白交通支亦应予以电灼破坏。有作者报告仅夹闭神经节，可以减轻或减少术后并发症，而获得相同的治疗效果。

（2）术后并发症：自主神经切断术后最严重的合并症是霍纳综合征。术后多数患者可有短时期眼睑轻微下垂，随时间症状可逐渐恢复。若星状神经节损伤严重，则为永久性霍纳综合征。其次的合并症是代偿性躯体多汗，出现在 50% 以上的病例，代偿性多汗症状轻重不一，多无法预测，可能与切除范围有关。少部分患者影响工作、生活，25% 患者感觉手部明显干燥，有的甚至皮肤粗糙、皲裂。少数患者出现胸背部疼痛。术前务必向患者交待清楚可能出现的各种并发症，征得患者同意和理解，同时需严格掌握手术指征。

第五节　电视胸腔镜在肺癌分期中应用

目前，人们已经充分认识肺癌分期在肺癌治疗方案选择、预后判断等方面的重要作用。电视胸腔镜在肺癌分期中的地位已得到确认，它有力地补充了影像学在肺癌分期的不足。电视胸腔镜在肺癌分期中的应用包括以下几个方面：

一、胸膜腔内探查

适于周围型肺癌累及脏层胸膜患者，或者中心型肺癌伴有胸膜腔积液患者。对于前者电视胸腔镜可以协助判断有无胸膜种植转移；对于后者可以协助判断胸腔积液的性质，若为恶性，可以同时完成胸膜腔封闭治疗。无论周围型或中心型肺癌患者，二者均可有效避免开胸探查，降低手术探查率。

二、肺门探查

可以比较准确地判断中心型肺癌手术可切除性，或周围型肺癌有严重肺门淋巴结转移的可切除性（彻底切除）；必要时可以切开心包探查，尤其是局部晚期肺癌患者，电视胸腔镜可以降低开胸探查率和肺癌姑息性切除的机会。

三、纵隔淋巴结探查

电视胸腔镜视野广阔，可以对多组纵隔淋巴结以及肺门淋巴结同时进行探查活检。同侧纵隔及肺门淋巴结均可进行探查活检。但胸腔镜无法同时行对侧淋巴结活检。因之，目前电视胸腔镜只能选择性用于肺癌分期，不能完全取代纵隔镜检查。电视胸腔镜探查纵隔淋巴结范围，理论上可以达到第2、3、4R、5、6、7、8、9、10、11 等各组，但实际操作时，由于操作孔、器械、解剖视野等限制，不可能一次完成上述淋巴结探查活检；而且从治疗角度，无必要同时进行全部淋巴结活检。综上所述，电视胸腔镜在纵隔淋巴结活检或肺癌分期上的应用有一定的选择性。

四、评价

与纵隔镜对于肺癌 N_2 分期结果相比较，VATS 肺癌分期能够到达的范围更广，从而有效地降低开胸探查率，并且对晚期肺癌患者可以同期完成部分治疗作用，如恶性胸腔积液的胸膜腔封闭手术。这是电视胸腔镜对肺癌分期的优点。但是其缺点是 VATS 对肺癌 N_2 期的探查活检不如纵隔镜方便，而且仅能完成单侧探查；VATS 需要有良好的双腔插管单肺通气全身麻醉，这些均使电视胸腔镜在肺癌分期中的作用受到一定的限制。目前，N_2 淋巴结是肺癌治疗方案选择的最重要条件。因此，比较而言，纵隔镜较电视胸腔镜在肺癌分期中的作用更为重要。

第六节　电视胸腔镜手术并发症及处理

电视胸腔镜手术存在多种并发症，总的来说发生率并不高，绝大多数合并症可以安全处理。但是少数合并症，若警惕性不高，或处理不当，可能产生致命性后果。临床常见、主要并发症有以下几种：

一、切口并发症

主要包括切口出血、感染或愈合不良和切口疼痛。

在电视胸腔镜放大作用下，观察到的切口滴血可自行停止，或经过简单压迫或电凝即可止血。若损伤肋间血管发生出血，需要钛夹夹闭确保有效止血。沿肋骨上缘或沿肋间隙中线作切口，基本上可避免肋间血管损伤。

切口的感染或愈合不良，主要原因有二个，一是切口过小，套管（Trocar）反复摩擦压迫，造成切口周边组织坏死影响愈合；二是标本取出时通过切口造成的污染。

损伤肋间神经可能产生术后切口慢性疼痛，其发生率约为 10%，绝大多数切口疼痛可以忍受，随时间逐渐缓解消失。

二、肺组织损伤

肺组织损伤容易发生在分离胸膜腔粘连时，尤其是在剥脱胸膜纤维板时，肺组织损伤常难以避免。肺脏胸膜的表面性损伤，不需特殊处理，或者在肺表面局部喷洒生物蛋白胶，多在术后 1～2 天内随纤维素沉着、粘连，肺表面漏气自止。若术中发现肺组织损伤较深，或存在明显支气管胸膜瘘，则需要胸腔镜下缝合漏口，或用 ENDO－GIA 闭合。一般来讲，在电视胸腔镜处理肺部肿瘤手术中，肺漏气的发生率（>5 天）约为 3%。

三、胸内血管损伤

包括锁骨下血管、奇静脉、上腔静脉系统、肺血管的损伤。

电视胸腔镜操作损伤胸内血管多由于胸膜腔粘连较重，解剖层次不确切，又盲目勉强手术操作所致。所以，在大血管附近操作时，务必小心谨慎，尤其要辨清解剖结构和组织层次，避免盲目操作。当解剖剥离存在较大阻力和风险，应及时转为开胸手术，或作微创小切口开胸辅助手术。在大血管损伤或怀疑有大血管损伤时，应果断开胸，及时处理，避免迟疑或侥幸心理以致造成灾难性后果。

四、神经损伤

电视胸腔镜手术过程中，套管挤压肋间神经造成的损伤常难以避免，应尽量选用口径较小的套管，或者塑料套管，可以有效减少肋间神经损伤。绝大多数肋间神经损伤轻微，持续时间短，并可以恢复。严重的 VATS 神经损伤主要指膈神经损伤、喉返神经损伤和臂丛神经损伤。这些神经在电视胸腔镜镜下解剖比较清楚，只要心中有数，不盲目操作，多不会造成严重不可逆的后果。邻近神经的轻微电传导损伤不致产生严重后果，一般不影响神经功能。

五、气管支气管损伤

隆突下附近操作应注意勿损伤气管和支气管，主要是损伤膜部。摘取隆突附近淋巴结时，动作要轻柔，避免粗暴撕扯。镜下辨清解剖结构后，以锐性分离韧带组织更为安全。术中一旦发现气管或支气管损伤，应果断开胸严密修补，认真修补后的气管或支气管损伤可以一期愈合。

六、复张性肺水肿

复张后肺水肿或称为低压性肺水肿，发生的原因和机制较复杂。但与以下因素有明显关系：肺萎陷时间和程度；肺复张的速度；心功能状态；输液量和速度；原发病的性质等等。肺水肿发生的时间可以在复张后数分钟到数小时内，大多数发生在 1 小时以内，最迟不超过 24 小时。

预防复张性肺水肿，以去除肺水肿的诱因为主。诊断明确后，治疗原则为提高胶体渗透压，强心利尿，镇静，解除支气管痉挛，改善应激状态。关键是及时想到复张后肺水肿发生的可能性。具体作法包括吸氧，皮下注射吗啡，输入血液或血浆减少晶体液，给予利尿剂，静脉注入地塞米松（氟美松），强心剂等。有人报告胸腔内注入气体造成人工气胸使肺重新萎陷以缓解肺水肿。症状严重者需要呼吸机辅助呼吸，采用人工通气时，适当呼气终末正压（PEEP）对肺水肿治疗有一定价值。

七、肿瘤的种植转移

电视胸腔镜手术治疗恶性肿瘤时，有可能造成病变周围组织、胸膜、切口等部位肿瘤种植和转移，这与胸腔镜下器械操作的局限性有关。无论在肿瘤的探查、切除过程，还是取出过程中，任何一个环节均无法做到严格地遵循肿瘤学原则，像开胸手术那样“精细、准确、轻柔”操作。因此，VATS 治疗恶性肿瘤，应严格选择手术适应证，不要过分地追求手术的微创化，更应严格遵守肿瘤外科原则。虽然有少数报道 VATS 术后发生肿瘤种植转移，但就总体而言，肿瘤种植转移临床并不多见，电视胸腔镜手术治疗恶性肿瘤仍是比较安全的方法。

八、中转开胸手术

电视胸腔镜手术中转开胸的发生率为 6% ~20%。中转开胸手术与胸腔镜手术适应证的选择有密切关系。常见的原因为术中始发现病变广泛，需要扩大手术范围。胸膜腔内或病变周围组织有广泛粘连，胸腔镜无法显示或满意处理。病变极小且位于肺实质内，胸腔镜下难以探查到或确定病灶。探查或摘除病变过程中发生意外出血等。严格来讲，胸腔镜手术中转开胸并不属于手术并发症，但是它延长了手术时间、增加了手术创伤。所以，避免中转开胸的关键在于术前详细阅读影像学资料，严格选择手术适应证，术中精细认真操作，避免意外损伤。

九、麻醉并发症

电视胸腔镜外科要求术侧肺组织完全塌陷，依靠对侧单肺通气来维持满意的血氧分压和饱和度，因而它对于双腔气管插管要求很高。插管困难或反复调整双腔管位置，可能导致声带损伤或喉头水肿、环杓关节半脱位等与麻醉插管有关的机械性损伤合并症。此外长时间、高压力单肺通气也可能造成机械通气所致气压伤，甚至发生张力性气胸，或术后肺膨胀不全、肺实变和肺部感染等。

（崔玉尚）

参考文献

1. Bloomber AE. Thoracoscopy in perspective. Surg Gynecol Obstet, 1978, 147:433.
2. 朱烨. 胸腔镜检查及胸腔烧切术. 中华医学杂志，1946，32:309.
3. 孔晖，胡福定. 胸腔镜临床应用进展. 云南医药，1994，15:471~473.
4. 严志焜. 电视胸腔镜治疗应用进展. 现代实用医学，2002，14:113~115.
5. 严秉泉，陈汉章. 胸腔镜胸腺切除术治疗重症肌无力. 中华外科杂志，1996，34:543~545.
6. Cooper JD, AI-Jilaihawa AN, Pearson FG, at al. An improved technique to facilitate transcervical thymectomy for myasthenia gravis. Ann Thorac Surg, 1988, 45:242~247.
7. Yim APC, Kay RL, Izzat MB. Video-assisted thoracoscopic thymectomy for myasthenia gravis. Semin Thorac Cardiovasc Surg, 1999, 11:65~73.
8. 王俊. 胸腔镜和纵隔镜手术图谱. 北京：人民卫生出版社，2003.
9. Lennguist. Combined cervicothotacic approach in thymectomy for myasthenia gravis. Acta Chir Scand, 1990, 156: 53~61.
10. Fisher JE. Aggressive surgical approach for drug-free remission from myasthenia gravis. Ann Surg, 1987, 205: 496~503.
11. Jaretzki A, Barohn RJ, Ernstoff RM, et al. Myasthenia gravis: recommendations for clinical research standards. Ann Thorac Surg, 2000, 70:327~334.
12. Giancarlo R, Federico V, Ombretta N, et al. Videothoracoscopic approach to primary mediastinal pathology. Chest, 2000, 117:1179~1184.
13. Moodley J, Singh B, Shaik AS, et al. Thoracoscopic splanchnicectomy: pilot evaluation of a simple alternative for chronic pancreatic pain control. Worl J Surg, 1999, 23:688~692.
14. Gossot D, Kabiri H, Caliandro R, et al. Early complications of thoracic endoscopic sympathectomy: a prospective study of 940 procedures. Ann Thorac Surg, 2001, 71:1116~1119.
15. Chung IH, Oh CS, Koh KS, et al. Anatomic variations of the T2 nerve root (including the nerve of Kuntz) and their implications for sympathectomy. J Thorac Cardiovasc Surg, 2002, 123:498~501.
16. 周冰，严志焜，朱理等. 胸腔镜下胸交感神经节切除术治疗手汗症110例. 中华胸心血管外科杂志，2003，10: 134~135.
17. 王京弟，刘桐林，陈鸿义. 电视胸腔镜手术诊治纵隔肿瘤26例. 中国内镜杂志，2001，7:38~40.
18. Emmanue JM, Francois P, Jacques A, et al. Thoracoscopic excision of mediastinal bronchogenic cysts: results in 20 cases. Ann Thorac Surg, 2000, 69:1525~1526.
19. Stephen RH, Theresa MB, Mark JK, et al. Thoracoscopic resection of posterior neurogenic tumors. J Am Surg, 1999, 65:1129~1133.
20. 梁兆煜，何建行. 胸腔镜在肺癌分期中的应用. 广东医学，2000，21:273~274.
21. Feld R, Abratt R, Graziano S. Consensus report pretreatment minimal staging and prognostic factors for non-small cell lung canaer. Lung Cancer, 1997, 17: suppl 11:3~10.
22. Matsuuray Y, Nomimura T, Murakami H, et al. Clinical analysis of reexpansion pulmonary edema. Chest, 1991, 100: 1172~1176.

23. Hazelrigg SR, Nunchuk SK, Locicero J. 3rd Video Assisted Thoracic Surgery Group data. Ann Thorac Surg, 1993, 56: 1039 ~ 1044.

24. Yamashita JI, Kurusu Y, Fujino N, et al. Detection of circulating tumor cells in patients with non – small cell lung cancer undergoing lobectomy by video – assisted thoracic surgery: a potential hazard for intraoperative hematogenous tumor cell dissemination. J Thorac Cardiovasc Surg, 2000, 119 : 899 ~ 905.

25. Parekh K, Rusch V, Bains M, et al. VATS port site recurrence: a technique dependent problem. Ann Surg Oncol, 2001, 8 : 175 – 178.

26. 韦森，孙克林. 电视辅助胸腔镜外科在肺肿瘤诊断治疗中的地位. 中国肺癌杂志，2002，5 : 396 ~ 400.

第三十六章　纵隔镜在纵隔疾病诊断和治疗的应用

第一节　纵隔镜手术历史

传统纵隔镜手术已有半个多世纪的历史。1954 年 Harken 等在 Daniels 的斜角肌脂肪垫活检技术基础上，局麻下从斜角肌术野用手指分离上纵隔，然后用喉镜行气管旁纵隔淋巴结活检术，由此大大提高了淋巴结活检的阳性率，开创了有创性纵隔检查的先例，这是原始的纵隔镜手术。1959 年，瑞典医师 Carlens 等在总结前人经验的基础上，首次正式描述和命名了纵隔镜手术。他们采用特制的纵隔镜，经胸骨上切迹切口，创立了纵隔镜手术。该手术的主要特点包括：①单一颈部正中小切口；②以手指沿气管前间隙分离出血管后颈纵隔隧道；③使用带光源的纵隔镜置入颈纵隔隧道，直视下分离气管旁淋巴结并进行活检术；④在全麻下完成手术操作。这是经典的颈部纵隔镜术，后人称之为标准或传统纵隔镜术。

传统纵隔镜术存在一定的盲区，即无法对主肺动脉窗、主动脉旁、前纵隔等多处淋巴结进行活检。1976 年 Deslauriers 等报道了扩大的纵隔镜手术，1987 年，Ginsberg 等报道了一种扩大的血管前纵隔镜手术。这两种手术都是在传统颈部纵隔镜手术的基础上发展起来的，弥补了传统纵隔镜手术的不足，称为扩大的颈部纵隔镜术。尤其是后者，已成为临床常用的扩大纵隔镜术式。1966 年，Mc Neill 和 Chamberlain 报道了诊断性的前纵隔切开术，在此基础上，1980 年，Jolly 等报道了辅以纵隔镜手术进行肺癌探查、评估和淋巴结活检术，并称之为前侧纵隔纵隔镜术，即胸骨旁纵隔镜术。这些扩大纵隔镜术式的成功应用，进一步提高了纵隔镜在临床应用的价值，尤其是在肺癌分期中的特殊地位。

随着手术器械的不断改进，手术照明光源系统的进步，纵隔镜系统不断得到完善，使得纵隔镜手术更加安全和便于教学推广。20 世纪 90 年代初，随着电视腹腔镜外科和电视胸腔镜外科的临床应用和普及，产生了电视辅助纵隔镜。其高分辨率的成像和传输系统，扩大了手术视野，而且术野清晰，操作者对着屏幕操作，使手术者姿势变得舒适。电视辅助纵隔镜外科是纵隔镜发展的必然趋势。

纵隔镜手术最先在欧洲得到迅速推广和临床应用。20 世纪 60 ~ 70 年代，Pearson 医师在美国对纵隔镜手术进行大力的推广和普及，使得此项技术在北美得以广泛应用。并确立了纵隔镜在肺癌术前病理分期上的历史地位。1965 年，傅尧箕医师在我国首先报道传统纵隔镜手术，提出纵隔镜检查术可以作为一种补充检查方法用于纵隔良、恶性疾病及肺癌的诊断。1982 年，梁雁等医师报道了选择性纵隔镜检查术对肺癌诊断的价值。但由于认识上的不足，对手术的恐惧心理，以及缺乏肺癌治疗的严格规范等原因，纵隔镜手术在我国一直未能获得推广和普及。

第二节　电视辅助纵隔镜手术设备

电视纵隔镜的成套设备应包括：纵隔镜，光源，摄像系统，显像系统，手术器械，资料存储系统等几部分。其中光源，摄像系统，显像系统，资料存储系统可与电视辅助胸腔镜通用。特殊部分仅有纵隔镜，手术器械两部分。

一、纵隔镜

标准的 Carlens 纵隔镜为一近似圆筒形的硬金属镜。由喉镜改变而来。镜长约 20cm，直径约为 2cm，前端带有小灯，后备有垂直的把手，通过套管连接吸引装置。现代纵隔镜一般比 Carlens 镜短而细。依据直径不同分为 10. 8mm、11. 8mm 和 12. 8mm 等几种，依据长度分为 9. 5cm、14. 5cm、16cm 和 18cm 等几种。可以连接电视成像系统的，称为电视纵隔镜；其他称为普通纵隔镜。电视纵隔镜的镜管更像是“鸭嘴式”内窥器，下叶可以打开，能够更好地显露纵隔结构。

二、手术器械

每种器械有多种规格。

1. 电凝吸引器，是纵隔镜手术必备器械，在吸引功能的同时完成止血和分离，适于狭小的操作空间，十分便利。
2. 抓钳。
3. 分离钳。
4. 活检钳。
5. 特制穿刺针头。

此外，由于纵隔镜手术潜在的手术风险很大，为确保手术安全，应常规备好开胸手术器械和胸骨锯。

第三节 纵隔镜手术基本要求和技巧

一、纵隔解剖和纵隔镜手术路径解剖

纵隔镜手术的空间狭小，局部血管、神经密集，要求术者对解剖应有充分了解，并具有一定的手术技巧。为确保手术成功、防止并发症的发生，首先必须熟悉和掌握纵隔解剖及纵隔镜手术范围的局部解剖，以及手术路径解剖。

（一）纵隔区域划分

有三分法、四分法、六分法等。

纵隔三分区：Shields 于 1972 年提出纵隔三分区，包括前纵隔、内脏纵隔和椎旁沟三区，其中内脏纵隔相当于中纵隔，椎旁沟相当于后纵隔。此分区法简便、实用（图 36 – 3 – 1）。

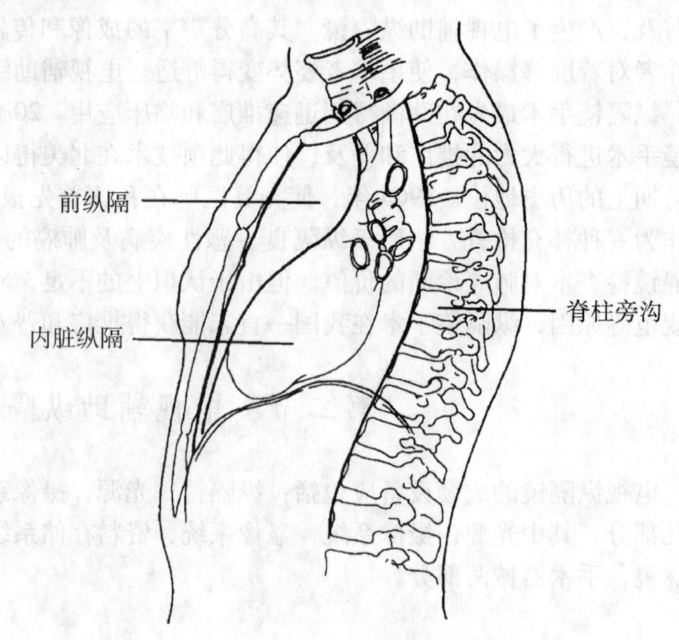

图 36 – 3 – 1 纵隔三分区

纵隔四分区：为最早的纵隔分区法，即上纵隔、前纵隔、中纵隔和后纵隔（图 36 – 3 – 2）。

纵隔九分区：由 Heitzman（1977）提出，包括有胸廓入口、上主动脉区、下主动脉区、奇静脉上区、奇静脉下区和肺门区，共六个分区。此种分区方法系由放射学家描述，临床应用太繁琐，胸外科医师很少采用（图 36 – 3 – 3）。

（二）手术径路解剖

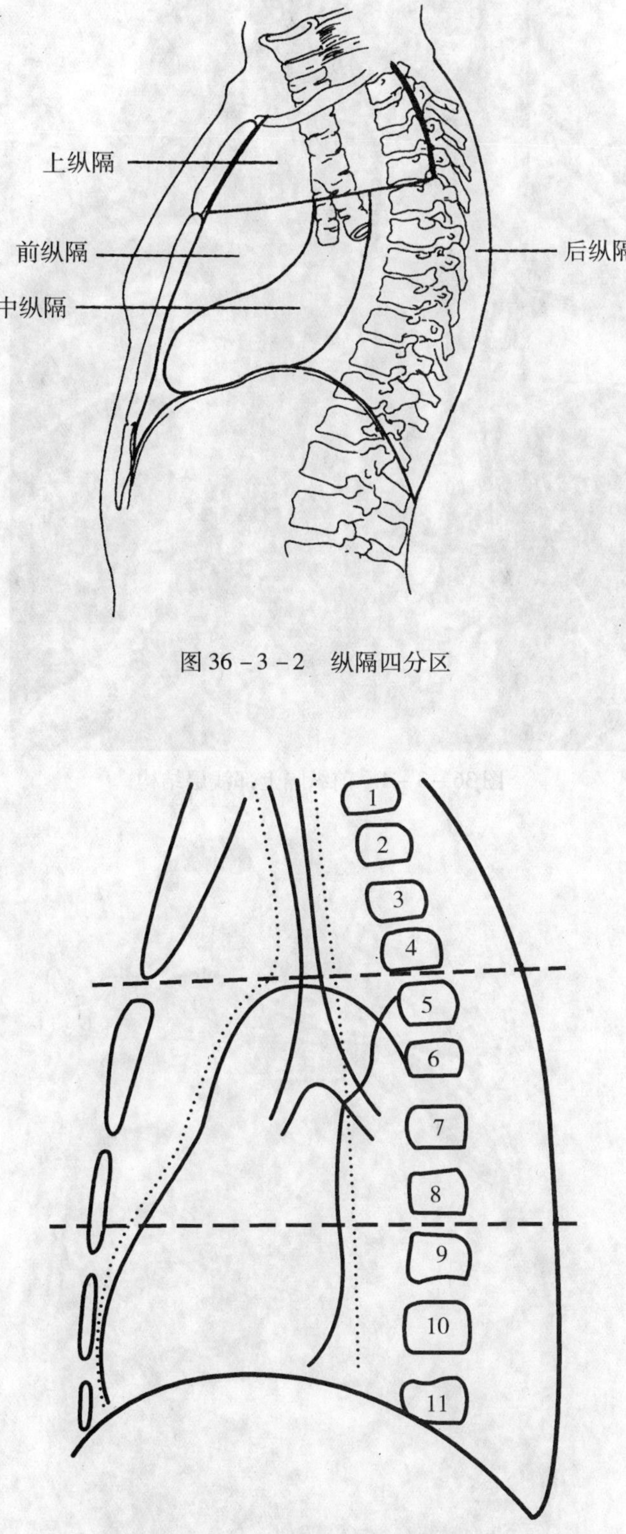

图 36－3－2　纵隔四分区

图 36－3－3　纵隔九分区

以上水平线（自胸骨角至第 4 胸椎体下缘）、下水平线（自胸骨体下部及第 4 肋前部，经肺门下缘至第 8 胸椎下缘）、前纵隔线（经主动脉弓三大分支及其心包前）和后纵隔线（经气管、气管分叉和心包后方）将纵隔分为前纵隔（上、中、下）、中纵隔（上、中、下）和后纵隔（上、中、下）共 9 个分区。

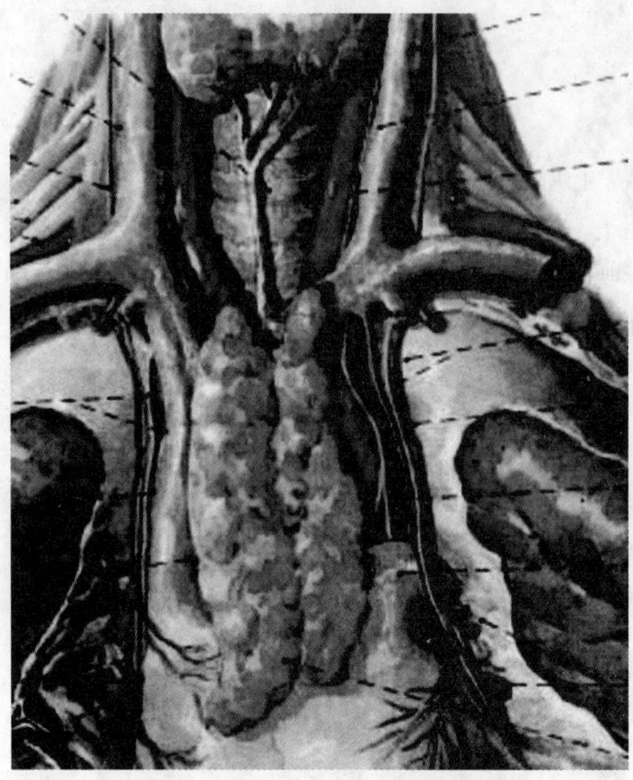

图 36－3－4　前纵隔上部浅层结构

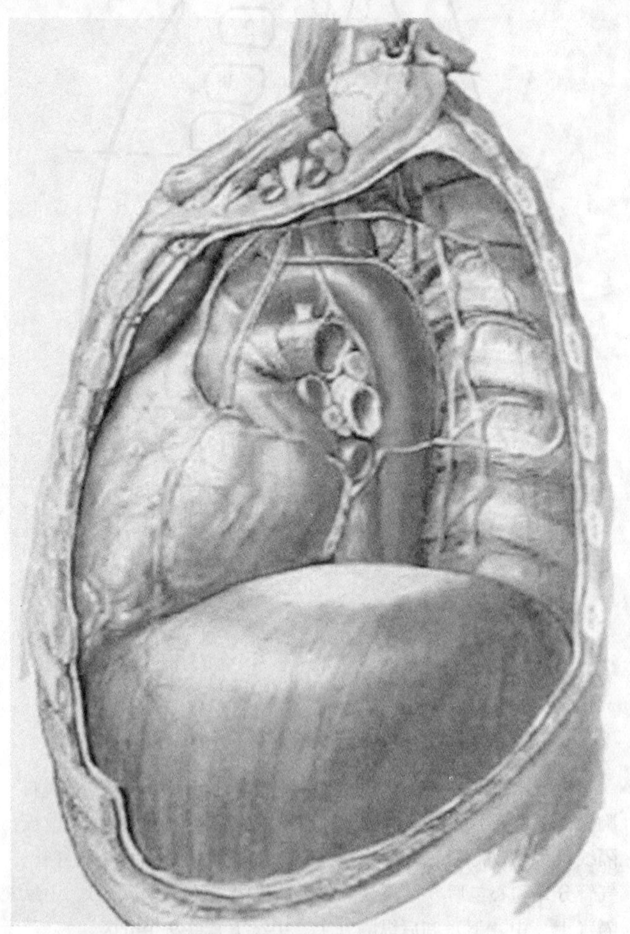

图 36－3－5　上纵隔内膈神经及迷走神经走行

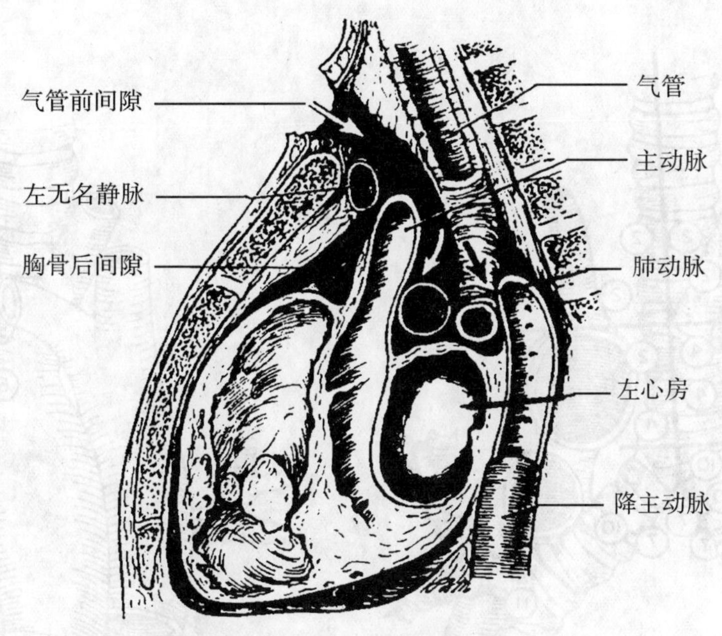

图 36－3－6　纵隔解剖间隙

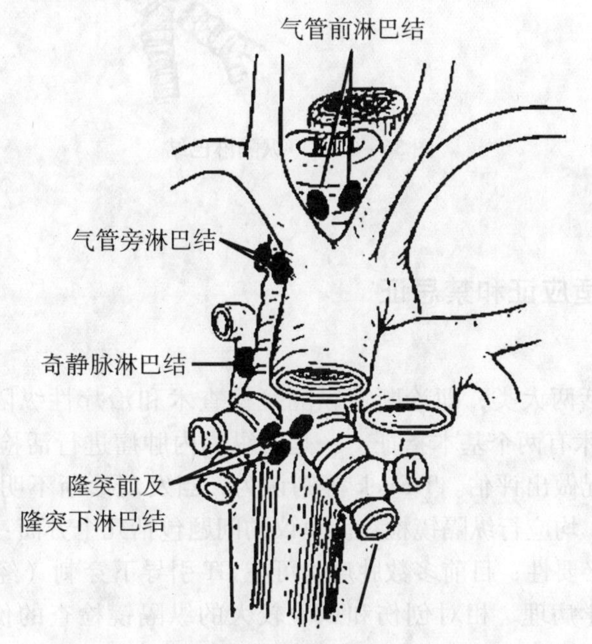

图 36－3－7　纵隔镜检查局部解剖、径路

（三）纵隔淋巴结分布

中纵隔的淋巴结群接收食管及肺的淋巴引流，对肺癌及食管癌的分期有重要意义。目前国际上通用的用于肺癌分期的胸内淋巴结分布图首先由日本学者 Naruke 等提出，后为美国胸科协会（ATS）采用、修改和颁布。1996 年 UICC 将两者统一，于 1997 年颁布了新的淋巴结分布图。并为全世界广泛应用。它把纵隔、肺门和肺内淋巴结划分为 14 区，其具体分布位置见示意图（图 36－3－8）；各区的名称和解剖标记见表 36－3－1。

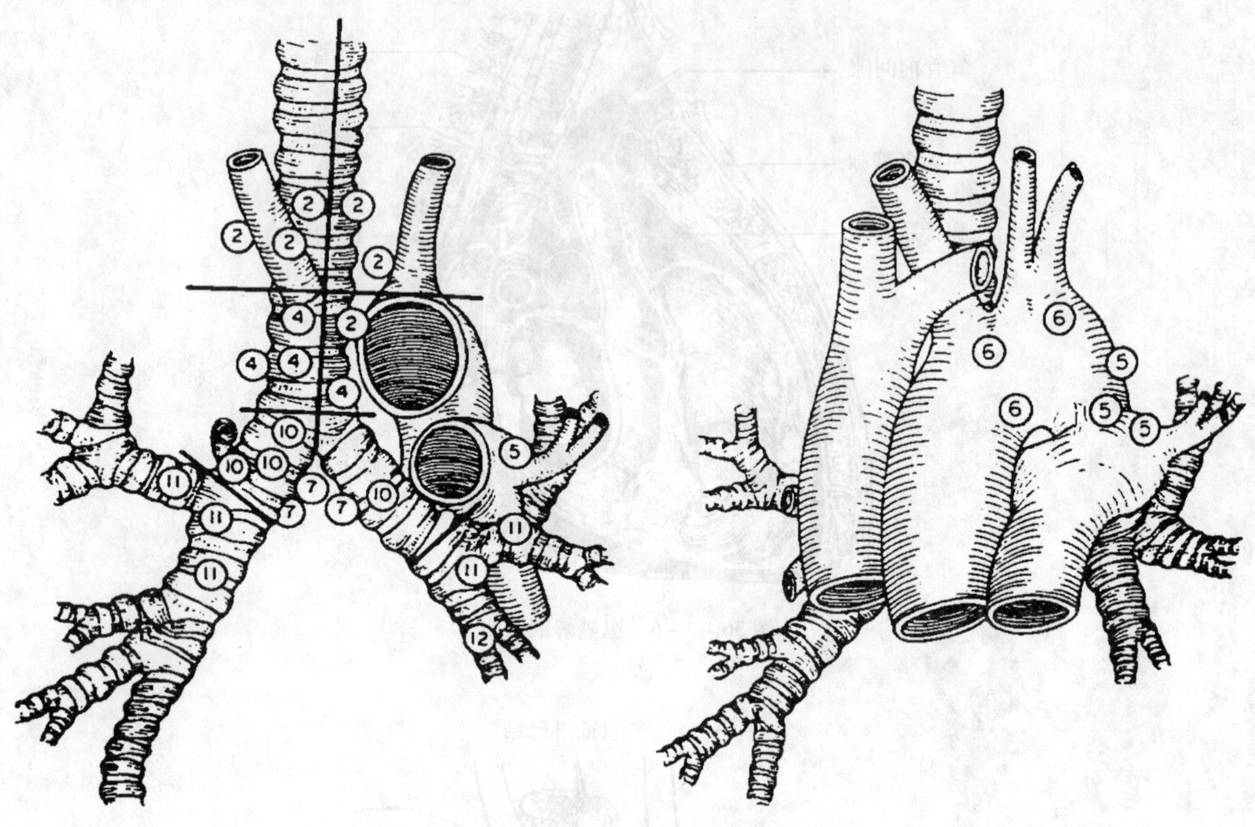

图 36－3－8 纵隔淋巴结

二、纵隔镜手术的适应证和禁忌证

（一）问题和争议

目前，纵隔镜手术包括两大类，即诊断性纵隔镜检查术和治疗性纵隔镜手术，而以前者为主。Pearson 认为，纵隔镜检查术有两个基本指征：一是对纵隔内肿瘤进行活检以明确诊断；另一个是对支气管肺癌的纵隔转移情况做出评估。Trastek 等则认为，当发现诊断不明的纵隔肿块，只要肿块在纵隔镜可以达到的范围内，均应行纵隔镜检查。争议的问题包括几个方面：多数纵隔肿瘤具有手术指征，是否有纵隔镜检查的必要性；目前多数肿瘤均可在 CT 引导下穿刺（经肋间、经胸骨房、经肺等路径）取得组织学或细胞学病理，相对创伤和风险较大的纵隔镜检查的价值有多大；对肺癌患者，依据影像结果作选择性纵隔镜检查还是常规地行纵隔镜检查术。纵隔镜治疗性的手术适应证包括：较小的纵隔良性肿瘤切除；纵隔囊肿摘除；纵隔积存物（血液、血肿、积液或脓液）的引流或清除；重症肌无力的胸腺切除由于范围的局限性仍是争议较大的问题。

（二）手术适应证

结合文献资料和我国具体情况，我们认为纵隔镜手术的适应证有以下几方面：

1．为明确纵隔病变的性质，或通过纵隔病变协助诊断肺内病变：如各种淋巴性肿瘤或肉芽肿性病变。在选择纵隔镜检查之前，首选创伤性更小的检查手段，如支气管镜检查或经支气管镜穿刺活检；CT 引导下穿刺活检。以上检查不满意或仍未能获得诊断，始采用纵隔镜检查。

2．气管支气管周围病变或肺内结节合并纵隔淋巴结肿大的鉴别诊断，其他方法不能确定疾病性质，又无手术探查指征，纵隔镜检查是理想的诊断方法。

3. 肺癌的术前分期，对此争议较大。目前国内肺癌手术指征、治疗程序与西方发达国家尚存在较大不同，应用纵隔镜作为支气管肺癌的术前分期也未普及，后面将专门探讨。

4. 较小的纵隔良性肿瘤或囊肿的切除，一般认为直径在3cm以下纵隔肿瘤或囊肿适宜纵隔镜手术摘除。

5. 纵隔感染清创，清除纵隔血肿、脓肿等。

（三）手术禁忌证

纵隔镜手术的禁忌证是相对的，一般包括以下几个方面：

1. 纵隔内严重粘连，有纵隔手术史，如胸骨后甲状腺或甲状腺切除术等，纵隔放疗后，气管切开术后。

2. 主动脉瘤，严重上腔静脉综合征。

3. 纵隔镜入路的显露障碍，如严重的胸骨后甲状腺肿或甲状腺瘤；严重的颈椎病，强直性脊柱炎，脊柱后凸等，或预计隧道过小无法置入纵隔镜等。

4. 患者全身情况较差不能耐受全麻手术；或有出血倾向而未获得有效矫正。

5. 上腔静脉综合征、再次纵隔镜手术，一般属于纵隔镜手术禁忌，但也有不少成功的报道。目前倾向对有经验的操作者进行再次纵隔镜术仍是安全的。

（三）术前准备

纵隔镜手术的术前准备，同普通胸外科手术一样。因有可能转为开胸或胸骨劈开，所以术前准备应尽量齐全。此外，术中需要颈部过伸位，患者术前应进行颈部姿势锻炼，以减少术后不适感，同时及早发现颈部过伸障碍的患者。

（四）麻醉和体位

1. 麻醉　多数作者主张气管内插管，全身麻醉。插管应使用螺纹延长管从一侧口角引出，有利于术者操作，也可以避免管道打折或闭塞。采用全身麻醉的优点是避免气胸和气栓的发生；若术中发生意外或并发症便于有效控制和处理；此外，操作过程中患者无不适感觉。

也有不少作者主张局麻下手术。方法是1% Procaine 或 Lidocaine 局部浸润麻醉，显露气管后，于气管前筋膜深面浸润麻醉即可。局麻的优点为减少全麻并发症，避免麻醉插管带来的操作不便，并可在门诊施行纵隔镜检查。Morton 等认为，全麻或局麻手术的并发症发生率以及检查结果并无显著差异。国内天津市胸科医院等主张局麻下行纵隔镜手术。

2. 体位　患者取正仰卧位，肩部垫高约8～10cm，头颈过度后伸，居中位或偏向左侧。成人的胸段气管长度约6cm，颈部过伸位可使气管上提1cm。故手术时术者的手指可以钝性分离隧道直达隆突水平。

三、纵隔镜手术的基本方法

由于探查范围的限制，纵隔镜手术依据径路分为标准的纵隔镜手术；扩大的纵隔镜手术；胸骨旁纵隔镜手术。依据是否配置电视显像系统，又分为普通纵隔镜手术，电视纵隔镜手术。以下逐一作介绍。

（一）标准颈部纵隔镜手术（standard or typical cervical mediastinoscopy，CM）

是上纵隔探查和活检手术最常用的方法。主要用于第2、4、7组淋巴结以及气管周围病变的手术。

1. 切口　胸骨切迹上约一横指颈部正中作一横切口，长度一般3～4cm。

2. 操作

（1）分层切开，沿颈白线纵向切开颈前肌群，直至气管前筋膜。

（2）切开筋膜，在其深面用手指紧贴气管前壁和侧壁向下钝性分离气管前血管后间隙，直至隆突水平，并向两侧主支气管作适度分离。这样形成了一个囊袋状通道。探查的手指可同时触及纵隔内的解剖结构，异常肿物、淋巴结等，以及它们之间的关系。但静脉在探查时不易分辨，应避免强行盲目分离造成静脉撕裂大出血。

(3) 隧道内置入纵隔镜，送入应缓慢逐步进行，或在直视下边送入边夹持“花生米”钝性推离，进一步扩大隧道，观察纵隔结构及病变。以气管环作向导，直达隆突水平。记录淋巴结或肿物的部位、大小、数目等。

(4) 组织活检：要点是必须在直视下活检，切迹盲目操作；表面组织应尽量分离干净，直至淋巴结或肿物表面；先穿刺除外血管后再咬取组织活检或完整切除；活检一般由远及近进行，避免近处的操作出血影响术野；咬取的组织应足够多，以保证病理诊断可靠性；怀疑为转移性淋巴结，应尽可能地完整取出，以减少癌肿污染。记录取材的部位、数目。

(5) 出血的处理：绝大多数情况下，创面出血可以电凝直接止血。左侧第四组淋巴结止血时应注意避免损伤喉返神经。明显的渗血可用纱布热敷压迫止血或明胶海绵、止血纱布、止血粉等填塞止血。少数情况下也可以银夹夹闭止血。若出现大血管意外损伤，应紧急以手指压迫止血，及时做开胸手术处理。

(6) 引流：多数情况下止血满意，无意外损伤，可不放置引流，直接缝合切口。否则应放置皮片或置管引流。

(二) 扩大的颈部纵隔镜手术 (Extended cervical mediastinoscopy，ECM)

扩大的颈部纵隔镜手术主要用于第5、6组淋巴结活检。适用于左上叶肺癌伴主肺动脉窗和(或)主动脉弓前(旁)淋巴结肿大的病例。通常先作标准纵隔镜检查，若结果阴性再行扩大的颈部纵隔镜手术。该手术难度较大。但是 Ginsberg 认为，扩大的颈部纵隔镜手术仍可安全进行。在他的300余例该项手术中，只发生了2例并发症。

1. 切口　同标准纵隔镜手术。

2. 操作

(1) 先行标准纵隔镜手术，方法同上。

(2) 拔出纵隔镜，再次以手指钝性分离无名动脉与左侧颈总动脉间的疏松结缔组织间隙。顺动脉下行分离，直达主动脉弓。在无名动脉与动脉弓的夹角处，以指尖紧贴动脉弓表面向前下方分离出一隧道，至第5、6组淋巴结。该隧道位于静脉后方。术中若探及动脉弓明显硬化或钙化粘连，应及时终止手术，切忌强行分离。

(3) 将纵隔镜置入隧道内，进行第5、6组淋巴结分离与活检。术中常不可避免地压迫、推移大血管，应注意操作轻柔，把握力度与方向。

(4) 止血，以压迫止血为主从而避免损伤迷走神经、喉返神经、膈神经等。多不需要放置引流。

(三) 胸骨旁纵隔镜手术 (parasternal mediastinoscopy，PM)

又称为前侧纵隔镜手术 (Anterior mediastinoscopy，AM)。主要用于第5、6组纵隔淋巴结活检；评估肺门部肿瘤的可切除性；穿刺失败的前纵隔肿物活检；以及上腔静脉综合征的诊断等。手术操作简便，安全性高，基本上可替代扩大的颈部纵隔镜手术。

1. 切口　胸骨旁2cm外沿第2肋或第2肋间作4～5cm切口，女性患者也可以作纵向切口，保护乳腺。

2. 操作

(1) 逐层切开，经第2肋间或经第2肋软骨床，用手指推开纵隔胸膜，建立纵隔镜隧道。一般不会损伤乳内动脉，否则应予以结扎或缝扎。

(2) 置入纵隔镜检查，直视下边进镜边推开纵隔胸膜，游离前纵隔间隙。探查第5、6组淋巴结或纵隔肿物，完整切除或多点取材送病理检查。注意操作应避免膈神经、迷走神经损伤。

（3）探查肺门部癌肿，粘连较重时，常常进入胸膜腔，术毕需要放置胸腔闭式引流。一般情况下止血满意，不需要放置纵隔引流。

（4）胸骨旁纵隔镜手术常与颈部纵隔镜手术联合进行，对肺癌的分期具有十分重要的作用。

（四）电视纵隔镜手术（Video – assisted mediastinoscopy，VM）

电视纵隔镜手术同普通纵隔镜手术相比较，除了基本操作相同外，还有以下明显优势：

1. 术者变单视野操作为看监视器操作，改善了术者的视野和操作条件。
2. 便于助手配合，同时术者也有条件进行双手操作。
3. 极大地改进了术野的清晰度，使得操作更加安全。
4. 纵隔镜设计更能满足手术需要。
5. 便于教学、交流和资料保存。

第四节　纵隔镜手术的优点及不足

纵隔镜是一种微创化的检查和治疗工具。目前尤其对肺癌的治疗前分期和规范化治疗是必不可少的。但是任何方法和工具都无法做到十全十美，纵隔镜也存在两面性。

一、纵隔镜的优点

1. 创伤小，较安全，手术并发症很少（1%～3%），主要为局部感染、气胸，很少发生出血、神经损伤等严重并发症；
2. 获得组织充分，能够供病理检查做出可靠诊断，准确性高；
3. 操作简单，手术时间短（30 分钟左右），住院时间短，甚至有的可在门诊进行，无需住院。

二、纵隔镜的不足

1. 系有创检查，多需要全麻，操作不慎可引起大出血等并发症，限制了临床广泛应用。
2. 主要用于诊断，对治疗作用有限。
3. 检查部位存在盲区，主要针对气管周围区域，胸骨旁径路可达主动脉弓附近。对隆突后食管周围淋巴结以及肺下韧带淋巴结无法探查，对前纵隔下部，双侧肺门的探查明显受到限制。
4. 普通纵隔镜视野狭小，暴露差，不便于操作及教学等。
5. 有一定的适用范围和禁忌证。

第五节　纵隔镜手术的临床应用

一、纵隔镜检查和诊断

同电视胸腔镜不同，纵隔镜的临床应用以检查和诊断为主。由于其“活动”范围以及术野显露的限制，目前纵隔镜主要用于气管周围病变、结构的检查和诊断。由于多数情况下需要在全麻下进行手术，而且存在潜在的“巨大”风险，在国内的应用受到一定限制。无论从患者还是医师的角度，都需要有一个较长期的认识和接受过程。临床应用较多的是纵隔疑难疾病的诊断性活检，尤其是协助内科疾病的诊断和鉴别诊断。另一个方面是肺癌的术前分期，这方面的应用随着肺癌病例的增多、认识上的提高，将成为纵隔镜的主要应用范围。纵隔镜应用于术前肺癌分期，将有效地降低肺癌的开胸探查率。

二、纵隔疾病的治疗作用

由于纵隔镜手术固有的特点，纵隔镜的临床治疗价值受到明显影响。主要适用于部分前、中纵隔较小的良性肿瘤或囊肿的摘除，直径以3cm以下为宜，太大则难以保证肿瘤的完整切除。单纯的囊肿，若无明显炎症粘连，多可以经纵隔镜切除，但适合其手术范围内的病例并不多。纵隔镜下胸腺切除或胸腺瘤切除治疗重症肌无力的报道不少，但由于单纯纵隔镜手术难以达到彻底切除胸腺以及异位胸腺组织的要求，其远期效果尚不能令人信服。因此在纵隔镜应用于治疗方面一直存在较大的争议，未能得到普遍认同。临床应用作用有减少的趋向。纵隔镜的另一个有效治疗应用是纵隔积存物的引流或清除，如脓肿、血肿、乳糜等。

三、肺癌分期与纵隔镜

肺癌治疗的循证医学证据表明，肺癌治疗的效果与肺癌分期有明显相关性。目前在肺癌总体治疗效果很不理想的情况下，依据不同的病理类型、病理分期，选择合适的治疗方案，尽量达到治疗的个性化，对改善肺癌的远期预后十分重要。因此肺癌的术前病理分期具有突出的现实意义。

在20世纪80年代随着CT普及以及对肺癌分期研究的规范化，肺癌的术前分期受到越来越多的重视。当时的分期水平建立在CT扫描基础上的影像学分期（临床分期）。CT判定肺癌淋巴结转移的标准一般为淋巴结径线≥1.0cm（通常为短轴径线）。仅依据淋巴结大小来判定是否转移难免失之偏颇，因为虽然多数研究认为纵隔淋巴结大小与是否癌转移正相关，但也存在较多的例外情况。甚至Kerr等研究认为淋巴结大小与发生转移率无关，各种大小直径的淋巴结转移的发生率均在20%左右。目前认为CT、MRI等对于T分期准确性高，而对N分期准确性较低，假阴性或假阳性率均较高。但CT检查为无创性，简单快捷价廉，易于接受和普及。加上其优良的空间解剖结构的显示能力，仍为目前最有用的肺癌诊断和分期技术。

20世纪90年代，PET开始用于临床肿瘤的诊断和分期。PET有其独特的原理，可以反映病变的代谢及病理生理学信息，有效的弥补了CT的缺憾，为提高无创性肺癌术前分期的准确性带来新的生机。其在肺部结节的鉴别诊断、术前N分期、M分期、肺癌复发、判定疗效及预后方面均显示出较强的优势。同CT比较，其在肺癌分期中的敏感性、特异性、准确性均有显著提高。但由于其空间分辨率偏低、容积效应、病变代谢的差异性等，也存在假阳性和假阴性结果。假阳性见于肿大的淋巴结内有炭末沉着、良性淋巴结增生或炎性淋巴结等；假阴性主要见于淋巴结偏小、代谢欠活跃的肿瘤如肺泡细胞癌、部分脑部转移病灶等。目前新的PET机型分辨率约为5mm，对小于3mm的淋巴结难以准确定性；其解剖分辨率较低，对纵隔淋巴结难以准确定位；检查费用昂贵等限制了广泛的临床应用。CT－PET的出现弥补了其解剖分辨率不足的缺憾，但仍不及新一代CT效果好。

20世纪60年代以来，Pearson等多次报道应用纵隔镜对肺癌患者进行术前分期，以确定治疗方案，并作长期随访。他对纵隔镜的推广应用以及确立纵隔镜在肺癌分期中的地位做出了杰出贡献。由于解剖结构上的“死穴”，纵隔镜检查也有假阴性结果。Luke等报道一组1000例接受纵隔镜检查术的患者，其结果与开胸探查相比，有8.9%的假阴性率。其他文献报道假阴性率为8%～18%不等。到目前为止，纵隔镜手术是判定肺癌纵隔淋巴结是否转移的最准确方法。纵隔镜手术在肺癌术前病理N分期中，其敏感性和特异性可分别达到90%以上和100%（表36－5－1）。与上述两种N分期方法（CT，PET）比较，纵隔镜的明显缺点是有创检查，需要全麻手术，有一定风险；而且存在着检查的“死穴”，限制了它在临床上广泛应用。欧美国家在纵隔镜的应用方面积累了丰富的经验，在肺癌N分期中广泛使用，但也有一定的选择性。国内纵隔镜在肺癌分期中的应用则处于起步阶段。关键一点在于，纵隔镜是纵隔淋巴结确诊的最佳方法，目前尚无替代手段。纵隔镜探查的N_2范围为第2、4、7、5、6组淋巴结。

表 36-5-1　CT、PET、纵隔镜纵隔淋巴结（N_2）分期比较

	敏感性	特异性	准确性
CT	43% ~95%	63% ~94%	63% ~78%
PET	75% ~100%	79% ~99%	85% ~96%
纵隔镜	82% ~97%	100%	92% ~100%

目前ⅢA（N_2）肺癌的新辅助治疗已经在美国肺癌的临床治疗中广泛应用。新辅助化疗要求治疗前准确评估纵隔淋巴结的状态，并进行疗效评价，以决定进一步治疗方案。第二次纵隔镜检查的风险和难度较第一次明显增加，但大多数仍能顺利进行。纵隔镜术应用于评估肺癌纵隔淋巴结转移，是常规进行还是有选择性，在美国也存在争议。Nohl - Oser 等认为，对肺癌患者而言，术前纵隔镜检查发现有纵隔淋巴结转移者已不宜施行手术治疗。因此他主张肺癌患者术前应常规行纵隔镜检查术。Trastek，Thermann 等认为，为了避免不必要的纵隔镜检查术，对肺癌患者应在 CT 扫描等检查基础上，对疑有纵隔淋巴结转移的病例进行选择性的纵隔镜。尽管上述争议仍存在，但目前多数学者主张对支气管肺癌患者术前应常规进行纵隔镜检查。

自 PET 应用于肺癌临床以来，其在淋巴结分期中的作用得到重视。敏感性、特异性和准确性均在 90% 以上，尤其是阴性准确率高达 95% 以上。因此有学者提出，对于 PET 检查阴性的患者，不必行纵隔镜手术；对于 PET 检查阳性的患者，仍应行纵隔镜手术，以使部分假阳性的患者能够接受手术治疗。目前 PET 能在一定程度上减少纵隔镜的应用，至于能在多大程度上替代纵隔镜术，尚需进一步研究。

除了恐惧纵隔镜手术外，国内纵隔镜在肺癌分期中的应用受到限制的另一个重要原因，在于肺癌手术指征比较宽泛，缺乏有约束力的治疗规范与指南；这也与国家的经济发展水平、社会保障体制不健全等因素有关。目前国内普遍认同ⅢA（N_2）肺癌是手术适应证，因此术前纵隔镜检查是不必要的。而ⅢB（N_3）肺癌是手术禁忌证，因此多数纵隔镜检查的目的在于确定是否 N_3 转移。大多数医院的术前分期仅限于影像学分期，有的甚至影像分期都不完全。

目前，在肺癌术前分期中，CT，CT + PET、CT + 纵隔镜、CT + PET + 纵隔镜的模式将在较长时期内共存。CT、PET、纵隔镜以其各自的特点相互补充，配合应用，大大提高了肺癌术前分期的准确性。这有助于开展肺癌科学、规范治疗，从而提高肺癌治疗的远期效果。但纵隔镜术以其微创性、最具可靠性是不可完全被取代的。

在新技术方面，为了降低纵隔镜检查的费用和创伤性，近年来国内外开展了食管超声引导下细针穿刺以及经支气管针吸活检来协助评估纵隔淋巴结状态，具有较高的准确性、安全性和更小的微创性，值得进一步关注和研究。

第六节　纵隔镜手术的并发症及防治

自广泛采用 Carlens 方法以来，纵隔镜手术的死亡率及并发症发生率均已很低。1986 年 Luke 等报道了 6 年间 1000 例纵隔镜手术结果，无一例死亡，并发症发生率为 2.3%。Trastek 等强调，纵隔镜手术应由能够迅速处理各种并发症的有经验的医师来完成。电视纵隔镜的应用进一步提高了手术的安全性和活检的准确性。根据国外大宗临床资料统计，纵隔镜手术并发症发生率均 <3%，主要有出血、气胸、纵隔炎、喉返神经损伤、颈切口感染等；严重并发症发生率为 0.2% ~0.5%，主要为大血管损伤、食管撕裂、气管撕裂、偏瘫等；死亡率 <0.5%，几乎为零。损伤多发生在气管支气管拐角区，操作时在右侧应注意奇静脉和右肺上叶动脉的分枝，在左侧应注意左喉返神经。

一、出血

气管前间隙组织中血管少，除非在上腔静脉梗阻时，出血不常见。纵隔大血管集中，加之空间狭小，操作不便，出血多因误伤大血管所致，以奇静脉多见。因此，活检前一定要用针穿刺，抽吸无回血时才可以咬取活检。另外，不必过于追求完整切除，过多分离增加了出血机会。对于小的出血可电凝止血或明胶海绵或止血纱布压迫止血，简单有效；当出现较大出血时，首先用纱条进行纵隔填塞，通常5~10分钟后能够控制出血。仍无效则应根据出血部位及时开胸止血。

二、气胸

多为手指钝性分离或活检时误伤纵隔胸膜所致。术中可发现该处有气泡溢出。破口很小时一般无需处理，少量气胸术后可自行吸收。若破口较明显，可在退镜时持续正压膨肺，将气体赶出即可。若不满意或患者心肺功能较差，可于高位放置胸腔闭式引流，膨肺后无气漏，即可拔除。

三、喉返神经损伤

多由于止血时电凝损伤，或钛夹夹闭损伤。因此在左侧第四组淋巴结活检时要格外小心。尽量避免使用电刀或钛夹止血，而以压迫止血为主。若神经损伤不重，多可以在2~4周恢复，最多不超过3个月。

四、气管支气管损伤

多为操作不熟练，用力粗暴所致。一旦发生，需开胸手术修补。

五、局部感染

均因手术污染所致。分为切口感染和纵隔炎。轻者抗感染治疗，重者需引流。

六、切口肿瘤种植

发生与肿瘤或转移淋巴结的非完整切除活检有关。

七、其他的并发症

多与患者并存的内科疾病有关，如脑栓塞，可能与无名动脉受压或颈动脉粥样斑块脱落有关；食管损伤、乳糜漏、膈神经损伤等偶见。

（崔玉尚）

参考文献

1. 陈琦，安若昆．纵隔镜检查术和前纵隔切开术．中华胸心血管外科杂志，1993，9：338~339.
2. 王俊．胸腔镜和纵隔镜手术图谱．北京：人民卫生出版社，2003.
3. 王欣，黄植蕃，戎铁华等．纵隔镜的诊断价值及在肺癌分期中的应用．中华肿瘤杂志，2002，(1)：74~76.
4. AF Sofyani M, Maziak DE, Shaniji FM, et al. Cervical mediastinoscopy incisional metastasis. Ann Thorac Surg, 2000, 69：1255~1257.
5. Aabakken L, Sifwestri GA, Hawes R, et al. Cost-efficacy of endoscopic ultrasonography with fine-needle aspiration vs mediastinotomy in patients with lung cancer and suspected mediastinal adenopathy. Endoscopy, 1999, 31：707~711.
6. Ginsberg RG. The role of preoperative surgical staging in left upper lobe tumors. Ann Thorac Surg, 1994, 57：526~527.
7. Luke WP, Pearson FG, Todd TRJ, et al. Prospective evaluation of mediastinoscopy for assessment of the lung. J Thorac Cardiovasc Surg, 1986, 91：53~56.

8. Mountain CF. Revision in the international system for staging lung cancer. Chest, 1997, 111:1710～1717.
9. 王扩建，赵福元，韩洪利，等. 纵隔镜检查术在胸部疾病中的诊断价值：附 127 例临床分析. 中国肿瘤临床，1998，25:487～488.
10. Mateu－Navarro M, Rami－Porta R, Bastus－Piulats R, et al. Remediastinoscopy after induction chemotherapy in non－small cell lung cancer. Ann Thorac Surg, 2000, 70:391～395.
11. 杨春山，肖湘生. PET 在肺癌中的应用价值及限度. 实用放射学杂志，2003，19（5）:464～466.
12. Homan MR, Rosaleigh MA, Angolidea S, et al. Staging and managing lung tumors using ^{18}F－FDG coineidence detection. Clin Nucl Med, 2001, 26（5），383～388.
13. 王全师，吴湖炳，王明芳等. ^{18}F－FDG PET 对肺癌的诊断及鉴别诊断. 中华核医学杂志；2003，23（1）:11～13.
14. 彭忠民. 纵隔镜手术的应用与进展. 山东医药，2003，43（9）:61～62.
15. 潘纪戍. 肺癌的影像学分期. 中国医学计算机成像杂志，2001，7（1）:42～53.
16. Carlens E. Mediastinoscopy: A method for inspection and tissue biopsy in the superior mediastinum. Dis Chest, 1959, 36（3）:343～352.
17. Jolly PC, Li W, Anderson RP. Anterior and cervical mediastinoscopy for determining operability and predicting resectability in lung cancer. J Thorac Cardiovasc Surg, 1980, 79:366～371.
18. Ginsberg RJ, Rice TW, Goldberg M, et al. Extended cervical mediastinoscopy: a single staging procedure for bronchogenic carcinoma of the left upper lobe. J Thorac Cardiovasc Surg, 1987, 94:673～678.
19. 傅尧箕. 纵隔镜检查术. 中华外科杂志，1965，13:760～761.
20. 梁雁，郑兴家，马水亮等. 选择性纵隔镜检查术对肺癌诊断的价值. 白求恩医科大学学报，1982，8（2）:45～46.
21. Daniels AC. Method of biopsy useful in diagnosing intrathoracic diseases. Dis Chest, 1949, 16:360～361.
22. Deslauriers J, Beaulieu M, Dufour C, et al. Mediastino－pleuroscopy: a new approach to the diagnosis of intrathoracic disease. Ann Thorac Surg, 1976, 22:265～266.
23. Bonadies J, D'Agostino RS, Ruskis AF, et al. Outpatient mediastinoscopy. J Thorac Cardiovasc Surg, 1993, 106:686～688.
24. Harken DE, Black H, Claus SR, et al. A single cervicomediastinal exploration for tissue diagnosis of intrathoracic disease. N Engl J Med, 1954, 251:1041.
25. Pearson FG. An evaluation of mediastinoscopy in the management of presumably operable lung cancer. J Thorac Cardiovasc Surg, 1968, 55:617.
26. Venissac N, Alifano M, Karmdjee BS, et al. Video－mediastinoscopy in management of patients with lung cancer: a preliminary study. Surg Lapa Endo Per Tech, 2000, 10（2）:71～75.
27. 段德溥，秦文瀚. 现代纵隔外科学，北京：人民军医出版社，2001.
28. Pearson FG. Staging of the mediastinum: role of mediastinoscopy and computed tomography. Chest, 1993, 103:346～384.
29. Harrow EM, Abi－Saleh W, Blum J, et al. The utility of transbronchial needle aspiration in the staging of bronchogenic carcinoma. Am J Respir Crit Care Med, 2000, 161（2）:601～607.

8. Mountain CF. Revision in the international system for staging lung cancer. Chest, 1997, 111: 1710-1717.
9. [illegible], 等. [illegible] 1998, 25: 387-388.
10. Mateu-Navarro M, Rami-Porta R, Bastus-Piulats R, et al. Remediastinoscopy after induction chemotherapy in non-small cell lung cancer. Ann Thorac Surg, 2000, 70: 391-395.
11. [illegible]. PET[illegible]. [illegible], 2003, 19 (5): 464-466.
12. Roman MR, Rossleigh MA, Angelides S, et al. Staging and managing lung tumors using F-FDG coincidence detection. Clin Nucl Med, 2001, 26 (5): 383-388.
13. [illegible], 等. [illegible] FDG PET [illegible]. [illegible], 2003, 23 (1): 11-13.
14. [illegible]. [illegible], 2003, 43 (9): 51-52.
15. [illegible]. [illegible], 2001, 7 (1): 42-43.
16. Carlens E. Mediastinoscopy: A method for inspection and tissue biopsy in the superior mediastinum. Dis Chest, 1959, 36 (4): 343-352.
17. Jolly PC, Li W, Anderson RP. Anterior and cervical mediastinoscopy for determining operability and predicting resectability in lung cancer. J Thorac Cardiovasc Surg, 1980, 79: 366-371.
18. Ginsberg RJ, Rice TW, Goldberg M, et al. Extended cervical mediastinoscopy: a single staging procedure for bronchogenic carcinoma of the left upper lobe. J Thorac Cardiovasc Surg, 1987, 94: 673-678.
19. [illegible]. 1965, 13: 760-764.
20. [illegible], 等. [illegible]. 1983, 8 (3): 145-146.
21. Daniels AC. Method of biopsy useful in diagnosing intrathoracic diseases. Dis Chest, 1949, 16: 360-361.
22. Deslauriers J, Beaulieu M, Dufour C, et al. Mediastino-pleuroscopy: a new approach to the diagnosis of intrathoracic diseases. Ann Thorac Surg, 1976, 22: 265-269.
23. Bonadies J, D'Agostino RS, Ruskis AF, et al. Outpatient mediastinoscopy. J Thorac Cardiovasc Surg, 1993, 106: 686-688.
24. Harken DE, Black H, Clauss R, et al. A simple cervicomediastinal exploration for tissue diagnosis of intrathoracic disease. N Engl J Med, 1954, 251: 1041.
25. Pearson FG. An evaluation of mediastinoscopy in the management of presumably operable lung cancer. J Thorac Cardiovasc Surg, 1968, 55: 617.
26. Venissac N, Alifano M, Mouroux J, et al. Video-mediastinoscopy in management of patients with lung cancer, preliminary study. Surg Laparosc Endosc Percutan Tech, 2000, 10 (2): 71-75.
27. [illegible]. 北京: 人民卫生出版社, 2001.
28. Pearson FG. Staging of the mediastinum: role of mediastinoscopy and computed tomography. Chest, 1993, 103: 346-348.
29. Harrow EM, Abi-Saleh W, Blum J, et al. The utility of transbronchial needle aspiration in the staging of bronchogenic carcinoma. Am J Respir Crit Care Med, 2000, 161 (2): 601-607.

系列资格考试习题集

习与考试指导系列丛书

指导

习与考试指导

检验学习与考试指导

验学习与考试指导

习与考试指导

验学习与考试指导

与考试指导

与考试指导

临床医学检验专业技师(医师)系列

资格考试习题集

鄢盛恺

主编

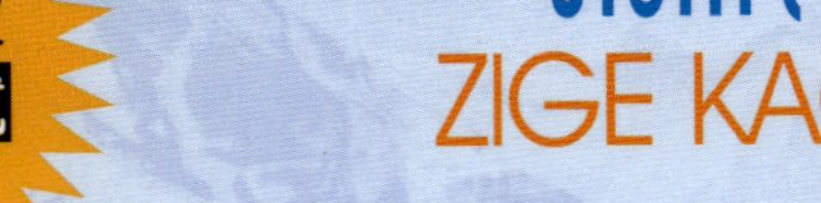

JISHI (YISHI) XILIE

ZIGE KAOSHI XITIJI

临床医学检验专业技师(医师)系列资格考试习题集

鄢盛恺 主编